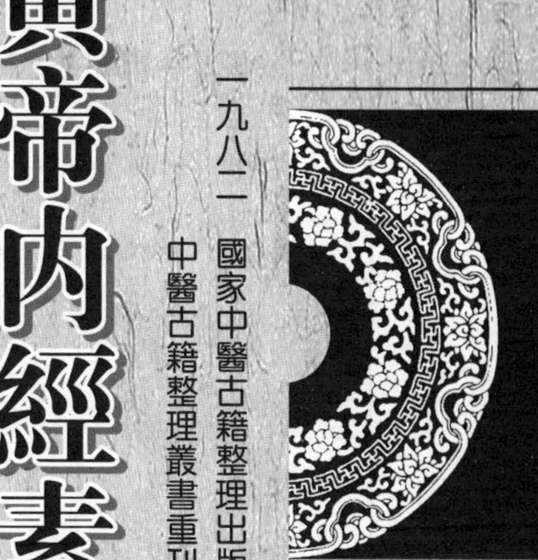

一九八二 國家中醫古籍整理出版規劃

中醫古籍整理叢書重刊

黃帝内經素問校注

主編 郭靄春

編者（以下按姓氏筆畫排序）

吴仕驥 高文柱 郭洪耀 郭靄春 鄭恩澤 韓冰

審定 王玉川 方藥中 張燦玾 史常永 佘瀛鰲

人民衛生出版社

圖書在版編目（CIP）数據

黄帝内經素問校注/郭靄春主編．—北京：人民衛生出版社，2013
（中醫古籍整理叢書重刊）
ISBN 978-7-117-17117-5

Ⅰ．①黄…　Ⅱ．①郭…　Ⅲ．①《素問》-注釋　Ⅳ．①R221.1

中國版本圖書館 CIP 数據核字(2013)第 049711 號

黄帝内經素問校注

主　　編：郭靄春
出版發行：人民衛生出版社（中繼綫 010-59780011）
地　　址：北京市朝陽區潘家園南裏 19 号
郵　　編：100021
E - mail：pmph @ pmph. com
購書熱綫：010-59787592　010-59787584　010-65264830
印　　刷：三河市宏達印刷有限公司
經　　銷：新華書店
开　　本：850×1168　1/32　　印張：28. 5
字　　數：715 千字
版　　次：2013 年 11 月第 1 版　2024 年 8 月第 1 版第 11 次印刷
標準書號：ISBN 978-7-117-17117-5
定　　價：96. 00 元
打擊盗版舉報電話：010-59787491　E-mail：WQ @ pmph. com
（凡屬印裝質量問題請與本社市場營銷中心聯繫退换）

多得的傳世之作。

中醫古籍浩如煙海,内容廣博,年代久遠,版本在漫長的歷史流傳中,散佚、缺殘、衍誤等爲古籍的研究整理帶來很大困難。《中醫古籍整理叢書》作爲國家項目,得到了衛生部和國家中醫藥管理局的大力支持,不僅爲組織工作的實施和科研經費的保障提供了有力支援,而且爲珍本、善本版本的調閲、複製、使用等創造了便利條件。因此,本叢書的版本價值和文獻價值隨着時間的推移日益凸顯。爲保持原書原貌,我們只作了版式調整,原繁體字豎排(校注本),現改爲繁體字横排,以適應讀者閲讀習慣。

由於原版書出版時間已久,圖書市場上今已很難見到,部分著作甚至已成爲中醫讀者的收藏珍品。爲便於讀者研習,我社決定精選部分具有較大影響力的名家名著,編爲《中醫古籍整理叢書重刊》出版,以饗讀者。

人民衛生出版社

二○一三年三月

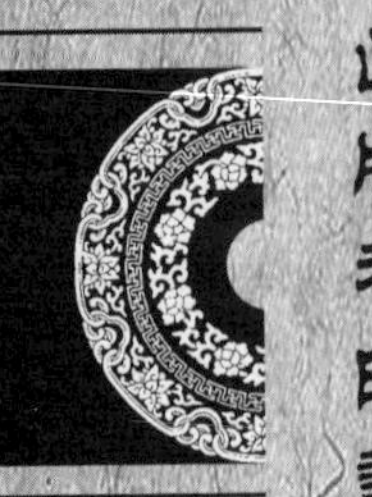

出版者的話

根據中共中央和國務院關於加强古籍整理的指示精神，以及衛生部一九八二年制定的《中醫古籍整理出版規劃》的要求，在衛生部和國家中醫藥管理局的領導下，我社在組織中醫專家、學者和研究人員在最佳版本基礎上整理古醫籍的同時，委托十一位著名中醫專家，歷時七八年，對規劃内《黄帝内經素問》等十一部重點中醫古籍，分别進行整理研究，最後編著成校注本十種、語譯本八種、輯校本一種，即《黄帝内經素問校注》、《黄帝内經素問語譯》、《靈樞經校注》、《靈樞經語譯》、《傷寒論校注》、《傷寒論語譯》、《金匱要略校注》、《金匱要略語譯》、《難經校注》、《難經語譯》、《脈經校注》、《脈經語譯》、《中藏經校注》、《中藏經語譯》、《黄帝内經太素校注》、《黄帝内經太素語譯》、《針灸甲乙經校注》、《諸病源候論校注》、《神農本草經輯注》等十九種著作。并列入衛生部與國家中醫藥管理局文獻研究方面的科研課題。

在整理研究過程中，從全國聘請與各部著作有關的中醫專家、學者參加了論證和審定。以期在保持原書原貌的基礎上，廣泛吸收中醫學理論研究和文史研究的新成果，使其成爲研究重點中醫古籍的專著，反映當代學術研究的水平。因此，本書的出版，具有較高的學術價值。

然而,歷代中醫古籍的内容是極其廣博的,距今的年代又是極其久遠的,有些内容雖然經過研究,但目前尚無定論或作出解釋,有待今後深入進行。

人民衛生出版社

一九八九年二月

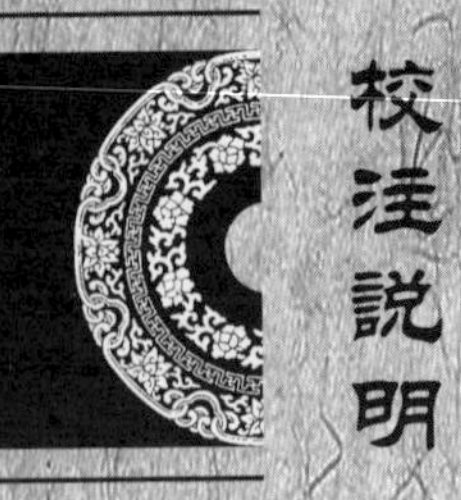
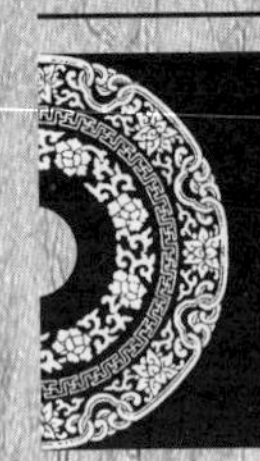

校注説明

《黄帝内經素問校注》是衛生部暨國家中醫藥管理局古籍整理規劃中的重點項目之一，在天津中醫學院的組織和領導下，付諸實施。其校注體例，基本上是按照局發《中醫古籍校注通則》進行的。整個《素問》整理研究課題分校注本和語譯本兩部分。本校注本的整理研究，主要從四個方面入手，即“提要”、“校勘”、“注釋”、“按語”，後附《校注後記》。兹將各項内容的具體撰寫情況簡要説明如下：

一、工作底本

本書校注整理，是以人民衛生出版社影印明·顧從德翻刻宋本爲底本，卷次篇目保持不變，並保留王冰注文和林億等新校正語，原書篇後之音釋，本次校注未予收録。

二、提要

每篇的宗旨及主要内容，言簡意賅地加以概括説明。

三、校勘

綜合運用校勘的四校方法，並充分吸取前人校勘成果。四校又以對校爲主，慎用理校。在校經文的同時，並全面校正王冰注文。凡經文、注文中有訛文、衍文、脱漏、倒置，以及有疑似之處，均寫出校記，按統一脚注序碼排列於每段經文、注文之後。關於原文的處理和校文的撰寫，按以下原則和方法進行：

（一）凡底本文字，一律不予改動，一切問題，在校文中説明。

（二）凡底本與校本或據校各書不一，顯系校本或據校各書誤者，一般不出校。但有些與底本之文易混淆者，出校文以明之。

（三）凡底本與校本或據校各書不一，顯系底本有誤者，均出校文，並注明某某誤、某某是、某某衍、某某當删等字樣。

（四）凡底本與校本或據校各書不一，而文義並通時，寫出校文，並盡可能提示傾向性意見。

（五）凡底本與校本或據校各書不一，而文義並通，難以定奪是非者，亦出校文，加以注明。

（六）凡底本與校本或據校各書不一，底本義勝，而校本或據校各書亦有一定參考價值者，亦出校文，提供讀者參考。

（七）雖底本與校本一致，但有訛誤疑似之處，而無他校書可資訂正者，參考前人校勘之成説，進行校正，并出校文説明。

（八）雖底本與校本一致，但文義不通，或前後矛盾，或上下不協，而無任何資料參正者，即利用本校進行前後互證、上下互參，或以注校經。

（九）凡遇訛誤之處，用對校、他校、本校均不能解決，又無前人校文可參者，採用理校，即以文義文例、文辭用韻、文勢銜接、形聲字體校，并出校文。

（十）凡遇訛誤之處，採用“四校”之法均感不妥者，則出校文存疑。

校勘所用各種版本、前人校稿、他校所用書目，以及本次校勘所用的具體辦法，詳見《校注後記》第五部分。

校勘引用各種版本一律用簡稱；他校書籍一般亦多用略稱；採用前人成果，或用人名，或用書名，或人名書名並用，若需核實，亦可檢《校注後記》第五部分。

對於林億校語，不校不注。凡業經宋臣校正，又無新的資料補充者，不再出校，避免重複。

四、注釋

注釋包括詞義訓詁和文句注釋兩個方面，目的是闡明文義

和醫理。所注詞句,用脚注序碼標出,同校勘序碼統一排列。訓詁注釋範圍和具體方法如下:

(一) 凡難字、僻字、異讀字,均加注音,注音採用漢語拼音加直音字的方法。

(二) 凡詞義費解,或有歧義,或有僻義者,均出注訓解,並出書證。

(三) 凡醫理難明、義理隱晦者,均加注釋,昭明經旨。

(四) 凡各注互異,酌量並存其説,或提出傾向性意見。

訓詁採用聲訓、形訓、義訓三種方法,其中以"以聲求義"爲主,以"因形立義"爲輔。聲訓、形訓不能解决者,採用"據文證義"的方法。

訓詁以有關專著及漢唐舊注爲依據;出證以準確、精當爲宗旨,避免繁瑣考證。

注釋以今解爲主,力求深入淺出,明白易懂。

注釋、訓詁與校勘内容統籌兼顧,合理安排,作到文理與醫理的統一。

五、按語

主要是揭示有關經文的實質和深遂的内涵,以及它在理論與臨證上的重要意義。具體是:

凡醫論精闢有必要引導深入研究者;凡歷代争議較多,需加以論斷仲裁者;凡理論能聯系實踐,對臨證有指導意義者;凡思想内容聯系到其它學科,能够開闊學習思路者,酌加按語。

按語本着有按則按,不予勉强的原則進行,避免以偏概全,廣泛議論。

六、附録

書後附録《素問遺篇》,即《刺法論》、《本病論》兩篇。因其是唐宋之際人僞作,故只校不注,僅供研究《素問》者參考。

七、校注後記

爲了便於讀者對本書的全面瞭解,僅就圍繞與《素問》有關

的一些問題,及本次整理的方法、特點,作爲《校注後記》附於最後,其内容共分五個方面:

(一)《黄帝内經素問》的著作時代。

(二)《黄帝内經素問》的書名、卷數及版本源流。

(三)《黄帝内經素問》的主要内容、學術思想及學術價值。

(四)歷代校勘、注釋《黄帝内經素問》的概况。

(五)本次校注整理《素問》的方法、特點及體會。

本書作爲部級科研課題,於一九八三年九月接受任務,成立以郭靄春教授爲首的《素問》整理研究課題組,並開始編寫。課題組成員如下(按姓氏筆畫爲序):

吴仕驥　高文柱　郭洪耀　郭靄春　鄭恩澤　韓冰

本課題於一九八五年九月由衛生部中醫司古籍整理出版辦公室组織召開論證會,正式通過課題論證。參加論證人員如下:主任委員:張燦玾　副主任委員:方藥中　委員(按姓氏筆畫爲序):王士福　史常永　馬繼興　凌耀星　劉廣洲　古籍辦公室負責人宋志恒同志主持參加了課題論證。

本課題於一九八八年九月完成初稿,復經主編一再修改,於一九八九年九月完成,並分送專家預審。於一九八九年十二月通過書稿審定。參加審定人員有(按姓氏筆畫排序):王玉川　方藥中　史常永　余瀛鰲　張燦玾　人民衛生出版社中醫編輯室主任白永波同志受國家中醫藥管理局委託,主持了審定稿會議。本書責任編輯呼素華同志參加了課題論證及書稿審定兩次會議,並在整個編寫過程中給予了大量幫助。

《黄帝内經素問語譯》本,同"校注本"一起,經過了課題論證及書稿審定,與《黄帝内經素問校注》本同時出版,其編寫説明詳見該書。

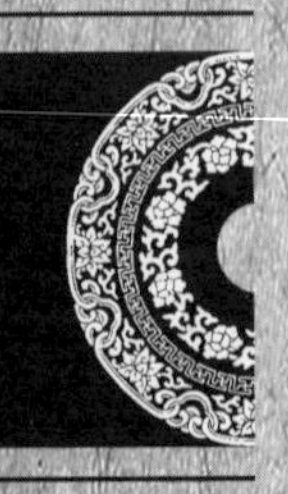
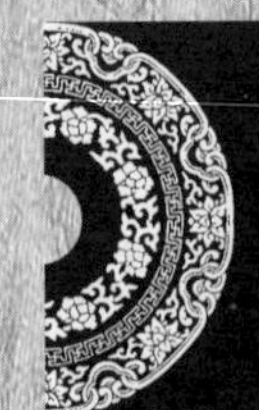

重廣補注黄帝内經素問序

臣聞安不忘危，存不忘亡者，往聖之先務；求民之瘼，恤民之隱者，上主之深仁。在昔黄帝之御極也，以理身緒餘治天下，坐於明堂之上，臨觀八極，考建五常。以謂人之生也，負陰而抱陽，食味而被色，外有寒暑之相盪，内有喜怒之交侵，夭昏札瘥，國家代有。將欲歛時五福，以敷錫厥庶民，乃與岐伯上窮天紀，下極地理，遠取諸物，近取諸身，更相問難，垂法以福萬世。於是雷公之倫，授業傳之，而《内經》作矣。歷代寶之，未有失墜。蒼周之興，秦和述六氣之論，具明於左史。厥後越人得其一二，演而述《難經》。西漢倉公，傳其舊學，東漢仲景，撰其遺論。晉皇甫謐刺而爲《甲乙》，及隋楊上善纂而爲《太素》。時則有全元起者，始爲之訓解，闕第七一通。迄唐寶應中，太僕王冰篤好之，得先師所藏之卷，大爲次注，猶是三皇遺文，爛然可觀。惜乎唐令列之醫學，付之執技之流，而薦紳先生罕言之，去聖已遠，其術晻昧，是以文注紛錯，義理混淆。殊不知三墳之餘，帝王之高致，聖賢之能事，唐堯之授四時，虞舜之齊七政，神禹修六府以興帝功，文王推六子以敍卦氣，伊尹調五味以致君，箕子陳五行以佐世，其致一也。奈何以至精至微之道，傳之以至下至淺之人，其不廢絶爲已幸矣！頃在嘉祐中，仁宗念聖祖之遺事，將墜於地，廼詔通知其學者，俾之是正。臣等承乏典校，伏念旬歲，遂乃搜訪中外，裒集衆本，寖尋其義，正其訛舛，十得其三四，餘不能具。竊謂未足以稱明詔，副聖意，而又採漢唐書録古醫經之存於世者，得數十家,敍而考正焉。貫穿錯綜,磅礴會通,或端本以尋支,或泝流而討源,定其可知,次以舊目,正繆誤者六千餘字,增注義者二千餘條,一言去取,必有稽考,舛文疑義,於是詳明,以之治身,可以消患於未兆,施於有政,可以廣生於無窮。恭惟皇帝撫大同之運,擁無疆之休,述先志以奉成,興微學而永正,則和氣可召,災害不生,陶一世之民,同躋于壽域矣。

國子博士臣高保衡、光禄卿直秘閣臣林億等謹上

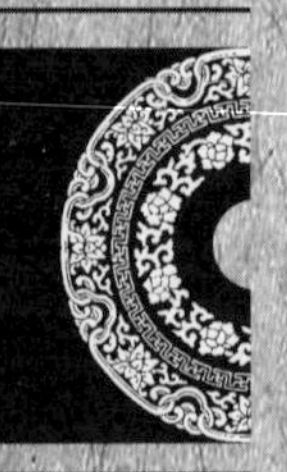
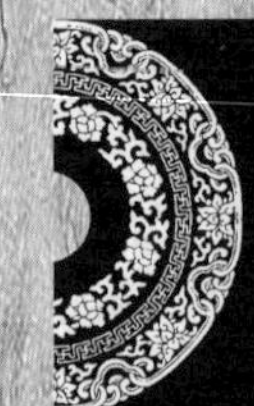

重廣補注 黄帝内經素問序

《素問考注》引古鈔本“重廣”作“重雕”。

啟玄子王冰撰新校正云：按唐《人物志》冰仕唐爲太僕令，年八十餘以壽終。

夫釋縛脱艱[1]，全真導氣，拯黎元於仁壽，濟羸劣以獲安者，非三聖道則不能致之矣。孔安國序《尚書》曰：伏羲、神農、黄帝之書，謂之《三墳》，言大道也。班固《漢書·藝文志》曰：《黄帝内經》十八卷，《素問》即其經之[2]九卷也，兼《靈樞》九卷，迺其數焉。新校正云：詳王氏此説，蓋本皇甫士安《甲乙經》之序，彼云：“《七略》、《藝文志》，《黄帝内經》十八卷，今有《鍼經》九卷、《素問》九卷，共十八卷，即《内經》也。”故王氏遵而用之。又《素問》外九卷，漢·張仲景及西晉·王叔和《脈經》只爲之九卷，皇甫士安名爲《鍼經》，亦專名《九卷》。楊玄操云：“《黄帝内經》二帙，帙各九卷。”按《隋書·經籍志》謂之《九靈》，王冰名爲《靈樞》。雖復年移代革，而授學猶存，懼非其人，而時有所隱，故第七一卷，師氏藏之，今之奉行，惟八卷爾。然而其文簡，其意博，其理奥，其趣深，天地之象分，陰陽之候列，變化之由表，死生之兆彰，不謀而遐邇自同，勿約而幽明斯契，稽其言有徵，驗之事不忒，誠可謂至道之宗，奉生[3]之始矣。

〔1〕脱艱：熊本“艱”作“難”。

〔2〕其經之：熊本“其”下無“經之”二字。

〔3〕奉生：吴本、藏本“奉”並作“養”。

假若天機迅發，妙識玄通，蕆[1]謀雖屬乎生知，標格亦資於詁訓，未嘗有行不由逕[2]，出不由户者也。然刻意研精，探微索隱，或識契真要，則目牛無全，故動則有成，猶鬼神幽贊，而命世奇傑,時時間出焉。則周有秦公,新校正云:"按别本一作和緩。"漢有淳于公,魏有張公、華公,皆得斯妙道者也,咸日新其用,大濟蒸人[3],華葉遞榮,聲實相副,蓋教之著矣,亦天之假也。

〔1〕蔵:《古今醫統大全》引作"臧"。

〔2〕未嘗有行不由逕:"逕",《玉篇》:"路徑也。"未嘗有行不由逕,言没有走路不經由道路的。

〔3〕蒸人:《全唐文》卷四百三十三王冰《素問·序》"蒸"作"烝"。按"蒸"、"烝"經傳通用。《廣雅·釋訓》:"蒸蒸"王念孫曰:"蒸或作烝。"

冰弱齡慕道,夙好養生,幸遇真經,式爲龜鏡。而世本紕繆,篇目重疊,前後不倫,文義懸隔,施行不易,披會亦難,歲月既淹,襲[1]以成弊。或一篇重出,而别立二名;或兩論併吞[2],而都爲一目;或問答未已,别樹篇題;或脱簡不書,而云世闕;重合經[3]而冠鍼服[4],併方宜而爲欬篇,隔虚實而爲逆從,合經絡[5]而爲論要,節皮部爲經絡,退至教[6]以先鍼,諸如此流,不可勝數。且將升岱嶽,非逕奚爲;欲詣扶桑,無舟莫適。乃精勤博訪,而并有其人,歷十二年,方臻理要,詢謀得失,深遂夙心。時於先生郭子齋堂,受得先師張公秘本,文字昭晰,義理環周,一以參詳,羣疑冰釋。恐散於末學,絶彼師資,因而撰注,用傳不朽,兼舊藏之卷,合八十一篇,二十四卷,勒成一部。新校正云:詳《素問》第七卷,亡已久矣。按皇甫士安,晉人也。序《甲乙經》云,亦有亡失。《隋書·經籍志》載梁《七録》亦云止存八卷。全元起,隋人,所注本乃無第七。王冰,唐寶應中人,上至晉·皇甫謐甘露中,已六百餘年,而冰自爲得舊藏之卷,今竊疑之。仍觀《天元紀大論》、《五運行論》、《六微旨論》、《氣交變論》、《五常政論》、《六元正紀論》、《至真要論》七篇,居今《素問》四卷,篇卷浩大,不與《素問》前後篇卷等,又且所載之事,與《素問》餘篇,略不相通。竊疑此七篇乃《陰陽大論》之文,王氏取以補所亡之卷,猶周官亡《冬官》,以《考功記》補之之類也。又按漢·張仲景《傷寒論》序云,撰用《素問》、《九卷》、《八十一難經》、《陰陽大論》,是《素問》與《陰陽大論》兩書甚明,乃王氏并《陰陽大論》於《素問》中也。要之,《陰陽大論》亦古醫經,終非《素問》第七矣。冀乎究尾明首,尋註會經,開發童蒙,宣揚至理而已。

〔1〕襲:《原病式》引作"習"。

〔2〕吞:《原病式》引作“合”。按:据新校正作“合”是。如《血氣形志篇》全元起本併在《宣明五氣篇》,王氏分出爲别篇;《經絡論》全元起本在《皮部論》末,王氏亦另分篇。

〔3〕合經:守校本作“經合”。

〔4〕鍼服:《素問考注》“服”作“經”。

〔5〕經絡:《素問考注》引伊澤柏軒信道曰:“絡,恐終誤,蓋《玉版論要》與《診要經終》舊合併爲一篇歟。”

〔6〕至教:胡本、趙本“教”並作“道”。檢《全唐文》卷四百三十三王冰《素問·序》亦作“道”,與胡本合。

其中簡脱文斷,義不相接者,搜求經論所有,遷移以補其處;篇目墜缺,指事不明者,量[1]其意趣,加字以昭其義;篇論吞并,義不相涉,闕漏名目者,區分事類,别目以冠篇首[2];君臣請問,禮儀[3]乖失[4]者,考校尊卑,增益以光其意;錯簡碎文,前後重疊者,詳其指趣,削去繁雜,以存其要;辭理秘密,難粗論述者,别撰《玄珠》,以陳其道。新校正云:“詳王氏《玄珠》世無傳者,今有《玄珠》十卷、《昭明隱旨》三卷,蓋後人附託之文也。雖非王氏之書,亦於《素問》第十九卷至二十二四卷,頗有發明。其《隱旨》三卷,與今世所謂《天元玉册》者,正相表裏,而與王冰之義多不同。”凡所加字,皆朱書其文,使今古必分,字不雜糅[5]。庶厥昭彰聖旨,敷暢玄言,有如列宿高懸,奎張不亂,深泉淨瀅,鱗介咸分,君臣無夭枉之期,夷夏有延齡之望。俾工徒勿誤,學者惟明,至道流行,徽音累屬,千載之後,方知大聖之慈惠無窮。時大唐寶應元年歲次壬寅序

〔1〕量:《原病式》引作“詳”。

〔2〕篇首:《全唐文》卷四百三十三王冰《素問·序》“篇”作“其”。

〔3〕禮儀:《全唐文》卷四百三十三王冰《素問·序》“儀”作“義”。

〔4〕乖失:《原病式》引“失”作“戾”。

〔5〕雜糅:朝本“糅”作“揉”。

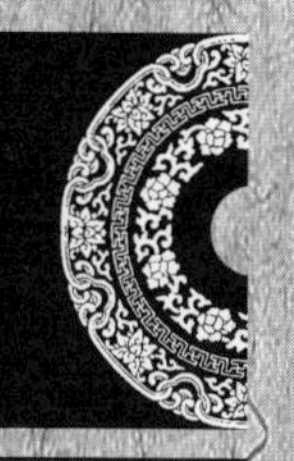
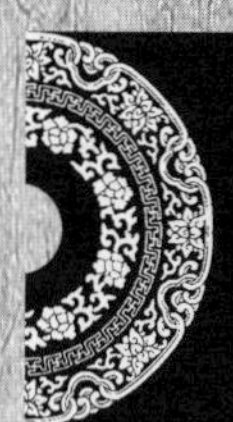

目録

卷第一……………………………………………………… 1

上古天真論篇第一……………………………………………… 1

四氣調神大論篇第二 ………………………………………15

生氣通天論篇第三 …………………………………………25

金匱真言論篇第四 …………………………………………42

卷第二 ……………………………………………………………53

陰陽應象大論篇第五 ………………………………………53

陰陽離合論篇第六 ………………………………………… 76

陰陽別論篇第七 ……………………………………………82

卷第三 ……………………………………………………………92

靈蘭秘典論篇第八 ………………………………………… 92

六節藏象論篇第九 ………………………………………… 96

五藏生成篇第十……………………………………………… 109

五藏別論篇第十一…………………………………………… 118

卷第四……………………………………………………………… 122

異法方宜論篇第十二………………………………………… 122

移精變氣論篇第十三………………………………………… 127

湯液醪醴論篇第十四………………………………………… 132

玉版論要篇第十五…………………………………………… 138

診要經終論篇第十六………………………………………… 143

卷第五……………………………………………………………… 153

脈要精微論篇第十七…………………………………… 153
平人氣象論篇第十八…………………………………… 172
卷第六…………………………………………………… 186
玉機真藏論篇第十九…………………………………… 186
三部九候論篇第二十…………………………………… 204
卷第七…………………………………………………… 217
經脈別論篇第二十一…………………………………… 217
藏氣法時論篇第二十二………………………………… 224
宣明五氣篇第二十三…………………………………… 234
血氣形志篇第二十四…………………………………… 244
卷第八…………………………………………………… 250
寶命全形論篇第二十五………………………………… 250
八正神明論篇第二十六………………………………… 259
離合真邪論篇第二十七………………………………… 268
通評虛實論篇第二十八………………………………… 276
太陰陽明論篇第二十九………………………………… 286
陽明脈解篇第三十……………………………………… 290
卷第九…………………………………………………… 293
熱論篇第三十一………………………………………… 293
刺熱論篇第三十二……………………………………… 300
評熱病論篇第三十三…………………………………… 312
逆調論篇第三十四……………………………………… 319
卷第十…………………………………………………… 324
瘧論篇第三十五………………………………………… 324
刺瘧篇第三十六………………………………………… 335
氣厥論篇第三十七……………………………………… 345
欬論篇第三十八………………………………………… 349
卷第十一………………………………………………… 356
舉痛論篇第三十九……………………………………… 356

腹中論篇第四十…………364
刺腰痛篇第四十一…………372
卷第十二…………385
風論篇第四十二…………385
痹論篇第四十三…………393
痿論篇第四十四…………402
厥論篇第四十五…………409
卷第十三…………417
病能論篇第四十六…………417
奇病論篇第四十七…………422
大奇論篇第四十八…………430
脈解篇第四十九…………438
卷第十四…………447
刺要論篇第五十…………447
刺齊論篇第五十一…………449
刺禁論篇第五十二…………450
刺志論篇第五十三…………456
鍼解篇第五十四…………458
長刺節論篇第五十五…………463
卷第十五…………468
皮部論篇第五十六…………468
經絡論篇第五十七…………471
氣穴論篇第五十八…………472
氣府論篇第五十九…………486
卷第十六…………502
骨空論篇第六十…………502
水熱穴論篇第六十一…………513
卷第十七…………524
調經論篇第六十二…………524
卷第十八…………539

繆刺論篇第六十三…… 539
四時刺逆從論篇第六十四…… 551
標本病傳論篇第六十五…… 555
卷第十九…… 563
天元紀大論篇第六十六…… 563
五運行大論篇第六十七…… 575
六微旨大論篇第六十八…… 593
卷第二十…… 610
氣交變大論篇第六十九…… 610
五常政大論篇第七十…… 629
卷第二十一…… 666
六元正紀大論篇第七十一…… 666
刺法論篇第七十二(遺)
本病論篇第七十三(遺)
卷第二十二…… 724
至真要大論篇第七十四…… 724
卷第二十三…… 781
著至教論篇第七十五…… 781
示從容論篇第七十六…… 787
疏五過論篇第七十七…… 792
徵四失論篇第七十八…… 799
卷第二十四…… 804
陰陽類論篇第七十九…… 804
方盛衰論篇第八十…… 814
解精微論篇第八十一…… 820
附録…… 825
黃帝内經素問遺篇…… 825
刺法論篇第七十二…… 825
本病論篇第七十三…… 831
《黃帝内經素問校注》後記 …… 842

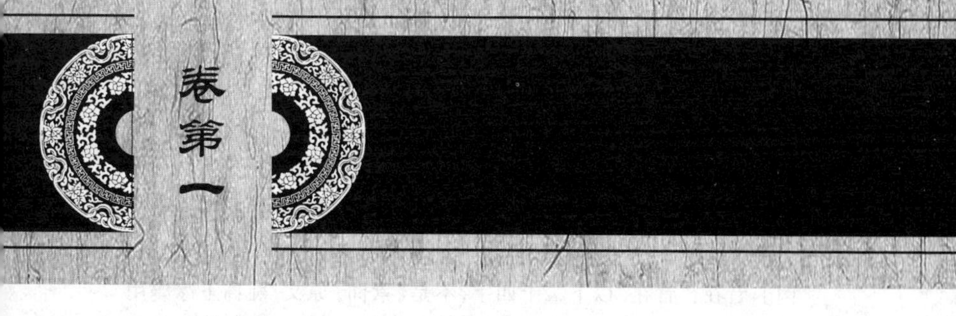

新校正云:按王氏不解所以名《素問》之義,及《素問》之名起於何代。按《隋書·經籍志》始有《素問》之名。《甲乙經》序,晉·皇甫謐之文,已云《素問》論病精辨。王叔和西晉人,撰《脈經》云出《素問》、《鍼經》。漢·張仲景撰《傷寒卒病論集》,云撰用《素問》。是則《素問》之名,著於《隋志》,上見於漢代也。自仲景已前,無文可見,莫得而知。據今世所存之書,則《素問》之名,起漢世也。所以名《素問》之義,全元起有説云:"素者,本也。問者,黄帝問岐伯也。方陳性情之源,五行之本,故曰《素問》。"元起雖有此解,義未甚明。按《乾鑿度》云:"夫有形者,生於無形,故有太易,有太初,有太始,有太素。太易者,未見氣也。太初者,氣之始也。太始者,形之始也。太素者,質之始也。氣形質具,而痾瘵由是萌生。"故黄帝問此太素,質之始也。《素問》之名,義或由此。

上古天真論篇第一

新校正云:按全元起注本在第九卷,王氏重次篇第,移冠篇首。今注逐篇必具全元起本之卷第者,欲存《素問》舊第目,見今之篇次皆王氏之所移也。

提要:本篇要旨,闡發了固護真精,是防病延年之本的道理。具體内容可分爲三:一、論述了人體的健康長壽,關鍵在於保精養神,否則每易罹病早衰。二、分析了人體生長衰老的自然規律,並指出腎在生命活動中的重要作用。三、介紹了古代真人等的攝生原則與方法。

昔在[1]黄帝[2],生而神靈[3],弱[4]而能言,幼而徇齊[5],長

而敦敏〔6〕**，成而登天**〔7〕**。**有熊國君少典之子，姓公孫。徇，疾也。敦，信也。敏，達也。習用干戈，以征不享，平定天下，殄滅蚩尤。以土德王，都軒轅之丘，故號之曰軒轅黄帝。後鑄鼎於鼎湖山，鼎成而白日升天，群臣葬衣冠於橋山，墓今猶在。**迺問於天師**〔8〕**曰：余聞上古之人，春秋**〔9〕**皆度百歲，而動作不衰；今時之人，年**〔10〕**半百而動作皆**〔11〕**衰者，時世異耶？人將**〔12〕**失之耶？**天師，岐伯也。

〔1〕昔在："昔在"以下二十四字，不是《素問》原文，疑爲王冰襲用《大戴記·五帝德篇》的成語所增。唐代崇奉道教，王冰嘗仕太僕令，當爲其時政治所影響，所以給黄帝粉飾上極美的贊詞。黄老由来並稱，其篇首尊黄帝，實隱喻崇道教之意，王《序》所謂"昭彰聖旨，敷暢玄言"是也。實際上這二十四字與醫理没有任何聯繫。《尚書·堯典》："昔在帝堯。"孔傳："昔，古也。""在"同"哉"，語助詞。

〔2〕黄帝：爲中華民族始祖。《黄帝内經》所以託名黄帝，以示學有根源。

〔3〕神靈：謂神異，猶云不同常人。

〔4〕弱：司馬貞《史記索隱》："弱，謂幼弱時也。"

〔5〕幼而徇齊：謂黄帝年幼才思敏捷。《禮記·曲禮上第一》："人生十年曰幼。""徇"通"侚"。《説文·人部》："侚，疾也。"段注引《史記·五帝本紀》作"侚齊"。"侚""齊"同義。《廣雅·釋詁一》："侚齊，疾也。"

〔6〕敦敏：敦厚勤勉。王聘珍《大戴禮記解詁》："敦，厚也。敏，猶勉也。"

〔7〕登天：《大戴禮·五帝德》"登天"作"聰明"。此作"登天"，疑王氏所改，有意尊顯道家。

〔8〕迺問於天師：《千金方》卷二十七第一引作"黄帝問於岐伯"。"天師"，是黄帝對岐伯的尊稱。

〔9〕春秋：猶言年齡。《漢書·蘇武傳》："且陛下春秋高。"

〔10〕年：《素問校譌》引古抄本"年"下有"至"字，與《千金方》卷二十七第一引合。

〔11〕皆：《史載之方》卷下《爲醫總論》引作"有"。"有"傳疑副詞，或也。

〔12〕人將：《千金方》卷二十七引作"將人"。"將"選擇連詞，義與"抑"同。

岐伯〔1〕**對曰：上古之人，其知道者，法於陰陽**〔2〕**，和**〔3〕**於術數**，上古，謂玄古也。知道，謂知修養之道也。夫陰陽者，天地之常道，術數者，保生之大倫，故修養者必謹先之。《老子》曰："萬物負陰而抱陽，冲氣以爲和。"《四氣調神大論》曰："陰陽四時者，萬物之終始，死生之本，逆之則災害生，從之則苛疾不起，是謂得道。"此之謂也。**食飲有節**〔4〕**，起居有常**〔5〕**，不妄作勞**，食飲者，充虚之滋味，起居者，動止之綱紀，故修養者謹而行之。《痺論》曰："飲食自倍，腸胃乃傷。"《生氣通天論》曰："起居如驚，神氣乃浮。"是惡妄動也。《廣成子》曰："必静必清，無勞汝形，無摇汝精，乃可以長生。"故聖人先之也。新校正云：按全元起注本云："飲食有常節，起居有常度，不妄不作。"《太素》同。楊上善云："以理而取聲色芳味，不妄視聽也。循理而動，不爲分外之事。"**故能形與神俱**〔6〕**，而盡終其天年**〔7〕**，度百歲乃去。**形與神俱，同臻壽分，謹於〔8〕修養，以奉天真，故盡得終其天年。去，謂去離於形骸也。《靈樞經》曰："人百歲，五藏皆虚，神氣皆去，形骸獨居而終矣。"以其知道，故年〔9〕長壽延年。度百歲，謂至一百二十歲也。《尚書·洪範》曰："一曰壽，百二十歲也。"**今時之人不然也**，動之死地，離於道也。**以酒爲漿**〔10〕，溺於飲也。**以妄**〔11〕**爲常**，寡於信也。**醉以**〔12〕**入房**，過於色也。**以欲竭其精，以耗**〔13〕**散其真**，樂色曰欲，輕用曰耗，樂色不節則精竭，輕用不止則真散，是以聖人愛精重施，髓滿骨堅。《老子》曰："弱其志，强其骨。"河上公曰："有欲者亡身。"《曲禮》曰："欲不可縱。"新校正云：按《甲乙經》"耗"作"好"。**不知持滿，不時御神**〔14〕，言輕用而縱欲也。《老子》曰："持而盈之，不如其已。"言愛精保神，如持盈滿之器，不慎而動，則傾竭天真。《真誥》曰："常不能慎事，自致百痾，豈可怨咎於神明乎。"此之謂也。新校正云：按别本"時"作"解"。**務**〔15〕**快其心，逆於生樂**，快於心欲之用，則逆養生之樂矣。《老子》曰："甚愛必大費。"此之類歟。夫甚愛而不能救，議道而以爲未然者，伐生之大患也。**起居無節，故半百而衰也。**亦耗散而致是也。夫道者不可斯須離〔16〕，於道則壽不能終盡於天年矣。《老子》曰："物壯則老，謂之不道，不道早亡。"此之謂離道也。

〔1〕岐伯：《漢書·司馬相如傳》顔注引張揖曰："岐伯者，黄帝太醫，屬使主方藥也。"

〔2〕法於陰陽：《千金方》卷二十七第七引"於"作"則"。法於陰陽，

謂取法於陰陽規律。

〔3〕和:《類説》卷三十七引作“知”。

〔4〕有節:《千金方》卷二十七第一引“有”下有“常”字。

〔5〕有常:《千金方》卷二十七第一引“常”下有“度”字。

〔6〕形與神俱:猶言形體與神氣稱合。“俱”有“同”義,見本書《三部九候論》王注。《説文·冃部》:“同,合會也。”

〔7〕盡終其天年:“盡終”同義複詞,《玉篇·皿部》:“盡,終也。”“天年”指壽命。《韓非子·解老》:“盡天年則全而壽。”

〔8〕於:四庫本作“加”。

〔9〕年:守校本作“能”。

〔10〕漿:《説文·水部》:“牂,酢牂也。”“牂”即“漿”字,指酸漿。張舜徽曰:“古無茶,漿乃常飲物。漿亦米爲之,似酒而非酒者,其味必酢。”

〔11〕妄:《甲乙經》卷十一第七作“安”。按作“安”是。“妄”“安”形近致誤。以安爲常,是爲好逸。好逸與嗜酒、貪色,文義一致。本書《宣明五氣篇》、《靈樞·九鍼論》並曰:“久卧傷氣,久坐傷肉。”其義可徵。《千金翼方》卷十二第四:“不得安於其處,以致壅滯,故流水不腐,户樞不蠹。”則好逸之有害於身,義甚明顯。

〔12〕以:《千金方》卷七第一、《外臺》卷十八並引作“已”。按:作“已”是。“醉已”猶言“醉甚”。《詩·蟋蟀》毛傳:“已,甚也。”本書《五藏生成篇》王注“醉甚入房,故心氣上勝於肺矣。”

〔13〕耗:胡澍曰:“按以耗散其真與以欲竭其精句義不對,則皇甫謐本作好是也。好讀嗜好之好。好亦欲也。作耗者,聲之誤。”

〔14〕不時御神:“時”林校引别本作“解”。“不解”與上文“不知”對文。按作“時”亦通。《廣雅·釋詁一》:“時,善也。”“御神”猶言“節神”。孔廣居《説文疑疑》:“御從彳、從止、從卩,會行止有節義。”據此,則“御”字可作“節”解。“節神”與《千金翼方》卷十二《養性》之“嗇神”義相似。

〔15〕務:猶“求”也,見《吕氏春秋·孝行》高注。

〔16〕離:周本“離”下重“離”字,屬下讀。

按:本節指出:知養生之道者,必當“法於陰陽,和於術數”,形神兼養,才可盡其天年。如果悖失其道,“以欲竭其精,以耗散其真”,真元匱乏,必然導致半百而衰,抑或百病叢生。這些論點,爲後世養生學奠定了重要基礎。

術數，即養生之方法，馬蒔曰："如呼吸、按蹻，及《四氣調神論》養生、養長、養收、養藏之道，《生氣通天論》陰平陽秘，《陰陽應象大論》七損八益，《靈樞・本神》長生久視，本篇下文"飲食起居之類"，實爲本篇"術數"之確解。《漢書・藝文志》數術類叙謂"數術者，皆明堂羲和史占之職。"《四庫全書總目》術數類本之，遂謂"術數不出乎陰陽五行，生尅制化。實皆《易》之支派。"其説亦可參。

夫上古聖人之教下也，皆謂之〔1〕**虚邪賊風**〔2〕**，避之有時**〔3〕**，**邪乘虚入，是謂虚邪。竊害中和，謂之賊風。避之有時，謂八節之日，及太一入從之〔4〕於中宫，朝八風之日也。《靈樞經》曰："邪氣不得其虚，不能獨傷人。"明〔5〕人虚乃邪勝之也。新校正云：按全元起注本云："上古聖人之教也，下皆爲之。"《太素》《千金》同。楊上善云："上古聖人使人行者，身先行之，爲不言之教。不言之教勝有言之教，故下百姓倣行者衆，故曰下皆爲之。"太一入從於中宫朝八風義，具《天元玉册》中。**恬惔虚無**〔6〕**，真氣**〔7〕**從**〔8〕**之，精神内守**〔9〕**，病安從來。**恬惔虚無，静也。法道清浄，精氣内持，故其氣〔10〕邪不能爲害。**是以志閑**〔11〕**而少欲，心安而不懼，形勞而不倦，**内機息故少欲，外紛静故心安，然情欲兩亡，是非一貫，起居皆適，故不倦也。**氣從**〔12〕**以順，各從其欲，皆得所願。**志不貪故所欲皆順，心易足故所願必從，以不異求，故無難得也。《老子》曰："知足不辱，知止不殆，可以長久。"**故美**〔13〕**其食，**順精麤也。新校正云：按别本"美"一作"甘"。**任**〔14〕**其服，**隨美惡也。**樂其俗，**去傾慕也。**高下不相慕，其民故曰朴**〔15〕**。**至無求也，是所謂心足也。《老子》曰："禍莫大於不知足，咎莫大於欲得，故知足之足常足矣。"蓋非謂物足者爲知足，心足者乃爲知足矣。不恣於欲，是則朴同。故聖人云："我無欲，而民自朴。"新校正云：按别本云"曰"作"日"。**是以嗜欲不能勞其目，淫邪不能惑其心，**目不妄視，故嗜欲不能勞，心與玄同，故淫邪不能惑。《老子》曰："不見可欲，使心不亂。"又曰："聖人爲腹，不爲目也。"**愚智賢不肖**〔16〕**，不懼於物**〔17〕**，故合於道**〔18〕**。**情計兩亡，不爲謀府，冥心一觀〔19〕，勝負俱捐，故心志保安，合同於道。《庚桑楚》曰："全汝形，抱汝生，無使汝思慮營營。"新校正云：按全元起注本云："合於道數。"**所以能年皆度百歲，**

而動作不衰者，以其德全不危[20]也。不涉於危，故德全也。《莊子》曰："執道者德全，德全者形全，形全者聖人之道也。"又曰："無爲而性命不全者，未之有也。"

〔1〕夫上古聖人之教下也，皆謂之：胡澍曰："下皆爲之"，下皆化之也。《書·梓材》："厥亂爲民"，《論衡·效力篇》引作"厥率化民"。是"爲"即"化"。王氏所據本"爲"作"謂"，蓋假借皆主乎聲，王氏不達，謂以"謂"爲告謂之謂，廼升"下"字於上句"也"字之上，以"上古聖人之教下也"爲句，"皆謂之"三字屬下爲句，失其指矣。

〔2〕虛邪賊風：森立之曰："天地間之風無外於八風，而從其衝後來者爲虛風、爲虛邪；不論從其衝後來與否，中而賊害人者，名曰賊風，曰賊邪，虛邪賊風，總稱外來不正之風而言也。"

〔3〕避之有時：郭佩蘭曰："冬至避西風，立春避西南風，夏至避北風，立秋避東北風，春分避西風，立夏避西北風，秋分避東風，立冬避東南風。"

〔4〕從之：周本作"徙立"。按：《靈樞·九宫八風》作"徙立"，與周本合。

〔5〕明：趙本、藏本並作"謂"。

〔6〕恬惔虛無：胡本、趙本、吴本、藏本、熊本"惔"並作"憺"。《音釋》作"憺"，與胡本合。明緑格抄本作"澹"。按："惔"本作"倓"。"倓"與"憺"、"澹"並通用。"恬惔虛無"即心安静而無私慾。

〔7〕真氣：即元真之氣。《靈樞·刺節真邪》："真氣者，所受於天，與穀氣並而充身者也。"

〔8〕從：《雲笈七籤》卷五十七第六引作"居"。

〔9〕内守：《千金方》卷二十七第一乙作"守内"。

〔10〕氣：胡本、趙本、周本、藏本並作"虛"。《素問校譌》引古抄本、元槧本亦作"虛"，與胡本等諸本合。

〔11〕志閑：《千金方》卷二十七第一"志"上有"其"字。下"心"上、"形"上同。《説文·門部》："閒，闌也。"段注："引申爲防閑。"意向有所防閑，所以少欲。

〔12〕氣從：《甲乙經》卷十一第七"氣"上有"神"字。"氣從"謂"氣和"。本書《六元正紀大論》王注："氣同謂之從。""和"與"同"義通。

〔13〕美：《千金方》卷二十七第一引作"甘"。按作"甘"是，與王注"順精麤"義合。

〔14〕任:《千金方》卷二十七第一引作“美”。

〔15〕其民故曰朴:《千金方》卷二十七第一引“曰”作“日”。按“曰”、“日”並誤。應作“自”。傳抄既誤“自”爲“日”,又誤“日”爲“曰”。王注“而民自朴”,是王據本原作“自”。朴,《説文·木部》:“朴,木皮也。”凡木之皮,皆較他皮爲厚,引申有純厚義。

〔16〕愚智賢不肖:李本、蔣本“愚智”並乙作“智愚”。“智愚”與“賢不肖”對文。《説文·貝部》:“賢,多才也。”“不肖”即無才無德。

〔17〕不懼於物:“懼”疑爲“攫”之誤字。《荀子·解蔽》:“則謂之懼。”王引之謂:“懼當爲攫。”“攫”有奪取之義。“不攫於物”謂不急取財帛等物。

〔18〕道:《甲乙經》卷十一第七、《千金方》卷二十七第一“道”下並有“數”字。

〔19〕觀:四庫本、守校本並作“視”。

〔20〕危:“危”下脱“故”字,應據本書《疏五過論》“故事有五過四德”句王注引補。《廣韻·五支》:“危,不安也。”

帝曰:人年老〔1〕而無子者,材力〔2〕盡邪?將天數〔3〕然也?材,謂材幹,可以立身者。**岐伯曰:女子七歲〔4〕,腎氣盛,齒更髮長〔5〕。**老陽之數極於九,少陽之數次於七,女子爲少陰之氣,故以少陽數偶之,明陰陽氣和,乃能生成其形體,故七歲腎氣盛,齒更髮長。**二七而天癸至〔6〕,任脈通,太衝脈〔7〕盛,月事以時下〔8〕,故有子。**癸謂壬癸,北方水干名也。任脈、衝脈,皆奇經脈也。腎氣全盛,衝任流通,經血漸盈,應時而下,天真之氣降,與之從事,故云天癸也。然衝爲血海,任主胞胎,二者相資,故能有子。所以謂之月事者,平和之氣,常以三旬而一見也。故愆期者謂之有病。新校正云:按全元起注本及《太素》、《甲乙經》俱作“伏衝”,下“太衝”同。**三七,腎氣平均,故真牙〔9〕生而長極〔10〕。**真牙,謂牙之最後生者。腎氣平而真牙生者,表牙齒爲骨之餘也。**四七,筋骨堅,髮長極,身體盛壯。**女子天癸之數,七七而終。年居四七,材力之半,故身體盛壯,長極於斯。**五七,陽明脈衰,面始焦〔11〕,髮始墮〔12〕。**陽明之脈氣營於面,故其衰也,髮墮面焦。《靈樞經》曰:“足陽明之脈,起於鼻,交頞中,下循鼻外,入上齒中,還出俠口環脣,下交承漿,却循頤後下廉,出大迎,循頰車,上耳前,過客主人,循髮際,至額顱。”手陽明之脈，上頸貫頰，入下齒縫中，還出俠口，故面焦髮墮也。**六七，三陽脈衰於上，面皆[13]焦，髮始[14]白。**三陽之脈，盡上於頭，故三陽衰，則面皆焦，髮始白。所以衰者，婦人之生也，有餘於氣，不足於血，以其經月數泄脱之故。**七七[15]，任脈虚，太衝脈衰少，天癸竭，地道不通[16]，故形壞[17]而無子也。**經水絶止，是爲地道不通。衝任衰微，故云形壞無子。

〔1〕年老：人年五十已上爲老，見《靈樞·衛氣失常》。《禮記·曲禮上》"七十曰老"。

〔2〕材力：即筋力。"材力"疊韻，同義。《説文·力部》："力，筋也。"前陰爲宗筋之所聚，筋力不足故老而無子。

〔3〕天數：即天癸之數（如女子七七，男子八八天癸竭），張介賓曰："天數，天賦之限數也。"

〔4〕七歲：是古人長期觀察人體生理發育規律而總結出來的約數。後文"八歲"義同。

〔5〕齒更髮長：《太素》卷二《壽限》"齒更"作"更齒"。腎主骨，齒爲骨之餘。腎爲精血之臓，髮者血之餘，腎氣充盛，故乳齒更换，頭髮茂盛。《禮記·月令》鄭注："更，猶易也。"

〔6〕而天癸至：《甲乙經》卷六第十二"天"上無"而"字，"癸"作"水"。按本書《陰陽別論》王注引無"而"字，與《甲乙經》合。楊上善曰："天癸，精氣也。"森立之曰："天癸者，至二七、二八之期，而男女搆精之機自發動於内，是應天數而腎水充滿，故曰天癸也。"

〔7〕太衝脈：《太素》卷二《壽限》"太"作"伏"。《太平聖惠方》卷一、《聖濟總録》卷一百五十一、《傷寒明理論》卷三第四十五引"衝"上並無"太"字。按"伏"是"伏"之誤字，"伏"即古"太"字。"太衝脈"即衝脈。《難經·二十八難》楊玄操注云："衝者通也，言此脈下至於足，上至於頭，通受十二經之氣血，故曰衝焉。"以其爲經脈之海，故曰"太衝"。

〔8〕月事以時下：《類説》卷三十七引"下"作"干"，並自爲句。按"干"上疑脱"陰陽"二字。"月事以時"，即月經準期而至。《説文·干部》："干，犯也。""陰陽干"乃指男女交媾，與下段文男子二八"陰陽和"異文成義。否則，下文何以言"故有子"？

〔9〕真牙：即智齒。

〔10〕長極：楊上善曰："長極，身長也。""極"，終也、止也。言身長至

此,不復增加。

〔11〕焦:爲"醮"、"憔"之假借字。《説文·面部》:"醮,面焦枯小也。"《廣韻·四宵》:"憔,憔悴瘦也。"

〔12〕墮:《太素》卷二《壽限》作"惰",《甲乙經》卷六第十二作"白"。按:作"白"與下重複,未是。胡澍曰:"墮本作鬌。《説文》:鬌,髮隋也。字通作墮"。《廣雅·釋詁四》:"墮,脱也。"

〔13〕皆:《太平聖惠方》卷一引無"皆"字。

〔14〕始:《太素》卷二《壽限》無"始"字。

〔15〕七七:天癸絶竭,女子以七七爲期,男子以八八爲期,此乃古人長期觀察人體而得之生理變化規律。"六"爲老陰之數,"九"爲老陽之數。《周易·繫辭下》:"天數五,地數五,五位相得而各有合,天數二十有五,地數三十,凡天地之數,五十有五,此所以成變化而行鬼神也。"天數五之一、三、五、七、九相加爲二十五,地數五之二、四、六、八、十相加爲三十。天數二十五,地數三十,二者相加爲五十五。女子屬陰,其衰年爲老陰之氣,當合老陰之數,陰數退,故於天地之數(五十五)中減去六,而得四十九的七七之數;男子屬陽,其衰年爲老陽之氣,當合老陽之數,陽數進,故於天地之數(五十五)中加九,而得六十四的八八之數。

〔16〕地道不通:本書《三部九候論》云:"下部地,足少陰也。"下部地即"地道"之確解。"地道不通"即月事不來。

〔17〕形壞:姚止庵曰:"形壞謂髮墮、齒落、面焦而老弱不堪也。"

丈夫八歲,腎氣實〔1〕,髮長齒更。老陰之數極於十,少陰之數次於八,男子爲少陽之氣,故以少陰數合之。《易·繫辭》曰:"天九地十。"則其數也。**二八,腎氣盛〔2〕,天癸至,精氣溢寫〔3〕,陰陽和〔4〕,故能〔5〕有子。**男女有陰陽之質不同,天癸則〔6〕精血之形亦異,陰静海滿而去血,陽動應合而泄精,二者通和,故能有子。《易·繫辭》曰:"男女構精,萬物化生。"此之謂也。**三八,腎氣平均,筋骨勁强,故真牙生而長極。**以其好用故爾。**四八,筋骨隆盛,肌肉滿壯〔7〕。**丈夫天癸,八八而終,年居四八,亦材〔8〕之半也。**五八,腎氣衰,髮墮齒槁。**腎主於骨,齒爲骨餘,腎氣既衰,精無所養,故令髮墮,齒復乾枯。**六八,陽氣衰竭〔9〕於上,面焦,髮鬢〔10〕頒〔11〕白。**陽氣,亦陽明之氣也。《靈樞經》曰:"足陽明之脈,起於鼻,交頞中,下循鼻外,入上齒中,還出俠口環脣,下交承漿，却循頤後下廉，出大迎，循頰車，上耳前，過客主人，循髮際，至額顱。”故衰於上，則面焦髮鬢白也。**七八，肝氣衰，筋不能動[12]，天癸竭，精少，腎藏衰，形體皆極[13]。**肝氣養筋，肝衰故筋不能動。腎氣養骨，腎衰故形體疲極。天癸已竭，故精少也。匪惟材力衰謝，固當天數使然。**八八，則齒髮去。**陽氣竭，精氣衰，故齒髮不堅，離形骸矣。去，落也。**腎者[14]主水，受五藏[15]六府[16]之精而藏之，故五藏[17]盛乃能寫。**五藏六府，精氣淫溢，而滲灌於腎，腎藏乃受而藏之。何以明之？《靈樞經》曰：“五藏主藏精，藏精者不可傷。”由是則五藏各有精，隨用而灌注於腎，此乃腎爲都會關司之所，非腎一藏而獨有精。故曰五藏盛乃能寫也。**今五藏皆衰，筋骨解墮[18]，天癸盡矣。故髮鬢白，身體重，行步不正，而無子耳。**所謂物壯則老，謂之天道者也。

〔1〕實：《聖濟總録》卷一百二十一引作“盛”。

〔2〕腎氣盛：此三字似蒙上衍，以前節文“女子二七”律之，當删。

〔3〕溢寫：《傷寒九十論》第八、《類説》卷三十七引“溢”下並無“寫”字。

〔4〕陰陽和：喜多村直寬曰：“陰陽和，蓋謂男子二八而陰陽氣血調和耳。”其説較迂，此仍以王注爲是。

〔5〕能：《類説》卷三十七引無“能”字。

〔6〕則：周本作“有”。

〔7〕滿壯：《太素》卷二《壽限》“滿”下無“壯”字。《太平聖惠方》卷一引作“充滿”。

〔8〕材：周本此下有“力”字。

〔9〕陽氣衰竭：《太素》卷二《壽限》、《甲乙經》卷六第十二“衰”下並無“竭”字。按王注“故衰於上”，是王據本亦無“竭”字。律前文女子六七“三陽脉衰於上”，則無“竭”字是。

〔10〕鬢：《説文·髟部》：“鬢，頰髮也。”

〔11〕頒：《太平聖惠方》卷一引無“頒”字。檢王注亦無“頒”字。

〔12〕筋不能動：“動”有運轉之義，見《禮記·禮運》孔疏。“筋不能動”猶云筋脈遲滯，手足不靈活也。

〔13〕天癸竭，精少，腎藏衰，形體皆極：丹波元堅曰：“推上下文，‘天癸竭’云云四句，似宜移於‘八八’下，恐是錯出。”檢王注“丈夫天癸，八八

而終。”則“天癸竭”應屬於“八八”。否則,如“七八”已“形體皆極”,“八八”僅“齒髮去”,如何講得通?對照女子“七七”文例,當作“七八,肝氣衰,筋不能動。八八,天癸竭,精少,腎藏衰,則齒髮去,形體皆極。”如此上下文義方合。“極”有“病”義。“形體皆極”謂形體皆病。

〔14〕腎者:四庫本“腎”下無“者”字。

〔15〕藏:古臟字,後人加月傍。

〔16〕府:古腑字。《廣韻·九麌》:“藏腑本作府,俗加月。”

〔17〕五藏:疑作“藏府”。蓋本句承上“五藏六府之精”而言,不應舉藏遺府。魏了翁《學醫隨筆》引作“藏府”是可證。

〔18〕解墮:趙本“墮”作“惰”。按“解墮”與“懈惰”同。慧琳《音義》卷七引《韻英》曰:“惰,懈也。”《廣雅·釋詁二》:“懈惰,嬾也”。

帝曰:有其年已老而有子者,何也?言似非天癸之數也。**岐伯曰:此其天壽過度**〔1〕**,氣脈**〔2〕**常通,而腎氣有餘也。**所禀天真之氣,本自有餘也。**此雖有子,男不過盡八八,女不過盡七七,而天地**〔3〕**之精氣皆竭矣。**雖老而生子,子壽亦不能過天癸之數。**帝曰:夫道者年皆百數,能有子乎?岐伯曰:夫道者能却老**〔4〕**而全形,身年雖壽**〔5〕**,能生子也。**是所謂得道之人也。道成之證,如下章云。

〔1〕此其天壽過度:“其”有“則”義。“過度”猶云超越尋常。《史記·外戚世家》索隱:“過,謂踰之。”《説文·文部》:“度,法制也。”引申有常規之意。

〔2〕氣脈:森立之曰:“氣係於男,脈係於女,上文云,丈夫二八精氣溢寫,女子二七太衝脈盛。男則氣,女則脈,常通於身中而不止,故能有子也。”

〔3〕天地:男女之互詞。本書《陰陽應象大論》:“積陽爲天,積陰爲地……陰陽者,血氣之男女也。”

〔4〕却老:即延緩衰老。“却”乃“卻”之俗字,“卻”有“避”義,見《史記·魯仲連鄒陽列傳》索隱。

〔5〕壽:《説文·老部》:“壽,久也。”引申爲高齡之義。

按語:本節内容揭示出人體生、長、壯、老不同階段的自然發展規律。强調指出人體生理變化及生死壽夭,莫不關由腎氣的盛衰。本書中多處論及腎在人體中的重要作用,後世“腎爲先天之本”的理論，蓋源於此。

從臨床上看，腎氣的盛衰，可以影響到五臟六腑的功能活動；反之，先天禀賦不足，或房勞所傷，久病累及等因素也會傷及腎臟，引起病變或早衰。凡此種種，多從腎論治。

本節還提出衝任二脈與女子月經、孕育的密切關係。對此，後世醫家多有發揮，成爲婦科的理論基礎——衝任學説。宋·陳自明《婦人大全良方》引普濟方論：“故婦人病有三十六種，皆由衝任勞損而致。”清·徐靈胎在評述《臨證指南醫案》時指出：“婦人之疾，除經带之外，與男子同治。而經带之疾，全屬衝任。”故對婦科疾患的治療莫不重視衝任的調攝。

黄帝曰：余聞上古有真人〔1〕**者，提挈天地，把握陰陽**〔2〕，真人，謂成道之人也。夫真人之身，隱見莫測，其爲小也，入於無間，其爲大也，徧於空境，其變化也，出入天地，内外莫見，迹順至真，以表〔3〕道成之證凡〔4〕如此者，故能提挈天地，把握陰陽也。**呼吸精氣**〔5〕**，獨立守神**〔6〕**，肌肉若一**〔7〕，真人心合於氣，氣合於神，神合於無，故呼吸精氣，獨立守神，肌膚若冰雪，綽約如處子。新校正云：按全元起注本云：“身肌宗一。”《太素》同。楊上善云：“真人身之肌體，與太極同質，故云宗一。”**故能壽敝**〔8〕**天地，無有終時**，體同於道，壽與道同，故能無有終時，而壽盡天地也。敝，盡也。**此其道生。**惟至道生，乃能如是。**中古之時，有至人**〔9〕**者，淳德全道**，全其至道，故曰至人。然至人以此淳朴之德，全彼妙用之道。新校正云：詳楊上善云：“積精全神，能至於德，故稱至人。”**和於陰陽，調於四時**，和謂同和，調謂調適，言至人動静，必適中於四時生長收藏之令，參同於陰陽寒暑升降之宜。**去世離俗，積精全神**，心遠世紛，身離俗染，故能積精而復全神。**游行天地之間，視聽八達之外**〔10〕，神全故也。《庚桑楚》曰：“神全之人，不慮而通，不謀而當，精照無外，志凝宇宙，若天地然。”又曰：“體合於心，心合於氣，氣合於神，神合於無，其有介然之有〔11〕，唯然之音雖遠際八荒之外，近在眉睫之内，來于我者，吾必盡知之。”夫如是者神全，故所以能矣。**此蓋益其壽命而强者也，亦歸於真人。**同歸於道也。**其次有聖人者，處天地之和，從八風之理**〔12〕，與天地合德，與日月合明，與四時合其序，與鬼神合其吉兇，故曰聖人。所以處天地之淳和，順八風之正理者，欲其養正避彼虛邪。**適嗜欲於世俗之間，無恚嗔[13]之心**，聖人志深於道，故適於嗜欲，心全廣愛，故不有恚嗔，是以常德不離，殁身不殆。**行不欲離於世，被服章，**新校正云：詳"被服章"三字，疑衍。此三字上下文不屬。**舉不欲觀於俗[14]**，聖人舉事行止，雖常在時俗之間，然其見爲，則與時俗有異尔。何者？貴法道之清静也。《老子》曰："我獨異於人，而貴求食於母。"母，亦諭道也。**外不勞形於事，内無思想之患**，聖人爲無爲，事無事，是以内無思想，外不勞形。**以恬愉[15]爲務[16]，以自得爲功**，恬，静也。愉，悦也。法道清静，適性而動，故悦而自得也。**形體不敝[17]，精神不散，亦[18]可以百數。**外不勞形，内無思想，故形體不敝。精神保全，神守不離，故年登百數。此蓋[19]全性之所致爾。《庚桑楚》曰："聖人之於聲色滋味也，利於性則取之，害於性則捐之，此全性之道也。"敝，疲敝也。**其次有賢人者，法則[20]天地，象似[21]日月**，次聖人者，謂之賢人。然自强不息，精了百端，不慮而通，發謀必當，志同於天地，心燭於洞幽，故云法則天地，象似日月也。**辯列[22]星辰，逆從陰陽[23]，分别四時**，星，衆星也。辰，北辰也。辯列者，謂定内外星官[24]座位之所於天，三百六十五度遠近之分次也。逆從陰陽者，謂以六甲等法，逆順數而推步吉凶之徵兆也。《陰陽書》曰："人中甲子，從甲子起，以乙丑爲次，順數之。地下甲子，從甲戌起，以癸酉爲次，逆數之。"此之謂逆從也。分别四時者，謂分其氣序也。春温[25]、夏暑熱、秋清凉、冬冰洌，此四時之氣序也。**將從上古[26]合同於道，亦可使益壽而有極時。**將從上古合同於道，謂如上古知道之人，法於陰陽，和於術數，食飲有節，起居有常，不妄作勞也。上古知道之人，年度百歲而去，故可使益壽而有極時也。

〔1〕真人：《莊子·刻意》："素也者，謂其無所與雜也；純也者，謂其不虧其神也。能體純素，謂之真人。"《文選·鵩鳥賦》："真人恬漠兮，獨與道息。"

〔2〕提挈（qiè 切）天地，把握陰陽：謂真人能掌握陰陽之變化規律。"提挈"同義複詞。《公羊傳》桓十一年何注："挈猶提挈也。""把握"亦同義複詞。《説文·手部》："把，握也。""握，搤持也。"

〔3〕表：四庫本作"其"。

〔4〕證凡：四庫本作"至有"。

〔5〕呼吸精氣：呼吸即吐納。《莊子·刻意》："吹呴呼吸，吐故納新。"《春秋繁露·通國身》："氣之清者爲精。""呼吸精氣"似屬氣功中"調息"。

〔6〕獨立守神：超然獨處，精神内守而不外馳。《莊子·刻意》："純素之道，唯神是守，守而勿失，與神爲一。"成疏："守神而不喪，則精神凝静，既而形同枯木，心若死灰，物我兩忘，身神爲一也。"此似屬氣功之"調神"。

〔7〕肌肉若一：孫鼎宜曰："王本誤，應據林校引全本改作身肌宗一。""身肌宗一"即"形與神俱"之義。森立之曰："言呼吸精氣，則其精氣周通於形體，而其神氣内守不動，則裏氣通於表，表氣達於裏，毫無空隙，故背肉與腹肉一串其氣，足肉與手肉一通其氣，故肉無非其肉，無處不通氣，而緻密混一。所云雖有賊邪不能害者也。"

〔8〕敝：通作"蔽"。"蔽"猶"極"也，見《吕氏春秋·當染》高注。《史記·龜策列傳》："壽蔽天地，莫知其極。"義與此同。

〔9〕至人：《莊子·天下》："不離於真，謂之至人。"

〔10〕游行天地之間，視聽八達之外：讀本、趙本、吴本、明緑格抄本、周本、朝本、藏本、田本、蔣本、熊本、李本"達"並作"遠"。《素問攷注》引古抄本亦作"遠"。"游行天地之間，視聽八遠之外"謂精神悠游於自然界，耳目遥注於遠方，這是形容積精全神的機微狀態。

〔11〕有：四庫本作"嚮"。

〔12〕從八風之理："八風"，指東、南、西、北、東南、西南、西北、東北八方之風。《靈樞·九宫八風》載有八風傷人之病變。"從八風之理"謂聖人順從八風的規律而避之。

〔13〕恚（huì 會）嗔（chēn 瞋）：惱怒。《廣雅·釋詁二》："恚，怒也。"《説文·口部》："嗔，盛氣也。"

〔14〕舉不欲觀於俗：森立之注引滥江氏曰："觀，示也、顯也，顯示於俗，所以異於時衆也。不欲者，亦和光同塵之意。諸家解並非是。"

〔15〕恬愉：安然愉悦，無欲無求。《説文·心部》："恬，安也。"《廣雅·釋詁一》："愉，喜也。"

〔16〕務：熊本作"物"。

〔17〕敝：凋敝。《説文·㡀部》："敝，一曰敗衣。"段注："引申爲凡敗之稱。"

〔18〕亦："亦"上疑脱"年"字。王注："年登百數"，是王據本有

“年”字。

〔19〕蓋:趙本作“皆”。

〔20〕法則:效倣。《漢書·贾誼傳》顔注:“法者謂則而效之。”《爾雅·釋詁》:“則,法也。”

〔21〕似:“似”通“以”。《初學記》卷十七《賢》第二引“似”作“以”。

〔22〕辯列:《素問攷注》引古抄本“辯”作“辨”,“列”下有“宿”字。

〔23〕逆從陰陽:“逆從”偏義複詞,其意在“從”,《禮記·樂記》鄭注:“從,順也。”

〔24〕官:四庫本作“宫”。

〔25〕温:《素問校譌》引古抄本“温”下有“和”字。按以下“夏暑熱、秋清凉、冬冰冽”之例律之,當有“和”字。

〔26〕將從上古:《廣雅·釋詁一》:“將,欲也。”“從”有“隨”義,見《儀禮·鄉飲酒禮》鄭注。“將從上古”言喻賢人要追隨上古真人的養生意志。

按語:真人、至人、聖人、賢人一段,與上文意義了無所關,不知何以竄置於此。日人荻生徂徠謂是莊列一家議論。但“呼吸精氣,獨立守神。”“外不勞形於事,内無思想之患。”等語乃醫家氣功之精義,如僅視爲虛無之説,則失之矣。

四氣調神大論篇第二 新校正云:按全元起本在第九卷。

提要:本篇着重闡明四時的氣序變化規律、機體與四時的相關性,以及順應四時調攝神志的養生方法,同時指出了“不治已病治未病”的防治原則。

春三月〔1〕,此謂發陳〔2〕,春陽上升,氣潛發散〔3〕,生育庶物,陳其〔4〕姿容,故曰發陳也。所謂〔5〕春三月者,皆因節候而命之。夏秋冬亦然。**天地俱生,萬物〔6〕以榮**,天氣温,地氣發,温發相合,故萬物滋榮。**夜卧早起,廣步〔7〕於庭〔8〕**,温氣生,寒氣散,故夜卧早起,廣步於庭。**被髮緩形〔9〕,以使〔10〕志生**,法象也。春氣發生於萬物之首,故被髮緩形,以使志意發生也。**生而勿殺,予而勿奪,賞而勿罰〔11〕**,春氣發生,施無求報,故養生者,必順於時也。**此春氣之應養生〔12〕之道也。**所謂因時之序也。然立春之節,初五日東風解凍,次五日蟄蟲始振,後五日魚上冰。次雨水氣,初五日獺祭魚,次五日鴻雁來,後五日草木萌動。次仲春驚蟄之節,初五日小桃華,新校正云:詳"小桃華"《月令》作"桃始華"。次五日倉庚鳴,後五日鷹化爲鳩。次春分氣,初五日玄鳥至,次五日雷乃發聲、芍藥榮,後五日始電。次季春清明之節,初五日桐始華,次五日田鼠化爲鴽、牡丹華,後五日虹始見。次穀雨氣,初五日萍始生,次五日鳴鳩拂其羽,後五日戴勝降於桑。凡此六氣一十八候,皆春陽布發生之令,故養生者必謹奉天時也。新校正云:詳"芍藥榮"、"牡丹華"今《月令》無。**逆之則傷肝**〔13〕**,夏爲寒變**〔14〕**,奉長者少**〔15〕**。**逆,謂反行秋令也。肝象木,王於春,故行秋令則肝氣傷。夏火王而木廢,故病生於夏。然四時之氣,春生夏長,逆春傷肝,故少氣以奉於夏長之令也。

〔1〕春三月:立春、雨水、驚蟄、春分、清明、穀雨六個節氣爲春三月。

〔2〕發陳:張介賓曰:"發,啓也。陳,故也。春陽上升,發育萬物,啓故從新,故曰發陳。"

〔3〕散:讀本、趙本、藏本並作"能",屬下讀。

〔4〕陳其:讀本無"陳其"二字。

〔5〕所謂:讀本、藏本"謂"上並無"所"字。

〔6〕萬物:古人藉指草木言。見李笠《内經稽古編》。

〔7〕廣步:緩步。《史記·贾誼傳》索隱引姚氏曰:"廣,猶寬也。"《廣韻·二十六桓》:"寬,緩也。"

〔8〕庭:《玉篇·广部》:"庭,堂堦前也。"

〔9〕被髮緩形:張志聰曰:"被髮者,疏達肝木之氣也。緩,和緩也,舉動舒徐。""被"通"披"。《廣雅·釋詁三》:"披,散也。"

〔10〕以使:《病源》卷十五《肝病候》引"使"下有"春"字。

〔11〕生而勿殺,予而勿奪,賞而勿罰:"予"通"與"。"生、予、賞"皆順應春陽生發之氣;"殺、奪、罰"皆折逆春陽生發之氣。

〔12〕養生:《類說》卷三十七引作"生養"。

〔13〕逆之則傷肝:相反爲逆。肝象木,旺於春。凡違背春三月養生之道,均傷肝氣。王冰注謂"行秋令則肝氣傷",非僅此,後文"逆之則傷心""逆之則傷肺""逆之則傷腎"義同。

〔14〕寒變:喻昌《醫門法律》卷一曰:"寒變者,夏月得病之總名。緣肝木弗榮,不能生其心火,至夏心火當旺反衰,得食則飽悶,遇事則狐疑,

下利奔迫，慘然不樂，甚者，戰慄如喪神守。”喜多村直寬《素問札記》謂“據後文例，寒變疑是病名。”參喻說近是。

〔15〕奉長者少：“奉”供給、資養之意。姚止庵曰：“奉者，自下而上，從此達彼之辭。天地之氣，生發於春，長養於夏，收斂於秋，歸藏於冬，缺一不可，倒置不可。冬之藏，秋所奉也；秋之收，夏所奉也；夏之長，春所奉也；春之生，冬所奉也。苟不能應春而反逆其生發之氣，至夏自違其融和之令，是所奉者少也。”

夏三月〔1〕**，此謂蕃**〔2〕**秀**，陽自春生，至夏洪盛，物生以長，故蕃秀也。蕃，茂也，盛也。秀，華也，美也。**天地氣交**〔3〕**，萬物華**〔4〕**實**，舉夏至也。《脈要精微論》曰：“夏至四十五日，陰氣微上，陽氣微下。”由是則天地氣交也。然陽氣施化，陰氣結成，成化相合，故萬物華實也。《陰陽應象大論》曰：“陽化氣，陰成形。”**夜**〔5〕**卧早起，無厭於日**〔6〕**，使志無怒，使華英**〔7〕**成秀，使氣得泄，若所愛在外**〔8〕，緩陽氣則物化，寬志意則氣泄，物化則華英成秀，氣泄則膚腠宣通〔9〕。時令發陽，故所愛亦順陽而在外也。**此夏氣之應養長**〔10〕**之道也。**立夏之節，初五日螻蟈鳴，次五日蚯蚓出，後五日赤箭生。新校正云：按《月令》作“王瓜生”。次小滿氣，初五日吴葵華，新校正云：按《月令》作“苦菜秀”。次五日靡草死，後五日小暑至。次仲夏芒種之節，初五日螳螂生，次五日鵙始鳴，後五日反舌無聲。次夏至氣，初五日鹿角解，次五日蜩始鳴，後五日半夏生，木堇榮。次季夏小暑之節，初五日溫風至，次五日蟋蟀居壁，後五日鷹乃學習。次大暑氣，初五日腐草化爲螢，次五日土潤溽暑，後五日大雨時行。凡此六氣一十八候，皆夏氣揚蕃秀之令，故養生者必敬順天時也。新校正云：詳“木堇榮”今《月令》無。**逆之則傷心，秋爲痎瘧**〔11〕**，奉收者少，冬至重病**〔12〕**。**逆，謂反行冬令也。痎，痎瘦之瘧也。心象火，王於夏，故行冬令則心氣傷。秋金王而火廢，故病發於秋，而爲痎瘧也。然四時之氣，秋收冬藏，逆夏傷心，故少氣以奉於秋收之令也。冬水勝火，故重病於冬至之時也。

〔1〕夏三月：立夏、小滿、芒種、夏至、小暑、大暑六個節氣爲夏三月。

〔2〕蕃：《雲笈七籤》卷二十六引“蕃”作“播”。

〔3〕天地氣交：張介賓曰：“歲氣陰陽盛衰，其交在夏，故曰天地氣交。”

〔4〕華:《太素》卷二《順養》、《病源》卷十五《心病候》"華"並作"英"。按"華"、"英"義通。《詩·有女同車》傳:"英,猶華也。""華"古"花"字。

〔5〕夜:《太素》卷二《順養》作"晚"。

〔6〕無厭於日:不要厭惡天長。吴師機曰:"無厭者,謂無日長生厭也。"慧琳《音義》卷五引《字書》云:"厭,苦也。"

〔7〕華英:《太素》卷二《順養》無"華"字。"華英"同義複詞,指人之容色神氣。《隋書·五行志》引《洪範五行傳》:"華者,猶榮華,容色之象也。"張介賓曰:"華英,言神氣也。"

〔8〕所愛在外:内者爲陰,外者爲陽,精神外向,意氣舒展,諸有所行,皆當順應陽氣宜發的特點。

〔9〕腠宣通:四庫本作"肉舒暢"。

〔10〕養長:《類説》卷三十七引作"長養"。

〔11〕痎(jiē 皆)瘧:瘧疾的總稱。《説文·疒部》:"痎,二日一發瘧。""瘧,熱寒休作。"張介賓曰:"心傷則暑氣乘之,至秋而金收斂,暑邪内鬱,於是陰欲入而陽拒之,故爲寒;火欲出而陰束之,故爲熱,金火相争,故寒熱往來而爲痎瘧。"

〔12〕冬至重病:柯逢時曰:"依例冬至四字衍。"

秋三月〔1〕**,此謂容平**〔2〕,萬物夏長,華實已成,容狀至秋,平而定也。**天氣以急,地氣以明**〔3〕,天氣以急,風聲切也。地氣以明,物色變也。**早卧早起,與雞俱興**,懼中寒露故早卧,欲使安寧故早起。**使志安寧,以緩秋刑**〔4〕,志氣躁則不慎其動,不慎其動則助秋刑急,順殺伐生,故使志安寧緩秋刑也。**收斂神氣,使秋氣平**,神蕩則欲熾,欲熾則傷和氣,和氣既傷則秋氣不平調也,故收斂神氣使秋氣平也。**無外其志**〔5〕**,使肺氣清**〔6〕,亦順秋氣之收斂也。**此秋氣之應養收**〔7〕**之道也。**立秋之節,初五日涼風至,次五日白露降,後五日寒蟬鳴。次處暑氣,初五日鷹乃祭鳥,次五日天地始肅,後五日禾乃登。次仲秋白露之節,初五日盲風至,鴻鴈來,次五日玄鳥歸,後五日羣鳥養羞。次秋分氣,初五日雷乃收聲,次五日蟄蟲坯户,景天華,後五日水始涸。次季秋寒露之節,初五日鴻鴈來賓,次五日雀入大水爲蛤,後五日菊有黄華。次霜降氣,初五日豺乃祭獸,次五日草木黄落,後五日蟄蟲咸俯。凡此六氣一十八候,皆秋氣正收斂之令，故養生者必謹奉天時也。新校正云：詳“景天華”三字，今《月令》無。**逆之則傷肺，冬爲飧泄**〔8〕**，奉藏者少。**逆，謂反行夏〔9〕令也。肺象金，王於秋，故行夏令則氣傷〔10〕，冬水王而金廢，故病發於冬。飧泄者，食不化而泄出也，逆秋傷肺，故少氣以奉於冬藏之令也。

〔1〕秋三月：立秋、處暑、白露、秋分、寒露、霜降六個節氣爲秋三月。

〔2〕容平：高世栻曰：“夏時盛極，秋氣舒緩，其時則從容而平定也。”

〔3〕天氣以急，地氣以明：楊上善曰：“天氣急者，風清氣涼也。地氣明者，山川景净也。”

〔4〕刑：熊本作“形”。《太素》卷二《順養》、《病源》卷十五《肺病候》亦並作“形”。按似作“形”是。

〔5〕無外其志：楊上善曰：“攝志存陰，使肺氣之無雜，此應秋氣養陰之道也。”

〔6〕清：《太素》卷二《順養》、《醫心方》卷二十七第三並作“精”。

〔7〕養收：《類説》卷三十七引作“收養”。

〔8〕飧泄：《病源》卷十七《水穀痢候》“飧”作“餐”。按作“餐”誤。《玉篇·食部》：“飧，水和飯也。”“飧泄”是水穀雜下、完穀不化的泄瀉，爲病症名。張志聰曰：“秋收而後冬藏，陽藏於陰，而爲中焦釜底之燃，以腐化水穀。秋失其收，則奉藏者少，至冬寒水用事，陽氣下虚，則水穀不化而爲飧泄矣。”

〔9〕夏：顧觀光《素問校記》曰：“夏當作春”。下“夏”字同。

〔10〕則氣傷：守校本“則”下有“肺”字。

冬三月〔1〕**，此謂閉藏**，草木凋，蟄蟲去〔2〕，地户閉塞，陽氣伏藏。**水冰地坼**〔3〕**，無擾乎**〔4〕**陽**，陽氣下沈，水冰地坼，故宜周密，不欲煩勞。擾，謂煩也，勞也。**早卧晚起，必待日光**，避於寒也。**使志若伏若匿，若有私意，若已有得**〔5〕，皆謂不欲妄出於外，觸冒寒氣也。故下文云：**去寒就温，無泄皮膚，使氣亟奪**〔6〕，去寒就温，言居深室也。《靈樞經》曰〔7〕：“冬日在骨，蟄蟲周密，君子居室。”無泄皮膚，謂勿汗也。汗則陽氣發泄，陽氣發泄則數爲寒氣所迫奪之〔8〕。亟，數也。**此冬氣之應養藏**〔9〕**之道也。**立冬之節，初五日水始冰，次五日地始凍，後五日雉入大水爲蜃。次小雪氣，初五日虹藏不見，次五日天氣上騰，地氣下降，後五日閉塞而成冬。次仲冬大雪之節，初五日冰益壯，地始拆〔10〕，鶡〔11〕鳥不鳴，次五日虎始交,後五日芸始生,荔挺出。次冬至氣,初五日蚯蚓結,次五日麋角解,後五日水泉動。次季冬小寒之節,初五日鴈北鄉,次五日鷙鳥厲疾,後五日水澤腹堅。凡此六氣一十八候,皆冬氣正養藏之令,故養生者必謹奉天時也。**逆之則傷腎,春爲痿厥**〔12〕**,奉生者少。**逆,謂反行夏令也。腎象水,王於冬,故行夏令則腎氣傷,春木王而水廢,故病發於春也。逆冬傷腎,故少氣以奉於春生之令也。

〔1〕冬三月:立冬、小雪、大雪、冬至、小寒、大寒六個節氣爲冬三月。

〔2〕去:柯逢時曰:"去一作伏"。

〔3〕坼(chè徹):《説文·土部》:"坼,裂也。"

〔4〕乎:《太素》卷二《順養》、《醫心方》卷二十七第三並作"于"。按"乎""于"義通。《吕氏春秋·貴信》高注:"乎,於也。"《儀禮·士昏禮》鄭注:"今文於爲于"。

〔5〕使志若伏若匿,若有私意,若已有得:《太素》卷三《順養》、《病源》卷十五《腎病候》"伏"下並無"若"字。張志聰曰:"若伏若匿,使志無外也;若有私意、若已有得,神氣内藏也。"

〔6〕使氣亟奪:《太素》卷二《順養》"亟奪"作"不極"。《醫心方》卷二十七第三作"極"。按《醫心方》所引似脱"不"字。"使氣不極"猶云"使氣不散",本書《天元紀大論》王注:"氣之散易故曰極。"

〔7〕《靈樞經》曰:按今《靈樞經》無"《靈樞經》曰"以下引文,所引爲本書《脈要精微論》之文,王注誤。

〔8〕之:守校本作"也"。

〔9〕養藏:《類説》卷三十七引作"藏伏"。

〔10〕拆:趙本、藏本並作"坼"。

〔11〕鶡:趙本、藏本並作"鴠"。按作"鴠"與《素問·音釋》合。

〔12〕痿厥:病名。《靈樞·雜病》:"痿厥,爲四末束悗。"《甲乙經》卷十第四:"痿厥,身體不仁,手足偏小。"楊上善曰:"痿厥,不能行也,一曰偏枯也。"據是,則凡四肢枯痿,軟弱不舉,並可名爲"痿厥"。

按語:本節指出,順應四時,調養神志,是養生之第一要義。本書《寶命全形論》:"人以天地之氣生,四時之法成。"《靈樞·歲露論》:"人與天地相參也,與日月相應也。"説明機體與自然環境密切相關。根據四時氣序變化,採取相應的養生方法,才可保持人體内臟與外在環境的協調統一,以維護健康。

天氣，清净[1]**光明者也**，言天明不竭，以清净故致人之[2]壽延長，亦由順動而得，故言天氣以示於人也。**藏德不止**[3]，新校正云：按別本"止"一作"上"。**故不下**[4]**也。**四時成序，七曜周行，天不形言，是藏德也。德隱則應用不屈，故不下也。《老子》曰"上德不德，是以有德也。"言天至尊高，德猶見隱也，況全生之道，而不順天乎？**天明則日月不明**[5]，**邪害空竅**[6]，天所以藏德者，爲其欲隱大明，故大明見則小明滅。故大明之德，不可不藏，天若自明，則日月之明隱矣。所諭者何？言人之真氣亦不可泄露，當清净法道，以保天真。苟離於道，則虚邪入於空竅。**陽氣者閉塞，地氣者冒明**[7]，陽謂天氣，亦風熱也。地氣謂濕，亦雲霧也。風熱之害人，則九竅閉塞；霧濕之爲病，則掩翳精明。取類者，在天則日月不光，在人則兩目藏曜也。《靈樞經》曰："天有日月，人有眼目。"《易》曰："喪明於易。"豈非失養正[8]之道邪？**雲霧不精**[9]，**則上應白露**[10]**不下**，霧者雲之類，露者雨之類。夫陽盛則地不上應，陰虚則天不下交，故雲霧不化精微之氣，上應於天，而爲白露不下之咎矣。《陰陽應象大論》曰："地氣上爲雲，天氣下爲雨，雨出地氣，雲出天氣。"明二氣交合，乃成雨露。《方盛衰論》曰："至陰虚，天氣絶，至陽盛，地氣不足。"明氣不相召，亦不能交合也。**交通不表**[11]，**萬物命故不施，不施則名木多死。**夫雲霧不化其精微，雨露不霑於原澤，是爲天氣不降，地氣不騰，變化之道既虧，生育之源斯泯，故萬物之命，無稾而生，然其死者，則名木先應，故云名木多死也。名[12]，謂名果珍木。表，謂表陳其狀也。《易·繫辭》曰："天地絪緼，萬物化醇。"然不表交通，則爲否也。《易》曰："天地不交，否。"**惡氣不發，風雨不節，白露不下，則菀稾**[13]**不榮。**惡，謂害氣也。發，謂散發也。節，謂節度也。菀，謂藴積也。稾，謂枯稾也。言害氣伏藏而不散發，風雨無度，折傷復多，稾木[14]藴積，春不榮也。豈惟其物獨遇是而有之哉。人離於道，亦有之矣。故下文曰：**賊風數**[15]**至，暴雨數起，天地四時不相保**[16]，**與**[17]**道相失，則未央絶滅。**不順四時之和，數犯八風之害，與道相失，則天真之氣，未期久遠而致滅亡。央，久也，遠也。**唯聖人從之，故身無奇病，萬物不失，生氣不竭。**道非遠於人，人心遠於道，惟聖人心合於道，故壽命無窮。從，猶順也，謂順四時之令也。然四時之令，不可逆之，逆之則五藏内傷而他疾起。

〔1〕净：胡本、藏本、朝本並作"静"。《太素》卷二《順養》亦作"静"。

按“净”本字作“瀞”。《説文·水部》:“瀞,無垢薉也。”水清新謂之瀞。“静”亦當讀爲“瀞”。

〔2〕人之:守校本作“之人”,“人”字屬下讀。

〔3〕藏德不止:《太素》卷二《順養》“止”作“上”。按“止”“上”兩義均通。“藏德不止”謂天行健,起促進萬物生化之用。其德至溥,而不自言,故曰“藏德”。《禮記·月令》:“某日立春,盛德在木;某日立夏,盛德在火;某日立秋,盛德在金;某日立冬,盛德在水。”

〔4〕不下:猶言不去。《周禮·司民》鄭注:“下,猶去也。”

〔5〕天明則日月不明:《太素》卷二《順養》“天明”作“上下”。按“天明”與“不明”的兩“明”字,義異。“天明”之“明”與“萌”通,《周禮·占夢》鄭注引杜子春:“萌讀爲明。”“萌”又與“蒙”通,《易·序卦傳》鄭注:“齊人謂萌爲蒙。”“蒙”有“暗”義。《尚書·洪範》孔傳:“蒙,陰闇。”“天明”即“天蒙”,有陰霾晦塞之意,猶云天暗則日月亦無光輝,與前“天氣清净光明”相對。

〔6〕空竅:即“孔竅”。《廣雅·釋言》:“竅,孔也。”當日月不明,有邪氣傷人空竅者爲贼邪。

〔7〕陽氣者閉塞,地氣者冒明:尤怡曰:“陽氣,天氣也。陰氣,地氣也。天氣不治,則地氣上干矣。故曰陽氣者閉塞,地氣者冒明。”喜多村直寬曰:“冒明疑是冒瞑。蓋明、瞑古音相通,否則,與閉塞義不相涉。”

〔8〕正:胡本、周本、趙本、藏本並作“生”。

〔9〕精:通“晴”,見《史記·天官書》:“天精而景星見”索隱。

〔10〕白露:《太素》卷二《順養》作“甘露”。

〔11〕交通不表:按“交通不表”至“風雨不節”二十五字疑有衍誤。既云“名木多死”,又云“菀槀不榮”,上下重復;既云“惡氣不發”,又云“風雨不節”,上下義乖。《史載之方》卷下《爲醫總論》引無“交通不表”云云二十五字,史氏當有所據。

〔12〕名:四庫本“名”下有“木”字。

〔13〕菀槀:胡本、吴本、藏本、周本、熊本“槀”並作“稾”。《太素》卷二《順養》作“藁”。楊上善曰:“菀藁當爲宛槁,宛,痿死。槁,枯也。”

〔14〕木:周本作“枯”。

〔15〕數(shuò 朔):屢次,頻數。

〔16〕天地四時不相保:張志聰曰:“天地四時,不相保其陰陽和平。”

〔17〕與:《太素》卷二《順養》作"乃"。

逆春氣,則少陽不生,肝氣内變。生,謂動出也。陽氣不出,内鬱於肝,則肝氣混糅,變而傷矣。**逆夏氣,則太陽不長,心氣内洞**〔1〕**。**長,謂外茂也。洞,謂中空也。陽不外茂,内薄於心,燠熱内消,故心中空也。**逆秋氣,則太陰**〔2〕**不收,肺氣焦滿**〔3〕**。**收,謂收斂。焦,謂上焦也。太陰行氣主化上焦,故肺氣不收,上焦滿也〔4〕。新校正云:按"焦滿"全元起本作"進滿",《甲乙》、《太素》作"焦滿"。**逆冬氣,則少陰**〔5〕**不藏,腎氣獨沉**〔6〕**。**沉,謂沉伏也。少陰之氣内通於腎,故少陰不伏,腎氣獨沉。新校正云:詳"獨沉"《太素》作"沉濁"。**夫四時陰陽者,萬物之根本也**〔7〕,時序運行,陰陽變化,天地合氣,生育萬物,故萬物之根,悉歸於此。**所以聖人春夏養陽,秋冬養陰**〔8〕**,以從其根,**陽氣根於陰,陰氣根於陽,無陰則陽無以生,無陽則陰無以化,全陰則陽氣不極,全陽則陰氣不窮。春食凉,夏食寒,以養於陽,秋食温,冬食熱,以養於陰。滋苗者,必固其根;伐下者,必枯其上。故以斯調節,從順其根。二氣常存,蓋由根固,百刻曉暮,食亦宜然。**故與萬物沉浮於生長之門**〔9〕**。**聖人所以身無奇病,生氣不竭者,以順其根也。**逆其根,則伐其本,壞其真**〔10〕**矣。**是則失四時陰陽之道也。**故陰陽四時**〔11〕**者,萬物之終始也,死生之本也,逆之則災害生,從之則苛**〔12〕**疾不起,是謂得道。**謂得養生之道。苛者,重也。**道者,聖人行之,愚者佩**〔13〕**之。**聖人心合於道,故勤而行之。愚者性守於迷,故佩服而已。《老子》曰:"道者同於道,德者同於德,失者同於失。"同於道者,道亦得之,同於德者,德亦得之,同於失者,失亦得之,愚者未同於道德,則可謂失道者也。**從陰陽則生,逆之則死,從之則治,逆之則亂,反順爲逆,是謂内格**〔14〕**。**格,拒也。謂内性格拒於天道也。**是故聖人不治已病治未病,不治已亂治未亂,此之謂也。**知之至也。**夫病已成而後藥之,亂已成而後治之,譬猶渴而穿井,鬭而鑄錐**〔15〕**,不亦晚乎。**知不及時也。備禦虚邪,事符握虎,噬而後藥,雖悔何爲。

〔1〕洞:《太平聖惠方》卷二十六《治心勞諸方》引作"動"。"動"引申有"痛"義。《説文·疒部》:"痋,動病也。"段注:"痋即疼字,今義疼訓痛。"

〔2〕太陰:沈祖緜曰:"此文少陰、太陰當互易。《漢書·律歷志》:太陰者北方,於時爲冬;太陽者南方,於時爲夏:少陰者西方,於時爲秋;少陽者東方,於時爲春。此證明也。"按:沈説是。此言肝、心、肺、腎之應四時,與十二經脈之太少陰陽無涉,應據本書《六節藏象論》林校改。

〔3〕焦滿:《太平聖惠方》卷二十六《治心勞諸方》引"焦"作"煩"。今本《太素》卷二《順養》"滿"作"漏"。按作"煩滿"是。"煩"有"躁"義,見《吕氏春秋·應言》高注。"滿"與"懣"、"悶"義通,見《漢書·石顯傳》顔注。"煩滿"即躁悶。

〔4〕滿也:周本"滿也"下有"滿,溢也"三字。

〔5〕少陰:當作"太陰"。

〔6〕獨沉:《甲乙經》卷一第二、《太素》卷二《順養》並作"濁沉"。《外臺》卷十六引《删繁》作"沉濁"。按:"獨"有"乃"義。"腎氣獨沉"即"腎氣乃沉"之意。

〔7〕夫四時陰陽者,萬物之根本也:《太素》卷二《順養》作"失四時陰陽者,失萬物之根本也。"

〔8〕春夏養陽,秋冬養陰:《外臺秘要》引《删繁》:"肝心爲陽,肺腎爲陰。"是以"陰陽"分屬四藏,申釋"養陽""養陰"可爲確解。蓋春夏養肝心,可免"肝氣内變"與"心氣内洞"之病;秋冬養肺腎,可免"肺氣焦滿"與"腎氣獨沉"之病。

〔9〕故與萬物沉浮於生長之門:《甲乙經》卷一第二無此十一字。

〔10〕真:有"身"義。《淮南子·本經訓》高注:"真,身也。"

〔11〕陰陽四時:《甲乙經》卷一第二"陰陽"下無"四時"二字。

〔12〕苛:《太素》卷二《順養》作"奇"。

〔13〕佩:《類説》卷三十七、方氏《家藏集要方》並引作"背"。胡澍曰:"佩讀爲倍。《説文》:倍,反也。聖人行之,愚者佩之,謂聖人行道,愚者倍道也。佩與倍古同聲通用。"按"倍"乃"背"之假借字。

〔14〕内格:《外臺》卷十六引《删繁》"内"作"關"。按作"内"是。滑壽曰:"格,扞格也。謂身内所爲與陰陽相扞格也。"

〔15〕錐:讀本、吴本、明緑格抄本、周本、朝本、藏本、田本、蔣本、黄本、熊本、守校本"錐"並作"兵"。按:《太素》卷二《順養》作"兵",與各校本合。《説文·廾部》:"兵,械也。""械"謂弓、矢、殳、矛、戈、戟等之類武器。"錐"之本義,僅爲鋭利,與鑄字不合。

按語:“春夏養陽,秋冬養陰”一語,歷代注家看法不一。有從人體與四時陰陽的相關性注解者,如楊上善謂“聖人與萬物俱浮,即春夏養陽也;與萬物俱沉,即秋冬養陰也。”如高世栻謂“聖人春夏養陽,使少陽之氣生,太陽之氣長;秋冬養陰,使太陰之氣收,少陰之氣藏。養陰養陽以從其根,故與萬物浮沉於生長不息之門。”而張志聰、馬蒔則以保養體内陰陽之氣立論。張氏認爲:“春夏之時,陽盛於外而虚於内;秋冬之時,陰盛於外而虚於内。故聖人春夏養陽,秋冬養陰,從其根而培養之。”又認爲:“聖人於春夏而有養生養長之道者,養陽也;於秋冬而有養收養藏之道者,養陰氣也。”王冰則以飲食保養爲解:“春食凉、夏食寒,以養於陽;秋食温、冬食熱,以養於陰。”李時珍主張:“春月宜加辛温之藥……以順春升之氣,夏月宜加辛熱之藥……以順夏浮之氣,秋月宜加酸温之藥……以順秋降之氣,冬月宜加苦寒之藥……以順冬沉之氣。所謂順時氣以養天和也。”

詳審全篇,注重四時之養,似以楊、高二注爲長。蓋本篇强調“四時陰陽者,萬物之根本”,從之則生,逆之則死,從之則治,逆之則亂。因此,“春夏養陽,秋冬養陰”正是根據四時陰陽消長的規律而提出的防治原則。這對臨床醫療有着重要的指導意義。李時珍提出的用藥大法,可資參考。當然,臨證用藥須視個體陰陽氣血之盛衰變通權宜,不可泥一也。

本篇還提出了“不治已病治未病”的重要論述。其意有三:即未病先防、既病早治、預防傳變。至《難經》、《金匱要略》等提出的見肝之病,當先實脾,即是在這一思想指導下,結合臟腑生尅制化規律,所制定的防治措施。

生氣通天論篇第三 新校正云:按全元起注本在第四卷。

提要:本篇闡述人之生氣與天氣密切相關,强調治病要本於陰陽,同時論及四時氣候的變化與過食五味對人體的影響。至于篇中所言“夏傷於暑,秋爲痎瘧”、“冬傷於寒,春必温病”的思想,爲後世温病學的發展奠定了基礎。

黄帝曰:夫自古通天者生之本,本於陰陽。天地之間,六合〔1〕之内,其氣九州九竅〔2〕、五藏、十二節〔3〕,皆通乎〔4〕天氣。六合,謂四方上下也。九州,謂冀兖青徐楊荆豫梁雍也。外布九州而内應九竅,故云九州九竅也。五藏,謂五神藏也。五神藏者,肝藏魂,心藏神,脾藏意,肺藏魄,腎藏志,而此成形矣。十二節者,十二氣也,天之十二節氣,人之十二經脈而外應之。咸間天紀,故云皆通乎天氣也。十二經脈者,謂手三陰三陽足三陰三陽也。新校正云:詳“通天者生之本”,《六節藏象》注甚詳。又按:鄭康成云:“九竅者,謂陽竅七,陰竅二也。”**其生五〔5〕,其氣三〔6〕,數犯此者〔7〕,則邪氣傷人,此壽命之本也。**言人生之所運爲,則内依五氣以立,然其鎮塞天地之内,則氣應三元以成。三,謂天氣、地氣、運氣也。犯,謂邪氣觸犯於生氣也。邪氣數犯,則生氣傾危,故寶養天真,以爲壽命之本也。庚桑楚曰:“聖人之制萬物也,以全其天,天全則神全矣。”《靈樞經》曰:“血氣者人之神,不可不謹養。”此之謂也。

〔1〕六合:指四時言。《淮南子·時則訓》曰:“六合,孟春與孟秋爲合,仲春與仲秋爲合,季春與季秋爲合,孟夏與孟冬爲合,仲夏與仲冬爲合,季夏與季冬爲合。”上文“天地之間”指空間,此“六合”指時間。

〔2〕九州九竅:俞樾曰:“九竅是衍文,九州即九竅。”胡澍曰:“九州二字疑衍。”是二者必有一衍。《爾雅·釋畜》郭注:“州,竅。”

〔3〕十二節:指四肢言。《春秋繁露·官制象天》:“天數之微,莫若於人。人之身有四肢,每肢有三節,三四十二,十二節相持,而形體立矣。”

〔4〕通乎:《太素》卷三《調陰陽》“乎”作“於”。

〔5〕其生五:沈祖綿曰:“春木肝,夏火心,秋金肺,冬水腎,皆由中五所生,故曰其生五。五者,中央土脾也。”

〔6〕其氣三:“三”即天、地、人三元之氣。沈祖綿曰:“《六節藏象論》:故其生五,其氣三,三而成天,三而成地,三而成人。是以天、地、人爲三氣也。《陰陽應象大論》:惟賢人上配天以養頭,下象地以養足,中傍人事以養五藏。”

〔7〕數犯此者:《太素》卷三《調陰陽》“數”上有“謂”字。按有“謂”字是。“謂”有“如”義,《國策·齊策》高注:“謂,猶奈也。”“奈”“如”義同。本句意謂如屢次違背“其生五,其氣三”這個原則,則邪氣就能傷人。

蒼天[1]**之氣，清净**[2]**則志意治**[3]**，順之則陽氣固**，春爲蒼天，發生之主也。陽氣者，天氣也。《陰陽應象大論》曰："清陽爲天。"則其義也。本天全神全之理，全[4]則形亦全矣。**雖有賊邪，弗能害也，此因時之序**[5]**。**以因天四時之氣序，故賊邪之氣弗能害也。**故聖人傳精神**[6]**，服天氣**[7]**，而通神明**[8]**。**夫精神可傳，惟聖人得道者乃能爾。久[9]服天真之氣，則妙用自通於神明也。**失之則内閉九竅，外壅**[10]**肌肉，衛氣散解**[11]，失，謂逆蒼天清净之理也。然[12]衛氣者，合天之陽氣也。上篇曰："陽氣者閉塞"。謂陽氣之病人，則竅寫閉塞也。《靈樞經》曰："衛氣者，所以温分肉而充皮膚，肥腠理而司開闔。"故失其度則内閉九竅，外壅肌肉，以衛不營運，故言散解也。**此謂自傷，氣之削**[13]**也。**夫逆蒼天之氣，違清净之理，使正真之氣如削去之者，非天降之，人自爲之爾。

〔1〕蒼天：指天空。《詩・黍離》："悠悠蒼天。"傳："據遠視之蒼蒼然，則稱蒼天。"張介賓曰："天色深玄，故曰蒼天。"

〔2〕净：藏本作"静"。《太素》卷三《調陰陽》亦作"静"。

〔3〕志意治：《説文・心部》"志""意"互訓。《詩・關雎》傳："在心爲志。"《靈樞・本藏》："志意者，所以御精神，收魂魄，適寒温，和喜怒者也……志意和，則精神專直，魂魄不散，悔怒不起，五藏不受邪矣。""治"猶"理"也，見《儀禮・喪服》鄭注。即不紊亂之意。

〔4〕全：周本"全"上有"神"字。

〔5〕此因時之序：《雲笈七籤》卷五十七第六引"序"作"孕"。按此五字疑衍，涉後"弗之能害，此因時之序"致誤。蓋"賊邪弗能害"乃由"陽氣固"，與"因時之序"無關。

〔6〕傳精神：俞樾曰："傳讀爲摶，聚也。摶聚其精神，即《上古天真論》所謂精神不散也。《管子・内業》：摶氣如神。尹注：摶謂結聚也。與此文語意相近。作傳者，古字通用。"田晉蕃曰："傳字當讀爲專，猶言精神專一也。《史記・秦始皇本紀》索隱：傳，古專字。"

〔7〕服天氣："服"有"行"義，見《左傳》昭公八年杜注。"天氣"即"陽氣"，本書《太陰陽明論》："陽者，天氣也。""服天氣"猶言陽氣運行也。

〔8〕神明：指陰陽變化。本書《陰陽應象大論》："陰陽者……神明之府也。"《淮南子・泰族訓》："其生物也，莫見其所養而物長；其殺物也，莫

見其所喪而物亡。此之謂神明。”

〔9〕久:周本作“故”。

〔10〕壅:《集韻·二腫》:“壅,通作雍。”《漢書·楊雄傳上》顏註:“雍,聚也。”“壅”在此有閉塞不行之意。

〔11〕衛氣散解:“衛氣”乃陽氣之變文。“解散”同義複詞,《廣雅·釋詁三》:“解,散也。”“衛氣解散”即“陽氣散”,與上“陽氣固”對文。

〔12〕然:四庫本作“言”。

〔13〕削:減弱。《廣雅·釋詁二》:“削,減也。”《吕氏春秋·觀表》高注:“削,弱也。”

陽氣者若天與日,失其所〔1〕**則折壽而不彰**〔2〕,此明前陽氣之用也。論人之有陽,若天之有日,天失其所,則日不明,人失其所,則陽不固,日不明則天境〔3〕瞑昧,陽不固則人壽夭折。**故天運**〔4〕**當以日光明**,言人之生,固宜藉其陽氣也。**是故陽因而上衛外者也**〔5〕。此所以明陽氣運行之部分,輔衛人身之正用也。

〔1〕失其所:《太素》卷三《調陰陽》“所”作“行”。樓英曰:“人之陽氣猶天之日光,人失陽氣,而知覺運動視聽言嗅靈明隳壞不彰,壽命易折,猶天之失光明,則萬物無以發生也。”

〔2〕則折壽而不彰:《太素》卷三《調陰陽》作“獨壽不章”。按“彰”與“章”通。《史記·貨殖列傳》索隱:“章,大材也。”“章”引申有長大之意。“折壽不章”猶云陽氣不固,則人致夭折而不能生長壯大也。

〔3〕境:胡本、藏本並作“暗”。

〔4〕天運:天體之運行。《淮南子·原道訓》高注:“運,行也。”

〔5〕陽因而上衛外者也:《太素》卷三《調陰陽》“而上”作“上而”。姚止庵曰:“陽氣輕清而上浮,象天之居高以臨下,無不包攝。故善養之,則氣自周密,足以衛固夫一身;不善養之,則寒暑濕氣諸邪,乘之而入。”

因於寒〔1〕**,欲如運樞**〔2〕**,起居如驚,神氣乃浮**〔3〕。欲如運樞,謂内動也。起居如驚,謂暴卒也。言因天之寒,當深居周密,如樞紐之内動;不當煩擾筋骨,使陽氣發泄於皮膚,而傷於寒毒也。若起居暴卒,馳騁荒佚,則神氣浮越,無所綏寧矣。《脈要精微論》曰:“冬日在骨,蟄蟲周密,君子居室。”《四氣調神大論》曰:“冬三月,此謂閉藏,水冰地坼,無擾乎陽。”又曰:“使志若伏若匿,若有私意,若已有得,去寒就温,無泄皮膚,使氣亟奪。”此之謂也。新校正云:按全元起本作“連樞”。元起云:陽氣定如連樞者，動繫也。"**因於暑，汗，煩則喘喝，静則多言**[4]，此則不能静慎，傷於寒毒，至夏而變暑病也。煩，謂煩躁，静，謂安静，喝，謂大呵出聲也。言病因於暑，則當汗泄。不爲發表，邪熱内攻，中外俱熱，故煩躁、喘、數大呵而出其聲也。若不煩躁，内熱外凉，瘀熱攻中。故多言而不次也。喝，一爲鳴。**體若燔炭，汗出而散。**此重明可汗之理也。爲[5]體若燔炭之炎熱者，何以救之？必以汗出，乃熱氣施散。燔一爲燥，非也。**因於濕，首如裹**[6]**，濕熱不攘，大筋緛短，小筋弛長**[7]**，緛短爲拘，弛長爲痿。**表熱爲病，當汗泄之。反濕其首，若濕物裹之，望除其熱。熱氣不釋，兼濕内攻，大筋受熱則縮而短，小筋得濕則引而長，縮短故拘攣而不伸，引長故痿弱而無力。攘，除也。緛，縮也[8]。弛，引也。**因於氣，爲腫**[9]**，四維相代**[10]**，陽氣乃竭。**素常氣疾，濕熱加之，氣濕熱争[11]，故爲腫也。然邪氣漸盛，正氣浸微，筋骨血肉，互相代負，故云四維相代也。致邪代正，氣不宣通，衛無所從，便至衰竭，故言陽氣乃竭也。衛者陽氣也。

〔1〕因於寒：《格致餘論》新定章句移"因於寒"三字於後"體若燔炭"上，其説可從。

〔2〕欲如運樞：《太素》卷三《調陰陽》"欲"上有"志"字。"運樞"作"連樞"，與林校引全本合。張文虎曰："欲字疑誤，詳全注當是動"。

〔3〕起居如驚，神氣乃浮：吴本"驚"作"警"。孫鼎宜曰："如驚，若有所驚也。"森立之曰："君子周密，無擾平陽，起居之際，如有驚駭之事，則神元之氣，遂乃浮散。"

〔4〕静則多言：吴瑭曰："邪不外張而内藏於心，則静，心主言，暑邪在心，雖静亦欲自言不休也。"

〔5〕爲：趙本、藏本並作"然"。

〔6〕首如裹：朱震亨曰："濕者，土濁之氣，首爲諸陽之會，其位高而氣清，其體虚，故聰明得而系焉。濁氣薫蒸，清道不通，沉重而不爽利，似乎有物以蒙冒之。"

〔7〕大筋緛短，小筋弛長：謂熱傷血不能養筋，則軟短而發拘攣；濕傷筋不能束骨，則鬆長而發痿弱。"弛"同"弛"，《説文·弓部》："弛，弓解也。"引申有鬆懈之意。

〔8〕縮也：胡本、讀本"縮也"下並有"痿，弱也"三字。

〔9〕因於氣,爲腫:《聖濟總録》卷一百三十六:"腫毒之作,蓋有因於氣者,以諸氣屬於肺,肺主皮毛,爲風邪所搏,則鬱而不通。腫雖見於皮毛,然氣虚無形,故狀如癰,無頭虚腫,而色不變,皮上雖急,動之乃痛。"張介賓曰:"因於氣者,凡衛氣、營氣、藏府之氣,皆氣也。一有不調,皆能致病。"

〔10〕四維相代:尤怡曰:"四維,四肢也。相代,相繼爲腫也。四肢爲諸陽所實之處,相繼爲腫者,氣餒而行不齊也,故下文曰陽氣乃竭"。

〔11〕濕熱加之,氣濕熱争:四庫本作"濕熱争"。

陽氣者,煩勞則張〔1〕**,精絶**〔2〕**,辟積**〔3〕**於夏,使人煎厥**〔4〕**。**此又誡起居暴卒,煩擾陽和也。然煩擾陽和,勞疲筋骨,動傷神氣,耗竭天真,則筋脈䐜脹,精氣竭絶,既傷腎氣又損膀胱,故當於夏時,使人煎厥。以煎迫而氣逆,因以煎〔5〕厥爲名。厥,謂氣逆也。煎厥之狀,當如下説。新校正云:按《脈解》云:"所謂少氣善怒者,陽氣不治,陽氣不治,則陽氣不得出,肝氣當治而未得,故善怒,善怒者,名曰煎厥。"**目盲不可以視,耳閉不可以聽,潰潰乎若壞都**〔6〕**,汩汩乎不可止**〔7〕**。**既且傷腎,又竭膀胱,腎經内屬於耳中,膀胱脈生於目眥,故目盲所視,耳閉厥〔8〕聽,大矣哉,斯乃房之患也。既盲目視,又閉耳聽,則志意心神,筋骨腸胃,潰潰乎若壞都〔9〕,汩汩乎煩悶而不可止也。

〔1〕煩勞則張:俞樾曰:"張字上奪筋字,筋張、精絶,兩文相對。今奪筋字,則義不明。王注曰:筋脈䐜張,精氣竭絶。是其所據本未奪也。""煩勞"同義複詞,《廣雅·釋詁一》:"煩,勞也。"

〔2〕精絶:"絶"衰竭之意,《淮南子·本經訓》高注:"絶,竭也。"吴崑曰:"火炎則水乾,故令精絶。"

〔3〕辟(bì 必)積:周慎齋曰:"辟,病也。辟積,謂病之積也。"

〔4〕煎厥:《太素》卷三《調陰陽》"煎"作"前"。李笠曰:"《爾雅·釋言》:弊,仆也。孫炎云:前覆曰仆。楊上善前仆之訓,實本於此。作煎厥者,字譌也。"

〔5〕煎:周本作"前"。

〔6〕潰潰乎若壞都:謂陽極欲絶,精敗神去,若堤防崩壞,水澤横決,病勢危重。《漢書·溝洫志》顔注:"潰,横決也。""都"通"渚",《釋名·釋水》:"小洲曰渚。渚,遮也,體高能遮水使從旁回也。"是"都"字有堤防之義。

〔7〕汩汩(gǔ 古)乎不可止:《太素》卷三《調陰陽》"汩汩"作"滑滑"。此喻病情驟變,《廣雅·釋詁一》:"汩,疾也。"

〔8〕厥:周本作"所"。

〔9〕壞都:四庫本、守校本"壞"下並無"都"字。

陽氣者,大怒則形氣絶〔1〕**而血菀於上**〔2〕**,使人薄厥**〔3〕**。**此又誡喜怒不節,過用病生也。然怒則傷腎,甚則氣絶,大怒則氣逆而陽不下行,陽逆故血積於心胸之内矣。上,謂心胸也。然陰陽相薄,氣血奔并,因薄厥生,故名薄厥。《舉痛論》曰:"怒則氣逆,甚則嘔血。"《靈樞經》曰:"盛怒而不止則傷志。"《陰陽應象大論》曰:"喜怒傷氣。"由此則怒甚氣逆,血積於心胸之内矣。菀,積也。**有傷於筋**〔4〕**,縱,其若不容**〔5〕,怒而過用,氣或迫筋,筋絡内傷,機關縱緩,形容痿廢,若不維持。**汗出偏沮**〔6〕**,使人偏枯。**夫人之身,常偏汗出而濕潤者,久久偏枯,半身不隨。新校正云:按"沮"《千金》作"祖",全元起本作"恒"。**汗出見濕,乃生痤疿**〔7〕**。**陽氣發泄,寒水制之,熱怫内餘,鬱於皮裏。甚爲痤癤,微作疿瘡。疿,風癮也。**高梁之變**〔8〕**,足生大丁**〔9〕**,受如持虚**〔10〕**。**高,膏也。梁,粱也。不忍之人〔11〕,汗出淋洗,則結爲痤疿;膏粱之人,内多滯熱,皮厚肉密,故内變爲丁矣。外濕既侵,中熱相感,如持虚器,受此邪毒,故曰受如持虚。所以丁生於足者,四支爲諸陽之本也。"以其甚費於下,邪毒襲虚故爾。新校正云:按丁生之處,不常於足,蓋謂膏粱之變,饒生大丁,非偏著足也。**勞汗當風,寒薄爲皶,鬱乃痤。**時月寒涼,形勞汗發,淒風外薄,膚腠居寒,脂液遂凝,稸於玄府,依空滲涸〔12〕,皶刺長於皮中,形如米,或如針,久者上黑長一〔13〕分餘,色白黄而瘦〔14〕於玄府中,俗曰粉刺,解表已。玄府,謂汗空也。痤,謂色赤䐜憤。内蘊血膿,形小而大如酸棗,或如按豆,此皆陽氣内鬱所爲,待耎而攻之,大甚焫出之。

〔1〕形氣絶:馬蒔曰:"形氣經絡,阻絶不通。《奇病論》云:胞之絡脈絶。亦阻絶之義,非斷絶之謂。"

〔2〕血菀(yū 瘀)於上:《太素·卷三·調陰陽》"菀"作"宛"。"菀"、"宛"均從"夗"得聲,於義可通。古書多假"宛"爲"鬱。"《説文通訓定聲》:"上,從一從丨,所謂引而上行,讀若囟者也。"據是,則"上"字之義,引申與"囟"通。《説文·囟部》:"囟,頭會腦蓋也。"然則"血菀於上"即血鬱於頭。

〔3〕薄厥:即“暴厥”,《漢書·宣帝紀》顔注:“薄亦暴也。”“暴厥”謂發病急驟,此與本書《脈要精微論》“上實下虚,爲厥顛疾”,《方盛衰論》“氣上不下,頭痛巔疾”之義前後互發。

〔4〕有傷於筋:周學海曰:“大怒,血菀於上,亦有不發厥者。怒生於肝,肝主於筋,怒則血氣奔逸,火升液耗而筋傷。”

〔5〕縱,其若不容:《難經·十四難》虞注引作“縱,若其不容容”,似是。“不”語中助詞,“容”乃“溶”之省文。《難經·二十九難》丁注:“溶溶者,緩慢。”據此,則“縱,其若不容”,謂筋傷則行走痿縱。“其若容”者乃痿縱之狀語。

〔6〕汗出偏沮(jǔ 舉):《太素》卷三《調陰陽》“沮”作“阻”。姚止庵曰:“陽氣盛,則汗出通身。陽虚,則氣不周流,而汗出一偏,氣阻一邊,故云偏沮。”丹波元簡曰:“沮,諸注不一。考《千金要方》作袒。《養生門》云:凡大汗勿偏脱衣,喜得偏風半身不遂。作袒似是。”

〔7〕痤疿:《外科大成》卷四:“痤者,瘡癤也,大如酸棗,赤腫而有膿血。疿者,先如水泡作痒,次變膿泡作疼。”

〔8〕高梁之變:《太素》卷三《調陰陽》“高”作“膏”。此猶云膏粱之害。“高梁”乃“膏粱”之假借,泛指肥甘厚味之品。《晋語》韋注:“膏,肉之肥者。粱,食之精者。”《漢書·尹翁歸傳》顔注:“變,亂也。”引申有“害”義。

〔9〕足生大丁:“足”有“能”義。“丁”與“疔”同,《内經》僅此一見,疑“丁”爲“且”之譌字。據《金文編》引《富桐盂》“丁”作“○”。《説文校議》“且”作“[古文且]”。“丁”“且”古文形近易誤。“且”通作“疽”,“疽”爲“且”之孳生字。《扁鵲心書》卷上引“丁”作“疽”。其書雖僞,此甚可取。“足生大丁”猶云“能生大疽”。

〔10〕受如持虚:《素問病機氣宜保命集》卷下引作“受持如虚”。“持”有“得”義,見《吕氏春秋·至忠》高注。“如”作“從”解,見《左傳》宣公十二年杜注。“受持如虚”是謂人體受得毒邪,須從虚而出。劉完素曰:“言内結而發諸外,未知從何道而出,皆是從虚而出也。假令太陽經虚,從背而出。少陽經虚,從鬢而出。陽明經虚,從髭而出。督脈經虚,從腦而出。”

〔11〕不忍之人:《素問考注》:“王注不忍之人,汗出淋洗,則結爲痤疿十三字,上節之注之錯簡在此。”

〔12〕 涸:《素問校譌》引古抄本作“洞”。

〔13〕 一:胡本無“一”字。

〔14〕 瘦:胡本、趙本、周本並作“瘛”。

陽氣者,精則養神,柔則養筋[1]**。** 此又明陽氣之運養也。然陽氣者,内化精微,養於神氣;外爲柔耎,以固於筋。動静失宜,則生諸疾。**開闔不得**[2]**,寒氣從之,乃生大僂**[3]**。** 開,謂皮腠發泄。闔,謂玄府閉封。然開闔失宜,爲寒所襲,内深筋絡[4],結固虛寒,則筋絡拘緛,形容僂俯矣。《靈樞經》曰:“寒則筋急。”此其類也。**陷脈爲瘻**[5]**,留連肉**[6]**腠。** 陷脈,謂寒氣陷缺其脈也。積寒留舍,經血稽凝,久瘀肉[7]攻,結於肉理,故發爲瘍瘻,肉腠相連。**俞氣化薄**[8]**,傳爲善畏,及爲驚駭**[9]**。** 言若寒中於背俞之氣,變化入深而薄於藏府者,則善爲恐畏,及發爲驚駭也。**營氣不從,逆於肉理,乃生癰腫**[10]**。** 營逆則血鬱,血鬱則熱聚爲膿,故爲癰腫也。《正理論》云:“熱之所過,則爲癰腫。”**魄汗**[11]**未盡,形弱而氣爍,穴俞以閉,發爲風瘧**[12]**。** 汗出未止,形弱氣消,風寒薄之,穴俞隨[13]閉,熱藏不出,以至於秋,秋陽復收,兩熱相合,故令振慄,寒熱相移,以所起爲風,故名風瘧也。《金匱真言論》曰:“夏暑汗不出者,秋成風瘧。”蓋論從風而爲是也。故下文曰:

〔1〕 精則養神,柔則養筋:尤怡曰:“陽之精,如日光明洞達,故養神;陽之柔,如春景和暢,故養筋。”

〔2〕 不得:孫鼎宜曰:“《莊子·大宗師》:得者,時也。然則不得,是失時也。”

〔3〕 大僂(lóu 蔞):即曲背。《説文·人部》:“僂,尫也,或言背僂。”《廣雅·釋詁一》:“僂,曲也。”

〔4〕 絡:胡本、趙本、藏本並作“器”。

〔5〕 瘻:久瘡成瘻。《病源·諸瘻候》:“瘻病之生,或因寒暑不調,故血氣壅結所作;或由飲食乖節,皆能使血脈結聚,寒熱相交,久則成膿而潰漏也。”

〔6〕 肉:莫友芝曰:“肉一作内”。

〔7〕 肉:胡本、趙本、周本、藏本並作“内”。

〔8〕 俞氣化薄:《太素》卷三《調陰陽》“俞”作“輸”。楊上善曰:“輸者各繫於藏氣,化薄則精虛不守,故善畏而好驚。”化,傳化。薄,《廣雅·

釋詁三》:"薄,迫也。"

〔9〕傳爲善畏,及爲驚駭:張琦《素問釋義》曰:"傳腎爲善畏,傳肝爲驚駭。"

〔10〕營氣不從,逆於肉理,乃生癰腫:樓英曰:"此十二字,應移在寒氣從之句後。夫陽氣因失衛而寒氣從之爲僂,然後營氣逆而爲癰腫。癰腫失治,然後陷脈爲瘻,而留連肉腠焉。"

〔11〕魄汗:柯逢時曰:"魄與白通。《楚策》:白汗交流。鮑注:白汗,不緣暑而汗。"

〔12〕風瘧:本書《刺瘧篇》:"風瘧,瘧發則汗出惡風。"是風瘧之風,與太陽中風之名略同,以其汗出惡風也。

〔13〕隨:趙本作"關"。

故風者,百病之始也,清静則肉腠閉拒〔1〕,雖有大風苛毒〔2〕,弗之能害〔3〕,此因時之序也。夫嗜欲不能勞其目,淫邪不能惑其心。不妄作勞,是爲清静。以其清静,故能肉腠閉,皮膚密,真正内拒,虚邪不侵。然大風苛毒,不必常求於人,蓋由人之冒犯爾。故清净則肉腠閉,陽氣拒,大風苛毒,弗能害之。清静者,但〔4〕因循四時氣序養生調節之宜,不妄作勞,起居有度,則生氣不竭,永保康寧。

〔1〕清静則肉腠閉拒:柯逢時謂"清静"上脱"陽氣"二字,但據王注"陽氣"二字似應在下"拒"字上,作"陽氣拒","肉腠閉"與"陽氣拒"對文。"拒"有"守"義,見《淮南子・本經訓》高注。"陽氣守"與前"順之則陽氣固"意義一貫。本句謂意志安閑,勞逸適度則腠理閉密,陽氣固守,外邪自不能侵。

〔2〕苛毒:謂暴害之邪。《荀子・富國》楊注:"苛,暴也。"

〔3〕害:《太素》卷三《調陰陽》作"客"。

〔4〕但:藏本作"謂"。

故病久則傳化〔1〕,上下不并,良醫弗爲〔2〕。并謂氣交通也。然病之深久,變化相傳,上下不通,陰陽否隔,雖醫良法妙,亦何以爲之!《陰陽應象大論》曰:"夫善用針者,從陰引陽,從陽引陰,以右治左,以左治右,若是氣相格拒,故良醫弗可爲也。**故陽〔3〕畜積〔4〕病死,而陽氣當隔〔5〕,隔者當寫,不亟正治〔6〕,粗乃敗之〔7〕。**言三陽畜積,怫結不通,不急寫之,亦病而死。何者?畜積不已,亦上下不并矣。何以驗之?隔塞不便,則其證也。若不急寫,粗工輕侮,必見敗亡也。《陰陽别論》曰:

“三陽結謂之隔。”又曰:“剛與剛,陽氣破散,陰氣乃消亡。淖則剛柔不和,經氣乃絶。”

〔1〕傳化:謂病邪轉移,變生别證。《禮記·内則》鄭注:“傳,移也。”張志聰曰:“傳者,始傷皮毛,留而不去,則入於經脈冲俞,留而不去,則入於募原藏府。化者,或化而爲寒,或化而爲熱,或化而爲燥結,或化而爲濕瀉。”

〔2〕弗爲:謂不能將病治愈。《廣雅·釋詁一》:“爲,瘉也。”

〔3〕陽:熊本“陽”下有“氣”字。

〔4〕畜積:《太素》卷三《調陰陽》“畜”作“蓄”。《漢書·召信臣傳》顔注:“畜讀曰蓄”。“蓄”與“積”同義。“蓄”又作“稸”,慧琳《音義》六十五引《倉頡篇》:“稸,聚也。”

〔5〕陽氣當隔:張志聰曰:“病在陽分,而良工當亟助陽氣,以隔拒其邪,勿使其傳化;隔者當寫卻其邪,更勿使其留而不去也。”

〔6〕不亟(jí 急)正治:猶云“不急治之”。《廣雅·釋詁一》:“亟,急也。”《説文·正部》:“正,是也。”“是”爲語助詞。

〔7〕粗乃敗之:《太素》卷三《調陰陽》作“旦乃敗亡”。按《太素》是。“旦乃敗亡”猶云日内即可死亡。

故陽氣者,一〔1〕**日而主外**,晝則陽氣在外,周身行二十五度。《靈樞經》曰:“目開則氣上行於頭。”衛氣行於陽二十五度也。**平旦**〔2〕**人**〔3〕**氣生,日中而陽氣隆,日西而陽氣已虚,氣門乃閉。**隆,猶高也,盛也。夫氣之有者,皆自少而之壯,積暖以成炎,炎極又涼,物之理也。故陽氣平曉生,日中盛,日西而已减虚也。氣門,謂玄府也,所以發泄經脈營衛之氣,故謂之氣門也。**是故暮而收拒,無擾筋骨,無見霧露,反此三時**〔4〕**,形乃困薄**〔5〕**。**皆所以順陽氣也。陽出則出,陽藏則藏,暮陽氣衰,内行陰分,故宜收斂以拒虚邪。擾筋骨則逆陽精耗,見霧露則寒濕具侵,故順此三時,乃天真久遠也。

〔1〕一:田晋蕃曰:“一字爲衍文。”

〔2〕平旦:謂正明。《周禮·夏官·大司馬》鄭注:“平,正也。”《説文·旦部》:“旦,明也。”

〔3〕人:馬蒔曰:“人爲陽字之誤。”按王注“陽氣平曉生”,是王所據本“人”即作“陽”。

〔4〕反此三時:姚止庵曰:“平旦與日中,氣行於陽,可動則動,日西氣

行於陰，當静則静。如動静乖違，則氣弱而形壞也。"

〔5〕困薄：乏損之意。《禮記·中庸》孔疏："困，乏也。"《吕氏春秋·仲夏》高注："薄猶損也。"

岐伯曰：新校正云：詳篇首云帝曰，此岐伯曰，非相對問也。**陰者，藏精而起亟[1]也；陽者，衛外而爲固也。**言在人之用也。亟，數也。**陰不勝其陽，則脈流薄疾[2]，并[3]乃狂。**薄疾，謂極虚而急數也。并，謂盛實也。狂，謂狂走或妄攀登也。陽并於四支則狂。《陽明脈解》曰："四支者，諸陽之本也。陽盛則四支實，實則能登高而歌也，熱盛於身，故棄衣欲走也。"夫如是者，皆爲陰不勝其陽也。**陽不勝其陰，則五藏氣争[4]，九竅不通。**九竅者，内屬於藏，外設爲官，故五藏氣争，則九竅不通也。言九竅，謂前陰後陰不通，兼言上七竅也。若兼則目爲肝之官，鼻爲肺之官，口爲脾之官，耳爲腎之官，舌爲心之官，舌非通竅也。《金匱真言論》曰："南方赤色，入通於心，開竅於耳。北方黑色，入通於腎，開竅於二陰"故也。**是以聖人陳陰陽[5]，筋脈和同[6]，骨髓堅固，氣血皆從。**從，順也。言循陰陽法，近養生道，則筋脈骨髓，各得其宜，故氣血皆能順時和氣也。**如是則内外調和，邪不能害[7]，耳目聰明，氣立如故[8]。**邪氣不剋，故真氣獨立而如常。若失聖人之道，則致疾於身，故下文引曰：

〔1〕藏精而起亟：吴注本"起亟"作"爲守"。《太素》卷三《調陰陽》作"極起"。楊上善曰："五藏藏精，陰極而陽起也；六府衛外，陽極而陰固也。故陰陽相得，不可偏勝也。"

〔2〕脈流薄疾：猶云脈之往來應指有力而數。《吕氏春秋·審分》："流，行也。""薄"與"搏"通，《廣雅·釋詁三》："搏，擊也。"

〔3〕并：《素問病機氣宜保命集》卷上引作"病"。

〔4〕氣争："争"疑系"静"之壞字，傳刻誤脱偏旁而致。陽不勝陰，陰勝則静，陽失運行，郁滯爲病，故九竅不通。

〔5〕陳陰陽：森立之曰："《上古天真論》：法於陰陽。又云：至人和於陰陽，賢人逆從陰陽。本篇云，通天者，本於陰陽，共與此同文例也。"按森説與王注"循陰陽法"義合。

〔6〕和同：同義複詞。《吕氏春秋·君守》高注："同，和。"

〔7〕害：《太素》卷三《調陰陽》作"客"。

〔8〕氣立如故:《吕氏春秋·貴因》高注:“立,猶行也。”“氣立如故”猶云氣之運行如常也。

風客淫氣[1]**,精乃亡,邪傷肝也。**自此已下四科,並謂失聖人之道也。風氣應肝,故風淫精亡,則傷肝也。《陰陽應象大論》曰:“風氣通於肝”也。風薄則熱起,熱盛則水乾,水乾則腎氣不營,故精乃無也。亡,無也。新校正云:按全元起云,淫氣者,陰陽之亂氣,因其相亂,而風客之則傷精,傷情則邪入於肝也。**因而飽食,筋脈横解**[2]**,腸澼爲痔**[3]**。**甚飽則腸胃横滿,腸胃滿則筋脈解而不屬,故腸澼[4]而爲痔也。《痺論》曰:“飲食自倍,腸胃乃傷。”此傷之信也。**因而大飲**[5]**,則氣逆**[6]**。**飲多則肺布葉舉,故氣逆而上奔也。**因而强力,腎氣乃傷,高骨乃壞。**强力,謂强力入房也。高骨,謂腰高之[7]骨也。然强力入房則精耗,精耗則腎傷,腎傷則髓氣内枯,故高骨壞而不用也。聖人交會,則不如此,當如下句云:

〔1〕風客淫氣:森立之曰:“謂風邪客於身而淫漬陽氣也,與《至真要大論》風淫所勝文例同。後三節因而二字,並冒於風客淫氣四字而説出也。”

〔2〕筋脈横解:森立之曰:“已有風邪傷肝,而飽食,則脾土實而乘肝木,故筋脈横解,血液下流,在腸中襞積不通,遂爲痔疾下血之證也。”

〔3〕腸澼(pì 闢)爲痔:森立之曰:“腸澼者,謂腸中之氣襞積不通,謂病機而非病名。此云腸澼爲痔,《通評虚實論》腸澼便血、腸澼下白沫、腸澼下膿血,並非病名明矣。”按本書《陰陽别論》:“陰陽虚,腸辟死。”林校引全元起本“辟”作“澼”。可徵“腸澼”古亦作“腸辟”。《太素》楊注於《陰陽雜説篇》注“腸辟”謂“腸辟疊”,其説甚是。

〔4〕澼:《素問校譌》引古抄本“澼”下有“裂”字。

〔5〕大飲:《太素》卷三《調陰陽》“大”作“一”。楊注:“一者大也。”按“大”即古“太”字。“太飲”與上“飽食”相對。

〔6〕氣逆:《太素》卷三《調陰陽》作“逆氣”。

〔7〕高之:顧觀光曰:“高之二字疑倒。此謂腰間脊骨之高者也,自第十三節至十六節皆是也。”

凡陰陽之要,陽密乃固[1],陰陽交會之要者,正在於陽氣閉密而不妄泄爾。密不妄泄,乃生氣强固而能久長,此聖人之道也。**兩者不**

和〔2〕，**若春無秋，若冬無夏**，兩，謂陰陽。和，謂和合，則交會也。若，如也。言絶陰陽和合之道者，如天四時，有春無秋，有冬無夏也。所以然者，絶廢於生成也。故聖人不絶和合之道，但貴於閉密以守固，天真法也。**因而和之，是謂聖度。**因陽氣盛發，中外相應，賈勇有餘，乃相交合，則聖人交會之制度也。**故陽强不能密，陰氣乃絶**，陽自强而不能閉密，則陰泄寫而精氣竭絶矣。**陰平陽祕，精神乃治**，陰氣和平，陽氣閉密，則精神之用，日益治也。**陰陽離決，精氣乃絶**〔3〕**。**若陰不和平，陽不閉密，强用施寫，損耗天真，二氣分離，經絡決憊，則精氣不化，乃絶流通也。

〔1〕陽密乃固：《太素》卷三《調陰陽》作"陰密陽固"。

〔2〕兩者不和：《太素》卷三《調陰陽》"兩"上有"而"字。

〔3〕陰平陽祕，精神乃治，陰陽離決，精氣乃絶：《太素》卷三《調陰陽》無此十六字。按《素問考注》曰："陰平四句，葢上陽强二句之注誤入正文者。"證以《太素》之文，似可信。

因於露風〔1〕**，乃生寒熱。**因於露體，觸冒風邪，風氣外侵，陽氣内拒，風陽相薄，故寒熱由〔2〕生。**是以春傷於風，邪氣留連，乃爲洞泄**〔3〕**。**風氣通肝，春肝木王，木勝脾土，故洞泄生也。新校正云：按《陰陽應象大論》曰："春傷於風，夏生飧泄。"**夏傷於暑，秋爲痎瘧。**夏熱已甚，秋陽復收，陽熱相攻，則爲痎瘧。痎，老也，亦曰瘦也。**秋傷於濕**〔4〕，**上逆而欬**〔5〕，濕，謂地濕氣也。秋濕既勝，冬水復王，水來乘肺，故欬逆病生。新校正云：按《陰陽應象大論》云："秋傷於濕，冬生欬嗽。"**發爲痿厥。**濕氣内攻於藏府則欬逆，外散於筋脈則痿弱也。《陰陽應象大論》曰："地之濕氣，感則害皮肉筋脈。故濕氣之資，發爲痿厥。厥，謂逆氣也。"**冬傷於寒，春必温病**〔6〕**。**冬寒且凝，春陽氣發，寒不爲釋，陽怫於中，寒怫相特〔7〕，故爲温病。新校正云：按此與《陰陽應象大論》重，彼注甚詳。**四時之氣，更**〔8〕**傷五藏。**寒暑温涼，遞相勝負，故四時之氣，更傷五藏之和也。

〔1〕露風：孫鼎宜曰："按《文選·長楊賦》注：露，暴露。露與冒字通，風氣内搏，故生寒熱。"

〔2〕由：讀本、藏本並無"由"字。

〔3〕邪氣留連，乃爲洞泄：《類説》卷三十七引"連"作"夏"，屬下讀。

按《類説》是。此應讀作"春傷於風,邪氣留,夏乃爲洞泄。"和下"秋爲痎瘧""春必温病"句例一致。《靈樞·論疾診尺》:"春傷於風,夏生後泄腸澼。"足爲"連"應作"夏"之確證。《病源》卷十七《水穀痢候》:"洞泄者,痢無度也。"

〔4〕秋傷於濕:王安道曰:"濕乃長夏之令,何於秋言?秋雖亦有三月,然長夏之濕令,每侵過於秋而行,故曰秋傷於濕。"張志聰曰:"長夏濕土主氣,是以四之氣大暑、立秋、處暑、白露,乃太陰所主。"

〔5〕上逆而欬:《類説》卷三十七引"上"作"冬"。按:作"冬"是。本書《陰陽應象大論》、《靈樞·論疾診尺》並有"秋傷於濕,冬生咳嗽"之文。雷豐曰:"濕氣内踞於脾,釀久成痰,痰襲於肺,氣分壅塞,治節無權,直待冬來,稍感寒氣,初客皮毛,漸入於肺,潛伏之濕邪,隨氣而逆,遂成痰嗽之病。"其説可參。

〔6〕温病:明緑格抄本作"病温"。胡澍曰:"春必温病於義不順,寫者誤倒也,當從《陰陽應象大論》改作病温。"

〔7〕特:胡本、趙本、周本並作"持"。

〔8〕更:《太素》卷三《調陰陽》作"争",屬上句讀。楊上善曰:"風寒暑濕四時邪氣争而不和,即傷五藏也"。

陰之所生,本在五味[1],陰之五宫[2],傷在五味[3]。所謂陰者,五神藏也。宫者,五神之舍也。言五藏[4]所生,本資於五味,五味宣化,各湊於本宫,雖因五味以生,亦因五味以損,正爲好而過節,乃見傷也。故下文曰:**是故味過於酸,肝氣以津,脾氣乃絶[5]。**酸多食之令人癃,小便不利,則肝多津液,津液内溢則肝葉舉,肝葉舉,則脾經之氣絶而不行,何者?木制土也。**味過於鹹,大骨氣勞[6],短肌,心氣抑[7]。**鹹多食之,令人肌膚縮短,又令心氣抑滯而不行。何者?鹹走血也。大骨氣勞,鹹歸腎也。**味過於甘[8],心氣喘滿,色黑[9],腎氣不衡[10]。**甘多食之,令人心悶。甘性滯緩,故令氣喘滿而腎不平,何者?土抑木[11]也。衡,平也。**味過於苦[12],脾氣不濡[13],胃氣乃厚[14]。**苦性堅燥,又養脾胃,故脾氣不濡,胃氣强厚。**味過於辛,筋脈沮弛[15],精神乃央。**沮,潤也。弛,緩也。央,久也。辛性潤澤,散養於筋,故令筋緩脈潤,精神長久。何者?辛補肝也。《藏氣法時論》曰:"肝欲散,急食辛以散之,用辛補之。"新校正云:按此論味過所傷,難作精神長久之解,"央"乃

"殃"也,古文通用,如"膏梁"之作"高梁"、"草滋"之作"草茲"之類,蓋古文簡略,字多假借用者也。**是故謹和五味**〔16〕**,骨正筋柔**〔17〕**,氣血以流,湊理**〔18〕**以密,如是則骨氣以精**〔19〕**,謹道如法**〔20〕**,長有天命。**是所謂修養天真之至道也。

〔1〕陰之所生,本在五味:楊上善曰:"身内五藏之陰,因五味而生也。"

〔2〕五宫:《太素》卷三《調陰陽》"宫"作"官"。

〔3〕傷在五味:《太素》卷三《調陰陽》"傷"作"陽"。楊上善曰:"五藏陰之官也,謂眼耳鼻口舌等,五官之陽,本於五味者也。故五味内滋五藏,五官於是用强也。"

〔4〕藏:胡本、趙本、藏本並作"神"。

〔5〕味過於酸,肝氣以津,脾氣乃絶:《太素》卷三《調陰陽》"脾"作"肺"。《史記·天官書》索隱引《元命苞》宋均注:"津,湊也。""湊"有"聚"義。酸入肝,過食則肝氣湊聚,鬱而不達,尅制脾土,則脾氣失運,故曰"脾氣乃絶"。楊上善曰:"傷酸者,能令肝氣下流,膀胱胞薄,遂成於癃漏洩病也。肺氣剋肝,令肝氣津洩,則肺無所剋,故肺氣無用也。"

〔6〕大骨氣勞:《雲笈七籤》卷五十七第六引"骨"上無"大"字。

〔7〕短肌心氣抑:《太素》卷三《調陰陽》"氣"上無"心"字。《類説》卷三十七引"心氣抑"作"氣折"。"短肌"者,長肌肉之反言,即羸瘦之意。

〔8〕甘:《太素》卷三《調陰陽》作"苦"。森立之曰:"作苦可從,言苦味太過,則心氣亢極,肺氣壅鬱,故爲喘,爲滿,火盛則水衰,故腎氣不衡。"

〔9〕色黑:疑衍。律以酸鹹甘辛各節,未及面色,此不應異。

〔10〕不衡:《太素》卷三《調陰陽》、《雲笈七籤》卷五十七第六引並作"不衛"按本書《氣交變大論》:"歲水不及,腎氣不衡。"據此,則作"衡"未爲誤也。

〔11〕木:讀本、周本並作"水"。

〔12〕苦:《太素》卷三《調陰陽》作"甘"。丹波元堅曰:"作甘爲是。味過於甘,則脾氣過實,胃氣敦阜也。"

〔13〕脾氣不濡:《太素》卷三《調陰陽》、《雲笈七籤》卷五十七第六引"濡"上並無"不"字。《廣雅·釋詁二》:"濡,漬也。""漬"有"病"義,見《吕氏春秋·貴公》高注。過甘傷脾,脾病則失健運。

〔14〕胃氣乃厚:"厚"反訓作"薄",見《淮南子·俶真訓》高注。蓋脾

病不能爲胃行其津液,胃氣乃薄。

〔15〕筋脈沮弛:謂過食辛味,則筋脈弛敗也。慧琳《音義》卷九引《三蒼》:"沮,漸也,敗壞也。"張介賓曰:"辛入肺,過於辛則肺氣乘肝,肝主筋,故筋脈沮弛。"

〔16〕謹和五味:楊上善曰:"調五味各得其所者,則鹹能資骨,故骨正也。酸能資筋,故筋柔也。辛能資氣,故氣流也。苦能資血,故血流也。甘能資肉,故腠理密也。"

〔17〕骨正筋柔:森立之曰:"骨正者,所云骨髓堅固而不大骨氣勞、短肌之謂也;筋柔者,所云筋脈和同而不筋脈沮弛之謂也。"

〔18〕湊理:吴本、朝本"湊"並作"腠",《太素》卷三《調陰陽》亦作"腠"。"湊"與"腠"通。

〔19〕骨氣以精:胡本、趙本、藏本、熊本、朝本、黄本、明緑格抄本"骨氣"並作"氣骨",《太素》卷三《調陰陽》亦作"氣骨",與諸校本合。森立之曰:"作氣骨可從。言陽氣之所至,骨節之所解,無不精細通利,非謂骨中之氣也。"

〔20〕謹道如法:謂謹行如法。《詩·北風》傳:"行,道也"。"行""道"二字可互訓。

按語:人非飲食不能生存,但飲食不當,則又能導致疾病的發生。如本篇所云:"因而大飲則氣逆。"此言過飲之害;"因而飽食,筋脈横解,腸澼爲痔。"此言過飽之害;"高粱之變,足生大丁。"此言過食肥甘之害。這和本書《至真要大論》:"夫五味入胃,各歸所喜,故酸先入肝,苦先入心,甘先入脾,辛先入肺,鹹先入腎,久而增氣,物化之常也。氣增而久,夭之由也。"前後呼應,理論相貫。至於"味過於酸,肝氣以津,脾氣乃絶"云云,更説明五味偏嗜,不僅害及相應臟腑,而且還可害及其它臟腑,從而反映了五臟相關的天人一體觀。兹引清·謝映廬醫案一則以證之:

陳鳴皋,體豐多勞,喜食辛酸爽口之物。醫者不知味過於酸,肝氣以津,脾氣乃絶,以致形肉消奪,輒用參朮培土,不思土不能生,徒壅肝熱,故復陽痿不起。顛沛三載,百治不效,蓋未悉《内經》有筋膜乾,則筋急而攣,發爲筋痿之例。余診脈左數右濇,知爲肝氣太過,脾陰不及,直以加味逍遥散令服百劑,陽事頓起,更製六味地黄丸十餘觔,居然形體復舊。此種治妙,惟智者可悟。《内經》一書,豈尋常思議所可到哉。(《謝映廬醫案》卷二)

金匱真言論篇第四新校正云:按全元起注本在第四卷。

提要:本篇論述了自然界春、夏、秋、冬四時的氣候變化對人體臟腑的影響及與疾病發生發展的關係。至篇中所云"精者,身之本也"一語,告人只有精氣充足,才有抵禦外邪侵擾的力量,這在養生上,是有深刻意義的。

黄帝問曰:天有八風〔1〕**,經有五風**〔2〕**,何謂?**經謂經脈,所以流通營衛血氣者也。**岐伯對曰:八風發邪**〔3〕**,以爲經風**〔4〕**,觸五藏,邪氣發病。**原其所起,則謂八風發邪,經脈受之,則循經而觸於五藏,以邪干正,故發病也。**所謂得四時之勝者**〔5〕**,春勝長夏,長夏勝冬,冬勝夏,夏勝秋,秋勝春,所謂四時之勝也。**春木,夏火,長夏土,秋金,冬水,皆以所剋殺而爲勝也。言五時之相勝者,不謂八風中人則病,各謂隨其不勝則發病也。勝,謂制剋之也。

〔1〕八風:謂大弱風、謀風、剛風、折風、大剛風、凶風、嬰兒風、弱風。《靈樞·九宫八風》曰:"風從南方來,名曰大弱風……風從西南方來,名曰謀風……風從西方來,名曰剛風……風從西北方來,名曰折風……風從北方來,名曰大剛風……風從東北方來,名曰凶風……風從東方來,名曰嬰兒風……風從東南方來,名曰弱風……"

〔2〕五風:指五臟之風。外風傷於經脈,循經侵犯五臟後,分别稱之爲肝風、心風、脾風、肺風、腎風。馬蒔曰:"五風者,即八風之所傷也,特所傷臟異,而亦殊耳。"

〔3〕邪:《太素》卷三《陰陽雜説》"邪"下有"氣"字。

〔4〕以爲經風:《太素》卷三《陰陽雜説》無"以爲"二字,"經風"二字屬下讀。

〔5〕所謂得四時之勝者:柯逢時曰:"所謂得四時之勝者以下三十二字錯簡,《六節藏象》文重出。"

東風生於春[1]**，病在肝**[2]**，俞**[3]**在頸項；**春氣發榮於萬物之上，故俞在頸項，《歷忌》日[4]："甲乙不治頸，此之謂也。"**南風生於夏，病在心，俞在胸脇；**心少陰脈，循胸出脇，故俞在焉。**西風生於秋，病在肺，俞在肩背；**肺處上焦，背爲胸府，肩背相次，故俞在焉。**北風生於冬，病在腎，俞在腰股；**腰爲腎府，股接次之，以氣相連，故兼言也[5]。**中央**[6]**爲土，病在脾，俞在脊。**以脊應土，言居中爾。

〔1〕東風生於春：春主甲乙木，其位東，故曰東風生於春。後文南風、西風、北風，可以類推。

〔2〕病在肝：人與天相應，春與肝相通，故人於春時受病，當發在肝。後文病在心，病在肺，病在腎，可以類推。

〔3〕俞：周學海曰："俞，應也，非俞穴也。"

〔4〕日：趙本、藏本並作"曰"，是。

〔5〕也：趙本作"之"。

〔6〕中央：指方位，又指長夏季節。

故春氣者[1]**病在頭**，春氣，謂肝氣也。各隨其藏氣之所應。新校正云：按《周禮》云："春時有痟首疾。"**夏氣者病在藏**[2]，心之應也。**秋氣者病在肩背**，肺之應也。**冬氣者病在四支**[3]**。**四支氣少，寒毒善傷，隨所受邪則爲病處。**故春善病鼽衄**[4]，以氣在頭也。《禮記·月令》曰："季秋行夏令，則民多鼽嚏。"**仲夏**[5]**善病胸脇**，心之脈，循胸脇故也。**長夏善病洞泄寒中**[6]，土主於中，是爲倉廩糟粕水穀，故爲洞泄寒中也。**秋善病風瘧**，以涼折暑，乃爲是病。《生氣通天論》曰："魄汗未盡，形弱而氣爍，穴俞以閉，發爲風瘧"。此謂以涼折暑之義也。《禮記·月令》曰："孟秋行夏令，則民多瘧疾也。"**冬善病痺厥**[7]**。**血象於水，寒則水[8]凝，以氣薄流，故爲痺厥。**故冬不按蹻**[9]**，春不**[10]**鼽衄**，按，謂按摩。蹻，謂如蹻捷者之舉動手足，是所謂導引也。然擾動筋骨，則陽氣不藏，春陽氣上升，重熱熏肺，肺通於鼻，病則形之，故冬不按蹻，春不鼽衄。鼽，謂鼻中水出。衄，謂鼻中血出。**春不病頸項**[11]**，仲夏不病胸脇，長夏不病洞泄寒中，秋不病風瘧，冬不病痺厥，飧泄，而汗出也**[12]**。**此上五句，並爲冬不按蹻之所致也。新校正云：詳"飧泄而汗出也"六字，上文疑剩。**夫精者，身之本也。故藏於精者**[13]**，春不病**

温。此正謂冬不按蹻，則精氣伏藏，以陽不妄升，故春無温病。**夏暑汗不出者，秋成風瘧〔14〕。**此正謂以風涼之氣折暑汗也。新校正云：詳此下義，與上文不相接。**此平人脈法也〔15〕。**謂平病人之脈法也。

〔1〕春氣者：《類説》卷三十七引"春氣"下無"者"字。下"夏氣者""秋氣者""冬氣者"同。"春氣"指春季發生之邪氣言。下"夏"、"秋"、"冬"句同。

〔2〕藏：指心腹言。

〔3〕冬氣者病在四支："支"字《説文·肉部》作"胑"，今通用"肢"。馬蒔曰："上文言腰股，而此言四肢者，以四肢爲末，如木之枝得寒而凋，故不但腰股爲病，而四肢亦受病也。"

〔4〕鼽(qiú求)衄：《説文·鼻部》："鼽，病寒鼻塞也。"《釋名·釋疾病》："鼻塞曰鼽。鼽，久也，涕久不通，遂至窒塞也。"《説文·血部》："衄，鼻出血也。"

〔5〕仲夏：農曆五月，夏季之中，稱爲仲夏。此泛指整個夏季言。

〔6〕寒中：指裏寒證。

〔7〕痺厥：吴崑曰："痺、厥不同。此所謂痺，寒痺也；此所謂厥，寒厥也。"

〔8〕水：藏本作"冰"。

〔9〕冬不按蹻：森立之曰："不按爲按之訛，不字古人語助。不按蹻者，按蹻也。冬時禁按蹻，未見他書。"

〔10〕不：《太素》卷三《陰陽雜説》"不"下有"病"字。

〔11〕春不病頸項：此五字疑蒙前衍。蓋此與上文"春善病鼽衄"、"仲夏善病胸脇"等相對而言，不應再涉及上節文"俞在頸項"也。

〔12〕飧泄而汗出也：《類説》卷三十七引無此六字，與林校合。

〔13〕藏於精者：于鬯曰："藏上當脱冬字。下云：夏暑汗不出者，秋成風瘧。此冬字與彼夏字爲對。"吴瑭曰："精不專主房勞説，一切人事之能搖動其精者皆是。"

〔14〕夏暑汗不出者，秋成風瘧：吴崑曰："夏宜疏泄，逆之而汗不出，則暑邪内伏，遇秋風淒切，金寒火熱，相戰爲瘧。"

〔15〕此平人之脈法也：疑此六字當在本篇文末"合心於精"句下，誤竄於此。

故曰：陰中有陰，陽中有陽。言其初起與其王也。**平旦至日**

中[1]**，天之陽，陽中之陽也；日中至黄昏**[2]**，天之陽，陽中之陰也；**日中陽盛，故曰陽中之陽。黄昏陰盛，故曰陽中之陰。陽氣主晝，故平旦至黄昏皆爲天之陽，而中復有陰陽之殊耳。**合夜至雞鳴**[3]**，天之陰，陰中之陰也；雞鳴至平旦**[4]**，天之陰，陰中之陽也。**雞鳴陽氣未出，故也[5]天之陰。平旦陽氣已升，故曰陰中之陽。**故人亦應之。**

〔1〕平旦至日中：謂自卯時至午時，即清晨至中午。

〔2〕日中至黄昏：謂自午時至酉時，即中午至日落。

〔3〕合夜至雞鳴：謂自酉時至子時，即日落至半夜。于鬯曰："合疑台字之形誤，台，實始字之聲借。"合夜即始夜，始夜爲黄昏之變文。

〔4〕雞鳴至平旦：謂自子時至卯時，即半夜至清晨。

〔5〕也：守校本作"曰"。

夫言人之陰陽，則外爲陽，内爲陰。言人身之陰陽，則背爲陽，腹爲陰[1]**。言人身之藏府中陰陽，則藏者爲陰，府者爲陽**[2]**。**藏，謂五神藏。府，謂六化府。**肝心脾肺腎五藏皆爲陰**[3]**，膽胃大腸小腸膀胱三焦六府皆爲陽**[4]**。**《靈樞經》曰："三焦者上合於手心主[5]"。又曰："足三焦者，太陽之别名[6]也。"《正理論》曰："三焦者有名無形，上合於手心主，下合右腎，主謁道諸氣，名爲使者也。"**所以欲知陰中之陰，陽中之陽者何也？爲冬病在陰，夏病在陽，春病在陰，秋病在陽**[7]**。皆視其所在，爲施鍼石也。故背爲陽，陽中之陽，心也；**心爲陽藏，位處上焦，以陽居陽，故爲陽中之陽也。《靈樞經》曰："心爲牡藏。"牡，陽也。**背爲陽，陽中之陰，肺也；**肺爲陰藏，位處上焦，以陰居陽，故謂陽中之陰也。《靈樞經》曰："肺爲牝藏。"牝，陰也。**腹爲陰，陰中之陰，腎也；**腎爲陰藏，位處下焦，以陰居陰，故謂陰中之陰也。《靈樞經》曰："腎爲牝藏。"牝，陰也。**腹爲陰，陰中之陽，肝也；**肝爲陽藏，位處中焦，以陽居陰，故謂陰中之陽也。《靈樞經》曰："肝爲牡藏。"牡，陽也。**腹爲陰，陰中之至陰，脾也。**脾爲陰藏，位處中焦，以太陰居陰，故謂陰中之至陰也。《靈樞經》曰："脾爲牝藏。"牝，陰也。**此皆陰陽表裏内外雌雄相輸應也**[8]**，故以應天之陰陽也。**以其氣象參合，故能上應於天。

〔1〕背爲陽，腹爲陰：張介賓曰："人身背腹陰陽，議論不一。有言前

陽後陰者，如老子所謂萬物負陰而抱陽是也。有言前陰後陽者，如此節所謂背爲陽、腹爲陰是也。似乎相左。觀邵子曰：天之陽在南，陰在北；地之陰在南，陽在北。天陽在南，故日處之；地剛在北，故山處之。所以地高西北，天高東南。然則老子所言，言天之象，故人之耳目口鼻動於前，所以應天陽面南也。本經所言，言地之象，故人之脊膂肩背峙於後，所以應地剛居北也。矧以形體言之，本爲地象，故背爲陽，腹爲陰，而陽經行於背，陰經行於腹也。"

〔2〕藏者爲陰，府者爲陽：疑兩"者"字衍。"藏爲陰，府爲陽"與上"外爲陽，内爲陰"、"背爲陽，腹爲陰"句式一律。

〔3〕五藏皆爲陰：張介賓曰："五藏屬裏，藏精氣而不寫，故爲陰。"

〔4〕六府皆爲陽：張介賓曰："六府屬表，傳化物而不藏，故爲陽。"

〔5〕手心主：顧觀光曰："當依今本作手少陽。"

〔6〕别名：顧觀光曰："今本别下無名字。"

〔7〕冬病在陰，夏病在陽，春病在陰，秋病在陽：張志聰曰："冬病在腎，腎爲陰中之陰，故冬病在陰。夏病在心，心爲陽中之陽，故夏病在陽。春病在肝，肝爲陰中之陽，故春病在陰。秋病在肺，肺爲陽中之陰，故秋病在陽。"楊上善曰："冬之所患咳嗽痺厥，得之秋日傷濕，陰也。夏之所患飧泄病者，得之春日傷風，陽也。春之所患温病者，得之冬日傷寒，陰也。秋之所患欬瘧病者，得之夏日傷暑，陽也。"張注言病之位，楊注言病之因，似張説義勝。

〔8〕此皆陰陽表裏内外雌雄相輸應也：《太素》卷三《陰陽雜説》"内外"下有"左右"二字，"雌雄"下有"上下"二字。楊上善曰："五藏六府，即表裏陰陽也。皮膚筋骨，即内外陰陽也。肝肺所主，即左右陰陽也。牝藏牡藏，即雌雄陰陽也。腰上腰下，即上下陰陽也。此五陰陽相輸會，故曰合於天也。"

帝曰：五藏應四時，各有收受〔1〕**乎？岐伯曰：有。東方青色，入通於肝，開竅於目，藏精於肝，**精，謂精氣也。木精之氣其神魂，陽升之方，以目爲用，故開竅於目。**其病發驚駭**〔2〕，象木屈伸有摇動也。新校正云：詳東方云"病發驚駭"，餘方各闕者，按《五常政大論》"委和之紀，其發驚駭。"疑此文爲衍。**其味酸，其類草木**〔3〕，性柔脆而曲直。**其畜雞**，以雞爲畜，取巽言之。《易》曰："巽爲雞"。**其穀麥**，五穀之長者麥，故東方用之。《本草》曰："麥爲五穀之長。"新校正云：按《五常政大論》云:"其畜犬,其穀麻。"**其應四時,上爲歲星**〔4〕,木之精氣,上爲歲星,十二年一周天。**是以春氣在頭也**〔5〕,萬物發榮於上,故春氣在頭。新校正云:詳東方言"春氣在頭",不言"故病在頭",餘方言"故病在某",不言"某氣在某"者,互文也。**其音角**〔6〕,角,木聲也。孟春之月,律中太蔟,林鍾所生,三分益一,管率長八寸。仲春之月,律中夾鍾,夷則所生,三分益一,管率長七寸五分。新校正云:按鄭康成云:"七寸二千一百八十七分寸之千七十五。"季春之月,律中姑洗,南吕所生,三分益一,管率長七寸又二十分寸之一。新校正云:按鄭康成云:"九分寸之一"。凡是三管,皆木氣應之。**其數**〔7〕**八**,木生數三,成數八。《尚書·洪範》曰:"三曰木。"**是以知病之在筋也**,木之堅柔,類筋氣故。**其臭**〔8〕**臊**。凡氣因木變,則爲臊。新校正云:詳"臊"《月令》作"羶"。

〔1〕收受:朝本"收"作"攸"。《爾雅·釋言》:"攸,所也。""受"作"用"解。《吕氏春秋·贊能》高注:"受,用也。""攸受"即"所用"之意。

〔2〕其病發驚駭:丹波元簡曰:"據下文例,當云故病在頭。"

〔3〕草木:沈祖緜曰:"合下文觀之,衍草字。"

〔4〕歲星:即木星。太陽系九大行星中之最大者,每九時五十分自轉一次,繞日一周約需十一年三百一十五日。

〔5〕是以春氣在頭也:丹波元簡曰:"按據文例,當云是以知病之在筋也。"

〔6〕角:角及後文之徵(zhǐ 旨)、宫、商、羽爲古代五聲音階之名稱。古人認爲五音與人體氣血、五臟有對應關係。

〔7〕數:是古人用以配五行來表示天地生成萬物次第的數字。《禮記·月令》鄭注:"數者,五行佐天地生物成物之次也。"孔疏:"《易·繫辭》曰:天一地二天三地四天五地六天七地八天九地十。此即是五行生成之數。天一生水,地二生火,天三生木,地四生金,天五生土,此其生數也。如此則陽無匹,陰無耦。故地六成水,天七成火,地八成木,天九成金,地十成土。於是陰陽各有匹偶,而物得成焉,故謂之成數也。"

〔8〕臭(xiù 秀):作"氣"字解。《尚書·盤庚中》孔疏:"臭是氣之别名,古者香氣、穢氣皆名爲臭。"

南方赤色,入通於心,開竅於耳〔1〕,**藏精於心**,火精之氣其神神,舌爲心之官,當言於舌,舌用非竅,故云耳也。《繆刺論》曰:"手少陰之絡,會於耳中。"義取此也。**故病在五藏**[2],以夏氣在藏也。**其味苦,其類火**,性炎上而燔灼。**其畜羊**,以羊爲畜,言其未也。以土同王,故通而言之。新校正云:按《五常政大論》云:"其畜馬。"**其穀黍**,黍色赤。**其應四時,上爲熒惑星**[3],火之精氣,上爲熒惑星,七百四十日一周天。**是以知病之在脈也**,火之躁動,類於脈氣。**其音徵**,徵,火聲也。孟夏之月,律中仲吕,無射所生,三分益一,管率長六寸七分。新校正云:按鄭康成云:"六寸萬九千六百八十三分寸之萬二千九百七十四。"仲夏之月,律中蕤賓,應鍾所生,三分益一,管率長六寸三分。新校正云:按鄭康成云:"六寸八十一分寸之二十六"。季夏之月,律中林鍾,黄鍾所生,三分減一,管率長六寸。凡是三管,皆火氣應之。**其數七**,火生數二,成數七。《尚書·洪範》曰:"二曰火。"**其臭焦。**凡氣因火變,則爲焦。

〔1〕耳:疑作"舌",本書《陰陽應象大論》"南方生熱……在竅爲舌。"是可證。

〔2〕病在五藏:田晉蕃曰:"五字疑衍,夏氣者病在藏,見上文。"

〔3〕熒惑星:即火星。太陽系九大行星之一,色赤,自轉週期爲二十四時三十七分强,公轉週期爲一年三百二十二日。

中央黄色,入通於脾,開竅於口,藏精於脾,土精之氣其神意,脾爲化穀,口主迎糧,故開竅於口。**故病在舌本**[1],脾脈上連於舌本,故病氣居之。**其味甘,其類土**,性安静而化造。**其畜牛**,土王四季,故畜取丑牛,又以牛色黄也。**其穀稷**,色黄而味甘也。**其應四時,上爲鎮星**[2],土之精氣上爲鎮星,二十八年一周天。**是以知病之在肉也**,土之柔厚,類肉氣故。**其音宫**,宫,土聲也。律書以黄鍾爲濁宫,林鍾爲清宫,蓋以林鍾當六月管也。五音以宫爲主,律吕初起於黄鍾爲濁宫,林鍾爲清宫也。**其數五**,土數五。《尚書·洪範》曰:"五曰土。"**其臭香。**凡氣因土變,則爲香。

〔1〕病在舌本:丹波元簡曰:"按前文例,當云病在脊。"

〔2〕鎮星:即土星。太陽系九大行星之一,光色純黄,每十時十四分自轉一次,二十九年一百六十七日繞日一週。

西方白色,入通於肺,開竅於鼻,藏精於肺,金精之氣其神魄,肺藏氣,鼻通息,故開竅於鼻。**故病在背**[1],以肺在胸中,背爲胸中之府也。**其味辛，其類金**，性音聲而堅勁。**其畜馬**，畜馬者，取乾也。《易》曰：“乾爲馬。”新校正云：按《五常政大論》云：“其畜雞。”**其穀稻**，稻堅白。**其應四時，上爲太白星**〔2〕，金之精氣上爲太白星，三百六十五日一周天。**是以知病之在皮毛也**，金之堅密，類皮毛也。**其音商**，商，金聲也。孟秋之月，律中夷則，大吕所生，三分減一，管率長五寸七〔3〕分。仲秋之月，律中南吕，太簇所生，三分減一，管率長五寸三分。季秋之月，律中無射，夾鍾所生，三分減一，管率長五寸。凡是三管，皆金氣應之。**其數九**，金生數四，成數九。《尚書·洪範》曰：“四曰金。”**其臭腥**。凡氣因金變，則爲腥羶之氣也。

〔1〕背：疑背上脱“肩”字。前文“病在肺，俞在肩背”，又“秋氣者，病在肩背”，是可證。

〔2〕太白星：即金星。太陽系九大行星之一，軌道在地球與水星之間，繞日一週約需二百二十五日。

〔3〕七：顧觀光曰：“七字誤，當作六。”

北方黑色，入通於腎，開竅於二陰〔1〕，**藏精於腎**，水精之氣其神志，腎藏精，陰泄注，故開竅於二陰也。**故病在谿**〔2〕，谿，謂肉之小會也。《氣穴論》曰：“肉之大會爲谷，肉之小會爲谿。”**其味鹹，其類水**，性潤下而滲灌。**其畜彘**，彘，豕也。**其穀豆**，豆黑色。**其應四時，上爲辰星**〔3〕，水之精氣上爲辰星，三百六十五日一周天。**是以知病之在骨也**，腎主幽暗，骨體内藏，以類相同，故病居骨也。**其音羽**，羽，水聲也。孟冬之月，律中應鍾，沽〔4〕洗所生，三分減一，管率長四寸七分半。仲冬之月，律中黄鍾，仲吕所生，三分益一，管率長九寸。季冬之月，律中太吕，蕤賓所生，三分益一，管率長八寸四分。凡是三管，皆水氣應之。**其數六**，水生數一，成數六。《尚書·洪範》曰：“一曰水。”**其臭腐**。凡氣因水變，則爲腐朽之氣也。

〔1〕二陰：疑作“耳”。本書《陰陽應象大論》“北方生寒……在竅爲耳”是可證。《靈樞·脈度》：“腎氣通於耳。”

〔2〕谿（xī 溪）：謂肘膝腕。前云“冬氣者病在四支”，此不云四支而云谿者，變文耳。

〔3〕辰星：即水星。太陽系九大行星中體積最小者，公轉週期與自轉週期相同，約八十八日弱。

〔4〕沾:胡本、讀本並作"姑"。

故善爲脈〔1〕**者,謹察五藏六府,一逆一從**〔2〕**,陰陽表裏,雌雄之紀**〔3〕**,藏之心意**〔4〕**,合心**〔5〕**於精,**心合精微,則深知通變。**非其人勿教,非其真勿授**〔6〕**,是謂得道。**隨其所能而與之,是謂得師資教授之道也。《靈樞經》曰:"明目者可使視色,耳聰者可使聽音,捷疾辭語者可使論語,徐而安静手巧而心審諦者,可使行針艾,理血氣而調諸逆順,察陰陽而兼諸方論〔7〕,緩節柔筋而心和調者,可使導引行氣,痛〔8〕毒言語輕人者,可使唾癰呪病,爪苦手毒爲事善傷者,可使按積抑痺,由是則各得其能,方乃可行,其名乃彰。"故曰:非其人勿教,非其真勿授也。

〔1〕爲脈:指候脈言。

〔2〕一逆一從:《太素》卷三《陰陽雜説》無兩"一"字,"逆從"二字屬上讀。

〔3〕紀:猶言"綱紀",即"綱領"之意。《禮記·樂記》鄭注:"紀,總要之名也。"

〔4〕心意:"意"與"臆"通。《漢書·賈誼傳》:"請對以意。"《文選·鵩鳥賦》"意"作"臆"。《廣雅·釋親》:"臆,匈也。""心意"猶言"心胸"。

〔5〕心:《太素》卷三《陰陽雜説》作"之"。

〔6〕非其人勿教,非其真勿授:《太素》卷三《陰陽雜説》"真"作"人"。楊上善曰:"教,謂教童蒙也。授,謂授久學也。"

〔7〕方論:趙本、藏本"方"下並無"論"字。

〔8〕痛:周本作"疾"。

按語:本篇從天人相應的觀點出發,提出了三大主要問題:一、以"晝夜陰陽"爲中心的時間醫學。二、以"五臟四時"爲中心的氣象醫學。三、以"五行理論"爲依據的事物歸類。

一、關於時間醫學

本篇根據日出日落、晝夜交替的時間變遷,把一天二十四小時分爲若干節段,認爲每一個節段的陰陽盛衰不同,而"人亦應之"。即人體臟腑陰陽變化,"以應天之陰陽也"。並且指出,這種天人相應的變化,不僅在人體氣血陰陽的生理活動中有所反映,并有周期性和規律性。而且與機體病理變化亦息息相關。如在生理方面:《素問·生氣通天論》:"陽氣者,一日而主外,平旦人氣生，日中而陽氣隆，日西而陽氣已虛，氣門乃閉。”《靈樞·營衛生會》：“夜半爲陰隴，夜半後而爲陰衰，平旦陰盡而陽受氣矣。日中爲陽隴，日西而陽衰，日入陽盡而陰受氣矣。夜半而大會，萬民皆卧，命曰合陰，平旦陰盡而陽受氣，如是無已，與天地同紀”。在病理方面：《素問·臟氣法時論》：“肝病者，平旦慧，下晡甚，夜半静”；“心病者，日中慧，夜半甚，平旦静”；“脾病者，日昳慧，日出甚，下晡静”；“肺病者，下晡慧，日中甚，夜半静”；“腎病者，夜半慧，四季甚，下晡静”。《靈樞·順氣一日分爲四時》：“朝則人氣始生，病氣衰，故旦慧；日中人氣生長，則勝邪，故安；夕則人氣始衰，邪氣始生，故加；夜半人氣入臟，邪氣獨居於身，故甚也”。《内經》中天人相應的觀點，與現代“時間生物學”的研究結果，大體是一致的。故而，根據這些規律，可以用來指導人們養生、防病和臨牀治療。

二、關於氣象醫學

本篇提出的“五臟應四時，各有所受”的論點，是對人體臟腑與一年四季關係的闡述，明確指出了每一季節不同的氣候，對人體的特殊影響。如：“春病肝、夏病心、秋病肺、冬病腎、長夏病脾”等一系列病理反映。由此聯系全書，可以得出四時與生理、四時與病理、四時與發病、四時與診斷、四時與治疗、四時與養生防病等完整的、系統的氣象醫學概念。這些内容，分别在《素問·四氣調神大論》、《生氣通天論》、《陰陽應象大論》、《六節藏象論》、《診要經終論》、《脈要精微論》、《平人氣象論》、《玉機真藏論》、《藏氣法時論》、《八正神明論》、《離合真邪論》、《通評虚實論》、《瘧論》、《舉痛論》、《風論》、《痺論》、《痿論》、《脈解篇》、《經絡論》、《水熱穴論》、《調經論》、《四時刺逆從論》、《運氣七篇》以及《靈樞》有關篇章中，不同角度、不同程度的有所論述，可以互相參照研究。

三、關於五行類屬

《内經》中的五行學説與陰陽學説一樣，是古人用以認識世界、解釋宇宙事物變化的一種哲理。它將自然界中千變萬化的事物和現象,包括人體在内的各種組織、器官、功能體現等,採用取類比象的方法,推衍歸納爲五種屬性,並與五行相配,用以説明人體臟腑的功能活動,以及與自然界有關事物之間的相互聯系。本篇對於以五行爲中心的事物類屬,有了較爲系統的論述。

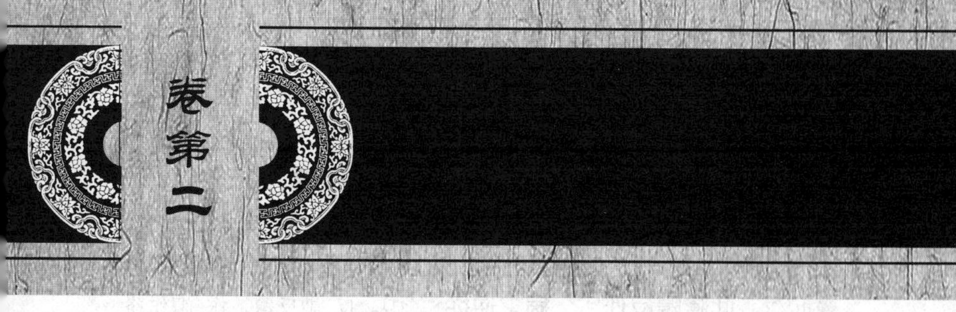

陰陽應象大論篇第五新校正云:按全元起本在第九卷。

提要:本篇從理論上系統闡述了陰陽學説,認爲人體生理、病理以及養生、診斷治療,皆應法於陰陽。並以大量例證説明了這一基本思想。

黄帝曰:陰陽者,天地之道〔1〕**也**,謂變化生成之道也。老子曰:"萬物負陰而抱陽,沖氣以爲和。"《易·繫辭》曰:"一陰一陽之謂道。"此之謂也。**萬物之綱紀**〔2〕,滋生之用也,陽與之正氣以生,陰爲之主持〔3〕以立,故爲萬物之綱紀也。《陰陽離合論》曰:"陽與之正,陰爲之主。"則謂此也。**變化之父母**〔4〕,異類之用也。何者?然:鷹化爲鳩,田鼠化爲駕,腐草化爲螢,雀入大水爲蛤,雉入大水爲蜃,如此皆異類因變化而成有〔5〕也。**生殺之本始**〔6〕,寒暑之用也。萬物假陽氣温而生,因陰氣寒而死,故知生殺本始,是陰陽之所運爲也。**神明**〔7〕**之府也**,府,宫府也。言所以生殺變化之多端者,何哉?以神明居其中也。下文曰:天地之動静,神明爲之綱紀。故《易·繫辭》曰:"陰陽不測之謂神。"亦謂居其中也。新校正云:詳"陰陽"至"神明之府",與《天元紀大論》同,注頗異。**治病必求於**〔8〕**本。**陰陽與萬類生殺變化,猶然在於人身,同相參合,故治病之道,必先求之。**故積陽爲天,積陰爲地。**言陰陽爲天地之道者何以〔9〕此。**陰静陽躁**〔10〕,言應物類,運用之標格也。**陽生陰長,陽殺**〔11〕**陰藏。**明前天地殺生之殊用也。神農曰:"天以〔12〕陽生陰長,地以陽殺陰藏。"新校正云:詳陰長陽殺之義,或者疑之。按《周易》八卦布四方之義,則可見矣。坤者陰也,位西南隅,時在六月七月之交,萬物之所盛長也,安謂陰無長之理。乾者陽也,位戌亥之分,時在九月十月之交,萬物之所收殺也,孰謂陽無殺之理。以是明之,陰長陽殺之理可見矣。此語又見《天元紀大論》,其説自異。**陽化氣,陰成形**〔13〕**。**明前萬物滋生之綱紀也。**寒極生熱,熱極生寒**〔14〕**。**明前〔15〕之大體也。**寒氣生濁,熱氣生清**〔16〕**。**言正氣也。**清氣在下,則生飧泄;濁氣在上,則生䐜脹**〔17〕**。**熱氣在下,則穀不化,故飧泄。寒氣在上,則氣不散,故䐜脹。何者,以陰静而陽躁也〔18〕。**此陰陽反作**〔19〕**,病之逆從**〔20〕**也。**反,謂反覆。作,謂作務。反覆作務,則病如是。

〔1〕天地之道:張志聰曰:"道者,陰陽之理也。太極静而生陰,動而生陽。天生於動,地生於静,故陰陽爲天地之道。"

〔2〕綱紀:張志聰曰:"總之曰綱,周之曰紀。萬物得是陰陽,而統之爲綱,散之爲紀。"

〔3〕持:胡本作"時"。

〔4〕變化之父母:事物的生滅轉化謂之變化。變者化之漸,化者變之成。《禮記·月令》:孔疏:"先有舊形,漸漸改者謂之變;雖有舊形,忽改者謂之化。""父母"有起源之意。

〔5〕有:胡本、趙本并作"者"。

〔6〕本始:即原本。

〔7〕神明:吴崑曰:"陰陽不測謂之神,神之昭昭謂之明。"

〔8〕於:《讀素問抄》、吴注本"於"並作"其"。

〔9〕何以:四庫本作"蓋如"。

〔10〕陰静陽躁:吴注本無此四字。

〔11〕殺:《類説》卷三十七引作"發"。

〔12〕天以:按"天以"以下十二字,見本書《天元紀大論》。此冠以"神農曰"未知王氏所據。

〔13〕陽化氣,陰成形:張介賓曰:"陽動而散,故化氣;陰静而凝,故成形。"

〔14〕寒極生熱,熱極生寒:張介賓曰:"寒極生熱,陽變爲陰也;熱極生寒,陰變爲陽也。"姚止庵曰:"陰盛之極,格陽於外,虚火浮動,躁擾如狂,陰證似陽之類,非真熱也,寒之極也;陽盛於内,火閉不通,四肢厥冷,甚或戰栗,陽證似陰之類,非真寒也,熱之極也。所以者何?物極則變。"

〔15〕前:顧觀光曰:“前下似脱變化二字。”

〔16〕寒氣生濁,熱氣生清:張介賓曰:“寒氣凝滯,故生濁陰;熱氣升散,故生清陽。”

〔17〕䐜(chēn 琛)脹:膨膨腹滿之意。《説文·肉部》:“䐜,起也。”“脹”與“張”通。《左傳》成公十年:“張如厠。”杜注:“張,腹滿也。”

〔18〕躁也:趙本“躁也”下有“脹,起也。”三字。

〔19〕陰陽反作:田晉蕃曰:“《千金方》卷十七作‘陰陽反祚’。祚,位也。陰陽反祚,言陰陽反其位也。清氣在下,濁氣在上,正陰陽反其位也。當依《千金方》作‘反祚’。”

〔20〕逆從:偏義複詞,此側重“逆”字。吴崑曰:“逆從,不順也。”

故清陽爲天,濁陰爲地,地氣上爲雲,天氣下爲雨,雨出地氣,雲出天氣。陰凝上結,則合以成雲,陽散下流,則注而[1]爲雨,雨從雲以施化,故言雨出地,雲憑氣以交合,故言雲出天,天地之理且然,人身清濁亦如是也。**故清陽出上竅,濁陰出下竅。**氣本乎天者親上,氣本乎地者親下,各從其類也。上竅,謂耳目鼻口。下竅,謂前陰後陰。**清陽發腠理,濁陰走五藏。**腠理,謂滲泄之門。故清陽可以散發。五藏爲包藏之所,故濁陰可以走之。**清陽實四支,濁陰歸六府[2]。**四支外動,故清陽實之。六府内化,故濁陰歸之。

〔1〕注而:四庫本作“降以”。

〔2〕清陽實四支,濁陰歸六府:張志聰曰:“四支爲諸陽之本。六府者,傳化物而不藏。此言飲食所生之清陽充實於四支,而渾濁者歸於六府也。”

水爲陰,火爲陽。水寒而静,故爲陰。火熱而躁,故爲陽。**陽爲氣,陰爲味[1]。**氣惟散布,故陽爲之。味曰從形,故陰爲之。**味歸形,形歸氣[2],氣歸精[3],精歸化[4]。**形食味,故味歸形。氣養[5]形,故形歸氣。精食氣,故氣歸精。化生精,故精歸化。故下文曰:**精食[6]氣,形食味,**氣化則精生,味和則形長,故云食之也。**化生精,氣生形[7]。**精微之液,惟血化而成,形質之有,資氣行營[8]立,故斯二者,各奉生乎。**味傷形,氣傷精[9]。**過其節也。**精化爲氣[10],氣傷於味[11]。**精承化養,則食氣,精若化生,則不食氣。精血内結,鬱爲穢腐攻胃,則五味倨然不得入也。女人重身精化,百日皆傷於味也。**陰味出下竅,陽氣出上竅。**味有質,故下流於便寫之竅。氣無形,故上出於呼吸之門。**味[12]厚者爲陰,薄爲陰之陽[13]。氣[14]厚者爲陽,薄爲陽之陰[15]。**陽爲氣,氣厚者爲純陽。陰爲味,味厚者爲純陰。故味薄者,爲陰中之陽,氣薄者,爲陽中之陰。**味厚則泄[16],薄則通[17]。氣薄則發[18]泄,厚則發熱[19]。**陰氣潤下,故味厚則泄利。陽氣炎上,故氣厚則發熱。味薄爲陰少,故通泄。氣薄爲陽少,故汗出。發泄,謂汗出也。**壯火[20]之[21]氣衰,少火[20]之氣壯,**火之壯者,壯已必衰。火之少者,少已則壯。**壯火食氣[22],氣食少火[20],壯火散氣[22],少火生氣[23]。**氣生壯火,故云壯火食氣。少火滋氣,故云氣食少火。以壯火食氣,故氣得壯火則耗散。以少火益氣,故氣得少火則生長。人之陽氣壯少亦然。**氣味辛甘發散爲陽,酸苦涌[24]泄爲陰。**非惟氣味分正陰陽,然辛甘酸苦之中,復有陰陽之殊氣爾。何者?辛散甘緩,故發散爲陽。酸收苦泄,故涌泄爲陰[25]。

〔1〕陽爲氣,陰爲味:張介賓曰:"氣無形而升,故爲陽;味有質而降,故爲陰。"

〔2〕味歸形,形歸氣:馬蒔曰:"言味歸人身之形,而形又歸於人身之氣,皆根第一味字而言也。"

〔3〕氣歸精:馬蒔曰:"言氣歸人身之精,而精又歸於人身之化,皆根第一氣字而言也。"

〔4〕精歸化:《聖濟經》卷六第三吴注引"歸"作"得"。"化"有化生之意。

〔5〕養:顧觀光曰:"養字誤,當依下文作生。"

〔6〕食:音義同"飼"。《廣韻·七志》:"飼,食也。"有養義。森立之曰:"案陽爲氣,精亦陽也,故臊焦香腥腐之五氣,入養其精氣;陰爲味,形亦爲陰,故酸苦甘辛鹹之味,發養其形骸。"

〔7〕化生精,氣生形:姚止庵曰:"按化者自然之有,太極之動機也,動則真精藏焉。有精而後有氣,精其體而氣其用也。有氣而後有形,氣之所至,形始全焉。生生不窮,皆自化始。"

〔8〕營:顧觀光曰:"營疑作而。"

〔9〕味傷形,氣傷精:姚止庵曰:“味傷形,氣傷精兩句,與上文精食氣,形食味對看,上言其常,此言其變。”

〔10〕精化爲氣:張介賓曰:“謂元氣由精而化也。”

〔11〕氣傷於味:張介賓曰:“如云味過於酸,肝氣以津,脾氣乃絶之類,是皆味傷氣也。”

〔12〕味:謂藥食之味。

〔13〕薄爲陰之陽:《千金方》卷二十六第一引“薄”作“味薄者”。《湯液本草》卷上引“陰”下有“中”字。據此,本句似應作“味薄者爲陰中之陽”。

〔14〕氣:謂藥食之氣。

〔15〕薄爲陽之陰:《千金方》卷二十六第一引“薄”作“氣薄者”。此句似應作“氣薄者爲陽中之陰”。

〔16〕泄:按:“泄”下似脱“利”字,應據王注補。

〔17〕通:《千金方》卷二十六第一引“通”下有“流”字。按《千金方》是。“通流”與上“泄利”對文。

〔18〕發:《本草綱目》卷一下《氣味陰陽》引李杲説“發”作“滲”。

〔19〕發熱:《千金方》卷二十六第一引作“祕塞”。

〔20〕壯火:少火:沈又彭曰:“壯火,亢陽也。少火,微陽也。”

〔21〕之:丹波元堅曰:“之字古有則義。”

〔22〕壯火食氣　壯火散氣:“食”通“蝕”。《詩·十月之交》“日有食之”,《漢書·劉向傳》“食”作“蝕”。森立之曰:“味厚則泄,氣厚則發熱,乃壯火食氣,壯火散氣之謂也。”

〔23〕氣食少火　少火生氣:“食”養也。森立之曰:“味薄則通,氣薄則發泄,乃氣食少火,少火生氣之謂也。”

〔24〕涌:柯校本作“通”。

〔25〕陰:胡本、讀本“陰”下並有“者也”二字。

陰勝[1]**則陽病,陽勝則陰病。**勝則不病,不勝則病。**陽勝則熱,陰勝則寒。**是則太過而致也。新校正云:按《甲乙經》作“陰病則熱,陽病則寒。”文異意同。**重寒則熱,重熱則寒。**物極則反,亦猶壯火之氣衰,少火之氣壯也。**寒傷形,熱傷氣。**寒則衛氣不利,故傷形。熱則榮氣内消,故傷氣。雖陰成形,陽化氣,一過其節,則形氣被傷[2]。**氣傷**

痛，形傷腫。氣傷則熱結於肉分故痛。形傷則寒薄於皮腠故腫。**故先痛而後腫者，氣傷形也；先腫而後痛者，形傷氣也。**先氣證而病形，故曰氣傷形。先形證而病氣，故曰形傷氣。**風勝則動**〔3〕，風勝則庶物皆搖，故爲動。新校正云：按《左傳》曰："風淫末疾。"即此義也。**熱勝則腫**，熱勝則陽氣内鬱，故洪腫暴作，甚則榮氣逆於肉理，聚爲癰膿之腫。**燥勝則乾**，燥勝則津液竭涸，故皮膚乾燥。**寒勝則浮**〔4〕，寒勝則陰氣結於玄府，玄府閉密，陽氣内攻，故爲浮。**濕勝則濡寫**〔5〕**。**濕勝則内攻於脾胃，脾胃受濕，則水穀不分。水穀相和，故大腸傳道而注寫也。以濕内盛而寫，故謂之濡寫。新校正云：按《左傳》曰："雨淫腹疾。"則其義也。"風勝則動"至此五句，與《天元紀大論》文重，彼注頗詳矣。

〔1〕勝：偏盛、偏亢之意。《禮記·樂記》："樂勝則流。"孔疏："勝，猶過也。"

〔2〕被傷：趙本、藏本"被傷"作"破蕩"。四庫本作"衰"。

〔3〕動：《類説》卷三十七引作"痛"。

〔4〕寒勝則浮："浮"疑作"疛"。"浮"、"府"二字古通。"府"與"疛"形近易誤。《吕氏春秋·盡數》"處腹則爲脹爲府"，席世昌、桂馥並謂"府"應作"疛"。先秦古書"府"、"疛"易混，向有例證。苗夔《説文系傳校勘記》謂聲近義通，皆腹中絞結。據此，"寒勝則浮"即寒氣偏勝，小腹絞痛，義甚明顯。

〔5〕濡寫：《太素》卷三"濡"下無"寫"字，《類説》卷三十七、《醫説》卷六引並同。按《太素》是。"寫"爲"儒"之古注，系誤入正文。"濡"、"寫"古通。《禮記·祭義》："雨露既濡。"《釋文》："濡，亦作濡。"本句"濕勝則濡"，與上文句"則動"、"則腫"、"則乾"、"則浮"，句式一律。

天有四時五行，以生長收藏，以生寒暑燥濕風。春生、夏長、秋收、冬藏，謂四時之生長收藏。冬水寒，夏火暑，秋金燥，春木風，長夏土濕，謂五行之寒暑濕燥風也。然四時之氣，土雖寄王，原其所主，則濕屬中央，故云五行以生寒暑燥濕風五氣也。**人有五藏化**〔1〕**五氣**〔2〕**，以生喜怒悲憂恐。**五藏，謂肝心脾肺腎。五氣，謂喜怒悲憂恐。然是五氣，更傷五藏之和氣矣。新校正云：按《天元紀大論》"悲"作"思"。又本篇下文，肝在志爲怒，心在志爲喜，脾在志爲思，肺在志爲憂，腎在志爲恐。《玉機真藏論》作“悲”。諸論不同。皇甫士安《甲乙經·精神五藏篇》具有其説。蓋言悲者，以悲能勝怒，取五志迭相勝而爲言也。舉思者，以思爲脾之志也。各舉一，則義俱不足，兩見之，則互相成義也。**故喜怒傷氣，寒暑傷形**〔3〕**。**喜怒之所生，皆生於氣，故云喜怒傷氣。寒暑之所勝，皆勝於形，故云寒暑傷形。近取舉〔4〕凡，則如斯矣。細而言者〔5〕，則熱傷於氣，寒傷於形。**暴怒傷陰，暴喜傷陽**〔6〕**。**怒則氣上，喜則氣下，故暴卒氣上則傷陰，暴卒氣下則傷陽。**厥氣上行，滿脈去形**〔7〕**。**厥氣，逆也。逆氣上行，滿於經絡，則神氣浮越，去離形骸矣。**喜怒**〔8〕**不節，寒暑過度，生乃不固。**《靈樞經》曰：“智者之養生也，必順四時而適寒暑，和喜怒而安居處。”然喜怒不恒，寒暑過度，天真之氣，何可久長。**故重陰必陽，重陽必陰。**言傷寒傷暑亦如是。**故曰：冬傷**〔9〕**於寒，春必温病**〔10〕**；**夫傷於四時之氣，皆能爲病，以傷寒爲毒者，最爲殺厲之氣，中而即病，故曰傷寒，不即病者，寒毒藏於肌膚，至春變爲温病，至夏變爲暑病。故養生者，必慎傷於邪也。**春傷於風，夏生飧泄**〔11〕**；**風中於表，則内應於肝，肝氣乘脾，故飧泄。新校正云：按《生氣通天論》云：“春傷於風，邪氣留連，乃爲洞泄。”**夏傷於暑，秋必痎瘧；**夏暑已甚，秋熱復壯〔12〕，兩熱相攻，故爲痎瘧。痎，瘦也。**秋傷於濕，冬生**〔13〕**欬嗽。**秋濕既多，冬水復王，水濕相得，肺〔14〕氣又衰，故冬寒甚則爲嗽〔15〕。新校正云：按《生氣通天論》云：“秋傷於濕，上逆而欬，發爲痿厥。”

〔1〕化：《甲乙經》卷六第七“化”下有“爲”字。

〔2〕五氣：張介賓曰：“五氣者，五藏之氣也。”

〔3〕喜怒傷氣，寒暑傷形：“喜怒”賅言五志，從内出而先發於氣，故曰喜怒傷氣。“寒暑”賅言六淫，從外入而先著於形，故曰寒暑傷形。

〔4〕舉：胡本、讀本並作“諸”。

〔5〕者：胡本、讀本並作“之”。

〔6〕暴怒傷陰，暴喜傷陽：柯逢時曰：“暴訓大。《淮南·原道》：大怒破陰，大喜墜陽。”張介賓曰：“氣爲陽，血爲陰，肝藏血，心藏神。暴怒則肝氣逆而血亂，故傷陰。暴喜則心氣緩而神逸，故傷陽。”

〔7〕厥氣上行，滿脈去形：張介賓曰：“言寒暑喜怒之氣暴逆於上，則陽獨實，故滿脈陽亢，則陰離去形，此孤陽之象也。”

〔8〕喜怒:《太素》卷三、《甲乙經》卷六第七“喜怒”上並有“故曰”二字。

〔9〕傷:楊上善曰:“傷,過多也。”

〔10〕温病:胡本、讀本、趙本、吴本、周本、朝本、藏本、黄本、李本、蔣本並作“病温”。田晉蕃曰:“作病温是。《文選·風賦》注、《周官新義》引並作春必病温。”

〔11〕飧泄:《太素》卷三十《四時之變》“飧泄”下有“腸澼”二字。《外臺》卷二十五引《集驗》“飧泄”作“溏泄”。

〔12〕壯:胡本、讀本並作“收”。四庫本作“作”。

〔13〕生:《濟生拔萃》卷八《潔古家珍》引作“必”。

〔14〕肺:四庫本作“陽”。

〔15〕甚則爲嗽:四庫本作“生欬嗽也”。

按語:中醫認爲疾病的本質是陰陽失調。至於文中“重陰必陽,重陽必陰”,以及前文“重寒則熱,重熱則寒”,説明陰陽在一定的情况下可以互相轉化。《内經》全書始終貫穿了這一辨證思想,如本書《六元正紀大論》:“動復則静,陽極反陰”,《靈樞·論疾診尺》:“四時之變,寒暑之勝,重陰必陽,重陽必陰,故陰主寒,陽主熱,故寒甚則熱,熱甚則寒,故曰:寒生熱,熱生寒,此陰陽之變也。”徵之臨證,則構成了複雜的病理變化,呈現出錯綜的證候表現。洞悉這種辨證思想,將之運用於分析病機、指導治療,臨證時方不能致誤。

帝曰:余聞上古聖人,論理人形,列别〔1〕藏府,端絡經脈〔2〕,會通〔3〕六合,各從其經,氣穴〔4〕所發,各〔5〕有處名,谿谷屬骨,皆有所起,分部逆從〔6〕,各有條理,四時陰陽,盡有經紀〔7〕,外内之應,皆有表裏,其信然乎? 六合,謂十二經脈之合也。《靈樞經》曰:“太陰陽明爲一合,少陰太陽爲一合,厥陰少陽爲一合。”手足之脈各三,則爲六合也。手厥陰,則心包路〔8〕脈也。《氣穴論》曰:“肉之大會爲谷,肉之小會爲谿,肉分之間,谿谷之會,以行榮衛,以會大氣。”屬骨者,爲骨相連屬處。表裏者,諸陽經脈皆爲表,諸陰經脈皆爲裏。新校正云:詳“帝曰”至“信其然乎”,全元起本及《太素》在“上古聖人之教也”上。

〔1〕列别:即分别、分辨。《管子·法禁》房注:“列,亦分也。”

〔2〕端絡經脈:審察經脈之相互聯系。“端”作“審”解。“絡”有“聯系”之義。《説文·糸部》:“絡,絮也。”段玉裁注:“今人聯系之言,蓋本於此。”

〔3〕會通:會合變通。

〔4〕氣穴:經氣輸注之孔穴,又稱經穴。本書有《氣穴論》,可參。

〔5〕各:明緑格抄本作“皆”。

〔6〕分部逆從:張志聰曰:“分部者,皮之分部也。皮部中之浮絡,分三陰三陽,有順有逆,各有條理也。”

〔7〕經紀:規律之意。《禮記·月令》鄭注:“經紀,謂天文進退度數。”

〔8〕胳:周本作“絡”。

岐伯對曰:東方生風,陽氣上騰,散爲風也。風者,天之號令,風爲教始,故生自東方。**風生木**,風鼓木榮,則風生木也。**木生酸**,凡物之味酸者,皆木氣之所生也。《尚書·洪範》曰:“曲直作酸。”**酸生肝**,生,謂生長也。凡味之酸者,皆先生長於肝。**肝生筋**,肝之精氣,生養筋也。**筋生心**,《陰陽書》曰:“木生火。”然肝之木氣[1],内養筋已,乃生心也[2]。**肝主目**[3]**。**目見曰明,類齊同也。**其在天爲玄**,玄,謂玄冥,言天色高遠,尚未盛明也。**在人爲道**,道,謂道化,以道而化,人則歸從。**在地爲化。**化,謂造化也。庶類時育,皆造化者也。**化生五味**,萬物生,五味具,皆變化爲母,而使生成也。**道生智**,智從正化而有,故曰道生智。**玄生神**[4],玄冥之内,神處其中,故曰玄生神。**神**[5]**在天爲風**,飛揚鼓折,風之用也,然發而周遠,無所不通,信乎神化而能爾。**在地爲木**,柔軟曲直,木之性也。新校正云:詳“其在天”至“爲木”,與《天元紀大論》同,注頗異。**在體爲筋**,束絡連綴,而爲力也。**在藏爲肝**,其神,魂也。《道經義》曰:“魂居肝,魂静則至道不亂。”**在色爲蒼**,蒼,謂薄青色,象木色也。**在音爲角**,角,謂木音,調而直也。《樂記》曰:“角亂則憂,其民怨。”**在聲爲呼**,呼,謂叫呼,亦謂之嘯。**在變動爲握**[6],握,所以牽就也。新校正云:按楊上善云:“握憂噦欬慄五者,改志而有名,曰變動也。”**在竅爲目**,目,所以司見形色。**在味爲酸**,酸,可用收斂也。**在志爲怒。**怒,所以禁非也。**怒傷肝**,雖志爲怒,甚則自傷。**悲勝怒**;悲則肺金并於肝木,故勝怒也。《宣明五藏[7]篇》曰:"精氣并於肺則悲。"新校正云:詳"五志"云怒喜思憂恐,"悲"當云"憂",今變"憂"爲"悲"者,蓋以恚憂而不解則傷意,悲哀而動中則傷魂,故不云"憂"也。**風傷筋**,風勝則筋絡拘急。新校正云:按《五運行大論》曰:"風傷肝。"**燥勝風**;燥爲金氣,故勝木風。**酸傷筋**,過節也。**辛勝酸。**辛,金味,故勝木酸。

〔1〕肝之木氣:周本作"肝木之氣"。

〔2〕也:胡本、讀本"也"並作"火"。

〔3〕肝主目:姚止庵曰:"五藏之精皆上注於目,而爲之主者則惟肝。"

〔4〕其在天爲玄……玄生神:柯逢時曰:"其在天爲玄至玄生神二十三字,疑衍。"按柯校是。此二十三字與上下文義並無聯係,且與"木"無關。律以下文,宜删之。

〔5〕神:沈祖緜曰:"神字譌,當係其字。律以下文其在天爲熱、其在天爲濕、其在天爲燥、其在天爲寒,皆作其字可證。此誤作神,涉上文玄生神而譌。"

〔6〕在變動爲握:姚止庵曰:"斂掌拳指曰握。肝主筋,筋之爲用,人怒則握拳以擊是矣。"

〔7〕藏:趙本作"氣",是。

南方生熱,陽氣炎爍[1]故生熱。**熱生火**,鑽燧改火,惟熱是生。**火生苦**,凡物之味苦者,皆火氣之所生也。《尚書·洪範》曰:"炎上作苦。"**苦生心**,凡味之苦者,皆先生長於心。**心生血**,心之精氣,生養血也。**血生脾**,《陰陽書》曰:"火生土。"然心火之氣,内養血已,乃生脾土。新校正云:按《太素》"血"作"脈"。**心主舌。**心别是非,舌以言事,故主舌。**其在天爲熱**,暄暑熾燠,熱之用也。**在地爲火**,炎上翕赩,火之性也。**在體爲脈**,通行榮衛而養血也。**在藏爲心**,其神心[2]也。《道經義》曰:"神處心。"神守則血氣流通。**在色爲赤**,象火色。**在音爲徵**,徵謂火音,和而美也。《樂記》曰:"徵亂則哀,其事勤。"**在聲爲笑**,笑,喜聲也。**在變動爲憂**[3],憂可以成務。新校正云:按楊上善云:"心之憂,在心變動,肺之憂,在肺之志。"是則肺主於秋,憂爲正也。心主於夏,變而生憂也。**在竅爲舌**,舌,所以司辨五味也。《金匱真言論》曰:"南方赤色,入通於心,開竅於耳。"尋其爲竅,則舌義便乖,以其主味,故云舌也。**在味爲苦**,苦,可用燥泄也。**在志爲喜。**喜,所以和樂也。**喜傷心**,雖志爲喜,甚則自傷。**恐勝喜**;恐則腎水并於心火,故勝喜也。《宣明五藏篇》曰:"精氣并於腎則恐。"**熱傷氣**,熱勝則喘息促急。**寒勝熱**;寒爲水氣,故勝火熱。**苦傷氣**,以火生也。新校正云:詳此篇論所傷之旨,其例有三,東方云風傷筋,酸傷筋,中央云濕傷肉,甘傷肉,是自傷者也;南方云熱傷氣,苦傷氣,北方云寒傷血,鹹傷血,是傷已所勝;西方云熱傷皮毛,是被勝傷已,辛傷皮毛,是自傷者也。凡此五方所傷,有此三例不同。《太素》則俱云自傷。**鹹勝苦。**鹹,水味,故勝火苦。

〔1〕燥:讀本、趙本並作"爍"。

〔2〕心:讀本、趙本並作"神"。

〔3〕在變動爲憂:于鬯曰:"此憂字蓋當爲嚘。心之變動爲嚘,與下文言肺之志爲憂者不同,憂,既爲肺之志,自不應復爲心之變動也。五志爲怒、喜、思、憂、恐,五變動爲握、嚘、噦、欬、慄。《玉篇・口部》:嚘,氣逆也。嚘訓氣逆,則與脾之變動爲噦,肺之變動爲欬,義正相類。"

中央生濕,陽氣盛薄,陰氣固升,升薄相合,故生濕也。《易義》曰:"陽上薄陰,陰能固之,然後蒸而爲雨。"明濕生於固陰之氣也。新校正云:按楊上善云:"六月四陽二陰,合蒸以生濕氣也。"**濕生土**,土濕則固,明濕生也。新校正云:按楊上善云:"四陽二陰,合而爲濕,蒸腐萬物成土也。"**土生甘**,凡物之味甘者,皆土氣之所生也。《尚書・洪範》曰:"稼穡作甘。"**甘生脾**,凡味之甘者,皆先生長於脾。**脾生肉**,脾之精氣,生養肉也。**肉生肺**,《陰陽書》曰:"土生金。"然脾土之氣,内養肉已,乃生肺金。**脾主口。**脾受水穀,口納五味,故主口。**其在天爲濕**,霧露雲雨,濕之用也。**在地爲土**,安静稼穡,土之德也。**在體爲肉**,覆裹筋骨,充其形也。**在藏爲脾**,其神意也。《道經義》曰:"意託脾,意寧則智[1]無散越。"**在色爲黄**,象土色也。**在音爲宫**,宫,謂土音,大而和也。《樂記》曰:"宫亂則荒,其君驕。"**在聲爲歌**,歌,嘆聲也。**在變動爲噦**,噦,謂噦噫,胃寒所生。新校正云:詳王謂"噦"爲"噦噫",噫,非噦也。按楊上善云:"噦,氣忤也。"**在竅爲口**,口,所以司納水穀。**在味爲甘**,甘,可用寬緩也。**在志爲思。**思,所以知遠也。**思傷脾**,雖志爲思,甚則自傷。**怒勝**

思;怒則不思,勝可知矣。**濕傷肉**,脾主肉而惡濕,故濕勝則肉傷。**風勝濕**;風爲木氣,故勝土濕。**甘傷肉**,亦過節也。新校正云:按《五運行大論》云:"甘傷脾。"**酸勝甘。**酸,木味,故勝土甘。

〔1〕智:周本作"志"。

按語:在五行中,心屬火,脾屬土,火生土,即脾土之旺賴火之温煦。若心氣不足,火不生土,脾失健運,故令泄瀉。《名醫類案》卷四載"有人久患泄瀉,以暖藥補脾及分利小水,百法治之不愈。汪石山診之,心脈獨弱,以益心氣藥、補脾藥服之,遂愈。"蓋石山以"心脈獨弱"洞悉病機,藥中肯綮則獲效。又,李東垣"治一人,一日大便三四次,溏而不多,有時作瀉,腹中鳴,小便黄。投以黄芪、柴胡、歸身、益智、陳皮各三分,升麻六分,炙甘草二錢,紅花少許。"魏之琇認爲:"紅花少用,入心養血,補火以生土。"此皆是以五行生剋之理指導臨床之驗案。

西方生燥,天氣急切,故生燥。**燥生金**,金燥有聲,則生金也。**金生辛**,凡物之味辛者,皆金氣之所生也。《尚書·洪範》曰:"從革作辛。"**辛生肺**,凡味之辛者,皆先生長於肺。**肺生皮毛**,肺之精氣,生養皮毛。**皮毛生腎**,《陰陽書》曰:"金生水。"然肺金之氣,養皮毛已,乃生腎水。**肺主鼻。**肺藏氣,鼻通息,故主鼻。**其在天爲燥**,輕急勁强,燥之用也。**在地爲金**,堅勁從革,金之性也。**在體爲皮毛**,包藏膚腠,扞[1]其邪也。**在藏爲肺**,其神魄也。《道經義》曰:"魄在肺,魄安則德修壽延。"**在色爲白**,象金色。**在音爲商**,商謂金聲,輕而勁也。《樂記》曰:"商亂則陂,其官壞。"**在聲爲哭**,哭,哀聲也。**在變動爲欬**,欬謂欬嗽,所以利咽喉也。**在竅爲鼻**,鼻,所以司嗅呼吸。**在味爲辛**,辛,可用散潤也。**在志爲憂。**憂,深慮也。**憂傷肺**,雖志爲憂,過則損也。**喜勝憂**;喜則心火并於肺金,故勝憂也。《宣明五氣篇》曰:"精氣并於心則喜。"**熱傷皮毛**,熱從火生,耗津液故。**寒勝熱**;陰制陽也。新校正云:按《太素》作"燥傷皮毛,熱勝燥。"又按王注《五運行大論》云火有二别,故此再舉熱傷之形證。**辛傷皮毛**,過而招損。**苦勝辛。**苦,火味,故勝金辛。

〔1〕扞:讀本、趙本並作"捍"。

北方生寒,陰氣凝冽,故生寒也。**寒生水**,寒氣盛,凝變爲水。**水生鹹**,凡物之味鹹者,皆水氣之所生也。《尚書·洪範》曰:"潤下作鹹。"**鹹生腎**,凡味之鹹者,皆[1]生長於腎。**腎生骨髓**,腎之精氣,生養骨髓。**髓生肝**,《陰陽書》曰:"水生木。"然腎水之氣,養骨髓已,乃生肝木。**腎主耳。**腎屬北方,位居幽暗,聲入[2]故主耳。**其在天爲寒**,凝[3]清慘列[4],寒之用也。**在地爲水**,清潔潤下,水之用也。**在體爲骨**,端直貞幹,以立身也。**在藏爲腎**,其神志也。《道經義》曰:"志藏腎。"志營則骨髓[5]滿實。**在色爲黑**,象水色。**在音爲羽**,羽謂水音,沈而深也。《樂記》曰:"羽亂則危,其財匱。"**在聲爲呻**,呻,吟聲也。**在變動爲慄**,慄謂戰慄,甚寒大恐,而悉有之。**在竅爲耳**,耳,所以司聽五音。新校正云:按《金匱真言論》云:"開竅於二陰。"蓋以心寄竅於耳,故與此不同。**在味爲鹹**,鹹,可用柔耎也。**在志爲恐。**恐,所以懼惡也。**恐傷腎**,恐而不已,則内感於腎,故傷也。《靈樞經》曰:"恐懼而不解則傷精。"明感腎也。**思勝恐**;思深慮遠,則見事源,故勝恐也。**寒傷血**,寒則血凝,傷可知也。新校正云:按《太素》"血"作"骨"。**燥勝寒**;燥從熱生,故勝寒也。新校正云:按《太素》"燥"作"濕"。**鹹傷血**,食鹹而渴,傷血可知。新校正云:按《太素》"血"作"骨"。**甘勝鹹。**甘,土味,故勝水鹹。新校正云:詳自前"岐伯對曰"至此,與《五運行論》同,兩注頗異,當並用之。

〔1〕皆:讀本、趙本"皆"下並有"先"字。

〔2〕入:《素問校譌》引古抄本"入"下有"惟耳"二字。

〔3〕凝:胡本"凝"作"藏"。

〔4〕列:《素問校譌》云:"各本列作冽。"

〔5〕髓:周本作"體"。

按語:情志所傷,能够影響五藏的功能而致病,如本篇"喜傷心""思傷脾"云云。然各種情志活動之間,又存在着内在關聯,五情迭相勝,故可以情治情,以其勝治之。如"悲勝怒,恐勝喜,怒勝思,喜勝憂,思勝恐。"《内經》所論,殆亦心理治療之濫觴。《古今醫案按》卷五載"一富家婦,傷思慮過甚,二年不寐,無藥可療。其夫求戴人診之曰:兩手脈俱緩,此脾受之也,脾主思故也。乃與其夫以怒激之，多取其財，飲酒數日，不處一方而去。其婦大怒，汗出，是夜困眠，八九日不寤，自是食進，脈得其平。”又《後漢書·華佗傳》所載華佗以盛怒治愈一郡守篤病久，皆是《内經》理論之驗證。

故曰：天地者，萬物之上下也〔1〕；觀其覆載，而萬物之上下可見〔2〕矣。**陰陽者，血氣之男女也**〔3〕；陰主血，陽主氣，陰生女，陽生男。**左右者，陰陽之道路也**；陰陽間氣，左右循環。故左右爲陰陽之道路也。新校正云：詳“間氣”之説，具《六微旨大論》中。楊上善云：“陰氣右行，陽氣左行。”**水火者，陰陽之徵兆**〔4〕**也**；觀水火之氣，則陰陽徵兆可明矣〔5〕。**陰陽者，萬物之能始**〔6〕**也**。謂能爲變化之生成之元始。新校正云：詳“天地者”至“萬物之能始”與《天元紀大論》同，注頗異。彼無“陰陽者血氣之男女”一句，又以“金木者生成之終始”代“陰陽者萬物之能始”。**故曰：陰在内，陽之守也；陽在外，陰之使也**〔7〕。陰静，故爲陽之鎮守；陽動，故爲陰之役使。**帝曰：法**〔8〕**陰陽奈何？岐伯曰：陽勝則身熱，腠理閉，喘麤爲之俛仰**〔9〕**，汗不出而熱，齒乾以**〔10〕**煩冤**〔11〕**，腹滿死，能**〔12〕**冬不能夏**。陽勝故能冬，熱甚故不能夏。**陰勝則身寒，汗出，身常清**〔13〕**，數慄**〔14〕**而寒，寒則厥，厥則腹滿死**，厥謂氣逆。**能夏不能冬**。陰勝故能夏，寒甚故不能冬。**此陰陽更勝**〔15〕**之變，病之形能**〔16〕**也**。

〔1〕天地者，萬物之上下也：“上下”《濟生方》卷七《求子》引作“父母”。張志聰曰：“天覆於上，地載於下，天地位而萬物化生於其間。”

〔2〕見：趙本作“知”。

〔3〕陰陽者，血氣之男女也：孫詒讓曰：“疑當作血氣者，陰陽之男女也。”森立之曰：“據《天元紀大論》（原引《五運行大論》，誤）之文，則本篇云陰陽者，血氣之男女也九字恐誤衍。蓋注文旁記之類，誤混正文者，唯不過以血氣男女四字釋陰陽耳。”

〔4〕徵兆：胡澍曰：“陰陽之徵兆也，本作陰陽之兆徵。上三句下、女、路爲音，下二句徵、始爲音，今作徵兆者，後狃於見，蔽所希聞，而輒改之，而不知其韻不合也。”

〔5〕明矣：周本作“知也”。

〔6〕能始:同義複詞。“能”與“台”古通,“胎”從“台”聲,故“能”讀爲“胎”。《爾雅·釋詁》:“胎,始也。”掘川未濟曰:“能始猶云本始也。”

〔7〕陰在内,陽之守也,陽在外,陰之使也:内藤希哲曰:“陰在内,非獨陰,陽附陰而守也;陽在外,非獨陽,陰從陽使也。”

〔8〕法:張介賓曰:“法,則也,以辨病之陰陽也。”

〔9〕喘麤爲之俛仰:《甲乙經》卷六第七“喘”下有“息”字。“麤”音義同“粗”。“俛”同“俯”。汪昂曰:“俯仰,是不安之貌。”

〔10〕以:猶“且”也。

〔11〕寃:《太素》卷三篇首作“悗”。《甲乙經》卷六第七作“悶”。

〔12〕能:通“耐”。《穀梁傳》成七年:“非人之所能也。”《釋文》:“能”亦作“耐”。

〔13〕清:通“凊”。《周禮·宫人》鄭注:“沐浴所以自潔清。”《釋文》:“清”本作“凊”。《説文·仌部》:“凊,寒也。”

〔14〕慄:《陰證略例·陰毒三·陰混説》引作“躁”。

〔15〕陰陽更勝:張介賓曰:“更勝,迭爲勝負也。”即陽勝陰病,陰勝陽病之義。

〔16〕形能:“能”通“態”。胡澍曰:“《楚辭·九章》:固庸態也,《論衡·累害篇》:態作能,皆古人以能爲態之證。”

按語:陰陽是對立的,又是互根的。如本篇所云“陰在内,陽之守也;陽在外,陰之使也。”本書《生氣通天論》:“陰者,藏精而起亟也。陽者,衛外而爲固也。”與此義同。這種互相制約、互相依存的關係,是維持天地萬物動態有序和人體正常生理活動的機制。王冰云:“益火之源以消陰翳,壯水之主以制陽光。”張介賓云:“善補陽者,必於陰中求陽,則陽得陰助而生化無窮;善補陰者,必於陽中求陰,則陰得陽助而泉源不竭。”就是在這種理論指導下提出的精辟的臨證治療法則。

帝曰:調〔1〕**此二者**〔2〕**柰何?** 調謂順天癸〔3〕性,而治身之血氣精氣也。**岐伯曰**〔4〕**:能知七損八益**〔5〕**,則二者可調,不知用**〔6〕**此,則早衰之節**〔7〕**也。** 用謂房色也。女子以七七爲天癸之終,丈夫以八八爲天癸之極。然知八可益,知七可損,則各隨氣分,修養天真,終其天年,以度百歲。《上古天真論》曰:“女子二七天癸至,月事以時下。丈夫二八天癸至,精氣溢寫。”然陰七可損,則海滿而血自下;陽八宜益,交會而泄精。由此則七損八益,理可知矣。**年四十,而陰氣自半〔8〕也,起居衰矣。**内耗故陰減,中乾故氣力始衰。《靈樞經》曰:“人年四十,腠理始踈,榮華稍落,髮班白。”由此之節言之,亦起居衰之次也。**年五十,體重,耳目不聰明矣。**衰之漸也。**年六十,陰痿,氣大衰,九竅不利〔9〕,下虚上實〔10〕,涕泣俱出〔11〕矣。**衰之甚矣。**故曰:知之則强,不知則老,**知,謂知七損八益,全形保性之道也。**故同出而名異〔12〕耳。**同,謂同於好欲。異,謂異其老壯之名。**智者察同,愚者察異〔13〕,**智者察同欲之閑,而能性道;愚者見形容别異,方乃効之。自性則道益有餘,放効則治生不足。故下文曰:**愚者不足,智者有餘,**先行故有餘,後學故不足。**有餘則耳目聰明,身體輕强,老者復壯,壯者益治。**夫保性全形,蓋由知道之所致也。故曰:道者不可斯須離,可離非道。此之謂也。**是以聖人爲無爲〔14〕之事,樂恬憺之能,從欲快志於虚無之守〔15〕,故壽命無窮,與天地終,此聖人之治身也。**聖人不爲無益以害有益,不爲害性而順性,故壽命長遠,與天地終。庚桑楚曰:“聖人之於聲色嗞〔16〕味也,利於性則取之,害於性則損之。”此全性之道也。《書》曰:“不作無益害有益”也。

〔1〕調:《説文·言部》:“調,和也。”“調”字承上“陰陽更勝”而言,和則陰陽各不偏勝,故謂之“調”。

〔2〕二者:指陰陽。

〔3〕天癸:四庫本“天癸”下有“之”字。

〔4〕岐伯曰:《傷寒九十論》引此下有“女子二七天癸至,七七止;男子二八精氣溢,八八止。婦人月事以時下,故七欲損也;男子精欲滿,不欲竭,故八欲益也”四十五字。

〔5〕七損八益:按“七損八益”諸説不一。有指爲房中術者,引《醫心方》,及馬王堆漢墓《簡書》,其説有合經旨否?體會不足,未敢率從。兹引日人説,丹波元簡曰:“女子五七陽明脈衰,六七三陽脈衰於上,七七任脈衰,此女子有三損也。丈夫五八腎氣衰,六八陽氣衰於上,七八肝氣衰,八八腎氣衰齒落,此丈夫有四損也。三四合爲七損矣。女子七歲腎氣盛,二

七天癸至,三七腎氣平均,四七筋骨堅,此女子有四益也。丈夫八歲腎氣實,二八腎氣盛,三八腎氣平均,四八筋骨隆盛,此丈夫有四益也。四四合爲八益矣。”

〔6〕用:有“由”義。“用”“由”聲轉義通。《廣雅·釋詁四》:“由,用也。”

〔7〕早衰之節:《太素》卷三“衰”下重“衰”字。按重“衰”字是。“則早衰”屬上讀,“衰之節也”啓下文。“節”謂證驗。《禮記·禮器》鄭注:“節,猶驗也。”

〔8〕陰氣自半:張介賓曰:“陰,真陰也。四十之後,精氣日衰,陰減其半矣。”

〔9〕氣大衰,九竅不利:《太素》卷三“氣大”作“大氣”。楊上善曰:“十二經脈,三百六十五絡爲大氣也。其氣皆上於面而走空竅,其精陽氣上於目而爲睛,其別走於耳而爲聽,其宗氣上出於鼻而爲臭,其濁氣出於胃,走唇舌而爲味,今經脈大氣皆衰,故九竅不利。”

〔10〕下虚上實:人年六十,陰陽俱衰,陰虚故下虚,陽虚則越,故上實。

〔11〕涕泣俱出:“涕”指鼻液。“泣”指眼淚。李中梓曰:“涕泣俱出,陽衰不能攝也。”

〔12〕同出而名異:于鬯曰:“出當訓生。《吕氏春秋·大樂記》高注:出,生也。同生者,若云並生於世也。上文云知之則强,不知則老。是並生於世,而有强、老之異名。”吴崑曰:“同得天地之氣以成形,謂之同出;有長生、不壽之殊,謂之名異。”

〔13〕智者察同,愚者察異:高世栻曰:“察同者,於同年未衰之時而省察之,智者之事也。察異者,於强老各異之日而省察之,愚者之事也。”

〔14〕無爲:指任憑自然,不求有所作爲。《史記·老子傳》:“老子無爲自化,清净自正。”

〔15〕守:胡澍曰:“守當爲宇。《廣雅》:宇,凥也。經典通作居。《淮南·俶真篇》高誘注:宇,居也。宇與守形相似,因誤而爲守。”“虚無之宇”即虚無之居也。

〔16〕噝:趙本作“滋”。

天不足西北,故西北〔1〕**方陰也,而人右耳目不如左明也。**在上故法天。**地不滿東南，故東南**[2]**方陽也，而人左手足不如右强也。**在下故法地。**帝曰：何以然？岐伯曰：東方陽也，陽者其精并**[3]**於上，并於上則上明**[4]**而下虚，故使**[5]**耳目聰明而手足不便也。西方陰也，陰者其精并於下，并於下則下盛而上虚，故其**[6]**耳目不聰明而手足便也。故俱感於邪，其在上則右甚，在下則左甚，此天地陰陽所不能全也，故邪居之。**夫陰陽之應天地，猶水之在器也，器圓則水圓，器曲則水曲，人之血氣亦如是，故隨不足則邪氣留居之。

〔1〕西北：《太素》卷三"西"下無"北"字。

〔2〕東南：《太素》卷三"東"下無"南"字。

〔3〕并：張介賓曰："并，聚也。"

〔4〕明：《類説》卷三十七引作"盛"。按作"盛"是。"上盛而下虚"與下文"下盛而上虚"相對。

〔5〕使：《聖濟經》卷四第一吴注、《類説》卷三十七引並無"使"字。

〔6〕其："其"字疑衍。上文"故耳目聰明"，與此"故耳目不聰明"對文。

故天有精[1]**，地有形。天有八紀**[2]**，地有五里**[3]**。**陽爲天，降精氣以施化。陰爲地，布和氣以成形。五行爲生育之井里，八風爲變化之綱紀。八紀，謂八節之紀。五里，謂五行化育之里[4]。**故能爲萬物之父母。**陽天化氣，陰地成形，五里運行，八風鼓折[5]，收藏生長，無替時宜，夫如是故能爲萬物變化之父母也。**清陽上天，濁陰歸地，**所以能爲萬物之父母者何？以有是之升降也。**是故天地之動静，神明爲之綱紀。**清陽上天，濁陰歸地。然其動静，誰所主司？蓋由神明之綱紀爾。上文曰：神明之府。此之謂也。**故能以生長收藏，終而復始。**神明之運爲[6]，乃能如是。**惟賢**[7]**人上配天以養頭，下象地以養足，中傍人事**[8]**以養五藏。**頭圓，故配天。足方，故象地。人事更易，五藏遞遷，故從而養也。**天氣通於肺，**居高故。**地氣通於嗌**[9]，次下故。**風氣通**[10]**於肝，**風生木故。**雷氣通**[11]**於心，**雷象火之有聲故。**谷氣通於脾**[12]，谷空虚[13]，脾受納故。**雨氣通**[14]**於腎。**腎主水故。新校正云：按《千金方》云："風氣應於肝，雷氣動於心，穀氣感於脾，雨氣潤於腎。"**六**

經爲川[15]，流注不息故。**腸胃爲海**，以皆受納也。《靈樞經》曰："胃爲水穀之海。"**九竅爲水注之氣**[16]**。**清明者，象水之内明。流注者，象水之流注。**以天地爲之陰陽**，以人事配象，則近指天地以爲陰陽。**陽**[17]**之汗，以天地之雨名之；**夫人汗泄於皮腠者，是陽氣之發泄爾。然其取類於天地之間，則雲騰雨降而相似也。故曰陽之汗，以天地之雨名之。**陽**[18]**之氣，以天地之疾**[19]**風名之。**陽氣散發，疾風飛揚，故以應之。舊經無名之二字，尋前類例故加之。**暴氣象雷**[20]，暴氣鼓擊，鳴轉有聲故。**逆氣象陽**[21]**。**逆氣陵[22]上，陽[23]氣亦然。**故治**[24]**不法天之紀，不用地之理，則災害至矣。**背天之紀，違地之理，則六經反作，五氣更傷，真氣既傷，則災害之至可知矣。新校正云：按上文"天有八紀，地有五里"，此文注中，"理"字當作"里"。

〔1〕精：《春秋繁露·通國身》："氣之清者爲精。"

〔2〕八紀：即立春、立夏、立秋、立冬、春分、秋分、夏至、冬至八個主要節氣。

〔3〕里：《太素》卷三《陰陽》作"理"。下文"天之紀、地之理"及本書《天元紀大論》"天有八節之紀，地有五行之理"并作"理"。俞樾曰："里當爲理，紀與理同義。天言紀，地言理，其實一也。"

〔4〕里：《素問校譌》引古抄本作"理"。按本篇王注"里"皆當作"理"。

〔5〕折：趙本作"坼"。

〔6〕爲：周本無"爲"字。

〔7〕賢：《五行大義》卷五第二十三引作"聖"。

〔8〕中傍人事："傍"依近之意。《漢書·武帝紀》顏注："傍，依也。"張志聰曰："節五味，適五志，以養五藏之大和。"

〔9〕地氣通於嗌：《太素》卷三《陰陽》、《甲乙經》卷六第七、《五行大義》卷五第二十三引"嗌"並作"咽"。"咽""嗌"同義。《説文·口部》："嗌，咽也。""咽"食道上口，地食人以五味，咽中入食，藏於腸胃，以養藏府，故曰地氣通於咽。

〔10〕通：《千金方》卷十一第四、《外臺》卷十六引《删繁》並作"應"。

〔11〕通：《千金方》卷十一第四、《外臺》卷十六引《删繁》並作"動"。

〔12〕谷氣通於脾：《太素》卷三《陰陽》、《甲乙經》卷六第七"谷"並作

“穀”。《千金方》卷十一第四、《外臺》卷十六引《删繁》“通”并作“感”。楊上善曰:“五穀滋味入脾,故穀氣通脾也。”李笠曰:“谷,古字通作穀”。

〔13〕虚:四庫本作“而”。

〔14〕通:《千金方》卷十一第四、《外臺》卷十六引《删繁》並作“潤”。

〔15〕六經爲川:楊上善曰:“三陰三陽之脈,流諸血氣,以注腸胃,以爲川也。”

〔16〕九竅爲水注之氣:《五行大義》卷五第二十三、《醫説》卷五引“爲水”下無“注之氣”三字。

〔17〕陽:當作“人”。王注“夫人汗泄於皮腠者”,似王所據本原作“人”。

〔18〕陽:《濟生拔粹》卷六、《衛生寶鑑》卷八引並作“人”。按作“人”是。“人之氣”與上“人之汗”句式一律。

〔19〕疾:《太素》卷三《陰陽》無“疾”字。“天地之風”與上文“天地之雨”對文。

〔20〕暴氣象雷:張介賓曰:“天有雷霆,火鬱之發也;人有剛暴,怒氣之逆也。故語曰雷霆之怒。”

〔21〕逆氣象陽:“陽”與“暘”同。《尚書·洪範》:“時暘若。”《漢書·五行志》作“時陽若”。“暘”有久晴不雨之意。“逆氣象暘”喻氣之有升無降。

〔22〕陵:趙本作“凌”。

〔23〕陽:柯校本作“颺”。

〔24〕治:此指養生和治病兩個方面。

故邪風之至,疾如風雨。至,謂至於身形。**故善治**〔1〕**者,治**〔2〕**皮毛,**止於萌也。**其次治肌膚,**救其已生。**其次治筋脈,**攻其已病。**其次治六府,**治其已甚。**其次治五藏。治**〔3〕**五藏者,半死半生**〔4〕**也。**治其已成。神農曰:“病勢已成,可得半愈。”然初成者獲愈,固久者伐形,故治五藏者,半生半死也。**故天之邪氣,感則害人五藏**〔5〕;四時之氣,八正之風,皆天邪也。《金匱真言論》曰:“八風發邪,以爲經風,觸五藏,邪氣發病。”故天之邪氣,感則害人五藏。**水穀之寒熱,感則害於六府**〔6〕;熱傷胃及膀胱,寒傷腸及膽氣。**地之濕氣,感則害皮肉筋脈。**濕氣勝,則榮衛之氣不行,故感則害於皮肉筋脈。**故善用鍼者,從陰引**

陽，從陽引陰[7]，以右治左，以左治右，以我知彼[8]，以表知裏[9]，以觀過與不及之理，見微得過，用之不殆[10]。深明故也。

〔1〕治:《千金方》卷十一第四引“治”下有“病”字。

〔2〕治:《類説》卷三十七引“治”上有“先”字。

〔3〕治:《千金方》卷十一第四引作“至”。

〔4〕半生:《千金方》卷十一第四、《永樂大典》卷三千六百十五引並無“半生”二字。

〔5〕害人五藏:《太素》卷三《陰陽》、《甲乙經》卷六第七“害”下並無“人”字,《雲笈七籤》卷五十七第九引同。

〔6〕害於六府、《太素》卷三《陰陽》、《甲乙經》卷六第七“害”下並無“於”字。本書《痺論》篇王注引亦無“於”字。

〔7〕從陰引陽,從陽引陰:楊上善曰:“肝藏足厥陰脈實,肝府足少陽脈虚,須寫厥陰以補少陽,即從陰引陽也。少陽實,厥陰虚,須寫少陽以補厥陰,即從陽引陰也。餘例準此。”張志聰曰:“陰陽氣血,外内左右,交相貫通,故善鍼者,從陰而引陽分之邪,從陽而引陰分之氣。”

〔8〕以我知彼:以醫者之正常狀況,測度病者之異常變化。楊上善曰:“謂醫不病,能知病人。”

〔9〕以表知裏:楊上善曰:“或瞻六府表脈,以知五藏裏脈;或瞻聲色之表,能知藏府之裏也。”

〔10〕見微得過,用之不殆:吴本、藏本、朝本、周本“得”并作“則”,《甲乙經》卷六第七亦作“則”。“則”有“與”義。“微”乃“不及”之變文。本句申接上文,猶云洞見不及與過之理,則用於治病,可無危殆。

善診者，察色按脈，先别陰陽。别於陽者,則知病處;别於陰者,則知死生之期。**審清濁[1]，而知部分[2]；**謂察色之青赤黄白黑也。部分,謂藏府之位可占候處[3]。**視喘息[4]，聽音聲，而知所苦[5]；**謂聽聲之宫商角徵羽也,視喘息,謂候呼吸之長短也。**觀權衡規矩[6]，而知病所主[7]，**權,謂權秤權。衡,謂星衡。規,謂圓形。矩,謂方象。然權也者,所以察中外;衡也者,所以定高卑;規也者,所以表柔虚;矩也者,所以明强盛。《脈要精微論》曰:“以春應中規,言陽氣柔軟;以夏應中矩,言陽氣盛强;以秋應中衡,言陰升陽降,氣有高下;以冬應中權,言陽氣居下也。”故善診之,用必備見焉。所主者[8],謂應四時之氣所主,生病之在高下中外也。**按尺寸，觀浮沉滑濇**〔9〕**，而知病所生**〔10〕**以治**〔11〕；浮沉滑濇，皆脈象也。浮脈者，浮於手下也；沉脈者，按之乃得也；滑脈者，往來易；濇脈者，往來難。故審尺寸，觀浮沉，而知病之所生以治之也。新校正云：按《甲乙經》作"知病所在，以治則無過"。下"無過"二字續此爲句。**無過以診，則不失矣。**有過無過，皆以診知〔12〕，則所主治，無誤失也。

〔1〕清濁：猶言色澤的明潤與晦暗。

〔2〕部分：《千金方》卷十九第五、《全生指迷方》卷一引並作"分部"。

〔3〕處：胡本、趙本並無此字。

〔4〕視喘息：姚止庵曰："喘息亦音聲也，何以言視？蓋氣喘則身必動，輕者呼多吸少而已，重則瞪目掀鼻，竦脇抬肩，故不但聽其呼吸之聲，而必詳視其呼吸之狀，蓋望聞之要道也。"

〔5〕聽音聲而知所苦：《甲乙經》卷六第七"知"下有"病"字。《金匱要略·臟腑經絡先後病脈證第一》："病人語聲寂然，喜驚呼者，骨節間病；語聲喑喑然不徹者，心膈間病；語聲啾啾然細而長者，頭中病。"

〔6〕規矩：《甲乙經》卷六第七"規"上有"視"字。

〔7〕主：《甲乙經》卷六第七、《全生指迷方》卷一引並作"生"。

〔8〕者：四庫本"者"下有"蓋"字。

〔9〕按尺寸，觀浮沉滑濇："浮沉"言寸口脈，"滑濇"指尺膚診。故丹波元簡曰："按尺膚而觀滑濇，按寸口而觀浮沉也。"

〔10〕生：《類説》卷三十七引作"在"。

〔11〕治：《甲乙經》卷六第七"治"下有"則"字。

〔12〕知：趙本"知"作"之"。

故曰：病之始起也，可刺而已〔1〕；以輕微也。**其盛，可待衰而已**〔2〕。病盛取之，毁傷真氣，故其盛者，必可待衰。**故因其輕而揚之**〔3〕，輕者，發揚則邪去。**因其重而減之**〔4〕，重者，節〔5〕減去之。**因其衰而彰之**〔6〕。因病氣衰，攻令邪去，則真氣堅固，血色彰明。**形不足者，温之以氣**〔7〕**；精不足者，補之以味**〔7〕。氣，謂衛氣。味，謂五藏之味也。《靈樞經》曰："衛氣者，所以温分肉而充皮膚，肥腠理而司開闔，故衛氣温則形分足矣。"《上古天真論》曰："腎者主水，受五藏六府之精而藏之，故五藏盛乃能寫。"由此則精不足者，補五藏之味也。**其高者，因而**

越之〔8〕;越,謂越揚也。**其下者,引而竭之**〔9〕;引,謂泄引也。**中滿者,寫之於内**〔10〕;内,謂腹内。**其有邪者,漬形以爲汗**〔11〕;邪,謂風邪之氣。風中於表,則汗而發之;**其在皮者,汗而發之**;在外,故汗發泄也。**其慓悍者,按而收之**〔12〕;慓,疾也。悍,利也。氣候疾利,則按之以收斂也。**其實者,散而寫之**〔13〕。陽實則發散,陰實則宣寫。故下文〔14〕。**審其陰陽,以别柔剛**〔15〕,陰曰柔,陽曰剛。**陽病治陰,陰病治陽**〔16〕。所謂從陰引陽,從陽引陰,以右治左,以左治右者也。**定其血氣,各守其鄉**〔17〕,鄉,謂本經之氣位。**血實宜決之**〔18〕,決,謂決破其氣。**氣虚宜掣引之**〔19〕。掣,讀爲導,導引則氣行條暢。新校正云:按《甲乙經》"掣"作"掣"。

〔1〕已:《廣雅·釋詁一》:"已,瘉也。"

〔2〕其盛,可待衰而已:楊上善曰:"病盛不可療者,如堂堂之陣,不可即擊;待其衰時,然後療者,易得去之。"

〔3〕因其輕而揚之:楊上善曰:"謂風痺等,因其輕動,道引微鍼,揚而散之。"張介賓曰:"輕者浮於表,故宜揚之,揚者,散也。"

〔4〕因其重而減之:楊上善曰:"謂濕痺等,因其沉重,燔鍼按熨,漸減損也。"

〔5〕節:趙本作"則",周本作"即"。

〔6〕因其衰而彰之:楊上善曰:"謂癲狂等,取其衰時,彰寫去之也。"孫鼎宜曰:"衰,病氣衰也,病衰則爲之防,防其復作也。彰讀曰障。《周語》注:障,防也。"

〔7〕以氣　以味:柯校本"以氣"作"以味","以味"作"以氣"。按柯校本似是,與前"味歸形,形食味"、"氣歸精,精食氣"合。

〔8〕其高者,因而越之:張介賓曰:"越,發揚也,謂升散之,吐涌之,可以治其上之表裏也。"

〔9〕其下者,引而竭之:張介賓曰:"竭,祛除也,謂滌蕩之,疏利之,可以治其下之前後也。"

〔10〕中滿者,寫之於内:張介賓曰:"中滿二字,最宜詳察,即痞滿大實堅之謂,故當寫之於内。此節之要,最在一中字。"

〔11〕其有邪者,漬形以爲汗:《病源》卷七《傷寒候》:"夫傷寒病者,

起自風寒,入於腠理,故病者,頭痛惡寒,腰背强重,此邪氣在表,洗浴發汗即愈。""漬形"即洗浴。《音義》卷十四引《通俗文》:"水浸曰漬。"

〔12〕其慓悍者,按而收之:《太素》卷三"收"作"投"。楊上善曰:"急疾也,禁其氣急不散,以手按取,然後投鍼也。"

〔13〕其實者,散而寫之:"實"指實證。森立之曰:"是以鍼寫刺之法。"吴崑曰:"表實則散,裏實則寫。又,散亦寫也。"

〔14〕文:胡本、趙本"文"下並有"云"字,當從。

〔15〕柔剛:謂柔劑、剛劑。李中梓曰:"審病之陰陽,施藥之柔剛。"

〔16〕陽病治陰,陰病治陽:此謂陽勝者陰必病,陰勝者陽必病。陽盛者則補陰以配陽,陰盛者則補陽以配陰,是爲陽病治陰,陰病治陽之法。

〔17〕定其血氣,各守其鄉:張介賓曰:"病之或在血分,或在氣分,當各察其處,而不可亂。"

〔18〕宜決之:《外科精義》卷上引"宜"作"則"。下一"宜"字同。

〔19〕氣虚宜掣引之:《太素》卷三"掣"作"掔"。《甲乙經》卷六第七作"氣實宜掣引之"。田晉蕃曰:"按注以掣引爲導引,《中藏經》第四十七篇云:宜導引而不導引,則使邪侵關節,固結難通;不當導引而導引,使人真氣勞敗,邪氣妄行。是導引所以治氣實,非所以治氣虚也。"

陰陽離合論篇第六新校正云:按全元起本在第三卷。

提要:本篇主要闡述陰陽離合起訖規律。分則爲三陰三陽;合則一日一夜行于人身一周,周而復始,臟腑表裏相互爲用。

黄帝問曰:余聞天爲陽,地爲陰,日爲陽,月爲陰,大小月三百六十日〔1〕**成一歲,人亦應之。**以四時五行運用於内,故人亦應之。新校正云:"詳天爲陽至成一歲,與《六節藏象篇》重。**今**〔2〕**三陰三陽,不應陰陽,其故何也?岐伯對曰:陰陽者,數**〔3〕**之可十,推**〔4〕**之可百,數**〔5〕**之可千,推之可萬,萬之大**〔6〕**不可勝數,然其要一也**〔7〕**。**一、謂離合也。雖不可勝數,然其要妙,以離合推步,悉可知之。**天覆地載,萬物方生,未出地者,命曰陰處,名曰陰中之陰**〔8〕**。**處陰之中,故曰陰處。形未動出,亦是爲陰,以陰居陰,故曰陰中之陰。**則出**

地者[9]**，命曰陰中之陽。**形動出者，是則爲陽，以陽居陰，故曰陰中之陽。**陽予之正，陰爲之主。**陽施正氣，萬物方生，陰爲主持，羣形乃立。**故生因春，長因夏，收因秋，藏因冬，失常則天地四塞。**春夏爲陽，故生長也。秋冬爲陰，故收藏也。若[10]失其常道，則春不生，夏不長，秋不收，冬不藏，夫如是，則四時之氣閉塞，陰陽之氣無所運行矣。**陰陽之變，其在人者，亦數之可數**[11]**。**天地陰陽，雖不可勝數，在於人形之用者，則數可知之。

〔1〕大小月三百六十日：《太素》卷五《陰陽合》無"大小月"三字，"六十"作"六十五"。森立之曰："無大小月三字似是，指太陽年無，《堯典》同。今有大小月言，則太陰年也。"

〔2〕今：《太素》卷五《陰陽合》"今"下有"聞"字。

〔3〕數（shǔ 暑）：計算。《説文·攴部》："數，計也。"

〔4〕推：《靈樞·陰陽繫日月》、《太素》卷五《陰陽合》俱作"離"。按作"離"是。《廣雅·釋詁二》："離，分也。"

〔5〕數：《靈樞·陰陽繫日月》、《太素》卷五《陰陽合》俱作"散"。按作"散"是。

〔6〕大：熊本無"大"字。

〔7〕其要一也："一"謂"離合"也，即指陰陽的對立統一規律。姚止庵曰："合而不離，則陰陽之氣閉；離而不合，則陰陽之理乖。有離有合，千變萬化，其至道之宗乎。"森立之曰："按物雖多，合之爲一；雖少，離之爲兩，各以陰陽之理也，故曰其要一也"。

〔8〕命曰陰處，名曰陰中之陰：于鬯曰："夫既言命曰，不應復言名曰，下文有命曰無名曰，即其例。蓋命曰陰處四字，爲《素問》原文，名曰陰中之陰六字乃注語，即以名曰釋命曰也。而陰處二字艱奥，故從傍下文陰中之陽之意，而以陰中之陰釋陰處之義也。以注文雜入正文，則文複而不可解矣。"因地爲陰，萬物潛伏於地下，故曰"陰處"。

〔9〕則出地者：俞樾曰："則當爲財。《荀子·勸學》：口耳之間，則四寸耳。楊注：則當爲財，與纔同。是其例也。財出地者，言始出也。與上文未出地者相對，蓋既出地，則純乎陽矣，惟財出地者，乃命曰陰中之陽也。"

〔10〕若：胡本、讀本並作"君"。

〔11〕數:《太素》卷五《陰陽合》作"散"。楊上善曰:"散,分也。"

按語:"陽予之正,陰爲之主"王注極精。蓋有陽氣,萬物始能生長;有陰氣,萬物始能成形。陰陽相互爲用,而在天在人,始極其變化。

帝曰:願聞三陰三陽之離合〔1〕**也。岐伯曰:聖人南面而立,前曰廣明**〔2〕**,後曰太衝**〔3〕,廣,大也。南方丙丁,火位主之,陽氣盛明,故曰大明也。嚮明治物,故聖人南面而立。《易》曰:"相見乎離。"蓋謂此也。然在人身中,則心藏在南,故謂前曰廣明,衝脈在北,故謂後曰太衝,然太衝者腎脈,與衝脈合而盛大,故曰太衝,是以下文云。**太衝之地,名曰少陰**〔4〕,此正明兩脈相合,而爲表裏也。**少陰之上,名曰太陽。**腎藏爲陰,膀胱府爲陽,陰氣在下,陽氣在上,此爲一合之經氣也。《靈樞經》曰:"足少陰之脈者,腎脈也,起於小指之下,邪趣足心。"又曰:"足太陽之脈者,膀胱脈也,循京骨至小指外側。"由此故少陰之上,名太陽也,是以下文曰。**太陽根起於至陰**〔5〕**,結**〔6〕**於命門,名曰陰中之陽。**至陰,穴名,在足小指外側。命門者,藏精光照之所,則兩目也。太陽之脈,起於目,而下至於足,故根於指端,結於目也。《靈樞經》曰:"命門者,目也。"此與《靈樞》義合。以太陽居少陰之地,故曰陰中之陽。新校正云:按《素問》太陽言根結,餘經不言結。《甲乙經》今具。**中身而上,名曰廣明,廣明之下,名曰太陰。**《靈樞經》曰:"天爲陽,地爲陰,腰以上爲天,腰以下爲地。"分身之旨,則中身之上,屬於廣明,廣明之下,屬太陰也。又心廣明藏,下則太陰脾藏也。**太陰之前,名曰陽明。**人身之中,胃爲陽明脈,行在脾脈之前。脾爲太陰脈,行於胃脈之後。《靈樞經》曰:"足太陰之脈者,脾脈也,起於大指之端,循指内側白肉際,過核骨後,上内踝前廉,上腨内,循胻骨之後。足陽明之脈者,胃脈也,下膝三寸而別,以下入中指外間。"由此故太陰之前,名陽明也。是以下文曰:**陽明根起於厲兑**〔7〕**,名曰陰中之陽。**厲兑,穴名。在足大指次指之端,以陽明居太陰之前,故曰陰中之陽。**厥陰之表,名曰少陽。**人身之中〔8〕,膽少陽脈,行肝脈之分外,肝厥陰脈,行膽脈之位内。《靈樞經》曰:"足厥陰之脈者,肝脈也,起於足大指聚毛之際,上循足跗上廉。足少陽之脈者,膽脈也,循足跗上,出小指次指之端。"由此則〔9〕厥陰之表,名少陽也。故下文曰:**少陽根起於竅**

陰〔10〕，名曰陰中之少陽。竅陰，穴名。在足小指次指之端，以少陽居厥陰之表，故曰陰中之少陽。**是故三陽之離合也，太陽爲開〔11〕，陽明爲闔，少陽爲樞。**離，謂别離應用。合，謂配合於陰。别離則正位於三陽，配合則表裏而爲藏府矣。開闔樞者，言三陽之氣，多少不等，動用殊也。夫開者，所以司動静之基。闔者，所以執禁固之權。樞者，所以主動轉之微，由斯殊氣之用，故此三變之也。新校正云：按《九墟》"太陽爲關，陽明爲闔，少陽爲樞，故關折則肉節潰緩而暴病起矣。故候暴病者，取之太陽。闔折，則氣無所止息，悸病起。故悸者，皆取之陽明。樞折，則骨摇而不能安於地。故骨摇者，取之少陽。《甲乙經》同。**三經者，不得相失也，搏而勿浮，命曰一陽〔12〕。**三經之至，搏擊於手，而無輕重之異，則正可謂一陽之氣，無復有三陽差降之爲用也。

〔1〕三陰三陽之離合：謂人體三陰經與三陽經，分之可爲六經，合之則表裏同歸一氣。

〔2〕廣明：楊上善曰："中身以上爲表，在前，故曰廣明。太陰爲裏在後，故廣明下名曰太陰。""廣明"屬於胸中鬲上之地。

〔3〕太衝：指腰部，爲經絡二大幹分歧之地。

〔4〕太衝之地，名曰少陰：楊上善曰："太衝脈下，次有少陰，故曰少陰爲地，以腎最居下故也。"

〔5〕太陽根起於至陰：經脈所起始之處謂之"根"。楊上善曰："太陽接至陰而起，故曰根於至陰"。

〔6〕結：經脈所終盡謂之"結"。楊上善曰："結，聚也。"

〔7〕厲兑：《靈樞·根結》、《太素》卷五《陰陽合》"厲兑"下並有"結於顙大"四字。《甲乙經》卷二第五作"結於頏顙"。森立之曰："顙大之大字，恐是上訛。楊注作顙上，故云然也。""厲兑"即"厲鋭"，"兑"爲"鋭"之古字。林億新校《備急千金要方》例云："卷中用字，文多假借，如鋭字作兑，其類非一。"

〔8〕中：周本作"脈"。

〔9〕則：周本作"故"。

〔10〕竅陰：《靈樞·根結》、《太素》卷五《陰陽合》、《甲乙經》卷二第五"竅陰"下並有"結於窗籠"四字。

〔11〕太陽爲開：仁和寺本《太素》卷五《陰陽合》"開"作"關"（音

變)。今本《太素》卷五《陰陽合》作“闗”。蕭延平曰:“太陽爲闗,闗字《甲乙經》、《素問》、《靈樞》均作開。日本鈔本均作開,乃闗字省文。玩楊注門有三義,一者門闗,主禁者也。主禁之義,闗字爲長,若開字則説不去矣。再考《靈樞·根結》及《甲乙經·經脈根結篇》於太陽爲開之上,均有不知根結,五藏六府折闗敗樞、開闔而走之文,本書卷十《經脈根結》與《靈樞》、《甲乙經》同,則是前以闗樞闔三者並舉,後復以爲闗、爲闔、爲樞,分析言之,足證明後之爲闗,闗字即前之折闗闗字無疑矣。下太陰爲闗與此同義,不再舉。”汪機曰:“太陽居表,在於人身,如門之闗,使榮衛流於外者周;陽明居裏,在於人身,如門之闔,使榮衛守於内者固;少陽居中,在於人身,如門之樞,轉動由之,使榮衛出入内外也常,三經干係如此。”

〔12〕搏而勿浮,命曰一陽:周本“搏”作“摶”。《太素》卷五《陰陽合》“浮”作“傳”。本句謂三陽脈象雖各不同,但陽脈多浮,若脈搏跳動有力而不浮越,是三陽相互爲用,統一協調的徵兆,故可合而稱之爲“一陽”。

帝曰:願聞三陰。岐伯曰:外者爲陽,内者爲陰,言三陽爲外運之離合,三陰爲内用之離合也。**然則中[1]爲陰,其衝在下[2],名曰太陰**,衝脈在脾之下,故言其衝在下也。《靈樞經》曰:“衝脈者,與足少陰之絡,皆起於腎下,上行者,過於胞中。”由此,則其衝之上,太陰位也。**太陰根起於隱白[3],名曰陰中之陰。**隱白,穴名,在足大指端,以太陰居陰,故曰陰中之陰。**太陰之後,名曰少陰。**藏位及經脈之次也。太陰,脾也。少陰,腎也。脾藏之下近後,則腎之位也,《靈樞經》曰:“足太陰之脈,起於大指之端。循指内側,及上内踝前廉,上腨内,循胻骨後。”“足少陰之脈,起於小指之下,斜趣足心,出於然骨之下,循内踝之後,以上腨内。”由此,則太陰之下,名少陰也。**少陰根起於涌泉[4],名曰陰中之少陰。**涌泉,穴名,在足心下蹠指宛宛中。**少陰之前,名曰厥陰。**亦藏位及經脈之次也。少陰,腎也。厥陰,肝也。腎藏之前近上,則肝之位也。《靈樞經》曰:“足少陰脈,循内踝之後,上腨内廉。”“足厥陰脈,循足跗上廉,去内踝一寸,上踝八寸,交出太陰之後,上膕内。”由此,故少陰之前,名厥陰也。**厥陰根起於大敦[5],陰之絶陽[6],名曰陰[7]之絶陰。**大敦,穴名,在足大指之端,三毛之中也。兩陰相合,故曰陰之絶陽。厥,盡也,陰氣至此而盡,故名曰陰之絶陰。**是故三陰之離合也,太陰爲**

開〔8〕**，厥陰爲闔，少陰爲樞。**亦氣之不等也。新校正云：按《九墟》云："關折則倉廩無所輸，隔洞者，取之太陰；闔折則氣弛而善悲，悲者，取之厥陰；樞折則脈有所結而不通，不通者，取之少陰。"《甲乙經》同。**三經者，不得相失也，搏而勿沉，名曰一陰**〔9〕**。**沉，言殊見也，陽浮亦然。若經氣應至，無沉浮之異，則悉可謂一陰之氣，非復有三陰差降之殊用也。**陰陽𩦗𩦗**〔10〕**，積傳爲一周**〔11〕**，氣裏形表而爲相成也**〔12〕**。**𩦗𩦗，言氣之往來也。積，謂積脈之動也。傳，謂陰陽之氣流傳也。夫脈氣往來，動而不止，積其所動，氣血循環，應水下二刻而一周於身，故曰積傳爲一周也。然榮衛之氣，因息遊布，周流形表，拒捍虚邪，中外主司，互相成立，故言氣裏形表，而爲相成也。新校正云：按别本"𩦗𩦗"作"衝衝"。

〔1〕中：内也。《禮記·月令》孔疏："中，猶内也。"

〔2〕下：《太素》卷五《陰陽合》"下"下有"者"字。

〔3〕隱白：《靈樞·根結》、《太素》卷五《陰陽合》、《甲乙經》卷二第五"隱白"下並有"結於太倉"四字。

〔4〕涌泉：《靈樞·根結》、《太素》卷五《陰陽合》、《甲乙經》卷二第五"涌泉"下並有"結於廉泉"四字。

〔5〕大敦：《靈樞·根結》、《太素》卷五《陰陽合》、《甲乙經》卷二第五"大敦"下並有"結於玉英"四字。

〔6〕陰之絶陽：《讀素問抄》引無此四字。《永樂大典》卷三千六百十五引亦無此四字。柯校云："陰之絶陽四字衍。"

〔7〕陰：《永樂大典》卷三千六百十五引"陰"下有"中"字，當補。

〔8〕太陰爲開：仁和寺本《太素》卷五《陰陽合》"開"作"閞"，今本《太素》作"關"。

〔9〕搏而勿沉，名曰一陰：三陰脈象，搏擊於指而不過於沉浮，是三陰協調統一之徵，故可合而稱之曰"一陰"。三陰、三陽功能雖有開（關）、闔、樞之分，相得則各守所司，互相爲用，同爲"一陰""一陽"之道，此亦陰陽離合之義。

〔10〕𩦗𩦗（zhōng 中）：胡本、讀本、趙本、吴本、藏本、熊本並作"衝衝"。《太素》卷五《陰陽合》作"鍾鍾"。森立之曰："𩦗不成字，蓋是鍾字草體誤訛者。"楊上善曰："鍾鍾，行不止住貌。"

〔11〕積傳爲一周：《太素》卷五《陰陽合》無"積"字。楊上善曰："營

衛行三陰三陽之氣,相注不已,傳行周旋,一日一夜五十周也。"

〔12〕氣裹形表,而爲相成也:"爲相成"《太素》卷五《陰陽合》作"相成者"。張介賓曰:"形以氣而成,氣以形而聚,故氣運於裹,形立於表,交相爲用,此則陰陽表裹,離合相成之道也。"

陰陽別論篇第七 新校正云:按全元起本在第四卷。

提要:本篇專論脈象之陰陽,以此論證病情和判斷預後。

黄帝問曰:人有四經[1]十二從[2],何謂? 經,謂經脈。從,謂順從。**岐伯對曰:四經應四時,十二從應十二月,十二月應十二脈[3]。** 春脈弦,夏脈洪,秋脈浮,冬脈沉。謂四時之經脈也。從,謂天氣順行十二辰之分,故應十二月也。十二月,謂春建寅卯辰,夏建巳午未,秋建申酉戌,冬建亥子丑之月也。十二脈,謂手三陰、三陽,足三陰、三陽之脈也。以氣數相應,故參合之。**脈有陰陽,知陽者知陰,知陰者知陽。** 深知則備識其變易。**凡陽有五[4],五五二十五陽[5]。** 五陽,謂五藏之陽氣也,五藏應時,各形一脈,一脈之内,包揔五藏之陽,五五相乘,故二十五陽也。新校正云:按《玉機真藏論》云:"故病有五變,五五二十五變。"義與此通**所謂陰者,真藏也[6],見則爲敗,敗必死也。** 五藏爲陰,故曰陰者真藏也。然見者,謂肝脈至,中外急如循刀刃,責責然如按琴瑟弦。心脈至,堅而搏,如循薏苡子,累累然。肺脈至,大而虚,如以毛羽中人膚。腎脈至,搏而絶,如以指彈石,辟辟然。脾脈至,弱而乍數乍踈。夫如是脈見者,皆爲藏敗神去,故必死也。**所謂陽者,胃脘之陽[7]也。** 胃脘之陽,謂人迎之氣也。察其氣脈動静小大與脈口應否也。胃爲水穀之海,故候其氣,而知病處。人迎在結喉兩傍,脈動應手,其脈之動,常[8]左小而右大,左小常以候藏,右大常以候府。一云胃胞之陽,非也。**别於陽者,知病處也[9];别於陰者,知死生之期[10]。** 陽者衛外而爲固,然外邪所中,别於陽,則知病處。陰者藏神而内守,若考真正成敗,别於陰,則知病者死生之期。新校正云:按《玉機真藏論》云:"别於陽者,知病從來,别於陰者,知死生之期。"**三陽在頭,三陰在手,所謂一也[11]。** 頭謂人迎,手謂氣口,兩者相應,俱往俱來,若引繩小大齊等者,名曰平人。

故言所謂一也。氣口在手魚際之後一寸，人迎在結喉兩傍一寸五分，皆可以候藏府之氣。**別於陽者，知病忌時；別於陰者，知死生之期**〔12〕**。**識氣定期，故知病忌。審明成敗，故知死生之期。**謹熟陰陽，無與衆謀。**謹量氣候，精熟陰陽，病忌之準可知，生死之疑自決，正行無惑，何用衆謀議也。

〔1〕四經：指肝、心、肺、腎四臟的經脈。脾旺四季，不獨主一時，故其經不在内。楊上善曰："四經，謂四時經脈也。肝心肺腎四脈應四時之氣。"

〔2〕十二從：《太素》卷三《陰陽雜説》"從"作"順"。楊上善曰："十二順，謂六陰爻、六陽爻，相順者也。"森立之曰："十二從者，十二脈之一名，即十二經脈管道也。從之言縱，對絡脈之横而名焉，上曰十二從，下曰十二脈，非二物也。"

〔3〕十二月應十二脈：張志聰曰："手太陰應正月寅，手陽明應二月卯，足陽明應三月辰，足太陰應四月巳，手少陰應五月午，手太陽應六月未，足太陽應七月申，足少陰應八月酉，手厥陰應九月戌，手少陽應十月亥，足少陽應十一月子，足厥陰應十二月丑。"

〔4〕凡陽有五：五藏皆稟氣於胃，故五藏之脈皆應有胃氣。"所謂陽者，胃脘之陽也。"

〔5〕五五二十五陽：楊上善曰："五藏之脈，於五時見，隨一時中，即有五脈，五脈見時，皆有胃氣，即陽有五也。五時脈見，即有二十五陽數者也。"高世栻曰："肝脈應春，心脈應夏、脾脈應長夏，肺脈應秋，腎脈應冬。春時而肝心脾肺腎之脈，皆有微弦之胃脈；夏時而肝心脾肺腎之脈，皆有微鉤之胃脈；長夏而肝心脾肺腎之脈，皆有微緩之胃脈；秋時而肝心脾肺腎之脈，皆有微毛之胃脈；冬時而肝心脾肺腎之脈，皆有微石之胃脈；是五五二十五陽。"

〔6〕也：《太素》卷三《陰陽雜説》作"其"，屬下讀。

〔7〕胃脘之陽：張志聰曰："胃脘者，中焦之分，主化水穀之精氣，以資養五臟者也，四時五臟之脈，皆得微和之胃氣。"

〔8〕常：四庫本作"當"。

〔9〕知病處也：《太素》卷三《陰陽雜説》作"知病之處"。按："知病之處"與下"知死生之期"對文。本句謂能辨别陽明胃氣，便可知諸脈受病

之所。

〔10〕别於陰者,知死生之期:"别"猶"辨"也,見《大戴記·小辨》盧注。"陰"指純陰真臟脈。"死生"偏義複詞。"知死生之期"即知死之期,如下十八日死、九日死等。

〔11〕三陽在頭,三陰在手,所謂一也:"頭"訓"頸"。《儀禮·士相見禮》鄭注:"今文頭爲脰。"《公羊傳》莊公十二年何注"脰,頸也,齊人語。"森立之曰:"按此十二字别義,似與前後文不屬。曰,不然。前後文述脈之胃陽真陰,而其陰陽之見處,主在三部九候,三部九候中之最主處在人迎、寸口,故此述之。三陽,即人迎地一名;三陰,即寸口地一名。"

〔12〕别於陽者,知病忌時,别於陰者,知死生之期:明緑格抄本無此十七字。滑壽曰:"二句申前説;或直爲衍文亦可。"

所謂陰陽者,去者爲陰,至者爲陽[1]**;静者爲陰,動者爲陽**[2]**;遲者爲陰,數者爲陽。**言脈動之中也。**凡持真脈之藏脈者**[3]**,肝至懸絶急**[4]**十八日死,心至懸絶九日死,肺至懸絶十二日死,腎至懸絶七日死,脾至懸絶四日死。**真脈之藏脈者,謂真藏之脈也。十八日者,金木成數之餘也。九日者,水火生成數之餘也。十二日者,金火生成數之餘也。七日者,水土生數之餘也。四日者,木生數之餘也。故《平人氣象論》曰:"肝見庚辛死,心見壬癸死,肺見丙丁死,腎見戊己死,脾見甲乙死"者以此,如是者,皆至所期,不勝而死也。何者?以不勝剋賊之氣也。

〔1〕去者爲陰,至者爲陽:《讀素問抄》引"至"作"來"。《傷寒論·平脈法》成注引亦作"來"。滑壽曰:"來者,自骨肉之分,而出於皮膚之際,氣之升也;去者,自皮膚之際,而還於骨肉之分,氣之降也。"森立之曰:"去脈者,微細虚芤也;至者,洪大實也。"

〔2〕静者爲陰,動者爲陽:森立之曰:"静者,緩濇輭弱也;動者,緊滑疾弦也。"

〔3〕真脈之藏脈者:明緑格抄本作"真藏脈者"。《太素》卷三《陰陽雜説》作"真藏之脈者",與王注合。按:疑明抄本"藏"下脱"之"字。

〔4〕肝至懸絶急:《讀素問抄》、《太素》卷三《陰陽雜説》"絶"下並無"急"字。按"急"字疑衍,律以心、肺、脾、腎各臟文例當删。"懸絶"猶"懸殊"。"肝至懸絶"謂肝部真臟脈獨見,與其它各臟相懸殊。惟僅本部獨

見,故尚能延遲數日而死。

曰:二陽之病發心脾〔1〕**,有不得隱曲**〔2〕**,女子不月。**二陽,謂陽明大腸及胃之脈也。隱曲,謂隱蔽委曲之事也。夫腸胃發病,心脾受之,心受之則血不流,脾受之則味不化,血不流故女子不月,味不化則男子少精,是以隱蔽委曲之事不能爲也。《陰陽應象大論》曰:"精不足者,補之以味。"由是則味不化,而精氣少也。《奇病論》曰:"胞胎者,繫於腎",又《評熱病論》曰:"月事不來者,胞脈閉,胞脈者,屬於心,而絡於胞中,今氣上迫肺,心氣不得下通,故月事不來。"則其義也。又《上古天真論》曰:"女子二七天癸至,任脈通,太衝脈盛,月事以時下。丈夫二八天癸至,精氣溢寫。"由此,則在女子爲不月,在男子爲少精。**其傳爲風消**〔3〕**,其傳爲息賁**〔4〕**者,死不治。**言其深久者也,胃病深久,傳入於脾,故爲風熱以消削。大腸病甚,傳入於肺〔5〕,爲喘息而上賁然。腸胃脾肺兼及於心,三藏二府,互相剋薄,故死不治。**曰:三陽爲病發寒熱,下爲癰腫**〔6〕**,及爲痿厥腨**〔7〕**痟。**三陽,謂太陽小腸及膀胱之脈也。小腸之脈起於手,循臂,繞肩髆,上頭。膀胱之脈,從頭,别下,皆貫臀,入膕中,循腨。故在上爲病,則發寒熱,在下爲病,則爲癰腫腨痟及爲痿厥。痟,痠疼也。痿,無力也。厥,足冷,即氣逆也。**其傳爲索澤**〔8〕**,其傳爲頹疝**〔9〕**。**熱甚則精血枯涸,故皮膚潤澤之氣,皆散盡也。然陽氣下墜,陰脈上争,上争則寒多,下墜則筋緩,故睾垂縱緩,内作頹疝。**曰:一陽發病,少氣,善欬,善泄。**一陽,謂少陽膽及三焦之脈也。膽氣乘胃故善泄。三焦内病故少氣,陽土〔10〕熏肺故善欬,何故?心火内應也〔11〕。**其傳爲心掣**〔12〕**,其傳爲隔**〔13〕**。**隔氣乘心,心熱故陽氣内掣。三焦内結,中熱故隔塞不便。**二陽**〔14〕**一陰發病,主驚駭背痛,善噫善欠,名曰風厥**〔15〕**。**一陰,謂厥陰心主及肝之脈也。心主之脈,起於胸中,出屬心,經云心病膺背肩胛間痛。又在氣爲噫,故背痛,善噫。心氣不足,則腎氣乘之,肝主驚駭,故驚駭善欠。夫肝氣爲風,腎氣陵逆,既風又厥,故名風厥。**二陰一陽發病,善脹,心滿**〔16〕**,善氣**〔17〕**。**二陰,謂少陰心腎之脈也。腎膽同逆,三焦不行,氣稸〔18〕於上,故心滿。下虚上盛,故氣泄出也。**三陽三陰**〔19〕**發病,爲偏枯痿易**〔20〕**,四支不舉。**三陰不足,則發偏枯,三陽有餘,則爲痿易。易,謂變易常用,而痿弱無力也。**鼓**〔21〕**一陽**〔22〕**曰鉤**〔23〕**,鼓一**

陰〔22〕**曰毛，鼓陽勝急曰絃**〔24〕**，鼓陽至而絶曰石**〔25〕**，陰陽相過曰溜**〔26〕。言何以知陰陽之病脈邪，一陽鼓動，脈見鉤也。何以然？一陽謂三焦〔27〕，心脈〔28〕之府。然〔29〕一陽鼓動者，則鉤脈當之，鉤脈則心脈也，此言正見者也。一陰，厥陰，肝木氣也。毛肺，金脈也。金來鼓木，其脈則毛，金氣内乘，木陽尚勝，急而内見，脈則爲絃也。若陽氣至而急，脈名曰絃，屬肝。陽氣至而或如斷絶，脈名曰石，屬腎。陰陽之氣相過，無能勝負，則脈如水〔30〕溜也。

〔1〕二陽之病發心脾：《太素》卷三《陰陽雜説》"脾"作"痹"。按作"痹"是。"脾"、"痹"聲形易誤，"心痹"爲病名，與各節文例合。陽明何以發"心痹"？蓋陽明屬胃，爲水谷之海，如有病，則不能化生精微，奉心生血，血不足則脈不暢，故發"心痹"。

〔2〕不得隱曲：按"隱曲"一詞，在本書中有五見：本篇云"有不得隱曲"，又"三陰三陽俱搏，不得隱曲"。《至真要大論》云："太陽之勝……陰中乃瘍，隱曲不利，互引陰股"，又"太陰在泉……及爲腫隱曲之疾"。《風論》云："腎風之狀……隱曲不利。"綜觀上述經文，"隱曲"當指前陰或大小便疾患。《禮記·少儀》："不窺密。"鄭注："密，隱曲處也。"

〔3〕風消：二陽之病，精微不化，漸致精血虚損，虚熱生風，身體瘦削，猶風之消物，故名"風消"。陳念祖曰："風消者，風之名，火之化也。發熱消瘦，胃主肌肉也。"

〔4〕息賁（bēn 奔）：指喘息氣逆。"賁"爲"奔"之假字。李中梓曰："胃病則肺失所養，故氣息奔急。"

〔5〕肺：周本"肺"下有"故"字。

〔6〕癰腫："癰"與"壅"通，"壅""腫"疊韻。"下爲壅腫"即下身浮腫。

〔7〕腨（chuàn 串）：小腿肚。《説文·肉部》："腨，腓腸也。"

〔8〕索澤：謂皮膚甲錯，盡失潤澤。《廣雅·釋詁一》："索，盡也。"

〔9〕頹疝：陰腫之疝。"頹"與"隤"古字通。《釋名·釋疾病》："陰腫曰隤，氣下隤也。"又曰："疝，亦言詵也，詵詵引小腹急痛也。"

〔10〕土：胡本、讀本並作"上"。

〔11〕也：胡本、讀本並作"而然"。

〔12〕心掣：《太素》卷三《陰陽雜説》"掣"作"瘛"。《説文·疒部》段

注:“瘛之言掣也。”《文選·西征賦》李注:“掣,牽也。”“心掣”謂心胸牽引作痛。

〔13〕隔:指飲食不下,大便不通。張介賓曰:“以木乘土,脾胃受傷,乃爲隔證。”

〔14〕二陽:明緑格抄本無“二陽”二字。胡澍曰:“《聖濟總録》無二陽兩字,王注亦不言胃與大腸,似衍。”

〔15〕風厥:張介賓曰:“肝胃二經,皆主驚駭:如《金匱真言論》曰:“東方通於肝,其病發驚駭。《經脈篇》曰:足陽明病,聞木聲則惕然而驚者是也。背痛者,手足陽明之筋,皆夾脊也。”善噫、善欠,皆爲胃氣之逆,肝胃二經所發病,故名曰“風厥”。此與《評熱病論》及《靈樞·五變》所云“風厥”之義不同。

〔16〕心滿:心中煩悶。“滿”與“懣”同。見《漢書·石顯傳》顔注。

〔17〕善氣:謂常作太息。張志聰曰:“心係急則氣道約,故太息以伸出之。”

〔18〕稸:藏本作“控”。

〔19〕三陽三陰:“三陽”,即太陽,指小腸、膀胱;“三陰”,即太陰,指肺、脾。

〔20〕痿易:張介賓曰:“痿易者,痿弱不支,左右相掉易也。”

〔21〕鼓:“鼓”有“動”義,脈動搏指有力。

〔22〕一陽　一陰:張介賓曰:“此舉五脈之體,以微盛分陰陽,非若上文言經次之陰陽也。一陽一陰,言陰陽之微也。”

〔23〕鉤:張志聰曰:“鉤當作弦。”蓋一陽者,春陽之氣初生,應指搏擊,故當春脈之弦。

〔24〕鼓陽勝急曰絃:《太素》卷三《陰陽雜説》“急”作“隱”,“絃”作“弦”。按“急”爲“隱”之壞字,“隱”是一陽”的變文。張志聰曰:“弦當作鉤。”“鼓陽勝隱”是謂脈搏有力,勝過一陽,則爲夏脈之鉤。

〔25〕鼓陽至而絶曰石:“陽”字蒙上誤,疑作“陰”。“絶”有“極”義,見《後漢書·吴良傳》賢注。搏陰至極,沍寒地凍,故脈沉如石也。曰“弦”指春言,曰“毛”指秋言,曰“鉤”指夏言,曰“石”指冬言,脈象四時,其序井然。

〔26〕陰陽相過曰溜:《太素》卷三《陰陽雜説》“溜”作“彈”。張介賓

曰:"陰陽相過,謂流通平順也,脈名曰溜,其氣來柔緩而和。"

〔27〕三焦:周本"三焦"下疊"三焦"二字,屬下讀。

〔28〕脈:《素問校譌》引古抄本作"主"。

〔29〕然:四庫本作"爲"。

〔30〕水:胡本、讀本"水"下並有"之"字。

陰争於内,陽擾於外〔1〕**,魄汗未藏,四逆而起,起則熏肺**〔2〕**,使人喘鳴**〔3〕**。**若金鼓不已,陽氣大勝,兩氣相持〔4〕,内争外擾,則流汗不止,手足反寒,甚則陽氣内燔,流汗不藏,則熱攻於肺,故起則熏肺,使人喘鳴也。**陰之所生,和本曰和**〔5〕**。**陰,謂五神藏也,言五藏之所以能生,而全天真和氣者,以各得自從其和性而安静爾。苟乖所適,則爲他氣所乘,百端之病,由斯而起,奉生之道,可不慎哉。**是故剛與剛**〔6〕**,陽氣破散,陰氣乃消亡。**剛,謂陽也,言陽氣内蒸,外爲流汗,灼而不已,則陽勝又陽,故盛不久存,而陽氣自散,陽已破敗,陰不獨存,故陽氣破散,陰氣亦消亡,此乃争勝招敗矣。**淖**〔7〕**則剛柔不和,經氣乃絶。**血淖者,陽常勝。視人之血淖者,宜謹和其氣,常使流通,若不能深思寡欲,使氣序乖衷〔8〕陽爲重陽,内燔藏府,則死且可待,生其能久乎。**死陰**〔9〕**之屬,不過三日而死;**火乘金也。**生陽**〔9〕**之屬,不過四日而死**〔10〕**。**木乘火也。新校正云:按别本作"四日而生",全元起注本作四日而已,俱通。詳上下文義,作死者非。**所謂生陽死陰者,肝之心謂之生陽,**母來親子,故曰生陽,匪惟以木生火,亦自陽氣主生爾。**心之肺謂之死陰,**陰主刑殺,火復乘金,金得火亡,故云死。**肺之腎,謂之重陰,**亦母子也,以俱爲陰氣,故曰重陰。**腎之脾謂之辟陰**〔11〕**,死不治。**上〔12〕氣辟併,水乃可升,土辟水升,故云辟陰。

〔1〕陰争於内,陽擾於外:此"陰陽"與本篇上文脈之陰陽别義。楊上善曰:"内邪陰氣,以傷五藏,故曰争内;外邪陽氣,以侵六府,故曰擾外。"

〔2〕熏肺:《太素》卷三《陰陽雜説》"熏"作"動"。按作"動"是。《禮記·樂記》鄭注:"動或爲勳。""動"與"熏"形近致誤"動肺"謂傷肺。

〔3〕喘鳴:《太素》卷三《陰陽雜説》"鳴"作"喝"。按作"喝"是。《生氣通天論》:"煩則喘喝。""喝"謂喘聲。

〔4〕相持:四庫本"相持"下有"而争"二字。

〔5〕和:《太素》卷三《陰陽雜説》作“味”。李笠曰:“和本作咊,與味形近,故王本誤作和”。

〔6〕剛與剛:“與”疑作“愈”,“與”、“愈”聲誤。王注:“陽勝又陽。”似王所據本即作“愈”。“愈”猶“益”也。

〔7〕淖:楊上善曰:“淖,亂也。音濁。言陽散陰消,故剛柔不和,則十二經氣絶也。”

〔8〕乖衷:趙本“衷”作“衰”。一九五四年商務印書館校印本“乖衷”作“垂衰”,是。

〔9〕死陰　生陽:俞樾曰:“死陰生陽,名雖有死生之分,而實則皆死徵也,故一曰不過三日而死,一曰不過四日而死,别本作生者,淺人臆改”。

〔10〕死:周本作“生”。《太素》卷三《陰陽雜説》作“已”。

〔11〕腎之脾,謂之辟陰:楊上善曰:“辟,重疊,至陰,太陰重也。”

〔12〕上:胡本、讀本並作“土”。

結陽者〔1〕**,腫四支。**以四支爲諸陽之本故。**結陰者**〔2〕**,便血一升,**陰主血故。**再結二升,三結三升。**二盛謂之再結,三盛謂之三結。**陰陽結斜**〔3〕**,多陰少陽曰石水**〔4〕**,少腹腫。**所謂失法。**二陽結謂之消,**二陽結,謂胃及大腸俱熱結也。腸胃藏熱,則喜消水穀。新校正云:詳此少二陰結。**三陽結謂之隔**〔5〕,三陽結,謂小腸膀胱〔6〕熱結也。小腸結熱,則血脈燥,膀胱〔7〕熱,則津液涸,故膈塞而不便寫。**三陰結謂之水,**三陰結,謂脾肺之脈俱寒結也。脾肺寒結,則氣化爲水。**一陰一陽結,謂之喉痺**〔8〕**。**一陰,謂心主之脈。一陽,謂三焦之脈也。三焦心主脈並絡喉,氣熱内結,故爲喉痺。**陰搏陽别**〔9〕**,謂之有子。**陰,謂尺中也。搏,謂搏觸於手也。尺脈搏擊,與寸口殊别,陽氣挺然,則爲有妊之兆,何者,陰中有别陽故。**陰陽虚,腸辟**〔10〕**死。**辟,陰也。然胃氣不留,腸開勿禁,陰中不廩,是真氣竭絶,故死。新校正云:按全元起本“辟”作“澼”。**陽加於陰,謂之汗**〔11〕**。**陽在下,陰在上,陽氣上搏,陰能固〔12〕之,則蒸而爲汗。**陰虚陽搏,謂之崩。**陰脈不足,陽脈盛搏,則内崩而血流下。**三陰俱搏**〔13〕**,二十日**〔14〕**夜半死。**脾肺成數之餘也。搏,謂伏鼓,異於常候也。陰氣盛極,故夜半死。**二陰俱搏,十三日**〔15〕**夕時死。**心腎之成數也,陰氣未極,故死在夕時。**一陰俱搏,十日**〔16〕**死。**肝心生成之數也。**三陽俱摶且鼓**[17]**,三日死。**陽氣速急故。**三陰三陽俱摶,心腹滿,發盡**[18]**,不得隱曲,五日死。**兼陰氣也。隱曲,謂便寫也。**二陽俱摶,其病温**[19]**,死不治,不過十日死。**腸胃之王[20]數也。新校正云:詳此闕一陽摶。

〔1〕結陽者:"結"聚也,見《淮南子·氾論》高注。劉完素曰:"結陽證,主四肢。四肢腫,熱勝則腫。四肢者,謂諸陽之本,陽結者,故不行於陰脈,陰脈不行,故留結也。"

〔2〕結陰者:是指陰血内結。《聖濟總録》卷九十七:"結陰之病,以陰氣内結,不得外行,血無所稟,滲入腸間,故便血也。"馬蒔曰:"營氣屬陰,營氣化血,以奉生身,惟陰經既結,則血必瘀稸,而初結則一升,再結則二升,三結則三升,結以漸而加,則血以漸而多矣。"

〔3〕陰陽結斜:《太素》卷三《陰陽雜說》"斜"作"者鍼"。按《太素》衍"鍼"字,"斜"、"者"疊韻聲誤。"陰陽結者"與上"結陽者"、"結陰者"句式一律。

〔4〕石水:《病源》卷二十一《石水候》:"腎主水,腎虚則水氣妄行,不依經絡,停聚結在臍間,小腹腫大鞕如石,故云石水,其候引脇下脹滿而不喘。"

〔5〕隔:按王注"隔"作"膈",二字聲通。《廣韻》二十一麥:"隔,塞也。"

〔6〕膀胱:周本"膀胱"下有"俱"字。

〔7〕膀胱:周本"膀胱"下有"結"字。

〔8〕喉痺:樓英曰:"凡經云喉痺者,謂喉中呼吸不通,言語不出。"喜多村直寬曰:"痺、閉古音通。《古今録驗》射干湯,療喉閉不通利。"

〔9〕陰摶陽别:《濟生方》卷七引作"陽摶陰别"。張壽頤曰:"胎孕初成時之脈,真陰凝聚。故陰分之脈,獨見摶指有力,與諸陽之脈迥别,是爲有子之徵。"

〔10〕辟:明緑格抄本作"澼"。

〔11〕陽加於陰謂之汗:《傷寒百證歌·第七十七證》引"之"下有"有"字。楊上善曰:"加,勝之也。"

〔12〕固:胡本、讀本並作"同"。

〔13〕俱摶:謂脈摶擊太過,與真藏脈之有剛無柔同意,故主死。下

“俱搏”義同。

〔14〕二十日:《太素》卷三《陰陽雜説》作“三十日”。

〔15〕十三日:《太素》卷三《陰陽雜説》作“十五日”。

〔16〕十日:讀本、趙本、吴本、周本、朝本、田本、藏本及《太素》卷三《陰陽雜説》“十日”下並有“平旦”二字。

〔17〕俱搏且鼓:“鼓”有“彈”義,見《論語·先進》皇疏。“俱搏且鼓”者,謂脈搏動太過而且彈指。

〔18〕發盡:“盡”似爲“疼”之誤字。晉唐草書“盡”作“尽”,與“疼”字形似。《廣雅·釋詁二》:“疼,痛也。”

〔19〕病温:胡本、朝本“温”並作“濫”。吴本、明緑格抄本、藏本“病温”並作“氣濫”。

〔20〕王:胡本、讀本並作“生”。

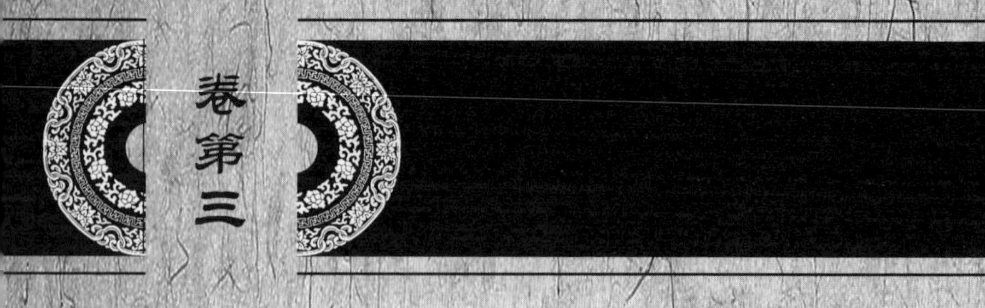

靈蘭秘典論篇第八新校正云：按全元起本名《十二藏相使》在第三卷。

提要：本篇着重闡明了臟腑的生理功能及其相互間的密切聯係，强調心在臟腑中的主宰地位。

黄帝問曰：願聞十二藏[1]之相使[2]，貴賤[3]何如？藏，藏也，言腹中之所藏者，非復有十二形神之藏也。**岐伯對曰：悉[4]乎哉問也，請遂言[5]之。心者，君主之官也[6]，神明[7]出焉。**任治於物，故爲君主之官；清静栖靈，故曰神明出焉。**肺者，相傅之官，治節出焉[8]。**位高非君，故官爲相傅；主行榮衛。故治節由之。**肝者，將軍之官[9]，謀慮[10]出焉。**勇而能斷，故曰將軍，潛發未萌，故謀慮出焉。**膽者，中正[11]之官，決斷出焉。**剛正果決，故官爲中正；直而不疑，故決斷出焉。**膻中者，臣使之官，喜樂出焉[12]。**膻中者，在胸中兩乳間，爲氣之海。然心主爲君，以敷宣教令，膻中主氣，以氣[13]布陰陽。氣和志適，則喜樂由生，分布陰陽，故官爲臣使也。**脾胃[14]者，倉廩[15]之官，五味出焉。**包容五穀，是爲倉廩之官；營養四傍，故云五味出焉。**大腸者，傳道[16]之官，變化出焉。**傳道，謂傳不潔之道。變化，謂變化物之形，故云傳道之官，變化出焉。**小腸者，受盛之官，化物出焉。**承奉胃司，受盛糟粕，受已復[17]化，傳入大腸，故云受盛之官，化物出焉。**腎者，作强[18]之官，伎巧[19]出焉。**强於作用，故曰作强；造化形容，故云伎巧。在女則當其伎巧，在男則正曰作强。**三焦者，決瀆之官[20]，水道

出焉。引導陰陽，開通閉塞，故官司決瀆，水道出焉。**膀胱者，州都[21]之官，津液藏焉，氣化[22]則能[23]出矣。**位當孤府，故謂都官。居下内空，故藏津液。若得氣海之氣施化，則溲便注泄；氣海之氣不及，則閟隱不通。故曰氣化則能出矣。《靈樞經》曰："腎上連肺，故將兩藏，膀胱是孤府。"則此之謂也。**凡此十二官者，不得相失也。**失則災害至，故不得相失。新校正云：詳此乃十一官，脾胃二藏，共一官故也。**故主明則下安，以此養生則壽，歿[24]世不殆，以爲[25]天下則大昌。**主，謂君主，心之官也。夫主賢明，則刑賞一，刑賞一，則吏奉法，吏奉法，則民不獲罪於枉濫矣，故主明則天下安也。夫心内明，則銓善惡，銓善惡，則察安危，察安危，則身不夭傷於非道矣。故以此養生則壽，没世不至於危殆矣。然施之於養生，没世不殆。施之於君主，天下獲安，以其爲天下主，則國祚昌盛矣。**主不明則十二官危，使道[26]閉塞而不通，形乃大傷，以此養生則殃[27]，以爲天下者[28]，其宗大危，戒之戒之。**使道，謂神氣行使之道也。夫心[29]不明，則邪正一，邪正一，則損益不分，損益不分，則動之凶咎，陷身於羸瘠矣，故形乃大傷，以此養生則殃也。夫主不明，則委於左右，委於左右，則權勢妄行，權勢妄行，則吏不得奉法，吏不得奉法，則人民失所，而皆受枉曲矣。且人惟邦本，本固邦寧，本不獲安，國將何有，宗廟之立，安可[30]不至於傾危乎，故曰戒之戒之者，言深慎也。

〔1〕十二藏：張介賓曰："藏，藏也。六藏六府，總爲十二。分言之，則陽爲府，陰爲藏。合言之，則皆可稱藏，猶言庫藏之藏，所以藏物者。"

〔2〕相使：即相互役使（聯系）。"使"役也，見《荀子·解蔽》楊注。

〔3〕貴賤：謂主從，即主要和次要之意。張介賓曰："貴賤者，君臣上下之分。"

〔4〕悉：《説文·心部》："悉，詳盡也。"

〔5〕遂言：即盡言。《廣雅·釋詁三》："遂，竟也。"

〔6〕心者，君主之官也：凡人之思想意識，精神活動，臟腑功能之彼此協調和氣血之通暢，全賴於心的功能，故以"君主"喻其重要。"官"猶"職"也，見《國語·晉語》韋注。

〔7〕神明：指精神意識，思維活動。

〔8〕肺者，相傅之官，治節出焉：謂肺有助於心，而能起調節營衛氣血之功用。"相傅"同義複詞，《説文·人部》："傅，相也。"有輔助之義。

〔9〕肝者，將軍之官：比喻肝性易動及剛强之意。

〔10〕謀慮：籌劃思考之意。惲樹珏曰："肝主怒，擬其似者，故曰將軍，怒則不復有謀慮，是肝之病也。從病之失職，以測不病時之本能，故謀慮歸諸肝。"

〔11〕中正：《五行大義》卷三第四引作"中精"。

〔12〕膻中者，臣使之官，喜樂出焉：周本"樂"作"怒"。張介賓曰："十二經表裏，有心包絡而無膻中，心包之位，正居膈上，爲心之護衛。《脹論》曰：膻中者，心主之宫城也。正合心包臣使之義。"

〔13〕氣：周本作"分"。

〔14〕脾胃：《五行大義》卷三第四引"脾"下無"胃"字。按《素問》遺篇《刺法論》脾胃分作兩官，另有"脾爲諫議之官，知周出焉"之文。

〔15〕倉廩（lǐn 凛）：《荀子·富國》楊注："穀藏曰倉，米藏曰廪。"

〔16〕道：《三因方》卷八《内所因論》引作"送"。

〔17〕復：周本作"後"。

〔18〕作强：李冶《敬齋古今黈》："作强，精力之謂。"

〔19〕伎巧："伎"與"技"通。《説文·手部》："技，巧也。"段注："古多叚伎爲技能事。"

〔20〕三焦者，決瀆之官：《五行大義》卷三第四引"決"作"中"。"決瀆"作"中瀆"，與《靈樞·本輸》合。張介賓曰："決，通也。瀆，水道也。上焦不治則水泛高原；中焦不治則水留中脘；下焦不治則水亂二便。三焦氣治，則脈絡通而水道利，故曰決瀆之官。"

〔21〕州都：此借"州都"喻指水液所聚之處。《爾雅·釋水》："水中可居曰洲，小洲曰陼。""都"與"陼""渚"並通。

〔22〕氣化：《雲笈七籤》卷五十七第七引作"化氣"。籲京《軒岐救正論》云："夫三焦既主相火，水道之出，無非禀氣以爲決也，不曰能出，而曰出焉，蓋氣本自化，不待化於氣而始能也。今津液主水，膀胱司水，水不自化，而化於氣，此陰以陽爲用，未免少費工夫，故不曰出焉而曰則能出矣，語意之次，又包許多妙用。"

〔23〕能：《永樂大典》卷三千六百十四引無"能"字。

〔24〕殁（mò 墨）：《廣雅·釋詁四》："殁，終也。"

〔25〕爲：喜多村直寬曰："爲，治也。"

〔26〕使道：即謂十二臟相互聯系之道。

〔27〕殃:《雲笈七籤》卷五十七第七引作"殆"。

〔28〕者:明緑格抄本無"者"字。

〔29〕心:趙本作"主"。

〔30〕可:胡本、讀本並作"有"。

至道在微,變化無窮,孰知其原[1]**。**孰,誰也。言至道之用也,小之則微妙,而細無不入,大之則廣遠。而變化無窮,然其淵原,誰所知察。**窘**[2]**乎哉,消者瞿瞿**[3],新校正云:按《太素》作"肖者濯濯"。**孰知其要**[4]**,閔閔之當**[5]**,孰者爲良。**窘,要也。瞿瞿,勤勤也。人身之要者,道也,然以消息異同,求諸物理,而欲以此知變化之原本者,雖瞿瞿勤勤,以求明悟,然其要妙,誰得知乎,既未得知,轉成深遠,閔閔玄妙,復不知誰者爲善。知[6]要妙哉玄妙深遠,固不以理求而可得,近取諸身,則十二官粗可探尋,而爲治身之道爾。閔閔,深遠也。良,善也。新校正云:詳此四句,與《氣交變大論》文重,彼"消"字作"肖"。**恍惚之數,生於毫氂**[7],恍惚者,謂似有似無也。忽,亦數也。似無似有,而毫氂之數生其中。《老子》曰:"恍恍惚惚,其中有物。"此之謂也。《筭書》曰:"似有似無爲忽。"**毫氂之數,起於度量,千之萬之,可以益大,推之大**[8]**之,其形乃制**[9]**。**毫氂雖小,積而不已,命數乘之,則起至於尺度斗量之繩[10]準。千之萬之,亦可增益,而至載之大數。推引其大,則應通人形之制度也。**黄帝曰:善哉,余聞精光**[11]**之道,大聖之業,而宣明大道,非齋戒擇吉日,不敢受也。**深敬故也。韓康伯曰:"洗心曰齊,防患曰戒。"**黄帝乃擇吉日良兆,而藏靈蘭之室,以傳保**[12]**焉。**秘之至也。

〔1〕原:《説文·灥部》:"灥,水泉本也……原,篆文從泉。"原已從泉,後人又加水旁作"源"。

〔2〕窘:《説文·穴部》:"窘,迫也。"《玉篇·辵部》:"迫,急也。"

〔3〕消者瞿瞿:本書《氣交變大論篇》"消"作"肖"。李笠曰:"消當從《太素》作肖。《方言》:肖,小也。小之爲言微也。《禮·王藻》鄭注:瞿瞿,梅梅不審貌。《太素》作濯者,濯、瞿一聲之轉。此言道之微者,瞿瞿然不可審察,故云孰知其要也。"

〔4〕孰知其要:本書《氣交變大論》作"莫知其妙"。

〔5〕當:高世栻曰:"當,切當也。"

〔6〕知:讀本、藏本“知”下並有“其”字。

〔7〕毫氂:金本、明抄本“氂”並作“釐”。慧琳《音義》卷九:“十毫曰氂,今皆曰釐。”“毫釐”言極其微小。

〔8〕大:《毛詩·泮水》鄭箋:“大猶廣也。”

〔9〕制:吴汝綸曰:“制乃晣省,即明辨之晢字。”“晣”昭晰之義。

〔10〕繩:藏本作“纆”。

〔11〕精光:張志聰曰:“精,純粹也;光,光明也。”

〔12〕保:于鬯曰:“保讀爲寶。”

六節藏象論篇第九新校正云:按全元起注本在第三卷。

提要:本篇首論天度成歲規律及五運之大過不及,繼論藏象、脈象,着重説明人體内在臟腑與外界环境的密切關系。

黄帝問曰:余聞天以六六之節[1]**,以成一歲。人**[2]**以九九制會**[3],新校正云:詳下文云,“地以九九制會”。**計人亦有三百六十五節**[4]**,以爲天地**[5]**,久矣。不知其所謂也?**六六之節,謂六竟於六甲之日,以成一歲之節[6]限。九九制會,謂九周於九野之數,以制人形之會通也。言人之三百六十五節,以應天之六六之節久矣[7]。若復以九九爲紀法,則兩歲太半,乃曰一周,不知其法真原安謂也。新校正云:詳王注云,兩歲太半,乃曰一周。按“九九制會”,當云兩歲四分歲之一,乃曰一周也。**岐伯對曰:昭**[8]**乎哉問也,請遂言之。夫六六之節,九九制會者,所以正天之度**[9]**、氣之數**[10]**也。**六六之節,天之度也;九九制會,氣之數也。所謂氣數者,生成之氣也。周天之分,凡三百六十五度四分度之一,以十二節氣均之,則歲有三百六十日而終兼之,小月日又不足其數矣,是以六十四氣而常置閏焉。何者?以其積差分故也。天地之生育,本阯於陰陽,人神之運爲,始終於九氣,然九之爲用,豈不大哉。《律書》曰:“黄鍾之律管長九寸,冬至之日,氣應灰飛。”由此則萬物之生,咸[11]因於九氣矣。古之九寸,即今之七寸三分,大小不同,以其先[12]秬黍之制,而有異也。新校正云:按别本“三分”作“二分”。**天度者,所以制日月之行也,氣數者,所以紀**[13]**化生之用也。**制,謂準度。紀,謂綱紀。準日月之行度者,所以明日月之行遲速也。紀化生之爲用者,所以彰氣至而斯應也。氣應無差,則生成之理不替,遲速以度,而大小之月生焉。故曰[14]異長短,月移寒暑,收藏生長,無失時宜也。**天爲陽,地爲陰,日爲陽,月爲陰,行有分紀[15],周有道理[16],日行一度,月行十三度而有奇[17]焉,故大小月三百六十五日而成歲,積氣餘而盈閏[18]矣。**日行遲,故晝夜行天之一度,而三百六十五日一周天,而猶有度之奇分矣。月行速,故晝夜行天之十三度餘,而二十九日一周天也。言有奇者,謂十三度外,復行十九分度之七,故云月行十三度而有奇也。禮義及漢《律曆志》云:二十八宿及諸星,皆從東而循天西行,日月及五星,皆從西而循天東行。今太史説云:並循天而東行,從東而西轉也。諸曆家説,月一日至四日,月行最疾,日夜行十四度餘,自五日至八日,行次疾,日夜行十三度餘,自九日至十九日,其行遲,日夜行十二度餘。二十日至二十三日,行又小疾,日夜行十三度餘。二十四日至晦日,行又大疾,日夜行十四度餘。今太史説月行之率,不如此矣。月行有十五日前疾,有十五日後遲者,有十五日前遲,有十五日後疾者,大率一月四分之,而皆有遲疾,遲速之度,固無常準矣。雖爾,終以二十七日,月行一周天,凡行三百六十一度,二十九日,日行二十九度,月行三百八十七度,少七度,而不及日也,至三十日,日復遷,計率至十三分日之八,月方及日矣,此大盡之月也。大率其計率至十三分日之半者,亦大盡法也。其計率至十三分日之五之六而及日者,小盡之月也。故云大小[19]月三百六十五日而成歲也。正言之者,三百六十五日四分日之一,乃一歲法,以奇不成日[20],故舉大[21]以言之,若通以六[22]小爲法,則歲止有三百五十四日,歲少十一日餘矣。取月所少之辰,加歲外餘之日,故從閏後三十二日[23]而盈閏焉。《尚書》曰:朞三百有六旬有六日,以閏月定四時成歲。則其義也。積餘盈閏者,蓋以月之大小,不盡天度故也。**立端於始[24],表正於中[25],推餘於終,而天度畢矣。**端,首也。始,初也。表,彰示也。正,斗建也。中,月半也。推,退位也。言立首氣於初節之日,示斗建於月半之辰,退餘閏於相望之後。是以閏之前,則氣不及月,閏之後,則月不及氣。故常月之制,建初立中,閏月之紀,無初無中。縱曆有之,皆他節氣也。故曆無云[26]某候,閏某月節,閏某月中也,推終之義,斷可知乎。故曰立端於始,表正於中,推餘於終也。由斯推日成閏,故能令天度畢焉。

〔1〕六六之節:古以天干地支計日,干支相配完畢,共六十日,爲一甲子,是謂一節。"六六"即六個甲子,謂之一年。

〔2〕人:應作“地”,涉下致誤,以後文“地以九九制會”句律之可證。

〔3〕九九制會:謂以九九之法,與天道會通。沈又彭曰:“九九制會者,用九九之法,以推日月五星之會也。”

〔4〕節:指腧穴。《靈樞·九鍼十二原》:“節之交,三百六十五會。”

〔5〕以爲天地:即人與天地相應之意。

〔6〕節:四庫本作“位”。

〔7〕久矣:周本、四庫本並作“六竟”。

〔8〕昭:高明。《廣雅·釋詁四》:“昭,明也。”

〔9〕正天之度:謂確定天體運行的度數與規律。古人把一周天按一回歸年的日數分度,故將周天定爲三百六十五度,每晝夜日行一度,即太陽視運動每晝夜運行周天的三百六十五分之一。“正”猶“定”也。見《周禮·宰夫》鄭注。《説文·又部》:“度,法制也。”在此有標準、規律之義。

〔10〕氣之數:謂二十四節氣。沈又彭曰:“氣者,二十四氣也。數者,盈虚之數也。”

〔11〕咸:藏本作“成”。

〔12〕先:《素問校譌》引古抄本旁書作“失”。

〔13〕紀:標誌。《釋名·釋言語》:“紀,記也,記識之也。”

〔14〕曰:胡本、讀本並作“日”。

〔15〕分紀:即天體所劃分的區域和度數。

〔16〕周有道理:謂日月環周的運行有一定的軌道。“周”指環周,“道理”指軌道。

〔17〕日行一度,月行十三度而有奇:此謂在一晝夜的時間裹,日行周天的三百六十五分之一,月行周天的三百六十五分之十三而有餘。“奇”謂餘數。按:以朔望月計,陰曆每月約合二十九點五天,此即月行整個周天的時間,計每晝夜月行周天的二十九點五分之一,周天的三百六十五分之一爲一度,以此計之,約爲十二點四度。即是,若以朔望月計,日行一度,月行則十二度有餘,此數與經文不符。但以恒星月(即以恒星爲背景測定月球繞地球一周的周期)計,每月約爲二十七點三二天,即每晝夜月行周天的二十七點三二分之一,周天的三百六十五分之一爲一度,以此計之,則約爲十三點三。即是,如以恒星月計,日行一度,月行十三度有餘,與經文所列之數相合。張介賓曰:“天之行速故於一晝一夜,行盡一周而過日一度。日行稍遲,每日少天一度,凡行三百六十五日二十五刻少天一

周,復至舊處而與天會,是爲一歲。故歲之日數由天之度數而定,天之度數,實由於日之行數而見也。歲有十二月者,以月之行天,又遲於日,每日少天十三度十九分度之七。"

〔18〕積氣餘而盈閏:"氣"指節氣。"閏"謂置閏。古曆月份以朔望計算,每月平均得二十九點五日。節氣以日行十五度來計,一年二十四節氣,正合周天三百六十五點二五度,一年十二個月共得三百五十四日,因此,月份常不足,節氣常有餘,餘氣積滿二十九日左右,即置一閏月。故三年必有一閏月,約十九年間須置七個閏月,才能使節氣與月份歸於一致。

〔19〕云大小:四庫本作"積十二"。

〔20〕日:讀本無"日"字。

〔21〕大:趙本、藏本並作"六"。

〔22〕六:四庫本作"大"。

〔23〕日:《素問校譌》引古抄本作"月"。

〔24〕立端於始:謂確定冬至節爲一年節氣之開始。"端"指歲首,即冬至節。

〔25〕表正於中:以圭表測定日影的長短方位,計算日月的運度,來校正時令節氣。"表"即圭表,古代天文儀器。"正",校正。"中"即中氣,指處於下半月的節氣。《左傳》文公元年:"先王之正時也,履端於始,舉正於中,歸餘於終。"杜注:"步履之始,以爲術之端首,朞之三百六十有六日,日月之行又有遲速,而必分爲十二月,舉中氣以正月,有餘則歸之於終,積而爲閏,故言歸餘於終。"

〔26〕曆無云:四庫本作"曆法無"。

帝曰:余已聞天度矣,願聞氣數何以合之?岐伯曰:天以六六爲節,地以九九制會,新校正云:詳篇首云,人以九九制會。**天有十日,日六竟而周甲**〔1〕**,甲六復而終歲,三百六十日法也。**十日,謂甲乙丙丁戊己庚辛壬癸之日也。十者,天地之至數也。《易·繫辭》曰:"天九地十。"則其義也。六十日而周甲子之數,甲子六周而復始,則終一歲之日,是三百六十日之歲法,非天度之數也。此蓋十二月各三十日者,若除小月,其日又差也。**夫自古通天者**〔2〕**,生之本,本於陰陽**〔3〕**,其氣九州九竅**〔4〕**,皆通乎天氣。**通天,謂元氣,即天真也。然形假地生,命惟天賦,故奉生之氣,通繫於天,禀於陰陽,而爲根本也。《寶命全形論》曰:"人生於地,懸命於天,天地合氣,命之曰人。"《四氣調神大論》曰:"陰陽四時者，萬物之終始也，死生之本也。”又曰：“逆其根，則伐其本，壞其真矣。”此其義也。九州，謂冀兖青徐楊荊豫梁雍也。然地列九州，人施九竅，精神往復，氣與參同，故曰九州九竅也。《靈樞經》曰：“地有九州，人有九竅。”則其義也。先言其氣者，謂天真之氣，常繫屬於中也。天氣不絶，真靈内屬，行藏動静，悉與天通，故曰皆通乎天氣也。**故其生五，其氣三，**形[5]之所存，假[6]五行而運用，徵其本始，從三氣以生成，故云其生五，其氣三也，氣之三者，亦副三元，故下文曰。新校正云：詳“夫自古通天者”至此，與《生氣通天論》同，注頗異，當兩觀之。**三而成天，三而成地，三而成人，**非唯人獨由三氣以生，天地之道，亦如是矣，故《易》乾坤諸卦，皆必三矣。**三而三之，合則爲九，九分爲九野，九野爲九藏。**九野者，應九藏而爲義也。《爾雅》曰：“邑外爲郊，郊外爲甸，甸外爲牧，牧外爲林，林外爲坰，坰外爲野。”則此之謂也。新校正云：按今《爾雅》云：“邑外謂之郊，郊外謂之牧，牧外謂之野，野外謂之林，林外謂之坰。”與王氏所引有異。**故形藏四，神藏五，合爲九藏[7]，以應之也。**形藏四者，一頭角，二耳目，三口齒，四胸中也。形分爲藏[8]，故以名焉。神藏五者，一肝、二心、三脾、四肺、五腎也。神藏於内，故以名焉。所謂神藏者，肝藏魂，心藏神，脾藏意，肺藏魄，腎藏志也。故此二别爾。新校正云：詳此乃《宣明五氣篇》文，與《生氣通天》注重，又與《三部九候論》注重，所以名神藏形藏之説，具《三部九候論》注。

〔1〕日六竟而周甲：十天干經過六次循環而成爲甲子一周，計六十天。

〔2〕夫自古通天者：森立之曰：“者下宜入何也二字。”

〔3〕陰陽：本書《生氣通天論》“陰陽”下有“天地之間，六合之内”八字。

〔4〕九州九竅：“九竅”二字衍。以本書《生氣通天論》篇校之，“九州”下脱“五藏十二節”五字。

〔5〕形：《難經·六十六難》虞注引作“人”。

〔6〕假：《難經·六十六難》虞注引作“秉”。

〔7〕三而成天……合爲九藏：按“三而成天”至“合爲九藏”四十一字，與本書《三部九候論》文重。《詁經精舍·四集》卷五馮一梅曰：“王冰注本九藏之文，雖兩見於《素問》，而皇甫謐《甲乙經》卷四第三止引見一處。可知古本之言九藏，原止《三部九候論》有之，而《六節藏象論》文即其

重出者也。王冰自序所謂一篇重出，而別立二名，殆即此類，王君猶未及刪正者耳。”“形藏四”謂藏有形之物者，胃、大腸、小腸、膀胱也。

〔8〕爲藏：趙本作“於外”。

帝曰：余已聞六六九九之會也，夫子言積氣[1]盈閏，願聞何謂氣，請夫子發蒙解惑焉。請宣揚旨要，啟所未聞，解疑惑者之心，開蒙昧者之耳，令其曉達，咸使深明。**岐伯曰：此上帝[2]所秘，先師傳之也。**上帝，謂上古帝君也。先師，岐伯祖之師僦貸季，上古之理色脈者也。《移精變氣論》曰：“上古使僦貸季理色脈而通神明。”《八素經》序云：“天師對黄帝曰，我於僦貸季理色，已三世矣，言可知乎。”新校正云：詳“素”一作“索”，或以“八”爲“太”。按今《太素》無此文。**帝曰：請遂聞之。**遂，盡也。**岐伯曰：五日謂之候[3]，三候謂之氣，六氣謂之時，四時謂之歲，而各從其主治[4]焉。**日行天之五度，則五日也。三候，正十五日也。六氣凡九十日，正三月也，設其多之矣，故十八候爲六氣，六氣謂之時也。四時凡三百六十日，故曰四時謂之歲也。各從主治，謂一歲之日，各歸從五行之一氣而爲之主以王也，故下文曰：**五運相襲，而皆治之，終期[5]之日，周而復始，時立氣布，如環無端，候亦同法，故曰不知年之所加[6]，氣之盛衰，虛實之所起，不可以爲工矣。**五運，謂五行之氣，應天之運而主化者也。襲，謂承襲，如嫡之承襲也。言五行之氣，父子相承，主統一周之日，常如是無已，周而復始也。時，謂立春之前當至時也。氣，謂當王[7]之脈氣也。春前氣至，脈氣亦至，故曰時立氣布也。候，謂日行五度之候也，言一候之日，亦五氣相生，而直之差則病矣。《移精變氣論》曰：“上古使僦貸季理色脈而通神明，合之金木水火土四時八風六合不離其常。”此之謂也。工，謂工於脩養者也。言必明於此，乃可横行天下矣。新校正云：詳王注時立氣布，謂立春前當至時，當王之脈氣也。按此正謂歲立四時，時布六氣，如環之無端，故又曰候亦同法。

〔1〕氣：謂二十四節氣。

〔2〕帝：明緑格抄本、吴注本“帝”下並有“之”字。

〔3〕五日謂之候：“候”指氣候、物候。《汲周書·時訓解》：“立春之日，東風解凍，又五日，蟄蟲始振，又五日，魚上冰。”此即五日謂之候，三候謂之氣，其餘節氣做此。

〔4〕各從其主治：姚止庵曰：“按此言主治，蓋謂一歲則以司天爲主，

一節則以主令爲主,而後爲之施治也。"

〔5〕期(jī 基):與"稘"同。周年也。見《廣韻·七之》。

〔6〕年之所加:五運六氣之中,每年運轉的客氣加在主氣上,謂之"客主加臨"。"年之所加"即指各年主客氣加臨之期。

〔7〕王:趙本作"主"。

帝曰:五運之[1]**始,如環無端,其太過**[2]**不及**[2]**何如?岐伯曰:五氣更立**[3]**各有所勝,盛虚之變,此其常也。**言盛虚之變見,此乃天之常道爾。**帝曰:平氣**[2]**何如?岐伯曰:無過**[4]**者也。**不愆常候,則無過也。**帝曰:太過不及奈何?岐伯曰:在經有也。**言《玉機真藏論篇》已具言五氣平和太過不及之旨也。新校正云:詳王注言《玉機真藏論》已具,按本篇言脈之太過不及,即不論運氣之太過不及與平氣,當云《氣交變大論》、《五常政大論篇》已具言也。**帝曰:何謂所勝?岐伯曰:春勝長夏,長夏勝冬,冬勝夏,夏勝秋,秋勝春,所謂得五行時之勝,各以氣命其藏。**春應木,木勝土;長夏應土,土勝水;冬應水,水勝火;夏應火,火勝金;秋應金,金勝木,常如是矣。四時之中,加之長夏,故謂得五行時之勝也。所謂長夏者,六月也,土生於火,長在夏中,既長而王,故云長夏也。以氣命藏者,春之木,内合肝。長夏土,内合脾。冬之水,内合腎。夏之火,内合心。秋之金,内合肺。故曰各以氣命其藏也。命,名也。**帝曰:何以知其勝?岐伯曰:求其至也,皆歸始春,**始春,謂立春之日也。春爲四時之長,故候氣皆歸於立春前之日也。**未至而至**[5]**,此謂太過,則薄**[6]**所不勝,而乘所勝**[7]**也,命曰氣淫。不分邪僻内生,工不能禁。**此上十字,文義不倫,應古人[8]錯簡。次後五治下,乃其義也,今朱書之。**至而不至,此謂不及,則所勝妄行,而所生受病,所不勝**[9]**薄之也,命曰氣迫。所謂求其至者,氣至之時也。**凡氣之至,皆謂立春前十五日,乃候之初也。未至而至,謂所直之氣,未應至而先期至也。先期而至,是氣有餘,故曰太過。至而不至,謂所直之氣,應至不至,而後期至,後期而至,是氣不足,故曰不及。太過,則薄所不勝而乘所勝。不及,則所勝妄行,而所生受病,所不勝薄之者,凡五行之氣,我剋者爲所勝,剋我者爲所不勝,生我者爲所生。假令肝木有餘,是肺金不足,金不制木,故木太過。木氣既餘,則反薄肺金,而乘於脾土矣,故曰太過則薄所不勝,而乘所勝也。此皆五藏之氣,内相淫併爲疾,故命曰氣淫也。餘太過例同之。又如肝木氣少，不能制土，土氣無畏，而遂妄行，木[10]被土淩，故云所勝妄行而所生受病也。肝木之氣不平，肺金之氣自薄，故曰所不勝薄之。然木氣不平，土金交薄，相迫爲疾，故曰氣迫也。餘不及，例皆同。**謹候其時，氣可與期[11]，失時反候，五治不分，邪僻[12]內生，工不能禁[13]也。**時，謂氣至時也。候其年，則始於立春之日，候其氣，則始於四氣定期，候其日則隨於候日，故曰謹候其時，氣可與期也。反，謂反背也。五治，謂五行所治，主統一歲之氣也。然不分五治，謬引八邪，天真氣運，尚未該通，人病之由，安能精達，故曰工不能禁也。

〔1〕之："之"字誤，似應作"終"。

〔2〕太過　不及　平氣：五運值年時，其氣盛而有餘者爲"太過"；其氣衰而不足者爲"不及"；其氣無太過不及者爲"平氣"。

〔3〕五氣更立：謂五運之氣，更迭主時。

〔4〕過：張介賓曰："過，過失之謂，凡太過不及皆爲過也。"

〔5〕未至而至：前一"至"字指時令；後一"至"字指氣候。如未到春天而有春暖之氣候，是謂"未至而至"。

〔6〕薄：《釋名·釋言語》："薄，迫也。"

〔7〕乘所勝：《廣韻·十六蒸》："乘，勝也。"此謂亢盛之氣，過分地加於所勝之氣。

〔8〕人：趙本作"文"。

〔9〕勝：本書《五運行大論》篇林校引"勝"下有"而"字。

〔10〕木：藏本作"水"。

〔11〕氣可與期：謂四時之氣，可分别期以温熱涼寒。《説文·月部》："期，會也。"段注："會者，合也。"

〔12〕邪僻：指不正之氣所引起的疾病。"邪僻"同義複詞。"僻"亦"邪"也，見《淮南子·精神訓》高注。

〔13〕禁：慧琳《音義》卷五十五："禁，猶制也，止也。"

帝曰：有不襲乎？言五行之氣，有不相承襲者乎？**岐伯曰：蒼天之氣，不[1]得無常也。氣之不襲，是謂非常，非常則變矣。**變，謂變易天常也。**帝曰：非常而變奈何？岐伯曰：變至則病，所勝則微，所不勝則甚[2]，因而重感於邪，則死矣。故非其時則微，當其時則甚[3]也。**言蒼天布氣，尚不越於五行，人在氣中，豈不應於天道？

夫人之氣亂,不順天常,故有病死之徵矣。《左傳》曰:"違天不祥。"此其類也。假令木直之年,有火氣至,後二歲病矣。土氣至,後三歲病矣。金氣至,後四歲病矣。水氣至,後五歲病矣。真氣不足,復重感邪,真氣内微,故重感於邪則死也。假令非主[4]直年,而氣相干者,且[5]爲微病,不必内傷於神藏,故非其時則微而且持也。若當所直之歲,則易中邪氣,故當其直時,則病疾甚也。諸氣當其王者,皆必受邪,故曰非其時則微,當其時則甚也。《通評虚實論》曰:"非其時則生,當其時則死。"當,謂正直之年也。

〔1〕不:熊本"不"上有"氣"字。

〔2〕所勝則微,所不勝則甚:"所勝"與"所不勝",是指主氣與變氣之間的勝負關係而言。"微"、"甚"指病的輕重而言。姚止庵曰:"譬如木直之年,所能勝木者,金也。若人感不正之氣,病在於肺。肺,金也,金能平木,本不爲害,雖病亦微。所不能勝木而爲木所克者,土也。若人感不正之氣,病在脾胃。脾胃,土也,土木畏木,木旺土虚,其病必甚。"張志聰曰:"如春木主時,其變爲驟注,是主氣爲風木,變氣爲濕土,變氣爲主氣之所勝,而民病則微;如變爲肅殺,是主氣爲風木,變氣爲燥金,變氣爲主氣之所不勝,而民病則甚。"

〔3〕非其時則微,當其時則甚:張志聰曰:"變易之氣至,非其剋我之時,爲病則微,當其剋我之時,爲病則甚。"

〔4〕主:讀本、趙本並作"王"。

〔5〕且:周本作"宜"。

帝曰:善。余聞氣合而有形,因變以正名[1],天地之運,陰陽之化,其於萬物,孰少孰多,可得聞乎?新校正云:詳從前"岐伯曰昭乎哉問也"至此,全元起注本及《太素》並無,疑王氏之所補也。**岐伯曰:悉[2]哉問也,天至廣不可度,地至大不可量,大神靈問[3],請陳其方[4]。**言天地廣大,不可度量而得之,造化玄微,豈可以人心而徧悉。大神靈問,讚聖深明,舉大説凡。粗言綱紀,故曰請陳其方。**草生五色,五色之變,不可勝視,草生五味,五味之美[5],不可勝極,**言物生之衆,稟化各殊,目視口味,尚無能盡之,況於人心,乃能包括耶。**嗜欲不同,各有所通。**言色味之衆,雖不可徧盡所由,然人所嗜所欲,則自隨己心之所愛耳,故曰嗜欲不同,各有所通,**天食人以五氣[6],地食人以五味。**天以五氣食人者,臊氣湊肝,焦氣湊心,香氣湊脾,腥氣湊肺,腐氣湊腎也。地以五味食人者,酸味入肝,苦味入心,甘味入脾,辛味入肺,鹹味入腎也。清陽化氣,而上爲天;濁陰成味,而下爲地。故天食人以氣,地食人以味也。《陰陽應象大論》曰:"清陽爲天,濁陰爲地。"又曰:"陽爲氣,陰爲味。"**五氣入鼻,藏於心肺,上使五色脩[7]明,音聲能彰。五味入口,藏於腸胃[8],味有所藏,以養五氣[9],氣和而生。津液相成,神乃自生。**心榮面色,肺主音聲,故氣藏於心肺,上使五色脩潔分明,音聲彰著。氣爲水母,故味藏於腸胃,内養五氣,五氣和化,津液方生,津液與氣相副,化成神氣,乃能生而宣化也。

〔1〕氣合而有形,因變以正名:吴崑曰:"氣合而有形,謂陰陽二氣交合,而生萬物之有形者也。因變以正名,謂萬物化生各一其形,則各正其名而命之也。"

〔2〕悉:趙本、吴本、周本、藏本、熊本、守校本"悉"下並有"乎"字。

〔3〕大神靈問:孫鼎宜曰:"大神,贊帝之稱。《廣雅·釋詁》:'靈,善也。'"

〔4〕方:道理。《廣韻·十陽》:"方,道也。"

〔5〕美:周本作"變"。按:作"變"是。唯其有變,故下文云"不可勝極"。"美"、"變"草書形近致誤。

〔6〕天食(sì 似)人以五氣:"食"飼養。本作"飤",《廣韻·七志》:"飤,食也。"慧琳《音義》卷四十六:"以飯食設供於人曰食。""五氣"指風、暑、濕、燥、寒,《醫宗金鑑》卷三十四《四診心法要訣》曰:"天以風、暑、濕、燥、寒之五氣食人,從鼻而入。"

〔7〕脩:與"攸"同,見《史記·秦始皇本紀》索隱。"攸"語助詞。

〔8〕腸胃:"腸"字疑衍;本書《五藏别論》:"五味入口,藏於胃,以養五藏氣。"句法與此相似。

〔9〕五氣:指五臟之氣。

帝曰:藏象[1]何如?象,謂所見於外可閱者也。**岐伯曰:心者,生之本,神之變[2]也,其華[3]在面,其充[4]在血脈,爲陽中之太陽,通於夏氣。**心者,君主之官,神明出焉。然君主者,萬物繫之以興亡,故曰心者生之本,神之變也。火氣炎上,故華在面也,心養血,其主脈,故充在血脈也。心主[5]於夏,氣合太陽,以太陽居夏火之中,故曰陽中之太陽,通於夏氣也。《金匱真言論》曰:"平旦至日中,天之陽,陽中之陽也。"新校正云:詳神之變,全元起本並太素作神之處。**肺者,氣之本,魄**

之處也，其華在毛，其充在皮，爲陽中之太陰〔6〕，通於秋氣。肺藏氣，其神魄，其養皮毛，故曰肺者氣之本，魄之處，華在毛，充在皮也。肺藏爲太陰之氣，主王於秋，晝日爲陽氣所行，位非陰處，以太陰居於陽分，故曰陽中之太陰，通於秋氣也。《金匱真言論》曰："日中至黄昏，天之陽，陽中之陰也。"新校正云：按"太陰"，《甲乙經》並《太素》作"少陰"，當作"少陰"。肺在十二經雖爲太陰，然在陽分之中當爲少陰也。**腎者主蟄，封藏之本，精之處也，其華在髮，其充在骨，爲陰中之少陰〔7〕，通於冬氣。**地户封閉，蟄蟲深藏，腎又主水，受五藏六府之精而藏之，故曰腎者主蟄，封藏之本，精之處也。腦者髓之海，腎主骨髓，髮者腦之所養，故華在髮，充在骨也。以盛陰居冬陰之分，故曰陰中之少陰，通於冬氣也。《金匱真言論》曰："合夜至雞鳴，天之陰，陰中之陰也。新校正云：按全元起本並《甲乙經》、《太素》"少陰"作"太陰"，當作"太陰"。腎在十二經雖爲少陰，然在陰分之中當爲太陰。**肝者，罷極之本〔8〕，魂之居也，其華在爪，其充在筋，以生血氣，其味酸，其色蒼〔9〕**新校正云：詳此六字當去。按《太素》心，其味苦，其色赤。肺，其味辛，其色白。腎，其味鹹，其色黑。今惟肝脾二藏，載其味其色。據《陰陽應象大論》已著色味詳矣，此不當出之。今更不添心肺腎三藏之色味，只去肝脾二藏之色味可矣。其注中所引《陰陽應象大論》文四十一字，亦當去之。**此爲陽中之少陽〔10〕，通於春氣。**夫人之運動者，皆筋力之所爲也，肝主筋，其神魂，故曰肝者罷極之本，魂之居也。爪者筋之餘，筋者肝之養，故華在爪，充在筋也。東方爲發生之始，故以生血氣也。《陰陽應象大論》曰："東方生風，風生木，木生酸。"肝合木，故其味酸也。又曰："神在藏爲肝，在色爲蒼。"故其色蒼也。以少陽居於陽位，而王於春，故曰陽中之少陽，通於春氣也。《金匱真言論》曰："平旦至日中，天之陽，陽中之陽也。"新校正云：按全元起本並《甲乙經》、《太素》作"陰中之少陽"，當作"陰中之少陽"，詳王氏引《金匱真言論》云："平旦至日中，天之陽，陽中之陽也"以爲證，則王意以爲陽中之少陽也。再詳上文心藏爲陽中之太陽，王氏以引平旦至日中之説爲證，今肝藏又引爲證，反不引鷄鳴至平旦天之陰，陰中之陽爲證，則王注之失可見，當從全元起本及《甲乙經》、《太素》作陰中之少陽爲得。**脾、胃、大腸、小腸、三焦、膀胱者，倉廪之本，營之居也，名曰器，能化糟粕，轉味而入出者也，**皆可受盛，轉運不息，故爲倉廪之本，名曰器也。營起於中焦,中焦爲脾胃之位,故云營之居也。然水穀滋味入於脾胃,脾胃糟粕轉化其味,出於三焦膀胱,故曰轉味而入出者也。**其華在脣四白,其充在肌,其味甘,其色黄**,新校正云:詳此六字當去,並注中引《陰陽應象大論》文四十字亦當去,已解在前條。**此至陰之類,通於土氣**〔11〕**。**口爲脾官,脾主肌肉,故曰華在脣四白,充在肌也。四白,謂脣四際之白色肉也。《陰陽應象大論》曰:"中央生濕,濕生土,土生甘。"脾合土,故其味甘也。又曰:"在藏爲脾,在色爲黄。"故其色黄也。脾藏土氣,土合至陰,故曰此至陰之類,通於土氣也。《金匱真言論》曰:"陰中之至陰,脾也。"**凡十一藏取決於膽也**〔12〕**。**上從心藏,下至於膽,爲十一也。然膽者中正剛斷無私偏,故十一藏取決於膽也。

〔1〕藏象:内臟功能所表現於外的形象。

〔2〕變:《五行大義》卷三第四、《雲笈七籤》卷五十七第七引並作"處"。"處"居也,見《廣韻·八語》。

〔3〕華:光華、榮華。《廣韻·九麻》引《説文》:"華,榮也。"

〔4〕充:充養、充實。《廣雅·釋詁一》:"充,養也。"《穀梁傳》莊二十五年范注:"充,實也。"

〔5〕主:周本、守校本並作"王"。

〔6〕太陰:《五行大義》卷三第四引作"少陰"。

〔7〕少陰:《五行大義》卷三第四引作"太陰"。

〔8〕肝者,罷極之本:丹波元堅曰:"罷極當作四極,四極即四支,肝其充在筋,故云四極之本也。"李今庸云:"罷字疑當能字。楊樹達《詞詮》説:能與耐同。極謂疲困。所謂罷極,就是耐受疲勞。"

〔9〕以生血氣,其味酸,其色蒼:《讀素問抄》無此十字。

〔10〕陽中之少陽:《五行大義》卷三第四引"陽中"作"陰中"。俞樾曰:"據《金匱真言論》:陰中之陽肝也,則此文自宜作陰中之少陽,於義方合。"

〔11〕脾胃大腸小腸三焦膀胱者……通於土氣:按此五十八字與上文例不合,疑古錯簡,當依《讀素問抄》、《素問釋義》作"脾者,倉廩之本,營之居也,其華在脣四白,其充在肌,此至陰之類,通於土氣。胃、大腸、小腸、三焦、膀胱,名曰器,能化糟粕,轉味而出入者也。"又,心、肺、腎、肝,均與四時相通,唯脾未明相應季節,而稱"通於土氣"。《太陰陽明論》云:"脾者,土也,治中央,常以四時長四藏,各十八日寄治,不得獨主於時。"故

以“通於土氣”概言脾之主時。

〔12〕凡十一藏取決於膽也：于鬯曰：“一字衍。”森立之曰：“總稱藏府，謂之十一藏也。藏府皆得膽汁之分配，而爲刺擊生動之質，故曰取決於膽也。此一句中，含苞膽汁許多之妙用在於此。”

故人迎一盛，病在[1]少陽；二盛病在太陽；三盛病在陽明；四盛已上爲格陽[2]。陽脈法也。少陽，膽脈也。太陽，膀胱脈也。陽明，胃脈也。《靈樞經》曰：“一盛而躁在手少陽，二盛而躁在手太陽，三盛而躁在手陽明。”手少陽，三焦脈。手太陽，小腸脈。手陽明，大腸脈。一盛者，謂人迎之脈大於寸口一倍也。餘盛同法。四倍已上，陽盛之極，故格拒而食不得入也。《正理論》曰：“格則吐逆。”**寸口一盛，病在厥陰；二盛病在少陰；三盛病在太陰；四盛已上爲關陰[3]。**陰脈法也。厥陰，肝脈也。少陰，腎脈也。太陰，脾脈也。《靈樞經》曰：“一盛而躁在手厥陰，二盛而躁在手少陰，三盛而躁在手太陰。”手厥陰，心包脈也。手少陰，心脈也。手太陰，肺脈也。盛法同陽。四倍已上，陰盛之極，故關閉而溲不得通也。《正理論》曰：“閉則不得溺。”**人迎與寸口俱盛四倍已上爲關格[4]，關格之脈羸[5]，不能極[6]於天地之精氣，則死矣。**俱盛，謂俱大於平常之脈四倍也。物不可以久盛，極則衰敗，故不能極於天地之精氣則死矣。《靈樞經》曰：“陰陽俱盛，不得相營，故曰關格，關格者不得盡期而死矣。”此之謂也。新校正云：詳“羸”當作“盈”。脈盛四倍已上，非羸也，乃盛極也。古文“羸”與“盈”通用。

〔1〕在：《太素》卷十四《人迎脈口診》“在”下有“足”字。

〔2〕格陽：“格”格拒，見本書《四氣調神論》王注。張介賓曰：“四盛已上者，以陽脈盛極而陰無以通，故曰格陽。”

〔3〕關陰：“關”閉塞。《廣韻・二十七删》引《聲類》曰：“關，所以閉也。”張介賓曰：“四盛已上者，以陰脈盛極而陰無以交，故曰關陰。”

〔4〕關格：張介賓曰：“陰氣太盛，則陽氣不能榮也，故曰關。陽氣太盛，則陰氣弗能榮也，故曰格。陰陽俱盛，不得相榮，故曰關格。”森立之曰：“關格二字，爲閉拒之義。或以爲脈體之名，或以爲病證之義，共可通矣。”

〔5〕羸：胡本、趙本、吴本、明緑格抄本、周本、藏本、守校本並作“贏”。

〔6〕極：《爾雅・釋詁》：“極，至也。”引申有“達”意。

五藏生成篇第十

新校正云:詳全元起本在第九卷。按此篇云《五藏生成篇》而不云論者,蓋此篇直記五藏生成之事,而無問答論議之辭,故不云論。後不言論者,義皆倣此。

提要:本篇主要説明五臟、五味、五色、五脈之間的生克關係;闡述了色診、脈診在臨證上的應用。

心之合[1]脈也,火氣動躁,脈類齊同,心藏應火,故合脈也。**其榮[2]色也**,火炎上而色赤,故榮美於面而赤色。新校正云:詳王以赤色爲面榮美,未通。大抵發見於面之色,皆心之榮也,豈專爲赤哉。**其主[3]腎也。**主,謂主與腎相畏也,火畏於水,水與爲官,故[4]畏於腎。**肺之合[1]皮也**,金氣堅定,皮象亦然,肺藏應金,故合皮也。**其榮毛也**,毛附皮革故外榮。**其主心也。**金畏於火,火與爲官,故主畏於心也。**肝之合[1]筋也**,木性曲直,筋體亦然,肝藏應木,故合筋也。**其榮爪也**,爪者筋之餘,故外榮也。**其主肺也。**木畏於金,金與爲官,故主畏於肺也。**脾之合[1]肉也**,土性柔厚,肉體亦然。脾藏應土,故合肉也。**其榮脣也**,口爲脾之官,故榮於脣。脣[5]謂四際白色之處,非赤色也。**其主肝也。**土畏於木,木與爲官,故主畏於肝也。**腎之合[1]骨也**,水性流濕,精氣亦然,骨通精髓,故合骨也。**其榮髮也**,腦爲髓海,腎氣主之,故外榮髮也。**其主脾也。**水畏於土,土與爲官,故主畏於脾也。

〔1〕合:《雲笈七籤》卷五十七第七引“合”下有“於”字。“合”謂應合。《史記·樂書》正義:“合,應也。”

〔2〕榮:顯露於外。《吕氏春秋·務大》高注:“榮,顯也。”森立之曰:“榮者,藏氣之所滙注外見,故看其處之氣色,而卜其藏病也。”

〔3〕主:森立之曰:“主者主尊之義,交互各有主彼,而我受其制也,故克藏謂之主,主者,我畏彼之名。”

〔4〕故:周本“故”下有“主”字。

〔5〕脣:周本無“脣”字。

是故多食鹹,則脈凝泣[1]而變色[2];心合脈,其榮色,鹹益腎,勝於心,心不勝,故脈凝泣,而顔色變易也。**多食苦,則皮槁而毛拔[3]**;肺合皮,其榮毛,苦益心,勝於肺,肺不勝,故皮枯槁,而毛拔去也。**多食辛,則筋急而爪枯**;肝合筋,其榮爪,辛益肺,勝於肝,肝不勝,故筋急而爪乾枯也。**多食酸,則肉胝䐢而脣揭**〔4〕;脾合肉,其榮脣,酸益肝,勝於脾,脾不勝,故肉胝䐢,而脣皮揭舉也。**多食甘,則骨痛而髮落**,腎合骨,其榮髮,甘益脾,勝於腎,腎不勝,故骨痛而髮墮落。**此五味之所傷也。**五味入口,輸於腸胃,而内養五藏,各有所養〔5〕。有所欲,欲則互有所傷,故下文曰:**故心欲**〔6〕**苦**,合火故也。**肺欲辛**,合金故也,**肝欲酸**,合木故也。**脾欲甘**,合土故也。**腎欲鹹**,合水故也。**此五味之所合也**〔7〕,各隨其欲而歸湊之。**五藏之氣。**新校正云:按全元起本云,此五味之合,五藏之氣也,連上文。《太素》同。

〔1〕凝泣:《北堂書鈔》卷一百四十三《酒食部》引"凝泣"作"凝血"。"凝泣"謂凝澁不通。

〔2〕變色:《千金方》卷二十六第一作"色變"。按"色變"是,與下"毛拔"、"爪枯"、"脣揭""髮落"句式一律。

〔3〕拔:慧琳《音義》卷五引《韻詮》:"拔,盡也。"引申有脱落之意。

〔4〕肉胝(zhī 知)䐢(chú 除)而脣揭:《千金方》卷二十六第一"胝"下無"䐢"字,"揭"作"褰"(qiān 牵)。按:《千金方》是。"胝"有"厚"義。"褰"作"皺縮"解。見《史記·司馬相如傳》索隱引蘇林注。"肉胝而脣褰"猶言肉厚而脣縮。

〔5〕有所養:周本無此三字。

〔6〕欲:《説文·欠部》:"欲,貪欲也。"

〔7〕此五味之所合也:《外臺》卷二十二引《删繁》"之"下無"所"字,"也"字移下文"五藏之氣"下,作"此五味之合五藏之氣也"。

故〔1〕**色見青如草茲**〔2〕**者死。**茲,滋也,言如草初生之青色也。**黄如枳實者死。**色青黄也。**黑如炲**〔3〕**者死。**炲,謂炲煤也。**赤如衃血者死。**衃血,謂敗惡凝聚之血,色〔4〕赤黑也。**白如枯骨者死。**白而枯槁,如乾骨之白也。**此五色之見死也。**藏敗,故見死色也。《三部九候論》曰:"五藏已敗,其色必夭,夭必死矣。"此之謂也。**青如翠**〔5〕**羽者生,赤如鷄冠者生。黄如蟹腹者生,白如豕膏**〔6〕**者生,黑如烏羽**〔7〕**者生。此五色之見生也。**此〔8〕謂光潤也,色雖可愛,若見朦朧,尤善矣。故下文曰:**生於心,如以縞**〔9〕**裹朱**〔10〕**。生於肺,如以縞裹**

紅〔11〕**，生於肝，如以縞裹紺**〔12〕**。生於脾，如以縞裹栝樓實。生於腎，如以縞裹紫**，是乃真見生色也。縞，白色，紺，薄青色。**此五藏所生之外**〔13〕**榮也。**榮，美色也。

〔1〕故：明緑格抄本、吴注本並作"敗"。

〔2〕兹：《脈經》卷五第四、《千金翼方》卷二十五第一並引作"滋"。按："兹"似爲"玆"之誤字。《説文·玄部》："玆，黑也，從二玄。《春秋傳》曰：何故使吾水玆。"考《春秋傳》乃哀公八年《左傳》文，今傳文"玆"作"滋"。《脈經》之"滋"者，乃原作"玆"。

〔3〕炲：《千金翼方》卷二十五第一"炲"下有"煤"字。按"炲"亦作"炱"。《吕氏春秋·任數》高注："煤炱，煙塵也。"楊上善曰："炲煤，黑之惡色也。"

〔4〕色：藏本無"色"字。

〔5〕翠：鳥名。《説文·羽部》："翠，青羽雀也。"

〔6〕豕膏：猪脂。

〔7〕烏羽：此指烏鴉的羽毛。

〔8〕此：胡本、讀本並作"皆"。

〔9〕縞（gǎo 搞）：白色生絹。見《禮記·王制》孔疏。喻昌曰："縞，素白也，加以朱、紅、紺、黄、紫之上，其内色耀映於外，若隱若見，所以察色之妙，全在察神。"

〔10〕朱：《廣韻》十虞："朱，赤也。"

〔11〕紅：《説文·糸部》："紅，帛赤白色。"

〔12〕紺：《釋名·釋采帛》："紺，青而含赤色也。"

〔13〕外：《太素》卷十七無"外"字。

色味當〔1〕**五藏，白當肺、辛，赤當心、苦，青當肝、酸，黄當脾、甘，黑當腎、鹹。**各當其所應，而爲色味也。**故白當皮，赤當脈，青當筋，黄當肉，黑當骨。**各歸其所養之藏氣也。

〔1〕當：吴崑曰："當，合也。"森立之曰："白當肺辛，謂其色白合於肺，其味辛，亦合於肺也，古文簡略如此。"

諸脈者皆屬於目〔1〕，脈者血之府。《宣明五氣篇》曰："久視傷血。"由此明諸脈皆屬於目也。新校正云：按皇甫士安云："《九卷》曰：心藏脈，脈舍神。神明通體，故云屬目。"**諸髓者皆屬於腦**〔2〕，腦爲髓海，故諸髓屬之。**諸筋者皆屬於節**〔3〕，筋、氣之堅結者，皆絡於骨節之間也。《宣明五氣篇》曰："久行傷筋。"由此明諸筋皆屬於節也。**諸血者皆屬於心**，血居脈内，屬於心也。《八正神明論》曰："血氣者人之神。"然神者心之主，由此故諸血皆屬於心也。**諸氣者皆屬於肺**，肺藏主氣故也。**此四支八谿**〔4〕**之朝夕**〔5〕**也。**谿者，肉之小會名也。八谿，謂肘膝腕也，如是，氣血筋脈，互有盛衰，故爲朝夕矣。

〔1〕諸脈者皆屬於目：《國語・晋語》韋注："屬，猶注也。"膀胱脈起於目内眥，肝脈連目系，膽脈起於目鋭眥，小腸脈至目鋭眥，心脈系目系，故曰"諸脈者皆屬於目。"

〔2〕諸髓者皆屬於腦：森立之曰："腦髓共係於腎，腎中之精氣，上會頭腦中，其氣四散，而灌注於諸經。"

〔3〕節：《太素》卷十七作"肝"。

〔4〕八谿：指上肢的肘、腕，下肢的膝、踝。又《靈樞・邪客》："肺心有邪，其氣留於兩肘，肝有邪，其氣留於兩腋，脾有邪，其氣留於兩髀，腎有邪，其氣留於兩膕。凡此八虚，皆機關之室，真氣之所過，血絡之所遊。"

〔5〕朝夕：即"潮汐"，諧聲相假。早潮曰"潮"，晚潮曰"汐"。此言氣血筋脈灌注四肢關節如潮水消長，故曰"潮汐"。

故〔1〕**人卧血歸於肝**，肝藏血，心行之，人動則血運於諸經，人静則血歸於肝藏。何者？肝主血海故也。**肝**〔2〕**受**〔3〕**血而能視**，言其用也。目爲肝之官，故肝受血而能視。**足受血而能步**，氣行乃血流，故足受血而能行步也。**掌受血而能握**，以當把握之用。**指受血而能攝**〔4〕**。**以當攝受之用也。血氣者人之神，故所以受血者，皆能運用。**卧出而風吹之**〔5〕**，血凝於膚者爲痺**，謂𤸷痺也。**凝於脈者爲泣**，泣，謂血行不利。**凝於足者爲厥**，厥謂足逆冷也。**此三者，血行而不得反其空**〔6〕**，故爲痺厥也。**空者，血流之道，大經隧也。**人有大谷十二分**〔7〕，大經所會，謂之大谷也。十二分者，謂十二經脈之部分。**小谿**〔8〕**三百五十四名，少十二俞**〔9〕，小絡所會，謂之小谿也。然以三百六十五小絡言之者，除十二俞外，則當三百五十三名，經言三百五十四者，傳寫行書，誤以三爲四也。新校正云：按别本及全元起本、《太素》"俞"作"關"。**此皆衛氣之所留止，邪氣之所客**〔10〕**也**，衛氣滿填以行，邪氣不得居止，衛氣虧缺留止，則爲邪氣所客，故言邪氣所客。**鍼石緣**〔11〕**而去之。**緣，謂飡緣行去之貌。言邪氣所客，衛氣留止，鍼其谿谷，則邪氣飡緣隨脈而行去也。

〔1〕故:《千金方》卷十一第一作“凡”。

〔2〕肝:《傷寒論》成注卷一《平脈法》第二、《宣明論方》卷十一引並作“目”。

〔3〕受:《廣雅·釋詁三》:“受，得也。”

〔4〕攝:“持取”。《國語·魯語》韋注:“攝，持也。”

〔5〕卧出而風吹之:藏本“出”下無“而”字。

〔6〕空:同“孔”。

〔7〕大谷十二分:孫鼎宜曰:“此以經脈爲谷，與《氣穴論》肉之大會爲谷義異。”張介賓曰:“分，處也。”

〔8〕小谿:楊上善曰:“三百六十五絡名曰小谿”。孫鼎宜曰:“此以氣穴爲谿，與《氣穴論》肉之小會爲谿義異。”

〔9〕十二俞:《太素》卷十七“俞”作“關”，與林校引《太素》合。楊上善曰:“手足十二大節，名十二關。”

〔10〕客:《説文·宀部》:“客，寄也。”張舜徽曰:“客之言寄也，謂暫過此小留也。”

〔11〕緣:介詞，因也。

診病之始，五決爲紀〔1〕，五決，謂以五藏之脈，爲決生死之綱紀也。**欲知**〔2〕**其始**〔3〕**，先建其母**〔4〕**。**建，立也。母，謂應時之王氣也。先立應時王氣，而後乃求邪正之氣也。**所謂五決者，五脈也。**謂五藏脈也。**是以頭痛巔疾**〔5〕**，下虚上實，過**〔6〕**在足少陰、巨陽，甚則入腎。**足少陰，腎脈。巨陽，膀胱脈。膀胱之〔7〕脈者，起於目内眥，上額交巔上；其支别者，從巔至耳上角；其直行者，從巔入絡腦，還出别下項，循肩髆，内俠脊，抵腰中，入循膂，絡腎，屬膀胱。然腎虚而不能引巨陽之氣，故頭痛而爲上巔之疾也。經病甚〔8〕已，則入於藏矣。**徇蒙招尤**〔9〕**，目冥**〔10〕**耳聾，下實上虚，過在足少陽、厥陰，甚則入肝。**徇，疾也。蒙，不明也。言目暴疾而不明。招，謂掉也。摇掉不定也。尤，甚也。目疾不明，首掉尤甚，謂暴病也。目冥耳聾，謂漸病也。足少陽，膽脈。厥陰，肝脈也。厥陰之脈，從少腹，上俠胃，屬肝絡膽，貫鬲，布脅肋，循喉嚨之後，入頏顙，上出額，與督脈會於巔。其支别者，從目系下頰裏。足少陽之脈,起於目鋭眥,上抵頭角,下耳後,循頸,入缺盆。其支別者,從耳後,入耳中;又支別者,別目鋭眥,下顴,加頰車,下頸,合缺盆以下胸中,貫鬲,絡肝,屬膽。今氣不足,故爲是病。新校正云:按王注徇蒙,言目暴疾而不明,義未甚顯。徇蒙者,蓋謂目瞼瞤動疾數而蒙暗也。又少陽之脈"下顴",《甲乙經》作"下頔"。**腹滿䐜脹,支鬲胠脇**〔11〕**,下厥上冒**〔12〕**,過在足太陰、陽明**〔13〕**。**胠,謂脇上也。下厥上冒者,謂氣從下逆上,而冒於目也。足太陰,脾脈。陽明,胃脈也。足太陰脈,自股内前廉,入腹,屬脾絡胃,上鬲。足陽明脈,起於鼻,交於頞,下循鼻外,下絡頤頷,從喉嚨,入缺盆,屬胃絡脾。其直行者,從缺盆,下乳内廉,下俠齊,入氣街中。其支別者,起胃下口,循腹裏,至氣街中而合以下髀〔14〕。故爲是病。**欬嗽上氣**〔15〕**,厥**〔16〕**在胸中,過在手陽明、太陰**〔17〕**。**手陽明,大腸脈。太陰,肺脈也。手陽明脈,自肩髃前廉,上出於柱骨之會上,下入缺盆,絡肺,下鬲,屬大腸。手太陰脈,起於中焦,下絡大腸,還循胃口,上鬲,屬肺,從肺系,横出掖下。故爲欬嗽上氣,厥在胸中也。新校正云:按《甲乙經》"厥"作"病"。**心煩頭痛,病在鬲中,過在手巨陽、少陰**〔18〕**。**手巨陽,小腸脈。少陰,心脈也。巨陽之脈,從肩上入缺盆,絡心,循咽,下鬲,抵胃,屬小腸。其支別者,從缺盆,循頸上頰,至目鋭眥。手少陰之脈,起於心中,出屬心系,下鬲,絡小腸。故〔19〕心煩頭痛,病在鬲中也。新校正云:按《甲乙經》云:"胸中痛,支滿,腰背相引而痛,過在手少陰、太陽也"。

〔1〕紀:森立之曰:"紀者,要也,法也。"

〔2〕知:《太素》卷十五《色脈診》作"得"。

〔3〕始:《禮記·檀弓》鄭注:"始,生也。""欲知其始"猶云欲知其生病之因。

〔4〕母:楊上善曰:"診五藏之脈,以知其病,故爲其母。母,本也。"

〔5〕巔疾:森立之引《蘭軒遺稿》云:"巔疾謂顛仆之疾,即癲也。此疾本由上實下虚而成,王以爲上巔之疾者非也。巔、顛同。"

〔6〕過:謂異於常候。見本書《脈要精微論》王注。

〔7〕之:周本無"之"字。

〔8〕甚:守校本作"不"。

〔9〕徇蒙招尤:凌德引薛雪云:"徇當作眴。"《普濟本事方》卷二、《婦人良方》卷四第四引"尤"並作"摇"。楊上善曰:"徇蒙,謂眩冒也;招尤,謂目招摇,頭動戰尤也。"森立之曰:"徇蒙,頭眩也。招尤,身戰也。隨爲

耳聾目冥之證，乃上虚下實，肝經氣虚於上，肝藏氣實於下也。”

〔10〕目冥：目暗不明。《廣雅·釋訓》：“冥冥，暗也。”

〔11〕支鬲胠（qū 區）脇：《太素》卷十五《色脈診》“胠”下無“脇”字。《廣雅·釋親》：“胠，脇也。”“支”有“拄”義，“鬲”謂胸膈。“支鬲胠”，謂鬲胠如有物撑拄，乃胸脇極度不適之狀。

〔12〕下厥上冒：氣逆上犯。“冒”有“犯”意。《廣韻·三十七號》：“冒，涉也。”

〔13〕陽明：循上文例，“陽明”下似應有“甚則入脾”四字。

〔14〕髀：“髀”下脱“闗”字，應據《靈樞·經脈》“以下髀闗”句補。

〔15〕上氣：謂逆喘，見《周禮·天官疾醫》鄭注。

〔16〕厥：《甲乙經》卷六第九作“病”。

〔17〕太陰：循上文例，“太陰”下似應有“甚則入肺”四字。

〔18〕過在手巨陽、少陰：循上例，此下似當有“甚則入心”四字。

〔19〕故：周本“故”下有“爲”字。

夫脈之小大滑濇浮沉，可以指别。夫脈，小者細小，大者滿大，滑者往來流利，濇者往來蹇難，浮者浮於手下，沉者按之乃得也。如是，雖衆狀不同，然手巧心諦，而指可分别也。**五藏之象，可以類推。**象，謂氣象也。言五藏雖隱而不見，然其氣象性用，猶可以物類推之。何者？肝象木而曲直，心象火而炎上，脾象土而安静，肺象金而剛決，腎象水而潤下。夫如是皆大舉宗兆，其中隨事變化，象法傍通者，可以同類而推之爾。**五藏**〔1〕**相音**〔2〕**，可以意識。**音，謂五音也。夫肝音角，心音徵，脾音宫，肺音商，腎音羽，此其常應也。然其互相勝負，聲見否臧，則耳聰心敏者，猶可以意識而知之。**五色微診**〔3〕**，可以目察。**色，謂顔色也。夫肝色青，心色赤，脾色黄，肺色白，腎色黑，此其常色也。然其氣象交互，微見吉凶，則目明智遠者，可以占視而知之。**能合脈色，可以萬全。**色青者其脈弦，色赤者其脈鉤，色黄者其脈代，色白者其脈毛，色黑者其脈堅，此其常色脈也。然其參校異同，斷言成敗，則審而不惑〔4〕，萬舉萬全，色脈之病，例如下説。**赤脈之至也，喘而堅，診曰**〔5〕**有**〔6〕**積氣在中，時害於食，名曰心痺，**喘，謂脈至如卒喘狀也。藏居高，病則脈爲喘狀，故〔7〕心肺二藏，而獨言之爾。喘爲心氣不足，堅則病氣有餘。心脈起於心胸之中，故積氣在中，時害於食也。積，謂病氣積聚。痺，謂藏氣不宣行也。**得**

之外疾〔8〕**，思慮而心虚，故邪從之。**思慮心虚，故外邪因之，而居止矣。**白脈之至也，喘而浮**〔9〕**，上虚下實**〔10〕**，驚**〔11〕**，有積氣在胸中，喘而虚名曰肺痺，寒熱**〔12〕，喘爲不足，浮者肺虚，肺不足是謂心〔13〕虚，上虚則下當滿實矣。以其不足，故善驚而氣積胸中矣。然脈喘而浮，是肺〔14〕自不足，喘而虚者，是心氣上乘，肺受熱而氣不得營，故名肺痺，而外爲寒熱也。**得之醉而使内也。**酒味苦燥，内益於心，醉甚入房，故心氣上勝於肺矣。**青脈之至也，長而**〔15〕**左右彈，有積氣在心下支胠，名曰肝痺**，脈長而彈，是爲弦緊，緊爲寒氣，中濕乃弦，肝主胠脇，近於心，故氣積心下，又支胠也。《正理論·脈名例》曰："緊脈者，如切繩狀"。言左右彈人手也。**得之寒濕，與疝同法，腰痛足清頭痛**〔16〕**。**脈緊爲寒，脈長爲濕，疝之爲病，亦寒濕所生，故言與疝同法也。寒濕在下，故腰痛也。肝脈者，起於足，上行至頭，出額，與督脈會於巔，故病則足冷而頭痛也。清，亦冷也。**黄脈之至也，大而虚，有積氣在腹中，有厥氣，名曰厥疝**〔17〕，脈大爲氣，脈虚爲虚，既氣又虚，故脾氣積於腹中也，若腎氣逆上，則是厥疝，腎氣不上，則但〔18〕虚而脾氣積也。**女子同法**〔19〕**，得之疾使**〔20〕**四支汗出當風。**女子同法，言同其候也。風氣通於肝，故汗出當風，則脾氣積滿於腹中。**黑脈之至也，上**〔21〕**堅而大，有積氣在小腹**〔21〕**與陰，名曰腎痺**〔23〕，上，謂寸口也，腎主下焦，故氣積聚於小腹與陰也。**得之沐浴清水**〔24〕**而卧。**濕氣傷下，自歸於腎，況沐浴而卧，得無病乎。《靈樞經》曰："身半以下，濕之中〔25〕也。"

〔1〕五藏：《太素》卷十五《色脈診》作"上醫"。

〔2〕相（xiāng 香）音：謂察病人音聲之清濁長短疾徐。森立之曰："相與之古音甚相近。相意或之音訛，則與五臟之象正相切對。"

〔3〕五色微診：指色診非常微妙。《廣韻·八微》："微，妙也。"

〔4〕感：守校本作"惑"。

〔5〕曰：《太素》卷十五《色脈診》作"之"。森立之曰："作之似是。後不曰診之者，省文也。"

〔6〕有：《甲乙經》卷四第一作"爲"。

〔7〕故：守校本"故"下有"於"字。

〔8〕外疾：張琦曰："外疾二字疑衍。"張介賓曰："外疾，外邪也。思慮心虚，故外邪從而居之矣。"

〔9〕浮:《脈經》卷六第七引"浮"下有"大"字。

〔10〕上虚下實:森立之曰:"上虚者,肺部表虚,邪乘之也,下實者,胃氣充實也。"

〔11〕驚:"驚"字疑誤竄,似應在"喘而虚"句下,作"喘而虚驚"。《衛生寶鑑》卷四《飲傷脾胃論》引文可證。蓋"喘而浮"之"喘"指脈象急促言;"喘而虚驚"之"喘"指"肺痺"證狀言,義自有别。

〔12〕寒熱:于鬯曰:"寒熱二字,似當在得之之下,方與上下例合。"

〔13〕心:周本作"上"。

〔14〕肺:趙本作"脈"。

〔15〕而:《甲乙經》卷四第一"而"下有"弦"字。

〔16〕頭痛:胡本、吴本、藏本、田本並作"頭脈緊"。《永樂大典》卷一萬三千八百七十七引亦作"頭脈緊"。

〔17〕有積氣在腹中,有厥氣,名曰厥疝:高世栻曰:"腹中,脾部也,有厥氣,乃土受本剋,土氣厥逆而不達也,土受木剋,故不名曰脾痺,名曰厥疝。疝,肝病也。"

〔18〕但:胡本、讀本並作"俱"。

〔19〕女子同法:高世栻曰:"女子無疝,肝木乘脾之法則同也。"

〔20〕疾使:《中藏經》卷上二十六無"疾使"二字。

〔21〕上:按"上"係誤字,應作"下"。上下二字,在古文中或作"丄""丅",或作"⊥""⊤"或作"二""二",形近易誤。腎脈屬下,積氣在小腹與陰,則於脈應之,宜在下。

〔22〕小腹:《太素》卷十五《色脈診》作"腹中",《甲乙經》卷四第一作"少腹"。

〔23〕腎痺:俞正燮曰:"腎痺即奔豚,在少腹下,上至心下。"

〔24〕清水:冷水。

〔25〕之中:周本作"中之"。

凡相五色之奇脈〔1〕**,面黄目青,面黄目赤,面黄目白,面黄目黑者,皆不死也。**奇脈,謂與色不相偶合也。凡色見黄,皆爲有胃氣,故不死也。新校正云:按《甲乙經》無"之奇脈"三字。**面青目赤**〔2〕**,面赤目白,面青目黑,面黑目白,面赤目青**〔3〕**皆死也。**無黄色而皆死者,以無胃氣也。五藏以胃氣爲本。故無黄色,皆曰死焉。

〔1〕之奇脈:《甲乙經》卷一第十五、《千金翼方》卷三十五第一引並

無此三字。

〔2〕赤:胡本、吴本、周本、藏本、熊本、田本並作"青"。

〔3〕青:《太素》卷十五《色脈診》"青"下有"者"字。按有"者"字是,與上"面黄目黑者"文例合。

五藏别論篇第十一新校正云:按全元起本在第五卷。

提要:本篇論述五臟、六腑奇恒之腑的性質和功能;説明氣口獨爲五臟主的道理。

黄帝問曰:余聞方士,或以腦髓爲藏[1]**,或以腸胃爲藏,或以爲府,敢問更**[2]**相反,皆自謂是,不知其道,願聞其説。**方士,謂明悟方術之士也。言互爲藏府之差異者,經中猶有之矣。《靈蘭秘典論》以腸胃爲十二藏相使之次,《六節藏象論》云十一藏取決於膽,《五藏生成篇》云五藏之象可以類推,五藏相音可以意識,此則互相矛盾爾。腦髓爲藏,應在别經。**岐伯對曰:腦、髓、骨、脈、膽**[3]**、女子胞**[4]**,此六者,地氣之所生也,皆藏於陰,而象於地,故藏而不寫,名曰奇恒之府**[5]**。**腦髓骨脈,雖名爲府,不正與神藏爲表裏。膽與肝合,而不同六府之傳寫,胞雖出納,納則受納精氣,出則化出形容,形容之出,謂化極而生。然出納之用,有殊於六府,故言藏而不寫,名曰奇恒之府也。**夫**[6]**胃、大腸、小腸、三焦、膀胱,此五者,天氣之所生也,其氣象天,故寫而不藏,此受五藏濁氣,名曰傳化之府,此不能久留輸寫者也。**言水穀入已,糟粕變化而泄出,不能久久留住[7]於中,但當化已,輸寫令去而已,傳寫諸化,故曰傳化之府也。**魄門亦爲五藏**[8]**,使水穀不得久藏。**謂肛之門也,内通於肺,故曰魄門。受已[9]化物,則爲五藏行使,然水穀亦不得久藏於中。**所謂**[10]**五藏者,藏精氣**[11]**而不寫也,故滿而不能實。**精氣爲滿,水穀爲實,但藏精氣,故滿而不能實。新校正云:按全元起本及《甲乙經》、《太素》"精氣"作"精神"。**六府者,傳化物而不藏,故實而不能滿也。**以不藏精氣,但受水穀故也。**所以然者**[12]**,水穀入口,則胃實而腸虚,**以未下也。**食下,則腸實而胃虚。**水穀下也。**故曰:實而不滿,滿而不實**[13]**也。**

〔1〕藏:《太素》卷六《藏府氣液》"藏"下有"或以爲府"四字。

〔2〕更:義猶"互"也。見《漢書·萬石君傳》顔注。

〔3〕膽:《太素》卷六《藏府氣液》"膽"下有"及"字。

〔4〕女子胞:即子宫,亦稱胞宫。

〔5〕奇恒之府:森立之曰:"腦、髓、骨,並爲腎之所主,然爲其用也各異,故揭出於此。蓋腦爲思慮之原,髓爲精液之源,骨爲爪牙之原,脈可以知死生吉凶,膽可以決善惡是非,女子胞者,即爲寫出有餘之血之處,其用亦多,凡此六者,其爲用也各不同,而與藏府自别,故名曰奇恒之府。""奇恒"者,言異於常也。

〔6〕夫:《千金方》卷十二第一引作"若"。

〔7〕住:趙本作"注"。

〔8〕魄門亦爲五藏:柯校曰:"魄即粕。"孫鼎宜曰:"魄門謂肛門,以糟粕所出故名。王注迂曲難通。五藏二字,當作六府,蒙上文誤。謂方士有以魄門充爲六府者,殆以使水穀不得久藏之。舊以使字屬上讀,非。果爾,亦僅爲大腸府之使耳,不得統言五藏也。"

〔9〕受已:周本作"已受"。

〔10〕所謂:《讀素問抄》無此二字。

〔11〕氣:《太素》卷六《藏府氣液》作"神"。按《千金方》卷十二第一校文引《甲乙經》亦作"神"。

〔12〕所以然者:《類説》卷三十七引無此四字。

〔13〕滿而不實:明緑格抄本無此四字。《太素》卷六《藏府氣液》亦無此四字。

帝曰:氣口何以獨爲五藏主〔1〕**?**氣口,則寸口也,亦謂脈口。以寸口可候氣之盛衰,故云氣口。可以切脈之動静,故云脈口。皆同取於手魚際之後同身寸之一寸,是則寸口也。**岐伯曰:胃者水穀之海,六府之大源**〔2〕**也。**人有四海,水穀之海,則其一也,受水穀已,榮養四傍,以其當運化之源,故爲六府之大源也。**五味入**〔3〕**口,藏**〔4〕**於胃以養五藏氣**〔5〕**,氣口亦**〔6〕**太陰也。**氣口,在手魚際之後同身寸之一寸。氣口之所候脈動者,是手太陰脈氣所行,故言氣口亦太陰也。**是以五藏六府之氣味**〔7〕**,皆出於胃,變見**〔8〕**於氣口。**榮氣之道,内穀爲實。新校正云:詳此注出《靈樞》,"實"作"寳"。穀入於胃,氣傳與肺,精專者,循肺氣行於氣口,故云變見於氣口也。新校正云:按全元起本"出"作"入"。**故五氣入鼻,藏於心肺**〔9〕**,心肺有病,而**〔10〕**鼻爲之不利也。凡治病必察其下**〔11〕**,適其脈**〔12〕**,觀其志意**〔13〕**,與其病也**〔14〕**。**下,謂目下所見可否也。調適其脈之盈虚,觀量志意之邪正,及病深淺成敗之宜,乃守法以治之也。新校正云:按《太素》作必察其上下,適其脈候,觀其志意,與其病能。**拘**〔15〕**於鬼神者,不可與言至德**〔16〕**。**志意邪則好〔17〕祈禱,言至德則事必違,故不可與言至德也。**惡於鍼石者,不可與言至巧。**惡於鍼石,則巧不得施,故不可與言至巧。**病**〔18〕**不許治者,病必不治**〔19〕**,治之無功矣。**心不許人治之,是其必死。强爲治者,功亦不成,故曰治之無功矣。

〔1〕五藏主:《太素》卷十四《人迎脈口診》"主"下有"氣"字。楊上善曰:"九候各候五藏之氣,何因氣口獨主五藏六府十二經脈等氣也。"

〔2〕大源:《類説》卷三十七引"源"上無"大"字。

〔3〕入:《甲乙經》卷二第一下"入"下有"于"字。

〔4〕藏:《難經·一難》虞注引"藏"上有"以"字。

〔5〕五藏氣:《太素》卷十四《人迎脈口診》"五"下無"藏"字。按:無"藏"字是。"五氣"謂臊、焦、香、腥、腐,此與《六節藏象論》"味有所藏,以養五氣"義同。《類證活人書》卷二脈穴圖引亦無"藏"字。

〔6〕亦:柯校曰:"亦當作手"。

〔7〕味:明緑格抄本無"味"字,《類説》卷三十七引同。

〔8〕見:同"現"。《説文》無"現"字,《廣韻》始收"現"字,《三十二霰》云:"見,露也。現,俗。"

〔9〕心肺:《類説》卷三十七引"肺"上無"心"字。按:無"心"字是。肺開竅於鼻,如摻入"心"字義難解。下一"心肺"句"心"字亦衍。

〔10〕而:《聖濟總録》卷一百十六引作"則"。

〔11〕下:《太素》卷十四《人迎脈口診》"凡治病必察其下"句,楊上善曰:"療病之要,必須上察人迎,下診寸口。"吴崑曰:"下,謂二便也。"

〔12〕適其脈:《太素》卷十四《人迎脈口診》"脈"下有"候"字。此猶云察其脈候。《吕氏春秋·明理》高注:"適,時也。"《廣雅·釋言》:"時,伺也。""伺"有"察"意。

〔13〕觀其志意:吴崑曰:"求其志意爲之施治,如怒傷肝,喜傷心,思

傷脾,悲傷肺,恐傷腎,皆志意爲病;又如先富後貧,先貴後賤亦當會其志意而爲之處治。”

〔14〕病也:《太素》卷十四《人迎脈口診》,“也”作“能”。“能”即“態”字。

〔15〕拘:《太素》卷十四《人迎脈口診》“拘”上有“乃”字。“乃”有“若”義。

〔16〕至德:《太素》卷十四《人迎脈口診》“德”作“治”。姚止庵曰:“醫道精微,是爲至德。”

〔17〕好:周本作“奸”。

〔18〕病:《太素》卷十四《人迎脈口診》“病”上有“治”字。

〔19〕病必不治:《太素》卷十四《人迎脈口診》作“病不必治”。

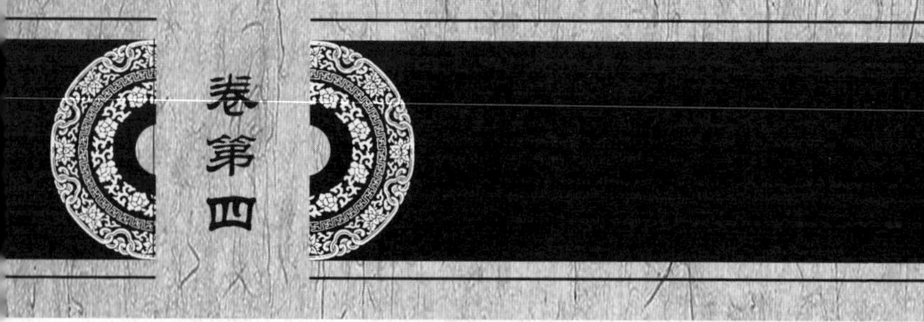

異法方宜論篇第十二新校正云:按全元起本在第九卷。

提要:本篇强調治病應因地制宜。説明了區域環境、生活條件不同,人的體質及多發病因之異,故治療應因人制宜、因地制宜,即"異法方宜"。

黄帝問曰:醫之治病也,一病而治各不同,皆愈何也? 不同,謂鍼石灸焫毒藥導引按蹻也。**岐伯對曰:地勢〔1〕使然也。** 謂法天地生長收藏及高下燥濕之勢。**故東方之域,天地之所始〔2〕生也,** 法春氣也。**魚鹽之地,海濱〔3〕傍〔4〕水,** 魚鹽之地,海之利也。濱,水際也。隨業近之。**其民食魚而嗜鹹,皆安其處,美其食,** 豐其利,故居安。恣其味,故食美。**魚者使人熱中〔5〕,鹽者勝血〔6〕,** 魚發瘡則熱之信,鹽發渴則勝血之徵。**故其民皆黑色踈理,其病皆爲癰瘍〔7〕,** 血弱而熱,故喜〔8〕爲癰瘍。**其治宜砭石〔9〕,** 砭石謂以石爲鍼也。《山海經》曰:"高氏之山,有石如玉,可以爲鍼。"則砭石也。新校正云:按"氏"一作"伐"。**故砭石者,亦〔10〕從東方來。** 東人今用之。

〔1〕地勢:地理形勢。在此泛指地形高低、氣候寒温、環境燥濕及生活習慣等。

〔2〕始:《醫心方》卷一第一引作"先"。按本書《疏五過論篇》王注引亦作"先"。

〔3〕海濱:《太素》卷十九《知方地》、《醫心方》卷一第一並作"濱海"。"濱海"謂近海。《國語·齊語》韋注:"濱,近也。"

〔4〕傍(bàng 棒):《廣雅·釋詁三》:"傍,近也。"

〔5〕使人熱中:《本草衍義》卷十七引無“使人”二字。“熱中”謂熱生於内。

〔6〕鹽者勝血:《證類本草》卷四《食鹽》、《醫藏書目·妙竅函》引“鹽”並作“鹹”。《宣明五氣篇》:“鹹走血”。

〔7〕癰瘍:《本草綱目》卷十“砭石”條引“癰”作“瘡”。《甲乙經》卷六第二“瘍”作“腫”,《太素》卷十九《知鍼石》“制砭石大小”楊注引與之合。

〔8〕喜:守校本作“善”。

〔9〕砭石:《説文·石部》:“砭,以石刺病也。”

〔10〕亦:語首助詞。

西方者,金玉之域,沙石[1]**之處,天地之所收引也**,法秋氣也。引[2],謂牽引,使收斂也。**其民陵居**[3]**而多風,水土剛强**,居室如陵,故曰陵居。金氣肅殺,故水土剛强也。新校正云:詳大抵西方地高,民居高陵,故多風也,不必室如陵矣。**其民不衣而褐薦**[4]**,其民**[5]**華食**[6]**而脂肥**,不衣絲綿,故曰不衣。褐,謂毛布也。薦,謂細草也。華,謂鮮美,酥酪骨[7]肉之類也。以食鮮美,故人體脂肥。**故邪不能傷其形體**[8]**,其病**[9]**生於内**,水土剛强,飲[10]食脂肥,膚腠閉封,血氣充實,故邪不能傷也。内,謂喜怒悲憂恐及飲食男女之過甚也。新校正云:詳“悲”一作“思”。當作“思”,已具《陰陽應象大論》注中。**其治宜毒藥**[11],能攻其病,則謂之毒藥。以其血氣盛,肌肉堅,飲食華,水土强,故病宜毒藥,方制御之。藥,謂草木蟲魚鳥獸之類,皆能除病者也。**故毒藥者亦從西方來。**西人方術今奉之。

〔1〕沙石:孫鼎宜曰:“沙石即流沙,今謂之沙漠。”

〔2〕引:周本“引”上有“收”字。森立之曰:“收引與東方始生相對。”

〔3〕其民陵居:于鬯曰:“其民當作其地,下文始云其民不衣而褐薦,則此不當出其民字,蓋即涉彼而誤也。”《釋名·釋山》:“土山曰阜,大阜曰陵。陵,隆也,體隆高也。”“居”古作“凥”,處也。《説文·尸部》“居”字段注:“凡今人居處字,古祗作凥處。”

〔4〕褐薦:《太素》卷十九《知方地》、《醫心方》卷一第一引並作“疊篇”。按《史記·貨殖傳》索隱:“疊,毛織也。”《醫心方》旁註:“篇,竹草。”

〔5〕其民:此二字彙上衍,當刪。

〔6〕華食:《太素》卷十九《知方地》、《醫心方》卷一第一引"華"並作"笮"。楊上善曰:"食物皆壓笮磨碎,不以完粒食之。"蓋謂西方山中多食木實果子堅硬之物,不經壓碎則不可食,故謂之笮食。木實多油,故下云"脂肥"。

〔7〕骨:丹波元簡曰:"骨當作膏"。

〔8〕體:明緑格抄本無"體"字。

〔9〕病:《太素》卷十九《知方地》、《醫心方》卷一第一引"病"下並有"皆"字。

〔10〕飲:周本"飲"作"華"。

〔11〕毒藥:泛指藥物而言。《周禮·醫師》:"聚毒藥以共醫事。"鄭注:"毒藥之辛苦者,藥之物恒多毒。"

北方者,天地〔1〕**所閉藏之域也,其地高陵居,風寒冰冽**〔2〕,法冬氣也。**其民樂野處而乳食,藏寒生滿病**〔3〕,水寒冰冽,故生病於藏寒也。新校正云:按《甲乙經》無"滿"字。**其治宜灸焫**〔4〕,火艾燒灼,謂之灸焫。**故灸焫者,亦從北方來。**北人正行其法。

〔1〕地:熊本"地"下有"之"字。

〔2〕冽:《太素》卷十九《知方地》、《醫心方》卷一第一引並作"凍"。

〔3〕藏寒生滿病:《太素》卷十九《知方地》、《醫心方》卷一第一引"生"下並無"滿"字。《本草綱目》卷五十二《方民》引作"其病藏寒生滿"。張介賓曰:"地氣寒,乳性亦寒,故令人藏寒,藏寒多滯,故生脹滿等病。"

〔4〕焫(ruò 弱):同"爇"字。《説文·火部》:"爇,燒也。"

南方者,天地所長養〔1〕**,陽之所盛處**〔2〕**也,其地**〔3〕**下,水土弱**〔4〕**,霧露之所聚也**,法夏氣也。地下則水流歸之,水多故土弱而霧露聚。**其民嗜酸而食胕**〔5〕,言其所食不芬香。新校正云:按全元起云:食魚也。**故其民皆**〔6〕**緻理而赤色**〔7〕**,其病攣痺**〔8〕,酸味收斂,故人皆肉理密緻。陽盛之處,故色赤。濕氣内滿,熱氣内〔9〕薄,故筋攣脈痺也。**其治宜微鍼**〔10〕,微,細小也。細小之鍼,調脈衰盛也。**故九鍼者,亦從南方來。**南人盛崇之。

〔1〕長養:《太素》卷十九《知方地》、《醫心方》卷一第一引並作"養

長”。

〔2〕陽之所盛處:《太素》卷十九《知方地》、《醫心方》卷一第一引“陽”下並有“氣”字。俞樾曰:“當作盛陽之所處,傳寫錯之。”

〔3〕地:《太素》卷十九《知方地》“地”下有“污”字;《醫心方》卷一第一引“地”下有“洼”字。按“污”、“洼”異文同義。《廣雅·釋詁三》:“洼,污也。”

〔4〕水土弱:猶言水土濡濕。《説文·彡部》:“弱,橈也。”橈者曲也,與柔義近。《淮南·説山》高注:“柔,濡也。”

〔5〕胕:《永樂大典》卷一萬三千八百七十七引“胕”作“腐”。楊上善曰:“附,義當腐。”

〔6〕故其民皆:《醫心方》卷一第一引“故”下無“其”字。《太素》卷十九《知方地》“民”下無“皆”字。《甲乙經》卷六第二引“故”下無“其民皆”三字。

〔7〕赤色:《太素》卷十九《知方地》、《醫心方》卷一第一引並作“色赤”。

〔8〕攣痺:“攣”,筋脈拘急。“痺”,麻木不仁。

〔9〕内:讀本、周本“内”並作“外”。

〔10〕微鍼:《靈樞·九鍼十二原》:“欲以微鍼通其經脈。”“微鍼”即指九鍼。

中央者,其地平以濕,天地〔1〕**所以生萬物也衆**〔2〕,法土德之用,故生物衆。然東方海,南方下,西方、北方高,中央之地平以濕,則地形斯異,生病殊焉。**其民食雜而不勞**,四方輻輳而萬物交歸,故人食紛雜而不勞也。**故其病多痿厥寒熱**,濕氣在下,故多病痿弱、氣逆及寒熱也。《陰陽應象大論》曰:“地之濕氣感則害皮肉筋脈。”居近於濕故爾。**其治宜導引**〔3〕**按蹻**,導引,謂摇筋骨,動支節。按,謂抑按皮肉。蹻,謂捷舉手足。**故導引按蹻者,亦從中央出**〔4〕**也。**中人〔5〕用爲養神調氣之正道也。**故聖人雜合以治**〔6〕**,各得其所宜**〔7〕,隨方而用,各得其宜,唯聖人法,乃能然矣。**故治所以異而病皆愈者,得病之情,知治之大體也。**達性懷故然。

〔1〕地:周本、朝本“地”下並有“之”字。

〔2〕所以生萬物也衆:《讀素問抄》“也”下無“衆”字。《太素》卷十九

《知方地》、《醫心方》卷一第一引作“所生物色者衆”。

〔3〕導引:是呼吸運動和軀體運動相結合的一種醫療體育方法。《莊子·刻意第十五》:“吹呴呼吸,吐故納新,熊經鳥申,爲壽而已矣。此導引之士,養形之人,彭祖壽考者之所好也。”

〔4〕出:高世栻曰:“四方會聚,故曰來。中央四布,故曰出。”

〔5〕人:胡本、讀本並作“央”。

〔6〕雜合以治:森立之曰:“《醫心方》引雜合作離合,似是。離合者,砭石毒藥之類,各隨其方土所宜以治之。”

〔7〕各得其所宜:《太素》卷十九《知方地》“所”下無“宜”字。按依本句下王注,“宜”上似無“所”字。

按語:醫學地理學是研究人體生理、病理及治療與地理環境之間關係的一門科學,直到近代才被人們所重視。然而,早在二千多年前的《内經》中,就對地理環境與人類的關係有了相當水平的認識,本篇便是一篇專門探討有關“醫學地理學”的高水準論文。它重點論述了由於地理環境和地區氣候的差異及人們生活習慣的不同,對人體的生理活動和疾病發生有着密切關係,並明確指出“病而治各不同皆癒”的道理是“地勢使然”。所以,在治療方法上强調“因地制宜”,針對東、西、南、北、中五方地理氣候對人體的特異影響,可以採取不同的治療方法。總之,醫生在臨牀上要“雜合以治,各得其所宜”。與《内經》成書時代大體相同的《吕氏春秋》中,也有類似的記載,如:“輕水所,多秃與癭人;重水所,多尰與躄人;甘水所,多好與美人;辛水所,多疽與痤人;苦水所,多尪與傴人。”可見地理環境對人體影響的重要性。現代科學研究更進一步證實,地理環境的不同和變化,可以直接或間接地影響人體,並相應地反映出各種不同的生理、病理變化。有關地方病的研究,充分説明了這一點。由此可見,發掘《内經》中有關地理醫學之内容,對我國醫學地理學之研究有着重大作用和意義。

移精變氣論篇第十三新校正云:按全元起本在第二卷。

提要:篇中論述了色診、脈診要旨,以闡明"治之要極,無失色脈"的意義。

黄帝問曰:余聞古之治病[1],惟其[2]移精變氣,可[3]祝由[4]而已。今世治病,毒藥治其内,鍼石治其外,或愈或不愈,何也?移,謂移易。變,謂變改。皆使邪不傷正,精神復强而内守也。《生氣通天論》曰:"聖人傳精神,服天氣。"《上古天真論》曰:"精神内守,病安從來。"**岐伯對曰:往古人[5]居禽獸之間,動作以避寒,陰居以避暑,内無眷慕[6]之累,外無伸官之形[7],**新校正云:按全元起本"伸"作"臾"。**此恬憺之世,邪不能深入也。故毒藥不能[8]治其内,鍼石不能[8]治其外,故可移精[9]祝由而已。**古者巢居穴處,夕隱朝游,禽獸之間,斷可知矣。然動躁陽盛,故身熱足以禦寒;涼氣生寒,故陰居可以避暑矣。夫志捐思想,則内無眷慕之累,心亡願欲,故外無伸官[10]之形,静保天真,自無邪勝,是以移精變氣,無假毒藥,祝説病由,不勞鍼石而已。新校正云:按全元起云:"祝由南方神。"**當[11]今之世不然,**情慕云爲,遠於道也。**憂患緣[12]其内,苦形傷其外,又失四時之從,逆寒暑之宜,賊風數至,虚邪朝夕,内至五藏骨髓,外傷空竅肌膚[13],所以小病必甚,大病必死,故祝由不能已也。**

〔1〕病:《太素》卷十九《知祝由》"病"下有"者"字。

〔2〕其:作"有"解。"其"與"有"爲之部疊韻字。

〔3〕可:金本無"可"字。按《聖濟總録》卷四引亦無"可"字,與金本合。

〔4〕祝由:"由"古作"褶"、"䄂"。《説文·示部》:"褶,祝褶也。"張舜徽曰:"褶之言籀也,謂口誦不絶。古之祝由,不以藥方,而以符祝治病,蓋無殊誦經也。"《靈樞·賊風》:"黄帝曰:其祝而已者,其故何也?岐伯曰:先巫者,因知百病之勝,先知其病之所從生者,可祝而已也。"

〔5〕往古人:《太素》卷十九《知祝由》"人"下有"民"字。

〔6〕眷慕:猶云"思慕"。《文選·束晳補亡詩》善注:"眷戀,思

慕也。”

〔7〕外無伸官之形：吴本、周本、明緑格抄本、守校本“官”並作“宦”。《太素》卷十九《知祝由》“伸官”作“申宦”。按：吴本等“官”作“宦”誤，《太素》“伸官”作“申宦”亦誤。林校引全元起本作“臾官”是。蓋“臾官”乃“瘐瘖”之借字，《爾雅·釋訓》：“瘖瘖瘐瘐，病也。”《詩·杕杜》毛傳：“瘖瘖，罷貌。”“外無瘐瘖之形”，是謂古人不妄作勞，故外無疲病之態。“疲病”與上“眷慕”對文。

〔8〕不能：《太素》卷十九《知祝由》“不”下無“能”字。

〔9〕移精：“移精”下似脱“變氣”二字，律以上文“惟其移精變氣，可祝由而已”可證。檢王注與《太素》楊注並有《變氣》二字，是王、楊劇本不誤。

〔10〕官：藏本作“宦”，誤。

〔11〕當：胡本、吴本、藏本、熊本、田本、明緑格抄本、明抄本並無“當”字。

〔12〕緣：《太素》卷十九《知祝由》作“琢”。

〔13〕膚：《醫壘元戎》卷一引作“肉”。

帝曰：善。余欲臨病人，觀死生，決嫌疑〔1〕**，欲知其要，如日月光**〔2〕**，可得聞乎？岐伯曰：色脈者，上帝之所貴也，先師之所傳也。**上帝，謂上古之帝。先師，謂岐伯祖世〔3〕之師僦貸季也。**上古使僦貸季**〔4〕**，理色脈而通神明**〔5〕**，合之金木水火土四時**〔6〕**八風六合**〔7〕**，不離其常，**先師以色白脈毛而合金應秋，以色青脈弦而合木應春，以色黑脈石而合水應冬，以色赤脈洪而合火應夏，以色黄脈代而合土應長夏及四季，然以是色脈下合五行之休王，上副四時之往來，故六合之間，八風鼓坼，不離常候，盡可與期。何者？以見其變化而知之也。故下文曰：**變化相移，以觀其妙，以知其要，欲知其要，則色脈是矣。**言所以知四時五行之氣變化相移之要妙者何？以色脈故也。**色以應日，脈以應月**〔8〕**，常求其要**〔9〕**，則其要也。**言脈應月色應日者，占候之期準也。常求色脈之差忒，是則平人之診要也。**夫色**〔10〕**之變化，以應四時之脈**〔11〕**，此上帝之所貴，以合於神明也，所以遠死而近生**〔12〕**。**觀色脈之臧否，曉死生之徵兆，故能常遠於死而近於生也。**生道以長，命曰**

聖王。上帝聞道，勤而行之，生道以長，惟聖王乃爾而常用也。**中古之治病，至**[13]**而治之，湯液**[14]**十日，以去八風五痺之病，**八風，謂八方之風。五痺，謂皮肉筋骨脈之痺也。《靈樞經》曰："風從東方來，名曰嬰兒風，其傷人也，外在筋紐，内舍於肝。風從東南來者[15]，名曰弱風，其傷人也，外在於肌，内舍於胃。風從南方來，名曰大弱風，其傷人也，外在於脈，内舍於心。風從西南來，名曰謀風，其傷人也，外在於肉，内舍於脾。風從西方來，名曰剛風，其傷人也，外在於皮，内舍於肺。風從西北來，名曰折風，其傷人也，外在於手太陽之脈，内舍於小腸。風從北方來，名曰大剛風，其傷人也，外在於骨，内舍於腎。風從東北來，名曰凶風，其傷人也，外在於掖脇，内舍於大腸。"又《痺論》曰："以春甲乙傷於風者爲筋痺，以夏丙丁傷於風者爲脈痺，以秋庚辛傷於風者爲皮痺，以冬壬癸傷於邪者爲骨痺，以至陰遇此者爲肉痺，是所謂八風五痺之病也。"新校正云：按此注引《痺論》，今經中《痺論》不如此，當云《風論》曰：以春甲乙傷於風者爲肝風，以夏丙丁傷於風者爲心風，季夏戊己傷於邪者爲脾風，以秋庚辛中於邪者爲肺風，以冬壬癸中於邪者爲腎風。《痺論》曰：風寒濕三氣雜至合而爲痺，以冬遇此者爲骨痺，以春遇此者爲筋痺，以夏遇此者爲脈痺，以至陰遇此者爲肌痺，以秋遇此者爲皮痺。"**十日不已，治以草蘇**[16]**，草荄之枝**[17]**，本末爲助**[18]**，標本已得，邪氣乃服**[19]**。**草蘇，謂藥煎也。草荄，謂草根也。枝，謂莖也。言以諸藥根苗，合成其煎，俾相佐助，而以服之。凡藥有用根者，有用莖者，有用枝者，有用華實者，有用根莖枝[20]華實者，湯液不去則盡用之，故云本末爲助也。標本已得邪氣乃服者，言工人與病主療相應，則邪氣率服而隨時順也。《湯液醪醴論》曰："病爲本，工爲標，標本不得，邪氣不服。"此之謂主療不相應也。或謂取《標本論》末云鍼也。新校正云：按全元起本又云："得其標本，邪氣乃散矣。"**暮世之治病也則不然，治不本四時，不知日月**[21]**，不審逆從**[22]**，**四時之氣各有所在，不本其處而即妄攻，是反古也。《四時刺逆從論》曰："春氣在經脈，夏氣在孫絡，長夏氣在肌肉，秋氣在皮膚，冬氣在骨髓。"工當各隨所在而辟伏其邪爾。不知日月者，謂日有寒温明暗，月有空滿虧盈也。《八正神明論》曰："凡刺之法，必候日月星辰四時八正之氣，氣定乃刺之。是故天温日明，則人血淖液而衛氣浮，故血易寫，氣易行。天寒日陰，則人血凝泣，而衛氣沉。月始生，則血氣始精，衛氣始行。月郭滿，則血氣盛，肌肉堅。月郭空,則肌肉減,經絡虚,衛氣去,形獨居。是以因天時而調血氣也。是故天寒無刺,天温無凝,月生無寫,月滿無補,月郭空無治。是謂得時而調之。因天之序,盛虚之時,移光定位,正立而待之。故曰:月生而寫,是謂藏虚,月滿而補,血氣盈溢,絡有留血,命曰重實。月郭空而治,是謂亂經。陰陽相錯,真邪不别,沉以留止,外虚内亂,淫邪乃起。此之謂也。"不審逆從者,謂不審量其病可治與不可治。故下文曰:**病形已成,乃欲微鍼治其外,湯液治其内**,言心意粗略,不精審也。**粗工兇兇[23],以爲可攻,故[24]病未已,新病復起。**粗,謂粗略也。兇兇,謂不料[25]事宜之可否也。何以言之?假令飢人,形氣羸劣,食令極飽,能不霍乎!豈其與食而爲惡邪?蓋爲失時復過節也。非病逆,鍼石湯液失時過節,則其害反增矣。新校正云:按别本"霍"一作"害"。

〔1〕嫌疑:疑似。《説文·女部》"嫌,一曰疑也。"《子部》:"疑,惑也。"

〔2〕如日月光:《太素》卷十五《色脈診》"月"下有"之"字。姚止庵曰:"按日月之光,有目共見,此問治病之要,欲求顯而易見也。"

〔3〕世:趙本無"世"字。

〔4〕上古使僦(jiù 就)貸季:《太素》卷十五《色脈診》"上古"下有"之時"二字,"使"下無"僦"字。孫鼎宜曰:"楊注屢引貸季以訓先師。據《廣雅·釋言》:僦,賃也。然則僦乃請之之詞,與使字義複。"

〔5〕通神明:謂洞悉陰陽變化之理。《釋名·釋言語》"通,洞也,無所不貫洞也。"《鬼谷子·摩篇》:"謀之於陰故曰神,成之於陽故曰明。"

〔6〕四時:《太素》卷十五《色脈診》"四時"下有"陰陽"二字。

〔7〕八風六合:"八風"指東、南、西、北、東南、西南、東北、西北八方之風。"六合"指東、南、西、北、上、下之位。

〔8〕色以應日,脈以應月:張介賓曰:"色分五行,而明晦是其變,日有十干,而陰晴是其變,故色以應日。脈有十二經,而虚實是其變,月有十二建,而盈縮是其變,故脈以應月。"森立之曰:"色以候陽氣,脈以候陰血,故曰以應日月也。"

〔9〕常求其要:胡澍云:"依注當作常求其差。"應據王注改。

〔10〕色:《太素》卷十五《色脈診》"色"下有"脈"字。

〔11〕脈:《太素》卷十五《色脈診》作"勝"。楊上善曰:"四時和氣爲

勝"。

〔12〕遠死而近生：讀本、吴本、熊本、藏本、周本、朝本、及《讀素問抄》"死"下並無"而"字。

〔13〕至：《太素》卷十五《色脈診》"至"上有"病"字。

〔14〕湯液："湯"泛指麥湯、鹽湯、茶湯之類；"液"指白米粥之類。

〔15〕者：趙本無"者"字。

〔16〕草蘇：森立之曰："草蘇王注爲得。蘇即酥古字。草蘇者，其煎汁濃稠如酥也。"

〔17〕草荄之枝："之"猶"與"也。

〔18〕本末爲助：《太素》卷十五《色脈診》"助"作"眇"。《説文·木部》："木下曰本，木上曰末"。"本末"是統草根苗葉而言，謂其相共扶助而成治。

〔19〕服：退也。見《吕氏春秋·不廣》高注。

〔20〕枝：《素問校譌》引古抄本"枝"下有"葉"字。

〔21〕不知日月：猶云不知色脈。"日月"對前"色以應日，脈以應月"而言。

〔22〕不審逆從：楊上善曰："不審病之逆順。"

〔23〕兇兇：《太素》卷十五《色脈診》作"凶凶"。按"凶"乃"兇"之借字，與"訩"通。"訩訩"有讙譁之義，見《漢書·東方朔傳》顔注。蓋粗工孟浪，往往矜能自是，故以讙譁狀之。

〔24〕故：《太素》卷十五《色脈診》作"舊"。

〔25〕料：周本作"量"。

帝曰：願聞要道。岐伯曰：治之要極〔1〕，無失色脈，用之不惑，治之大則。惑，謂惑亂。則，謂法則也。言色脈之應，昭然不欺，但順用而不亂紀綱，則治病審當之大法也。**逆從到〔2〕行，標本不得，亡神失國〔3〕。**逆從到行，謂反順爲逆。標本不得，謂工病失宜。夫以反理到行，所爲非順，豈唯治人而神氣受害，若使之輔佐君主，亦令國祚不保康寧矣。**去故就新，乃得真人〔4〕。**標本不得，工病失宜，則當去故逆理之人，就新明悟之士，乃得至真精曉之人以全已也。**帝曰：余聞其要於夫子矣，夫子言不離色脈〔5〕，此余之所〔6〕知也。岐伯曰：治之極於一〔7〕。帝曰：何謂一？岐伯曰：一者，因〔8〕得之。**因問而得之也。

帝曰:奈何?岐伯曰:閉户塞牖,繫之病者[9],數問其情,以從其意,問其所欲,而察是非也。得神者昌,失神者亡[10]。帝曰:善。

〔1〕要極:謂極重要。"極"盡也。

〔2〕到:吴本及《太素》卷十五《色脈診》並作"倒"。《禮記·曲禮》鄭注:"倒,顛倒也。"

〔3〕亡神失國:此句與上下文義不連,疑"失國"當作"失身","身"與下"新"、"人"叶韻。

〔4〕去故就新,乃得真人:高世栻曰:"必去其逆從倒行之故疾,就色脈神變之日新,乃得同於上古,而稱爲真人。"

〔5〕不離色脈:謂不失色脈,與上"無失色脈"相應。《國語·周語》韋注:"離,失也。"

〔6〕所:《讀素問抄》"所"下有"未"字。

〔7〕一:《淮南子·原道篇》"道者一立而萬物生矣。"高世栻曰:"治之大要,研求其極,只有色脈一端。"

〔8〕因:《讀素問抄》"因"下有"而"字。高世栻曰:"因病人之情意而得之。"

〔9〕繫之病者:謂密切注意病者。"繫"有"屬"義,"屬"有"注"義。《漢書·文帝紀》顔注:"屬意猶言注意也。"高世栻曰:"其心專繫之病者。"

〔10〕得神者昌,失神者亡:此綜前色脈而言。簡言之,面色光澤,脈息和平,是謂"得神";形羸色敗,脈逆四時,是謂"失神"。得失之間,生死系焉。

湯液醪醴論篇第十四新校正云:按全元起本在第五卷。

提要:本篇首先説明古人對湯液醪醴的製造和應用;次則提出"病爲本,工爲標",標本相得,病則可愈的觀點;最後討論水腫病因和"開鬼門,潔净府,去宛陳莝"的治療原則。

黄帝問曰:爲五穀[1]湯液及醪醴[2]奈何?液,謂清液。醪醴,謂酒之屬也。岐伯對曰:必[3]以稻米,炊之稻薪[4],稻米者完,稻

薪者堅[5]。堅，謂資其堅勁。完，謂取其完全。完全則酒清冷，堅勁則氣迅疾而効速也。**帝曰：何以然？**言何以能完堅邪？**岐伯曰：此得天地[6]之和，高下之宜，故能至完，伐取得時，故能至堅也。**夫稻者，生於陰水之精，首戴天陽之氣，二者和合，然乃化成，故云得天地之和而能至完。秋氣勁切，霜露凝結，稻以冬採，故云伐取得時而能至堅。

〔1〕五穀：本書《金匱真言論》以麥、黍、稷、稻、豆爲五穀。

〔2〕醪醴："醪"謂濁酒，"醴"謂甜酒。《周禮·天官冢宰》："一曰泛齊，二曰醴齊。"鄭注："泛者成而滓浮泛泛然，如今宜成醪矣。醴猶體也，成而汁滓相將，如今恬酒矣"。

〔3〕必：《聖濟經》卷十第二吴注引"必"作"醞"。按作"醞"與下"炊"文義對稱。

〔4〕炊之稻薪：吴本、黄本、熊本、藏本、田本、明緑格抄本"之"並作"以"。孫鼎宜曰："此古人煎之秘法也。曹子建《七步詩》：萁在釜底然，豆在釜中泣，本是同根生，相煎何太急。蓋本所生，還以資炊，則氣味乃全，即下文完堅之説，三國初蓋猶如此。"

〔5〕稻米者完，稻薪者堅：張志聰曰："天地有四時之陰陽，五方之異域，稻得春生、夏長、秋收、冬藏之氣，具天地陰陽之和者也，爲中央之土穀，得五方高下之宜，故能至完，以養五臟。天地之政令，春生秋殺，稻薪至秋而刈，故伐取得食，金曰堅成，故能至堅也。"

〔6〕天地：《太素》卷十九《知古今》"天"下無"地"字。

帝曰：上古聖人作湯液醪醴，爲而不用[1]何也？岐伯曰：自[2]古聖人之作湯液醪醴者，以爲備耳。言聖人愍念生靈，先防萌漸，陳其法制，以備不虞耳。**夫上古作湯液，故爲而弗服[3]也。**聖人不治已病治未病，故但爲備用而不服也。**中古之世，道德稍衰[4]，邪氣時至，服之萬全。**雖道德稍衰，邪氣時至，以心猶近道，故服用萬全也。**帝曰：今之世不必已[5]何也？**言不必如中古之世何也？**岐伯曰：當今之世，必齊[6]毒藥攻其中，鑱石[7]鍼艾治其外也。**言法殊於往古也。

〔1〕爲而不用："爲"訓"作"，與上文"作"字異文同義。"爲而不用"即"作而不用"。

〔2〕自:《太素》卷十九《知古今》作“上”。

〔3〕服:《説文·舟部》:“服,用也。”

〔4〕道德稍衰:《太素》卷十九《知古今》作“德稍衰也”。

〔5〕不必已:楊上善曰:“不定皆全,故曰不必已。”《廣雅·釋詁一》:“已,癒也。”

〔6〕必齊:孫詒讓曰:“必字當爲火”。“齊”與“臍”通。“火臍”即熱熨臍部。

〔7〕鑱石:即砭石。本書《寶命全形論》林校引全元起云:“砭石者,是古外治之法,有三名,一鍼石,二砭石,三鑱石,其實一也。”

帝曰:形弊[1]血盡而功不立者何?岐伯曰:神不使[2]也。帝曰:何謂神不使?岐伯曰:鍼石,道也[3]。言神不能使鍼石之妙用也。何者?志意違背於師示[4]故也。**精神不進,志意不治,故病不可愈。**動離於道,耗散天真故爾。新校正云:按全元起本云:“精神進,志意定,故病可愈。”《太素》云:“精神越,志意散,故病不可愈”**今精壞神去,榮衛不可復收[5]。何者?嗜欲[6]無窮,而憂患不止,精氣弛壞[7],榮泣衛除[8],故神去之而病[9]不愈也。**精神者生之源,榮衛者氣之主,氣主不輔,生源復消,神不内居,病何能愈哉!

〔1〕形弊:形體衰敗。“弊”有“衰”義,見慧琳《音義》卷五引《左傳》杜注。

〔2〕神不使:張介賓曰:“凡治病之道,攻邪在乎鍼藥,行藥在乎神氣,故治施於外,則神應於中,使之升則升,使之降則降,是其神氣之可使也。若以藥劑治其内,而藏氣不應,此其神氣已去,而無可使矣。雖竭力治之,終成虚廢已爾,是即所謂不使也。”

〔3〕鍼石道也:《太素》卷十九《知古今》“石”下有“者”字。但據楊注,則“者”字不應有。楊上善曰:“鍼石道者,行鍼石者,須有道也。有道者,神不馳越,志不異求,意不妄思,神清内使,雖有邪客,服之湯液醪醴萬全也。”

〔4〕示:胡本、讀本“示”並作“尔”。

〔5〕榮衛不可復收:《國語·吴語》韋注:“收,還也。”“還”有循環之義。“榮衛不可復收”猶言榮衛不復循環,即榮衛運行不暢也。

〔6〕嗜欲:《説文·口部》:“嗜,嗜欲,喜之也。”《廣雅·釋詁》:“嗜,

貪也。"貪,即喜之。

〔7〕精氣弛壞:《太素》卷十九《知古今》"精"上有"故"字。"弛"與"弛"同。"弛"有鬆懈之意。"精氣弛壞"猶言精氣衰弱。

〔8〕榮泣衛除,謂營衛滯澀。

〔9〕病:《太素》卷十九《知古今》"病"下有"之所以"三字。

帝曰:夫病之始生也,極微極精[1],必先入結[2]於皮膚。今良工皆稱曰:病成名曰逆,則鍼石不能治,良藥不能及也。今良工皆得其[3]法,守其數[4],親戚兄弟遠近[5]音聲日聞於耳,五色日見於目,而病不愈者,亦何暇[6]不早乎? 新校正云:按别本"暇"一作"謂"。**岐伯曰:病爲本,工爲標,標本不得,邪氣不服,此之謂也。** 言醫與病不相得也。然工人或親戚兄弟該明,情[7]疑勿用,工先備識,不謂知方,鍼艾之妙靡容,藥石之攻匪預,如是則道雖昭著,萬舉萬全,病不許治,欲奚爲療!《五藏别論》曰:"拘於鬼神者,不可與言至德。惡於鍼石者,不可與言至巧。病不許治者,病必不治,治之無功。"此皆謂工病不相得,邪氣不賓服也。豈惟鍼艾之有惡哉,藥石亦有之矣。新校正云:按《移精變氣論》曰:"標本已得,邪氣乃服。"

〔1〕極微極精:張介賓曰:"極微者,言輕淺未深。極精者,言專一未亂。"

〔2〕入結:《太素》卷十九《知湯藥》作"舍"。

〔3〕得其:《太素》卷十九《知湯藥》作"持"。

〔4〕數:指醫術。《廣雅・釋言》:"數,术也。"

〔5〕遠近:吴崑曰:"遠近,猶言親疏也。"

〔6〕何暇:《太素》卷十九《知湯藥》作"可謂"。

〔7〕情:周本作"猜"。

帝曰:其[1]有不從毫毛而生[2],五藏陽[3]以[4]竭也, 新校正云:按全元起本及《太素》"陽"作"傷",義亦通。**津液充郭[5],其魄獨居[6],孤精[7]於内,氣耗於外,形不可與衣相保[8],此四極急而動中,是氣拒於内[9],而形施於外[10],治之奈何?** 不從毫毛,言生於内也。陰氣内盛,陽氣竭絶,不得入於腹中,故言五藏陽以竭也。津液者,水也。充,滿也。郭,皮也。陰稸於中,水氣脹滿,上攻於肺,肺氣孤危,魄者肺神,腎爲水害,子不救母,故云其魄獨居也。夫陰精損削於內,陽氣耗減於外,則三焦閉溢,水道不通,水滿皮膚,身體否腫,故云形不可與衣相保也。凡此之類,皆四支脈數急而內鼓動於肺中也。肺動者,謂氣急而欬也。言如是者,皆水氣格拒於腹膜之內,浮腫施張於身形之外,欲窮標本〔11〕,其〔12〕可得乎?四極言四末,則四支也。《左傳》曰:"風淫末疾。"《靈樞經》曰:"陽受氣於四末。"新校正云:詳形施於外,"施"字疑誤。**岐伯曰:平治於權衡〔13〕,去宛陳莝〔14〕,**新校正云:按《太素》"莝"作"莖"。**微〔15〕動四極,温衣〔16〕,繆刺其處,以復其形。開鬼門〔17〕,潔净府,精以時服〔18〕,五陽已布,踈滌五藏,故精自生,形自盛,骨肉相保,巨氣〔19〕乃平。**平治權衡,謂察脈浮沉也。脈浮爲在表,脈沉爲在裏,在裏者泄之,在外者汗之,故下次〔20〕云開鬼門潔净府也。去宛陳莝,謂去積久之水物,猶如草莖〔21〕之不可久留於身中也。全本作草莝。微動四極,謂微動四支,令陽氣漸以宣行,故又〔22〕曰温衣也。經脈滿則絡脈溢,絡脈溢則繆刺之,以調其絡脈,使形容如舊而不腫,故云繆刺其處以復其形也。開鬼門,是啓玄府遣氣也。五陽,是五藏之陽氣也。潔净府,謂寫膀胱水去也。脈和,則五精之氣以時賓服於腎藏也。然五藏之陽,漸而宣布,五藏之外,氣穢復除也。如是故精髓自生,形肉自盛,藏府既和,則骨肉之氣更相保抱,大經脈氣然乃平復爾。**帝曰:善。**

〔1〕其:《太素》卷十九《知湯藥》"其"下有"病"字。

〔2〕而生:金本、胡本、讀本、趙本、周本、藏本、熊本及《素問校譌》引古抄本、《讀素問抄》並作"生而","而"字屬下讀。楊上善曰:"有病不以風寒暑濕,外邪襲於毫毛腠理,入而爲病。"

〔3〕陽:《太素》卷十九《知湯藥》作"傷"。

〔4〕以:周本作"已"。

〔5〕充郭:《太素》卷十九《知湯藥》作"虚廓"。楊上善曰:"腎傷竭也。廓,空也。"

〔6〕其魄獨居:《太素》卷十九《知湯藥》作"其魂魄獨"。楊上善曰:"心傷竭也。"《釋名·釋親屬》:"獨,隻獨,言無依也。"

〔7〕孤精:《聖濟總録》卷七十九《十水》引作"精孤"。"精孤"與下"氣耗"對文。"孤"作"虚"解,"孤""虚"疊韻魚部。楊上善曰:"雖有五藏之精,而外少吐納之氣。耗,少也,肺傷竭也。"

〔8〕形不可與衣相保:《太素》卷十九《知湯藥》“形不可”作“形别不”。楊上善曰:“皮膚不仁,不與衣相近,脾傷竭也。保,近也。”

〔9〕氣拒於内:“拒”與“距”通。《廣雅·釋言》:“距,困也。”“氣拒於内”指氣滯於中,運行不暢。

〔10〕形施於外:“施”與“弛”通。《周禮·遂人》鄭注:“施讀爲弛。”慧琳《音義》卷二十三引韋昭《漢書》注:“弛,廢也。”“形施於外”指形體瘦弱,懈怠無力。林校以爲誤字,殆未細審。

〔11〕窮標本:四庫本作“治其病”。

〔12〕其:四庫本作“豈”。

〔13〕平治於權衡:《太素》卷十九《知湯藥》“平”作“卒”。金刻本無“於”字。楊上善曰:“卒,終也。權衡藏府陰陽二脈也。病從内起,終須調於藏府陰陽二脈,使之和也。”

〔14〕去宛陳莝:沈祖綿曰:“此句當作“去菀莝陳”。《説文》:莝,斬芻也。去、莝相對爲文,宛、陳亦相對爲文。”按:沈説是。本書《鍼解篇》云:“菀陳則除之者,出惡血也。”是其證。“宛”、“菀”古通。“去宛”謂去血之瘀結。“莝陳”謂消水之蓄積。

〔15〕微:胡本、讀本、趙本、吴本、周本、朝本、熊本、藏本“微”上並有“是以”二字。

〔16〕温衣:《讀素問抄》“衣”作“之”。

〔17〕鬼門:按“鬼”疑爲“魄”之壞字。本書《生氣通天論》:“魄汗未盡。”因此汗孔亦稱“魄門”。但此與本書《五藏别論》内所稱之“魄門”不同,彼乃指糟粕之門。

〔18〕服:《左傳》文公十八年杜注:“服,行也。”

〔19〕巨氣:馬蒔曰:“巨氣,大氣也,即正氣也。”

〔20〕次:讀本、趙本並作“文”。

〔21〕莖:《素問校譌》引古抄本、元槧本作“莝”。

〔22〕又:藏本作“文”。

按語:“去宛莝陳”與“開鬼門,潔净府”並論,被視爲治水大法。考本書《鍼解篇》:“菀陳則除之者,出惡血也。”《靈樞·小鍼解》:“宛陳則除之者,去血脈也。”故去血之瘀結,消水之蓄積,是“去宛莝陳”之確解。檢《太素》卷十九《知湯藥》楊上善

注:"宛陳,惡血聚也。有惡血聚,刺去也。"又《靈樞·水脹》有"先瀉去脹之血絡,後調其經,刺去其血絡"。《四時氣》又有"風㽷、膚脹……取皮膚之血"等文,可見刺惡血之法,治水腫之病,即是刺血治水法。當然,這種方法是以一定的病機爲基礎的。津血同源,生理相因;瘀水互患,病理相關。《金匱要略·水氣病脈證治第十四》云:"寒水相搏。趺陽脈伏,水穀不化,脾氣衰則鶩溏,胃氣衰則身腫。少陽脈卑,少陰脈細,男子則小便不利,婦人則經水不通,經爲血,血不利則爲水,名曰血分。"趙以德注曰:"小便不利因水者不獨由於氣,亦或有因血所致,如前用蒲灰散等方治血,概可見也。""蒲灰散"伍以活血祛瘀之品,疏利水道瘀濁敗質,令機體恢復氣化功能,則小便通利。因此,活血祛瘀是爲治療水氣病的方法之一。如《千金方》卷二十一載"徐王煮散治水腫服輙利小便方""褚澄漢防己煮散治水腫上氣方""治水腫利小便方""治水通身腫方"等分别配伍丹參、牛膝、大黄、桃仁等味。《柳宝詒醫案》亦載有治驗:"祝,膚腫起於胎前,劇於産後據述蓐中惡露不暢,彌月不減,古人謂血分化爲水分者,以消瘀爲主,擬用疏瘀行水温調脾肺之法,桂枝、椒目(鹽水炒)、歸尾炭、紅花(酒炒)、廣木香、冬瓜皮、大腹皮、茯苓皮、桑白皮、蘇子葉、青陳皮、六曲炭、姜皮。"近人應用活血化瘀法治療心、肝、腎疾患的水腫也取得了一定效果。古今的臨證經驗,不僅弘揚了《内經》精義,且對後學也頗有啟迪。

玉版論要篇第十五新校正云:按全元起本在第二卷。

提要:本篇分析神、色、脈三者之要,並介紹識别奇恒之法應從太陰始。

黄帝問曰:余聞揆度奇恒[1],所指不同,用之柰何?岐伯對曰:揆度者,度病之淺深也。奇恒者,言奇病也[2]。請言道之[3]

至數〔4〕**，五色脈變，揆度奇恒，道在於一**〔5〕**。**一，謂色脈之應也。知色脈之應，則可以揆度奇恒矣。新校正云：按全元起本"請"作"謂"。**神轉不回，回則不轉**〔6〕**，乃失其機**，血氣者，神氣也。《八正神明論》曰："血氣者，人之神，不可不謹養也。"夫血氣應順四時，遞遷囚王，循環五氣，無相奪倫，是則神轉不回也。回，謂却行也。然血氣隨王，不合却行，却行則反常，反常則回而不轉也。回而不轉，乃失生氣之機矣。何以明之？夫木衰則火王，火衰則土王，土衰則金王，金衰則水王，水衰則木王，終而復始循環〔7〕，此之謂神轉不回也。若木衰水王，水衰金王，金衰土王，土衰火王，火衰木王，此之謂回而不轉也。然反天〔8〕常軌，生之〔9〕何有耶！**至數之要，迫近以微**〔10〕，言五色五脈變化之要道，迫近於天常，而又〔11〕微妙。**著之玉版**〔12〕**，命曰合**〔13〕**玉**〔14〕**機。**《玉機》，篇名也。言以此回轉之要旨，著之玉版，合同於《玉機論》文也。新校正云：詳"道之至數"至此，與《玉機真藏論》文相重，注頗不同。

〔1〕揆度（duó 奪）奇恒：楊上善曰："切求其病，得其處，知其淺深，故曰揆度也。"據本書《病能論》凡病情不受四時影響者爲"奇"。受四時影響者爲"恒"。

〔2〕病也：《太素》卷十五《色脈診》作"恒病"。

〔3〕道之：本書《玉機真藏論》作"天下"。

〔4〕至數：楊上善曰："數，理也。至理者，五色五脈之變。"

〔5〕一：指神而言。馬蒔曰："一者何也？以人之有神也。"

〔6〕神轉不回，回則不轉：馬蒔曰："神者人之主也，有此神而運轉於五臟，必不至於有所回。回者，郤行而不能前也。設有所回，必不能運轉矣，此乃自失其機也。"張介賓曰："神者，陰陽之變化也。《易》曰：知變化之道者，其知神之所爲乎。轉，運行不息也。回，逆而邪也。神機之用，循環無窮，故在天在人，無不賴之以成化育之功者，皆神轉不回也。設其回而不轉，則至數逆、生機失矣，故曰神去則機息，又曰失神者亡也。"

〔7〕終而復始循環：周本作"循環終而復始"。

〔8〕天：周本"天"下有"之"字。

〔9〕之：周本無"之"字。

〔10〕迫近以微：高世栻曰："至數之要，迫近而在於色脈，以微而在於神機。"

〔11〕又:趙本、藏本作"文"。

〔12〕著之玉版:本書《玉機真藏論》此句下有"藏之藏府,每旦讀之"八字。

〔13〕合:本書《玉機真藏論》無"合"字。俞樾曰:"合字衍。"

〔14〕玉:《太素》卷十五《色脈診》作"生"。

容色〔1〕**見上下左右,各在**〔2〕**其要。**容色者,他氣也。如肝木部内,見赤黄白黑色,皆謂他氣也。餘藏率如此例。所見皆在明堂上下左右要察候〔3〕處,故云各在其要。新校正云:按全元起本"容"作"客"。視色之法,具《甲乙經》中。**其色見淺者,湯液主治,十日已。**色淺則病輕〔4〕,故十日乃已。**其見深者,必齊**〔5〕**主治,二十一日已。**色深則病甚,故必終齊乃已。**其見大**〔6〕**深者,醪酒**〔7〕**主治,百日已。**病深甚,故日多。**色夭**〔8〕**面脱,不治,**色見大深,兼之夭惡,面肉又脱,不可治也。**百日盡已**〔9〕**。**色不夭,面不脱,治之百日盡,可已。新校正云:詳色夭面脱雖不治,然期當百日乃已盡也。**脈短氣絶死,**脈短已虚,加之漸絶,真氣將竭,故必死。**病温虚甚死。**甚虚而病温,温氣内〔10〕涸其精血故死。

〔1〕容色:《太素》卷十五《色脈診》"容"作"客"。按王注釋"容色"爲"他氣",似王所據本亦作"客",否則,"容"無"他"義。

〔2〕在:《爾雅·釋詁》:"在,察也。"

〔3〕候:周本作"絛"。

〔4〕輕:趙本作"微"。

〔5〕必齊:"齊"音義同"劑"。《説文·刀部》"劑"下段注:"今藥劑字,乃《周禮》之齊字也。"

〔6〕大:義同"太"。《荀子·榮辱》楊注:"大讀爲太。"

〔7〕酒:《聖濟經》卷一第六吴注引作"醴",當據改。

〔8〕色夭:《太素》卷十五《色脈診》"色"上有"其"字。又袁刻《太素》"夭"作"赤"。"夭"謂不明而惡,見《素問·玉機真藏論》"色夭不澤"王注。

〔9〕百日盡已:考王注此句上似有"色不夭,面不脱"六字,如此可與上"色夭面脱,不治"文對。

〔10〕内:藏本無"内"字。

色見上下左右、各在其要，上爲逆，下爲從[1]**。**色見於下者，病生之氣也，故從。色見於上者，傷神之兆也，故逆。**女子右爲逆，左爲從**[2]**；男子左爲逆，右爲從**[3]**。**左爲陽，故男子右爲從而左爲逆；右爲陰，故女子右爲逆而左爲從。**易，重陽死，重陰死**[4]**。**女子色見於左，男子色見於右，是變易也。男子色見於左，是曰重陽，女子色見於右，是曰重陰，氣極則反，故皆死也。**陰陽反他**[5]，新校正云：按《陰陽應象大論》云："陰陽反作。"**治在權衡相奪**[6]**，奇恒事也，揆度**[7]**事也。**權衡相奪，謂陰陽二氣不得高下之宜，是奇於恒常之事，當揆度其氣，隨宜[8]而處療之。

〔1〕上爲逆，下爲從：《靈樞·五色》曰："其色上行者，病益甚；其色下行如雲徹散者，病方已。"《醫宗金鑑》卷三十四《四診心法要訣》："凡病色從下衝明堂而上額，則爲水尅火之賊邪，故逆也。從上壓明堂而下頦，則爲火侮水之微邪，故順也。"

〔2〕女子右爲逆，左爲從：《醫宗金鑑》曰："女子以右爲主，女子之色，自右衝左爲從，自左衝右爲逆，逆者相反也，相反故危也。"

〔3〕男子左爲逆，右爲從：《醫宗金鑑》曰："男子以左爲主，男子之色，自左衝右爲從，自右衝左爲逆。"

〔4〕易，重陽死，重陰死：森立之曰："易即亦字。男子爲陽，色見於左，左亦爲陽，故曰重陽也。重陰同義。"

〔5〕陰陽反他：田晋蕃曰："他應作祚。祚，位也。王注不得高下之宜。正陰陽反其位也。"李笠曰："反他言與他人相反，故曰奇恒事也。"

〔6〕治在權衡相奪：張介賓曰："謂度其輕重，而奪之使平。"

〔7〕揆度：《太素》卷十五《五色診》"揆度"上有"陰陽反他"四字。

〔8〕宜：四庫本作"病"。

搏脈痺躄[1]**，寒熱之交。**脈擊搏於手而病瘰痺及攣躄者，皆寒熱之氣交合所爲，非邪氣虛實之所生也。**脈孤爲消氣**[2]**，虛泄**[3]**爲奪血**[4]**。**夫脈有表無裏，有裏無表，皆曰孤亡之氣也。若有表有裏，而氣不足者，皆曰虛衰之氣也。**孤爲逆，虛爲從**[5]**。**孤無所依，故曰逆。虛衰可復，故曰從。**行奇恒之法，以太陰始**[6]**。**凡揆度奇恒之法，先以氣口太陰之脈，定四時之正氣，然後度量奇恒之氣也。**行所不勝曰逆，逆則**

死；木見金脈，金見火脈，火見水脈，水見土脈，土見木脈，如是皆行所不勝也，故曰逆。賊勝不已，故逆則死焉。**行所勝曰從，從則活。**木見水火土脈，火見金土木脈，土見金水火脈，金見土木水脈，水見金火木脈，如是者皆可勝之脈，故曰從。從則無所尅殺傷敗，故從則活也。**八風四時之勝，終而復始**〔7〕，以不越於五行，故雖相勝，猶循環終而復始也。**逆行一過，不復可數**〔8〕，**論**〔9〕**要畢矣。**過，謂遍也。然逆行一過，遍於五氣者，不復可數爲平和矣。

〔1〕搏脈痺躄：循下文例，"脈"下似脱"爲"字。"躄"周本作"躃"。《太素》卷十五《色脈診》"躄"作"辟"。"躄"與"辟"同，見《荀子·正論》楊注。"躄"謂枯不能行，見慧琳《音義》卷五十五。

〔2〕脈孤爲消氣：《太素》卷十五《色脈診》"消"下無"氣"字。"脈孤"指無冲和胃氣之真臟脈。"消氣"指陽氣耗損。

〔3〕虚泄：循上下文例，此當作"脈虚爲泄"。《太素》卷十五《色脈診》作"虚爲泄"，楊上善曰："病洩利奪血者，其脈虚也。"

〔4〕奪血：即失血。"奪"與"脱"通。《史記·陳涉世家》索隱："脱即奪也。""脱"有"失"義。

〔5〕孤爲逆，虚爲從：脈孤絶而無胃氣，真元内脱，故爲逆。脈虚而見泄利脱血，脈證相符，故爲從。

〔6〕以太陰始：《太素》卷十五《色脈診》"始"上有"爲"字。森立之曰："此受前起後之文。搏脈云云數句，並爲行奇恒之法，以太陰氣口之脈爲最初之診也，下文再説逆順生死出來。"

〔7〕八風四時之勝，終而復始：此言四時正常氣候。高世栻曰："八方之風，主於四時，各有所勝。如東風主春木而勝土，南風主夏火而勝金，西風主秋金而勝木，北風主冬水而勝火，四隅應中土而勝水。八風四時之勝，各主其時，循環無端，故終而復始。"

〔8〕逆行一過，不復可數：此言四時氣候失常。姚止庵曰："如時氣反常，風行乖逆，猝然而過，既無相勝之序，更無終始之可數，而奇恒之變所由起，所謂回則不轉也。"

〔9〕論：《太素》卷十五《色脈診》作"診"。

診要經終論篇第十六新校正云:按全元起本在第二卷。

提要:本篇首先闡述了天地陰陽之氣對人氣的影響以及四時刺法之宜忌;最後提出十二經氣敗絶所産生的證狀。

黄帝問曰:診要〔1〕何如?岐伯對曰:正月二月〔2〕,天氣始方〔3〕,地氣始發,人氣在肝。方,正也,言天地氣正,發生其萬物也。木治東方,王七十二日,猶當三月節後一十二日,是木之用事。以月而取,則正月二月,人氣在肝。**三月四月,天氣正方,地氣定〔4〕發,人氣在脾。**天氣正方,以陽氣明盛,地氣定發,爲萬物華而欲實也。然季終土寄而王,土又生於丙,故人氣在脾。**五月六月,天氣盛,地氣高,人氣在頭。**天陽赫盛,地焰高升,故言天氣盛,地氣高。火性炎上,故人氣在頭也。**七月八月,陰氣始殺,人氣在肺。**七月三陰支〔5〕生,八月陰始肅殺,故云陰氣始殺也。然陰氣肅殺,類合於金,肺氣象金,故人氣在肺也。**九月十月,陰氣始冰,地氣始閉,人氣在心。**陰氣始凝,地氣始閉,隨陽而入,故人氣在心。**十一月十二月,冰復〔6〕,地氣合〔7〕,人氣在腎。**陽氣深復〔8〕,故氣在腎也。夫氣之變也,故發生於木,長茂於土,盛高而上,肅殺於金,避寒於火,伏藏於水,斯皆隨順陰陽氣之升沈也。《五藏生成論〔9〕》曰:"五藏之象,可以類推。"此之謂氣類也。

〔1〕診要:即診病要領。

〔2〕正月二月:沈祖緜曰:"此節以十二月配五藏,每兩月爲一藏,月有十二,藏僅五,餘兩月,以五月六月,人氣在頭配之,取頭爲衆陽之滙也。其説屈。而解者謂此與四時不同,故曰奇恒,亦謬。按奇恒之義,言病人之脈,異於常人,且五月六月人氣在頭,與《金匱真言論》故春氣者,病在頭之説兩歧,五月六月,夏也,非春氣也。九月十月,人氣在心亦謬,蓋心主夏,今在秋冬之交,説亦不相符,疑皆淺人竄改。此節宜云正月、二月、三月,人氣在肝,四月、五月、六月,人氣在心,七月、八月、九月,人氣在肺,十月、十一月、十二月,人氣在腎,四季土王十八日,人氣在脾。疑此篇文有錯亂,《靈樞·陰陽擊日月篇》:正月、二月、三月,人氣在左,四月、五月、六月,人氣在右,七月、八月、九月,人氣在右,十月、十一月、十二月,人氣在

左。可證愚説之不虚。"

〔3〕始方:謂開始升發。"方"借作"放"。《尚書·堯典》孔傳:"方,放也。""始方"與下"始發"相對,"放""發"異文同義。《管子·小問》尹注:"春物放發,故曰放春。"

〔4〕定:《爾雅·釋天》郭注:"定,正也。"

〔5〕支:胡本、讀本並作"攴"。

〔6〕復:田晉蕃曰:"復當作澓。《華嚴經音義》引《三倉》:澓,深也。《吕氏春秋》:冰方盛,水澤復。高誘注:復或作複,凍重疊也,字亦當作澓。"孫詒讓曰:"復與腹通。《禮記·月令》鄭注:腹,厚也。"

〔7〕合:吴崑曰:"合,閉而密也。"

〔8〕復:胡本、周本並作"伏"。

〔9〕論:胡本作"篇"。

故春刺散俞[1]**,及與**[2]**分理,血出而止,**散俞,謂間穴。分理,謂肌肉分理。新校正云:按《四時刺逆從論》云:"春氣在經脈。"此散俞即經脈之俞也。又《水熱穴論》云:"春取絡脈分肉。"**甚者傳氣,間者環也**[3]**。**辨疾氣之間甚也。傳,謂相傳。環,謂循環也。相傳則傳所不勝,循環則周迴於五氣也。新校正云:按《太素》"環也"作"環已"。**夏刺絡俞,見血**[4]**而止,盡氣閉環**[5]**,痛病必下**[6]**。**盡氣,謂出血而盡鍼下取所病脈[7]盛邪之氣也。邪氣盡已,穴俞閉密,則經脈[8]循環,而痛病之氣必下去矣。以陽氣大盛,故爲是法刺之。新校正云:按《四時刺逆從論》云:"夏氣在孫絡。"此絡俞即孫絡之俞也。又《水熱穴論》云:"夏取盛經分腠。"**秋刺皮膚,循理**[9]**,上下同法**[10]**,神變而止**[11]**。**循理,謂循肌肉之分理也。上,謂手脈。下,謂足脈。神變,謂脈氣變易,與未刺時異也。脈者神之用,故爾言之。新校正云:按《四時刺逆從論》云:"秋氣在皮膚。"義與此合。又《水熱穴論》云:"取俞以寫陰邪,取合以虚陽虚。"皇甫士安云:"是始秋之治變。"**冬刺俞竅於分理**[12]**,甚者直下,間者散下。**直下,謂直爾下之。散下,謂散布下之。新校正云:按《四時刺逆從論》云:"冬氣在骨髓。"此俞竅即骨髓之俞竅也。又《水熱穴論》云:"冬取井滎。"皇甫士安云:"是末冬之治變也。"**春夏秋冬,各有所刺,法其所在**[13]**。**

〔1〕散俞:丹波元堅曰:“散俞對本輸而言,譬若太陰肺經,除少商、魚際、太淵、經渠、尺澤之外,共爲間散之穴,謂之散俞。蓋春氣始生之際,邪氣入淺,故其刺亦不欲深,故刺間散之穴也。”

〔2〕與:猶“於”也。

〔3〕甚者傳氣,間者環也:森立之曰:“其病甚者,其鍼處出血之後,不捫閉其穴,則邪氣自其穴所,傳送於表也,謂之甚者傳氣。其病微者,其鍼處血出之後,直捫閉其穴,則邪去而氣循環於内也,謂之間者環也。蓋九鍼法,一鍼後直捫閉其穴者爲定法,但其邪氣甚表氣實者,不在於此例。”按“環也”當依林校作“環已”,猶言旋愈也。《大戴記·保傅》盧注:“環,旋也。”此謂病甚者,刺後待其氣傳,氣得流通,可漸愈。若輕者,病旋已也。《廣雅·釋詁一》:“間,瘉也。”

〔4〕見血:與前“血出”義異。

〔5〕盡氣閉環:謂待邪氣盡散後,以手捫閉鍼孔。《爾雅·釋器》:“肉好若一謂之環。”“環”者有孔之物,以此喻孔穴。

〔6〕下:吴崑曰:“夏氣在頭,刺之而下移也。”

〔7〕病脈:藏本作“絡脈”。

〔8〕經脈:藏本“經”下無“脈”字。

〔9〕循理:森立之曰:“經脈之所通貫謂之理,順其理者,如在頭,顖會、前頂、百會、後頂。在手,曲池、三里、上廉、下廉,以次刺之也。”

〔10〕上下同法:孫鼎宜曰:“上下猶言淺深。同法同春夏見出血而止也。”

〔11〕神變而止:指刺時視病人神色較刺前有所改變,可止鍼。

〔12〕冬刺俞竅於分理:《甲乙經》卷五第一上“於”上有“及”字。張介賓曰:“孔穴之深者曰竅。冬氣在髓中,故當深取俞竅於分理間也。”張志聰曰:“分理者,分肉之腠理,乃谿谷之會。谿谷屬骨,而外連於皮膚。是以春刺分理者,外連皮膚之腠理也。冬刺俞竅於分理者,近筋骨之腠理也。蓋冬氣閉藏,而宜於深刺也。”

〔13〕法其所在:“其”與上文“有”字爲互文。“其”“有”之部疊韻。本句猶言四時刺法淺深各有所在也。

按語:四時刺法,是根據季節而採用相應的取穴和施術的鍼刺方法。本書論此者並非僅此一見,它如《八正神明論》曰:“凡刺之法，必候四時八正之氣……四時者，所以分春秋冬夏之氣所在，以時調之。”即是此意。另如《水熱穴論》、《四時刺逆從論》亦有論及。

四時刺法，是古人從“天人相應”整體觀念和因時制宜的治療原則出發，認識到人體經氣之運行、氣血之盛衰和自然現象是相通的，都有因時而異的周期性變化。疾病的發生發展與四時密切相關，所以進而提出“春夏秋冬，各有所刺”的四時刺法。這與現代關於生物鐘的概念以及根據生理節律施治的主張頗相類似。

對於四時刺法，我們不僅只從鍼刺方法去認識，更要將其因時施治的原則，擴展應用到臨床各種治療中去，有效地防治疾病。

春刺夏分，脈亂氣微，入淫〔1〕骨髓，病不能愈，令人不嗜食，又且少氣。心主脈，故脈亂氣微。水受氣於夏，腎主骨，故入淫於骨髓也。心火微則胃土不足，故不嗜食而少氣也。新校正云：按《四時刺逆從論》云：“春刺絡脈，血氣外溢，令人少氣。”**春刺秋分，筋〔2〕攣逆氣，環〔3〕爲欬嗽，病不愈，令人時驚，又且哭。**木受氣於秋，肝主筋，故刺秋分則筋攣也。若氣逆環周，則爲欬嗽。肝主驚，故時驚。肺主氣，故氣逆又且哭也。新校正云：按《四時刺逆從論》云：“春刺肌肉，血氣環逆，令人上氣也。”**春刺冬分，邪氣著藏，令人脹，病不愈，又且欲言語〔4〕。**冬主陽氣伏藏，故邪氣著藏。腎實則脹，故刺冬分，則令人脹也。火受氣於冬，心主言，故欲言語也。新校正云：按《四時刺逆從論》云：“春刺筋骨，血氣内著，令人腹脹。”

〔1〕淫：猶“侵”也，見《文選·演連珠》善注。

〔2〕筋：周本作“節”。

〔3〕環：旋也。

〔4〕春刺冬分，邪氣著藏，令人脹，病不愈，又且欲言語：張志聰曰：“春主生升，冬主閉藏。春刺冬分，反導其血氣内着，故令人腹脹。肝主語，故又且欲言語也。”

夏刺春分，病不愈，令人解墮。肝養筋，肝氣不足，故筋力解墮。

新校正云:按《四時刺逆從論》云:"夏刺經脈,血氣乃竭,令人解墮。"**夏刺秋分,病不愈,令人心中欲無言,惕惕如人將捕之**[1]**。**肝木爲語,傷秋分則肝木虚,故恐如人將捕之。肝不足,故欲無言而復恐也[2]。新校正云:按《四時刺逆從論》云:"夏刺肌肉,血氣内却,令人善恐。"《甲乙經》作"悶"。**夏刺冬分,病不愈,令人少氣**[3]**,時欲怒。**夏傷於腎,肝肺教[4]之,志内不足,故令人少氣時欲怒也。新校正云:按《四時刺逆從論》云:"夏刺筋骨,血氣上逆,令人善怒。"

〔1〕夏刺秋分,病不愈,令人心中欲無言,惕惕如人將捕之:吴崑曰:"肺主聲,刺秋分而傷肺,故欲無言。惕惕如人將捕之者,恐也。恐爲腎志,肺金受傷,腎失其母,虚而自恐也。"

〔2〕故恐如人將捕之。肝不足,故欲無言而復恐也:周本作"故欲無言而復恐,肝不足故恐,如人將捕之也"。

〔3〕少氣:"少"疑作"上"。"上氣"方與下"欲怒"合。

〔4〕教:胡本作"敎"。字同。

秋刺春分,病不已,令人惕然欲有所爲,起而忘之。肝虚故也。刺不當也[1]。新校正云:按《四時刺逆從論》云:"秋刺經脈,血氣上逆,令人善忘。"**秋刺夏分,病不已,令人益**[2]**嗜卧,又且善寢**[3]**。**心氣少則脾氣孤,故令嗜卧。心主寢,神爲之,故令善寢。新校正云:按《四時刺逆從論》云:"秋刺絡脈,氣不外行,令人卧,不能[4]動。"**秋刺冬分,病不已,令人洒洒時寒**[5]**。**陰氣上干,故時寒也。洒洒,寒貌。新校正云:按《四時刺逆從論》云:"秋刺筋骨,血氣内[6],令人寒慄。"

〔1〕刺不當也:周本作"不可刺也"。

〔2〕益:副詞,"漸"也。

〔3〕寢:藏本、熊本並作"夢"。《廣韻·一送》:"寢,寐中神游。""寢"從夢聲,故經傳即以"夢"爲"寢"。

〔4〕能:藏本、熊本並作"欲"。按本書《四時刺逆從論》作"欲"。

〔5〕秋刺冬分,病不已,令人洒洒時寒:張志聰曰:"冬主閉藏,而反傷之,則血氣内散,故令人寒慄也。"

〔6〕内:本書《四時刺逆從論》"内"下有"散"字。

冬刺春分,病不已,令人欲卧不能眠,眠而[1]**有見。**肝氣少,故令欲卧不能眠。肝主目,故眠而如見有[2]物之形狀也。新校正云:按《四時刺逆從論》云:"冬刺經脈,血氣皆脱,令人目不明。"**冬刺夏分,病不愈,氣上,發爲諸痹。**泄脈氣故也。新校正云:按《四時刺逆從論》云:"冬刺絡脈,血氣外泄,留爲大痹。"**冬刺秋分,病不已,令人善渴[3]。**肺氣不足,故發渴。新校正云:按《四時刺逆從論》云:"冬刺肌肉,陽氣竭絶,令人善渴[4]。"

〔1〕而:通"如"。

〔2〕見有:周本作"有見"。

〔3〕冬刺秋分,病不已,令人善渴:吴崑曰:"刺秋分而傷肺金,則腎水失其母,腎主五液,故善渴。"

〔4〕渴:藏本、熊本作"忘"。按本書《四時刺逆從論》作"忘"。

凡刺胸腹者,必避五藏。心肺在鬲上,腎肝在鬲下,脾象土而居中,故刺胸腹必避之。五藏者,所以藏精神魂魄意志,損之則五神去,神去則死至,故不可不慎也。**中心者環死[1]**,氣行如環之一周則死也。正謂周十二辰也。新校正云:按《刺禁論》云:"一日死,其動爲噫。"《四時刺逆從論》同。此經闕刺中肝死日,《刺禁論》云:"中肝五日死,其動爲語。"《四時刺逆從論》同也。**中脾者五日死**,土數五也。新校正云:按《刺禁論》云:"中脾十日死,其動爲吞。"《四時刺逆從論》同。**中腎者七日死**,水成數六,水數畢當至七日而死。一云十日死,字之誤也。新校正云:按《刺禁論》云:"中腎六日死,其動爲嚏。"《四時刺逆從論》云:"中腎六日死,其動爲嚏欠。"**中肺者五日死**,金生數四,金數畢當至五日而死。一云三日死,亦字誤也。新校正云:按《刺禁論》云:"中肺三日死,其動爲欬。"《四時刺逆從論》同。王注《四時刺逆從論》云:"此三論皆岐伯之言,而不同者,傳之誤也。"**中鬲者皆爲傷中,其病雖愈,不過一歲必死[2]。**五藏之氣,同主一年,鬲傷則五藏之氣互相剋伐,故不過一歲必死。**刺避五藏者,知逆從也。所謂從者,鬲[3]與脾腎之處,不知者反之。**腎著於脊,脾藏居中,鬲連於脇際,知者爲順,不知者反傷其藏。**刺胸腹者,必以布憿著之[4],乃從單布上刺**,形定,則不誤中於五藏也。新校正云:按别本"憿"一作"懒"又作"撽"。**刺之不愈復刺。**要以氣至爲効[5]也。《鍼經》曰:"刺之氣不至,無問其數;刺之氣至,去之勿復鍼。”此之謂也。**刺鍼必肅**[6]，肅，謂静肅，所以候氣之存亡。**刺腫摇鍼**，以出大膿血故。**經刺勿摇**，經氣不欲泄故。**此刺之道也。**

〔1〕環死：孫詒讓曰：“按環與還通。蓋中心死最速，還死者，頃刻即死也。《史記·天官書》云：殃還至。《索隱》：還音旋。旋，即也。”

〔2〕中鬲者皆爲傷中，其病雖愈，不過一歲必死：“鬲”即“膈”。畢沅曰：“鬲加見傍作俗字也。”張介賓曰：“鬲膜，前齊鳩尾，後齊十一椎。心肺居於鬲上，肝腎居於鬲下，脾居在下，近於鬲間。鬲者，所以鬲清濁、分上下而限五藏也。五藏之氣，分主四季，若傷其鬲，則藏氣陰陽相亂，是爲傷中，故不出一年死。”

〔3〕鬲：檢王注“鬲”上疑脱“知”字。

〔4〕必以布憿（jiǎo 皎）著之：于鬯曰：“憿當讀爲繳。《廣雅·釋詁》云：繁，纏也。繁即繳字。然則繳著之者，謂以布纏著於胸腹也。作憿者借字。林校引别本作皦，又作撽，俱借字也。”

〔5〕効：胡本、讀本並作“故”。

〔6〕刺鍼必肅：言進鍼宜速，所謂“至其當發，間不容晦”者是也。《爾雅·釋詁》：“肅，速也。”

帝曰：願聞十二經脈之終[1]**奈何？**終，謂盡也。**岐伯曰：太陽之脈其終也**[2]**，戴眼反折**[3]**瘈瘲**[4]**，其色白**[5]**，絶汗乃出，出則死**[6]**矣。**戴眼，謂睛不轉而仰視也。然足太陽脈，起於目内眦，上額交巔上，從巔入絡腦，還出别下項，循肩髆内俠脊抵腰中；其支别者，下循足至小指外側。手太陽脈，起於小指之端，循臂上肩入缺盆；其支别者，上頰至目内眦，抵足太陽。新校正云：按《甲乙經》作“斜絡於顴。”又其支别者，從缺盆循頸上頰至目外眦。新校正云：按《甲乙經》“外”作“兑”。故戴眼反折瘈瘲，色白，絶汗乃出也。絶汗，謂汗暴出如珠而不流，旋復乾也。太陽極則汗出，故出則死。**少陽終者，耳聾，百節皆縱**[7]**，目瞏絶系**[8]**，絶系**[9]**一日半死，其死也**[10]**色先**[11]**青白，乃死**[12]**矣。**足少陽脈，起於目鋭眦，上抵頭角，下耳後；其支别者，從耳後入耳中，出走耳前。手少陽脈，其支别者，從耳後亦入耳中，出走耳前。故終則耳聾目瞏絶系也。少陽主骨，故氣終則百節縱緩。色青白者，金木相薄也，故見死矣。瞏，謂直視如驚貌。**陽明終者，口目動作，善驚妄言**[13]**，色黄，其上下經**

盛,不仁[14]**,則終矣。**足陽明脈,起於鼻,交頞中,下循鼻外入上齒縫中,還出俠口環脣,下交承漿,却循頤後下廉,出大迎,循頰車,上耳前,過客主人,循髮際至額顱;其支別者,從大迎前下人迎,循喉嚨入缺盆下鬲。手陽明脈,起於手,循臂至肩,上出於柱骨之會上,下入缺盆絡肺;其支別者,從缺盆上頸貫頰,下入齒中,還出俠口交人中,左之右,右之左,上俠鼻鼽,抵足陽明。新校正云:按《甲乙經》"鼽"作"孔"。無"抵足陽明"四字。故終則口目動作也。口目動作,謂目睒睒而鼓頷也。胃病則惡人與火,聞木音則惕然而驚,又罵詈[15]罵詈而不避親踈,故善驚妄言也。黄者,土色。上,謂手脈。下,謂足脈也。經盛,謂面目頸頷足跗腕脛皆躁盛而動也。不仁,謂不知善惡。如是者,皆氣竭之徵也,故終矣。**少陰終者,面黑齒長而垢**[16]**,腹脹閉**[17]**,上下不通而終矣。**手少陰氣絶則血不流,足少陰氣絶則骨不耎,骨硬則斷上宣,故齒長而積垢汙。血壞則皮色死,故面色如漆而不赤也。足少陰脈,從腎上貫肝鬲入肺中。手少陰脈起於心中,出屬心系,下鬲絡小腹,故其終則腹脹閉,上下不通也。新校正云:詳王注云:"骨不耎,骨硬。"按《難經》及《甲乙經》云:"骨不濡,則肉弗能著。"當作"骨不濡"。手少陰"脈絡小腹",《甲乙經》作"脈絡小腸"。**太陰終者,腹脹閉不得息**[18]**,善噫**[19]**善嘔,**足太陰脈行從股内廉入腹,屬脾絡胃,上鬲。手太陰脈起於中焦,下絡大腸,還循胃口,上鬲屬肺。故終則如是也。《靈樞經》曰:"足太陰之脈動,則病食則嘔,腹脹善噫也。"**嘔則逆,逆則面赤,**嘔則氣逆,故面赤。新校正云:按《靈樞經》作"善噫,噫則嘔,嘔則逆。"**不逆**[20]**則上下不通,不通則面黑皮毛焦**[21]**而終矣。**嘔則上通,故但面赤。不嘔則下已閉,上復不通,心氣外燔,故皮毛焦而終矣。何者?足太陰脈支別者,復從胃別上鬲注心中。由是則皮毛焦,乃心氣外燔而生[22]也。**厥陰終者,中熱**[23]**嗌乾,善溺心煩,甚則舌卷卵**[24]**上縮而終矣。**足厥陰絡,循脛上皐結於莖。其正經入毛中,下過陰器,上抵小腹,俠胃,上循喉嚨之後入頏顙。手厥陰脈,起於胸中,出屬心包。故終則中熱嗌乾善溺心煩矣。《靈樞經》曰:"肝者,筋之合也。筋者,聚於陰器而脈絡於舌本。"故甚則舌卷卵上縮也。又以厥陰之脈過陰器故爾。新校正云:按《甲乙經》"皐"作"睾","過"作"環"。**此十二經之所敗也。**手三陰三陽,足三陰三陽,則十二經也。敗,謂氣終盡而敗壞也。新校正云:詳十二經又出《靈樞經》,與《素問》重。

〔1〕終:吴崑曰:“終,敗絶也。”

〔2〕太陽之脈其終也:《傷寒明理論》卷三第三十八引作“太陽終者”。按作“太陽終者”是,與下“少陽、陽明、少陰、太陰、厥陰”句式一律。

〔3〕反折:即腰脊反張。

〔4〕瘈(chì 斥)瘲(zòng 縱):即手足抽搐。“瘈瘲”雙聲。《廣雅·釋言》:“瘛,瘲也。”“瘈”與“瘛”“瘳”字異義同。《説文·手部》:“瘳,引縱曰瘳。”徐灝《註箋》曰:“瘛瘲本因掣縱而立文,掣,搐也,縱則掣而乍舒也。”

〔5〕白:明緑格抄本作“黑”。

〔6〕死:《難經·二十四難》楊注引“死”作“終”。

〔7〕百節皆縱:胆者筋其應,筋主連屬關節,少陽氣絶,故遍體關節均松懈弛緩。《説文·系部》:“縱,緩也。”

〔8〕目睘絶系:《甲乙經》卷二第一上校注云:“一本無睘字。”《靈樞·終始》作“目系絶”。《靈樞·大惑論》:“五藏六府之精氣,皆上注於目,而爲之精,精之窠爲眼,骨之精爲瞳子,筋之精爲黑眼,血之精爲絡,其窠氣之精爲白眼,肌肉之精爲約束,裹擷筋骨血氣之精而與脈並爲系,上屬於腦。”十二經經氣相互銜接,運行不休,一經氣終,其它經脈之氣亦隨之敗絶。故少陽終者,可爲“目系絶”。《醫宗金鑑》卷六十四《周身名位骨度》云:“目系者,目睛入腦之系也。”

〔9〕絶系:《甲乙經》卷二第一上作“系絶”,《靈樞·終始》作“目系絶”。

〔10〕死也:《難經·二十四難》楊注引無此二字。

〔11〕先:律以“色白”、“色黄”,“先”字疑衍,王注亦無“先”字。

〔12〕死:準前後例,“死”疑作“終”。

〔13〕善驚妄言:張琦曰:“善驚妄言者,土氣欲絶,木氣乘之,胆爲驚,肝爲語也。”

〔14〕不仁:《難經·二十四難》楊注引“不”上有“而”字,當據補。《靈樞·終始》、《甲乙經》卷二第一上並作“而不行”,應據改。

〔15〕罵詈:《素問校譌》曰:“罵詈當作妄言”。

〔16〕齒長而垢:指因齒齦萎縮而顯齒長多垢。

〔17〕腹脹閉:吴崑曰:“少陰脈行腹里,故令腹脹。腎開竅於二陰,故令閉。既脹且閉,則上不得食,下不得便,上下不通,心腎隔絶而終矣。”

〔18〕腹脹閉不得息:張介賓曰:“足太陰脈入腹屬脾,故爲腹脹閉。手太陰脈上鬲屬肺而主呼吸,故爲不得息。”

〔19〕善噫:《難經·二十四難》虞注引無此二字。按:下文“嘔則逆”只承“善嘔”而言,據是“善噫”二字衍。

〔20〕不逆:檢王注“不嘔則下已閉,上復不通”,是王據本“逆”作“嘔”,當據改。

〔21〕面黑皮毛焦:脾氣敗則無以制水,故黑色見於面。肺主皮毛,肺氣絶故皮毛焦枯。

〔22〕生:讀本、趙本並作“然”。

〔23〕中熱:丹波元簡曰:“中熱,謂胸中熱也。”

〔24〕卵:此指睾丸。

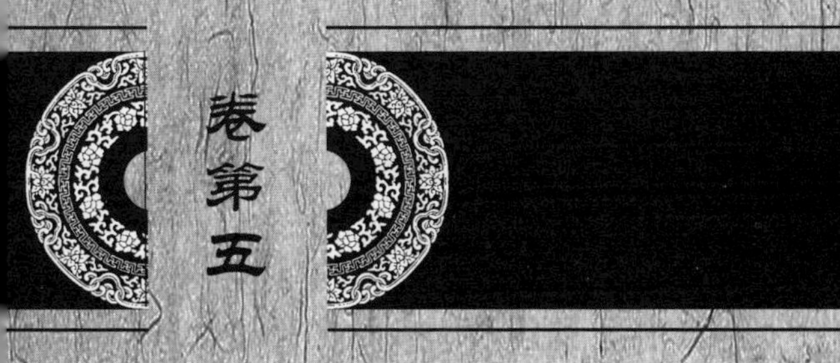

脈要精微論篇第十七新校正云：按全元起本在第六卷。

提要：本篇提出脈診之要在於將切脈與其它診法相結合，綜合脈之動静、精明五色、臟府有餘不足、形體盛衰等多方面臨床表現，以診斷和預測病情。

黄帝問曰：診法[1]何如？岐伯對曰：診法常[2]以平旦，陰氣未動，陽氣未散[3]，飲食未進，經脈未盛，絡脈調匀[4]，氣血未亂，故乃[5]可診有過之脈。動，謂動而降卑。散，謂散布而出也。過，謂異於常候也。新校正云：按《脈經》及《千金方》"有過之脈"作"過此非也"。王注"陰氣未動"謂"動而降卑"，按《金匱真言論》云："平旦至日中，天之陽，陽中之陽也。"則"平旦"爲一日之中純陽之時，陰氣未動耳，何有"降卑"之義。

〔1〕法：《讀素問抄》"法"作"脈"，與《脈經》卷一第二引合。

〔2〕常：《全生指迷方》卷一《辨人迎三部趺陽九候五藏六府脈法》引作"當"。

〔3〕陰氣未動，陽氣未散：尤怡曰："按《營衛生會篇》云：平旦陰盡而陽受氣矣。夫陰方盡，何云未動？陽氣方受，何云未散？疑是陽氣未動，陰氣未散。動謂盛之著，散謂衰之極也。"

〔4〕匀：《太素》卷十六《雜診》作"均"。《全生指迷方》卷一《辨人迎三部趺陽九候五藏六府脈法》引作"和"。按："匀"與"均"義别，見《説文》。惟"均"從"匀"聲，故古書有假"匀"爲"均"者。《廣韻·十八諄》："均，平也。"

〔5〕故乃:《太平聖惠方》卷一《叙診脈法》、《難經·一難》丁注引"乃"上並無"故"字。"乃"副詞,與今語"這纔"義同。

切脈動静而視精明[1],察五色,觀五藏有餘不足,六府[2]强弱,形之[3]盛衰,以此参伍[4],決[5]死生之分。切,謂以指切近於脈也。精明,穴名也。在明堂左右兩目内眥也,以近於目,故曰精明。言以形氣盛衰,脈之多少,視精明之間氣色,觀藏府不足有餘,参其類伍,以決死生之分。

〔1〕精明:即目之"精光",指瞳神言。"明""光"疊韻。《本草經·草部上品》:"菥蓂子,主益精光。"決明子,久服益精光。"慧琳《音義》卷十六引《埤蒼》云:"瞳者,目珠子也。"又引《廣雅》云:"目珠子謂之眸子。俗謂之目瞳人。"

〔2〕六府:《太素》卷十六《雜診》"六"作"五"。按:"五府"指下"精明之府"、"胸中之府"、"腎之府"、"筋之府"、"髓之府"言。近人劉衡如以六府乃連脈者血之府而言。惟上既云"切脈動静",似可不必再重言强弱,作"五府"爲是。

〔3〕之:《類説》卷三十七引作"氣"。按:作"氣"是,王注"言以形氣盛衰",是王據本原作"氣"。

〔4〕参伍:相参互證之意。顧松園《醫鏡》卷三云:"不齊之謂參,剖其異而分之也;相類之謂伍,比其同而合之也。以此數者,與脈參伍推求,則陰陽表裏虚實寒熱,自無遁狀。"《荀子·成相》楊注:"參伍猶錯雜也。"此言診病,當以切脈、視精光、察色、觀藏府强弱及形氣盛衰等法,錯綜運用相參互證。

〔5〕決:《千金方》卷二十八第一引作"訣"。慧琳《音義》卷二引《切韻》:"訣,别也。"

夫脈者,血之府也,府,聚也。言血之多少皆聚見於經脈之中也。故《刺志論》曰:"脈實血實,脈虚血虚,此其常也,反此者病。"由是故也。**長則氣治[1],短則氣病,數則煩心,大則病進,**夫脈長爲氣和故治,短爲不足故病,數急爲熱故煩心,大爲邪盛故病進也。長脈者往來長,短脈者往來短,數脈者往來急速,大脈者往來滿大也。**上盛則氣高,**新校正云:按全元起本"高"作"鬲"。**下盛則氣脹[2],代則氣衰,細則氣少,**新校正气云:按《太素》細作"滑"。**濇則心[3]痛,**上,謂寸口。下,謂尺中。盛,謂盛滿。代脈者,動而中止,不能自還。細脈者,動如莠蓬。濇脈者,往來時不利而蹇濇也。**渾渾[4]革[5]至如涌泉,病進而色[6]弊[7],綿綿[8]其去如弦絕[9],死。**渾渾,言脈氣濁亂也。革至者,謂脈來弦而大,實而長也。如涌泉者,言脈汩汩,但出而不返也。綿綿,言微微似有,而不甚應手也。如弦絶者,言脈卒斷,如弦之絶去也。若病候日進而色弊惡,如此之脈,皆必死也。新校正云:按《甲乙經》及《脈經》作"渾渾革革至如涌泉,病進而色;弊弊綽綽其去如弦絶者,死。"

〔1〕長則氣治:謂脈長則氣旺。按:《脈經》所列二十四種脈,并無長短二脈,此則叔和之疏。高陽生《脈訣》一書,雖屬僞託,然能補"長短"二者,以後滑壽《診家樞要》踵之,而《素問》之脈學始顯。長脈謂舉之有餘,或過於本位。"治"有"旺"義。《逆調論》王注:"治者,王也。""王"讀如"旺"。

〔2〕上盛則氣高,下盛則氣脹:丹波元簡曰:"按諸家以上下爲寸尺之義。而《内經》有寸口之稱,無分三部爲寸關之説。此言上下者,指上部下部之諸脈。"上部脈盛,乃氣壅於上,故氣上逆而喘;下部脈盛,乃氣壅於下,故氣滯而腹脹滿。

〔3〕心:金刻本作"氣"。

〔4〕渾渾:喻脈來洪盛狀。《法言·問神》李注:"渾渾,洪流也。"

〔5〕革:《千金方》卷二十八第五"革"下重"革"字,與林校引《甲乙經》同。"革"通"亟"。《禮記·檀弓》:"若疾革。"《釋文》:"革,一本作亟。"《廣韻·二十四職》:"亟,急也,疾也。""革革"言脈來之急速狀。

〔6〕色:《甲乙經》卷四第一、《脈經》卷一第十三、《千金方》卷二十八第四并作"危"。《太素》卷十六《雜診》"色"作"絶"。按"危""絶"義近。

〔7〕弊:《太素》卷十六《雜診》、《千金方》卷二十八第四"弊"下並重"弊"字,屬下讀。與林校引《甲乙經》合,當是,應據補。"弊"俗作"弊"。"弊"通"蔽"。《莊子·逍遥遊》"弊弊"釋文:"弊,司馬本作蔽。"《爾雅·釋詁》:"蔽,微也。"郭璞注:"微,謂逃藏也。""弊弊"言脈似有似無,若隱匿不見之意。

〔8〕綿綿:《太素》卷十六《雜診》、《千金方》卷二十八第四并作"綽綽",與林校引《甲乙經》合,《爾雅·釋訓》:"綽綽,緩也。"

〔9〕絶:《太素》卷十六《雜診》、《千金方》卷二十八第四"絶"下並有"者"字。與林校引《甲乙經》合,當是,應據補。

夫精明[1]五色者,氣[2]之華也,五氣之精華者,上見爲五色,變化於精明之間也。《六節藏象論》曰:"天食人以五氣,五氣入鼻,藏於心肺,上使五色脩明。"此則明察五色也。赤欲如白[3]裹朱,不欲如赭[4];白欲如鵝羽,不欲如鹽[5];新校正云:按《甲乙經》作"白欲如白璧之澤,不欲如堊。《太素》兩出之。青欲如蒼璧之澤[6],不欲如藍[7];黄欲如羅裹雄黄[8],不欲如黄土[9];黑欲如重漆色[10],不欲如地蒼[11]。新校正云:按《甲乙經》作"炭色"。五色精微[12]象見矣,其壽不久也。赭色、鹽色、藍色、黄土色、地蒼色見者,皆精微之敗象,故其壽不久。夫精明者,所以視萬物,别白黑,審短長。以長爲短,以白爲黑,如是則精衰矣。誡其誤也。夫如是者,皆精明衰乃誤也。

〔1〕精明:此二字涉下文"夫精明者"句誤衍。《千金翼方》卷二十五第一無此二字。

〔2〕氣:《千金翼方》卷二十五第一作"五藏"。

〔3〕白:《太素》卷十六《雜診》、《脈經》卷五第四、《千金方》卷二十八第十、《聖惠方》卷一引"白"并作"帛"。帛,即白綢。《説文·帛部》:"帛,繒也。"帛之言白也,謂其色潔白也。繒以白者爲主色,因謂之帛。

〔4〕赭:《廣韻·三十五馬》:"赭,赤土。"

〔5〕白欲如鵝羽,不欲如鹽:《太素》卷十六《雜診》作"白欲如白璧之澤,不欲如堊。一曰白欲如鵝羽,不欲如鹽。"與林校引《太素》合。

〔6〕蒼璧之澤:森立之曰:"蒼璧猶云蒼玉,蒼玉者,謂緑色之玉,所云碧玉也。"

〔7〕藍:言其色青而沉晦。《醫宗金鑑》卷三十四《四診心法要訣》曰:"藍,青靛葉也。"

〔8〕羅裹雄黄:言其爲黄中透紅之色。《廣韻·七歌》:"羅,綺也。""綺"是絲織品。

〔9〕黄土:《類説》卷三十七引"土"上無"黄"字。

〔10〕重漆色:《脈經》卷五第四、《千金方》卷二十八第十、《類説》卷三十七引"漆"下並無"色"字。

〔11〕地蒼:《太素》卷十六《雜診》、《脈經》卷五第四、《千金方》卷二十八第十並作"炭"。

〔12〕精微:“微”疑作“危”,聲誤。《吕氏春秋·驕恣》高注:“危,敗也。”“精”有“甚”義。“五色精危象見矣”猶云五色極敗之象見矣。如此,方與下之“其壽不久”語意相合。《三因方》卷一《總論脈式》作“五色精敗”,尚近之也。于鬯曰:“此精微二字側而不平,與他文言精微者獨異。微,蓋衰微之義。精微者,精衰也。”

五藏者,中之守〔1〕**也**,身形之中,五神安守之所也。此則明觀五藏也。新校正云:按《甲乙經》及《太素》“守”作“府”。**中盛藏**〔2〕**滿,氣勝傷恐者**〔3〕**,聲如從室中言**〔4〕**,是中氣之濕也**〔5〕**。**中,謂腹中。盛,謂氣盛。藏,謂肺藏。氣勝,謂勝於呼吸而喘息變易也。夫腹中氣盛,肺藏充滿,氣勝息變,善傷於恐,言聲不發,如在室中者,皆腹中有濕氣乃爾也。**言而微,終日乃復言**〔6〕**者,此奪氣也。**若言音微細,聲斷不續,甚奪其氣乃如是也。**衣被不斂,言語善惡不避**〔7〕**親踈者,此神明之亂也。倉廩不藏者,是門户不要也**〔8〕**。**倉廩,謂脾胃。門户,謂魄門。《靈蘭秘典論》曰:“脾胃者,倉廩之官也。”《五藏別論》曰:“魄門亦爲五藏使,水穀不得久藏也。”魄門,則肛門也。要,謂禁要。**水泉不止**〔9〕**者,是膀胱不藏也。**水泉,謂前陰之流注也。**得守者生,失守者死。**夫如是倉廩不藏,氣勝傷恐,衣被不斂,水泉不止者,皆神氣得居而〔10〕守則生,失其所守則死也。夫何以知神氣之不守耶〔11〕?衣被不斂,言語善惡不避親踈,則亂之證也。亂甚則不守於藏也。

〔1〕守:《太素》卷十六《雜診》作“府”,與林校合。

〔2〕藏:《太素》卷十六“雜診”無“藏”字。

〔3〕氣勝傷恐者:《太素》卷十六《雜診》“氣”下無“勝”字。“者”作“音”,屬下讀。《三因方》卷一《總論脈式》引無此五字。按:“氣勝”五字,語意上下不屬。張琦以爲衍文,與《三因方》合。張説似是。

〔4〕言:《三因方》卷一《總論脈式》引“言”下有“者”字。

〔5〕中氣之濕也,張琦曰:“濕勝脾土,故中滿而聲微不清。”

〔6〕終日乃復言:于鬯曰:“日字當衍。終者,一言一語之終,非終日也。”柯逢時曰:“終日復言,即重語鄭聲。”

〔7〕不避:即不分。“避”與“辟”同。《廣雅·釋詁四》:“辟,半也。”“半”之本字作“判”,《説文·刀部》:“判,分也。”

〔8〕倉廩不藏者,是門户不要也:姚止庵曰:“倉廩不藏,世以責之脾

胃，而不知胃有病則不受，脾有病則不運。今非不能受，不能運，乃藏之不固，其責在腎。何則？腎開竅於二陰，腎虚則不能禁固。《水熱穴論》曰：腎者胃之關也。即門户之義。"《廣雅·釋言》："要，約也。"

〔9〕水泉不止：即小便不禁。楊上善曰："水泉，小便也。"

〔10〕居而：胡本、讀本並作"其所"。

〔11〕耶：趙本作"即"，屬下讀。

夫五藏〔1〕**者，身之强也**，藏安則神守，神守則身强，故曰身之强也。**頭者精明之府**〔2〕**，頭傾視深**〔3〕**，精神**〔4〕**將奪矣。背者胸中之府**〔5〕**，背曲肩隨**〔6〕**，府**〔7〕**將壞矣。腰者腎之府，轉摇**〔8〕**不能，腎將憊**〔9〕**矣。膝者筋之府**〔10〕**，屈伸不能，行則僂附**〔11〕，新校正云：按别本"附"一作"俯"，《太素》作"跗"。**筋將憊矣。骨者髓之府**〔12〕**，不能久立，行則振掉**〔13〕**，骨將憊矣。**皆以所居所由而爲之府也。**得强則生，失强則死。**强，謂中氣强固以鎮守也。

〔1〕五藏：明緑格抄本、吴注本"藏"並作"府"。按：作"府"是。"五府"與下"精明之府"、"胸中之府"、"腎之府"、"筋之府"、"髓之府"合。吴崑曰："五府者，乃人身恃之以强健。"

〔2〕頭者精明之府：《類説》卷三十七引"精明"作"精神"。

〔3〕頭傾視深：《太素》卷十六《雜診》、《雲笈七籤》卷五十七第九引"傾"並作"憊"。張介賓曰："頭傾者，低垂不能舉也。視深者，目陷無光也。"

〔4〕精神：《太素》卷十六《雜診》"精"下無"神"字。

〔5〕背者胸中之府：《太素》卷十六《雜診》、《雲笈七籤》卷五十七第九、《類説》卷三十七、《天中記》卷二十一《形體》引"胸"下並無"中"字。

〔6〕隨：柯校本作"垂"。

〔7〕府：《雲笈七籤》卷五十七第九、《類説》卷三十七引並作"胸"。

〔8〕摇：《類説》卷三十七引作"腰"。

〔9〕憊：《類説》卷三十七、《天中記》卷二十二引並作"敗"。

〔10〕膝者筋之府：楊上善曰："身之大筋聚結於膝。"張介賓曰："筋雖主於肝，而維絡關節以立此身者，惟膝膕之筋爲最，故膝爲筋之府。"

〔11〕行則僂附：《類説》卷三十七引"行"下無"則僂附"三字，"行"字屬上讀。"僂附"疊韻，曲脊低頭也。"僂"指大僂，《廣韻·十九侯》："僂，

軀僂。""僂"有曲義。"附",林校引别本《素問》作"俯",是。"俯"爲"俛"之今字。"俛"亦作"頫",《廣韻·九麌》:"低頭也。太史公書頫仰字如此。"

〔12〕骨者髓之府:《太素》卷十六《雜診》、《雲笈七籤》卷五十七第三及第九並作"髓者骨之府。"

〔13〕振掉:《太素》卷十六《雜診》作"掉標"。"振掉"猶云"動摇"。《廣雅·釋詁一》:"振,動也。"《説文·手部》:"掉,摇也。"

岐伯曰:新校正云:詳此"岐伯曰"前無問。**反四時者,有餘爲精,不足爲消。應太過,不足爲精,應不足,有餘爲消**〔1〕**。陰陽不相應,病名曰關格**〔2〕**。**廣陳其脈應也。夫反四時者,諸不足皆爲血氣消損,諸有餘皆爲邪氣勝精也。陰陽之氣不相應合,不得相營,故曰關格也。

〔1〕反四時者,有餘爲精,不足爲消。應太過,不足爲精,應不足,有餘爲消:《太素》卷十六《雜診》無"應不足"三字。丹波元簡曰:"按此三十九字,與前後文不相順承,疑是它篇錯簡。"張介賓曰:"此言四時陰陽,脈之相反者,亦爲關格也。《禁服篇》曰:春夏人迎微大,秋冬寸口微大,如是者命曰平人。以人迎爲陽脈而主春夏,寸口爲陰脈而主秋冬也。若其反者,春夏氣口當不足而反有餘,秋冬人迎當不足而反有餘,此邪氣之有餘,有餘者反爲精也。春夏人迎當有餘而反不足,秋冬寸口當有餘而反不足,此血氣之不足,不足者日爲消也。如春夏人迎應太過,而寸口之應不足者,反有餘而爲精,秋冬寸口應太過,而人迎之應不足者,反有餘而爲精,是不足者爲精也。春夏寸口應不足,而人迎應有餘者,反不足而爲消,秋冬人迎應不足,而寸口應有餘者,反不足而爲消,是有餘者爲消也。應不足而有餘者,邪之日盛,應有餘而不足者,正必日消。"孫鼎宜曰:"有餘爲盈,不足爲消,此易知也。若既反矣,應太過而反不足,亦爲盈;應不足而反有餘,亦爲消。是則以盈消據理言,而不據脈之形言,此又爲盈消之别一義矣。"李笠曰:"有餘謂五藏藏精恒有餘也,不足謂六府傳化恒不足也。二爲字皆猶於也。藏不足於精,府有餘於消,此爲陰陽不相應,病名關格。"

〔2〕關格:吴崑曰:"關格者,陰陽相絶,不得交通之名。"

帝曰:脈其〔1〕**四時動奈何?知病之所在奈何?知病之所變奈何?知病乍**〔2〕**在内奈何?知病乍在外奈何?請問此五者,可**

得聞乎？言欲順四時及陰陽相應之狀候也。**岐伯曰：**新校正云：詳此對與問不甚相應。脈四時動，病之所在，病之所變，按文頗對。病在内在外之説，後文殊不相當。**請言其與天運轉[3]大[4]也。**指可見陰陽之運轉，以明陰陽之不可見也。**萬物之外[5]，六合之内，天地之變，陰陽之應，彼春之暖，爲夏之暑，彼秋之忿[6]，爲冬之怒，四變之動，脈與之[7]上下[8]**，六合，謂四方上下也。春暖爲夏暑，言陽生而至盛；秋忿而[9]冬怒，言陰少而之狀也。忿一爲急、言秋氣勁急也。新校正云：按全元起注本"暖"作"緩"。**以春應中規[10]**，春脈耎弱，輕虚而滑，如規之象，中外皆然，故以春應中規。**夏應中矩[11]**，夏脈洪大，兼之滑數如矩之象，可正平之，故以夏應中矩。**秋應中衡[12]**，秋脈浮毛[13]，輕濇而散，如秤衡之象，高下必平，故以秋應中衡。**冬應中權[14]。**冬脈如石，兼沉而滑，如秤權之象，下遠於衡，故以冬應中權也。以秋中衡、冬中權者言，言脈之高下異處如此爾。此則隨陰陽之氣，故有斯四應不同也。**是故冬至四十五日，陽氣微上，陰氣微下，夏至四十五日，陰氣微上，陽氣微下。陰陽有時，與脈爲期[15]，期而相失[16]，知脈所分，分之有期[17]，故知死時。**察陰陽升降之準，則知經脈遞遷之象；審氣候遞遷之失，則知氣血分合之期，分期[18]不差，故知人死之時節。**微妙在脈，不可不察，察之有紀，從陰陽始**，推陰陽升降，精微妙用，皆在經脈之氣候，是以不可不察，故始以陰陽爲察候之綱紀。**始之有經[19]，從五行生，生之有度[20]，四時爲宜[21]**，言始所以知有經脈之察候司應者，何哉？蓋從五行衰王而爲準度也。徵求太過不及之形診[22]，皆以應四時者爲生氣所宜也。新校正云：按《太素》"宜"作"數"。**補寫[23]勿失，與天地如一[24]**，有餘者寫之，不足者補之，是則應天地之常道也。然天地之道，損有餘而補不足，是法天地之道也。瀉補之宜，工切審之[25]，其治氣亦然。**得一之情[26]，以知死生。**曉天地之道，補寫不差，既得一情，亦可知生死之準的。**是故聲[27]合五音，色合五行，脈合陰陽。**聲表宫商角徵羽，故合五音，色見青黄赤白黑，故合五行。脈彰寒暑之休王，故合陰陽之氣也。

〔1〕其：《甲乙經》卷四第一作"有"。

〔2〕乍：表態副詞，忽也。

〔3〕與天運轉:楊上善曰:“人身合天,故請言人身與天合氣轉運之道也。”

〔4〕大:《太素》卷十四《四時脈診》無“大”字。

〔5〕萬物之外:《甲乙經》卷四第一無此四字。

〔6〕忿:《太素》卷十四《四時脈診》作“急”。《醫心方》卷三《札記》云:“忿即急字,俗急作怠,再訛作忿也。”

〔7〕之:《類説》卷三十七引無“之”字。

〔8〕上下:謂往來。《漢書·宣帝紀》:“數上下諸陵。”王先謙補注:“數往來,故云上下。”

〔9〕而:趙本作“爲”。

〔10〕中規:本書《陰陽應象大論》王注引“中規”下有“言陽氣柔軟”五字。“規”正圓器,見慧琳《音義》卷七引鄭玄注。

〔11〕中矩:本書《陰陽應象大論》王注引“中矩”下有“言陽氣盛强”五字。按“矩”本字作“巨”。《説文·工部》段注引《周髀算經》:“方出於矩。”戴侗曰:“巨,工所用以爲方也。”即今木工所用的方尺。

〔12〕中衡:本書《陰陽應象大論》王注引“中衡”下有“言陰升陽降,氣有高下”九字。《史記·始皇紀》正義:“衡,秤衡也。”即秤桿。

〔13〕浮毛:藏本作“如毛”。

〔14〕中權:本書《陰陽應象大論》王注引“中權”下有“言陽氣居下也”六字。“權”爲稱錘。見《廣韻·二仙》。

〔15〕陰陽有時,與脈爲期:謂四時陰陽有一定的時間規律,人體脈象因之有春規、夏矩、秋衡、冬權,與之相應而至。《説文·月部》:“期,會也。”

〔16〕期而相失:張介賓曰:“期而相失者,謂春規、夏矩、秋衡、冬權不合於度也。”

〔17〕知脈所分,分之有期:金刻本、讀本、趙本、吴本、藏本“知”並作“如”。本句謂五藏之脈,分應四季,衰旺變化各有其時。

〔18〕期:趙本作“閉”。

〔19〕經,《廣雅·釋詁》:“經,常也。”猶言規律。

〔20〕從五行生,生之有度;楊上善曰:“五行生十二經脈各有法度。脈從五行生,木生二經,爲足厥陰、足少陽也。火生四經,手少陰、手太陽、手厥陰、手少陽也。土生二經,足太陰、足陽明也。金生二經,手太陰、手

陽明也。水生二經,足少陰、足太陽也。此爲五行生十二經脈。法度者,春有二經,夏有四經,季夏有二經,秋有二經,冬有二經,故十二經脈以四時爲數也。”張志聰曰:“從五行而生,如春木生夏火,火生長夏土,土生秋金,金生冬水,水生春木,生之有度。”

〔21〕四時爲宜:《太素》卷十四《四時脈診》“宜”作“數”,與林校合。俞樾曰:“數與度爲韻。”

〔22〕診:趙本、周本並作“證”。

〔23〕補寫:《太素》卷十四《四時脈診》作“循數”。按:此論脈,非言鍼,“循數”與上相承,承上“爲數”言。

〔24〕與天地如一:言脈象變化與自然界協調如一。

〔25〕工切審之:周本作“切審之工”。

〔26〕情:胡本、趙本、吴本、明緑格抄本、周本、藏本並作“精”。《太素》卷十四《四時脈診》作“誠”。

〔27〕聲:即呼、笑、歌、哭、呻五聲。

是知〔1〕**陰盛則夢涉大水恐懼**,陰爲水,故夢涉水而恐懼也。《陰陽應象大論》曰:“水爲陰。”**陽盛則夢大火燔灼**〔2〕,陽爲火,故夢大火而燔灼也。《陰陽應象大論》曰:“火爲陽。”**陰陽俱盛則夢相殺毁傷**,亦類交争之氣象也。**上盛則夢飛**〔3〕,**下盛則夢墮**〔4〕,氣上則夢上,故飛。氣下則夢下,故墮。**甚飽則夢予**,内有餘故。**甚飢則夢取**;内不足故。**肝氣盛則夢怒**,肝在志爲怒。**肺氣盛則夢哭**〔5〕,肺聲哀,故爲〔6〕哭。新校正云:詳“是知陰盛則夢涉大水恐懼”至此,乃《靈樞》之文,誤置於斯,仍少心脾腎氣盛所夢,今具《甲乙經》中。**短蟲**〔7〕**多則夢聚衆**,身中短蟲多,則夢聚衆。**長蟲**〔8〕**多則夢相擊毁傷**。長蟲動則内不安,内不安則神躁擾,故夢是矣。新校正云:詳此二句,亦不當出此,應他經脱簡文也。

〔1〕知:明緑格抄本作“故”。

〔2〕燔灼:《甲乙經》卷六第八“灼”作“焫”。

〔3〕飛:《太素》卷十四《四時脈診》“飛”下有“揚”字。

〔4〕墮:《太素》卷十四《四時脈診》“墮”下有“墜”字。

〔5〕哭:《太素》卷十四《四時脈診》作“哀”。

〔6〕爲:趙本作“夢”。

〔7〕短蟲:即蟯蟲。《説文·虫部》:"蟯,腹中短蟲也。"

〔8〕長蟲:即蛔蟲。《説文·虫部》:"蛕,腹中長蟲也。"《玉篇·虫部》"蛕"有重文"蚘"、"蛔"。

是故持脈有[1]**道,虚静爲保**[2]**。**前明脈應,此舉持脈所由也。然持脈之道,必虚其心,静其志,乃保定盈虚而不失。新校正云:按《甲乙經》"保"作"實"。**春日浮,如魚之遊在波**[3];雖出,猶未全浮。**夏日在膚,泛泛**[4]**乎萬物有餘**;泛泛,平[5]貌。陽氣大盛,脈氣亦象萬物之有餘,易取而洪大也。**秋日下膚,蟄蟲將去**;隨陽氣之漸降,故曰下膚。何以明陽氣之漸降?蟄蟲將欲藏去也。**冬日在骨,蟄蟲周**[6]**密,君子居室。**在骨,言脈深沉也。蟄蟲周密,言陽氣伏藏。君子居室,此人事也。**故曰**[7]**:知内者按而紀之**,知内者,謂知脈氣也,故按而爲之綱紀。**知外者終而始之**[8]**。**知外者,謂知色象,故以五色終而復始。**此六者,持脈之大法。**見是六者,然後可以知脈之遷變也。新校正云:詳此前對帝問"脈其四時動奈何"之事。

〔1〕有:《聖濟經》卷四第三吴注引作"之"。

〔2〕保:按"保"古音重脣,與"好"字義同。"好"喉聲字,由喉轉脣則爲"保"。《廣韻·三十二皓》:"好,善也。"

〔3〕波:《太素》卷十四《四時脈診》作"皮"。

〔4〕泛泛:《太素》卷十四《四時脈診》作"沈沈"。"沈沈"謂盛貌,見《文選·謝朓始出尚書省詩》翰注。"盛"與"萬物有餘"文義一貫。楊上善曰:"夏時陽氣榮盛,脈從經溢入孫絡膚肉之中,如水流溢,沈沈盛長,萬物亦然,茂盛有餘。"

〔5〕平:柯校云:"平作乎"。

〔6〕周:《太素》卷十四《四時脈診》作"固"。

〔7〕故曰:明緑格抄本、吴注本並無此二字。

〔8〕知内者按而紀之,知外者終而始之:史堪曰:"知内者按而紀之,以明脈之在裹;知外者終而始之,以明脈之在表。然知内者必曰按而紀之者,蓋脈之在内,非深按之,無以得其實;知外者必日終而始之者,則初按而病已見矣,故因其病以推原其本。"

心脈搏堅而長[1]**,當病舌卷**[2]**不能言**;搏,謂搏擊於手也。諸脈搏堅而長者,皆爲勞心而藏脈氣虚極也。心手少陰脈,從心系上俠咽喉,故令舌卷短而不能言也。**其耎[3]而散者,當消環自已[4]。**諸脈耎散,皆爲氣實血虚也。消,謂消散。環,謂環周。言其經氣如環之周,當其火王,自消散也。新校正云:按《甲乙經》"環"作"渴"。**肺脈搏堅而長,當病唾血[5]**;肺虚極則絡逆,絡逆則血泄,故唾出也。**其耎而散者,當病灌汗[6],至今不復散發[7]也。**汗泄玄府,津液奔湊,寒水灌洗,皮密汗藏,因灌汗藏,故言灌汗至今[8]不復散發也。灌,謂灌洗。盛暑多爲此也。新校正云:詳下文諸藏各言色,而心肺二藏不言色者,疑闕文也。**肝脈搏堅而長,色不青,當病墜若搏[9],因血在脇下,令人喘逆[10]**;諸脈見本經之氣而色不應者,皆非病從内生,是外病來勝也。夫肝藏之脈,端直以長,故言[11]曰色不青,當病墜若搏也。肝主兩脇,故曰因血在脇下也。肝厥陰脈,布脇肋,循喉嚨之後;其支别者,復從肝别貫鬲,上注肺。今血在脇下,則血氣上熏於肺,故令人喘逆也。**其耎而散色澤者[12],當病溢飲[13],溢飲者渴[14]暴多飲,而易[15]入肌皮腸胃之外也。**面色浮澤,是爲中濕,血虚中濕,水液不消,故言當病溢飲也。以水飲滿溢,故滲溢易而[16]入肌皮腸胃之外也。新校正云:按《甲乙經》"易"作"溢"。**胃脈搏堅而長,其色赤,當病折髀[17]**;胃虚色赤,火氣牧之,心象於火,故色赤也。胃陽明脈,從氣衝下髀抵伏兔。故病則髀如折也。**其耎而散者,當病食痺[18]。**痺,痛也。胃陽明脈,其支别者,從大迎前下人迎,循喉嚨入缺盆,下鬲屬胃絡脾,故食則痛悶而氣不散也。新校正云:詳謂痺爲痛,義則未通。**脾脈搏堅而長,其色黄,當病少氣**;脾虚則肺無所養,肺主氣,故少氣也。**其耎而散色不澤者,當病足䯒[19]腫若水狀也。**色氣浮澤,爲水之候,色不潤澤,故言若水狀也。脾太陰脈,自上[20]内踝前廉,上踹[21]内,循䯒骨後,交出厥陰之前,上循膝股内前廉入腹,故病足䯒腫也。**腎脈搏堅而長,其色黄而赤者,當病折腰**;色氣黄赤,是心脾干腎,腎受客陽[22],故腰如折也。腰爲腎府,故病發於中。**其耎而散者,當病少血,至今不復也[23]。**腎主水,以生化津液,今腎氣不化,故當病少血,至今不復也。

〔1〕搏堅而長:《太素》卷十五《五藏脈診》、《甲乙經》卷四第一"搏"並作"揣"。按作"搏"是。"搏"、"揣"草書形近致誤。"搏堅而長"謂脈搏擊有力,其形迢迢以長,如此則心氣亢,蘊菀於上,有升無降,故病"舌卷不能言"。

〔2〕卷:《中藏經》卷上第二十四作“强”。

〔3〕耎:《千金方》卷十三第一作“濡”。按“濡”與“耎”同。“耎”與“輭”同。《廣韻·二十八獮》:“輭,柔也。或從需。”“柔而散”與上文“堅而長”對。“耎”亦有“弱”義,“耎弱”雙聲。

〔4〕當消環自已:《太素》卷十五《五藏脈診》、《脈經》卷六第三“消環”並作“消渴”,與林校引《甲乙經》合。按“當”下脱“病”字,律以肺、肝各脈可證。所謂“自已”者,以有胃氣也。

〔5〕唾血:此由肺經火盛,傷及血絡而然。

〔6〕灌汗:《千金方》卷十七第一“灌”作“漏”。肺虚不斂,皮毛不固,故汗出如灌洗之狀。

〔7〕至今下復散發:讀本、趙本、吴本、周本、朝本、藏本、熊本“今”並作“令”。按《太素》卷十五《五藏脈診》作“令”,與各本合。據楊注“散發”二字似衍。

〔8〕今:趙本作“令”。

〔9〕病墜若搏:謂跌撲損傷,或被手擊。

〔10〕喘逆:《太素》卷十五《五藏脈診》作“善喘”。

〔11〕言:周本無“言”字。

〔12〕其耎而散色澤者:《太素》卷十五《五藏脈診》作“若耎而散者,其色澤”。《脈經》卷六第一作“若耎而散,其色澤者”。按《脈經》是。“色澤”謂面色光澤。《説文·水部》:“澤,光潤也。”

〔13〕溢飲:張琦曰:“肝脈耎散而色浮澤,是溢飲之診。蓋木氣不足,濕土浸淫,升發不遂,脾陽不能化水,遂溢於肌皮腸胃之外,脾土之升必因肝木,木氣微不能升,故脾胃皆病也。”

〔14〕渴:《脈經》卷六第一作“濕”。

〔15〕易:《千金方》卷十一第一作“溢”。田晉蕃曰:“王氏《經義述聞》:易者,延也。此當作蔓延解。水飲由腸胃而蔓延肌皮,肌皮是腸胃之外也。”

〔16〕易而:周本作“而易”。

〔17〕折髀:股痛如折。“髀”爲足陽明經循行之部,胃脈搏堅而長乃藏氣窒塞爲患,氣機壅塞,則經脈流行因之而滯,故病“折髀”。《説文·骨部》:“髀,股也。”

〔18〕食痺:《太素》卷十五《五藏脈診》“痺”下有“臏痛”二字。《甲

乙經》卷四第一“痺”下有“痛髀”二字。《脈經》卷六第六“痺”下有“髀痛”二字。楊上善曰:“胃虚不消水穀,故食積胃中,爲痺而痛。”

〔19〕 骱(háng 杭):《千金方》卷十五上第一作“骭”。“骱”通“胻”。《説文·肉部》:“胻,脛耑也。”段注:“脛近膝者曰胻。”“足骱腫”是小腿連及足部浮腫。

〔20〕 上:《素問校譌》引古抄本作“足”。

〔21〕 踹:顧觀光曰:“踹當作腨”。

〔22〕 陽:當作“傷”,形誤。

〔23〕 至今不復也:《脈經》卷六第九、《千金方》卷十九第一並無此五字。

帝曰:新校正云:詳“帝曰”至“以其勝治之愈”,全元起本在《湯液篇》。**診得心脈而急,此爲何病?病形何如?岐伯曰:病名心疝[1],少腹當有形也。**心爲牡藏,其氣應陽,今脈反寒,做爲疝也。諸脈勁急者,皆爲寒。形,謂病形也。**帝曰:何以言之?岐伯曰:心爲牡藏[2],小腸爲之使,故曰少腹當有形[3]也。**少腹,小腸也。《靈蘭秘典論》曰:“小腸者,受盛之官。”以其受盛,故形居于内也,**帝曰:診得胃脈,病[4]形何如?岐伯曰:胃脈實則脹,虚則泄。**脈實者氣有餘,故脹滿。脈虚者氣不足,故泄利。新校正云:詳此前對帝問“知病之所在”。

〔1〕 心疝:此指小腸疝氣而言。《聖濟總録》卷九十四心疝:“夫臟病必傳於腑,今心不受邪,病傳於腑,故小腸受之,爲疝而痛,少腹當有形也。世之醫者,以疝爲寒濕之疾,不知心氣之厥,亦能爲疝。心疝者,當兼心氣以治之。”

〔2〕 心爲牡藏:“牡”陽也。心爲陽中之太陽,故爲牡藏。

〔3〕 少腹當有形:姚止庵曰:“心與小腸爲表裏,並屬火。今寒邪犯心,心爲火藏,寒無所容,邪氣以從其合也,寒欲犯心,不得停留,轉入小腸。小腸部分外當少腹,故少腹有形”。

〔4〕 病:《太素》卷十六《雜診》作“疝”。按以上“病形何如”句律之,仍以作“病”爲是。

帝曰:病成而變[1]何謂[2]?岐伯曰:風成爲寒熱[3],《生氣通天論》曰:“因於露風,乃生寒熱。”故風成爲寒熱也。**癉成爲消中,**癉,謂濕熱也。熱積於内,故變爲消中也。消中之證,善食而瘦[4]。新校正云:

詳王注以"善食而瘦"爲"消中",按本經"多食數溲"爲之"消中","善食而瘦"乃是"食㑊"之證,當云"善食而溲數"。**厥成爲巔疾**,厥,謂氣逆也。氣逆上而不已,則變爲上巔之疾也。**久風爲飧泄**,久風不變,但在胃中,則食不化而泄利也。以肝氣内合而乘胃,故爲是病焉。《陰陽應象大論》曰:"風氣通於肝。"故内應於肝也。**脈[5]風成[6]爲癘**,經[7]《風論》曰:"風寒客於脈而不去,名曰癘風。"又曰:"癘者有榮氣熱附[8],其氣不清,故使其鼻柱壞而色敗,皮膚瘍潰。"然此則癩也。夫如是者,皆脈風成,結變而爲也。**病之變化,不可勝數。**新校正云:詳此前對帝問"知病之所變奈何"。

〔1〕病成而變:張介賓曰:"成言病之本,變言病之標。"

〔2〕何謂:《太素》卷十六《雜診》作"何如"。

〔3〕寒熱:病名,乃虚勞寒熱之謂。詳見本書《風論》。

〔4〕瘦:胡本作"溲"。

〔5〕脈:《太素》卷十六《雜診》作"賊"。

〔6〕成:本書《風論》王注引作"盛"。按:"成"與"盛"通。

〔7〕經:周本"經"上有"本"字。

〔8〕附:胡本作"胕"。

帝曰:諸癰腫筋攣骨痛,此皆安生[1]?安,何也。言何以生之。**岐伯曰:此寒氣之腫[2],八風之變也。**風,八方之風也。然癰腫者,傷東南西南風之變也。筋攣骨痛者,傷東風、北風之變也。《靈樞經》曰:"風從東方來,名曰嬰兒風,其傷人也,外在筋紐。風從東南來,名曰弱風,其傷人也,外在於肌。風從西南來,名曰謀風,其傷人也,外在於肉。風從北方來,名曰大剛風,其傷人也,外在於骨。"由此四風之變而三病乃生,故下問對是也。**帝曰:治之奈何?岐伯曰:此四時之病,以其勝治之愈也。**勝,謂勝剋也。如金勝木,木勝土,土勝水,水勝火,火勝金。此則相勝也。

〔1〕生:《甲乙經》卷十一第九作"在"。

〔2〕腫:疑作"鍾"。"腫"、"鍾",聲形易誤。"鍾"有"聚"義,見《左傳》昭二十一年杜注。《釋名·釋疾病》:"腫,鍾也。寒熱氣所鍾聚也。"

帝曰:有故病五藏發動[1],因傷脈色,各何以知其久暴至[2]之病乎?重以色氣,明前五藏堅長之脈,有自病故病及因傷候也,**岐伯**

曰：悉乎哉問也！徵其脈小[3]色不奪[4]者，新病也。氣乏而神猶强也。**徵其脈不奪其色奪者，此久病也。**神持而邪凌其氣也。**徵其脈與五色俱奪者，此久病也。**神與氣俱衰也。**徵其脈與五色俱不奪者，新病也。**神與氣俱强也。**肝與腎脈並至，其色蒼赤，當病毁傷，不見血，已見血，濕若中水也[5]。**肝色蒼，心色赤，赤色見當脈供[6]，腎脈見當色黑，今腎脈來，反見心色，故當因傷而血不見也。若已見血，則是濕氣及水在腹中也。何者？以心腎脈色，中外之候不相應也。

〔1〕有故病五藏發動：張介賓曰："有故病，舊有宿疾也。五藏發動，觸感而發也。"

〔2〕至：疑衍。《太素》楊注："何以知其久病新暴之别。"似楊據本無"至"字。

〔3〕徵其脈小："徵"證驗、證明。《廣韻·十六蒸》："徵，明也，證也。""小"者，浮沉取之，悉皆損小。説見《診家樞要》。

〔4〕色不奪："奪"通"脱"。色之與脈，當參相應，脈小而色不脱，是正氣未漓，邪氣未甚，故知新病。《靈樞·經脈》："面塵脱色。"據此，則"色不脱"之意可知矣。

〔5〕肝與腎脈並至，其色蒼赤，當病毁傷，不見血，已見血，濕若中水也：《太素》卷十五《五藏脈診》"肝"上有"故"字。"毁"作"擊"。張介賓曰："肝脈弦，肝主筋。腎脈沉，腎主骨。蒼者肝腎之色，青而黑也。赤者心火之色，心主血也。脈見弦沉而色蒼赤者，筋骨血脈俱病，故必當爲毁傷也。凡毁傷筋骨者，無論不見血，已見血，其血必凝，其經必滯，氣血凝滯，形必腫滿，故如濕氣在經，而同於中水之狀也。"

〔6〕供：讀本作"洪"。

尺内[1]兩傍，則季脇也，尺内，謂尺澤之内也。兩傍，各謂尺之外側也。季脇近腎，尺主之，故尺内兩傍則季脇也。**尺外以候腎[2]，尺裏[3]以候腹。**尺外，謂尺之外側。尺裏，謂尺之内側也。次尺外下兩傍則季脇之分，季脇之上腎之分，季脇之内則腹之分也。**中附上[4]左[5]外以候肝，内以候鬲；**肝主賁，賁，鬲也。**右[5]外以候胃，内以候脾。**脾居中，故以内候之。胃爲市，故以外候之。**上附上[4]，右外以候肺，内以候胸中；**肺葉垂外，故以外候之。胸中主[6]氣管，故以内候之。**左外以候心，内以候膻中。**心，主鬲中也。膻中，則氣海也，嗌也。新校正云:詳王氏以膻中爲嗌也,疑誤。**前**〔7〕**以**〔8〕**候前**〔9〕**,後**〔7〕**以**〔8〕**候後**〔9〕,上前,謂左寸口。下前,謂胸之前膺及氣海也。上後,謂右寸口。下後,謂胸之後背及氣管也。**上竟上**〔10〕**者,胸喉**〔11〕**中事也;下竟下**〔10〕**者,少腹腰股膝脛足中事也。**上竟上,至魚際也。下竟下,謂盡尺之脈動處也。少腹,胞。氣海〔12〕,在膀胱。腰、股、膝、脛、足中之氣動静,皆分其近遠及連接處所名目以候之,知其善惡也。

〔1〕尺内:此指尺膚診的部位。楊上善曰:“從關至尺澤爲尺也。”

〔2〕腎:柯校本作“背”。

〔3〕尺裏:指尺澤部的中間處。揚上善曰:“自尺内兩中間。”

〔4〕中附上　上附上:將尺膚部分爲三段,近掌部者爲上段,近肘部者爲下段,中間者爲中段。中附上,指中段。謂肝、鬲、脾、胃皆在中部,而附於上。上附上,指上段,謂肺、胸、心、膻中皆在上部,而益附於上。

〔5〕左　右:指左、右手。下文左、右同。

〔6〕主:胡本、藏本並作“生”。

〔7〕前　後:丹波元簡曰:“按前者,臂内陰經之分也。後者,臂外陽經之分也。”

〔8〕以:《太素》卷十五《五藏脈診》無“以”字。

〔9〕候前　候後:楊上善曰:“當此尺裏跗(通膚)前,以候胸腹之前,跗後以候背後。”

〔10〕上竟上　下竟下:“竟”盡也。上竟上者,指上段之盡端,即魚際部。下竟下者,指下段之盡端,即盡於尺澤處。

〔11〕胸喉:《三因方》卷二“胸喉”上有“頭項”二字。

〔12〕氣海:顧觀光曰:“氣海疑血海。”

麤大〔1〕**者,陰不足陽有餘,爲熱中**〔2〕**也。**麤大,謂脈洪大也。脈洪爲熱,故曰熱中。**來疾去徐,上實下虚**〔3〕**,爲厥巔疾**〔4〕**;來徐去疾,上虚下實,爲惡風也**〔5〕**。**亦脈狀也。**故中惡風者,陽氣受也**〔6〕**。**以上虚,故陽氣受也。**有脈俱沉細數者,少陰厥也**〔7〕,尺中之有〔8〕脈沉細數者。是腎少陰氣逆也。何者?尺脈不當見數,有數故言厥也。俱沉細數者,言左右尺中也。**沉細數散者,寒熱也;**陽干於陰,陰氣不足,故寒熱也,《正理論》曰:“數爲陽。”**浮而散者,爲眴仆**〔9〕**。**脈浮爲虚,散爲不足,氣虚而血不足,故爲頭眩而仆倒也。**諸浮不**〔10〕**躁**〔11〕

者皆在陽，則爲熱；其有躁者在手[12]**。**言大法也。但浮不躁，則病在足陽脈之中；躁者病在手陽脈之中也。故又曰：其有躁者在手也。陽爲火氣。故爲熱。**諸細而沉者，皆在陰，則爲骨痛；其有静者在足。**細沉而躁，則病生於手陰脈之中；静者，病生於足陰脈之中也。故又曰其有静者在足也。陰主骨，故骨痛。**數動一代者，病在陽之脈也，洩**[13]**及便膿血。**代，止也。數動一代，是陽氣之生病，故言病在陽之脈。所以然者，以洩利及膿血脈乃爾。**諸過者切之**[14]**，濇者陽氣有餘也，滑者陰氣有餘也。**陽有餘則血少，故脈濇。陰有餘則氣多，故脈滑也。新校正云：詳"氣多"疑誤，當是"血多"也。**陽氣有餘爲身熱無汗，陰氣有餘爲多汗身寒，**血少氣多，斯可知也。**陰陽有餘則無汗而寒**[15]**。**陽餘無汗，陰餘身寒，若陰陽有餘，則當無汗而寒也。**推而外之，内而不外，有心腹積也**[16]**。**脈附臂筋，取之不審，推筋令遠，使脈外行内而不出外者，心腹中有積乃爾。**推而内之，外而不内，身有熱也**[17]**。**脈遠臂筋，推之令近，遠而不近，是陽氣有餘，故身有熱也。**推而上之，上而不下，腰足清也**[18]**。**推筋按之，尋之而上，脈上涌盛，是陽氣有餘，故腰足[19]冷也。新校正云：按《甲乙經》"上而不下"作"下而不上"。**推而下之，下而不上，頭項痛也**[20]**。**推筋按之，尋之而下，脈沉下掣，是陽[21]氣有餘，故頭項痛也。新校正云：按《甲乙經》"下而不上"作"上而不下"。**按之至骨，脈氣少者，腰脊痛而身**[22]**有痺也。**陰氣大過故爾。

〔1〕麤大：同義複詞。《廣雅·釋詁一》："麤，大也。"今之"麤"爲"粗"。

〔2〕熱中：即内熱。

〔3〕來疾去徐，上實下虚：《太素》卷十五《五藏脈診》"徐"下有"者"字。姚止庵曰："疾，急數也，徐，緩弱也。脈之至曰來，回曰去。來主上，回生下。實者，邪氣實也。虚者，正氣虚也。邪實於上，故病逆於項巔。"

〔4〕厥巔疾：《太素》卷十五《五藏脈診》、《甲乙經》卷四第一"巔"並作"瘨"。按："巔"是借字。《廣韻·一先》："巔，山頂也。""瘨"同"瘨"，作"病"解，均非本義。"巔"應作"顛"。《説文·頁部》："顛，項也。""顛疾"乃氣火上升項巔之疾。本書《調經論》所謂"血之與氣，并走於上，則爲大厥"是也。

〔5〕來徐去疾，上虚下實，爲惡風也："來徐去疾"準上文"來疾去徐"

例,“疾”下當補“者”字。姚止庵曰:“氣虚於上,故風邪易入而爲惡風之病。”

〔6〕故中惡風者陽氣受也:《太素》卷十五《五藏脈診》無此九字。此九字似爲上文“惡風”旁注誤入正文,應據《太素》删。

〔7〕有脈俱沉細數者,少陰厥也:《太素》卷十五《五藏脈診》“有”下無“脈”字。核以上下文例,“有脈”二字俱衍,當删。姚止庵曰:“沉細而緩,腎之平脈也。數則爲火。今沉細數者,是陰虚水虧而火上逆,名曰少陰厥。厥,逆而上也,所謂陰虚火動是矣。”

〔8〕有:周本無“有”字。

〔9〕浮而散者,爲眴仆:“眴”與“眩”通。見《文選·劇秦美新》善注。脈應指浮而散,是氣血不足正氣耗散或孤陽上越之象,故發眩暈仆倒之病。

〔10〕不:柯校本、《太素》卷十五《五藏脈診》並作“而”。

〔11〕躁:謂脈勢躁急,與下文“静”相反。

〔12〕其有躁者在手:《太素》卷十五《五藏脈診》“有”作“右”,“在”下有“左”字。

〔13〕洩:《太素》卷十五《五藏脈診》“洩”上有“溏”字。

〔14〕諸過而切之:《甲乙經》卷四第一無此五字。

〔15〕陰陽有餘則無汗而寒:張琦曰:“陰陽有餘二語未詳其義,恐有譌誤。”

〔16〕推而外之,内而不外,有心腹積也:張介賓曰:“凡病若在表,而欲求之於外矣,然脈則沉遲不浮,是在内而非外,故知其心腹之有積也。”“推”有“求”義。見《淮南子·主術訓》高注。“外”“内”指脈之浮沉言。

〔17〕推而内之,外而不内,身有熱也:《太素》卷十五《五藏脈診》無“身”字。《甲乙經》卷四第一“身”作“中”。張介賓曰:“凡病若在裏,而欲推求於内矣,然脈則浮數不沉,是在外而非内,故知其身之有熱也。”

〔18〕推而上之,上而不下,腰足清也:張介賓曰:“凡推求於上部,然脈止見於上,而下部則弱,此以有升無降,上實下虚,故腰足爲之清冷也。”“上”“下”指脈之部位言。

〔19〕足:周本“足”下有“清”字。

〔20〕推而下之,下而不上,頭項痛也:張介賓曰:“凡推求於下部,然脈止見於下,而上部則虧,此以有降舞升,清陽不能上達,故爲頭項痛也。”

〔21〕陽:周本、守校本"陽"並作"陰"。

〔22〕身:《太素》卷十五《五藏脈診》"身"下有"寒"字。

平人氣象論篇第十八新校正云:按全元起本在第一卷。

提要:本篇主要説明五臟四時之脈,其根本皆在胃氣,胃氣之多少、有無,是區分平脈、病脈、死脈的關鍵。此外,亦論述了四時不同脈及脈證相同、相反等在診斷方面的意義。

黄帝問曰:平人[1]**何如?**平人,謂氣候[2]平調之人也。**岐伯對曰:人一呼脈再**[3]**動,一吸脈亦再動,呼吸定息脈五動,閏以太息**[4]**,命曰平人。平人者,不病也**[5]**。**經脈一[6]周於身凡長十六丈二尺。呼吸脈各再動,定息脈又一動,則五動也,計二百七十定息,氣可[7]環周。然盡五十營,以一萬三千五百定息,則氣都行八百一十丈。如是則應天常度,脈氣無不及太過,氣象平調,故曰平人也。**常以不病**[8]**調病人,醫不病,故爲病人平息以調之爲法**[9]**。人一呼脈一動,一吸脈一動**[10]**,曰少氣。**呼吸脈各一動,準候減平人之半,計二百七十定息,氣凡行八丈一尺,以一萬三千五百定息,氣都行四百五丈,少氣之理,從此可知。**人一呼脈三動,一吸脈三動而躁**[11]**,尺熱**[12]**曰病温,尺不熱脈滑曰病風,脈濇曰痺**[13]**。**呼吸脈各三動,準[14]過平人之半,計二百七十息[15],氣凡行二十四丈三尺,病生之兆,由斯著矣。夫尺者,陰分位也;寸者,陽分位也。然陰陽俱熱,是則爲温,陽獨躁盛,則風中陽也。《脈要精微論》曰:"中惡風者,陽氣受也。"滑爲陽盛,故病爲風。濇爲無血,故爲瘰痺也。躁,謂煩躁。新校正云:按《甲乙經》無"脈濇曰痺"一句,下文亦重。**人一呼脈四動以上**[16]**曰死,脈絶不至曰死,乍踈乍數曰死。**呼吸脈各四動,準候過平人之倍,計二百七十息[17],氣凡行三十二丈四尺,況其以上耶。《脈法》曰:"脈四至曰脱精,五至曰死。"然四至以上,亦近五至也,故死矣。然脈絶不至,天真之氣已無,乍數乍踈,胃穀之精亦㱙,故[18]皆死之候。是以下文曰。新校正云:按别本"㱙"一作"敗"。

〔1〕平人:謂陰陽平衡、氣血和調的人。本書《調經論》:"陰陽勻平,以充其形,九候若一,命曰平人。"《靈樞・終始》:"形肉血氣,必相稱也,是

謂平人。"

〔2〕氣候:下文"平人者,不病也"句王注又作"氣象"。義可兩存。

〔3〕再:《廣雅·釋詁四》:"再,二也。"

〔4〕呼吸定息脈五動,閏以太息:柯校引《甲乙經》注云"閏"字疑誤。《外科精義》卷上引"閏"作"爲"。又《太素》卷十五《尺寸診》無此十五字。張介賓曰:"呼吸定息,謂一息既盡而換息未起之際也,脈又一至,故曰五動。閏,餘也,猶閏月之謂。言平人常息之外,間有一息甚長者,是爲閏以太息,而又不止五至也。"

〔5〕命曰平人。平人者,不病也:《類説》卷三十七引作"此平人不病脈也,不足爲遲,有餘爲數。"

〔6〕一:胡本無"一"字。

〔7〕可:趙本"可"作"行"。

〔8〕不病:《甲乙經》卷四第一"不病"下有"之人以"三字。

〔9〕醫不病,故爲病人平息以調之爲法:《素問評》云:"醫不病至以調之是註解。""爲法二字屬上讀。"調"(diào 釣),求索。慧琳《音義》卷十三引《廣雅》:"調,求也。"

〔10〕動:《太素》卷十五《尺寸診》"動"下有"者"字。

〔11〕躁:謂氣象急躁,此據吴瑭説。

〔12〕尺熱:謂尺膚發熱。"尺膚"謂肘至掌後横紋之間的皮膚。

〔13〕脈濇曰痺:"脈濇曰痺"四字,疑後人涉下文妄增。此節從呼吸六動而來,"脈濇"何謂。

〔14〕準:周本"準"下有"候"字。

〔15〕息:周本"息"上有"定"字。

〔16〕四動以上:《太素》卷十五《尺寸診》"動"作"至",無"以上"二字。

〔17〕息:周本"息"上有"定"字。

〔18〕故:趙本作"此"。

平人之常氣稟於胃,胃者,平人之常氣也〔1〕,常平之氣,胃海致之。《靈樞經》曰:胃爲水穀之海也。《正理論》曰:"穀入於胃,脈道乃行。"**人無胃氣曰逆,逆者死。**逆,謂反平人之候也。新校正云:按《甲乙經》云:"人常稟氣於胃,脈以胃氣爲本,無胃氣曰逆,逆者死。"**春胃微弦曰平**〔2〕,言微似弦,不謂微而弦也。鉤及耎弱、毛、石義並同。**弦多胃**

少曰肝病，但弦無胃曰死，謂急而益勁，如新張弓弦也。**胃而有毛曰秋病**[3]，毛，秋脈，金氣也。**毛甚曰今病**[4]。木受金邪，故今病。**藏真**[5]**散於肝，肝藏筋膜之氣也。**象陽氣之散發，故藏真散也。《藏氣法時論》曰："肝欲散，急食辛以散之。"取其順氣。**夏胃微鉤**[6]**曰平，鉤多胃少曰心病，但鉤無胃曰死**，謂前曲後居，如操帶鉤也。**胃而有石**[7]**曰冬病**，石，冬脈，水氣也。**石甚曰今病。**火被水侵，故今病。**藏真通於心，心藏血脈之氣也。**象陽氣之炎盛也。《藏氣法時論》曰："心欲耎，急食鹹以耎之。"取其順氣。**長夏胃微耎弱曰平，弱多胃少曰脾病**[8]**，但代**[9]**無胃曰死**，謂動而中止，不能自還也。**耎弱有石曰冬病**[10]，石，冬脈，水氣也。次其勝剋，石當爲弦，長夏土絶，故云石也。**弱**[11]**甚曰今病。**弱甚爲上氣不足，故今病。新校正云：按《甲乙經》"弱"作"石"。**藏真濡**[12]**於脾，脾藏肌肉之氣也。**以含藏水穀，故[13]藏真濡也。**秋胃微毛曰平，毛多胃少曰肺病，但毛無胃曰死，**謂如物之浮，如風吹毛也。**毛**[14]**而有弦曰春病**，弦，春脈，木氣也。次其乘剋，弦當爲鉤，金氣逼肝則脈弦來見，故不鉤而反絃也。**弦甚曰今病。**木氣逆來乘金，則今病。**藏真高於肺，以行榮衛陰陽也**[15]**。**肺處上焦，故藏真高也。《靈樞經》曰："榮氣之道，内穀爲實，穀入於胃，氣傳與肺，流溢於中，而[16]散於外，精專者行於經隧。"以其自肺宣布，故云以行榮衛陰陽也。新校正云：按别本"實"一作"竇"。**冬胃微石曰平，石多胃少曰腎病，但石無胃曰死**，謂如奪索，辟辟如彈石也。**石而有鉤曰夏病**，鉤，夏脈，火兼土氣也。次其乘剋，鉤當云弱，土王[17]長夏，不見正形，故石而有鉤，兼其土也。**鉤甚曰今病。**水受火土之邪，故今病。**藏真下於腎，腎藏骨髓之氣也。**腎居下焦，故云藏真下也。腎化骨髓，故藏骨髓之氣也。

〔1〕平人之常氣稟於胃，胃者，平人之常氣也：按本書《玉機真藏論》王注引"平人之常氣稟於胃"作"平人之常稟於胃"，下"胃者"作"胃氣者"。

〔2〕春胃微弦曰平："微弦"謂略含弦象。滑壽曰："弦脈按之不移，舉之應手，端直如弓弦。"

〔3〕胃而有毛曰秋病：《脈經》卷三第一"胃而有毛"作"有胃而毛"。

按《脈經》是。“有胃”與上“無胃”相對。《廣雅·釋詁三》:“毛,輕也。”此謂有胃氣而含有秋令脈象,則肺盛侮肝,故至秋肺氣旺時,而必爲病。後皆仿此。

〔4〕毛甚曰今病:“毛甚”謂毛浮之脈過極,則肺氣太盛,肝德已衰,木被金傷,故不必至秋,今即爲病。凡四時不見應有之脈,而反見他時之脈者,義皆似此。

〔5〕藏真:姚止庵曰:“五藏既以胃氣爲本,是胃者五藏之真氣也,故曰藏真。無病之人,胃本和平,其氣隨五藏而轉。”

〔6〕鉤:《説文·句部》:“鉤,曲也。”因脈舉指來盛,去勢似衰,浮盛隆起而圓滑,其象如曲物,故命曰“鉤”。

〔7〕石:比喻脈沉實。

〔8〕弱多胃少曰脾病:《甲乙經》卷四第一中“弱多胃少”作“胃少耎弱多”。姚止庵曰:“脾胃尤貴和平,故太强病,太弱亦病,微軟弱者,雖弱而無太過之患,若過弱則健運失職而脾病。”

〔9〕代:當作“弱”。律以上下文例,如“春胃微弦”,則“但弦無胃”;“夏胃微鉤”,則“但鉤無胃”,“秋胃微毛”,則“但毛無胃”;“冬胃微石”,則“但石無胃”。據此則“長夏胃微耎弱”,亦應作“但弱無胃”方合。

〔10〕耎弱有石曰冬病:張介賓曰:“石爲冬脈屬水,長夏陽氣正盛而見沉石之脈,以火土氣衰,而水反乘也,故至冬而病。”

〔11〕弱:《脈經》卷三、《千金方》卷十五第十一並作“石”。按作“石”是。“弱”字蒙上“軟弱”致誤。

〔12〕濡:《太素》卷十五《尺寸診》作“傳”。

〔13〕故:周本“故”下有“云”字。

〔14〕毛:明緑格抄本、吴注本“毛”並作“胃”。

〔15〕以行榮衛陰陽也:《甲乙經》卷四第一“以”作“肺”。按律以上下文例,如“肝藏筋膜之氣”、“心藏血脈之氣”、“脾藏肌肉之氣”、“腎藏骨髓之氣”,此句似以作“肺藏皮毛之氣也”爲是。

〔16〕而:胡本、讀本並作“布”。

〔17〕王:周本作“主”。

胃之大絡,名曰虛里〔1〕**,貫鬲絡肺,出於左乳下,其動應衣**〔2〕**,脈宗氣也**〔3〕**。**宗,尊也,主也,謂十二經脈之尊主也。貫鬲絡肺出於左乳下者,自鬲而出於乳下,乃絡肺也。**盛喘數絶**〔4〕**者,則病在中;**

絶,謂暫斷絶也。**結而横**[5]**有積矣;絶不至曰死。**皆左乳下脈動狀也。中,謂腹中也。**乳之下其動應衣,宗氣泄也**[6]**。**泄,謂發泄。新校正云:按全元起本無此十一字。《甲乙經》亦無。詳上下文義,多此十一字,當去。

〔1〕虚里:即心尖搏動之處,相當於乳根穴。楊上善曰:"虚里,城邑居處也。此胃大絡乃是五藏六府所稟居,故曰虚里。"

〔2〕衣:《甲乙經》卷四第一作"手"。按作"手"是。

〔3〕脈宗氣也:《甲乙經》卷四第一"脈"下有"之"字。《太素》卷十五《尺寸診》"氣"下無"也"字,連下"盛"字爲句。《廣雅·釋詁三》:"宗,聚也。"胃爲二十經之海,虚里爲衆脈氣之所聚,故曰"宗氣"。《靈樞·刺節真邪論》:"宗氣不下,脈中之血,凝而留止。"

〔4〕數(shuò 朔)絶:《廣韻·四覺》:"數,頻數也。""數絶"謂屢絶屢續。下文"絶不至曰死。""絶不至"與"數絶"對文。

〔5〕結而横:《脈經》卷四三部九候證:"中部脈結者,腹中積聚。"《千金方》卷二十八第七:"横脈見左,積在右;見右,積在左。"丹波元簡曰:"横,蓋謂其動横及於右邊。"

〔6〕乳之下其動應衣,宗氣泄也:田晉蕃曰:"蓋動而微則應手,動而甚則應衣,微則爲平,甚則爲病。王氏必有所本,未可斷爲衍文。以今驗古,信而有徵。"

欲知[1]**寸口**[2]**太過與不及,寸口之**[3]**脈中手**[4]**短者,曰頭痛。寸口脈**[5]**中手長者,曰足脛痛。**短爲陽氣不及,故病於頭。長爲陰氣太過,故病於足。**寸口脈**[5]**中手促上擊**[6]**者,曰肩背痛。**陽盛於上,故肩背痛。**寸口脈沉而堅**[7]**者,曰病在中。寸口脈浮而盛者,曰病在外。**沉堅爲陰,故病在中。浮盛爲陽,故病在外也。**寸口脈沉而弱,曰寒熱及疝瘕少腹痛**[8]**。**沉爲寒,弱爲熱,故曰寒熱也。又沉爲陰盛,陽爲陽餘,餘盛相薄,正當寒熱,不當爲疝瘕而少腹痛,應古之錯簡爾。新校正云:按《甲乙經》無此十五字,況下文已有"寸口脈沉而喘,曰寒熱。脈急者,曰疝瘕少腹痛。"此文衍,當去。**寸口脈沉而横**[9]**,曰脇下有積**[10]**,腹中有横積痛。**亦陰氣内結也。**寸口脈沉**[11]**而喘,曰寒熱。**喘爲陽吸,沉爲陰争,争吸相薄,故[12]寒熱也。**脈盛滑堅者,曰病在外。脈小實而堅者,病在内**[13]**。**盛滑爲陽,小實爲陰,陰病病在内，陽病病在外也。**脈小弱以濇，謂之久病。**小爲氣虚，濇爲無血。血氣虚弱，故云久遠之病也。**脈滑浮而疾者，謂之新病。**滑浮爲陽足，脈疾爲氣全，陽足氣全，故云新淺之病也。**脈急者，曰疝瘕少腹痛〔14〕。**此覆前疝瘕少腹痛之脈也。言沉弱不必爲疝瘕，沉急乃與診相應。**脈滑曰風。脈濇曰痺。**滑爲陽，陽受病則爲風。濇爲陰，陰受病則爲痺。**緩而滑曰熱中〔15〕。盛而緊〔16〕曰脹。**緩，謂縱緩之狀，非動之遲緩也。陽盛於中，故脈滑緩。寒氣否滿，故脈盛緊也。盛緊，盛滿也。**脈從陰陽，病易已；脈逆陰陽，病難已。**脈病相應謂之從，脈病相反謂之逆。**脈得四時之順，曰病無他；脈反四時及不間藏〔17〕，曰難已。**春得秋脈，夏得冬脈，秋得夏脈，冬得四季脈，皆謂反四時，氣不相應故難已也。

〔1〕欲知：《脈經》卷四第一、《千金方》卷二十八第六並無"欲知"二字。

〔2〕寸口：《太素》卷十五《尺寸診》"寸口"下有"脈"字。

〔3〕之：循下文例，"之"字疑衍。

〔4〕中(zhòng 衆)手：猶應手。《禮記·月令》鄭注："中猶應也。"

〔5〕寸口脈：明緑格抄本無"寸口脈"三字。按《脈經》卷四第一、《千金方》卷二十八第六並無此三字，與明抄合。

〔6〕促上擊：《太素》卷十五《尺寸診》作"如從下上擊"。《甲乙經》卷四第一"擊"作"數"。周學海曰："促者蹙也，迫也。促脈者，起伏不大，而其勢躁急，《素問》所謂促上擊者是也。"張路玉曰："觀上擊二字，則脈來搏指。"

〔7〕堅：《太素》卷十五《尺寸診》、《太平聖惠方》卷一《平寸口脈法》引並作"緊"。

〔8〕寸口脈沉而弱，曰寒熱及疝瘕少腹痛：李笠曰："按《太素》亦有此十五字，則隋時所見本已如此，林校謂十五字當去，未細察耳。蓋此爲疝瘕之寒熱，故脈沉弱；下文泛言陰陽相搏之寒熱，故脈沉而喘；又下疝瘕少腹痛脈急，亦與此異。蓋前後參互，以見寒熱疝瘕之脈不同。此篇主要在脈，故《太素》題曰尺寸診，似非錯簡。"

〔9〕沉而横：《太素》卷十五《尺寸診》"横"下有"堅"字。姚止庵曰："脈道本直，其有不直而横者，乃有積塊伏匿於其内。脈雖但言横，而有力

可知也。"

〔10〕有積:《甲乙經》卷四第一、《脈經》卷八第十二、《千金方》卷二十八第七並作"及"字,連下讀。按"有積"二字,涉下文"有横積"衍。

〔11〕沉:《甲乙經》卷四第一作"浮"。

〔12〕故:周本"故"下有"爲"字。

〔13〕脈小實而堅者,病在内:金本、明抄本、周本"病"上並有"曰"字。"脈小實而堅"謂脈小而按之不衰,久按有力,乃邪氣凝聚固結之象,是爲裏有病,故言"病在内"。

〔14〕脈急者,曰疝瘕少腹痛:《廣雅·釋詁一》:"緊,急也。"故急脈與緊脈相類。"急"並無急速之意,只是脈來綳急。寒氣凝積,則脈緊急,於病應之,是爲"疝瘕少腹痛"。

〔15〕緩而滑曰熱中:"緩"有平脈,有病脈。從容和緩,是爲平脈。若病脈之主實熱者,則縱緩不振;主虚寒者,則怠緩少神。"緩而滑"謂脈來縱緩滑利,是陽熱有餘,故曰"熱中"。

〔16〕盛而緊:《素問》言緊脈,僅此與本書《示從容論》兩見,其它多言堅脈。"緊""堅"二字在《説文》同入《臤部》,故能通用。"盛"是謂之氣勢有餘。"緊"是謂脈綳急。

〔17〕及不間藏:《太素》卷十五《尺寸診》無此四字。按"間藏"之義,王注未言及,似王所據本亦無此四字。《難經·五十三難》:"間藏者,傳其子也。"吕廣曰:"間藏者,間其所勝之藏而相傳也。心勝肺,脾間之,肝勝脾,心間之;脾勝腎,肺間之;肺勝肝,腎間之,腎勝心,肝間之。此謂傳其所生也。""不間藏"謂相剋而傳,如心病傳肺,肺病傳肝,肝病傳脾,脾病傳腎,腎病傳心。相剋則病難已。

臂多青脈,曰脱血。血少脈空,客寒因入,寒凝血汗,故脈色青也。**尺脈緩濇,謂之解㑊**〔1〕**。**尺爲陰部,腹腎主之。緩爲熱中,濇爲無血,熱而無血,故解㑊,並〔2〕不可名之。然寒小寒,熱不熱,弱不弱,壯不壯,㑊不可名,謂之解㑊也。《脈要精微論》曰:"尺外以候腎,尺裏以候腹中。"則腹腎主尺之義也。**安卧脈盛**〔3〕**,謂之脱血。**卧久傷氣,氣傷則脈診應微,今脈盛而不微,則血去而氣無所主乃爾。盛,謂數急而大鼓也。**尺濇脈滑,謂之多汗。**謂尺膚濇而尺脈滑也,膚濇者榮血内涸,脈滑爲陽氣内餘,血涸而陽氣尚餘,多汗而脈乃如是也。**尺寒脈細,謂之後泄。**尺主下焦,診應腸腹,故膚寒脈細,泄利乃然。《脈法》曰:"陰微即下。"言尺氣虚少。**脈尺麤常熱者**[4]**，謂之熱中**[5]**。**謂下焦中也。

〔1〕尺脈緩澁，謂之解㑊（yì亦）："脈緩"二字誤倒。本句應作"尺緩脈澁"，與下"尺澁脈滑"，"尺寒脈細"句式一律。"解㑊"謂四肢懈怠，懶於行動。

〔2〕並：趙本、周本並作"而"。

〔3〕安卧脈盛：《太素》卷十五《尺寸診》"安卧"二字屬上讀，"脈"上有"尺"字。丹波元堅曰："此句當作尺熱脈盛，與前後尺、脈對言例相合。《論疾診尺篇》尺炬然熱，人迎大者，當奪血。此其明據。蓋《太素》原有熱字，而楊氏不知其脱，至王所見本，則並尺字而脱之，故遂以安卧屬脱血也。"

〔4〕脈尺麤常熱者：循上文例，此句當作"脈麤尺常熱者"。

〔5〕熱中：《脈經》卷四第一、《千金方》卷二十八第六"熱中"下並有"腰胯疼小便赤熱"七字。

肝見[1]**庚辛死**，庚辛爲金，伐肝木也。**心見壬癸死**，壬癸爲水，滅心火也。**脾見甲乙死**，甲乙爲木，剋脾土也。**肺見丙丁死**，丙丁爲火，鑠肺金也。**腎見戊己死**，戊己爲土，刑腎水也。**是謂真藏見皆死。**此亦通明《三部九候論》中真藏脈見者勝死也。尺麤而藏見亦然。

〔1〕肝見：張琦曰："此（肝見以下三十二字）《三部九候論》篇脱文，皆至其不勝之日死。"

頸脈動喘疾欬[1]**，曰水。**水氣上溢，則肺被熱熏，陽氣上逆，故頸脈盛鼓而欬喘也。頸脈，謂耳下及結喉傍人迎脈者[2]也。**目裹**[3]**微腫如卧蠶**[4]**起之狀，曰水。**《評熱病論》曰："水者陰也，目下亦陰也，腹者至陰之所居也，故水在腹中者，必使目下腫也。**溺黄赤安卧**[5]**者，黄疸。**疸，勞也。腎勞胞熱，故溺黄赤也。《正理論》曰："謂之勞癉，以女勞得之也。新校正云：詳王注以疸爲勞義非，若謂女勞得疸則可，若以疸爲勞非矣。**已食如飢者，胃疸。**是則胃熱也，熱則消穀，故食已如飢也。**面腫曰風**[6]**。**加之面腫，則胃風之診也。何者？胃陽明脈，起於鼻，交頞中，下循鼻外故爾。**足脛腫曰水。**是謂下焦有水也。腎少陰脈，出於足心，上循脛過陰股，從腎上貫肝鬲，故下焦有水，足脛腫也。**目黄者曰黄疸。**陽怫於上，熱積胸中，陽氣[7]上燔，故目黄也。《靈樞經》曰："目黄者病在胸。"**婦人手少陰**新校正云：按全元起本作"足少陰"。**脈動甚**

者，妊[8]**子也。**手少陰脈，謂掌後陷者中，當小指動而應手者也。《靈樞經》曰："少陰無輪，心不病乎？岐伯云：其外經病而藏不病，故獨取其經於掌後鋭骨之端。"此之謂也。動，謂動脈也。動脈者，大如豆，厥厥動摇也。《正理論》曰："脈陰陽相薄，名曰動也。"又《經脈别論》曰："陰搏陽别，謂之有子。"新校正云：按《經脈[9]别論》中無此文。

〔1〕動喘疾欬：《太素》卷十五《尺寸診》"喘疾"作"疾喘"。按：《太素》是。"動疾"是謂頸脈搏動之速。王注"頸脈盛鼓而欬喘也。""盛鼓而欬喘"乃"動疾喘欬"之釋語，是王所據本不誤。

〔2〕者：胡本無"者"字。

〔3〕裹：金本、趙本、吴本、周本並作"裹"。《太素》卷十五《尺寸診》作"果"。按："裹""是"裹"之誤字，"果"是"裹"之假字。"裹"猶囊也。文中指眼胞言。

〔4〕蠶：《太素》卷十五《尺寸診》無"蠶"字。

〔5〕溺黄赤安卧：《太素》卷十五《尺寸診》"黄"下無"赤"字。喻昌曰："溺黄赤者，熱之徵也；安静嗜卧者，濕之徵也。"

〔6〕面腫曰風：馬蒔曰："面爲諸陽之會，風屬陽，上先受之，故感於風者，面必先腫，不可誤以爲止於水也。"

〔7〕氣：胡本作"熱"。

〔8〕妊：胡本、讀本、趙本、朝本、藏本並作"任"。按《太素》卷十五《尺寸診》作"任"，與各本合。

〔9〕經脈：柯校曰："經脈當作陰陽。"

脈有逆從[1]**四時，未有藏形**[2]**，春夏而脈瘦**[3]，新校正云：按《玉機真藏論》"瘦"作"沉濇"。**秋冬而脈浮大，命曰逆四時也。**春夏脈瘦，謂沉細也。秋冬浮大，不應時也。大法，春夏當浮大而反沉細，秋冬當沉細而反浮大，故曰不應時也。**風**新校正云：按《玉機真藏論》"風"作"病"。**熱而脈静，泄而脱血脈實**，新校正云：按《玉機真藏論》作"泄而脈大，脱血而脈實"。**病在中脈虚，病在外**新校正云：按《玉機真藏論》作"脈實堅病在外"。**脈濇堅者**，新校正云：按《玉機真藏論》作"脈不實堅者"。**皆難治。**風熱當脈躁而反静，泄而脱血當脈虚而反實，邪氣在内當脈實而反虚，病氣在外當脈虚滑而反堅濇，故皆難治也。**命曰反四時**[4]**也。**皆反四時之氣，乃如是矣。新校正云：詳"命曰反四時也"此六字,應古錯簡,當去。自前"未有藏形春夏"至此五十三字,與後《玉機真藏論》文相重。

〔1〕逆從:偏義複詞。此謂脈之逆也。

〔2〕未有藏形:馬蒔曰:"未有正藏之脈相形,而他藏之脈反見。"

〔3〕瘦:《甲乙經》卷四第一作"沉濇"。

〔4〕四時:明緑格抄本無"四時"二字。

人以水穀爲本,故人〔1〕絕水穀則死,脈無胃氣亦死。所謂無胃氣者,但得真藏脈不得胃氣也。所謂脈不得胃氣者〔2〕,肝不弦腎不石也。不弦不石,皆謂不微似也。

〔1〕人:《類説》卷三十七引無"人"字。

〔2〕所謂脈不得胃氣者:《太素》卷十五《尺寸診》"所謂"下無"脈不得胃氣者"六字,與下連讀。

太陽脈至,洪大以長〔1〕;氣盛故能爾。新校正云:按《扁鵲陰陽脈法》云:"太陽之脈,洪大以長,其來浮於筋上,動搖九分,三月四月甲子王。"吕廣云:"太陽王五月六月,其氣大盛,故其脈洪大而長也。"**少陽脈至,乍數乍踈〔2〕,乍短乍長;**以氣有暢未暢者也。新校正云:按《扁鵲陰陽脈法》云:"少陽之脈,乍小乍大,乍長乍短,動搖六分,王十一月甲子夜半,正月二月甲子王。"吕廣云:"少陽王正月二月,其氣尚微,故其脈來進退無常。"**陽明脈至,浮大而短〔3〕。**穀氣滿盛故也。新校正云:詳無三陰脈,應古文闕也。按《難經》云:"太陰之至,緊大而長;少陰之至,緊細而微,厥陰之至,沉短以敦。"吕廣云:"陽明王三月四月,其氣始萌未盛,故其脈來浮大而短。"《扁鵲陰陽脈法》云:"少陰之脈緊細,動搖六分,王五月甲子日中,七月八月甲子王;太陰之脈,緊細以長,乘於筋上,動搖九分,九月十月甲子王;厥陰之脈,沉短以緊,動搖三分,十一月十二月甲子王。"

〔1〕太陽脈至,洪大以長:據《難經·七難》此八字應在"陽明脈至,浮大而短"之後。

〔2〕乍數乍踈:"乍"有"或"義。"數"音義同"速",《周禮·考工記》鄭注:"速或書作數。""踈"有"遲"義,《廣雅·釋詁》:"踈,遲也。""速""遲"相對。

〔3〕浮大而短:《太素》卷十五《尺寸診》"短"下有"是謂三陽脈也"

六字。

夫平心脈來，累累如連珠〔1〕**，如循琅玕**〔2〕**，曰心平**〔3〕，言脈滿而盛，微似珠形之中手。琅玕，珠之類也。**夏以胃氣爲本。**脈有胃氣，則累累而微似連珠也。**病心脈來，喘喘連屬**〔4〕**，其中微曲**〔5〕**，曰心病。**曲，謂中手而偃曲也。新校正云：詳越人云："啄啄連屬，其中微白，曰腎病。"與《素問》異。**死心脈來，前曲後居**〔6〕**，如操帶鉤**〔7〕**，曰心死。**居，不動也。操，執持也。鉤，謂革帶之鉤。

〔1〕累累如連珠：于鬯曰："連珠本作珠連，連字與下文玕字爲韻。"

〔2〕如循琅（láng 郎）玕（gān 甘）：《尚書·禹貢》孔傳："琅玕，石而似玉。"

〔3〕曰心平：《甲乙經》卷四第一"曰"下無"心"字。下文"心病""心死"同。

〔4〕喘喘連屬：《莊子·大宗師》成疏："喘喘，氣息急也。"此喻脈來急促相仍之象。

〔5〕其中微曲：謂其象似鉤，即前文"鉤多胃少"之義。

〔6〕前曲後居：明緑格抄本"居"作"倨"。按：《病源》卷十五《心病候》、《中藏經》卷上第二十四、《類説》卷三十七引並作"倨"，與明抄合。楊上善曰："心脈來時，指下覺初曲後直，如操捉帶鉤，前曲後直，曰心死脈。居，直也。"

〔7〕如操帶鉤：孫鼎宜曰："操，執持也。《説文》：帶，紳也，男子鞶革，女子鞶絲。鉤，猶結也。帶鉤結，兩手操持之，則帶必緊直。此乃喻其直，非喻其曲。"

平肺脈來，厭厭聶聶〔1〕**，如落榆莢**〔2〕**，曰肺平**，浮薄而虚者也。新校正云：詳越人云："厭厭聶聶，如循榆葉，曰春平脈。藹藹如車蓋，按之益大，曰秋平脈。"與《素問》之説不同。張仲景云："秋脈藹藹如車蓋者，名曰陽結。春脈聶聶如吹榆莢者，名曰數。"恐越人之説誤也。**秋以胃氣爲本。**脈有胃氣，則微似榆莢之輕虚也。**病肺脈來，不上不下**〔3〕**，如循雞羽**〔4〕**，曰肺病。**謂中央堅而兩傍虚。**死肺脈來，如物**〔5〕**之浮，如風吹毛，曰肺死。**如物之浮瞥瞥然，如風吹毛紛紛然也。新校正云：詳越人云："按之消索，如風吹吹毛，曰死。"

〔1〕厭厭聶聶：莫文泉曰："厭厭聶聶，依義當作檿檿桑桑。《廣韻》：

槭,葉動貌。槕,樹葉動貌。”

〔2〕如落榆莢:《難經·十五難》、《甲乙經》卷四第一並作“如循榆葉”。按據《難經》吕注及林校引張仲景説,“落”當作“吹”。

〔3〕不上不下:《病源》卷十五《肺病候》作“上下”,連下讀。

〔4〕如循雞羽:《漢書·李陵傳》顔注:“循,謂摩循。”肺氣輕清,如摩雞羽,則毛中含有剛勁之意,故爲病脈。

〔5〕物:據《太素》卷十五《五藏脈診》楊注“物”當作“芥”。《莊子·逍遥游》釋文引李注:“芥,小草也。”

平肝脈來,耎〔1〕**弱招招**〔2〕**,如揭**〔3〕**長竿**〔4〕**末梢,曰肝平**,如竿末梢,言長耎也。**春以胃氣爲本。**脈有胃氣,乃長耎如竿之末梢矣。**病肝脈來,盈實而滑,如循長竿**〔5〕**,曰肝病。**長而不耎,故若循竿。**死肝脈來,急**〔6〕**益勁,如新張弓弦,曰肝死。**勁謂勁强,急之甚也。

〔1〕耎:《脈經》卷三第一、《千金方》卷十一第一並作“濡”。

〔2〕招招:張志聰曰:“以手相呼曰招。招招,起伏之象。”丹波元簡曰:“志注本於《詩·邶風》:招招舟子之䟽,尤得其解。”

〔3〕揭:《廣雅·釋詁》:“揭,舉也。”

〔4〕長竿:《千金方》卷十一第一“竿”上無“長”字。

〔5〕長竿:于鬯曰:“上文言平脈舉長竿末梢爲喻,此言病脈,何得又以長竿爲喻。長竿若是竹竿,中空而不盈實,亦不滑也。竿字當是筓字之壞文。筓或以玉,或以象牙,正與脈盈實而滑之義合。長筓者,指固冠之筓。”

〔6〕急:《太素》卷十五《五藏脈診》“急”下有“而”字。

平脾脈來,和柔相離〔1〕**,如雞**〔2〕**踐地,曰脾平**,言脈來動數相離,緩急和而調。**長夏以胃氣爲本。**胃少則脈實數。**病脾脈來,實而盈數,如雞舉足**〔3〕**,曰脾病。**胃少故脈實急矣。舉足,謂如雞走之舉足也。新校正云:詳越人以爲心病。**死脾脈來,鋭堅如烏之喙**〔4〕,新校正云:按《千金方》作“如雞之喙”。**如鳥之距**〔5〕**,如屋之漏**〔6〕**,如水之流**〔7〕**,曰脾死。**烏喙鳥距,言鋭堅也。水流屋漏,言其至也。水流,謂平至不鼓。屋漏,謂時動復住。

〔1〕和柔相離(lì 麗):《文選》潘安仁《爲賈謐作贈陸機詩》善注:“離

與麗古字通。"《廣雅·釋詁三》:"麗,著也。""和柔相麗"謂脈按之和柔而附着有根。

〔2〕雞:《脈經》卷三第三、《甲乙經》卷四第一"雞"下並有"足"字。按"雞足"即"雞爪"。雞爪踐地和柔,以喻脾之平脈。

〔3〕如雞舉足:"足"讀如"促"。《禮記·中庸》孔疏:"舉猶行也。""如雞舉足"謂雞走過急,而無和緩之態,故爲病脈。

〔4〕如烏之喙:趙本、吴本、周本、朝本、熊本"烏"並作"鳥"。《脈經》卷十作"如鳥之啄"。《千金方》卷二十八第四作"如雀啄"。校語曰:"雀啄者,脈來甚數而疾絶,止復頓來也。"《説文·口部》:"喙,口也。"以"烏喙"鋭堅,以喻脾之死脈。

〔5〕距:《説文·足部》:"距,雞距也。""距"謂雞足之横出者。大氐鷙鳥莫不有"距",王注以鋭堅狀之觸指堅鋭,故爲死脈。

〔6〕如屋之漏:《千金方》校語曰:"屋漏者,其來既絶而止,時時復起而不相連屬也。"

〔7〕流:《脈經》卷三第三作"溜"。

平腎脈來,喘喘累累如鉤〔1〕**,按之而堅,曰腎平**,謂如心脈而〔2〕鉤,按之小堅爾。新校正云:按越人云:"其來上大下兑,濡滑如雀之喙,曰平。"吕廣云:"上大者足太陽,下兑者足少陰,陰陽得所爲胃氣强,故謂之平。雀喙者,本大而末兑也。"**冬以胃氣爲本。**胃少,則不按亦堅也。**病腎脈來,如引葛**〔3〕**,按之益堅,曰腎病。**形如引葛,言不按且堅,明按之則尤甚也。**死腎脈來,發如奪索**〔4〕**,辟辟如**〔5〕**彈石,曰腎死。**發如奪索,猶蛇之走。辟辟如彈石,言促又堅也。

〔1〕鉤:《太素》卷十五《五藏脈診》作"旬"。李笠曰:"旬與下堅字爲韻。王本作鉤者,誤旬爲勾,因爲鉤耳。"按:"旬"古與"營"通。"營"爲"瑩"之假字。"瑩"石似玉也,"如瑩"含有沉滑之義,故爲平脈。

〔2〕而:周本"而"字在下文"按之"下。

〔3〕如引葛:"如"上脱"形"字,應據王注補。"形如引葛"與下"發如奪索"句例同。"葛"蔓生草也。楊上善曰:"如按引葛,逐指而下也。始終堅者,是謂腎平。初耎後堅,故是腎病也。"

〔4〕發如奪索:《難經·十五難》、《千金方》卷十九第一"奪"並作"解"。《千金方》校語曰:"解索者,動數而隨散亂,無復次緒也。"楊上善曰:"腎之石脈來指下,如索一頭繫之,彼頭控之,索奪而去。"按:楊注是。

“發”即脈去。“奪”即脱。“發如奪索”謂脈去如脱手之繩索。亦即《脈要精微論》所謂“綿綿去如弦絶者”,《金匱要略》第十一所謂“曲如蛇行者”,故王、楊兩注均屬正確。而《千金方》校語之“動數、散亂”則於“發如奪索”義無所合。

〔5〕如:《類説》卷三十七引“如”下有“挾”字。

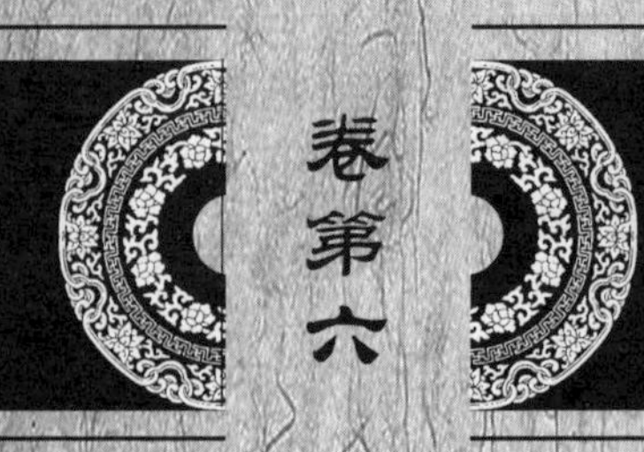

卷第六

玉機真藏論篇第十九新校正云：按全元起本在第六卷。

提要：本篇主要介紹真藏脈徵象及其預後問題，并闡明疾病的傳變概念，與五實五虛的證狀及其預後。

黄帝問曰：春脈如弦，何如而弦？岐伯對曰：春脈者[1]肝[2]也，東方木也，萬物之[3]所以始生也，故其氣來，耎弱輕虛[4]而滑，端直以長，故曰弦，言端直而長，狀如弦也。新校正云：按越人云："春脈弦者，東方木也，萬物始生，未有枝葉，故其脈來濡弱而長。"《四時經》"輕"作"寬"。**反此者病。**反爲[5]反常平之候。**帝曰：何如而反？岐伯曰：其氣來實而强[6]，此謂太過，病在外；其氣來不實而微，此謂不及，病在中。**氣餘則病形於外，氣少則病在於中也。新校正云：按吕廣云："實强者，陽氣盛也，少陽當微弱，今更實强，謂之太過，陽處表，故令病在外。厥陰之氣養於筋，其脈弦，今更虛微，故曰不及，陰處中，故令病在内。"**帝曰：春脈太過與不及，其病皆何如？岐伯曰：太過則令人善忘[7]忽忽眩冒而[8]巔疾；其[9]不及則令人胸痛引背，下則[10]兩脇胠[11]滿。**忽忽，不爽也。眩，謂目眩，視如轉也。冒，謂冒悶也。胠，謂腋下，脇也。忘當爲怒，字之誤也。《靈樞經》曰："肝氣實則怒。"肝厥陰脈，自足而上入毛中，又上貫鬲布脇肋，循喉嚨之後，上入頏顙，上出額與督脈會於巔，故病如是。新校正云：按《氣交變大論》云："木太過，甚則忽忽善怒，眩冒巔疾。"則"忘"當作"怒"。**帝曰：善。**

〔1〕者：《脈經》卷三第一、《甲乙經》卷四第一、《千金方》卷十一第一並無"者"字。

〔2〕肝:《太素》卷十四《四時脈形》"肝"下有"脈"字。

〔3〕之:《太素》卷十四《四時脈形》無"之"字。

〔4〕耎弱輕虚:《太素》卷十四《四時脈形》"耎"作"濡"、"輕"作"輭"。按:"耎"、"濡"、"輭"字同。"輕"作"輭",不合。

〔5〕爲:趙本作"謂"。

〔6〕强:周本作"弦"。按:《千金方》卷十一第一作"弦",與周本合。

〔7〕忘:本書《氣交變大論》林校引作"怒",與王注合。

〔8〕而:本書《氣交變大論》林校引無"而"字。

〔9〕其:《脈經》卷三第一、《千金方》卷十一第一、《史載之方》卷上引並無"其"字。

〔10〕下則:明緑格抄本無"下則"二字。按:《三因方》卷一《五藏傳變病脈》引無"下則"二字,與明緑格抄本合。

〔11〕胠:《難經·十五難》虞注、《中藏經》卷上第二十二並作"脹"。

夏脈如鉤,何如而鉤?岐伯曰:夏脈者〔1〕**心**〔2〕**也,南方火也,萬物之**〔3〕**所以盛長也,故其氣來盛去衰,故曰鉤,**言其脈來盛去衰,如鉤之曲〔4〕也。新校正云:按越人云:"夏脈鉤者,南方火也,萬物之所盛,垂枝布葉,皆下曲如鉤,故其脈來疾去遲。"吕廣云:"陽盛故來疾,陰虛故去遲,脈從下上至寸口疾,還尺中遲也。"**反此者病。帝曰:何如而反?岐伯曰:其氣來盛去亦盛,此謂太過,病在外;**其脈來盛去盛,是陽之盛也。心氣有餘,是爲太過。**其氣來不盛去反盛**〔5〕**,此謂不及,病在中。**新校正云:詳越人肝心肺腎四藏脈,俱以强實爲太過,虛微爲不及,與《素問》不同。**帝曰:夏脈太過與不及,其病皆何如?岐伯曰:太過則令人身熱而膚**〔6〕**痛,爲浸淫**〔7〕**;其不及則令人煩心**〔8〕**,上見**〔9〕**欬**〔10〕**唾,下爲氣泄**〔11〕**。**心少陰脈,起於心中,出屬心系,下鬲絡小腸,又從心系却上肺。故心太過則身熱膚痛,而浸淫流布於形分,不及則心煩,上見欬唾,下爲氣泄。**帝曰:善。**

〔1〕者:《脈經》卷三第二、《甲乙經》卷四第一、《千金方》卷十三第一並無"者"字。

〔2〕心:《太素》卷十四《四時脈形》"心"下有"脈"字。

〔3〕之:《太素》卷十四《四時脈形》無"之"字。

〔4〕曲:《素問校譌》引古抄本"曲"上有"偃"字。

〔5〕其氣來不盛去反盛：張介賓曰："去反盛者，非强盛之謂。凡脈自骨肉之分，出於皮膚之際謂之來。自皮膚之際，還於骨肉之分謂之去。來不盛去反盛者，言來則不足，去則有餘，即消多長少之意。"

〔6〕膚：《太素》卷十四《四時脈形》、《甲乙經》卷四第一、《中藏經》卷上第二十四並作"骨"。按《靈樞·經脈》："心手少陰之脈，是主心所生病者，臑臂内後廉痛厥，掌中熱痛。"似作"骨"爲是。楊上善曰："腎主骨，水也。今大陽大盛，身熱乘腎，以爲微邪，故爲骨痛。"

〔7〕浸淫：皮膚病名。《金匱要略·瘡癰腸癰浸淫病脈證並治第十八》："浸淫瘡，從口流向四肢者，可治；從四肢流來入口者，不可治。"《病源》卷三十五《浸淫瘡候》："浸淫瘡，是心家有風熱，發於肌膚，初生甚小，先癢後痛而成瘡，汁出侵潰肌肉，浸淫漸闊乃徧體……以其漸漸增長，因名浸淫也。"

〔8〕心：《中藏經》卷上第二十四作"躁"。

〔9〕見：《中藏經》卷上第二十四作"爲"。

〔10〕欬：《太素》卷十四《四時脈形》作"噬"。

〔11〕氣泄：一解爲轉矢氣，吴崑曰："虚陽下陷，則爲氣泄。氣泄者，後陰氣失也。"一解爲氣利，尤怡曰："氣泄者，氣隨便失，脾腸之病，即氣利也，乃火不足而土受病也。"

秋脈如浮〔1〕，何如而浮？岐伯曰：秋脈者〔2〕肺也〔3〕，西方金也，萬物之〔4〕所以收成也，故其氣來，輕虚以〔5〕浮，來急去散〔6〕，故曰浮，脈來輕虚，故名〔7〕浮也。來急，以陽未沉下。去散，以陰氣上升也。新校正云：按越人云："秋脈毛者，西方金也萬物之所終，草木華葉，皆秋而落，其枝獨在，若毫毛也，故其脈來，輕虚以浮，故曰毛。"**反此者病。帝曰：何如而反？岐伯曰：其氣來，毛而中央堅，兩傍虚，此謂太過，病在外；其氣來，毛而微，此謂不及，病在中。帝曰：秋脈太過與不及，其病皆何如？岐伯曰：太過則令人逆氣〔8〕而背痛〔9〕，愠愠〔10〕然；其不及則令人喘，呼吸少氣〔11〕而欬，上氣見血，下聞病音〔12〕。**肺太陰脈，起於中焦，下絡大腸，還循胃口，上鬲屬肺，從肺系横出腋下。復藏氣爲欬，主喘息，故氣盛則肩背痛氣逆，不及則喘息變易，呼吸少氣而欬，上氣見血也。下聞病音，謂喘息則肺中有聲也。**帝曰：善。**

〔1〕秋脈如浮：何夢瑶曰："四時之升降動静，發歛伸縮，相爲對待者

也。經又謂秋脈中衡，又謂秋脈下膚，則秋之不當以浮脈言可知也。特以肺位自高，其脈浮，秋金配肺，故亦言浮耳。"蓋物之輕者莫如毛，秋脈輕虛而浮，故又曰"毛"。《平人氣象論》秋脈言毛，本篇言浮，理同歸一。

〔2〕者：《脈經》卷三第四、《甲乙經》卷四第一、《千金方》卷十七第一引並無"者"字。

〔3〕肺：《太素》卷十四《四時脈形》"肺"下有"脈"字。

〔4〕之：《太素》卷十四《四時脈形》無"之"字。

〔5〕以：《脈經》卷三第四、《千金方》卷十七第一引並作"而"。

〔6〕來急去散：脈輕取則有，重按則力衰，即厭厭聶聶，如落榆莢之義，非勁急散亂之謂。

〔7〕名：守校本作"曰"。

〔8〕逆氣：《太素》卷十四《四時脈形》、《千金方》卷十七第一引並作"氣逆"。

〔9〕而背痛：田晉蕃《素問校正》引《中藏經》作"胸滿背痛"。

〔10〕慍慍：《太素》卷十四《四時脈形》、《脈經》卷三第四引並作"温温"。森立之曰："背爲陽部，故背痛而熱，其熱之狀，温温然也，是謂病在外。温温即熱也。"

〔11〕呼吸少氣而欬：《太素》卷十四《四時脈形》、《中藏經》卷上第二十八引"呼"下並無"吸少氣"三字。"呼"字連上"喘"字讀，作"則令人喘呼而欬"。

〔12〕下聞病音：楊上善曰："下聞胸中喘呼氣聲也。"按："下聞病音"，近人張壽頤以爲不可解，其實"上氣"兩句，是承上文"喘呼而欬"以言，楊、王兩注均主此義，細繹自可豁然。

冬脈如營〔1〕**，何如而營？**脈沉而深，如營動也。新校正云：詳"深"一作"濡"。又作"搏"。按本《經》下文云："其氣來沉以搏"，則"深"字當爲"搏"。又按《甲乙經》"搏"字爲"濡"，當從《甲乙經》爲"濡"。何以言之？脈沉而濡，"濡"古"軟"字，乃冬脈之平調脈。若沉而搏擊於手，則冬脈之太過脈也。故言當從《甲乙經》"濡"字。**岐伯曰：冬脈者**〔2〕**腎**〔3〕**也，北方水也，萬物之**〔4〕**所以合藏**〔5〕**也，故其氣來，沉以搏**〔6〕**，故曰營，**言沉而搏擊於手也。新校正云：按《甲乙經》"搏"當作"濡"。義如前説。又越人云："冬脈石者，北方水也，萬物之所藏，盛冬之時，水凝如石，故其脈來沉濡而滑，故曰石也。"**反此者病。帝曰：何如**

而反？岐伯曰：其氣來如彈石者，此謂太過，病在外；其去如數[7]者，此謂不及，病在中。帝曰：冬脈太過與不及，其病皆何如？岐伯曰：太過[8]則令人解㑊，新校正云：按解㑊之義，具第五卷注。"**脊脈[9]痛而少氣不欲言；其不及則令人心懸如病飢[10]，䏚中清，脊中痛，少[11]腹滿，小便變[12]。**腎少陰脈，自股内後廉貫脊屬腎絡膀胱，其直行者，從腎上貫肝鬲，入肺中，循喉嚨，俠舌本；其支别者，從肺出絡心，注胸中。故病如是也。䏚者，季脇之下，俠脊兩傍空軟處也。腎外當䏚，故䏚中清冷也。**帝曰：善。**

〔1〕營：《難經·十五難》作"石"。下一"營"字同。按："營"爲"瑩"之假字。《説文·玉部》："瑩，玉色。一曰石之次玉者。"其義與《難經》不悖。

〔2〕者：《脈經》卷三第五、《甲乙經》卷四第一、《千金方》卷十九第一並無"者"字。

〔3〕腎：《太素》卷十四《四時脈形》"腎"下有"脈"字。

〔4〕之：《太素》卷十四《四時脈形》無"之"字。

〔5〕合藏：《太素》卷十四《四時脈形》"藏"上無"合"字。滑壽《讀素問抄》作"含藏"。

〔6〕搏：《甲乙經》卷四第一作"濡"。田晉蕃曰："'摶'誤作'搏'，摶，聚也。"按：冬時陽氣潛藏，脈宜應之，故冬脈石，所謂"平腎脈來，按之而堅"即如石之義。王注謂"搏擊於手"，失之於剛，固非平脈之真，但依《甲乙經》作"濡"，則亦失之柔弱。田晉藩謂當作"摶"，"摶"有凝聚、凝厚之意，於義似合。

〔7〕其去如數：《太素》卷十四《四時脈形》"數"作"毛"。按：楊注："一曰如數。"則作"數"亦不誤。張介賓曰："其去如數者，動止疾促，營之不及也，蓋數本屬熱，而此真陰虧損之脈，亦必緊數，然愈虚則愈數，原非陽强實熱之數，故云如數，則辨析之意深矣。"

〔8〕太過：姚止庵曰："太過之脈，病宜有餘，而此見證並屬不足，此何以故？丹溪云：陰常不足。蓋人自有生以後，火日動，水日虧。其所謂太過者，正屬水虧火動，非真腎氣有餘，故脈似太過而證皆不足也。"

〔9〕脊脈：《太素》卷十四《四時脈形》作"腹"。按：作"腹"是，"脊脈"與下"脊中"複。

〔10〕心懸如病飢：指心懸不寧，如苦飢餓。《廣韻·四十三映》："病，

憂也,苦也。”

〔11〕少:《脈經》卷三第五引作“小”。按:《甲乙經》林校語引《素問》作“小”,與《脈經》合。

〔12〕小便變:《脈經》卷三第五引“變”作“黄赤”。按:《千金方》卷十九第一引“變”下有“黄赤”二字。姚止庵曰:“小便變者,溺色黄赤,水涸則濁,世盡以爲熱而治之以寒凉者,非也。”

帝曰:四時之序,逆從之變異也,脈春弦夏鉤秋浮冬營,爲逆順之變見異狀也。**然脾脈獨何主?**主,謂主時月。**岐伯曰:脾脈**〔1〕**者土也,孤藏**〔2〕**以灌四傍者也。**納水穀,化津液,溉灌於肝心肺腎也。以不正主四時,故謂之孤藏。**帝曰:然則脾**〔3〕**善惡,可得見之**〔4〕**乎?岐伯曰:善者不可得見,惡者可見**〔5〕**。**不正主時,寄王於四季,故善不可見 ,惡可見也。**帝曰:惡者何如可見**〔6〕**?岐伯曰:其來如水之流**〔7〕**者,此謂太過,病在外;如鳥之喙**〔8〕**者,此謂不及,病在中。**新校正云:按《平人氣象論》云:“如烏之喙。”又别本“喙”作“啄”。**帝曰:夫子言脾爲孤藏,中央土以灌四傍,其太過與不及,其病皆何如?岐伯曰:太過則令人四支不舉**〔9〕;以主四支,故病不舉。**其不及則令人九竅不通**〔10〕**,名曰重强。**脾之孤藏,以灌四傍,今病則五藏不和,故九竅不通也。《八十一難經》曰:“五藏不和,則九竅不通。”重,謂藏氣重疊。强,謂氣不和順。

〔1〕脾脈:《太素》卷十四《四時脈形》、《脈經》卷三第三“脾”下並無“脈”字。

〔2〕孤藏:楊上善曰:“孤,尊獨也,五行之中,土獨爲尊,以王四季。”

〔3〕脾:《太素》卷十四《四時脈形》“脾”下有“之”字。

〔4〕之:《脈經》卷三第三無“之”字。

〔5〕善者不可得見,惡者可見:《太素》卷十四《四時脈形》、《脈經》卷三第三、《甲乙經》卷四第一並無“得”字。“善”言其常,“惡”言其變。楊上善曰:“善,謂平和不病之脈也。弦、鉤、浮、營四脈見時,皆爲脾胃之氣滋灌俱見,故四藏脈常得和平。然則脾脈以他爲善,自更無善也,故曰善者不可見也。惡者病脈也,脾受邪氣,脈見關中,診之得知,故曰可見也。”

〔6〕可見:《脈經》卷三第三、《千金方》卷十五上第一引並無“可見”二字。

〔7〕如水之流:《太素》卷十四《四時脈形》無“之”字。張介賓曰:“本篇脾脈一條云:其來如水之流者,此爲太過。《平人氣象論》曰:如水之流曰脾死。此其一言太過,一言危亡,詞同意異,豈無所辨?蓋水流之狀,滔滔洪盛者,其太過也。溅溅不返者,其將竭也。凡此均謂之流,而一盛一危,迥然有異,故當詳別其狀,而勿因詞害意也。”

〔8〕如鳥之喙:《太素》卷十四《四時脈形》“如”上有“其來”二字,“喙”作“啄”。

〔9〕四支不舉:《脈經》卷三第三、《千金方》卷十五第一引“四支”下並有“沉重”二字。尤怡曰:“《靈樞·本神》云:脾氣虚則四支不用。蓋脾虚則營衛涸竭,不能行其氣于四肢,而爲之不舉。脾實則營衛遏絶,亦不能行其氣於四肢,而爲之不舉。兩經互言之者,所以窮其變也。”

〔10〕九竅不通:《脈經》卷三第三、《千金方》卷十五第一引“九竅”下並有“壅塞”二字。張琦曰:“脾陽下陷,升降倒置,濁陰填湊,故九竅不通也。”

帝瞿[1]然而起,再拜而稽首[2]曰:善。吾得脈之大要[3],天下至數[4],五色[5]脈變,揆度奇恒,道在於一,瞿然,忙貌也。言以太過不及而一貫之,揆度奇恒皆通也。**神轉不迴,迴則不轉,乃失其機。**五氣循環,不愆時叙,是爲神氣流轉不迴。若却行衰王,反天之常氣,是則却迴而不轉,由是却迴不轉,乃失生氣之機矣。**至數之要,迫近以微**,得至數之要道,則應用切近以微妙也。迫,切也。**著之玉版,藏之藏[6]府,每旦讀之,名曰玉機[7]。**著之玉版,故以爲名,言是玉版,生氣之機。新校正云:詳“至數”至“名曰玉機”與前《玉版論要》文相重,彼注頗詳。

〔1〕瞿:明緑格抄本作“矍”。“太素”卷十四《四時脈形》作“懼”。按:“懼”古文作“䀠”,又作“眀”,凡人驚恐,則兩目左右視。“瞿”乃“眀”之後增體。“矍”是“瞿”之借字。《説文·瞿部》:“一曰視遽皃。”視遽,即驚視意也。

〔2〕稽首:《周禮·春官·大祝》鄭注:“稽首拜,頭至地也。”《荀子·大略》集解引郝懿行曰:“稽首,頭至手,而手至地。”與“稽顙”之“頭觸地”者有别。

〔3〕脈之大要:楊上善曰:“弦、鈎、浮、營等脈太過不及之理,名曰脈

之大要。”

〔4〕天下至數:本書《玉版論要篇》“天下”作“道之”。楊上善曰:“至數,至理也。”

〔5〕五色:《太素》卷十四《四時脈形》無“五色”二字。

〔6〕藏:《太素》卷十四《四時脈形》作“於”。按:作“於”是。“藏”字蒙上“藏”字誤。

〔7〕玉:《太素》卷十四《四時脈形》“玉”作“生”。楊上善曰:“日日讀之,以爲攝生機要,故曰生機。”

五藏受氣於其所生,傳之於其所勝,氣舍於其所生[1],死於其所不勝,病之且死,必先傳行至其所不勝,病乃死。受氣所生者,謂受病氣于己之所生者也。傳所勝者,謂傳於己之所剋者也。氣舍所生者,謂舍於生己者也。死所不勝者,謂死於剋己者之分位也。所傳不順,故必死焉。**此言氣之逆行也,故死[2]。**所爲逆者,次如下説。**肝受氣於心,傳之於脾,氣舍於腎,至肺而死。心受氣於脾,傳之於肺,氣舍於肝,至腎而死。脾受氣於肺,傳之於腎,氣舍於心,至肝而死。肺受氣於腎,傳之於肝,氣舍於脾,至心而死。腎受氣於肝,傳之於心,氣舍於肺,至脾而死。此皆逆死[3]也。一日一夜五分之,此所以占死生之早暮也。**肝死於肺,位秋庚辛,餘四倣此。然朝主甲乙,晝主丙丁,四季上[4]主戊己,晡主庚辛,夜主壬癸,由此則死生之早暮可知也。新校正云:按《甲乙經》“生”作“者”字,云“占死者之早暮。”詳此經文,專爲言氣之逆行也,故死,即不言生之早暮。王氏改“者”作“生”,義不若《甲乙經》中《素問》本文。

〔1〕其所生:俞樾曰:“按兩言其所生,則無别矣。疑此衍其字。其所生者,其子也;所生者,其母也。”

〔2〕故死:此二字,疑蒙上文“病乃死”衍。王注:“所爲逆者,次如下説。”似王所據本無“故死”二字。

〔3〕逆死:“逆死”似應作“逆行”。與上“此言氣之逆行”相應。

〔4〕上:《素問校譌》引古抄本、元槧本“上”作“土”。

黄帝曰:五藏相通,移皆有次,五藏有病,則各傳其所勝。以上文逆傳而死,故言是逆傳所勝之次也。新校正云:詳“逆傳所勝之次”,“逆”當作“順”,上文既言“逆傳”,下文所言乃“順傳”之次也。**不治,法**

三月若六月，若三日若六日[1]**，傳五藏**[2]**而**[3]**當死，是順傳所勝之次。**三月者，謂一藏氣之遷移。六月者，謂至其所勝之位。三日者，三陽之數以合日也。六日者，謂兼三陰以數之爾。《熱論》曰："傷寒一日巨陽受，二日陽明受，三日少陽受，四日太陰受，五日少陰受，六日厥陰受。"則[4]義也。新校正云：詳上文"是順傳所勝之次"七字，乃是次前注誤在此經文之下，不惟無義，兼校之全元起本《素問》及《甲乙經》並無此七字，直去之慮未達者至疑，今存于注。**故曰：别於陽者，知病從來；别於陰者，知死生之期**[5]**。**主辨三陰三陽之候，則知中風邪氣之所不勝矣。故下曰：新校正云：詳舊此段注寫作經，合改爲注。又按《陰陽别論》云："别於陽者，知病處也；别於陰者，知死生之期。"又云"别於陽者，知病忌時；别於陰者，知死生之期。"義同此。**言知**[6]**至其所困而死。**困，謂至所不勝也。上文曰死於其所不勝。

〔1〕法三月若六月，若三日若六日："法"本書《標本病傳論》"諸病以次是相傳"句王注引作"或"。按："或""若"異文同義。

〔2〕五藏：本書《標本病傳論》王注引無"五藏"二字。

〔3〕而：《類説》卷三十七引作"皆"。

〔4〕則：讀本"則"下有"其"字。

〔5〕别於陽者，知病從來；别於陰者，知死生之期：張介賓曰："陽者言表，謂外候也。陰者言裏，謂勝氣也。凡邪中於身，必證形於外，察其外證，即可知病在何經，故别於陽者，知病所從來。病傷藏氣，必敗真陰，察其根本，即可知危在何日，故别於陰者，知死生之期。此以表裏言陰陽也。"吴崑曰："陽，至和之脉，有胃氣者也。陰，至不和之脉，真藏偏勝無胃氣者也。言能别於陽和之脉者，則一部不和便知其病之從來。别於真藏五脉者，則其死生之期可預知也。"

〔6〕知：《甲乙經》卷八第一無"知"字。

是故風者百病之長也[1]，言先百病而有之。新校正云：按《生氣通天論》云："風者，百病之始。"**今風寒客**[2]**於人，使人毫毛畢直**[3]**，皮膚閉而爲熱**[4]，客，謂客止於人形也。風擊皮膚，寒勝腠理，故毫毛畢直，玄府閉密而熱生也。**當是之時，可汗而發也；**邪在皮毛，故可汗泄也。《陰陽應象大論》曰："善治者治皮毛。"此之謂也。**或痺不仁腫痛，**病生而變，故[5]如是也。熱中血氣，則痛痺不仁，寒氣傷形，故爲腫痛。

《陰陽應象大論》云:“寒傷形,熱傷氣,氣傷痛,形傷腫。”**當是之時,可湯熨及火灸刺而去[6]之。**皆謂釋散寒邪,宣揚正氣。**弗治,病[7]入舍於肺,名曰肺痺,發欬上氣。**邪入諸陰,則病而爲痺,故入於肺,名曰痺焉。《宣明五氣論》曰:“邪入於陽則狂,邪入於陰則痺。”肺在變動爲欬,故欬則氣上,故上氣也。**弗治[8],肺即傳而行之肝[9],病名曰肝痺,一名曰厥,脇痛出食**,肺金伐木,氣下入肝,故曰弗治行之肝也。肝氣通膽,膽善爲怒,怒者氣逆,故一名厥也。肝厥陰脈,從少腹屬肝絡膽,上貫鬲布脇肋,循喉嚨之後,上入頏顙。故脇痛。而食入腹則出,故曰出食。**當是之時,可按若刺耳[10]。弗治,肝傳之脾,病名曰脾風,發癉,腹中熱,煩心出黄[11]**,肝氣應風,木勝脾土,土受風氣,故曰脾風。蓋爲[12]風氣通肝而爲名也。脾之爲病,善發黄癉,故發癉也。脾太陰脈,入腹屬脾絡胃,上鬲俠咽,連舌本,散舌下;其支别者,復從胃别上鬲,注心中,故腹中熱而煩心,出黄色於便寫之所也。**當此之時,可按可藥可浴。弗治,脾傳之腎,病名曰疝瘕[13],少腹冤熱[14]而痛,出白[15],一名曰蠱[16]**,腎少陰脈,自股内後廉貫脊屬腎絡膀胱。故少腹冤熱而痛,溲出白液也。冤熱内結,消鑠脂肉,如蠱之食,日内損削,故一名曰蠱。**當此之時,可按可藥。弗治,腎傳之心,病筋脈相引而急[17],病名曰瘛**,腎不足則水不生,水不生則筋燥[18]急,故相引也。陰氣内弱,陽氣外燔,筋脈受熱而自跳掣,故名曰瘛。**當此之時,可灸可藥。弗治,滿十日,法當死[19]。**至心而氣極,則如是矣。若復傳行,當如下説:**腎因傳之心,心即復反傳而行之肺,發寒熱,法當三歲[20]死**,因腎傳心,心不受病,即而[21]復反傳與肺金,肺已再傷,故寒熱也。三歲者,肺至腎一歲,腎至肝一歲,肝至心一歲,火又乘肺,故云三歲死。**此病之次也。**謂傳勝之次第。

〔1〕風者百病之長也:謂風邪乃六淫之首,善行數變,爲百病之先導。

〔2〕客:邪自外入曰客。《釋名·釋疾病》:“疾,疾也,客氣中人急疾也。”

〔3〕毫毛畢直:《爾雅·釋詁》:“畢,盡也。”“直”豎起之意。毫毛盡豎,即洒淅振寒之意。

〔4〕爲熱:猶云“發熱”。“爲”訓“作”,見《吕氏春秋·貴生》高注。

"作"引申有"發"義。

〔5〕故:四庫本作"還",連上讀。

〔6〕而去:《聖濟總録》卷四引無"而去"二字。

〔7〕病:"病"字誤竄移,似應在下"名曰肺痺"上,"病名曰肺痺",與下"病名曰肝痺"等句例一律。

〔8〕弗治:張琦曰:"(弗治)上脱治法一節,疑上或痺不仁二十字,當在此上也。"

〔9〕肺即傳而行之肝:《永樂大典》卷一萬三千八百七十七引作"肺傳之肝"。按:作"肺傳之肝"是。與下"肝傳之脾"、"脾傳之腎"、"腎傳之心"句式一律。

〔10〕若刺耳:《甲乙經》卷八第一作"可刺"。

〔11〕出黄:張志聰曰:"火熱下淫則溺黄。"

〔12〕爲:周本作"以"。

〔13〕疝瘕:丹波元堅曰:"疝之結塊,乍聚乍散,故謂之疝瘕。"

〔14〕冤熱:《甲乙經》卷八第一作"煩冤"。"冤"與"宛"通,《方言》十三:"宛,蓄也。""冤熱"即"蓄熱"。高世栻曰:"冤熱,熱極無伸也。"

〔15〕出白:《甲乙經》卷八第一作"汗出"。"白"疑即本書《痿論》所謂"白淫"。王注:"白淫,謂白物淫衍,如精之狀。男子因溲而下,女子陰器中綿綿而下也。"

〔16〕蠱:病名。《左傳》昭元年:"是謂近女室疾如蠱。"此喻房室耗損,如蠱蟲之吸血也。

〔17〕病筋脈相引而急:熊本"引"下無"而"字。按:"病筋脈"之"病"字涉下衍。《聖濟總録》卷四十三引無"病"字可證。再"筋脈相引而急"與下"病名曰瘛"又誤倒。上文"肺、肝、脾、腎",均先病名而後病證,如"病名曰肺痺,發欬上氣。"此則亦當云"病名曰瘛,筋脈相引而急。"如此前後文例方合。《聖濟經》卷七第四吴注引"腎傳之心,是爲心瘛。"似所據本不誤。

〔18〕燥:周本作"躁"。

〔19〕滿十日,法當死:吴崑曰:"滿十日則十天干一周,五藏生意皆息,故死。"

〔20〕三歲:滑壽曰:"三歲當作三日"。

〔21〕即而:周本作"而即"。

然其卒發者，不必治於[1]傳，不必依傳之次，故不必以傳治之。**或其傳化有不以次，不以次入[2]者，憂恐悲喜怒，令不得以其次，故令人有大病[3]矣。**憂恐悲喜怒，發無常分，觸遇則發，故令病氣亦不次而生。**因而喜大虚[4]則腎氣乘矣，**喜則心氣移於肺，心氣不守，故腎氣乘矣。《宣明五氣篇》曰："精氣并於心則喜。"**怒則肝[5]氣乘矣，**怒則氣逆，故肝氣乘脾。**悲[6]則肺[7]氣乘矣，**悲則肺氣移於肝，肝氣受邪，故肺氣乘矣。《宣明五氣篇》曰："精氣并於肺則悲。"**恐則脾氣乘矣，**恐則腎氣移於心，腎氣不守，故脾氣乘矣。《宣明五氣篇》曰："精氣并於腎則恐。"**憂則心氣乘矣，**憂則肝氣移於脾，肝氣不守，故心氣乘矣。《宣明五氣篇》曰："精氣并於肝則憂。"**此其道也。**此其不次之常道。**故病有五[8]，五五二十五變，及[9]其傳化。**五藏相并而各五之，五而乘之，則二十五變也。然其變化，以勝相傳，傳而不次，變化多端。新校正云：按《陰陽别論》云："凡陽有五，五五二十五陽。"義與此通。**傳，乘之名也。**言傳者何？相乘之異名爾。

〔1〕於：趙本、胡本、吴本、藏本並作"以"。

〔2〕不以次入：《甲乙經》卷八第一無此四字。

〔3〕令人有大病：《甲乙經》卷八第一"人"下無"有"字。按："大"疑作"卒"。"大"爲"卒"之壞字。"卒病"與上"卒發"相應。

〔4〕大虚："大虚"二字疑衍。律以下文"怒、悲、恐、憂"各句，"大虚"二字當刪。

〔5〕肝：張志聰曰："肝應作肺"。

〔6〕悲：張志聰曰："悲應作思"。

〔7〕肺：張志聰曰："肺應作肝"。

〔8〕五：本書《陰陽别論》"凡陽有五"句下林校引"五"下有"變"字。

〔9〕及：胡本、趙本、吴本、明抄本、朝本、藏本、熊本"及"並作"反"。

大骨枯槀[1]，大肉陷下[2]，胸中氣滿，喘息不便，其氣動形，期六月死，真藏脈[3]見，乃予之期日。皮膚乾著，骨間肉陷，謂大骨枯槀，大肉陷下也。諸附骨際及空窳處，亦同其類也。胸中氣滿，喘息不便，是肺無主也。肺司治節，氣息由之，其氣動形，爲無氣相接，故聳舉肩背，以遠求報氣矣。夫如是，皆形藏已敗，神藏亦傷，見是證者，期後一百八十日内死矣。候見真藏之脈，乃與死日之期爾。真藏脈診，《下經》備矣。此肺之藏也。**大骨枯槀,大肉陷下,胸中氣滿,喘息不便,内痛引肩項[4],期一月死,真藏見,乃予之期日。**火精外出,陽氣上燔,金受火災,故内痛[5]肩項,如是者[4],期後三十日内死。此心之藏也。**大骨枯槀,大肉陷下,胸中氣滿,喘息不便,内痛引肩項,身熱脱肉破䐃,真藏見,十月[6]之内死。**陰氣微弱,陽氣内燔,故身熱也。䐃者肉之標,脾主肉,故肉如脱盡,䐃如破敗也。見斯證者,期後三百日内死。䐃,謂肘膝後肉如塊者。此脾之藏也。**大骨枯槀,大肉陷下,肩髓内消[7],動作益衰,真藏來[8]見,期一歲死,見其真藏,乃予之期日。**肩髓内消,謂缺盆深也。衰於動作,謂交接漸微,以餘藏尚全,故期後三百六十五日内死。此腎之藏也。新校正云:按全元起本及《甲乙經》"真藏來見"作"未見","來"當作"未",字之誤也。**大骨枯槀,大肉陷下,胸中氣滿,腹内痛[9],心中不便[10],肩項[11]身熱,破䐃脱肉,目匡[12]陷,真藏見,目不見人,立死,其見人者,至其所不勝之時[13]則死。**木生其[14]火,肝氣通心,脈抵少腹,上布脇肋,循喉嚨之後,上入頏顙,故腹痛心中不便,肩項身熱,破䐃脱肉也。肝主目,故目匡陷及不見人,立死也。不勝之時,謂於庚辛之月[15],此肝之藏也。

〔1〕大骨枯槀:"大骨"如肩、脊、腰、膝之骨。"枯槀"謂骨痿不能支,軟弱無力。

〔2〕大肉陷下:《醫宗金鑑》卷四十《虚勞死證》云:"大肉,頭項四支之大肉也。陷下者,肉消陷成坑也。"

〔3〕真藏脈:《太素》卷十四《真藏脈形》"藏"下無"脈"字。此指肺之真藏脈言。五藏脈皆和雜胃氣,現真藏脈獨見,是無胃氣,乃藏氣衰敗之徵。

〔4〕内痛引肩項:楊上善曰:"内痛謂是心内痛也。心府手太陽脈從肩絡心,故内痛引肩項也。"

〔5〕痛:周本"痛"下有"引"字。

〔6〕月:明緑格抄本作"日"。胡澍曰:"月當作日"。

〔7〕肩髓内消:吴本"内"作"肉"。《太素》卷十四《真藏脈形》"髓"作"隨"。楊上善曰:"腎府足太陽脈,循肩髆内,故腎病肩隨内藏消瘦也。又,兩肩垂下曰隨。"

〔8〕來:《太素》卷十四《真藏脈形》作"未"。

〔9〕腹内痛:《太素》卷十四《真藏脈形》“腹内”作“肉”。

〔10〕心中不便:即心中不安。“便”有“安”義。見《漢書·馮野王傳》顔注。

〔11〕肩項:按“肩項”與下“身熱”文義不屬。“肩項”二字似蒙上節“内痛引肩項”句誤衍。

〔12〕匡:明緑格抄本作“眶”。按:《説文》無“眶”字,《目部》:“眥,目眶也。”“眶”始見《玉篇》。“眶”乃“匡”的後用字。

〔13〕時:據于鬯説,“時”應作“日”。

〔14〕其:周本作“於”。

〔15〕月:周本作“日”。

急虚身中卒至[1],五藏絶閉,脈道不通,氣不往來,譬於墮溺,不可爲期。言五藏相移,傳其不勝,則可待真藏脈見,乃與死日之期。卒急虚邪,中於身内,則五藏絶閉,脈道不通,氣不往來,譬於墮墜没溺,不可與爲死日之期也。**其脈絶不來,若人一息五六至[2],其形肉不脱,真藏雖不見,猶死也。**是則急虚卒至之脈。新校正云:按人一息脈五六至,何得爲死?必“息”字誤,“息”當作“呼”乃是。

〔1〕急虚身中卒至:《太素》卷十四《真藏脈形》“身”下無“中”字。《甲乙經》卷八第一作“身中”“中身”。高世栻曰:“急虚,正氣一時暴虚也。身中,外邪陡中於身也。卒至,客邪卒至於藏也。”

〔2〕若人一息五六至:《甲乙經》卷八第一“若”下無“人”字。蕭延平曰:“按一息五六至,乃連上文脈絶不來而言,以脈絶不來,或來而一息五六至,復絶不來。此即經所謂不滿十動而一代者,五藏無氣,予之短期。故真藏雖不見猶死。”

真肝脈至,中外急[1]如循刀刃,責責[2]然如按琴瑟弦[3],色青白不澤[4],毛折,乃死[5]。真心脈至,堅[6]而搏,如循薏苡子[7]累累然,色赤黑不澤,毛折,乃死。真肺脈至,大而虚,如以毛羽中人膚[8],色白赤不澤,毛折,乃死。真腎脈至,搏而絶[9],如指[10]彈石辟辟然,色黑黄不澤,毛折,乃死。真脾脈至,弱而乍數乍疎[11],色黄青不澤,毛折,乃死。諸真藏脈見者,皆死不治也。新校正云:按楊上善云:“無餘物和雜,故名真也。”五藏之氣,皆胃氣和之,不得獨用。如至剛不得獨用,獨用則折,和柔用之即固也。五藏之氣和於胃氣,即得長生。若真獨見,必死。欲知五藏真見爲死,和胃爲生者,於寸口診即可知見者,如弦是肝脈也,微弦爲平和。微弦,謂二分胃氣一分弦氣俱動爲微弦。三分並是弦而無胃氣,爲見真藏。餘四藏準此。

〔1〕中外急:《千金方》卷十一第一引"中"作"内"。按《太素》楊注作"内",與《千金方》合。"内外急"猶言浮中沉三候皆堅勁。

〔2〕責責:《太素》卷十四《真藏脈形》作"清清"。《病源》卷十五《肝病候》作"賾賾"。按作"賾"是。《易·繫辭上》釋文引鄭注:"賾當爲動。""動"有"震"義。震震然,所以形容"張弦"绷緊之義。舊注均以"賾賾然"連上讀,其實"賾賾然"與"如循刀刃"文義不屬。故此應讀作"中外急如循刀刃,賾賾然如新張弓弦。"於義方合。

〔3〕如按琴瑟弦:《病源》卷十五《肝病候》作"如新張弓弦"。"如新張弓弦"乃喻肝脈勁緊。如作"如按琴瑟弦",則爲肝之平脈,不得爲死。

〔4〕色青白不澤:張介賓曰:"青本木色,而兼白不澤者,金剋木也。"《説文·水部》:"澤,光潤也。""不澤"即色不光潤。

〔5〕毛折,乃死:"折"有"損"義。見《荀子·修身》楊注。毛髮賴血氣以充養,若毛髮枯損,乃精血敗竭,故爲死徵。

〔6〕堅:《病源》卷十五《心病候》作"牢"。作"牢"似避隋諱。檢《脈經》并無牢脈。《千金翼方》卷二十五《診脈大意》始列牢名。楊元操謂"按之但覺堅極曰牢",是"堅"之爲"牢",可以喻矣。

〔7〕薏苡子:《太素》卷十四《真藏脈形》、《病源》卷十四《心病候》、《太平聖惠方》卷四《心藏論》引"薏苡"下并無"子"字。薏苡子喻脈象實堅。

〔8〕如以毛羽中人膚:本書《三部九候論》王注引無"以"字。《太素》卷十四《真藏脈形》"膚"下有"然"字。如以毛羽中人膚喻脈象輕虚無力。

〔9〕搏而絶:《太平聖惠方》卷七《腎藏論》引作"堅而沉"。按:作"堅而沉"是,與下"彈石"合。

〔10〕指:《讀素問抄》無"指"字。按:《病源》卷十五《腎病候》、《太平聖惠方》卷七《腎藏論》引並無"指"字,與《讀素問抄》合。

〔11〕乍數乍踈:《脈經》卷三第三、《千金方》卷十五第一引並作"乍踈乍散"。

黄帝曰:見真藏曰死,何也?岐伯曰:五藏者〔1〕**,皆稟**〔2〕**氣於胃,胃者五藏之本也。**胃爲水穀之海,故五藏稟焉。**藏氣者**〔3〕**,不**

能自致於手太陰,必因於胃氣,乃至於手太陰也〔4〕,平人之常禀氣於胃,胃氣者平人之常氣,故藏氣因胃乃能至於手太陰也。新校正云:詳“平人之常”至下“平人之常氣”,本《平人氣象論》文,王氏引注此經。《甲乙經》云:“人常禀氣於胃,脈以胃氣爲本。”與此小異。然《甲乙》之義爲得。**故五藏各以其時,自爲而至於手太陰也**〔5〕。自爲其狀,至於手太陰也。**故邪氣勝者,精氣衰也。故病甚者,胃氣不能與之俱至於手太陰,故真藏之氣獨見,獨見者病勝藏**〔6〕**也,故曰死。**是所謂脈無胃氣也。《平人氣象論》曰:“人無胃氣曰逆,逆者死。”**帝曰:善。**新校正云:詳自“黄帝問”至此一段,全元起本在第四卷《太陰陽明表裏篇》中,王冰移於此處。必言此者,欲明王氏之功於《素問》多矣。

〔1〕者:《醫説》卷五引無“者”字。

〔2〕禀:承受。《書·説命上》孔傳:“禀,受也。”

〔3〕藏氣者:《太素》卷六《藏府氣液篇》作“五藏”。

〔4〕乃至於手太陰也:《甲乙經》卷四第一無此七字。

〔5〕五藏各以其時,自爲而至於手太陰也:張志聰曰:“五藏之氣,必因於胃氣乃至於手太陰也,又非爲微和之爲胃氣也,即五藏之弦、钩、毛、石,各以其時自爲其象而至於手太陰者,皆胃氣之所資生。”

〔6〕病勝藏:《太素》卷六《藏府氣液篇》“病”上有“爲”字。張介賓曰;“邪氣盛而正氣竭者,是病勝藏也。”

黄帝曰:凡治病,察其形氣色澤,脈之盛衰,病之新故,乃〔1〕**治之,無後其時**〔2〕。欲必先時而取之。**形氣相得,謂之可治;**氣盛形盛,氣虚形虚,是相得也。**色澤以**〔3〕**浮,謂之易已;**氣色浮潤,血氣相營,故易已。**脈從四時,謂之可治;**脈春弦夏鉤秋浮冬營,謂順四時。從,順也。**脈弱以滑,是有胃氣**〔4〕**,命曰易治,取之以時**〔5〕。候可取之時而取之,則萬舉萬全,當以四時血氣所在而爲療爾。新校正云:詳“取之以時”,《甲乙經》作“治之趨之,無後其時。”與王氏之義兩通。**形氣相失,謂之難治;**形盛氣虚,氣盛形虚,皆相失也。**色夭不澤,謂之難已,**夭,謂不明而惡。不澤,謂枯燥也。**脈實以堅,謂之益甚;**脈實以堅,是邪氣盛,故益甚也。**脈逆四時,爲不可治**〔6〕。以氣逆故疾。上四句是謂四難,所以下文曰:**必察四難而明告之。**此四,粗之所易語,工之所難爲。**所謂逆四時者,春得肺脈,夏得腎脈,秋得心脈,冬得脾**

脈,其至皆懸絶〔7〕**沉濇者,命**〔8〕**曰逆四時**〔9〕**。**春得肺脈,秋來見也。夏得腎脈,冬來見也。秋得心脈,夏來見也。冬得脾脈,春來見也。懸絶,謂如懸物之絶去也。**未有藏形,於**〔10〕**春夏而脈沉濇,**新校正云:按《平人氣象論》云:"而脈瘦。"義與此同。**秋冬而脈浮大,名曰逆四時也。**未有,謂未有藏脈之形狀也。**病熱脈静**〔11〕**,泄而**〔12〕**脈大,脱血而脈實,病在中脈實堅,病在外脈不實堅者,皆難治**〔13〕**。**皆難治者,以其與證不相應也。新校正云:按《平人氣象論》云:"病在中脈虚,病在外脈濇堅。"與此相反。此經誤,彼論爲得。自"未有藏形春夏"至此,與《平人氣象論》相重,注義備於彼。

〔1〕乃:副詞,猶今語言"這纔"。

〔2〕無後其時:吴崑曰:"後時則病患日深。"

〔3〕以:與"而"同。

〔4〕脈弱以滑,是有胃氣:弱爲邪氣不盛,滑爲胃氣未敗,故下文曰易治。此指病脈,非謂平人有胃氣之脈皆弱以滑也。《甲乙經》卷四第一、云:"病甚有胃氣而和者,曰病無他。"與"易治"義合。

〔5〕取之以時:《太素》卷十四《四時脈診》"取"作"趣"。

〔6〕爲不可治:《太素》卷十四《四時脈診》、《甲乙經》卷四第一下並作"謂之不治"。按:"謂之不治"與上文"謂之可治"句相對。

〔7〕懸絶:謂脈懸浮無根,絶去難續,無胃氣之象。

〔8〕命:《甲乙經》卷四第一作"名"。

〔9〕四時:"四時"二字連下讀。"四時未有藏形",與本書《平人氣象論》句同。王注屬上讀誤。

〔10〕於:《太素》卷十四《四時脈診》無"於"字。

〔11〕病熱脈静:本書《平人氣象論》作"風熱而脈静"。

〔12〕泄而:《千金方》卷二十八第十二"而"作"利"。

〔13〕病在中脈實堅,病在外脈不實堅者,皆難治:《太素》卷十四《四時脈診》、《甲乙經》卷四第一"中""外"下並有"而"字,"皆"下有"爲"字。張介賓曰:"病在中脈實堅,病在外脈不實堅者,皆難治。與上文《平人氣象論》者似乎相反。但上文云病在中脈虚,言内積之實者,脈不宜虚也;此云病在中脈實堅,言内傷之虚者,脈不宜實堅也。前云病在外脈濇堅,言外邪之盛者,不宜濇堅,以濇堅爲沉陰也;此言病在外脈不實堅,言外邪方熾者,不宜無力,以不實堅爲無陽也。四者之分,總皆正不勝邪之脈,故曰

難治。詞若相反,理則實然。"

黄帝曰:余聞虚實以決死生,願聞其情。岐伯曰:五實[1]死,五虚死。五實,謂五藏之實。五虚,謂五藏之虚。**帝曰:願聞五實五虚。岐伯曰:脈盛,皮熱,腹脹,前後不通,悶瞀[2],此謂五實。**實,謂邪氣盛實。然脈盛,心也;皮熱,肺也;腹脹,脾也;前後不通,腎也;悶瞀,肝也。**脈細,皮寒,氣少,泄利前後[3],飲食不入,此謂五虚。**虚,謂真氣不足也。然脈細,心也;皮寒,肺也;氣少,肝也;泄利前後,腎也;飲食不入,脾也。**帝曰:其時[4]有生者,何也?岐伯曰:漿粥入胃,泄注止,則虚者活[5];身汗得後利,則實者活[6]。此其候也。**全注:飲粥得入於胃,胃氣和調,其利漸止,胃氣得實,虚者得活。言實者得汗外通,後得便利,自然調平。

〔1〕五實:《儒門事親》卷二第二十引"五實"下有"者"字。下文"五虚"同。

〔2〕悶瞀:《太素》卷十六《虚實脈診》"悶"作"悗"。《千金方》卷二十八第八"悶"作"急"。按:"急"即"悗"字。"悗"與"悶"通。"悶瞀"謂煩亂。《楚詞·惜誦》王注:"悶,煩也。瞀,亂也。"

〔3〕泄利前後:《太素》卷十六《虚實脈診》"泄"下有"注"字。《衛生寶鑑》卷六引"利"下無"前後"二字。

〔4〕其時:"其"有"但"義。"時"時間副詞,謂有時也。

〔5〕漿粥入胃,泄注止,則虚者活:近人丁伯蓀曰:"是言治虚之法,必先扶其本。漿粥入胃,則脾土將復,泄既止,則腎水漸固,雖犯虚死之條,則亦可以回生。"

〔6〕身汗得後利,則實者活:丁伯蓀曰:"是言治實之法,汗下爲要。身既得汗,則表邪解;後既得利,則裏邪去,雖犯實死之條,邪退則活矣。"

按語:脈診在四診中占有重要地位。而"四時五藏脈"則又是《内經》脈論之重要部分。

本篇與《脈要精微論》、《平人氣象論》均以取類比象方法,論述了四時五臟之脈。其對五臟脈的描述首開了脈象的形象化,爲後世醫家論脈奠定了基礎。

關於四時五藏脈的論述,是建立在人與自然整體觀念基礎上的。如果以時間生物學而言,它是人體臟腑、氣血、經絡活動等與四時周期變化相適應的生命節律性的一種表現。

三部九候論篇第二十新校正云:按全元起本在第一卷,篇名《決死生》。

提要:本篇討論三部九候脈的變化和發病,分析發病季節時日與脈象的關係,以及經病、絡病的刺法。

黄帝問曰:余聞九鍼[1]**於夫子,衆多博大**[2]**,不可勝數,余願聞要道**[3]**,以屬**[4]**子孫,傳之後世,著**[5]**之骨髓,藏之肝肺,歃血**[6]**而受,不敢妄泄,**歃血,飲血也。**令合天道,**新校正云:按全元起本云:"令合天地。"**必有終始,上應天光星辰歷紀,下副四時五行,貴賤更互**[7]**,冬陰夏陽,以人應之奈何?願聞其方**[8]**。**天光,謂日月星也。歷紀,謂日月行歷於天二十八宿三百六十五度之分紀也。言以人形血氣榮衛周流,合時候之遷移,應日月之行道。然斗極旋運,黄赤道差。冬時日依黄道近南,故陰多;夏時日[9]依黄道近北,故陽盛也。夫四時五行之氣,以王者爲貴,相者爲賤也。**岐伯對曰:妙乎哉問也!此天地之至數**[10]**。**道貫精微,故云妙問。至數,謂至極之數也。

〔1〕九鍼:《太平聖惠方》卷一《辨九候》引"九鍼"作"九候"。按作"九候"是,此篇論脈之九候,與鍼無關,應據《太平聖惠方》改。

〔2〕博大:同義複詞,廣大之意。《廣雅·釋詁一》:"博,大也。"《周禮·考工記·冶氏》鄭注:"博,廣也。"

〔3〕要道:謂脈候精要之道。

〔4〕屬:《廣韻·三燭》:"屬,付也。"

〔5〕著:慧琳《音義》卷五十一引《考聲》云:"著,附也。"

〔6〕歃(shà 霎)血:猶云盟誓。古時會盟,雙方口含牲畜之血或以血塗口旁,表示信誓,稱爲"歃血"。《淮南子·齊俗訓》高注:"殺牲歃血,相與爲信。"

〔7〕更互:胡本、讀本、趙本、吴本、周本、朝本、藏本、熊本、守校本"互"並作"立"。按《太平聖惠方》卷一《辨九候》引作"立"。"貴賤更立",與本書《藏氣法時論》"更貴更賤"義同。

〔8〕方:《禮記·樂記》鄭注:"方,猶道也。"

〔9〕日:胡本、讀本並作"月"。

〔10〕至數:張介賓曰:"天地雖大,萬物雖多,莫有能出乎數者,數道大矣,故曰至數。"

帝曰:願聞天地之至數,合於人形,血氣通〔1〕,決死生,爲之奈何?岐伯曰:天地之至數,始於一,終於九〔2〕焉。九,奇數也。故天地之數,斯爲極矣。**一者天,二者地,三者人〔3〕,因而三之,三三者九,以應九野〔4〕。**《爾雅》曰:"邑外爲郊,郊外爲甸,甸外爲牧,牧外爲林,林外爲坰,坰外爲野。"言其遠也。新校正云:詳王引《爾雅》爲證,與今《爾雅》或不同,已具前《六節藏象論》注中。**故人〔5〕有三部,部有三候,以決死生,以處〔6〕百病,以調虚實,而除邪疾〔7〕。**所謂三部者,言身之上中下部,非謂寸關尺也。三部之内,經隧由之,故察候存亡,悉因於是,鍼之補寫,邪疾可除也。

〔1〕血氣通:當作"通血氣",與下"決死生"對文。

〔2〕始於一,終於九:《素問玄機原病式·序》引"終"上有"而"字。張介賓曰:"數始於一而終於九,天地自然之數也。……九數之外是爲十,十則復變爲一矣,故曰天地之至數,始於一,終於九焉。"

〔3〕一者天,二者地,三者人:明緑格抄本"者"作"曰"。吴崑曰:"一,奇也,陽也,故應天。二,偶也,陰也,故應地。三,參也,和也,故應人。"

〔4〕九野:《後漢書·馮衍傳》:"疆理九野,經營五山。"賢注:"九野,謂九州之野。"

〔5〕人:《類説》卷三十七引作"脈"。

〔6〕處:《後漢書·陽球傳》賢注:"處,斷也。"

〔7〕邪疾:森立之曰:"邪疾,非專謂風寒邪氣,凡妨害正氣者,皆謂之邪。"

帝曰:何謂三部?岐伯曰:有下部,有中部,有上部,部各有三候,三候者,有天有地有人也,必指而導之,乃以爲真〔1〕。言必當諮受於師也。《徵四失論》曰:"受師不卒,妄作雜術,謬言爲道,更名自功,妄用砭石,後遺身咎。"此其誡也。《禮》曰:"疑事無質。"質,成也。**上部天,兩額之動脈〔2〕;**在額兩傍,動應於手,足少陽脈氣所行也。**上部地,兩頰之動脈〔3〕;**在鼻孔下兩傍,近於巨髎之分,動應於手,足陽明脈氣之所行。**上部人，耳前之動脈**[4]。在耳前陷者中，動應於手，手少陽脈氣之所行也。**中部天，手太陰也**[5]；謂肺脈也。在掌後寸口中，是謂經渠，動應於手。**中部地，手陽明也**[6]；謂大腸脈也。在手大指次指岐骨間，合谷之分，動應於手也。**中部人，手少陰也。**謂心脈也。在掌後鋭骨之端，神門之分，動應於手也。《靈樞經·持鍼縱捨論》問曰："少陰無輸，心不病乎？對曰：其外經病而藏不病，故獨取其經於掌後鋭骨之端。"正謂此也。**下部天，足厥陰也；**謂肝脈也。在毛際外，羊矢下一寸半陷中，五里之分，卧而取之，動應於手也。女子取太衝，在足大指本節後二寸陷中是。**下部地，足少陰也**[7]；謂腎脈也。在足内踝後跟骨上陷中，大谿之分，動應手。**下部人，足太陰也。**謂脾脈也。在魚腹上趨[8]筋間，直五里下，箕門之分，寬鞏足單衣，沉取乃得之，而動應於手也。候胃氣者，當取足跗之上，衝陽之分，穴中脈動乃應手也。新校正云：詳自上部天至此一段，舊在當篇之末，義不相接，此正論三部九候，宜處於斯，今依皇甫謐《甲乙經》編次例，自篇末移置此也。**故下部之天以候肝**，足厥陰脈行其中也。**地以候腎**，足少陰脈行其中也。**人以候脾胃之氣。**足太陰脈行其中也。脾藏與胃，以膜相連，故以候脾兼候胃也。

〔1〕真：明緑格抄本、李本作"質"。按作"質"是，檢王注亦作"質"可證。

〔2〕上部天，兩額之動脈：張文虎曰："案岐伯對帝先言下部，次中部，次上部，故下文亦先言下部之天以候肝，地以候腎，人以候脾胃之氣。次及中部，次及上部，次及五藏之敗，三部九候之失，次及可治之法，並無缺文。篇末九句，複衍無義。林校既悟其非，而漫移於此，亦蛇足矣，宜刪。"按：兩額動脈，似指率谷穴言，在耳上如前三分，入髮際一寸五分。張介賓以此指頷厭之分，説亦可參。

〔3〕上部地，兩頰之動脈：兩頰之動脈似指頰車、人迎等穴。馮一梅曰："《靈樞·經脈》足陽明脈固循頰車，而手陽明脈支者，亦從缺盆上頸貫頰。而《圖經》及《甲乙經》於頰車、人迎等穴，皆僅言足陽明脈氣所發，而不及手陽明，亦覺甚疏。況《經脈》篇足陽明脈入上齒中，而手陽明脈亦貫頰入下齒縫中，與此篇下文候口齒之氣正合。《諸病源候論》謂齲齒諸候，當治手足陽明二經，蓋亦由此悟出。"

〔4〕上部人，耳前之動脈：耳前之動脈指和髎穴，在耳前兑髮下横動

脈處。馮一梅曰:"和髎雖手少陽脈氣所發,而手太陽脈亦於此交會也。合上部三候比而觀之,恍然於手足六陽皆會於首,故診者必於兩脈交會處候之,而一候各主兩脈,合之中下兩部,一候各主一脈,而九藏之動,實已括十二經脈之全。"吴崑以此指耳門穴言,亦可參。

〔5〕中部天,手太陰也,手太陰指寸口脈。

〔6〕中部地,手陽明也:"陽明"應作"厥陰"。馮一梅曰:"由中部天手太陰,中部人手少陰推之,則中部地,必爲手厥陰無疑。手厥陰爲心主包絡之脈,而《靈樞·經脈》云:心主手厥陰心包絡之脈,起於胸中。與此經下文地以候胸中之氣正合。"

〔7〕下部地,足少陰也,據王注候太谿之分。然玩繹本經下文,而知候於太谿者,必應於陰交,古無專候太谿,而不候陰交之診法。據下文云"以左手足上去踝五寸按之,右手當踝而彈之。"林億引全注云:"内踝之上,陰交之出,通於膀胱,係於腎,腎爲命門,是以取之,以明吉凶。"三陰交二穴,在内踝上五寸,骨下陷者中。足太陰、厥陰、少陰之交會,是腎脈亦會於陰交,與太谿穴相通矣。故左手足上去踝五寸按之者,按陰交穴也,全注所已言也。右手當踝而彈之,當太谿穴而彈之也,全君所未言也。此本之馮一梅説,見《詁經精舍·四集》卷五。

〔8〕趨:胡本作"越"。

帝曰:中部之候奈何?岐伯曰,亦有天,亦有地,亦有人。天以候肺,手太陰脈當其處也。**地以候胸中之氣,**手陽明脈當其處也。經云:"腸胃同候。"故以候胸中也。**人以候心。**手少陰脈當其處也。**帝曰:上部以何候之?岐伯曰:亦有天,亦有地,亦有人。天以候頭角之氣,**位在頭角之分,故以候頭角之氣也。**地以候口齒之氣,**位近口齒,故以候之。**人以候耳目之氣。**以位當耳前,脈抵於目外眥,故以候之。**三部者,各有天,各有地,各有人,三而成天,**新校正云:詳"三而成天"至"合爲九藏",與《六節藏象論》文重,注義具彼篇。**三而成地,三而成人,三而三之,合則爲九,九分爲九野,九野爲九藏。**以是故應天地之至數。**故神藏五,形藏四**〔1〕**,合爲九藏。**所謂神藏者,肝藏魂,心藏神,脾藏意,肺藏魄,腎藏志也。以其皆神氣居之,故云神藏五也。所謂形藏者,皆如器外張,虚而不屈,含〔2〕藏於物,故云形藏也。所謂形藏四者,一頭角,二耳目,三口齒,四胸中也。新校正云:詳注説神藏,

《宣明五氣篇》文，又與《生氣通天論》注、《六節藏象論》注重。**五藏已敗，其色必夭[3]，夭必死矣。**夭，謂死色，異常之候也。色者神之旗，藏者神之舍，故神去則藏敗，藏敗則色見異常之候，死也。

〔1〕形藏四：張志聰曰："形藏者，胃與大腸、小腸、膀胱，藏有形之物也……胃主化水穀之津液，大腸主津，小腸主液，膀胱者津液之所藏，故以四府爲形藏。"

〔2〕含：趙本作"合"。

〔3〕其色必夭：森立之曰："既論動脈之理，又説其面色，蓋色脈一理，故古人往往合論之。"

帝曰：以候奈何？岐伯曰：必先度其形之肥瘦，以調其氣之虛實，實則寫之，虛則補之。度，謂量也。實寫虛補，此所謂順天之道也。《老子》曰："天之道，損有餘，補不足也。"**必先去其血脈[1]，而後調之，無問其病，以[2]平爲期。**血脈滿堅，謂邪留止，故先刺去血，而後乃調之。不當詢問病者盈虛，要以脈氣平調爲之期準爾。

〔1〕必先去其血脈：吴崑曰："謂去其瘀血在脈者，蓋瘀血壅塞脈道，必先去之，而後能調其氣之虛實也。"

〔2〕以：《素問玄機原病式》引"以"上有"五藏"二字。

帝曰：决死生奈何？度形肥瘦，調氣盈虛，不問病人，以平爲準，死生之證以决之也。**岐伯曰：形盛脈細，少氣不足以息者危[1]。**形氣相反，故生氣至危。《玉機真藏論》曰："形氣相得，謂之可治。"今脈氣不足，形盛有餘，證不相扶，故當危也。危者，言其近死，猶有生者也。《刺志論》曰："氣實形實，氣虛形虛，此其常也，反此者病。"今脈細少氣，是爲氣弱，體壯盛是爲形盛，形盛氣弱，故生氣傾危。新校正云：按全元起注本及《甲乙經》、《脈經》"危"作"死"。**形瘦脈大，胸中多氣者死[2]。**是則形氣不足，脈氣有餘也，故死。形瘦脈大，胸中氣多，形藏已傷，故云死也，凡如是類。皆形氣不相得也。**形氣相得者生。參伍不調[3]者病。**參謂參校，伍謂類伍。參校類伍，而有不調，謂不率其常則病也。**三部九候皆相失者死[4]。**失，謂氣候不相類也。相失之候，診凡有七，七診之狀，如下文云。**上下左右之脈相應如參舂者病甚。上下左右相失不可數者死。**三部九候，上下左右，凡十八診也。如參舂者，謂大數而鼓，如參舂杵之上下也。《脈要精微論》曰："大則病進。"故病甚也。不可數者，謂一息十至已上也。《脈法》曰："人一呼而脈再至，一吸脈亦再至，曰平。三至曰離經，四至曰脱精，五至曰死，六至曰命盡。"今相失而不可數者，是過十至之外也。至五尚死，況至十者乎！**中部之候雖獨調，與衆藏相失者死**[5]**。中部之候相減者死**[6]**。**中部左右，凡六診也。上部下部已不相應，中部獨調，固非其久減於上下，是亦氣衰，故皆死也。減，謂偏少也。臣億等詳舊無"中部之候相減者死"八字，按全元起注本及《甲乙經》添之，且注有解減之説，而經闕其文，此脱在王注之後也。**目内陷者死**[7]**。**言太陽也。太陽之脈，起於目内眥。目内陷者，太陽絶也，故死。所以言太陽者，太陽主諸陽之氣，故獨言之。

〔1〕形盛脈細，少氣不足以息者危：《千金方》卷一第四引"危"作"死"，與林校合。張介賓曰："形盛脈細而少氣不足以息者，外有餘而中不足，枝葉盛而根本虚也，故危亡近矣。"

〔2〕形瘦脈大，胸中多氣者死：姚止庵曰："肌肉既脱而脈反浮大，爲真原枯竭。胸中多氣，爲元氣脱根。此等脈證，久病之人見之，死不旋踵矣。然則新起之病，獨無之乎？曰：有之。脈大氣浮，甚則喘促者，則爲陰竭陽浮之證。切忌補氣，急用斂陰。如或不應，更加桂附，庶使氣納丹田，俗醫不知此理，誤用利氣，速其死矣。"森立之曰："多氣者，喘急之謂也。"

〔3〕參伍不調：《荀子·成相》楊注："參伍，猶錯雜也。"此言脈至乍踈乍數，或大或小，或遲或疾，往來出入無常者，錯綜不調，故病。

〔4〕三部九候皆相失者死：《太素》卷十四篇首"三部"上有"以"字。按有"以"字是。"以"假設連詞，有"若"義。"失"謂失其常度，此與上對言，蓋參伍不調則病，如三部九候失其常度則死。

〔5〕中部之候雖獨調，與衆藏相失者死：張介賓曰："三部之脈，上部在頭，中部在手，下部在足，此言中部之脈雖獨調，而頭、足衆藏之脈已失其常者，當死。"

〔6〕中部之候相減者死：盧子頤《學古診則》策八曰："中部之脈減於上下二部者，中氣大衰也，亦死。"

〔7〕目内陷者死：五臟六腑之精氣，皆上注於目，目内陷者，爲五藏衰敗，陰精已脱，故主死。

帝曰：何以知病之所在？岐伯曰：察[1]**九候，獨小者病，獨大者病，獨疾者病，獨遲者病，獨熱者病，獨寒者病**[2]**，獨陷下**[3]**者病。**相失之候，診凡有七者，此之謂也。然脈見七診，謂參伍不調，隨其獨異，以言其病爾。**以左手足上，上去踝五寸按之**[4]**，庶右手足當踝而彈之**[5]，手足皆取之，然手踝之上，手太陰脈。足踝之上，足太陰脈。足太陰脈主肉，應於下部。手太陰脈主氣，應於中部。是以下文云脱肉身不去者死；中部乍踈乍數者死。臣億等按：《甲乙經》及全元起注本並云："以左手足上去踝五寸而按之，右手當踝而彈之。"全元起注云："内踝之上，陰交之出，通於膀胱，係於腎，腎爲命門，是以取之，以明吉凶。"今文少一而字，多一庶字及足字。王注以手足皆取爲解，殊爲穿鑿，當從全元起注舊本及《甲乙經》爲正。**其應過五寸以上蠕蠕然者**[6]**不病**；氣和故也。**其應疾中手渾渾然者**[7]**病；中手徐徐然者**[8]**病**；渾渾，亂也。徐徐，緩也。**其應**[9]**上不能至五寸，彈之不應**[10]**者死。**氣絶，故不應也。**是以脱肉身不去者死**[11]**。**穀氣外衰，則肉如脱盡。天真内竭，故身不能行。真穀並衰，故死之[12]至矣。去，猶行去也。**中部**[13]**乍踈乍數者死。**乍踈乍數，氣之喪亂也，故死。**其脈**[14]**代而鉤者，病在絡脈**[15]**。**鉤爲夏脈，又夏氣在絡，故病在絡脈也。絡脈受邪，則經脈滯否[16]，故代止也。**九候之相應也，上下若一，不得相失。**上下若一，言遲速小大等也。**一候後**[17]**則病，二候後則病甚，三候後則病危。所謂後者，應**[18]**不俱也。**俱，猶同也，一也。**察其府**[19]**藏，以知死生之期，**夫病入府則愈，入藏則死，故死生期準，察以知之矣。**必先知經脈**[20]**，然後知病脈，**經脈，四時五藏之脈。**真藏脈見者勝**[21]**死。**所謂真藏脈者，真肝脈至，中外急如循刀刃，責責然如按琴瑟絃。真心脈至，堅而搏，如循意[22]苡子累累然。真脾脈至，弱而乍數乍踈。真肺脈至，大而虚，如毛羽中人膚。真腎脈至，搏而絶，如指彈石辟辟然。凡此五者，皆謂得真藏脈而無胃氣也。《平人氣象論》曰："胃者平人之常氣也，人無胃氣曰逆，逆者死。"此之謂也。勝死者，謂勝剋於己之時則死也。《平人氣象論》曰："肝見庚辛死，心見壬癸死，脾見甲乙死，肺見丙丁死，腎見戊己死。"是謂勝死也。**足太陽氣絶者，其足不可屈伸，死必、戴眼。**足太陽脈，起於目内眥，上額交巔上，從巔入絡腦，還出别下項，循肩髆内，俠脊抵腰中；其支者，復從肩髆别下貫臀，過髀樞，下合膕中，貫腨循踵至足外側。太陽氣絶，死如是矣。新校正云：按《診要經終論》載三陽三陰脈終之證，此獨犯足太陽氣絶一證，餘應闕文也。又注"貫臀"，《甲乙經》作"貫胂"。王氏注《厥論》、《刺瘧論》各作"貫胂"。又注《刺腰論》作"貫臀”。詳《甲乙經》注“臀”當作“胂”。

〔1〕察:《太素》卷十四篇首“察”下有“其”字。

〔2〕獨熱者病,獨寒者病:“獨”表態副詞,唯也。沈又彭《醫經讀·診集》曰:“寒疑作濇”。張壽頤曰:“獨熱者,尺膚炬然熱;獨寒者,尺膚寒冷。”

〔3〕陷下:《太素》卷十四篇首“陷”下無“下”字。按:敦煌殘卷無名氏《脈經》亦無“下”字,與《太素》合。“陷下”謂脈沉伏不起。

〔4〕以左手足上,上去踝五寸按之:無名氏《脈經》作“以左手去足内踝上五寸,微指案之。”

〔5〕庶右手足當踝而彈之:《太素》卷十四篇首作“右手當踝而彈之”。

〔6〕其應過五寸以上蠕蠕然者:無名氏《脈經》“其”下有“脈中氣動”四字,“蠕”作“需”。《太素》卷十四篇首“蠕”作“耎”,楊注:“耎耎,動不盛也。”“耎”即“需”之俗字。“需”有“弱”義,“需”“弱”雙聲。《荀子·勸學》楊注:“蠕,微動貌。”據是,則“蠕”、“需”義不悖。

〔7〕共應疾中手渾渾然者:無名氏《脈經》“應疾”作“氣來疾”,“渾渾”作“惲惲”。按“渾渾”讀曰“滾滾”,《集韻·二十一混》:“滾,大水流皃。”或作“渾”。謂水勢通貫,直流而下,與《法言·問神》李注所謂“洪流”者義同,亦與無名氏《脈經》所謂“其氣來疾”者,上下意貫。

〔8〕徐徐然:無名氏《脈經》夾注曰:“徐徐者,似有似無也。”

〔9〕其應:無名氏《脈經》無“其應”二字。按:“其應”二字蒙上衍,以下云“彈之不應”,則上似不宜複。

〔10〕不應:無名氏《脈經》“不應”下有“手”字。

〔11〕是以脱肉身不去者死:無名氏《脈經》作“其肌肉身充,氣不去來者亦死。”夾注云:“不去來者,彈之全無。”按:其説是。此言脈候,若單言“脱肉身不去”,則與言脈候不相吻合。

〔12〕死之:四庫本作“死期”。

〔13〕中部:無名氏《脈經》作“其中部脈”。

〔14〕其脈:無名氏《脈經》作“其上部脈”。

〔15〕代而鉤者病在絡脈:按近人張壽頤以本句“義不可曉”,其實代脈主絡受病,乃古代脈學理論之所故有,《史記·倉公傳》“代則絡脈有過”,其説可參。

〔16〕否:趙本、藏本"否"作"吝"。

〔17〕一候後:無名氏《脈經》"後"下有"者"字。下"二候後"、"三候後"同。

〔18〕應:無名氏《脈經》"應"上有"上中下"三字。

〔19〕府:《太素》卷十四篇首作"病"。

〔20〕經脈:即正常之脈。《廣雅·釋詁一》:"經,常也。"張琦曰:"經脈謂平脈。"

〔21〕者勝:《太素》卷十四篇首作"勝者"。《甲乙經》卷四第三作"邪勝者"。

〔22〕意:胡本作"薏"。

帝曰:冬陰夏陽〔1〕奈何? 言死時也。**岐伯曰:九候之脈,皆沉細懸絶〔2〕者爲陰,主冬,故以夜半死〔3〕。盛躁喘數者爲陽,主夏,故以日中死〔4〕。** 位無常居,物極則反也。乾坤之義〔5〕,陰極則龍戰於野,陽極則亢龍有悔,是以陰陽極脈,死於夜半日中也。**是故寒熱病者,以平旦死〔6〕。** 亦物極則變也。平曉木王,木氣爲風,故木王之時,寒熱病死。《生氣通天論》曰:"因於露風,乃生寒熱。"由此則寒熱之病,風薄所爲也。**熱中及熱病〔7〕者,以日中死。** 陽之極也。**病風者,以日夕死〔8〕。** 卯酉衝也。**病水者,以夜半死。** 水王故也。**其脈乍踈乍數乍遲乍疾〔9〕者,日乘四季死〔10〕。** 辰戌丑未,土寄王之,脾氣内絶、故日乘四季而死也。**形肉已脱,九候雖調,猶死。** 亦謂形氣不相得也。證前脱肉身不去者,九候雖平調,亦死也。**七診〔11〕雖見,九候皆從者不死。** 但九候順四時之令,雖七診互見亦生矣。從,謂順從也。**所言不死者,風氣之病〔12〕及經月之病〔13〕,似七診之病而非也,故言不死。** 風病之脈,診〔14〕大而數。月經之病,脈小以微。雖候與七診之狀略同,而死生之證乃異,故不死也。**若有七診之病,其脈候亦〔15〕敗者死矣,** 言雖七診見九候從者不死,若病同七診之狀而脈應敗亂,縱九候皆順猶不得生也。**必發噦噫〔16〕。** 胃精内竭,神不守心,故死之時,發斯噦噫。《宣明五氣篇》曰:"心爲噫,胃爲噦"也。**必審問其所始病〔17〕,與今之所方病。** 方,正也。言必當原其始而要終也。**而後各〔18〕切循〔19〕其脈,視其經絡浮沉,以上下逆從循之,其脈疾者不病〔20〕,** 氣强盛故。**其脈遲者病**，氣不足故。**脈不往來**〔21〕**者死**，精神去也。**皮膚著**〔22〕**者死。**骨乾枯也。

〔1〕冬陰夏陽：楊上善曰："九候之脈，並沉細絶微爲陰也，然極於冬分，故曰冬陰。九候之脈，盛躁喘數，故爲陽也，極於夏分，故曰夏陽。"

〔2〕懸絶：楊上善曰："來如斷繩，故曰懸絶。"孫鼎宜曰："懸，即弦也，懸、弦一聲之轉，絶，脈絶不至也。"

〔3〕故以夜半死：無名氏《脈經》"夜"上無"故以"二字。下"故以日中死"同。按："故"字衍。以下文"以平旦"、"以日中"、"以日夕"各句律之，可證。楊上善曰："陽氣外絶，陰氣獨行，有裏無表，死之於冬，陰極時也。夜半死者，陰極時也。"

〔4〕日中死：楊上善曰："陰氣内絶，陽氣獨行，有表無裏，死之於夏，陽極時也。日中死者，陽極時也。"

〔5〕義：周本、藏本並作"爻"。

〔6〕寒熱病者，以平旦死：《太素》卷十四篇首"寒熱"下無"病"字。森立之曰："《太素》無病字似是，謂往來寒熱之證也。"吴崑曰："蓋平旦之際，昏明始判之時，陰陽交會之期也，故寒熱交作之病，以斯時死。"

〔7〕熱中及熱病：孫鼎宜曰："熱中者，五藏中熱。熱病者，經絡病熱，傷寒類也，一以表言，一以裏言。"

〔8〕病風者，以日夕死：楊上善曰："風爲肝病，酉爲金時，金剋於木，故曰夕死。"

〔9〕乍疎乍數，乍遲乍疾：森立之曰："疎數遲疾，其義相同。楊注唯云乍疎乍數，不云乍遲乍疾。據此則本文原無乍遲乍疾四字，後人旁書或誤混正文歟。"

〔10〕日乘四季死：《太素》卷十四篇首、《甲乙經》卷四第三"日"上並有"以"字。《文選·演連珠》："乘風載響"善注："乘猶因也。""因"有"趁"意。

〔11〕七診：王冰謂獨小、獨大、獨疾、獨遲、獨熱、獨寒、獨陷下爲"七診"。楊上善謂沉細懸絶、盛躁喘數、寒熱病、熱中及熱病、風病、病水、形肉已脱爲"七診"。"七診"之説，諸家聚訟，森立之以爲均未得正解，而以楊注稍覺平穩。至稻葉良仙謂古法别有"七診"之脈證，似於楊注未曾細審。

〔12〕風氣之病：森立之曰："風氣者，即謂風也。在天地間謂之風，其

入人物間謂之氣。所云風氣之病,總括外感諸證傳變壞痼之病而言。"

〔13〕經月之病:《太素》卷十四篇首"月"作"間"。森立之曰:"《金匱》云:婦人之病,因虚積冷,結氣爲諸云云,此皆帶下,非有鬼神,久則羸瘦,脈虚多寒。蓋風血二證,往來寒熱,或羸瘦脱肉,或身體水腫,與前七診之病相似而實非,是經府之病,而非藏病,故能不死。"

〔14〕診:周本無此字。

〔15〕亦:副詞,"又"也。

〔16〕噦噫:按《説文·口部》:"噦,氣牾也。""噫,飽食息也。"兩字義異。"氣牾"即氣逆,亦即呃逆。"大病發噦"乃虛呃、敗呃,垂死之徵,而並發"噫"者似少見。楊注:"五藏先壞,其人必發噦而死。"是《太素》原無"噫"字。但兩事連類並稱,古書早已有例,"噦噫"雙聲,兩義連類並稱,此或其例,如據楊注即以"噫"爲衍文,似非是也。

〔17〕其所始病:《太素》卷十四篇首作"其故所始所病"。楊上善曰:"候病之要,凡有四種:一者望色而知,謂之神也。二者聽聲而知,謂之明也。三者尋問而知,謂之工也。四者切脈而知,謂之巧也。此問有三:一問得病元始,問四時何時而得,飲食男女因何病等。二問所病,謂問寒熱、痛熱、痛癢諸苦等。三問方病,謂問今時病將作種種異也。"

〔18〕各:《太素》卷十四篇首、《甲乙經》卷四第三並無"各"字。

〔19〕切循:《史記·扁鵲倉公列傳》正義引楊玄操曰:"切,猶按也。""循"《説文》段注:"引伸爲撫循。"以手按摸循歷脈動所由,謂之"切循"。

〔20〕不病:張琦曰:"不字衍。"

〔21〕不往來:《甲乙經》卷四第三作"不往不來"。"不往不來"謂脈絶不至,陰陽俱脱,故死。楊上善曰:"手之三陰爲往,三陽爲來;足之三陽爲往,三陰爲來,皆不往來謂之死。"

〔22〕皮膚著:《一切經音義》卷三引《字書》:"著,相附著也。""著"有貼附之義。"皮膚著"謂病久肉脱,皮膚附於骨,則瘦之甚也。吴崑曰:"乾枯而皮膚着於骨也。是血液盡亡,營衛不充,故死。"

帝曰:其可治者奈何?岐伯曰:經病者治其經,求有過者。**孫絡病者治其孫絡血**〔1〕,有血留止,刺而去之。新校正云:按《甲乙經》云:"絡病者治其絡血。"無二"孫"字。**血病身有痛者治其經絡。**《靈樞經》曰:"經脈爲裏,支而横者爲絡,絡之别者爲孫絡。"由是孫絡,則經之别支而横也。新校正云:按《甲乙經》無"血病"二字。**其病者在奇**

邪[2]**，奇邪之脈則繆刺之。**奇，謂奇繆不偶之氣，而與經脈繆處[3]也，由是故繆刺之。繆刺者，刺絡脈左取右右取左也。**留瘦不移，節而刺之**[4]**。**病氣淹留，形容減瘦，證不移易，則消息節級，養而刺之。此又重明前經無問其病以平爲期者也。**上實下虛，切而從之，索其結絡脈，刺出其血，以見**[5]**通之。**結，謂血結於絡中也。血去則經隧通矣。前經云："先去血脈，而後調之。"明其結絡乃先去也。新校正云：詳經文"以見通之"，《甲乙經》作"以通其氣"。**瞳子高**[6]**者，太陽不足。戴眼者，太陽已絶。此決死生之要，不可不察也。**此復明前太陽氣欲絶及已絶之候也。**手指及手外踝上五指留鍼**[7]**。**錯簡文也。

〔1〕孫絡血：《太素》卷十四篇首、《甲乙經》卷四第三"絡"下並無"血"字。

〔2〕奇邪：森立之曰："奇邪即攲斜，古文假借耳，謂其病不於正經，而在横支之絡脈也。"

〔3〕處：四庫本作"戾"。

〔4〕留瘦不移，節而刺之：楊上善曰："留，久也。久瘦有病之人，不可頓刺，可節量刺之。"張介賓曰："凡病邪久留不移者，必於四肢八谿之間，有所結聚，故當於節之會處，索而刺之，斯可平也。"

〔5〕見：《太素》卷十四篇首無"見"字。張琦曰："見字衍。"

〔6〕瞳子高：指目睛上視，但不似戴眼之定直不動。

〔7〕手指及手外踝上五指留鍼：楊上善曰："此療乃是手太陽脈者，以手之太陽上下接於目之内眥，故取手之太陽，療目高戴也，取手小指端及手外踝上五寸小指之間也。"森立之曰："楊注以爲瞳子高者太陽不足之治法，蓋有所受而言，乃合其可治者奈何之問，而手指以下數字，宜置於太陽不足之下。"

按語：《素問》中有關脈診的方法，大體可分爲三種：一是寸口診法；二是人迎寸口對照診法；三是遍診法，即"三部九候"診法。本篇便是"三部九候診法"的專論。此診法是古人常用的診脈方法，並把它視爲衡量醫生水平高低的標準，故《素問·八正神明論》中説："上工救其萌芽，必先見三部九候之氣，盡調不敗而救之，故曰上工。下工救其已成，救其已敗。救其已成者，言不知三部九候之相失，因病而敗之也。知其所在者，知診三部九候之病脈處而治之,故曰守其門户焉,莫知其情,而見邪形也。"雖然此診法今已不甚應用,但其臨症診病的價值不可忽視,應該發掘和整理。此診法之特點,是在强調三部九候協調的同時,注重三部九候的定位分屬。

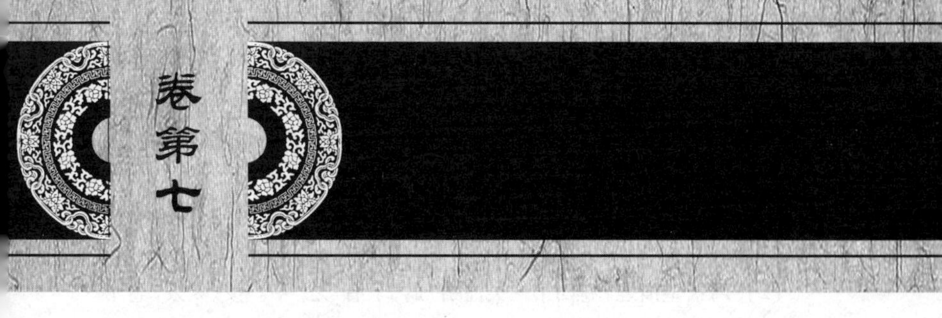

卷第七

經脈別論篇第二十一新校正云:按全元起本在第四卷中。

提要:本篇首先説明人之居處、動静、情志不同,則脈亦因之變化;次則對脾之運輸、肺之氣化在飲食生化輸布過程中的重要作用作了闡述。

黄帝問曰:人之居處動静勇怯,脈亦爲之變乎?岐伯對曰:凡人之驚恐恚[1]勞動静,皆爲[2]變也。變,謂變易常候。**是以夜行則喘[3]出於腎,**腎王[4]於夜,氣合幽冥,故夜行則喘息内從腎出也。**淫氣[5]病肺。**夜行腎[6]勞,因而喘息,氣淫不次,則病肺也。**有所墮恐[7],喘出於肝,**恐生於肝,墮損筋血,因而奔喘,故出於肝也。**淫氣害脾。**肝木妄淫,害脾土也。**有所驚恐,喘出於肺,**驚則心無所倚[8],神無所歸,氣亂胸中,故喘出於肺也。**淫氣傷心[9]。**驚則神越,故氣淫反傷心矣。**度水跌仆,喘出於腎與骨[10],**濕氣通腎,骨,腎主之,故度水跌仆,喘出腎骨矣。跌,謂足跌。仆,謂身倒也。**當是之時,勇者氣行則已,怯者則着[11]而爲病也。**氣有强弱,神有壯懦,故殊狀也。**故曰:診病之道,觀人勇怯,骨[12]肉皮膚,能知其情[13],以爲診法也。**通達性懷,得其情狀,乃爲深識,診契物宜也。**故飲食飽甚,汗出於胃[14]。**飽甚胃滿,故汗出於胃也。**驚而奪精[15],汗出於心。**驚奪心精,神氣浮越,陽内薄之,故汗出於心也。**持重遠行,汗出於腎。**骨勞氣越,腎復過疲,故持重遠行,汗出於腎也。**疾走恐懼,汗出於肝。**暴役於筋,肝氣罷極,故疾走恐懼,汗出於肝也。**摇體[16]勞苦,汗出於**

脾。摇體勞苦,謂動作施力,非疾走遠行也。然動作用力,則穀精四布,脾化水穀,故汗出於脾也。**故春秋冬夏四時陰陽,生病起於過用,此爲常也。**不適其性,而强云[17]爲,過即病生,此其常理。五臟受氣,蓋有常分,用而過耗,是以病生。故下文曰:

〔1〕恚:《廣雅·釋詁二》:"恚,怒也。"《太素》卷十六《脈論》作"志"。

〔2〕爲:《聖濟經》卷四第一吴注引"爲"下有"之"字。按《太素》卷十六《脈論》"爲"上有"以"字。

〔3〕喘:孫鼎宜曰:"喘當作惴,形誤。《莊子·胠篋》釋文:惴本作喘。腎主恐,故曰惴出於腎"。下文"喘出於肝"、"喘出於肺"、"喘出於腎與骨"句中喘字同。按《太素》卷十六《脈論》"喘"下重"喘"字。一説"喘"指脈象而言。本書以"喘"爲脈者,如《平人氣象論》有"喘喘累累如鉤",《大奇論》有"脈至如喘"等文。《甲乙經》卷四第一《經脈》下"喘"作"揣"。《廣雅·釋詁一》:"揣,動也。"此"喘"乃喻脈動之狀,與"脈變"之問亦合。

〔4〕王:讀本作"主"。

〔5〕淫氣:謂氣之妄行者,見《痹論》王注。《説文·水部》:"淫,侵淫隨理也。"凡水侵淫則廣,故引申有濫義、過義。《禮記·曲禮上》孔疏:"淫,謂流移也。"

〔6〕腎:《素問校譌》引周本作"甚"。

〔7〕墮恐:丹波元堅曰:"墮恐二字義不屬,且下有驚恐,此恐字疑訛。"按:"恐"似應作"墜"。《靈樞·邪氣藏府病形》:"有所墮墜則傷肝"可證。

〔8〕倚:趙本作"依"。

〔9〕有所驚恐,喘出於肺,淫氣傷心:《太素》卷十六《脈論》"恐"作"駭"。森立之曰:"驚恐雖屬於肝,其氣乃出於肺,肺心共在膈上,其經絡二脈共相通而互出入,故肺氣傷損,則其淫泆之氣又傷心也。"

〔10〕度水跌仆,喘出於腎與骨:《難經·四十九難》虞注引"骨"作"胃"。森立之曰:"渡水則水氣浸淫傷腎,跌仆則傷骨,與前文云夜行則喘出於腎同理。"

〔11〕着:胡本、讀本、元殘一、趙本、黄本並作"著"。森立之曰:"著者,謂陽氣不流通,著即附著不伸之謂也。"

〔12〕骨:《素問校譌》引古抄本作"肌"。

〔13〕情:按"情"謂勇怯之實。與前帝問相應。《禮記·大學》鄭注:"情猶實也。"勇怯之實,指骨硬肉堅者爲勇,骨軟肉瘦者爲怯。

〔14〕汗出於胃:《難經·四十九難》虞注引汗出作"必傷"。森立之曰:"按凡汗出之理,無有不出於胃者,桂枝湯方後之稀粥,五苓散方後之煖水類,皆在温養胃氣令汗出也。凡人平素飲食必頭上鼻頭出汗者,亦因脾胃之氣厚耳。"

〔15〕驚而奪精:孫鼎宜曰:"奪,古脱字。《淮南·天文》注云:精,氣也。"

〔16〕摇體:《醫説》卷五引"體"作"動"。按:"摇""動"異文同義。《説文·手部》:"摇,動也。""摇動"雙聲。

〔17〕云:周本作"勞"。

按語:此節最後四句,即"春夏秋冬,四時陰陽,生病起於過用,此爲常也",雖指五臟過勞致病而言,但在發病學上有着普遍意義。我們應把"過用"看作人體致病的普遍規律。衆所週知,人體是一個陰陽相對平衡的整體,它又與自然界之間保持着相對平衡的關係,任何一方面"過用",都會導致這種相對平衡失其常度,而使機體生病。如"六氣"太過,病從外感;"七情"太過,病從内生;"飲食自倍,腸胃乃傷";五味太過,更傷五臟,"久視傷血,久卧傷氣,久坐傷肉,久立傷骨,久行傷筋"。此爲"五勞五傷",亦即"過用"所致。房室太過,可傷腎氣,此乃"過用"之常見者也。總之,任何外感和内傷的發病原因,都離不開"生病起於過用"的規律。所以,重視"生病起於過用"的理論,有利於深刻理解人體的發病原因,從而,對於深入研究祖國醫學的預防學、治療學,都有着重大意義。

食氣入胃,散精於肝,淫氣於筋〔1〕**。**肝養筋,故胃散穀精之氣入於肝,則浸淫滋養於筋絡矣。**食氣入胃,濁氣歸心**〔2〕**,淫精於脈。**濁氣,穀氣也。心居胃上,故穀氣歸心,淫溢精微入於脈也。何者?心主脈故。**脈氣流經**〔3〕**,經氣**〔4〕**歸於肺,肺朝百脈,輸精於皮毛。**言脈氣流運,乃爲大經,經氣歸宗,上朝於肺,肺爲華蓋,位復居高,治節由之,故受百脈之朝會也。《平人氣象論》曰:"藏真高於肺,以行榮衛陰陽。"由此故肺朝百脈，然乃布化精氣，輸於皮毛矣。**毛脈合精，行氣於府**[5]**。** 府，謂氣之所聚處也，是謂氣海，在兩乳間，名曰膻中也。**府精神明**[6]**，留於四藏，氣歸於權衡**[7]**。** 膻中之布氣者分爲三隧：其下者走於氣街，上者走於息道，宗氣留於海，積於胸中，命曰氣海也。如是分化，乃四藏安定，三焦平均，中外上下各得其所也。**權衡以平，氣口成寸，以決死生。** 三世脈法，皆以三寸爲寸關尺之分，故中外高下，氣緒均平，則氣口之脈而成寸也。夫氣口者，脈之大要會也，百脈盡朝，故以其分決死生也。**飲入於胃**[8]**，遊溢**[9]**精氣，上輸於脾。** 水飲流下，至於中焦，水化精微，上爲雲霧，雲霧散變，乃注於脾。《靈樞經》曰："上焦如霧，中焦如漚[10]。"此之謂也。**脾氣散精，上歸於肺，通**[11]**調水道，下輸膀胱。** 水土合化，上滋肺金，金氣通腎，故調水道，轉注下焦，膀胱稟化，乃爲溲矣。《靈樞經》曰："下焦如瀆。"此之謂也。**水精四布，五經**[12]**並行，合於四時五臟陰陽**[13]**，揆度以**[14]**爲常也。** 從是水精布，經氣行，筋骨成，血氣順，配合四時寒暑，證符五藏陰陽，揆度盈虚，用爲常道。度，量也。以，用也。新校正云：按一本云："陰陽動静。"

〔1〕食氣入胃，散精於肝，淫氣於筋：森立之曰：云食氣則味亦在中，言食物之氣味共合而入胃，胃傳之腸，腸間滲出之精氣，上入肺中，又下散肝中，其氣侵淫而養全身之白筋。又精者，食氣上騰之精華，微眇之氣也，此物入肝中變爲血，又變成膽汁，又散而榮養白筋，白筋實肝之所主也。"

〔2〕濁氣歸心：沈思敏曰："心字誤，應作脾。《靈樞・陰陽清濁》：足太陰獨受其濁。既曰獨受，則濁氣歸脾之外，更無一藏再受其濁可知。"（見《吴醫彙講》卷四）森立之曰："濁氣者，猶是胃中釀成所上騰之氣，但是重濁，能入心室而爲赤血者也，故命曰濁氣，與前文精相對言。濁氣歸心釀成赤血，然别有微眇之精氣，助之鼓動，故其血之道路，如水之流，或爲激流，或爲回淵，謂之淫精於脈也。"

〔3〕脈氣流經：《太素》卷十六《脈論》"流"作"留"。楊上善曰："心之精甚，停留在十二大經也。"森立之曰："凡脈每動血爲之流運，故名曰脈氣，脈氣流行十二經中，日夜不休，故曰流經。"

〔4〕經氣：即脈氣，脈氣流經，故謂之經氣。

〔5〕毛脈合精，行氣於府：張志聰曰："皮膚主氣，經脈主血。毛脈合

精者,血氣相合也。六府爲陽,故先受氣。"高世栻曰:"皮毛百脈,合肺輸之精,而行氣於六府也。"

〔6〕府精神明:森立之曰:"府者胃府,受前文府字。精者肺精,亦受前文精字而結於此也。"

〔7〕留於四藏,氣歸於權衡:"留"通"流"。森立之曰:"胃府所主全身肌肉之分,肺精所籔全身血脈之氣,其流行不休之機巧,實是神明微眇不可言,此氣常通流通於肝心脾腎之四藏,而無有休息,此氣之强弱虚實,乃死生損益之所係,唯其診在于權衡。蓋權衡者,謂兩手氣口脈也,蓋浮沉以候内外謂之權,寸尺以候上下謂之衡也。"

〔8〕飲入於胃:《太素》卷十六《脈論》"飲"作"飲食"。《内外傷辨惑論》卷中引"飲"下亦有"食"字。馬蒔曰:"按飲入於胃以下,乃言飲而不言食。李東垣《脾胃論》乃改爲飲食入胃,則於下輸膀胱,水精四布之義大背矣。殊不知上文之食含蓄飲義;而下文之飲難以兼食也。"

〔9〕遊溢:《太素》卷十六《脈論》"溢"作"洫"。楊上善曰:"溝洫通水處也,深八尺曰洫,四尺曰溝。有字爲洫與溢同,從胃流氣入脾,非散溢也。"《説文·㫃部》"逕,古文游。""逕"疑即"遊"之省。"遊"字《説文》不載。"游溢"者,浮游盈溢之意。

〔10〕漚:胡本、讀本、元殘一並作"樞"。

〔11〕通:《太素》卷十六《脈論》作"肺"。

〔12〕五經:五臟之經絡。

〔13〕陰陽:《太素》卷十六《脈論》"陽"下有"動静"二字。

〔14〕以:《太素》卷十六《脈論》"以"上有"此"字。

太陽藏獨至〔1〕**,厥喘虚**〔2〕**氣逆,是陰不足陽有餘也,** 陰,謂腎。陽,謂膀胱也。故下文曰:**表裏**〔3〕**當俱寫,取之下俞**〔4〕**。** 陽獨至,謂陽氣盛至也。陽獨至爲陽有餘,陰不足則陽邪入,故表裏俱寫,取足六俞也。下俞,足俞也。新校正云:詳"六"當爲"穴"字之誤也。按府有六俞,藏止五俞,今藏府俱寫,不當言六俞,六俞則不能兼藏言,穴俞則藏府兼舉。**陽明藏獨至,是陽氣重并**〔5〕**也,當寫陽補陰,取之下俞**〔6〕**。** 陽氣重并,故寫陽補陰。**少陽藏獨至,是厥氣也,蹻前卒大,取之下俞**〔7〕**。** 蹻,謂陽蹻脈,在足外踝下。足少陽脈,行抵絶骨之端,下出外踝之前,循足跗。然蹻前卒大,則少陽之氣〔8〕盛也,故取足俞少陽也。**少陽獨至者,一陽之過也。** 一陽,少陽也。過,謂太過也。以其太過,故蹻前卒大焉。**太陰藏搏者**[9]，**用心省真**，見太陰之脈伏鼓，則當用心省察之，若是真藏之脈，不當治也。**五脈氣少，胃氣不平，三陰**[10]**也**，三陰，太陰脾之脈也。五藏脈少，胃氣不調，是亦太陰之過也。**宜治其下俞，補陽寫陰**[11]。以陰氣太過故。**一陽獨嘯**[12]，**少陽**[13]**厥也。**嘯，謂耳中鳴，如嘯聲也。膽及三焦脈皆入耳，故氣逆上則耳中鳴。新校正云：詳此上明三陽，此言三陰，今此再言少陽，而不及少陰者，疑此“一陽”乃“二陰”之誤也。又按全元起本此爲“少陰厥”，顯知此即二陰也。**陽并於上，四脈争張**[14]，**氣**[15]**歸於腎**，心脾肝肺，四脈争張，陽并於上者，是腎氣不足，故氣歸於腎也。**宜治其經絡，瀉陽補陰**[16]。陰氣足，則陽氣不復并於上矣。**一陰至**[17]，**厥陰之治**[18]**也。真虚痟心**[19]，**厥氣留薄**[20]，**發爲白汗**[21]，**調食和藥，治在下俞**[22]。一或作二，誤也。厥陰，一陰也。上言二陰至則當少陰治，下言厥陰治則當一陰至也。然三墳之經，俗久淪墜，人少披習，字多傳寫誤。

〔1〕太陽藏獨至：高世栻曰：“三陽主六腑，腑能藏物，亦謂之臟。”“獨至”謂一經之氣獨盛也。

〔2〕喘虚：森立之曰：“虚即嘘古字，喘嘘謂喘息嘘吸。”

〔3〕表裏：文中指經脈言，太陽與少陰爲表裏。

〔4〕下俞：指足經下部之俞穴，即膀胱經之束骨，腎經之太溪。

〔5〕陽氣重并：謂陽熱熾盛。《廣韻・二腫》：“重，多也，厚也。”《生氣通天論》王注：“并謂盛實也。”

〔6〕寫陽補陰，取之下俞：胃熱甚則大亡津液，故宜瀉陽補陰。瀉施陽明之陷谷穴，補施太陰之太白穴。

〔7〕蹻前卒大，取之下俞：森立之曰：“厥氣者，逆氣也。少陽經氣盛則逆氣不通，故爲趺上水腫。蹻，蓋脚之借字，此云蹻前即謂跗上也。跗上卒大，爲膽氣(木)有餘而侵胃氣(土)之候也。諸注皆非是。”“下俞”指臨泣穴。

〔8〕氣：元殘一、趙本並作“前”。

〔9〕搏者：四庫本作“獨至”。

〔10〕三陰：“三陰”下似脱“之過”二字。檢王注“是亦太陰之過”，是王據本有“之過”二字。

〔11〕治其下俞，補陽瀉陰：《太素》卷十六《脈論》無“其”字。此謂補

足陽明經之陷谷穴,瀉足太陰經之太白穴。

〔12〕一陽獨嘯:《太素》卷十六《脈論》"一陽"作"一陰"。按當依新校正作"二陰"是。張介賓曰:"獨嘯,獨至之謂。"孫鼎宜曰:"嘯當作肅,聲誤。肅,猶搏也。獨嘯,猶獨至也。與上下文一律。肅即速之假字。《爾雅·釋詁》:肅,疾也。"

〔13〕少陽:《太素》卷十六《脈論》作"少陰"。與林校合。

〔14〕四脈争張:《太素》卷十六《脈論》"四脈"作"血脈"。張介賓曰:"少陰熱厥,而陽并於上,故心肝脾肺四脈爲之争張,而其氣則歸於腎。"高世栻曰:"争張,不和也。"

〔15〕氣:《太素》卷十六《脈論》"氣"上有"陰"字。

〔16〕治其經絡,寫陽補陰:《太素》卷十六《脈論》無"其"字。此謂瀉足太陽經之經穴崑崙、絡穴飛揚;補足少陰經之經穴復溜、絡穴大鐘。

〔17〕至:循前文例,"至"上似應有"獨"字。張介賓曰:"至,即獨至之義。"其意是,但據考"至"無"獨"義,不如言疑有脱文之當也。

〔18〕治:張介賓曰:"治,主也。"

〔19〕真虚痟(yuān 淵)心:《太素》卷十六《脈論》"痟"作"悁"。瘜,心中痠痛不適,由肝脈上貫膈所致。"痟""悁""蜎"古通。《外台》卷七引《必效》有"療蜎心痛方",引《古今録驗》有"桂心湯療心痛懊憹悁悶"。

〔20〕薄:《釋名·釋言語》:"薄,迫也。"

〔21〕白汗:即魄汗,不因暑而汗。

〔22〕下俞:指足厥陰經之太衝穴。

帝曰:太陽藏何象〔1〕**?岐伯曰:象三陽而浮**〔2〕**也。帝曰:少陽藏何象?岐伯曰:象一陽也,一陽藏者滑而不實**〔3〕**也。帝曰:陽明藏何象?岐伯曰:象大浮也。**新校正云:按《太素》及全元起本云:"象心之太浮也。"**太陰藏搏,言伏鼓**〔4〕**也。二陰搏至,腎沉**〔5〕**不浮也。**明前獨至之脈狀也。新校正云:詳前脱"二陰",此無"一陰",闕文可知。

〔1〕象:吴崑曰:"問其脈象也。"

〔2〕象三陽而浮:張介賓曰:"太陽之象三陽者,陽行於表,陽之極也,故脈浮於外。"

〔3〕象一陽也,一陽藏者滑而不實:《太素》卷十六《脈論》作"象一陽滑而不實也"。"一陽"少陽也,半表半裏之謂,乃陽之初生,故脈滑而

不實。

〔4〕伏鼓:謂脈沉伏而鼓擊於指下。是乃沉細之脈。

〔5〕胥沉:森立之曰:"胥沉不成語,恐是緊沉譌。蓋陽明大浮之反,其文義明白可尋也。"

藏氣法時論篇第二十二

新校正云:按全元起本在第一卷。又於第六卷《脈要篇》末重出。

提要:本篇論述人身五臟之氣與四時五行的關係;五臟之病各有主証,以及取經針刺方法。最後提出"毒藥攻邪","五穀爲養,五果爲助,五畜爲益,五菜爲充"的治病養身之道。

黄帝問曰:合人形以法四時五行而治[1]**,何如而從?何如而逆?得失之意,願聞其事。岐伯對曰:五行者,金木水火土也,更貴更賤**[2]**,以知死生,以決成敗,而定五藏之氣**[3]**,間甚**[4]**之時,死生之期也。**

〔1〕合人形以法四時五行而治:森立之曰:"治者,後文所云主治也。言人之形氣常法四時五行,而相王相主當而爲之治,從天氣則得生,逆天氣則失生也。"

〔2〕更貴更賤:五行衰旺的變化,旺時爲貴,衰時爲賤。"更"更替、更互之意。高世栻曰:"贵者,木王於春,火旺於夏;賤者,木敗於秋,火敗於冬。更貴更賤者,生化迭乘,寒暑往來也。"

〔3〕定五藏之氣:森立之曰:"氣即脈氣,下文作定五藏之脈。"

〔4〕間甚:謂病愈與加劇。《方言》三:"南楚病愈或謂之間。"《廣雅·釋言》:"甚,劇也。"

帝曰:願卒[1]**聞之。岐伯曰:肝主春,**以應木也。**足厥陰少陽主治。**厥陰,肝脈。少陽,膽脈。肝與膽合,故治同。**其日甲乙**[2],甲乙爲木,東方干也。**肝苦**[3]**急,急食甘以緩之。**甘性和緩。新校正云:按全元起云:"肝苦急,是其氣有餘。"**心主夏,**以應火也。**手少陰太陽主治,**少陰,心脈。太陽,小腸脈。心與小腸合,故治同。**其日丙丁**[4],丙丁爲火,南方干也。**心苦緩,急食酸以收之。**酸性收斂。新校正云:按全元起本云:"心苦緩,是心氣虚。"**脾主長夏,**長夏,謂六月也。夏爲土母，土長干[5]中，以長而治，故云長夏。新校正云：按全元起云："脾王四季，六月是火王之處，蓋以脾主中央，六月是十二月之中，一年之半，故脾主六月也。"**足太陰陽明主治**，太陰脾脈。陽明，胃脈。脾與胃合，故治同。**其日戊己**[6]，戊己爲土，中央干也。**脾苦濕，急食苦**[7]**以燥之。**苦性乾燥。**肺主秋**，以應金也。**手太陰陽明主治**，太陰，肺脈。陽明，大腸脈。肺與大腸合，故治同。**其日庚辛**[8]，庚辛爲金，西方干也。**肺苦氣上逆，急食苦以泄之。**苦性宣泄，故肺用之。新校正云：按全元起云："肺氣上逆，是其氣有餘。"**腎主冬**，以應水也。**足少陰太陽主治**，少陰，腎脈。太陽，膀胱脈。腎與膀胱合，故治同。**其日壬癸**[9]，壬癸爲水，北方干也。**腎苦燥，急食辛以潤之。開腠理，致津液，通氣**[10]**也。**辛性津潤也。然腠理開，津液達，則肺氣下流，腎與肺通，故云通氣也。

〔1〕卒：《爾雅·釋詁》："卒，盡也。"

〔2〕其日甲乙：《説文·甲部》："甲，東方之孟，陽氣萌動，從木戴孚甲之象。"《乙部》："乙，象春草木冤曲而出，陰氣尚强，其出乙乙也。"《淮南子·時則訓》高注："甲乙木日也。""甲"爲陽木，屬胆；"乙"爲陰木，屬肝。

〔3〕苦：厭惡之意，《漢書·韓信傳》顔注："苦，厭也。"

〔4〕其日丙丁：《説文，丙部》："丙，位南方，萬物成炳然，陰氣初起，陽氣將虧。"《丁部》："丁，夏時萬物皆丁實。"《淮南子·時則訓》高注："丙丁，火日也。""丙"爲陽火，屬小腸；"丁"爲陰火，屬心。

〔5〕干：胡本作"於"。

〔6〕其日戊己：《釋名·釋天》："戊，茂也，物皆茂盛也。己，紀也，皆有定形可紀識也。"《説文·己部》段注："戊己皆中宫，故中央土，其日戊己。""戊"爲陽上，屬胃；"己"爲陰上，屬脾。

〔7〕苦：應作"鹹"。古"鹹""苦"互相通稱。本書《寶命全形論》王注："鹹謂鹽之味苦。"

〔8〕其日庚辛：《説文·庚部》："庚，位西方，象秋時萬物庚庚有實也。"《辛部》："辛，秋時，萬物成而孰，金剛味辛。""庚"爲陽金，屬大腸；"辛"爲陰金，屬肺。

〔9〕其日壬癸：《説文·壬部》："壬，位北方也。陰極陽生。故《易》曰：龍戰於野。戰者，接也。象人裹妊之形。"《癸部》："癸，冬時水土平，可

揆度也。象水從四方流入地中之形。"《淮南子·時則訓》高注:"壬癸,水日也。""壬"爲陽水,屬膀胱;"癸"爲陰水,屬腎。

〔10〕通氣:《甲乙經》卷六第九"氣"下有"墜"字。按"墜"與"隧"通。"氣隧"即氣道。"通氣墜"與上文"開腠理"、"致津液"句式一律。森立之曰:"按以上五藏病,用五味食治法則愈。蓋食味入胃,傳至腸中,其精粹之氣,布散于上中下三焦,而無所不至,故此總括緩、收、燥、泄、潤五法,而結于此九字也,言五法皆能開腠理、致津液、通氣也。諸注家以此九字專係于腎,滑壽以九字,原是注文,並非是。"

按語:本篇一云"肝苦急,急食甘以緩之。"又云"脾欲緩,急食甘以緩之。"甘味既能調肝,復能理脾,則治肝治脾,似不無聯係之微。觀《凌曉五醫案》有治胃脘痛一則云:患者"飢飽失常,勞倦内傷,厥陰肝氣横逆,擾動胃中留伏痰飲,痰氣交阻,肝胃氣失通調,胃脘當心而痛,痛甚欲嘔,兩脇支滿。嘗讀《内經》有云:肝苦急,急食甘以緩之。治肝之體,宜酸宜甘;治肝之用,宜酸宜苦。酸甘能斂肝陰,肝與胃藏府相對,一勝則一負,肝善升而胃少降,所以見證如是也。"凌氏所謂"肝與胃相對",亦可謂肝與脾相關。所謂"治肝之用,宜酸宜苦",而論中云治脾病,則宜甘緩苦寫,然則治肝治脾,辨證用藥,二者似有息息相關之處,臨證治胃病者,參悟凌案,亦可微窺其奥矣。

病在肝,愈在夏,子制其鬼也。餘愈同。**夏不愈,甚於秋**,子休,鬼復王也。餘甚同。**秋不死,持**[1]**於冬**,鬼休而母養,故氣執持於父母之鄉也。餘持同。**起**[2]**於春**,自得其位,故復起。餘起同。**禁當風。**以風氣通於肝,故禁而勿犯。**肝病者愈在丙丁**,丙丁應夏。**丙丁不愈,加**[3]**於庚辛**,庚辛應秋。**庚辛不死**[4]**,持於壬癸**,壬癸應冬。**起於甲乙。**應春木也。**肝病者,平旦慧**[5]**,下晡**[6]**甚,夜半静。**木王之時,故爽慧也。金王之時,故加甚也。水王之時,故静退也。餘慧甚同,其静小異。**肝欲散,急食辛以散之**,以藏氣常[7]散,故以辛發散也。《陰陽應象大論》曰:"辛甘發散爲陽也。"《平人氣象論》曰:"藏真散於肝。"言其常發散也。**用辛補之,酸寫之。**辛味散故補,酸味收故寫。新校正云:按全元起本云:"用酸補之,辛寫之。"自爲一義。

〔1〕持:汪機曰:"謂執持堅定。猶云無加無減而平定也。"

〔2〕起：森立之曰："起者，與起死之起同，謂回復也。"

〔3〕加：《爾雅·釋詁》："加，重也。"

〔4〕死：《甲乙經》卷六第十作"加"。

〔5〕慧：《廣雅·釋詁一》："慧，瘉也。""瘉"與"愈"同。王念孫曰："南楚病愈者或謂之慧。"

〔6〕下晡：慧琳《音義》卷十三："晡時，申時也。""下晡"謂日下於晡時，申之後五刻也。馬蒔曰："下晡者，申酉時也。"

〔7〕常：胡本作"當"。

病在心，愈在長夏，長夏不愈，甚於冬，冬不死，持於春，起於夏，如肝例也。**禁温食熱衣**[1]**。**熱則心躁，故禁止之。**心病者，愈在戊己，**戊己應長夏也。**戊己不愈，加於壬癸，**壬癸應冬。**壬癸不死，持於甲乙，**甲乙應春。**起於丙丁。**應夏火也。**心病者，日中慧，夜半甚，平旦静。**亦休王之義也。**心欲耎，急食鹹以耎之，**以藏氣好耎，故以鹹柔耎也。《平人氣象論》曰："藏真通于心。"言其常欲柔耎也。**用鹹補之，甘寫之。**鹹補，取其柔耎。甘寫，取其舒緩。

〔1〕温食熱衣：《病源》卷十五《心病候》作"温衣熱食"。

病在脾，愈在秋，秋不愈，甚於春，春不死，持於夏，起於長夏，禁温食[1]**飽食濕地濡衣。**温濕及飽，并傷脾氣，故禁止之。**脾病者，愈在庚辛，**應秋氣也。**庚辛不愈，加於甲乙，**應春氣也。**甲乙不死，持於丙丁，**應夏氣也。**起於戊己。**應長夏也。**脾病者，日昳**[2]**慧，日出**[3]**甚，**新校正云：按《甲乙經》"日出"作"平旦"。雖"日出"與"平旦"時等，按前文言木王之時，皆云"平旦"，而不云"日出"，蓋"日出"於冬夏之期有早晚，不若"平旦"之爲得也。**下晡静。**土王則爽慧，木剋則增甚，金扶則静退，亦休王之義也。一本或云日中持者，謬也。爰五藏之病，皆以勝相加，至其所生而愈，至其所不勝而甚，至於所生而持，自得其位而起，由是故皆有間甚之時，死生之期也。**脾欲緩，急食甘以緩之，**甘性和緩，順其緩也。**用苦寫之，甘補之。**苦寫，取其堅燥。甘補，取其安緩。

〔1〕温食：張琦曰："疑作冷食。"《雲笈七籤》卷五十七第九引作"濕食"。

〔2〕昳（dié 迭）：日過午偏斜之未時。《尚書·無逸》孔疏："昃亦名

昳，言日蹉跌而下，謂未時也。”

〔3〕日出：《病源》卷十五《脾病候》、《千金方》卷十五第一引並作“平旦”。與林校合。

病在肺，愈在冬，冬不愈，甚於夏，夏不死，持於長夏，起於秋，例如肝也。**禁寒飲食寒衣。**肺惡寒氣，故衣食禁之。《靈樞經》曰：“形寒寒飲則傷肺。”飲尚傷肺，其食甚焉。肺不獨惡寒，亦畏[1]熱也。**肺病者，愈在壬癸，**應冬水也。**壬癸不愈，加於丙丁，**應夏火也。**丙丁不死，持於戊己，**長夏土也。**起於庚辛。**應秋金也。**肺病者，下晡慧，日中甚，夜半静[2]。**金王則慧，水王則静，火王則甚。**肺欲收，急食酸以收之。**以酸性收斂故也。**用酸補之，辛寫之。**酸收斂，故補。辛發散，故寫。

〔1〕畏：趙本作“惡”。

〔2〕夜半静：丹波元簡曰：“按據前後文例，當是云日昳静。”

病在腎，愈在春，春不愈，甚於長夏，長夏不死，持於秋，起於冬，例如肝也。**禁犯[1]焠烪[2]熱食温炙衣[3]。**腎性惡燥，故此禁之。新校正云：按别本“焠”作“焠”。**腎病者，愈在甲乙，**應春木也。**甲乙不愈，甚於戊己，**長夏土也。**戊己不死，持於庚辛，**應秋金也。**起於壬癸。**應冬水也。**腎病者，夜半慧，四季[4]甚，下晡静。**水王則慧，土王則甚，金王則静。**腎欲堅，急食苦以堅之，**以苦性堅燥也。**用苦補之，鹹寫之。**苦補，取其堅也。鹹寫，取其耎也。耎，濕土制也。故用寫之。

〔1〕犯：律以上文“肝、心、脾、肺”各節，“犯”係衍文。

〔2〕焠(cuì 翠)烪(āi 哀)：指煎煿過熱之食物。《荀子·解蔽》楊注：“焠，灼也。”《廣韻·十六怡》：“烪，熱甚。”

〔3〕温炙衣：指經火烘烤之衣。

〔4〕四季：《甲乙經》卷六第十、《脈經》卷六第九、《病源》卷十五《腎病候》“四季”上並有“日乘”二字。辰、戌、丑、未四個時辰，是一日中的四季，爲土旺之時，土能剋水，故病甚。

夫邪氣之客[1]於身也，以勝相加[2]，邪者，不正之目。風寒暑濕飢飽勞逸，皆是邪也，非唯鬼毒疫癘也。**至其所生而愈[3]，**謂至己所生也。**至其所不勝而甚[4]，**謂至剋己之氣也。**至於所生而持[5]，**謂至生己之氣也。**自得其位而起**[6]，居所王[7]處，謂自得其位也。**必先定五藏之脈，乃可言間甚之時，死生之期也。**五藏之脈者，謂肝弦、心鉤、肺浮、腎營、脾代，知是則可言死生間甚矣。《三部九候論》曰："必先知經脈，然後知病脈。"此之謂也。

〔1〕客：《禮記·月令》孔疏："起兵伐人者，謂之客。"此指邪氣侵入之意。

〔2〕以勝相加：謂因勝以凌侮不勝，如木勝則脾病，餘同。《左傳·襄公十三年》杜注："加，陵也。"《廣雅·釋詁五》："陵，侮也。"

〔3〕至其所生而愈：如肝病愈於夏，愈於丙丁，木生火之類。

〔4〕至其所不勝而甚：如肝病甚於秋，甚於庚辛，金尅木之類。

〔5〕至於所生而持：如肝病持於冬，持於壬癸，水生木之類。

〔6〕自得其位而起：如肝病起於春，起於甲乙之類。

〔7〕王：元殘一作"主"。

肝病者，兩脇下痛引少腹，令人善怒，肝厥陰脈，自足而上，環陰器，抵少腹，又上貫肝鬲，布脇肋，故兩脇下痛引少腹也。其氣實則善怒。《靈樞經》曰："肝氣實則怒。"**虚則目𥇖𥇖**[1]**無所見，耳無所聞，善恐如人將捕之**，肝厥陰脈，自脇肋循喉嚨，入頏顙，連目系。膽少陽脈，其支者，從耳後入耳中，出走耳前，至目鋭眥後，故病如是也。恐，謂恐懼，魂不安也。**取其經，厥陰與少陽**[2]，經，謂經脈也。非其絡病，故取其經也。取厥陰以治肝氣，取少陽以調氣逆也。故下文曰：**氣逆，則頭**[3]**痛，耳聾不聰**[4]**頰腫**，肝厥陰脈，自目系上出額，與督脈會於巔，故頭痛。膽少陽脈，支別者，從耳中出走耳前；又支別者，加頰車。又厥陰之脈，支別者，從目系下頰裏，故耳聾不聰頰腫也。是以上文兼取少陽也。**取血者**[5]**。**脈[6]中血滿，獨異於常，乃氣逆之診，隨其左右，有則刺之。

〔1〕𥇖𥇖(huāng 荒)：視物不清。《玉篇·目部》："𥇖，目不明。"

〔2〕少陽：《甲乙經》卷六第九"少陽"下有"血者"二字。

〔3〕頭：《脈經》卷六第一、《千金方》卷十一第一"頭"下並有"目"字。

〔4〕耳聾不聰：《雲笈七籤》卷五十七第九引"耳聾"下無"不聰"二字。

〔5〕取血者：謂摸索其頸間結絡脈處，而刺出血也。

〔6〕脈：元殘一作"脇"。

心病者，胸中痛，脇支[1]**滿，脇**[2]**下痛，膺**[3]**背肩甲**[4]**間痛，**

兩臂内痛，心少陰脈，支別者，循胸出脇。入[5]手心主厥陰之脈，起於胸中，其支別者，亦循胸出脇，下掖三寸，上抵掖下，下循臑内，行太陰少陰之間，入肘中，下循臂行兩筋之間。又心少陰之脈，直行者，復從心系却上肺，上出掖下，下循臑内後廉，行太陰心主之後，下肘内，循臂内後廉，抵掌後鋭骨之端。又小腸太陽之脈，自臂臑上繞肩甲，交肩上。故病如是。**虚則胸腹大，脇下與腰[6]相引而痛**，手心主厥陰之脈，從胸中出屬心包，下鬲歷絡三焦；其支别者，循胸出脇。心少陰之脈，自心系下鬲絡小腸。故病如是也。**取其經，少陰太陽，舌下血者。**少陰之脈，從心系上俠咽喉，故取舌本下及經脈血也。**其變病[7]，刺郄中血者[8]。**其或嘔變，則刺少陰之郄血滿者也。手少陰之郄，在掌後脈中，去腕半寸，當小指之後。

〔1〕支：《甲乙經》卷六第九作“榰”。按：“支”“榰”雙聲。“榰”通作“支”。“支”“榰”皆有撑持不舒之意。

〔2〕脇：《脈經》卷六第六第三作“兩脇”；《甲乙經》卷六第九作“兩胠”；《雲笈七籤》卷五十七第九引作“肋”。

〔3〕膺：胸也。見《廣雅·释親》。

〔4〕甲：朝本作“胛”。本書《陰陽别論》王注引亦作“胛”，與朝本合。按作“胛”是。“甲”乃“胛”之壞字。《後漢書·張宗傳》賢注：“胛，背上兩髆間。”

〔5〕入：元殘一作“又”。

〔6〕腰：《脈經》卷六第三“腰”下有“背”字。本書《氣交變大論》林校引亦有“背”字，與《脈經》合。

〔7〕變病：姚止庵曰：“變病謂與初起之病不同也。”

〔8〕刺郄中血者：《聖濟總録》卷一百九十一“血者”引作“出血”。丹波元簡曰：“據《刺腰痛論》郄中即委中。《刺瘧論》：太陽瘧，刺郄中。《甲乙》作膕中。王注引《黄帝中誥圖經》云：委中主之。古法以委中爲郄中也。”

脾病者，身重善肌[1]肉痿，足不收，行善瘈，脚下痛，脾象土而主肉，故身重肉痿也。痿，謂萎[2]無力也。脾太陰之脈，起於足大指之端，循指内側，上内踝前廉，上腨内。腎少陰之脈，起於足小指之下，斜趣足心，上腨内，出膕内廉。故病則足不收，行善瘈，脚下痛也。故下取少陰。新校正云：按《甲乙經》作“善飢，肌肉痿。”《千金方》云：“善飢，足痿不收。"《氣交變大論》云:"肌肉萎,足痿不收,行善瘈。"**虛則腹滿**[3]**腸鳴,飧泄食不化**,脾太陰脈,從股内前廉入腹,屬脾絡胃,故病如是。《靈樞經》曰:"中氣不足,則腹爲之善滿,腸爲之善鳴。"**取其經,太陰陽明少陰血者**[4]**。**少陰,腎脈也。以前病行善瘈脚下痛,故取之而出血。血滿者出之。

〔1〕肌:明緑格抄本、朝本並作"饑"。胡澍云:"林校《氣交變大論》引作飢,《甲乙經》云:善飢,肌肉痿,則二字並有。"按:"饑"與"飢"義本有别,稽之《説文》可徵。韻書中二字亦分列兩韻。《廣韻·八微》:"饑,穀不熟。"《六脂》:"飢,餓也。"但歲荒則食不飽,其相連,故"饑"、"飢"古多通用。

〔2〕萎:胡本作"痿"。

〔3〕滿:《甲乙經》卷六第九、《雲笈七籤》卷五十七第九引並作"脹"。

〔4〕太陰陽明少陰血者:沈祖綿曰:"此句有脱字,上文言脾主長夏,足太陰陽明主治,不當再入少陰血。合上下文觀之,宜作太陰陽明之外,少陰血者。"

肺病者,喘欬逆氣,肩背痛,新校正云:按《千金方》作"肩息背痛。"**汗出,尻陰**[1]**股膝**新校正云:按《甲乙經》、《脈經》作"膝攣"。**髀腨**[2]**䯒足皆痛**,肺藏氣而主喘息,在變動爲欬,故病則喘欬逆氣也。背爲胸中之府,肩接近之,故肩背痛也。肺養皮毛,邪盛則心液外泄,故汗出也。腎少陰之脈,從足下上循腨内出膕内廉,上股内後廉,貫脊屬腎絡膀胱。今肺病則腎脈受邪,故尻陰股膝脾[3]腨䯒足皆痛,故下取少陰也。**虛則少氣不能報息**[4]**,耳聾**[5]**嗌乾**,氣虛少,故不足以報入息也。肺太陰之絡,會於耳中,故聾也。腎少陰之脈,從腎上貫肝鬲入肺中,循喉嚨俠舌本。今肺虚則腎氣不足以上潤於嗌,故嗌乾也。是以下文兼取少陰也。**取其經,太陰足太陽之外厥陰内**[6]**血者。**足太陽之外厥陰内者,正謂腨内側内踝後之直上,則少陰脈也。視左右足脈少陰部分有血滿異於常者,即而[7]取之。

〔1〕尻(kǎo考)陰:日本田中清左衛門刻本《素問》旁注謂無"陰"字。

〔2〕髀腨:《雲笈七籤》卷五十七第九引無"髀"字。

〔3〕脾:趙本作"髀"。

〔4〕不能報息:《太平聖惠方》卷六《肺藏論》"報"作"太"。張介賓曰:"報,復也。不能報息,謂呼吸氣短難於接續也。"

〔5〕耳聾:《太平聖惠方》卷六《肺藏論》引作“胸滿”。

〔6〕厥陰内:《脈經》卷六第七、《甲乙經》卷六第九“厥陰内”下並有“少陰”二字。按:此節經文所言証治,與經脈循行不合,疑有誤脱。

〔7〕而:藏本作“時”。

腎病者,腹大脛腫〔1〕,新校正云:按《甲乙經》云:“脛腫痛。”**喘欬身重,寢汗出**〔2〕,**憎風**,腎少陰脈,起於足而上循腨,復從横骨中,俠齊循腹裏上行而入肺,故腹大脛腫而喘欬也。腎病則骨不能用,故身重也。腎邪攻肺,心氣内微,心液爲汗,故寢汗出也。脛既腫矣,汗復津泄,陰凝玄府,陽爍上焦,内熱外寒,故憎風也。憎風,謂深惡之也。**虚則胸中痛**〔3〕,**大腹小腹**〔4〕**痛,清厥**〔5〕**意不樂**,腎少陰脈,從肺出絡心注胸中,然腎氣既虚,心無所制,心氣熏肺,故痛聚胸中也。足太陽脈,從項下行而至足,腎虚則太陽之氣不能盛行於足,故足冷而氣逆也。清,謂氣清冷。厥,謂氣逆也。以清冷氣逆,故大腹小腹痛。志不足則神躁擾,故不樂也。新校正云:按《甲乙經》“大腹小腹”作“大腸小腸”。**取其經,少陰太陽血者。**凡刺之道,虚則補之,實則寫之,不盛不虚,以經取之,是謂得道。經絡有血,刺而去之,是謂守法。猶當揣形定氣,先去血脈,而後乃平有餘不足焉。《三部九候論》曰:“必先度其形之肥瘦,以調其氣之虚實,實則寫之,虚則補之,必先去其血脈而後調之。”此之謂也。

〔1〕腫:《脈經》卷六第九“腫”下有“痛”字。按:有“痛”字是。與林校引《甲乙經》合。

〔2〕寢汗出:《六元正紀大論》王注:“寢汗謂睡中汗,發於胸嗌頸掖之間也,俗誤呼爲盗汗。”

〔3〕痛:《史載之方》卷上《喘》引作“滿”。

〔4〕大腹小腹:《太平聖惠方》卷七《腎藏論》引無“大腹”二字。“大腹”謂膈下至臍四傍之部位。“小腹”謂臍下一寸半,即氣海、石門以下至曲骨之地。

〔5〕清厥:謂足逆冷也。見本書《氣交變大論》王冰注。

肝色青,宜食甘,粳米〔1〕**牛肉棗葵**〔2〕**皆甘。**肝性喜急,故食甘物而取其寬緩也。新校正云:詳“肝色青”至篇末,全元起本在第六卷,王氏移於此。**心色赤,宜食酸,小豆**〔3〕新校正云:按《甲乙經》、《太素》“小豆”作“麻”。**犬肉李韭皆酸。**心性喜緩,故食酸物而取其收斂也。**肺色白,宜食苦,麥羊肉杏薤皆苦。**肺喜氣逆,故食苦物而取其宣泄也。**脾色黄，宜食鹹，大豆豕肉栗藿[4]皆鹹。**究斯宜食，乃調利關機之義也。腎爲胃關，脾與胃合，故假鹹柔耎以利其關，關利而胃氣乃行，胃行而脾氣方化，故應脾宜味與衆不同也。新校正云：按上文曰："肝苦急，急食甘以緩之。心苦緩，急食酸以收之。脾苦濕，急食苦以燥之。肺苦氣上逆，急食苦以泄之。腎苦燥，急食辛以潤之。"此肝心肺腎食宜皆與前文合，獨脾食鹹宜不用苦，故王氏特注其義。**腎色黑，宜食辛，黄黍雞肉桃葱皆辛。**腎性喜燥，故食辛物而取其津潤也。**辛散，酸收，甘緩，苦堅，鹹耎[5]。**皆[6]自然之氣也。然辛味苦味，匪唯堅散而已。辛亦能潤能散，苦亦能燥能泄，故上文曰：脾苦濕，急食苦以燥之，肺苦氣上逆，急食苦以泄之，則其謂苦之燥泄也。又曰：腎苦燥，急食辛以潤之，則其謂辛之濡潤也。

〔1〕粳米：《太素》卷二《調食》"米"下有"飯"字。

〔2〕葵：《本草綱目·草部》卷十六《葵》李時珍曰："古者葵爲五菜之主，今不復食之。"按王禎《農書》云："葵，陽草也。爲百菜之王，備四時之饌。本豐而耐旱，味甘而無毒。可防荒儉，可以菹臘，誠蔬菜之要品，而今人不復食之，亦無種者。"

〔3〕小豆：《太素》卷二《調食》無此二字。

〔4〕藿：按："藿"乃"萑"之誤字。"藿""萑"形近致誤。"萑"(yù 育)《爾雅·釋草》、《廣韻·一屋》均釋爲山韭。《奉親養老書》有萑菜羹。

〔5〕耎：《太素》卷二《調食》作"濡"。

〔6〕皆：周本"皆"上有"此五者"三字。

毒藥攻邪，藥，謂金、玉、土、石、草、木、菜、果、蟲、魚、鳥獸之類，皆可以袪邪養正者也。然辟邪安正，惟毒乃能，以其能然，故通謂之毒藥也。新校正云：按《本草》云："下藥爲佐使，主治病以應地，多毒，不可久服，欲除寒熱邪氣破積聚愈疾者，本下經。"故云毒藥攻邪。**五穀[1]爲養，**謂粳米、小豆、麥、大豆、黄黍也。**五果爲助，**謂桃、李、杏、栗、棗也。**五畜[2]爲益，**謂牛、羊、豕、犬、雞也。**五菜[3]爲充[4]，**謂葵、藿、薤、葱、韭也。新校正云：按《五常政大論》曰："大毒治病，十去其六，常毒治病十去其七，小毒治病十去其八，無毒治病十去其九，穀肉果菜食養盡之，無使過之，傷其正也。"**氣味合而服之，以補[5]精益氣。**氣爲陽化，味曰陰施，氣味合和,則補益精氣矣。《陰陽應象大論》曰:"陽爲氣,陰爲味,味歸形,形歸氣,氣歸精,精歸化,精食氣,形食味。"又曰:"形不足者温之以氣,精不足者補之以味。"由是則補精益氣,其義可知。新校正云:按孫思邈云:"精以食氣,氣養精以榮色,形以食味,味養形以生力。精順五氣以爲靈也,若食氣相惡,則傷精也。形受味以成也,若食味不調,則損形也。是以聖人先用食禁以存性,後制藥以防命,氣味温補以存精形。"此之謂氣味合而服之,以補精益氣也。**此五〔6〕者,有辛酸甘苦鹹,各有所利,或散或收,或緩或急〔7〕,或堅或耎,四時五藏,病隨〔8〕五味所宜也。**用五味而調五藏,配肝以甘,心以酸,脾以鹹,肺以苦,腎以辛者,各隨其宜,欲緩欲收欲耎欲泄欲散欲堅而爲用,非以相生相養而爲義也。

〔1〕五穀:《周禮·天官》鄭注:"五穀:麻、黍、稷、麥、豆也。"其説與王注異。

〔2〕畜:《千金方》卷二十六第一引作"肉"。

〔3〕菜:《永樂大典》卷二千四七《容齋續筆》引作"蔬"。

〔4〕充:《太素》卷二《調食》作"埤"。《廣雅·釋詁一》:"充,養也。"

〔5〕補:《太素》卷二《調食》作"養"。

〔6〕五:《太素》卷二《調食》"五"下有"味"字。

〔7〕或急:《太素》卷二《調食》無此二字。按:無二字是。此以"散收緩堅軟",對上"辛酸甘苦鹹"。"急"字無着。

〔8〕病隨:《太素》卷二《調食》"病"下無"隨"字。按:據楊注"於四時中,五藏有所宜,五味有所宜"之語核之,似楊所據本"病隨"二字並無。

宣明五氣篇第二十三新校正云:按全元起本在第一卷。

提要:本篇運用五行學説,將五臟功能的變化規律歸納爲五味所入、五精所并、五臟所惡、五臟化液、五味所禁、五病所發、五邪所亂、五邪所見、五臟所藏、五臟所主、五勞所傷、五脈應象諸方面。

五味所入:酸入肝,肝合木而味酸也。**辛入肺,**肺合金而味辛也。**苦入心,**心合火而味苦也。**鹹入腎,**腎合水而味鹹也。**甘入脾,**脾合土而味甘也。新校正云:按《太素》又云:"淡入胃。"**是謂五入。**新校正云:按《至真要大論》云:"夫五味入胃,各歸所喜,故酸先入肝,苦先入心,甘先入脾,辛先入肺,鹹先入腎。"

五氣所病〔1〕**:心爲噫**〔2〕,象火炎上,煙隨焰出,心不受穢,故噫出之。**肺爲欬**,象金堅勁,扣之有聲,邪擊於肺〔3〕,故爲欬也。**肝爲語**〔4〕,象木枝條〔5〕,而形支別,語宜委曲,故出於肝〔6〕。**脾爲呑**〔7〕,象土包容,物歸於内,翕如皆受,故爲呑也。**腎爲欠爲嚏**〔8〕,象水下流,上生雲霧,氣鬱於胃,故欠生焉。太陽之氣和利而滿於心,出於鼻則生嚏也。**胃爲氣逆**〔9〕**,爲噦爲恐**〔10〕,以〔11〕爲水穀之海,腎與爲關,關閉不利,則氣逆而上行也。以包容水穀,性喜受寒,寒穀相薄,故爲噦也。寒盛則噦起,熱盛則恐生,何者?胃熱則腎氣微弱,故爲恐也。下文曰:精氣并於腎則恐也。**大腸小腸爲泄**〔12〕**,下焦溢爲水**〔13〕,大腸爲傳道之府,小腸爲受盛之府,受盛之氣既虚,傳道之司不禁,故爲泄利也。下焦爲分注之所,氣窒不寫,則溢而爲水。**膀胱不利爲癃**〔14〕**,不約爲遺溺**〔15〕,膀胱爲津液之府,水注由之。然足三焦脈實,約下焦而不通,則不得小便;足三焦脈虚,不約下焦,則遺溺也。《靈樞經》曰:"足三焦者,太陽之别也。並太陽之正,入絡膀胱,約下焦,實則閉癃,虚則遺溺。"**膽爲怒**,中正決斷,無私無偏,其性剛決,故爲怒也。《六節藏象論》曰:"凡十一藏取決於膽也。"**是謂五病。**

〔1〕五氣所病:《太素》卷六《藏府氣液》作"五藏氣"。張志聰曰:"五藏氣逆而爲病。"

〔2〕心爲噫:"爲"《太素》卷六《藏府氣液》作"主"。下文"肺爲欬"、"肝爲語"、"脾爲呑"、"腎爲欠"句同。按:慧琳《音義》卷四十三引《説文》:"噫,飽出息也。"卷五十六、卷七十三引《説文》作"噫,出息也。"似較今本《説文》作"飽食息"者義勝。馬蒔曰:"按《靈樞·口問》岐伯曰:寒氣客于胃,厥逆從下上,散復出於胃,故爲噫。則是噫出於胃,然則以爲出於胃耶?出於心耶?又嘗考《脈解篇》所謂上走心爲噫者,陰盛而上走於陽明,陽明絡屬心,故曰上走心爲噫也。由此觀之,則知噫屬心,而足陽明胃經之絡又屬於心,故胃有寒亦能噫也。"按:"心爲噫"者何?心不和則噫,心爲精神之所舍,忿鬱不舒,精神不暢,則易發噫聲。更以心主血脈,氣爲

血帥，氣行則血行，氣鬱則血瘀，故昔名醫有用桃仁承氣湯以治此證者，其意在活瘀行氣，心神安定，則噫聲息矣。《續名醫類案》卷十云："一婦鬱怒不發，久之噫聲甚高，言談不知始終，嘈雜易飢。經曰：心病爲噫。此因憂而血鬱於心胸也。用桃仁承氣湯，下蓄血數升而安。"吾意治此類病證，雖有行氣活血之法，但用藥同時，尚須觀察環境，善導患者，俾之怡情悦志。

〔3〕於肺：四庫本作"其内"。

〔4〕肝爲語："语"指多言。高世栻曰："病氣在肝則爲語，語，多言也。"凡肝氣鬱屈不伸之證，必爲多言妄語。

〔5〕枝條：四庫本作"曲直"。

〔6〕故出於肝：四庫本無此四字。

〔7〕脾爲吞：《雲笈七籤》卷五十七第七引"吞"作"笑"。按：作"笑"非。"吞"乃"涒"之假字，《説文・水部》："涒，食已而復吐之。"凡吐必涎液先出，故"涒"字從水。此脾氣所病，脾氣不調，則胃中食不化，故食已而復吐之。《千金方》卷三十《針灸下》："章門主苦吞而聞食臭。"則"吞"字之義可與本文互證。

〔8〕腎爲欠爲嚏：《太素》卷六《藏府氣液》無"爲嚏"二字。按《靈樞・九鍼論》無"爲嚏"二字，與《太素》合。按："爲嚏"二字，似未可視爲衍文。張志聰曰："少陰之氣在下，病則返逆于上，而欲引於下，欲引於下則欠，反逆於上則嚏，蓋腎絡上通於肺也。"姚止庵曰："欠，呵欠也，神氣昏惰之所致。蓋腎藏精，精虚而神氣昏惰而欠焉。嚏，噴嚏也，肺氣外達之所致。腎乃寒水，氣易冰凝，腎爲肺子，上達於母，則發而爲嚏，不獨外感風寒爲嚏也。"

〔9〕胃爲氣逆：《太素》卷六《藏府氣液》此上有"六府氣"三字。于鬯曰："胃爲氣逆至膽爲怒二十三字，疑是古《素問》注家語而雜入正文者。上文云五氣所病，故下文結之云是爲五病。注家於心肝脾肺腎之外，又廣及胃大腸小腸下焦膀胱膽，以補正文之所不及，古注恒有此例，今雜入正文，則下文是爲五病句不可通矣。"

〔10〕爲恐：《太素》卷六《藏府氣液》無此二字。丹波元簡曰："爲恐，諸注未晰。《九針論》無此二字，疑是衍文。"

〔11〕以：守校本作"胃"。

〔12〕大腸小腸爲泄：張介賓曰："大腸爲傳道之府，小腸爲受盛之府，

小腸之清濁不分,則大腸之傳道不固,故爲泄利。"

〔13〕下焦溢爲水:"水"指水腫。森立之曰:"下焦者爲三焦之原。蓋下焦之氣熏蒸至於上二焦,化成微妙之精液。今下焦失氣化。故不能上熏蒸二焦,所以溢爲水也。"

〔14〕不利爲癃:《太素》卷六《藏府氣液》無此四字。馬蒔曰:"癃者,水道不通之病。"按:"癃"即"淋"之古字,"癃""淋"古音同。"淋"《説文》作"痳"。玄應《音義》卷二十引《説文》"痳,小便病也。"《釋名·釋疾病》:"淋,懔也,小便難懔懔然也。"至以"癃"爲罷病,其義於此無取。

〔15〕不約爲遺溺:《釋名·釋書契》:"約,約束之也。"《病源》卷四《遺尿候》云:"遺尿者,此由膀胱虚冷,不能約於水故也。"

按語:"膀胱不利爲癃",治有虚實之異。蓋膀胱之功能爲貯尿、排尿,失其通利,則病而爲癃。但病癃之因,亦各不同,不能僅以實則閉癃爲治。此證有屬於濕熱壅滯,致小便失暢者,亦有屬於虚寒者。《王旭高醫案》卷四載患者"寒氣客於下焦,瘀滯停於小腹中央,阻塞胞門,膀胱陽氣失化,以致癃閉。産婦八日而小溲不通,脈細肢倦,腹中覺冷,恐其氣逆上攻發厥,法以温通下焦,化瘀利水。"斯與濕熱治法迥異。古今治癃閉之方甚多,如何選用,其要應細玩《靈蘭秘典論》"氣化則能出矣"之旨,實則宜清宜利,虚則宜温宜補,同病異治,勿徒拘於實則閉癃而囿於一偏也。

五精所并〔1〕**:精氣并於心則喜**〔2〕,精氣,謂火之精氣也。肺虚而心精并之,則爲喜。《靈樞經》曰:"喜樂無極則傷魄。"魄爲肺神,明心火并於肺金也。**并於肺則悲**〔3〕,肝虚而肺氣并之,則爲悲。《靈樞經》曰:"悲哀動中則傷魂。"魂爲肝神,明肺金并於肝木也。**并於肝則憂**〔4〕,脾虚而肝氣并之,則爲憂。《靈樞經》曰:"愁憂不解則傷意。"意爲脾神,明肝木并於脾土也。**并於脾則畏**〔5〕,一經云飢也。腎虚而脾氣并之,則爲畏。畏,謂畏懼也。《靈樞經》曰:"恐懼而不解則傷精。"精爲腎神,明脾土并於腎水也。**并於腎則恐**〔6〕,心虚而腎氣并之,則爲恐。《靈樞經》曰:"怵惕思慮則傷神。"神爲心主,明腎水并於心火也。怵惕驚懼也。此皆正氣不足，而勝氣并之，乃爲是矣。故下文曰：**是謂五并，虛而相并者也**[7]**。**

〔1〕五精所并：《太素》卷六《藏府氣液》作“五并”。“五精”指五藏之精氣。吴崑曰：“并，合而入之也。五藏精氣，各藏其藏則不病，若合而并於一藏，則邪氣實之，各顯其志。”

〔2〕精氣并於心則喜：森立之曰：“此皆以相剋爲次，則此所云精氣，謂腎之精氣也。言腎之精氣合并於心藏則喜。《十六難》所云心脈外證喜笑是也。”

〔3〕并於肺則悲：森立之曰：“心精氣與肺精合并則悲。《十六難》所云得肺脈，外證悲愁不樂欲哭是也。”

〔4〕并於肝則憂：張琦曰：“憂當作怒。”森立之曰：“肺精來并合於肝精則憂。《十六難》云：得肝脈，外證善潔、善怒。蓋怒在外者，内必有憂也，此謂内證也。”

〔5〕畏：疑作“思”。本書《陰陽應象大論》：“脾在志爲思。”如作“畏”，則與下文“并於腎則恐”義複。森立之曰：“肝脾二精氣相并則畏。《十六難》云：得脾脈，外證，善噫，善思。蓋思慮在於内，則外必有畏懼之狀也。終始畏懼，是爲脾病。”

〔6〕并於腎則恐：森立之曰：“脾腎二精氣相并則恐。《十六難》云：得腎脈，外證，善恐欠。蓋腎志爲恐，忽暴驚恐，是爲腎病。”

〔7〕是謂五并，虛而相并者也：《太素》卷六《藏府氣液》作“是謂精氣并於藏也”。沈祖綿曰：“律以上下文：是爲五病、是爲五惡、是爲五液等文，則此是爲五并下，不當增虛而相并者也句，此乃注竄入正文無疑。”

五藏所惡[1]**：心惡熱**[2]，熱則脈潰[3]濁。**肺惡寒**，寒則氣留滯。**肝惡風**，風則筋燥急。**脾惡濕**，濕則肉痿腫。**腎惡燥**，燥則精竭涸。新校正云：按楊上善云：“若余則云肺惡燥，今此肺惡寒，腎惡燥者，燥在於秋寒之始也，寒在於冬燥之終也。肺在於秋，以肺惡寒之甚，故言其終，腎在於冬，腎惡不甚，故言其始也。**是謂五惡**[4]**。**

〔1〕五藏所惡（wù 物）：《太素》卷六《藏府氣液》作“五惡”。“惡”憎厭。《吕氏春秋·首時》高注：“惡，憎也。”

〔2〕心惡熱：按：《藏氣法時論》謂五臟病各有所禁，與此所惡，義可互

發。"心惡熱",故病在心"禁温衣熱食"。下文類推。"肺惡寒",故病在肺"禁寒飲食寒衣"。"肝惡風",故病在肝"禁當風"。"脾惡濕",故病在脾"禁温食飽食濕地濡衣"。"腎惡燥",故病在腎"禁犯焠烪熱食温炙衣"。

〔3〕潰:周本作"濆"。

〔4〕是爲五惡:《太素》卷六《藏府氣液》作"此五藏氣所惡"。

五藏化液〔1〕**:心爲汗**〔2〕,泄於皮腠也。**肺爲涕**〔3〕,潤於鼻竅也。**肝爲淚**,注於眼目也。**脾爲涎**〔4〕,溢於脣口也。**腎爲唾**〔5〕,生於牙齒也。**是謂五液**〔6〕**。**

〔1〕五藏化液:《太素》卷六《藏府氣液》作"五液"。《類説》卷三十七引"化"下有"爲"字。高世栻曰:"化液者,水穀入口,津液各走其道。五藏受水穀之精,淖注於竅,化而爲液也。"

〔2〕心爲汗:《太素》卷六《藏府氣液》"爲"作"主"。下"肺爲涕"、"肝爲淚"、"脾爲涎"、"腎爲唾"同。蓋心主血,汗者血之餘,故心液化爲汗。

〔3〕涕:《説文·水部》:"涕,泣也。"其義與肺液無關。自目曰涕,自鼻曰洟。此"涕"乃"洟"之或體。《禮記·内則》:"不敢唾涕。"《釋文》"涕本作洟。"《説文·水部》:"洟,鼻液也。"

〔4〕涎:《説文·次部》:"次,慕欲口液也。"段注:"次,俗作涎"。

〔5〕腎爲唾:吴崑曰:"唾出於廉泉二竅,二竅挾舌本,少陰腎脈循喉嚨,挾舌本,故唾爲腎液。"

〔6〕是謂五液:《太素》卷六《藏府氣液》作"此五液所生"。

五味所禁〔1〕**:辛走氣,氣病無多食辛**〔2〕;病,謂力少不自勝也。**鹹**〔3〕**走血,血病**〔4〕**無多食鹹,苦**〔5〕**走骨,骨病**〔6〕**無多食苦**;新校正云:按皇甫士安云:"鹹先走腎。"此云走血者,腎合三焦,血脈雖屬肝心,而爲中焦之道,故鹹入而走血也。苦走心,此云走骨者,水火相濟,骨氣通於心也。**甘走肉,肉病**〔7〕**無多食甘;酸走筋,筋病**〔8〕**無多食酸。**是皆爲行其氣速,故不欲多食。多食則病甚〔9〕,故病者無多食也。**是謂五禁,無令多食**〔10〕**。**新校正云:按《太素》五禁云:"肝病禁辛,心病禁鹹,脾病禁酸,肺病禁苦,腎病禁甘,名此爲五裁。"楊上善云:"口嗜而欲食之不可多也,必自裁之,命曰五裁。"

〔1〕五味所禁:《太素》卷二《調食》作"五裁"。楊上善曰:"裁,禁也。"此指五味各自有所禁忌。陰之所生,本在五味。陰之五宫,傷在五味。五味各有偏勝,故禁多食。

〔2〕辛走氣,氣病無多食辛:《太素》卷二《調食》"氣病無多食辛"作"病在氣無食辛"。以下"血、骨、肉、筋"句法同。"氣病"謂肺病。

〔3〕鹹:《太素》卷二《調食》作"苦"。

〔4〕血病:謂心病。

〔5〕苦:《太素》卷二《調食》作"鹹"。

〔6〕骨病:謂腎病。

〔7〕肉病:謂脾病。

〔8〕筋病:謂肝病。

〔9〕病甚:四庫本"甚"作"作"。《素問校譌》引古抄本"病甚"作"氣羸"。

〔10〕無令多食:《醫説》卷五引無此四字。按上文已就"氣、血、骨、肉、筋"各病,分别指出"無多食",則文尾無煩再贅。沈祖綿謂此乃注文竄入正文,其説甚是。

五病所發〔1〕**:陰病發於骨**〔2〕**,陽病發於血**〔3〕**,陰病發於肉**〔4〕,骨肉陰静,故陽氣從之。血脈陽動,故陰氣乘之。**陽病發於冬**〔5〕**,陰病發於夏**〔6〕**。**夏陽氣盛,故陰病發於夏。冬陰氣盛,故陽病發於冬。各隨其少也。**是謂五發。**

〔1〕五病所發:此言五藏之病各有所發也。

〔2〕陰病發於骨:骨屬腎,腎爲陰藏,故云"陰病發於骨"。其證如腰痛、骱酸、痿躄之類是也。

〔3〕陽病發於血:血屬心,心爲陽中之陽,故云"陽病發於血"。其證如發狂、癰疔以及如《痿論》所云"心氣熱,下脈虚,生脈痿,樞折挈脛縱而不任地也"。

〔4〕陰病發於肉:《太素》卷二十七《邪傳》作"以味病發於氣"。楊注"以味"作"五味"。張介賓曰:"肉屬脾,脾者,陰中之至陰也。"所謂"陰病發於肉"者,其證如麻痺、水腫之類。《痿論》:"脾氣熱則胃乾而渴,肌肉不仁,發爲肉痿。"

〔5〕陽病發於冬：冬季陰氣勝，張介賓曰："陰勝則陽病。"

〔6〕陰病發於夏：夏季陽氣盛，張介賓曰："陽勝則陰病。"

五邪所亂〔1〕**：邪入於陽則狂**〔2〕**，邪入於陰則**〔3〕**痺**，邪居於陽脈之中，則四支熱盛，故爲狂。邪入於陰脈之内，則六經凝泣而不通，故爲痺。**搏陽則爲巔疾**〔4〕，邪内搏於陽，則脈流薄疾，故爲上巔之疾。**搏陰則爲瘖**〔5〕，邪内搏於陰，則脈不流，故令瘖不能言。新校正云：按《難經》云："重陽者狂，重陰者癲。"巢元方云："邪入於陰則爲癲。"《脈經》云："陰附陽則狂，陽附陰則癲。"孫思邈云："邪入於陽則爲狂，邪入於陰則爲血痺，邪入於陽傳則爲癲痙，邪入於陰傳則爲痛瘖。"全元起云："邪已入陰，復傳於陽，邪氣盛，腑藏受邪，使其氣不朝，榮氣不復周身，邪與正氣相擊，發動爲癲疾。邪已入陽，陽今復傳於陰，藏府受邪，故不能言，是勝正也。"諸家之論不同，今具載之。**陽入之陰則静**〔6〕**，陰出之陽則怒**〔7〕，隨所之而爲疾也。之，往也。新校正云：按全元起云："陽入陰則爲静，出則爲恐。"《千金方》云："陽入於陰病静，陰出於陽病怒"**是謂五亂**。

〔1〕五邪所亂：《太素》卷二十七《邪傳》作"五邪入"。此言正氣爲邪氣所亂。

〔2〕邪入於陽則狂：《太素》卷二十七《邪傳》"則"下有"爲"字。吴崑曰："邪，陽邪也。陽邪入於陽，是重陽也，故令狂。"

〔3〕則：《太素》卷二十七《邪傳》"則"下有"爲血"二字。

〔4〕搏陽則爲巔疾：《太素》卷二十七《邪傳》作"邪入於陽，搏則爲巔疾。"楊上善曰："陽邪入於陽脈，聚爲癲疾。"按："巔"爲"顛"之借字。《廣韻·一先》："巔，山頂也。"、"顛，頂也。"二字義本不同。《五藏生成》："頭痛巔疾，下虚上實。"《方盛衰論》："氣上不下，頭痛巔疾。"是皆以"巔"爲"顛"耳。至于"癲"者，則音同借用，而其義迥别。

〔5〕搏陰則爲瘖：《太素》卷二十七《邪傳》作"邪入於陰，搏則爲瘖。"楊上善曰："陽邪入於陰脈，聚为瘖不能言。"按：舊説有以"瘖、瘂(啞)"連言，似含混。慧琳《音義》卷十二："瘖者，寂默而無聲，瘂者，有聲而無説。舌不轉也。"郭佩蘭曰："邪入陰則瘖，舌不轉運，痰涎乘虚閉塞舌本之脈道而瘖。中風熱，則舌縱不語；中風寒，則舌强不語。"

〔6〕陽入之陰則静：《太素》卷二十七《邪傳》"則"作"病"。丹波元簡

曰:"按孫奕《示兒編》云:之字訓變。《左傳》:遇觀之否。言觀變爲否也。蓋陽病在外則躁,若入而變陰則静。下文出之陽意同。"

〔7〕陰出之陽則怒:《太素》卷二十七《邪傳》"則"作"病善"。森立之曰:"此二陰字,共指脾也。蓋陽入之陰則静者,言肝木之陽邪來剋脾土,則陽證變陰,陽熱變陰寒,故云静也。陰出之陽則怒者,言脾土之陰邪内盛,出侵於肝木之陽分,則發喜怒之證,所以脾主意,肝主怒也。脾與四藏不同,邪之來至,往來不定,因胃氣消長,故爲此静躁之二證也。"

五邪所見[1]**:春得秋脈,夏得冬脈,長夏得春脈,秋得夏脈,冬得長夏脈,名曰陰出之陽,病善怒不治,是謂五邪,皆同命死不治**[2]**。**新校正云:按"陰出之陽病善怒",已見前條,此再言之,文義不倫,必古文錯簡也。

〔1〕五邪所見:馬蒔曰:"此言五藏之邪,有所見之脈也。"

〔2〕皆同命死不治:《廣雅·釋詁三》:"命,名也。"張志聰曰:"五藏之氣爲邪所勝,見四時相剋之脈,皆爲死不治。"

五藏所藏[1]**:心藏神**[2],精氣之化成也。《靈樞經》曰:"两精相薄謂之神。"**肺藏魄**[3],精氣之匡佐也。《靈樞經》曰:"並精而出入者謂之魄。"**肝藏魂**[4],神氣之輔弼也。《靈樞經》曰:"隨神而往來者謂之魂。"**脾藏意**[5],記而不忘者也。《靈樞經》曰:"心有所憶謂之意。"**腎藏志**[6],專意而不移者也。《靈樞經》曰:"意之所存謂之志。"腎受五臟六腑之精,元氣之本,生成之根,爲胃之關,是以志能則命通。新校正云:按楊上善云:"腎有二枚,左爲腎,藏志;右爲命門,藏精也。**是謂五藏所藏。**

〔1〕五藏所藏:《太素》卷六《藏府氣液》作"五藏"。

〔2〕神:《廣韻·十七真》:"神,靈也。"神者,無形之靈氣。

〔3〕魄:《説文·鬼部》:"魄,陰神也。"

〔4〕魂:《説文·鬼部》:"魂,陽氣也。"

〔5〕意:張舜徽曰:"心之所思,藴藏在内而未宣洩者爲意。"所謂"心之發動爲意。"森立之曰:"意係之於脾者,蓋脾者四藏之共所受養者也。喜怒憂恐,並爲脾之所思意也。"

〔6〕志:《太素》卷六《藏府氣液》"志"上有"精"字。《五行大義》卷

三第四引“志”作“精”。

五藏所主[1]**:心主脈**,壅遏榮氣,應息而動也。**肺主皮**,包裹[2]筋肉,間[3]拒諸邪也。**肝主筋**,束絡機關,隨神而運也。**脾主肉**,覆臟[4]筋骨,通行衛氣也。**腎主骨**,張筋化髓,幹以立身也。**是謂五主。**

〔1〕五藏所主:《太素》卷六《藏府氣液》作“五主”。張志聰曰:“五藏在内,而各有所主之外合。”

〔2〕裹:元殘一作“裏”。

〔3〕間:元殘一作“閉”。

〔4〕臟:趙本作“藏”。

按語:“肝主筋”一語,看似平易,實則在指導診斷治療中,有着重要意義。《得心集醫案》卷二載“王作儀之内人,形長肌瘦,平時喜進温補。時值暮春,乳房脇肋,漸次作脹,一日忽牙關緊閉,不知人事,手撒遺溺,張目精摇。漸至筋斂抽掣,始延余診。各部應指急數有力,唇齒乾燥,大便不通,雖屬類中,實爲肝火厥逆之候。肝氣燥急,故乳脇作脹;肝主筋,筋脈不榮,故四體不用,木火生風,故目精動摇;肝邪熱熾,陰挺失職,故小溲有遺;津液被劫,故筋斂抽掣。統計之,悉皆肝火爲患,處龍肝瀉肝湯合當歸龍薈丸。”蓋肝體陰而用陽,非柔不和,肝主筋,藏血,如血不養筋,失其柔和,則能出現一系列證狀。本案醫者扼定肝主筋之論,進行了詳分縷析,故能治愈病證複雜之患者。

五勞[1]**所傷:久視傷血**[2],勞於心也。**久卧傷氣**[3],勞於肺也。**久坐傷肉**[4],勞於脾也。**久立傷骨**[5],勞於腎也。**久行傷筋**[6],勞於肝也。**是謂五勞所傷。**

〔1〕勞:《説文·力部》:“勞,劇也。”張志聰曰:“勞,謂太過也。”

〔2〕久視傷血:姚止庵曰:“目得血而能視,視久則目力竭而血傷。”

〔3〕久卧傷氣:姚止庵曰:“氣隨動而運,卧久而氣懈怠而不行。”

〔4〕久坐傷肉:姚止庵曰:“包藏臟腑,擁護筋骨,而豐滿於一身者,肉也。肉也者,外静而内動,氣血流焉,脾胃應焉。若久坐,則氣血凝滯

而肉疾矣。”

〔5〕久立傷骨：姚止庵曰：“骨者身之干也，挺直不仆，惟骨是賴。若立之太久，不無痿弱之患矣。”

〔6〕久行傷筋：姚止庵曰：“維繫肢節而能屈伸俯仰者，筋也。以動爲用，以静爲養，可以行而不可以久。若久行，則不無阻弛之患矣。”

五脈應象〔1〕**：肝脈絃**，耎虚而滑，端直以長也。**心脈鈎**，如鈎之偃，來盛去衰也，**脾脈代**〔2〕，耎而弱也。**肺脈毛**，輕浮而虚，如毛羽也。**腎脈石**，沉堅而搏，如石之投〔3〕也。**是謂五藏之脈。**

〔1〕五脈應象：張志聰曰：“五藏之脈，以應四時五行之象。”

〔2〕脾脈代：張介賓曰：“代，更代也。脾脈和軟，分王四季。如春當和軟而兼弦，夏當和軟而兼鈎，秋當和軟而兼毛，冬當和軟而兼石，隨時相代，故曰代，此非中止之謂。”

〔3〕投：周本作“没”。

血氣形志篇第二十四

新校正云：按全元起本此篇併在前篇，王氏分出爲别篇。

提要：本篇討論了六經氣血多少，以爲鍼刺補瀉的依據；並闡述了形志苦樂與疾病發生的關係。

夫人之常數〔1〕**，太陽常**〔2〕**多血少氣，少陽常少血多氣，陽明常多氣多血，少陰常少血多氣，厥陰常多血少氣，太陰常多氣少血**〔3〕**，此天之常數**〔4〕**。**血氣多少，此天之常數。故用鍼之道，常寫其多也。新校正云：按《甲乙經·十二經水篇》云“陽明多血多氣，刺深六分，留十呼。太陽多血多氣，刺深五分，留七呼。少陽少血多氣，刺深四分，留五呼。太陰多血少氣，刺深三分，留四呼。少陰少血多氣，刺深二分，留三呼。厥陰多血少氣，刺深一分，留二呼。”太陽太陰血氣多少，與《素問》不同。又《陰陽二十五人形性血氣不同篇》與《素問》同。蓋皇甫疑而兩存之也。

〔1〕常數：謂血氣一定多少之數。《老子》：“是謂襲常。”王注：“常者，不易也。”

〔2〕常:《太素》卷十九《知形志所宜》無“常”字。本節下文同。按本書《寳命全形論》王注引亦無“常”字。

〔3〕多氣少血:《太素》卷十九《知形志所宜》作“多血氣”。張志聰曰:“藏府陰陽雌雄相合,而氣血之多少,即有常數,如太陽多血少氣,則少陰少血多氣,少陽少血多氣,則厥陰多血少氣。陽有餘則陰不足,陰有餘則陽不足,此天地盈虚之常數也,惟陽明則氣血皆多,蓋血氣皆生於陽明也。”森立之曰:“志説是。《素問》論陽明之多血氣,而不及於太陰。《太素》作太陰多血氣,則與陽明相合,是脾胃肺大腸共爲生氣血之根源,不待辨而自明矣。”

〔4〕天之常數:馬蒔曰:“此雖人之常數,實天有陰陽太少所生,故曰此亦天之常數也。”

按語:本節所述六經氣血多少,與《靈樞·五音五味》、《九鍼論》所載不同。張介賓曰:“兩經言氣血之數者凡三,各有不同……須知《靈樞》多誤,當以此篇爲正”。但由於六經氣血的多少,純屬古人推理,没有嚴格量的概念,故今不能斷然定論,茲將本篇與《靈樞》兩篇所述,列表對照,以供參考。

六經血氣多少對照表

六經	太陽	少陽	陽明	太陰	少陰	厥陰
血氣形志	多血少氣	少血多氣	多血多氣	少血多氣	少血多氣	多血少氣
五音五味	多血少氣	少血多氣	多血多氣	多血少氣	多血少氣	多氣少血
九鍼論	多血少氣	少血多氣	多血多氣	多血少氣	少血多氣	多血少氣

足太陽與少陰爲表裏,少陽與厥陰爲表裏,陽明與太陰爲表裏,是爲足〔1〕陰陽也。手太陽與少陰爲表裏,少陽與心主爲表裏〔2〕,陽明與太陰爲表裏,是爲手之陰陽也。今知手足陰陽所苦〔3〕,凡治病必先去其血,乃去其所苦,伺之所欲〔4〕,然後寫有餘,補不足〔5〕。先去其血,謂見血脈盛滿獨異於常者乃去之,不謂常刺則先去其血也。

〔1〕足:滑壽《讀素問抄》“足”下有“之”字。按律以下“手之陰陽”

句,"之"字當補。

〔2〕少陽與心主爲表裏:馬蒔曰:"三焦爲府故曰表,心主爲藏故曰裏,其脈則共見於右手尺部。惜乎後世之人不能知此,但知有命門之説,而不知此部有二經之脈也。是手少陽與心主爲表裏者如此。"

〔3〕今知手足陰陽所苦:《太素》卷十九《知形志所宜》無此八字。按《太素》"手之陰陽"句下,楊注有"今知手足陰陽所在"之語。據此,疑《素問》原無此八字,乃後人依楊注竄補,而改"所在"爲"所苦"耳。

〔4〕伺之所欲:《廣韻·七志》:"伺,察也。""之"與"其"義同。

〔5〕寫有餘,補不足:森立之曰:"凡治病不論何病,其實者,必先去其有血者,其無可取血之證者,不可去血,但乃以小針,刺寫去其所苦之氣,是爲寫有餘之法。又伺候其人所欲覺快通之處,刺以補其氣,是爲補不足之法。"

欲知背俞〔1〕**,先度其兩乳間,中折之,更以他草度去半已**〔2〕**,即以兩隅**〔3〕**相拄**〔4〕**也,乃舉**〔5〕**以度其背,令其一隅居上,齊脊大椎**〔6〕**,兩隅在下,當其下隅者,肺之俞也;**度,謂度量也,言以草量其乳間,四分去一,使斜與横等,折爲三隅,以上隅齊脊大椎,則兩隅下當肺俞也。**復下一度,心之俞也;**謂以上隅齊脊三椎也。**復下一度,左角**〔7〕**肝之俞也,右角**〔8〕**脾之俞也;復下一度,腎之俞也。是爲五藏之俞**〔9〕**,灸刺之度**〔10〕**也。**《靈樞經》及《中誥》咸云:"肺俞在三椎之傍,心俞在五椎之傍,肝俞在九椎之傍,脾俞在十一椎之傍,腎俞在十四椎之傍。"尋此經草量之法,則合度之人,其初度兩隅之下,約當肺俞,再度兩隅之下,約當心俞,三度兩隅之下,約當七椎,七椎之傍,乃鬲俞之位。此經云左角肝之俞,右角脾之俞,殊與《中誥》等經不同。又四度則兩隅之下約當九椎,九椎之傍乃肝俞也。經云腎俞,未究其源。

〔1〕背俞:即五臟之俞,因其皆在背部之足太陽經,故總稱爲背俞。

〔2〕更以他草度去半已:《太素》卷十一《氣穴》、《醫心方》卷二第二"去"下並有"其"字。此云較前草之半而折之,適長三寸,即恰如左右兩穴俠脊之骨度。"已"猶畢也。

〔3〕隅:《太素》卷十一《氣穴》作"禺",下同。按《説文·阜部》:

"隅,陬也,禺聲。""陬"角也。取聲之字,古韻同部,故"隅""禺"通用。

〔4〕相拄:"拄"朝本作"柱"。按《太素》卷十一《氣穴》、《醫心方》卷二第二並作"柱",本篇《釋音》亦作"柱",與朝本合。本句言以前長草正中对折作人字形,其兩端與短草兩邊相支撑,成等邊三角形。

〔5〕舉:《醫心方》卷二第二"舉"下有"臂"字。

〔6〕齊脊大椎:謂齊於大椎骨頭。

〔7〕左角:《太素》卷十一《氣穴》、《醫心方》卷二第二並作"右角"。

〔8〕右角:《太素》卷十一《氣穴》、《醫心方》卷二第二並作"左角"。

〔9〕五藏之俞:森立之曰:"此五藏俞穴法,蓋古來一種別傳之法,故不與《靈樞》所説五藏俞合也。古來注家王氏已來以爲背二行,非是。此所云五藏俞,即背三行也,肺俞爲魄户,心俞爲神堂,肝脾二俞爲膈闗,腎俞爲魂門也。"

〔10〕度:準則。《書·太甲中》孔疏:"準法謂之度。"

形樂志苦,病生於脈,治之以灸刺〔1〕;形,謂身形。志,謂心志。細而言之〔2〕,則七神殊守;通而論之,則約形志以爲中外爾。然形樂,謂不甚勞役。志苦,謂結慮深思。不甚勞役,則筋骨平〔3〕調;結慮深思,則榮衛乖否,氣血不順,故病生於脈焉。夫盛寫虚補,是灸刺之道,猶當去其血絡而後調之,故上文曰:"凡治病必先去其血,乃去其所苦,伺之所欲,然後寫有餘,補不足。"則其義也。**形樂志樂,病生於肉,治之以鍼石**〔4〕。志樂,謂悦懌忘憂也。然筋骨不勞,心神悦懌,則肉理相比,氣道滿填,衛氣怫結,故病生於肉也。夫衛氣留滿,以鍼寫之;結聚膿血,石而破之。石,謂石鍼,則砭石也。今亦以鈚鍼代之。**形苦志樂,病生於筋,治之以熨引。**形苦,謂修業就役也。然修業以爲,就役而作,一過其用,則致勞傷,勞用以傷,故病生於筋。熨,謂藥熨。引,謂導引。**形苦志苦,病生於咽嗌**〔5〕**,治之以百藥**〔6〕**。**修業就役,結慮深思,憂則肝氣并於脾,肝與膽合,嗌爲之使,故病生於嗌也。《宣明五氣篇》曰:"精氣并於肝則憂。"《奇病論》曰:"肝者中之將也,取决於膽,咽爲之使也。"新校正云:按《甲乙經》"咽嗌"作"困竭"。"百藥"作"甘藥"。**形數驚恐**〔7〕**,經絡**〔8〕**不通,病生於不仁**〔9〕**,治之以按摩醪藥**〔10〕**。**驚則脈氣併,恐則神不收,脈併神游,故經絡不通而爲不仁之病矣。夫按摩者,所以開通閉塞,導引陰陽。醪藥者,所以養正祛邪,調中理氣。故方之爲用,宜以此焉。醪藥,謂酒藥也。不仁,謂不應其用,則痛痹矣。**是謂五形志也。**

〔1〕形樂志苦,病生於脈,治之以灸刺:張介賓曰:"形樂者,身無勞也。志苦者,心多慮也。心主脈,深思過慮則脈病矣。脈病者,當治經絡,故當隨其宜而灸刺之。"張志聰曰:"形樂則肌膚盛,肌膚盛則陽氣留於陰也久,陽不在表,則邪直傷於陰;志苦則傷神,神傷則血脈虚而邪氣易入,故病生於脈也,宜灸以啟留陷之陽,宜刺以去血脈之痹。"

〔2〕細而言之:四庫本"細"上有"身形心志"四字。

〔3〕平:趙本作"半"。

〔4〕形樂志樂,病生於肉,治之以鍼石:吴崑曰:"形樂則無筋骨之勞,志樂則無脈之滯,但過於膏粱而已。膏粱之變,能生癰腫,故病生於肉,宜治之以鍼石決其大膿也。"

〔5〕咽嗌:《太素》卷十九《知形志所宜》"嗌"作"喝"。按:"咽"爲"噎"之或字。《廣韻·十六屑》:"噎,食塞,又作咽。"楊上善曰:"喝,肺喘聲也。"形苦志苦,必多憂思,憂則傷肺,思則傷脾,故易發食塞、肺喘之病。

〔6〕百藥:《太素》卷十九《知形志所宜》"藥"上無"百"字。按:"百藥"當依林校作"甘藥"。《靈樞經·邪氣藏府病形》:"陰陽形氣俱不足,勿取以鍼,而調以甘藥。"

〔7〕形數驚恐:"數(shuò 朔)"《廣韻·四覺》:"數,頻數。"所謂"形數"是指形體多勞,如用力舉重,入房過度,汗出浴水等。"驚恐"謂心志驚懼。

〔8〕經絡:《太素》卷十九《知形志所宜》作"筋脈"。

〔9〕不仁:即肢體麻木。丹波元簡曰:"按不仁即《神農本經》死肌,後世所謂木是。痛乃頑痹,後世所謂麻是。二證不同,然麻者必木,木者多麻,故王注以下並以痛痹釋之。"

〔10〕醪藥:《甲乙經》卷六第二"藥"作"醴"。《太素》楊注亦作"醴"。

刺陽明出血氣〔1〕**,刺太陽出血惡氣**〔2〕**,刺少陽出氣惡血**〔3〕**,刺太陰出氣惡血**〔4〕**,刺少陰出氣惡血**〔5〕**,刺厥陰出血惡**

氣[6]**也。**明前三陽三陰血氣多少之刺約[7]也。新校正云:按《太素》云:“刺陽明出血氣,刺太陰出血氣。”楊上善注云:“陽明太陰雖爲表裏,其血氣俱盛,故並寫血氣。”如是則太陰與陽明等,俱爲多血多氣。前文太陰一云多血少氣,二云多氣少血,莫可的知。詳《太素》血氣並寫之旨,則二説俱未爲得,自與陽明同爾。又此刺陽明一節,宜續前寫有餘補不足下,不當隔在草度法五形志後。

〔1〕刺陽明出血氣:《太素》卷十九《知形志所宜》“刺”上有“故曰”二字。按:前文云“陽明常多氣多血”,故刺之宜出血氣。

〔2〕惡氣:“惡”有不宜的意思。《漢書·夏侯勝傳》顔注:“惡,謂忌諱。”前文云“太陽常多血少氣”,故刺之不宜寫氣。

〔3〕出氣惡血:按前文云“少陽常少血多氣”,故刺之不宜寫血。

〔4〕出氣惡血:《太素》卷十九《知形志所宜》作“出血氣”。楊上善曰:“此二太陰與二陽明雖爲表裏,其血氣俱盛,故并寫血氣也。”

〔5〕出氣惡血:按前文云“少陰常少血多氣”,故刺之不宜寫血。

〔6〕出血惡氣:按前文云“厥陰常多血少氣”,故刺之不宜寫氣。

〔7〕約:四庫本作“法”。

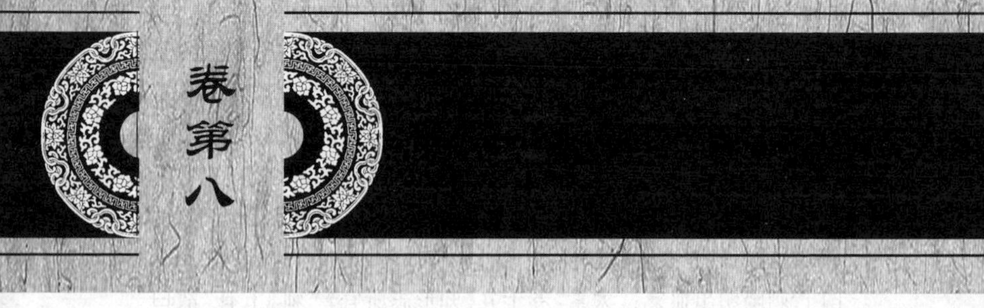

寶命全形論篇第二十五新校正云:按全元起本在第六卷,名《刺禁》。

提要:篇中首先論述人體與天地四時陰陽之理,次論針刺之要"必先治神"及"静意視義,觀適之變"、"深淺在志,遠近若一"、"手如握虎,神無營於衆物"等具體行鍼要求。

黄帝問曰:天覆地載,萬物悉備,莫貴於人,人以天地之氣生,四時之法成[1],天以德流,地以氣化,德氣相合,而乃生焉。《易》曰:"天地絪緼,萬物化醇。"此之謂也。則假以温凉寒暑,生長收藏,四時運行而方成立。**君王衆庶,盡欲全形**,貴賤雖殊,然其寶命一矣,故好生惡死者,貴賤之常情也。**形之**[2]**疾病**[3]**,莫知其情,留淫日深,著**[4]**於骨髓,心私慮之**,新校正云:按《太素》"慮"作"患"。**余欲**[5]**鍼除其疾病,爲之柰何?**虚邪之中人微,先見於色,不知於身,有形無形,故莫知其情狀也。留而不去,淫衍日深,邪氣襲虚,故著於骨髓。帝矜不度[6],故請行其鍼。新校正云:按别本"不度"作"不庶"。**岐伯對曰:夫鹽之味**[7]**鹹者,其氣令器津泄**;鹹,謂鹽之味苦,浸淫而潤物者也。夫鹹爲苦而生,鹹[8]從水而有水也[9],潤下而苦泄,故能令器中水津液潤[10]滲泄焉。凡虚中而受物者皆謂之器,其於體外則謂陰囊,其於身中所同[11]則謂膀胱矣。然以病配於五藏,則心氣伏於腎中而不去,乃爲是矣。何者?腎象水而味鹹,心合火而味苦,苦流汗液,鹹走胞囊,火爲水持,故陰囊之外津潤如汗而滲泄不止也。凡鹹之爲氣,天陰則潤,在土則浮,在人則囊濕而皮膚剥起。**絃絕**〔12〕**者，其音嘶敗**〔13〕；陰囊津泄〔14〕而脈絃絕者，診當言音嘶嗄，敗易舊聲爾。何者？肝氣傷也，肝氣傷則金本缺，金本缺則肺氣不全，肺主音聲，故言音嘶嗄。**木敷者其葉發**〔15〕；敷，布也。言木氣散布外榮於所部者，其病當發於肺葉之中也。何者？以木氣發散故也。《平人氣象論》曰："藏真散於肝。"肝又合木也。**病深者其聲噦。**噦，謂聲〔16〕濁惡也。肺藏惡血，故如是。**人有此三**〔17〕**者，是謂壞府**〔18〕，府，謂胸也。以肺處胸中故也。壞，謂損壞其府而取病也。《抱朴子》云："仲景開胸以納赤餅。"由此則胸可啟之而取病矣。三者，謂脈弦絕，肺葉發，聲濁噦。**毒藥無治，短鍼**〔19〕**無取，此皆絕皮傷肉，血氣争黑**〔20〕**。**病内潰於肺中，故毒藥無治。外不在於經絡，故短鍼無取。是以絕皮傷肉，乃可攻之。以惡血久與肺氣交争，故當血見而色黑也。新校正云：詳岐伯之對，與黄帝所問不相當。别按《太素》云："夫鹽之味鹹者，其氣令器津泄；絃絕者，其音嘶敗；木陳者，其葉落；病深者，其聲噦。人有此三者，是謂壞府，毒藥無治，短針無取。此皆絕皮傷肉血氣争黑。三字與此經不同，而注意大異。楊上善注云："言欲知病微者，須知其候。鹽之在於器中，津液洩於外，見津而知鹽之有鹹也。聲嘶，知琴瑟之絃將絕；葉落者，知陳木之已盡。舉此三物衰壞之徵，以比。聲噦識病深之候。人有聲噦同三譬者，是爲府壞之候。中府壞者，病之深也。其病既深，故鍼藥不能取，以其皮肉血氣各不相得故也。"再詳上善作此等注義，方與黄帝上下問答，義相貫穿。王氏解鹽鹹器津，義雖淵微，至於注絃絕音嘶，木敷葉發，殊不與帝問相協，考之不若楊義之得多也。

〔1〕四時之法成：《管子·正》："如四時之不貣，如星辰之不變，如宵如晝，如陰如陽，如日月之明曰法。"本書有《四氣調神論》、《藏氣法時論》篇。"四時之法成"者，謂應四時之氣，而修養一身，與"四氣"等篇之義相貫通。

〔2〕形之：按：此"形"字，與上"全形"之"形"字義别。上"形"字指形體言。此"形"字乃"刑"之借字。"形之"猶云"所傷。"

〔3〕疾病：《太素》卷十九《知鍼石》作"所疾"。

〔4〕著："著"與"宁"音義同。《説文·貝部》："貯"下段注："貯與宁音義皆同。""貯"有"藏"義。

〔5〕欲：《太素》十九《知鍼石》"欲"下有"以"字。

〔6〕不度:《素問札記》引驪恕公曰:"不度疑衆庶,衆古文作众,字形相似,故譌。"

〔7〕味:疑衍。袁刻《太素》無"味"字。

〔8〕鹹:周本無"鹹"字。

〔9〕水也:周本"水也"二字互乙。"水"字屬下讀。

〔10〕潤:守校本無"潤"字。

〔11〕所同:周本作"所司"。

〔12〕絶:《廣雅·釋詁一》:"絶,斷也。"

〔13〕嘶敗:"敗"字疑衍。"敗"乃"嘶"字旁注,傳抄誤入正文。"其音嘶"與下"其葉發"、"其聲噦",句例一致,《太素》楊注不出"敗"字,當可据。

〔14〕泄:元殘一作"液"。

〔15〕木敷者其葉發:《太素》卷十九《知鍼石》"敷"作"陳"。"發"作"落發"。按:"陳"似應作"神","陳""神"聲形易誤。《爾雅·釋木》:"木自弊,神。"楊注以"落"釋"發",混入正文。木神葉發,猶云木壞葉落也。

〔16〕聲:讀本作"有"。

〔17〕三:爲"四"之誤字。《説文·四部》"二二,籒文四"。"三"、"二二"形近易誤。魏正始《三體石經》凡古文"四"字皆作"二二"。

〔18〕壞府:按:上言"其氣"指腎虚,"其音"指肺虚,"其葉"指肝虚,"其聲"指脾虚,四臟皆病,故曰"壞府",府猶臟也。

〔19〕短鍼:即小鍼。

〔20〕血氣争黑:《太素》卷十九《知鍼石》"黑"作"異"。按:似當作"矣"。"黑"、"異"形誤,"異"、"矣"聲誤。"矣"語末助詞,"血氣争矣",言血氣不相得。

帝曰:余念其痛〔1〕**,心爲之亂惑反甚**〔2〕**,其病不可更代**〔3〕**,百姓聞之,以爲**〔4〕**殘賊,爲之奈何?** 殘,謂殘害。賊,謂損劫。言恐涉於不仁,致〔5〕慊於黎庶也。**岐伯曰:夫人生於地,懸命於天**〔6〕**,天地合氣,命之曰人。** 形假物成,故生於地,命惟天賦,故懸於天。德氣同歸,故謂之人也。《靈樞經》曰:"天之在我者德,地之在我者氣,德流氣薄而生者也。"然德者道之用,氣者生之母也。**人能應四時者,天地爲之父母。** 人能應四時和氣而養生者,天地恒畜養之,故爲父母。《四氣調神大論》曰:"夫四時陰陽者,萬物之根本也,所以聖人春夏養陽,秋冬養陰,以從其根,故與萬物沉浮於生長之門也。"**知**[7]**萬物者,謂之天子。**知萬物之根本者,天地常育養之,故謂曰天之子。**天有陰陽,人有十二節**[8]**。**節,謂節氣。外所以應十二月,内所以主十二經脈也。**天有寒暑,人有虚實。**寒暑有盛衰之紀,虚實表多少之殊,故人以虚實應天寒暑也。**能經**[9]**天地陰陽之化者,不失四時;知**[10]**十二節之理者,聖智不能欺**[11]**也。**經,常也。言能常應順天地陰陽之道而修養者,則合四時生長之宜。能知十二節氣之所遷至者,雖聖智亦不欺侮而奉行之也。**能存八動之變**[12]**,五勝更立;能達**[13]**虚實之數**[14]**者,獨出獨入,呿吟**[15]**至微,秋毫**[16]**在目。**存,謂心存。達,謂明達。呿,謂欠呿。吟,謂吟嘆。秋毫在目,言[17]細必察也。八動,謂八節之風變動。五勝,謂五行之氣相勝。立,謂當其王時。變,謂氣至而變易。知是三者,則應效明著,速猶影響,皆[18]神之獨出獨入,亦非鬼靈能召遣也。新校正云:按楊上善云:"呿,謂露齒出氣。"

〔1〕痛:《太素》卷十九《知鍼石》作"病"。

〔2〕反甚:益甚。《吕氏春秋·察微》高注:"反,更也。"《荀子》楊注:"反,倍也。""更""倍",均"益"之意也。

〔3〕其病不可更代:"更代"同義複詞。《廣韻·十二庚》:"更,代也。"此謂帝言民病不可替代。

〔4〕以爲:《太素》卷十九《知鍼石》"爲"上無"以"字,連上讀。

〔5〕致:周本作"欲"。

〔6〕懸命於天:張介賓曰:"命唯天賦,故懸於天。""懸"本作"縣"。《説文·県部》:"縣,繫也。"徐鉉曰:"此本是縣掛之縣,借爲州縣之縣,今俗加心别作懸,義無所取。"

〔7〕知:《太素》卷十九《知鍼石》作"荷主"。

〔8〕十二節:高世栻曰:"人身手足十二骨節之氣,開闔運行,一如天晝開夜闔之陰陽也。"

〔9〕經:《左傳》宣公十二年杜注:"經,法也。"

〔10〕知:《太素》卷十九《知鍼石》"知"上有"能"字。

〔11〕欺:超越之意。楊上善曰:"欺,加也。"《禮記·檀弓上》鄭注:"加,猶踰也。"

〔12〕能存八動之變:"動"疑作"風"。"風"、"動"疊韻致誤。《太

素》卷十九《知鍼石》"變"下有"者"字。《爾雅·釋詁》:"存,察也。""能存八動之變"謂能察八風之變耳。

〔13〕達:《廣雅·釋詁一》:"達,通也。"

〔14〕數:作"理"解,見《管子·法法》房注。

〔15〕呿(qū 區)吟:《玉篇·口部》:"呿,張口貌。"《説文·口部》"吟""呻"二字互訓。段注:"呻者,吟之舒。吟者,呻之急。"慧琳《音義》卷七十九引《考聲》云:"呻吟,痛苦聲。""呿吟"謂張口而發出病苦之聲。

〔16〕秋毫:喻微細。《孟子·梁惠王》:"明足以察秋毫之末。"朱注:"毛至秋而末鋭,小而難見也。"

〔17〕言:周本作"謂"。

〔18〕皆:趙本"皆"上有"此"字。讀本、元殘一"皆"並作"此自"二字。

帝曰:人生有形,不離陰陽,天地合氣,别爲九野,分爲四時,月有小大,日有短長,萬物並至,不可勝量,虛實〔1〕呿吟,敢問其方〔2〕? 請説用鍼之意。**岐伯曰:木得金而伐,火得水而滅,土得木而達〔3〕,金得火而缺,水得土而絶,萬物盡然,不可勝竭〔4〕。** 達,通也。言物類雖不可竭盡而數,要之皆如五行之氣,而有勝負之性分爾。**故鍼有懸布〔5〕天下者五,黔首〔6〕共餘食,莫知之也。** 言鍼之道,有若高懸示人,彰布於天下者五矣。而百姓共知餘食,咸棄蔑之,不務於本,而崇乎末,莫知真要深在其中。所謂五者,次如下句。新校正云:按全元起本"餘食"作"飽食"。注云:"人愚不解陰陽,不知鍼之妙,飽食終日,莫能知其妙益。"又《太素》作"飲食"。楊上善注云:"黔首共服用此道,然不能得其意。"**一曰治神**,專精其心,不妄動亂也。所以云手如握虎,神無營於衆物,蓋欲調治精神,專其心也。新校正云:按楊上善云:"存生之道知此五者,以爲攝養可得長生也。魂神意魄志以神爲主,故皆名神,欲爲鍼者,先須治神。故人無悲哀動中,則魂不傷,肝得無病,秋無難也;無怵惕思慮,則神不傷,心得無病,冬無難也;無愁憂不解,則意不傷,脾得無病,春無難也;無喜樂不極,則魄不傷,肺得無病,夏無難也;無盛怒者,則志不傷,腎得無病,季夏無難也。是以五過不起於心,則神清性明;五神各安其藏,則壽延遐筭也。"**二曰知〔7〕養身**,知養己身之法,亦如養人之道矣。《陰陽應象大論》曰:"用鍼者,以我知彼,用之不殆。"此之謂也。新校正云:按《太素》"身"作"形"。楊上善云:"飲食男女,節之以限,風寒暑濕,攝之以時,有異單豹外凋之害,即内養形也。實慈恕以愛人,和塵勞而不迹,有殊張毅高門之傷,即外養形也。内外之養周備,則不求生而久生,無期壽而長壽,此則鍼布養形之極也。玄元皇帝曰:太上養神,其次養形。"詳王氏之注,專治神養身於用鍼之際,其説甚狹,不若上善之説爲優。若必以此五者解爲用鍼之際,則下文知毒藥爲真,王氏亦不專用鍼爲解也。"**三曰知毒藥爲真**[8],毒藥攻邪,順宜而用,正真之道,其在兹乎?**四曰制砭石小大**[9],古者以砭石爲鍼,故不舉九鍼,但言砭石爾。當制其大小者,隨病所宜而用之。新校正云:按全元起云:"砭石者,是古外治之法,有三名:一鍼石,二砭石,三鑱石,其實一也。古來未能鑄鐵,故用石爲鍼,故名之鍼石,言工必砥礪鋒利,制其小大之形,與病相當。黄帝造九鍼,以代鑱石,上古之治者,各隨方所宜,東方之人多癰腫聚結,故砭石生於東方。"**五曰知府藏血氣之診**[10]**。**諸陽爲府,諸陰爲藏,故《血氣形志篇》曰:"太陽多血少氣,少陽少血多氣,陽明多氣多血,少陰少血多氣,厥陰多血少氣,太陰多氣少血。是以刺陽明出血氣,刺太陽出血惡氣,刺少陽出氣惡血,刺太陰出氣惡血,刺少陰出氣惡血,刺厥陰出血惡氣也。"精知多少,則補寫萬全。**五法俱立,各有所先**[11]**。**事宜則應者先用。**今末世之刺也,虚者實之,滿者泄之,此皆衆**[12]**工所共知**[13]**也。若夫法天則地,隨應而**[14]**動,和**[15]**之者若響,隨之者若影,道無鬼神,獨來獨往**[16]**。**隨應而動,言其效也。若影若響,言其近也。夫如影之隨形,響之應聲,豈復有鬼神之召遣耶?蓋由隨應而動之自得爾。

〔1〕虚實:四庫本作"欲去"。

〔2〕方:楊上善曰:"方,道也。"

〔3〕土得木而達:于鬯曰:"《説文·辵部》:達,行不遇也。財達之本義,竟是不通之謂。凡作通達義者,卻以反義爲訓,惟此達字爲得本義耳。土得木者,木克土也。土受木克而曰達,非行不相遇之義乎?上文云木得金而伐,火得金而滅;下文云金得木而缺,水得土而絶。達字與伐、滅、缺、絶等字同一韻,義亦一類。"

〔4〕不可勝竭:即不勝枚舉之意。《説文·立部》:"竭,負舉也。"段注:"凡手不能舉者,負而舉之。"張舜徽曰:"竭即揭也。"

〔5〕布:明緑格抄本"布"下有"於"字。

〔6〕黔首:《説文·黑部》:“黔,黎也。秦謂民爲黔首,謂黑色也。周謂之黎民。”《廣雅·釋詁四》:“黔首,民也。”王念孫疏證:“《祭義》云:明命鬼神以爲黔首則。《魏策》云:撫社稷,安黔首。《吕氏春秋·大樂篇》云:和遠近,説黔首。《韓非子·忠孝篇》云:古者黔首悗密惷愚。諸書皆在六國未滅之前,蓋舊有此稱,而至秦遂以爲定名,非始皇創爲之也。”

〔7〕知:《太素》卷十九《知鍼石》作“治”。按:作“知”、“治”均誤。“治”蒙上衍,“知”涉下衍。楊注引“太上養神,其次養形”,似楊據本《太素》無“治”字。

〔8〕知毒藥爲真:即深知藥物之真僞。“爲”通“僞”,《廣雅·釋詁三》:“僞,爲也。”王念孫云:“爲、僞古同聲同義。”馬蒔曰:“蓋毒藥攻病,氣味異宜,吾當平日皆真知之,然後可以知之不謬。”

〔9〕四曰制砭石小大:沈祖綿曰:“此言鍼有懸布天下者五,一神,二身,三真,五診,皆韻葉,獨此句不葉,疑脱兩字,當作四曰制砭石小大之瘨,方與下句五曰知府藏血氣之診,相對爲文。《説文》:瘨,病也。蓋病有内外,砭有大小,故制法有異。”

〔10〕知府藏血氣之診:張介賓曰:“不知府藏,則陰陽表里不明;不知血氣,則經絡虚實不辨,皆不足以言診。”

〔11〕五法俱立,各有所先:楊上善曰:“此五法各有所長,故用之各有所先也。”

〔12〕衆:四庫本作“凡”。

〔13〕知:藏本作“之”。

〔14〕而:四庫本作“即”。

〔15〕和:作“應”解。《説文·口部》:“和,相whose也。”

〔16〕獨來獨往:謂施鍼時獨知氣之逆順虚實之意。《靈樞·九鍼十二原》:“知其往來,要與之期,粗之闇乎,妙哉工獨有之。”《小鍼解》:“知其往來者,知氣之逆順盛虚也。妙哉工獨有之者,盡知鍼意也。”馬蒔以爲“獨往獨來,此乃用鍼之法,可謂至神,實非衆人所能知。”是爲本句碻解。

帝曰:願聞其道。岐伯曰:凡刺之真〔1〕**,必先治神**〔2〕,專其精神,寂無動亂,刺之真要,其在斯焉。**五藏已定,九候已備**〔3〕**,後乃**〔4〕**存鍼**,先定五藏之脈,備循九候之診。而有太過不及者,然後乃存意於用鍼之法。**衆脈不見,衆凶弗聞**〔5〕**,外内相得**〔6〕**,無以形先**〔7〕,衆脈,謂七診之脈。衆凶,謂五藏相乘。外内相得,言形氣相得也。無以形先,言不以已形之衰盛寒温,料病人之形氣使同於己也。故下文曰:**可玩[8]往來,乃施於人。**玩,謂玩弄,言精熟也。《標本病傳論》曰:"謹熟陰陽,無與衆謀。"此其類也。新校正云:按此文出《陰陽别論》,此云《標本病傳論》者,誤也。**人有虚實[9]。五虚勿近,五實勿遠[10],至其當發,間不容瞚[11]。**人之虚實,非其遠近而有之,蓋由血氣一時之盈縮爾。然其未發,則如雲垂而視之可久;至其發也,則如電滅而指所不及。遲速之殊,有如此矣。新校正云:按《甲乙經》"瞚"作"暄"。全元起本及《太素》作"眴"。**手動若務[12],鍼耀而匀[13],**手動用鍼,心專務於一事也。《鍼經》曰:"一其形,聽其動静,而知邪正。"此之謂也。鍼耀而匀,謂鍼形光淨而[14]上下匀平。**静意視義[15],觀適之變[16],是謂冥冥[17],莫知其形,**冥冥,言血氣變化之不可見也。故静意視息,以義斟酌,觀所調適經脈之變易爾。雖且鍼下用意精微而測量之,猶不知變易形容誰爲其象也。新校正云:按《八正神明論》云:"觀其冥冥者,言形氣榮衛之不形於外,而工獨知之,以日之寒温,月之虚盛,四時氣之浮沉,參伍相合而調之,工常先見之,然而不形於外,故曰觀於冥冥焉。"**見其烏烏,見其稷稷[18],從見其飛[19],不知其誰[20],**烏烏,嘆其氣至。稷稷,嗟其已應。言所鍼得失,如從空中見飛鳥之往來,豈復知其所使之元主耶!是但見經脈盈虚而爲信,亦不知其誰之所召遣爾。**伏如横弩[21],起[22]如發機[23]。**血氣之未應鍼,則伏如横弩之安静;其應鍼也,則起如機發之迅疾。

〔1〕凡刺之真:猶言鍼刺之正法。《文選·古詩十九首》善注:"真,正也。"

〔2〕治神:馬蒔曰:"上曰治神者,平日之功,而此曰治神者,臨鍼之法,蓋惟神氣既肅,而後可以專心治鍼也。"

〔3〕備:《甲乙經》卷五第四作"明"。

〔4〕後乃:《太素》卷十九《知鍼石》作"迺緩"。

〔5〕衆脈不見,衆凶弗聞:《甲乙經》卷五第四"不"作"所"。下一"弗"字同。孫鼎宜曰:"脈應從目。《爾雅》:脈,視也。凶,古通訩,聚訟之聲也。鍼,醫之神,不可營於衆物,故十目視之而如不見,衆口敖敖而如無聞也。"

〔6〕外内相得:猶云色脈相得。本書《徵四失論》:"外内相失。"王

注:“外謂色,内謂脈也。”彼云“相失”,此云“相得”,反正成義。

〔7〕無以形先:楊上善曰:“不惟形之善惡爲候。”

〔8〕玩:《太素》卷十九《知鍼石》作“棁”。田晉蕃《素問校正》引《太素》作“抏”,訓動貌,與楊注合。但其所據《太素》未知何本?而細審文義,仍以作“玩”爲是。

〔9〕人有虚實:《甲乙經》卷五第四作“虚實之要”。

〔10〕五虚勿近,五實勿遠:森立之曰:“遠近者,謂遲速也。《九鍼十二原篇》云:刺之微在速遲。此言五藏之氣虚者,鍼之勿用近速之刺法;五藏之氣實者,鍼之勿用遠遲之刺法,五藏必有虚實,鍼法必有補寫也。”

〔11〕瞚:《説文·目部》:“瞚,開闔目數摇也。”《莊子·庚桑楚》《釋文》“瞚字又作瞬。”《廣韻·二十二稕》:“瞬、瞚、眴、眣爲一字。”瞬,俗謂眨眼。

〔12〕手動若務:若,猶而也。吴崑曰:“動,用鍼也。務,專一也。”

〔13〕鍼耀而匀:按:“耀”是“摇”之假字,“耀”“摇”古音諧聲。“匀”者。馬蒔所謂“入鍼淺深,各隨經絡”也。

〔14〕而:四庫本無“而”字。

〔15〕義:依王注似應作“息”。

〔16〕觀適之變:柯校本“適”作“敵”。按:“適”、“敵”通。《禮記·燕義》:“莫敢適之義也。”《釋文》本亦作“敵”。《漢書·賈誼傳》集注:“適,當也。”“觀適之變”猶言觀察鍼入後當然的變化。

〔17〕冥冥:無形象之貌,見《淮南·精神訓》高注。

〔18〕烏烏稷稷:森立之曰:“烏烏、稷稷,王注可從,蓋烏烏者,即後文所云伏如横弩是也,言鍼下有氣至烏烏然,微動未發起也。烏烏猶蝹蝹也。《廣雅》云:蝹蝹,動也。稷稷者,後文所云起如發機是也,言針下氣應,其貌稷稷、嚴利而有力勢也。”

〔19〕從見其飛:于鬯曰:“從字蓋徒字形近之誤。不知與徒見意義相合。”張介賓曰:“從見其飛,言氣之或往或來如鳥之飛也。然此皆無中之有,莫測孰爲之主,故曰不知其誰。”

〔20〕不知其誰:《太素》卷十九《知鍼石》作“不見其雜”。

〔21〕伏如横弩:《濟生拔萃》卷二《竇太師流注指要賦》引“横”作“彉”。《廣雅·釋詁一》:“彉,張也。”曰“張弩”,曰“發機”,上下文義相應。《説文·人部》:“伏,司也。”段注:“引申之爲隱伏。”此指經氣未至之

意。《説文·弓部》:"弩,弓有臂者。""伏如彍弩"謂氣尚未至之時,應留鍼候氣,有如張弓之待發。

〔22〕起:《濟生拔萃》卷二《竇太師流注指要賦》引作"應"。

〔23〕機:《書·太甲上》孔傳:"機,弩牙也。"

帝曰:何如而虚,何如而實?言血氣既伏如橫弩,起如發機,然其虚實豈留呼而可爲準定耶?虚實之形,何如而約之?**岐伯曰:刺虚者須其實,刺實者須其虚**〔1〕,言要以氣至有效而爲約,不必守息數而爲定法也。**經氣已至,慎守勿失**,無變法而失經氣也。**深淺在志**〔2〕**,遠近若一**〔3〕**,如臨深淵,手如握虎**〔4〕**,神無營於衆物**〔5〕**。**言精心專一也。所鍼經脈,雖深淺不同,然其補寫皆如一,俞〔6〕之專意,故手如握虎,神不外營焉。新校正云:按《鍼解論》云:"刺實須其虚者,留鍼陰氣隆至,乃去鍼也。刺虚須其實者,陽氣隆至,鍼下熱,乃去鍼也。經氣已至,慎守勿失者,勿變更也。深淺在志者,知病之内外也。遠近如一者,深淺其候等也。如臨深淵者,不敢墮也。手如握虎者,欲其壯也。神無營於衆物者,静志觀病人,無左右視也。"

〔1〕刺虚者須其實,刺實者須其虚:胡澍云:"刺虚句似當依《鍼解論》與下句互易,須其實與下失、一、物爲韻。"馬蒔曰:"凡刺病人之虚者,必待其實,即《鍼解論》之所謂陽氣隆至,鍼下熱,乃去鍼也。凡刺病人之實者,必待其虚,即《鍼解論》之所謂留鍼陰氣隆至,乃去鍼也。"

〔2〕深淺在志:《詩·關雎序》孔疏:"藴藏在心謂之爲志。"此言鍼刺之深淺,應時時念慮在心以記之。

〔3〕遠近若一:楊上善曰:"使之得中,不可過與不及,故曰若一也。"

〔4〕手如握虎:森立之曰:"握虎二字,於義不通,虎固非可握之物。考虎即琥之古字。《説文》:琥,發兵瑞玉,爲虎文。握虎者,謂持發兵之瑞玉符,爲謹嚴之極也。"

〔5〕神無營於衆物:《淮南子·精神訓》高注:"營,惑也。一曰亂。"此謂鍼刺之時,精神專一,即《鍼解篇》"静志觀病人,無左右視也。"

〔6〕俞:《素問校譌》引古抄本作"喻"。

八正神明論篇第二十六

新校正云:按全元起本在第二卷。又與《太素·知官能篇》大意同,文勢小異。

提要:本篇首論刺法與四時八正、日月星辰變化的關係;次對形與神作了精要的説明。

黄帝問曰：用鍼之服，必有法則焉，今何法何則？服，事也。法，象也。則，準也，約也。**岐伯對曰：法天則地[1]，合以天光。**謂合[2]日月星辰之行度。

〔1〕法天則地：明緑格抄本作"法則天地"。

〔2〕合：周本作"候"。

帝曰：願卒[1]聞之。岐伯曰：凡刺之法，必候[2]日月星辰四時八正[3]之氣，氣定乃刺之。候日月者，謂候日之寒温，月之空滿也。星辰者，謂先知二十八宿之分，應水漏刻者也。略而言之，常以日加之於宿上，則知人氣在太陽否[4]，日行一舍，人氣在三陽與陰分矣。細而言之，從房至畢十四宿，水下五十刻，半日之度也。從昴至心亦十四宿，水下五十刻，終日之度也。是故從房至畢者爲陽，從昴至心者爲陰，陽主晝，陰主夜也。凡日行一舍，故[5]水下三刻與七分刻之四也。《靈樞經》曰："水下一刻，人氣在太陽；水下二刻，人氣在少陽；水下三刻，人氣在陽明；水下四刻，人氣在陰分。"水下不止，氣行亦爾。又曰："日行一舍，人氣行於身一周與十分身之八；日行二舍，人氣行於身三周與十分身之六；日行三舍，人氣行於身五周與十分身之四；日行四舍，人氣行於身七周與十分身之二；日行五舍，人氣行於身九周。"然日行二十八舍，人氣亦行於身五十周與十分身之四。由是故必候日月星辰也。四時八正之氣者，謂四時正氣八節之風來朝於太一者也。謹候其氣之所在而刺之，氣定乃刺之者，謂八節之風氣静定，乃可以刺經脈，調虛實也。故《曆忌》云："八節前後各五日，不可刺灸凶。"是則謂氣未定，故不可灸刺也。新校正云：按八節風朝太一，具《天元玉册》中。**是故天温日明，則人血淖液[6]而衛氣浮[7]；故血易寫，氣易行[8]；天寒日陰，則人血凝泣而衛氣沉。**泣，謂如水中居雪也。**月始生，則血氣始精[9]，衛氣始行；月郭滿[10]，則血氣實[11]，肌肉堅；月郭空[12]，則肌肉減，經絡虛，衛氣去[13]形獨居。是以因天時而調血氣也。是以天[14]寒無刺，**血凝泣而衛氣沉也。**天温無疑[15]，**血淖液而氣易行也。**月生無寫，月滿無補，月郭空無治，是謂得時而調之。**謂得天時也。**因天之序[16]，盛虛之時[17]，移光定位[18]，正立而待之。**候日遷移，定氣所在，南面正立，待氣至而調之也。**故日月生而寫[19]，是謂藏[20]虛；**血氣弱也。新校正云：按全元起本"藏"作"減"。"藏"當作"減"。**月滿而補,血氣揚[21]溢,絡有留血,命曰重實;**絡一爲經,誤。血氣盛也。留一爲流,非也。**月郭空而治,是謂亂經[22]。陰陽相錯,真邪不别[23],沉以留止[24],外虚内亂[25],淫邪乃起。**氣失紀,故淫邪起。

〔1〕卒:《爾雅·釋詁》:"卒,盡也。"

〔2〕候:觀察之意。《廣雅·釋詁一》:"候,望也。"

〔3〕八正:指春分、秋分、夏至、冬至、立春、立夏、立秋、立冬八個節氣。《史記·律書》:"律曆,天所以通五行八正之氣。"《索隱》:"八謂八節之氣,以應八方之風。"

〔4〕否:守校本無"否"字。

〔5〕故:守校本無"故"字。

〔6〕淖液:即"淖澤"。下"天温無疑"句《太素》楊注"天温血氣淖澤"可證兩詞通用。"淖澤"謂"濡潤",與下"凝泣"相對。

〔7〕浮:《雲笈七籤》卷五十七第六引作"揚"。

〔8〕故血易寫,氣易行:《雲笈七籤》卷五十七第六引無此七字。按:無此七字是。此七字疑係"人血淖液衛氣浮"之旁注,誤入正文。吴注本於"衛氣沉"句下增"凝則難寫,沉則難行"八字,以配上文,誤矣。

〔9〕月始生,則血氣始精:楊上善曰:"精者,謂月初血氣隨月新生,故曰精也。"

〔10〕月郭滿:即滿月,自地視月,恰如正圓。《漢書·尹賞傳》顔注:"郭,謂四周之内也。""郭"同"廓"。

〔11〕實:《太素》卷二十四《天忌》作"盛"。按:本書《移精變氣論》王注引作"盛",與《太素》合。

〔12〕月郭空:即朔日的月相。自地視月,則不見月光。

〔13〕衛氣去:楊上善曰:"經脈之内,陰氣隨月皆虚。經絡之外,衛之陽氣亦隨月虚,故稱爲去,非無衛氣也。"

〔14〕天:《甲乙經》卷五第一作"大"。下一"天"字同。

〔15〕疑:元殘一、趙本、吴本、明緑格抄本、周本、藏本、黄本並作"凝"。按:本書《移精變氣論》王注引作"凝",與各本合。惟"無凝"與"無刺"上下文不相協。《鍼灸大成》卷二《標幽賦》楊注"疑"引作"灸",於義較合,未知何據。

〔16〕因天之序:《吕氏春秋·君守》高注:"因,猶順也。""天之序",

謂四時生長收藏之序。

〔17〕盛虚之時:謂四時温熱涼寒之異。

〔18〕移光定位:姚止庵曰:"光,日光也。日隨時而移,氣隨日而治,春夏日行南陸,秋冬日轉北陸,春夏之日長,秋冬之日短。位,氣之所在也。言用針者,當隨日之長短,而定其氣之所在。"

〔19〕故日月生而寫:朝本、守校本"日"並作"曰"。按:作"曰"是。《太素》卷二十四《天忌》、本書《移精變氣論》王注引亦作"曰"。"月生"謂月初二、三日。

〔20〕藏:疑作"重"。"重虚"與下"重實"對文。《太素》楊注作"重虚"。

〔21〕揚:本書《移精變氣論》王注引作"盈"。按:作"盈"是。"盈溢"雙聲義同。《詩·鵲巢》毛傳:"盈,滿也。"

〔22〕亂經:吴崑曰:"亂經,紊亂經氣也。"

〔23〕陰陽相錯,真邪不别:森立之曰:"陰者,謂營魂,藏也;陽者,謂衛魄,府也。真邪不别者,即陰陽營衛二氣相交錯之謂也。"

〔24〕沉以留止:森立之曰:"二氣交錯,則害真氣,害真氣者,即謂邪也。其害真之邪氣沉在血中,令血留止。"

〔25〕外虚内亂:謂外絡空虚,内經擾亂。

帝曰:星辰八正〔1〕**何候?岐伯曰:星辰者,所以制日月之行也**〔2〕**。**制,謂制度。定〔3〕星辰則可知日月行之制度矣。略而言之,周天二十八宿三十六分,人氣行一周天,凡一千八分。周身十六丈二尺,以應二十八宿,合漏水百刻,都行八百一十丈,以分晝夜也。故人十息,氣行六尺,日行二分,二百七十息,氣行十六丈二尺,一周於身,水下二刻,日行二十分,五百四十息,氣行再周於身,水下四刻,日行四十分。二千七百息,氣行十周於身,水下二十刻,日行五宿二十分。一萬三千五百息,氣行五十周於身,水下百刻,日行二十八宿也。細而言之,則常以一十周加之一分又十分分之六,乃奇分盡矣。是故星辰所以制日月之行度也。新校正云:詳"周天二十八宿"至"日行二十八宿也",本《靈樞》文。今具《甲乙經》中。**八正者,所以候八風之虚邪以時至者也。**八正,謂八節之正氣也。八風者,東方嬰兒風,南方大弱風,西方剛風,北方大剛風,東北方凶風,東南方弱風,西南方謀風,西北方折風也。虚邪,謂乘人之虚而爲病者也。以時至,謂天應太一移居,以八節之前後,風朝中宫而至者也。新校正云：詳“太一移居”“風朝中宫”，義具《天元玉册》。**四時者，所以分春秋冬夏之氣所在[4]，以時調之也[5]，八正之虚邪，而避之勿犯也。**四時之氣所在者，謂春氣在經脈，夏氣在孫絡，秋氣在皮膚，冬氣在骨髓也。然觸冒虚邪，動傷真氣，避而勿犯，乃不病焉。《靈樞經》曰：“聖人避邪，如避矢石。”蓋以其能傷真氣也。**以身之虚，而逢天之虚，兩虚相感，其氣至骨，入則傷五藏[6]**，以虚感虚，同氣而相應也。**工候救之[7]，弗能傷也**，候知而止，故弗能傷之。救，止也。**故曰：天忌[8]不可不知也。**人忌於天，故云天忌，犯之則病，故不可不知也。

〔1〕八正：循檢上下文，“八正”下似脱“四時”二字。

〔2〕星辰者所以制日月之行也：吴崑曰：“星謂二十八宿辰躔度之次也。制，裁度也，所以裁度日月之行次於某宿某度也。蓋二十八宿經於天，晝夜異象，四時異見；人身營衛，晝行於陽，夜行於陰。日月之行，或以主晝，或以主夜，其象同也。日月有躔度，營衛有氣舍，故用鍼者，知日月之行度，則能候營衛之氣舍而取之矣。”

〔3〕定：胡本、元殘一、趙本並無“定”字，

〔4〕春秋冬夏之氣所在：四庫本“春秋冬夏”作“春夏秋冬”。吴崑曰：“所在，如正月二月人氣在肝；三月四月人氣在脾；五月六月人氣在頭；七月八月人氣在肺；九月十月人氣在心；十一月十二月人氣在腎。經中言氣之所在，不能盡同，此其一也。”此説可與王注互參。

〔5〕以時調之也：俞樾曰：“調下衍之也二字，本作四時者，所以分春秋冬夏之氣所在，以時調八正之虚邪，而避之勿犯也。今衍之也二字，文義隔絶。”

〔6〕入則傷五藏：于鬯曰：“此古文倒裝法。若云工候救之，弗能傷也，入則傷五藏。工候救之，承上文兩虚相感，其氣至骨而言。蓋其氣至骨之時，工猶可以候救，救者，即救使勿入五藏也。入則傷五藏，至於傷五藏，工亦弗能救矣。”

〔7〕工候救之：張志聰曰：“上工調其九候而救之。”

〔8〕天忌：根據四時節氣，不適于針刺之日期，是謂“天忌”。其義可參見《靈樞・九針論》《九宫八風》兩篇。

帝曰：善。其法星辰者，余聞之矣，願聞法往古者。岐伯曰：法往古者，先知《鍼經》[1]也。驗於來今者，先知日之寒温，月之

虚盛，以候氣之浮沉[2]**，而調之於身，觀其立**[3]**有驗也。**候氣不差，故立有驗。**觀其**[4]**冥冥**[5]**者，言形氣榮衛之不形於外，而工獨知之，**明前篇静意視義，觀適之變，是謂冥冥莫知其形也。雖形氣榮衛不形見於外，而工以心神明悟，獨得知其衰盛焉，善惡悉可明之。新校正云：按前篇乃《寶命全形論》。**以**[6]**日之寒温，月之虚盛，四時氣之浮沉，參伍相合而調之，工常先見之，然而不形於外，故曰觀於冥冥焉。**工所以常先見者，何哉？以守法而神通明也。**通於無窮者，可以傳於後世也。是故**[7]**工之所以異也，**法著故可傳後世，後世不絶則應用通於無窮矣。以獨見知，故工所以異於人也。**然而不形見於外，故俱不能見也。**工異於粗者，以粗俱不能見也。**視之無形，嘗之無味，故謂冥冥，若神髣髴**[8]**。**言形氣榮衛不形於外，以不可見，故視無形，嘗無味。伏如横弩，起如發機，窈窈冥冥，莫知元主，謂如神運髣髴焉。若，如也。**虚邪者，八正之虚邪氣**[9]**也。**八正之虚邪，謂八節之虚邪也。以從虚之鄉來，襲虚而入爲病，故謂之八正虚邪。**正邪**[10]**者，身形**[11]**若用力，汗出腠理開**[12]**，逢虚風，其中人也微，故莫知其情，莫見其形。**正邪者，不從虚之鄉來也。以中人微，故莫知其情意，莫見其形狀。**上工救其萌牙**[13]**，必先見**[14]**三部九候之氣，盡調不敗而救之，故曰上工**[15]**下工救其已成，救其已敗**[16]**。救其已成者，言不知三部九候之**[17]**相失，因病而敗之也**[18]**。**義備《離合真邪論》中。**知其所在者，知診三部九候之病脈處**[19]**而治之，故曰守其門户**[20]**焉，莫知其情而見邪**[21]**形也。**三部九候爲候邪之門户也。守門户，故見邪形。以中人微，故莫知其情狀也。

〔1〕鍼經：楊上善曰："往古伏羲氏始畫八卦，造書契，即可制《鍼經》攝生救病之道。"似指古之《鍼經》。現一般認爲《鍼經》即今本《靈樞經》。

〔2〕以候氣之浮沉：此與後文"四時氣之浮沉"一致，蓋春夏之氣爲"浮"，秋冬之氣爲"沉"。

〔3〕立：時間副詞，"即"也。今言"立刻"。

〔4〕其：《太素》卷二十四《本神論》作"於"。胡澍曰："依《靈樞·官能篇》作於，與下文合"。

〔5〕冥冥：無形象之貌，見《淮南子·精神訓》高注。冥冥亦有"幽、

暗”之義,見《廣韻·十五青》。

〔6〕以:《太素》卷二十四《本神篇》“以”下有“與”字。

〔7〕故:與“則”義同。

〔8〕髣髴:即“仿佛”,似有似無,所視不諦。《説文·人部》:“仿,相似也。”“佛,見不審也。”段注:“仿佛,雙聲疊字也。或作髣髴。”

〔9〕邪氣:“氣”字疑衍。以前“八正之虚邪而避之勿犯”句律之可證。檢王注“邪”下亦無“氣”字。

〔10〕正邪:即八方之正風。雖爲正風,當人體虚弱,汗出時,亦能傷人,但不若虚風之甚,故曰“正邪”。

〔11〕形:《太素》卷二十四《本神論》“形”下有“飢”字,並於此斷句。

〔12〕腠理開:《文選·風賦》善注引無此三字。

〔13〕萌牙:“牙”通“芽”。同義複詞。《廣雅·釋詁一》:“萌、芽,始也。”楊上善曰:“萌芽,未病之病,病之微也。”

〔14〕見:《太素》卷二十四《本神論》作“知”。按:作“知”是。律以下文“言不知”句可證。

〔15〕故曰上工:《太素》卷二十四《本神論》無“上工”二字,“故曰”連下讀。

〔16〕救其已成,救其已敗:《太素》卷二十四《本神論》無此八字。森立之引古抄本無“救其已敗”四字。

〔17〕之:《太素》卷二十四《本神論》“之”下有“氣以”二字。

〔18〕因病而敗之也:《太素》卷二十四《本神論》作“有因而疾敗之”。

〔19〕之病脈處:此四字誤倒,應作“病脈之處”。本書《離合真邪論》:“刺不知三部九候病脈之處”可證。

〔20〕門户:張介賓曰:“三部九候,即病脈由行出入之所,故曰門户。”

〔21〕邪:趙本作“真”。

帝曰:余聞補寫,未得其意。岐伯曰:寫必用方,方者,以氣方盛也,以月方滿也,以日方温也,以身方定[1]也,以息方吸而内鍼[2],乃復候其方吸而轉鍼[3],乃復候其方呼而徐引鍼[4],故曰寫必用方,其氣而[5]行焉。方,猶正也。寫邪氣出,則真氣流行矣。**補必用員[6],員者,行也,行者移也,**行,謂宣不行之氣,令必宣行。移,謂移未復之脈,俾其平復。**刺必中其榮,復以吸排鍼[7]也。**鍼入至血,謂之中榮。**故員與方,非[8]鍼也。**所言方員者,非謂鍼形,正謂行移之義也。**故養神[9]者,必知形之肥瘦,榮衛血氣之盛衰。血氣者,人之神,不可不謹養。**神安則壽延,神去則形弊,故不可不謹養也。

〔1〕身方定:張志聰曰:"身方定,陰陽不相錯也。"

〔2〕内鍼:即進鍼。"内"與"納"同。

〔3〕轉鍼:即捻鍼。

〔4〕引鍼:即出鍼。

〔5〕而:明緑格抄本、周本並作"易"

〔6〕員:張介賓曰:"員,員活也。行者行其氣,移者導其滯,凡正氣不足,則營衛不行,血氣留滯,故必用員以行之。"

〔7〕排鍼:即推運其鍼,猶提插也。"排"與"推"義通。《説文·手部》:"推,排也。"《鍼經指南》引"排"作"推",是以釋文改正文,然其義則確。張志聰曰:"候其吸,而推運其鍼。"

〔8〕非:《太素》卷二十四《本神論》作"排"。

〔9〕養神:張志聰曰:"知形之肥瘦,則知用鍼之淺深;知血氣之盛衰,則知方員之補瀉。血氣者,五藏之神氣也,能知形之肥瘦,氣之盛衰,則鍼不妄用,而神得其養矣。"

按語:本節所論"瀉必用方""補必用員"之"方""員"指鍼刺施用瀉補之機和作法,與《靈樞·官能》:"瀉必用員,補必用方"之論述相反。馬蒔謂"其辭雖不同,大義則兩相通。"今本《太素》蕭延平按:"檢本書《知官能》篇,經云:寫必用員,補必用方。與此不同。楊注云:員謂之規,法天而動,寫氣者也。方謂之矩,法地而静,補氣者也。寫必用方,補必用員。彼出《素問》,此是《九卷》方員之法,神明之中調,氣變不同故爾。據此,則方、員之義,一言其法,一言其用,不必執也。"以上兩説,録之備參。

帝曰:妙乎哉論也!合[1]人形於陰陽四時,虚實之應,冥冥之期[2],其非夫子孰能通之。然夫子數言形與神,何謂形?何謂神[3]?願卒聞之。神,謂神智通悟。形,謂形診可觀。**岐伯曰:請言形,形乎形,目冥冥[4],問其所病,**新校正云:按《甲乙經》作"捫其所痛”,義亦通。**索之於經,慧然在前**[5]**,按之不得,不知其情**[6]**,故曰形。**外隱其無形,故目冥冥而不見,内藏其有象,故以診而可索於經也。慧然在前,按之不得,言三部九候之中,卒然逢之,不可爲之期準也。《離合真邪論》曰:“在陰與陽,不可爲度,從而察之,三部九候,卒然逢之,早遏其路。”此其義也。

〔1〕合:《太素》卷二十四《本神論》“合”上有“辭”字。

〔2〕期:猶際也。《廣韻·七之》:“期,會也。”“會”有“際”義,見《後漢書·周章傳》賢注。

〔3〕何謂神:吴本無此三字。

〔4〕形乎形,目冥冥:張介賓曰:“形乎形,見乎外也;目冥冥,見粗者,不見其精也。”

〔5〕慧然在前:俞樾曰:“慧然在前,本作卒然在前。注中兩卒然字,正釋經文卒然在前之義。”

〔6〕按之不得,不知其情:楊上善曰:“按人迎寸口,不知病情。”

帝曰:何謂神?岐伯曰:請言神,神乎神,耳不聞,目明[1]**,心開而志先**[2]**,慧然獨悟**[3]**,口弗能言,俱視獨見,適若昏,昭然獨明,若風吹雲,故曰神。**耳不聞,言神用之微密也。目明心開而志先者,言心之通如昏昧開卷,目之見如氛[4]翳闢明,神雖内融,志已先往矣。慧然,謂清爽也。悟,猶了達也。慧然獨悟,口弗能言者,謂心中清爽而了達,口不能宣吐以寫心也。俱視獨見,適若昏者,歎見之異速也,言與衆俱視,我忽獨見,適猶若昏昧爾。既獨見了心,眼昭然獨能明察,若雲隨風卷,日麗天明,至哉神乎!妙用如是,不可得而言也。**三部九候爲之原,九鍼之論不必存也。**以三部九候經脈爲之本原,則可通神悟之妙用,若以九鍼之論僉議[5],則其旨惟博[6],其知彌遠矣。故曰三部九候爲之原,九鍼之論不必存也。

〔1〕目明:服子温曰:“按目下疑脱不字。”

〔2〕先:《甲乙經》卷五第四作“光”。

〔3〕悟:《甲乙經》卷五第四作“覺”。

〔4〕氛:元殘一、藏本並作“氣”。

〔5〕僉議:四庫本作“言之”。

〔6〕惟博:元殘一、趙本、藏本並作“推傳”。

離合真邪論篇第二十七新校正云:按全元起本在第一卷,名《經合》。第二卷重出,名《真邪論》。

提要:本篇首論鍼刺應掌握邪初入脈時機,早遏其路,次論補瀉候氣之法,最後强調三部九候脈法對於刺法的關係。

黄帝問曰:余聞《九鍼》九篇,夫子乃因而九之,九九八十一篇[1],余盡通其意矣。經言氣之盛衰,左右傾移[2],以上調下,以左調右,有餘不足,補寫於滎[3]輸,余[4]知之矣。此皆榮衛之[5]傾移,虚實之所生,非邪氣從外入於經也。余願聞邪氣之在經也,其病人[6]何如?取之奈何?岐伯對曰:夫聖人之起度數[7],必應於天地,故天有宿度[8],地有經水[9],人有經脈。宿,謂二十八宿。度,謂天之三百六十五度也。經水者,謂海水、瀆[10]水、渭水、湖水、沔水、汝水、江水、淮水、漯水、河水、漳水、濟水也。以其内合經脈,故名之經水焉。經脈者,謂手足三陰三陽之脈。所以言者,以内外參合,人氣應通,故言之也。新校正云:按《甲乙經》云:"足陽明外合於海水,内屬於胃;足太陽外合於瀆水,内屬膀胱;足少陽外合於渭水,内屬於膽;足太陰外合於湖水,内屬於脾;足厥陰外合於沔水,内屬於肝;足少陰外合於汝水,内屬於腎;手陽明外合於江水,内屬於大腸;手太陽外合於淮水,内屬於小腸;手少陽外合於漯水,内屬於三焦;手太陰外合於河水,内屬於肺;手心主外合於漳水,内屬於心包;手少陰外合於濟水,内屬於心。"天地温和,則經水安静;天寒地凍,則經水凝泣;天暑地熱,則經水沸溢;卒風暴起,則經水波涌而隴起[11]。人經脈亦應之。夫邪之入於脈也,寒則血凝泣,暑則氣[12]淖澤,虚邪因而入客,亦如經水之得風也,經之動脈[13],其至也亦時隴起,其行於脈中循循然[14],循循然,順動皃。言隨順經脈之動息,因循呼吸之往來,但形狀或異耳。"循循"一爲"輴輴"。其至寸口中手[15]也,時大時小,大則邪至,小則平[16],其行無常處,大,謂大常平之形診。小者,非細小之謂也,以其比大,則謂之小,若無大以比,則自是平常之經氣爾。然邪氣者,因其陰氣則入陰經,因其陽氣則入陽脈,故其行無常處也。在陰與陽,

不可爲度〔17〕，以隨經脈之流運也。**從**〔18〕**而察之，三部九候，卒**〔19〕**然逢之，早遏其路。**逢，謂逢遇。遏，謂遏絶。三部之中，九候之位，卒然逢遇，當按而止之，即〔20〕而寫之，逕路既絶，則大邪之氣無能爲也。所謂寫者，如下文云：**吸則内鍼，無令氣忤**〔21〕**，静以久留，無令邪布**〔22〕**，吸則轉鍼**〔23〕**，以得氣爲故**〔24〕**，候呼引鍼，呼盡乃去，大氣皆出，故命曰寫。**按經之旨，先補真氣，乃寫其邪也。何以言之？下文補法，呼盡内鍼，静以久留。此段寫法，吸則内鍼，又静以久留。然呼盡則次其吸，吸至則不兼呼，内鍼之候既同，久留之理復一，則先補之義，昭然可知。《鍼經》云："寫曰迎之，迎之意，必持而内之，放而出之，排陽出鍼，疾氣得泄。補曰隨之，隨之意，若忘之，若行若悔〔25〕，如蚊虻止，如留如還。"則補之必久留也。所以先補者，真氣不足，鍼乃寫之，則經脈不滿，邪氣無所排遣，故先補真氣令足，後乃寫出其邪矣。引，謂引出。去，謂離穴。候呼而引至其門，呼盡而乃離穴户，則經氣審以平定，邪氣無所勾〔26〕留，故大邪之氣，隨鍼而出也。呼，謂氣出。吸，謂氣入。轉，謂轉動也。大氣，謂大邪之氣，錯亂陰陽者也。

〔1〕九九八十一篇：楊上善曰："八十一篇者，此經之類，所知之書篇數也。"

〔2〕傾移：偏勝之意。

〔3〕桀：應作"桀"。

〔4〕余：《太素》卷二十四《真邪補瀉》"余"下有"皆以"二字。

〔5〕之：《太素》卷二十四《真邪補寫》"之"下有"氣"字。

〔6〕病人：《濟生拔萃·竇太師流注指要賦》引"病"下無"人"字。

〔7〕起度數：高世栻曰："起，猶立也。聖人立人身脈度循行之數。"

〔8〕宿度：森立之曰："宿度，乃謂十二月與經水十二、經脈十二相合。"

〔9〕經水："經水"與下"經脈"之"經"，均應作"巠"。《説文·川部》："巠，水脈也。"段注："巠之言濥也，濥者，水脈行地中。"言經脈，"巠"是本字，"經"是借字。

〔10〕瀆：元殘一、趙本並作"涇"。《素問校譌》引古抄本作"清"。

〔11〕隴起："隴"與"壠"通。《爾雅·釋丘》釋文"隴"本又作"壟"。《説文·土部》："壠，丘壠也。"此喻波涌騰起如丘壠狀也。

〔12〕氣：《太素》卷二十四《真邪補寫》"氣"下有"血"字。

〔13〕經之動脈:繹王注作“經脈之動”。

〔14〕循循然:《太素》卷二十四《真邪補寫》“然”下有“�”字。《論語·子罕》:朱注:“循循,有次序貌。”森立之曰:“《太素》輴字不可解。據王云一本作輴輴。誤作輴,混入於正文者,楊氏就誤本漫爲注語歟。”

〔15〕至寸口中手:《太素》卷二十四《真邪補寫》“至寸口”下無“中手”二字。按:《類經》卷十九第十四張注:“邪氣隨脈,必至寸口。”其意與《太素》合。《竇太師流注指要賦》、《衛生寶鑑》卷二十所引並無“至寸口”三字,誤。

〔16〕時大時小,大則邪至,小則平:楊上善曰:“邪氣循營氣至於寸口,故太陰脈大,無邪則太陰脈平和,故曰小也。”

〔17〕不可爲度(duó 奪):度,忖度。《廣韻·十九鐸》:“度,度量。”“爲”有“以”義。此承上文,謂邪行無常,在陰在陽,不可以推測。

〔18〕從:《太素》卷二十四《真邪補寫》、《甲乙經》卷十第二上並作“循”。

〔19〕卒(cù 促):《廣韻·十一没》:“卒,急也,遽也。”

〔20〕即:柯校本作“節”。

〔21〕吸則内鍼,無令氣忤:《廣韻·十一暮》:“忤,逆也。”張介賓曰:“吸則内鍼,寫其實也。去其逆氣,故令無忤。”

〔22〕静以久留,無令邪布:張介賓曰:“前氣未除,後氣將至,故當静留其鍼,俟而寫之,無令邪氣復布也。”

〔23〕吸則轉鍼:張介賓曰:“轉,搓轉也,謂之催氣。所謂轉鍼者,搓轉其鍼,如搓線之狀,慢慢轉之,勿令太緊,寫左則左轉,寫右則右轉,故曰撚鍼向外寫之方,撚之向内補之訣也。”

〔24〕故:常法。《吕氏春秋·知度》高注:“故,法也。”

〔25〕悔:周本作“按”。

〔26〕勾:元殘一作“拘”。

帝曰:不足者補之,奈何?岐伯曰:必先捫而循之〔1〕,切而散之〔2〕,推而按之〔3〕,彈而怒之〔4〕,抓而下之〔5〕,通而取之〔6〕,外引其門,以閉其神〔7〕,捫循,謂手摸。切,謂指按也。捫而循之,欲氣舒緩。切而散之,使經脈宣散。推而按之,排蹙其皮也。彈而怒之,使脈氣䐜滿也。抓而下之,置鍼準也。通而取之,以常法也。外引其門,以閉其神,則推而按之者也。謂蹙按穴外之皮,令當應鍼之處,鍼已放去,則不破之皮。蓋其所刺之門，門[8]不開則神氣内守，故云以閉其神也。《調經論》[9]曰："外引其皮，令當其門户。"又曰："推闔其門，令神氣存。"此之謂也。新校正云：按王引《調經論》文，今詳非本論之文，傍見《甲乙經·鍼道篇》。"又曰"已下，乃當篇之文也。**呼盡内鍼，静以久留，以氣至爲故**，呼盡内鍼，亦同吸也。言必以氣至而爲去鍼之故，不以息之多數而便去鍼也。《鍼經》曰："刺之而氣不至，無問其數；刺之氣至，去之勿復鍼。"此之謂也。無問息數以爲遲速之約，要當以氣至而鍼去，不當以鍼下氣未至而鍼出乃更爲也。**如待所貴，不知日暮**，論人事於候氣也。暮，晚也。**其氣以[10]至，適而自護[11]**，適，調適也。護，慎守也。言氣已平調，則當慎守，勿令改變，使疾更生也。《鍼經》曰："經氣已至，慎守勿失。"此其義也。所謂慎守，當如下説。新校正云：詳王引《鍼經》之言，乃《素問·寶命全形論》文，兼見于《鍼解論》耳。**候吸引鍼，氣不得出，各在其處，推闔其門，令神[12]氣存，大氣留止，故名曰補[13]。**正言也。外門已閉，神氣復存，候吸引鍼，大氣不泄，補之爲義，斷可知焉。然此大氣，謂大經之氣流行榮衛者。

〔1〕捫而循之：楊上善曰："先上下捫摸，知病之所在，一。"

〔2〕切而散之：楊上善曰："以指揣切，令邪不聚，二。"

〔3〕推而按之：楊上善曰："推而令動，以手堅按，三。"

〔4〕彈而怒之：《難經·七十八難》"怒"作"努"。楊上善曰："以指彈之，使其瞋起，四也。"

〔5〕抓而下之：《難經·七十八難》"抓"作"爪"。《太素》卷二十四《真邪補寫》"抓"作"搔"。按："搔"古文"爪"字，見慧琳《音義》卷一百。《廣雅·釋詁二》："抓，搔也。""抓"、"爪"、"搔"三字古通。楊上善曰："以手搔摩，令其瞋氣得下，五也。"

〔6〕通而取之：楊上善曰："切按搔而氣得通已，然後取之，六也。"

〔7〕外引其門，以閉其神："門"指穴孔。楊上善曰："疾出鍼已，引皮閉門，使神氣不出。神氣，正氣。七也。先後有此七法。"

〔8〕門：趙本"門"下有"户"字。

〔9〕經調論：元殘一"經調"作"調經"。

〔10〕以：同"已"。《禮記·檀弓》鄭注："以與已字本同。"

〔11〕適而自護：《太素》卷二十四《真邪補寫》"而"作"人"。《甲乙經》卷十第二"而"作"以"。

〔12〕神:《甲乙經》卷十第二作“真”。按:作“真”是,下凡言“真氣”三處。

〔13〕故命曰補:楊上善曰:“候病入吸氣,疾引其鍼,即不得使正氣泄,令各在其所虚之處,速閉其門,因名曰補。寫必吸入呼出,欲洩其邪氣也,補必呼入吸出,欲閉其正氣不令出也。

帝曰:候氣[1]柰何?謂候可取之氣也。**岐伯曰:夫邪[2]去絡入於經也,舍[3]於血脈之中,**《繆刺論》曰:“邪之客於形也,必先舍於皮毛,留而不去,入舍於孫脈,留而不去,入舍於絡脈,留而不去,入舍於經脈。”故云去絡入於經也。**其寒温未相得[4],如涌波[5]之起也,時來時去,故不常在。**以周遊於十六丈二尺經脈之分,故不常在[6]所候之處。**故曰方[7]其來也,必按而止之,止而取之,無逢其衝而寫之[8]。**衝,謂應水刻數之平氣也。《靈樞經》曰:“水下一刻,人氣在太陽;水下二刻,人氣在少陽;水下三刻,人氣在陽明;水下四刻,人氣在陰分。”然氣在太陽,則太陽獨盛;氣在少陽,則少陽獨盛。夫見獨盛者,便謂邪來,以鍼寫之,則反傷真氣。故下文曰:**真氣者,經氣也,經氣太虚,故曰其來不可逢[9],此之謂也。**經氣應刻,乃謂爲邪,工若寫之,則深誤也,故曰其來不可逢。**故曰候邪不審[10],大氣[11]已過,寫之則真氣脱,脱則不復,邪氣復至,而病益蓄[12],**不悟其邪,反誅無罪,則真氣泄脱,邪氣復侵,經氣大虚,故病彌蓄積。**故曰其往不可追[13],此之謂也。**已隨經脈之流去,不可復追召使還。**不可挂以髮者[14],待邪之至時而發鍼寫矣。**言輕微而有,尚且知之,況若涌波,不知其至也。**若先若後[15]者,血氣已盡,其病不可下[16],**言不可取而取,失時也。新校正云:按全元起本作“血氣已虚”。“盡”字當作“虚”字,此字之誤也。**故曰知其可[17]取如發機,不知其[18],取如扣椎[19],故曰知機道者不可挂以髮,不知機者扣之不發,此之謂也。**機者動之微,言貴知其微也。

〔1〕候氣:張介賓曰:“此欲候其邪氣也,非鍼下氣至之謂。”森立之曰:“氣者,鍼下所至之氣可候而知之者也。下文所云真氣、經氣、大氣之類,此舉而但言氣耳。”

〔2〕邪:《太素》卷二十四《真邪補寫》“邪”下有“氣”字。

〔3〕舍:留止之意。《説文·亼部》:“市居曰舍。”段注:“引伸之,爲

凡止之稱。"

〔4〕寒温未相得:《太素》卷二十四《真邪補寫》"相得"作"和"。此言邪氣之寒熱,尚未與正氣相合而轉化,故邪氣遂波涌而起,來去於經脈之中,而無常居也。

〔5〕涌波:《説文·水部》:"涌,滕也。"段注:藤,水超踊也。""涌波"起伏,喻邪氣去來不常居也。

〔6〕在:元殘一、趙本"在"下並有"於"字。

〔7〕方:當也,見《古書虛字集釋》卷十。

〔8〕無逢其衝而寫之:《甲乙經》卷十第二"逢"作"迎"。按《廣韻·三鍾》:"逢,迎也。"此謂刺之不得迎其衝激之時,故瀉法有不擊逢逢之陣之喻。

〔9〕其來不可逢:邪盛於經,則真氣大虛,不可逢其虛而取之,恐更傷真氣。又《靈樞·小鍼解》:"其來不可逢者,氣盛不可補也。"指邪氣方盛時不可用補法,恐閉邪不出,反生它患。故張介賓曰:"彼言補,此言瀉,文若相反,各有深意,當兩察之。"

〔10〕不審:謂不精審。《廣韻·四十七寑》:"審,詳審也。"

〔11〕大氣:姚止庵曰:"大氣,大邪之氣。"

〔12〕蓄:《廣雅·釋詁三》:"蓄,聚也。"

〔13〕其往不可追:謂邪氣已去,不可使用瀉法。

〔14〕不可挂以髮者:俞樾曰:"此六字衍文。下寫字乃焉字之誤,本作待邪之至時而發鍼焉矣。此是總結上文,正對黄帝候氣奈何之問。"

〔15〕若先若後:吴崑曰:"若先之則邪未至,後之則虛其真。"此重申候氣發鍼之時機。

〔16〕可下:《太素》卷二十四《真邪補寫》無"可"字。"下"除也。

〔17〕可:猶言關鍵。《説文·可部》:"可,肎(肯)也。"段注:"凡中其肎綮曰肎。"所謂"肯綮",謂兩骨之間肉箸結之處。

〔18〕其:《太素》卷二十四《真邪補寫》"其"下有"可"字。

〔19〕扣椎:椎,木棒·《廣韻·六脂》:"椎,椎鈍不曲撓,亦棒椎。"

帝曰:補寫〔1〕**奈何?岐伯曰:此攻邪也,疾出以去盛血,而復其真氣**,視有血者乃取之。**此邪新客,溶溶**〔2〕**未有定處也,推之則前,引之則止,逆而刺之**〔3〕**,温**〔4〕**血也。**言邪之新客,未有定居,推鍼補之,則隨補而前進,若引鍼致之,則隨引而留止也。若不出盛血而反温之,則邪氣内勝反增其害。故下文曰:**刺出其血,其病立已。**

〔1〕補寫:明緑格抄本作"取血"。按:核以岐伯"刺其出血"之答辭,則作"取血"於義較切。楊上善曰:"虚亦是邪,故補亦稱攻也。寫熱之法,不可久留,疾出其鍼,去其盛血,復其真氣也。"

〔2〕溶溶:《太素》卷二十四《真邪補寫》無此二字。按:《太素》是。核以下節復出"未有定處"句,無"溶溶"二字。

〔3〕逆而刺之:《太素》卷二十四《真邪補寫》無此四字。細繹王注,似以無者爲是。

〔4〕温:張琦曰:"温疑作蕴,蓄血也。"楊上善曰:"温,熱也。邪之新入,未有定處,有熱血,刺去痛愈。"

帝曰:善。然〔1〕**真邪以合,波隴不起**〔2〕**,候之奈何?岐伯曰:審捫循**〔3〕**三部九候之盛虚而調之,**盛者寫之,虚者補之,不盛不虚,以經取之,則其法也。**察其左右**〔4〕**上下**〔5〕**相失及相減者,審其病藏以期之。**氣之在陰,則候其氣之在於陰分而刺之;氣之在陽,則候其氣之在於陽分而刺之,是謂逢時。《靈樞經》曰:"水下一刻,人氣在太陽;水下四刻,人氣在陰分也。積刻不已,氣亦隨在〔6〕,周而復始。"故審其病藏,以期其氣而刺之。**不知三部者,陰陽不别,天地不分**〔7〕**。地以候地,天以候天,人以候人,調之中府**〔8〕**,以定三部,故曰刺不知三部九候病脈之處,雖有**〔9〕**大過且至**〔10〕**,工不能**〔11〕**禁也。**禁,謂禁止也。然候邪之處尚未能知,豈復能禁止其邪氣耶!**誅罰無過**〔12〕**,命曰大惑**〔13〕**,反亂大經**〔14〕**,真不可復,用實爲虚,以邪爲真**〔15〕**,用鍼無義**〔16〕**,反爲氣賊,奪人正氣,以從爲逆,榮衛散亂,真氣已失,邪獨**〔17〕**内著**〔18〕**,絶人長命**〔19〕**,予人天**〔20〕**殃,不知三部九候,故不能久長。**識非精辨,學未該明,且亂大經,又爲氣賊,動爲殘害,安可久乎〔21〕?**因**〔22〕**不知合之四時五行,因加相勝**〔23〕**,釋邪攻正,絶人長命**〔24〕**。**非惟昧三部九候之爲弊,若不知四時五行之氣序,亦足以殞絶其生靈也。**邪之新客來也,未有定處,推之則前,引之則止,逢而寫之,其病立已。**再言之者,其法必然。

〔1〕然:《太素》卷二十四《真邪補寫》無"然"字。

〔2〕波隴不起:謂經脈無波涌之象。亦即病形未見之意。

〔3〕審捫循:《吕氏春秋·音律》高注:"審,慎也。""審捫循"謂認真地循脈捫摸。猶前所謂"必先捫而循之"之意也。

〔4〕察其左右:楊上善曰:"謂察三部九候左右兩箱頭。"

〔5〕上下:指手足上下。

〔6〕在:守校本作"往"。

〔7〕不知三部者,陰陽不别,天地不分:于鬯曰"此十三字,錯簡也,當在下文以定三部之下,故曰刺不知三部之上。不知三部者,即承以定三部而言,故曰刺三部即承此不知三部者而言,其文甚明。此十三字錯在前,則語意隔絶不可通。"張介賓曰:"陰陽不别,則不知藏府逆順,天地不分,則不知升降浮沉。"

〔8〕中府:指胃府,吴崑曰:"中府,胃也,土主中宫,故曰中府。調之中府者,言三部九候,皆以衝和胃氣調息之。"

〔9〕雖有:明緑格抄本無此二字。

〔10〕大過且至:猶言大邪之氣將要來侵。《左傳》昭公元年:"過則爲菑。陰淫寒疾,"孔疏:"過即淫也。"引申有指邪氣之意。"且"助動詞,有"將"義。

〔11〕能:《甲乙經》卷十第二作"得"。

〔12〕誅罰無過:滑壽《讀素問抄》:"罰"作"伐"。《太素·真邪補寫》"過"作"罪"。"誅罰無過"謂徒傷正氣,而邪氣不去。

〔13〕惑:《説文·心部》:"惑,亂也。"徐灝曰:"此訓亂,爲瞀亂之義。"

〔14〕大經:謂經脈。

〔15〕真:《甲乙經》卷十第二作"正"。

〔16〕用鍼無義:猶云用鍼不知其理。楊上善曰:"義,理也。"

〔17〕獨:《文選·七發》善注引作"氣"。

〔18〕著:留著不去。《廣韻·十八藥》:"著,附也。"

〔19〕絶人長命:疑此四字涉下"絶人長命"誤衍。

〔20〕天:胡本、元殘一、趙本、明緑格抄本、周本、熊本、朝本、守校本並作"夭"。

〔21〕平:趙本、藏本並作"乎"。

〔22〕因:"因"字涉下衍。《甲乙經》卷十第二作"固",恐亦非是。

〔23〕因加相勝:森立之曰:"相勝者,《六節藏象論》云:五氣更立,各

有所勝。春勝長夏,長夏勝冬,冬勝夏,夏勝秋,秋勝春是也。此言不知三部九候,不知合之四時五行,且加相勝,此三件足能絶人長命也。"

〔24〕長命:楊上善曰:"長命者,盡壽也。"

通評虚實論篇第二十八新校正云:按全元起本在第四卷。

提要:本篇首先指出虚實真諦就是"邪氣盛則實,精氣奪則虚"。然後以此爲基礎討論五臟、氣血、經絡及脈之虚實。并介紹了四時鍼刺原則及癰腫、霍亂、驚風等病證的鍼刺方法。

黄帝問曰:何謂虚實?岐伯對曰:邪氣盛則實〔1〕,精氣奪則虚〔2〕。奪,謂精氣減少,如奪去也。**帝曰:虚實何如?**言五藏虚實之大體也。**岐伯曰:氣虚者肺虚也,氣逆者足寒也〔3〕,非其時則生,當其時則死〔4〕。**非時,謂年直之前後也。當時,謂正直之年也。**餘藏皆如此。**五藏同。**帝曰:何謂重實〔5〕?岐伯曰:所謂重實者,言大熱病,氣熱脈滿〔6〕,是謂重實。**

〔1〕邪氣盛則實:謂邪氣亢盛鴟張則表現爲實證。"邪氣"泛指各種致病因素,如六淫、痰飲、水氣、瘀血、食積等,張介賓曰:"邪氣有微甚,故邪盛則實。"

〔2〕精氣奪則虚:《難經・七十五難》虞注引"精"作"真"。"奪"有"失"意。《説文・奞部》:"奪,手持隹失之也。"段注:"引伸爲凡失去物之稱。"

〔3〕氣逆者足寒也:《太素》卷十六《虚實脈診》作"氣逆足寒"。張琦曰:"者也二字衍。肺主氣,肺虚故氣虚,氣逆足寒,肺虚之証也。肺宜清降,虚則治節不行,故上則喘逆,而下則足寒,濁陰不降,則清陽不升也。"

〔4〕非其時則生,當其時則死:馬蒔曰:"此肺虚而非相剋之時則生,如春秋冬是也,如遇相剋之時則死,如夏時之火是也。"吴崑曰:"時,當旺之時也,如夏月人皆氣虚,冬月人皆足寒,皆非肺主之時也,故生。若秋月有氣虚足寒之證,則當肺旺時也,是犯大禁,故死。"

〔5〕重實:吴崑曰:"重,平聲,證脈皆實,是重實也。"《廣韻・三鍾》:"重,複也,疊也。"

〔6〕氣熱脈滿:森立之曰:"氣脈一而爲二,分言之,則氣陽而脈陰也。

氣,謂精氣,脈,謂血脈。蓋血滿脈中,則精氣盛壯而爲大熱也。氣熱脈滿四字,爲大熱病之脈証也。"

帝曰:經絡俱實何如?何以治之?岐伯曰:經絡皆實,是寸脈急而尺緩也〔1〕**,皆當**〔2〕**治之,故曰滑則從,濇則逆也。**脈急,謂脈口也。**夫虚實者,皆從其物類**〔3〕**始**〔4〕**,故五藏骨肉滑利,可以長久也。**物之生則滑利,物之死則枯濇,故濇爲逆,滑爲從。從,謂順也。

〔1〕經絡皆實,是寸脈急而尺緩也:《太素》卷十六《虚實脈診》"脈"作"胳",並上無"寸"字。丹波元簡曰:"此節以脈口診經,以尺膚診絡,蓋經爲陰爲裏,乃脈道也,故以脈口診之。絡爲陽爲浮爲淺,故以尺膚診之。"

〔2〕當:《太素》卷十六《虚實脈診》"當"下有"俱"字。

〔3〕物類:馬蒔曰:"大凡物類皆有虚實,必滑澤則生,枯濇則死,非特脈爲然也。"

〔4〕始:《太素》卷十六《虚實脈診》"始"上有"終"字。

帝曰:絡氣不足,經氣有餘〔1〕**,何如?岐伯曰:絡氣不足,經氣有餘者,脈口**〔2〕**熱而尺寒也,秋冬爲逆,春夏爲從,治主病者**〔3〕,春夏陽氣高,故脈口熱尺中寒爲順也。十二經十五絡,各隨左右而有太過不足,工當尋其至應〔4〕以施針艾,故云治主其〔5〕病者也。

〔1〕絡氣不足,經氣有餘:楊上善曰:"絡爲陽也,經爲陰也。絡氣不足,陽氣虚也;經氣有餘,陰氣盛也。"

〔2〕脈口:《太素》卷三十《經絡虚實》"脈"下無"口"字。莫文泉曰:"口字涉注中脈口熱而誤衍。"

〔3〕治主病者:根據虚實病變而行灸刺之法。森立之曰:"下文云經滿絡虚,刺陰灸陽。乃與此云絡氣不足,經氣有餘合。"

〔4〕應:讀本作"中"。

〔5〕其:胡本、讀本並無"其"字。

帝曰:經虚絡滿,何如?岐伯曰:經虚絡滿者,尺熱滿脈口寒濇也〔1〕**,此春夏**〔2〕**死秋冬**〔3〕**生也。**秋冬陽氣下,故尺中熱脈口寒爲順也。**帝曰:治此者奈何?岐伯曰:絡滿經虚,灸陰刺陽**〔4〕**,經滿絡虚,刺陰灸陽。**以陰分主絡,陽分主經故爾。

〔1〕尺熱滿脈口寒濇也:《太素》卷三十《經絡虚實》"脈"下無"口"

字。莫文泉曰:“口字涉注脈口寒而誤衍。”按:“滿、濇”二字亦衍,王注亦未及“滿、濇”二字。循上文例,此句當作“尺熱而脈寒也”,與上“尺寒而脈熱也”對文。

〔2〕夏:《太素》卷三十《經絡虛實》“夏”下有“則”字。

〔3〕冬:《太素》卷三十《經絡虛實》“冬”下有“則”字。

〔4〕絡滿經虛,灸陰刺陽:灸爲補,刺爲瀉。“絡滿”者陽盛,宜鍼刺以瀉,“經虛”者陰虛,宜灸法以補。

帝曰:何謂重虛? 此反問前重實也。**岐伯曰:脈氣上虛尺虛**〔1〕**,是謂重虛。** 言尺寸脈俱虛。新校正云:按《甲乙經》作“脈虛氣虛尺虛是謂重虛”,此少一“虛”字,多一“上”字。王注言尺寸脈俱虛,則不兼氣虛也。詳前“熱病氣熱脈滿”爲重實,此“脈虛氣虛尺虛”爲重虛,是脈與氣俱實爲重實,俱虛爲重虛,不但尺寸俱虛爲重虛也。**帝曰:何以治**〔2〕**之? 岐伯曰:所謂氣虛者,言無常**〔3〕**也。尺虛者,行步恇然**〔4〕**。** 寸〔5〕虛則脈動無常,尺虛則行步恇然不足。新校正云:按楊上善云:“氣虛者膻中氣不定也。”王謂“寸虛則脈動無常”非也。**脈虛者,不象陰也**〔6〕**。** 不象太陰之候也。何以言之? 氣口者脈之要會,手太陰之動也。**如此者,滑則生,濇則死也。**

〔1〕脈氣上虛尺虛:明緑格抄本作“脈虛氣虛尺虛”。《太素》卷十六《虛實脈診》“氣”下無“上”字。

〔2〕治:《太素》卷十六《虛實脈診》作“知”。

〔3〕氣虛者,言無常:張介賓曰:“氣虛即上虛,氣虛於上,故言亂無常。”按:“無常,猶言不久。氣虛之人,言則不能持久。《文選》謝靈運《入華子崗詩》善注引《莊子》司馬注:“常,久也。”

〔4〕尺虛者,行步恇然:謂尺膚脆弱,行步怯弱無力。《説文·步部》:“步,行也。”“恇然”虛怯貌。《説文·心部》:“恇,怯也。”“恇”與“尪”通。慧琳《音義》卷十六引《韻詮》云:“尪,弱也。”

〔5〕寸:莫文泉曰:“寸字乃氣字之誤。氣謂脈氣,明經文脈虛之脈,專謂寸口,尺虛之尺,專謂尺膚,而氣虛之氣,則統謂尺寸運行之氣,義深且當。此注與上尺寸俱虛相印,寫者誤氣作寸,則難通矣。”

〔6〕脈虛者,不象陰也:于鬯曰:“陰下脱陽字。陽與上文常字、恇字爲韻。”上言“脈虛氣虛尺虛,是謂重虛。”脈之大體,有陰有陽,氣虛之脈,

不象陰虛之少精血，故曰“不象陰也”。

帝曰：寒氣暴上[1]，脈滿而實，何如？言氣熱脈滿，已謂重實，滑則從，濇則逆。今氣寒脈滿，亦可謂重實乎？其於滑濇生死逆從何如？**岐伯曰：實而滑則生，實而逆則死[2]。**逆，謂濇也。新校正云：詳王氏以逆爲濇，大非。古文簡略，辭多互文，上言滑而下言逆，舉滑則從可知，言逆則濇可見，非謂逆爲濇也。

〔1〕暴上：《脈經》卷四第七作“上攻”。丹波元堅曰：“寒氣暴上，恐衝疝之類。”

〔2〕實而滑則生，實而逆則死：《甲乙經》卷七第一“滑”下有“順”字。《脈經》卷四第七“滑”上有“順”字，“逆”下有“濇”字。張介賓曰：“邪盛者脈當實，實而兼滑，得陽脈也，故生。若見陰脈爲逆，故死。”

帝曰：脈實滿，手足寒，頭熱，何如？岐伯曰：春秋則生，冬夏則死[1]。大略言之，夏手足寒，非病也，是夏行冬令，夏得則冬死。冬脈實滿頭熱，亦非病也，是冬行夏令，冬得則夏亡。反冬夏以言之，則皆不死。春秋得之，是病故生。死皆在時之孟月也。**脈浮而濇，濇而身有熱者死[2]。**新校正云：按《甲乙經》移續於此，舊在後“帝曰形度骨度脈度筋度何以知其度也”下，對問義不相類，王氏頗知其錯簡，而不知皇甫士安嘗移附此也。今去後條，移從於此。

〔1〕脈實滿，手足寒……冬夏則死：吳崑曰：“春秋者，陰陽升降之時，二氣未有定位，人有此証爲應時也，故生。夏則純陽，冬則純陰，証脈相失爲逆時也，故死。”按：此証爲本氣所病，上實下虛之義，舊說有以邪實正虛言者，似非是。

〔2〕脈浮而濇，濇而身有熱者死：森立之曰：“此條必竟是錯簡。宋臣據《甲乙經》移于此，杜撰尤甚，不可從。”張志聰曰：“脈浮而濇，陰越于外而虛于內也；濇而身熱，陽脱於內而馳于外也，此復言陰陽之根氣脱者皆爲死証，非但冬夏死而春秋可生。”

帝曰：其形盡滿[1]何如？岐伯曰：其[2]形盡滿者，脈急大堅，尺濇而不應也，形盡滿，謂四形藏盡滿也。新校正云：按《甲乙經》、《太素》“濇”作“滿”。**如是者，故[3]從則生，逆則死。帝曰：何謂從則生，逆則死？岐伯曰：所謂從者，手足溫也；所謂逆者，手足寒也。**

〔1〕其形盡滿:"滿"謂腫滿。姚止庵曰:"形滿謂虚浮腫脹之類。"

〔2〕其:《太素》卷十六《虚實脈診》作"舉"。

〔3〕故:胡本、讀本、趙本、吴本、明緑格抄本、周本、朝本、藏本、熊本、守校本、柯校本並無。《太素》卷十六《虚實脈診》亦無,與各本合。

帝曰:乳子[1]而[2]病熱,脈懸小[3]者,何如?懸,謂如懸物之動也。**岐伯曰:手足温則生,寒則死。**新校正云:按《太素》無"手"字,楊上善云"足温氣下故生,足寒氣不下者逆而致死。"**帝曰:乳子中風熱[4],喘鳴肩息[5]者,脈[6]何如?岐伯曰:喘鳴肩息者,脈實大也[7],緩則生[8]急則死[9]。**緩,謂如縱緩,急,謂如弦張之急,非往來之緩急也。《正理傷寒論》曰:"緩則中風。"故乳子中風,脈緩則生,急則死。

〔1〕乳子:指産婦。《説文·乙部》:"乳,人及鳥生子曰乳。"《音義》卷二引《蒼頡篇》:"乳,字也,字,養也,謂養子也。"

〔2〕而:《幼幼新書》卷十九《風熱》第四無"而"字。

〔3〕脈懸小:胡澍曰:"《脈經》懸作弦。"張琦曰:"懸當爲弦,聲之誤也。産後氣血空虚,病熱而得弦細之脈,弦爲寒鬱,細爲氣少,是亦陽病見陰脈也。足温,木氣尚存;足寒,脾陽已絶。"

〔4〕熱:《太素》卷十六《虚實脈診》"熱"上有"病"字。

〔5〕肩息:謂呼吸則肩動摇。

〔6〕脈:《太素》卷十六《虚實脈診》無"脈"字。

〔7〕喘鳴肩息者,脈實大也:《全生指迷方》引無此九字。

〔8〕緩則生:《脈經》卷四第七"緩"上有"浮"字。吴崑曰:"緩爲胃氣,故生。"

〔9〕急則死:《脈經》卷四第七"急"上有"小"字。張志聰曰:"急則胃氣已絶,故死。"

帝曰:腸澼便血何如?岐伯曰:身熱則死,寒則生。熱爲血[1]敗故死,寒爲榮氣在故生也。**帝曰:腸澼下白沫[2]何如?岐伯曰:脈沉則生,脈浮則死[3]。**陰病而見陽脈,與證相反,故死。**帝曰:腸澼下膿血[4]何如?岐伯曰:脈懸絶則死,滑大則生[5]。帝曰:腸澼之屬[6],身不[7]熱,脈不懸絶,何如?岐伯曰:滑大者曰[8]生,懸濇[9]者曰死,以藏期之。**肝見庚辛死,心見壬癸死,肺見丙丁死,腎見戊己死,脾見甲乙死,是謂以藏期之。

〔1〕血:《儒門事親》卷四《藏毒下血》引“血”下有“氣”字。

〔2〕腸澼下白沫:似指白痢。《病源》卷十七《冷痢候》:“痢色白,食不消,謂之寒中。”

〔3〕脈沉則生,脈浮則死:《脈經》卷四第七“浮”上無“脈”字。高世栻曰:“脈沉則血氣内守,故生;脈浮則血氣外馳,故死。”

〔4〕腸澼下膿血:似指赤白痢。《病源》卷十七《赤白痢候》:“冷熱相交,故赤白相雜;重者,狀如膿涕,而血雜之。”

〔5〕脈懸絶則死,滑大則生:高世栻曰:“其脈懸絶,則津血内脱,生陽不生,故死;脈滑大,則陰陽和合,血氣充盛,故生。”

〔6〕屬:《太素》卷十六《虚實脈診》作“病”。

〔7〕不:《脈經》卷四第七無“不”字。按:似《脈經》是。此乃帝就以上問答而另設問,以窮其理,如上云“身熱則死”,“脈懸絶則死”,此則“身熱”與上同,“脈不懸絶”與上異,如此方有發問之意義。否則,“身不熱,脈不懸絶”順逆判然,何須問耶?

〔8〕曰:明緑格抄本無“曰”字。按:《病源》卷十七《水谷痢候》引亦無“曰”字,與明抄合。

〔9〕懸濇:森立之曰:“懸濇即弦濇。蓋弦而濇者,無胃氣之脈也。”

帝曰:癲疾[1]何如?岐伯曰:脈搏大滑,久自已;脈小堅急,死不治[2]。脈小堅急爲陰,陽病而見陰脈,故死不治。新校正云:按巢元方云:“脈沉小急實,死不治;小牢急,亦不可治。”**帝曰:癲疾之脈,虚實何如?岐伯曰:虚則可治,實則死[3]。**以反證故。

〔1〕癲疾:張壽頤曰:“此氣火上升頂巔之疾。”

〔2〕脈搏大滑,久自已;脈小堅急,死不治:吴崑曰:“搏,過於有力也。此爲肝實,大,爲氣有餘,滑,爲血有餘,故久自已。若脈來小而堅急,肝之真藏脈也,全失冲和而無胃氣,故死不治。”

〔3〕虚則可治,實則死:張壽頤曰:“脈虚不甚堅實,則衝激之勢可稍緩,投藥中病,故曰可治;如脈來絶無和緩之氣,變幻孔急,故不可治。”

帝曰:消癉[1]虚實何如?岐伯曰:脈實大,病久可治;脈懸小堅,病久不可治[2]。久病血氣衰,脈不當實大,故不可治。新校正云:詳經言“實大病久可治”,注意以爲“不可治”。按《甲乙經》、《太素》全元起本並云“可治”。又按巢元方云:“脈數大者生,細小浮者死。”又云:

"沉小者生,實牢大者死。"

〔1〕消癉:吴崑曰:"消癉,消中而熱,善飲善食。"張介賓曰:"消癉者,三消之總稱,謂内熱消中而肌膚消瘦也。"

〔2〕脈實大,病久可治;脈懸小堅,病久不可治:《脈經》卷四第七"堅"下有"急"字。《太素》卷十六《虚實脈診》"不可治"下有"死"字。姚止庵曰:"消癉之病,實火者少,虚火者多,其原起於腎虧無水,津液枯槁,欲得外水以自救。脈實大病雖久而可治者,火近於實,非盡水虧,故猶可救。脈小堅而且懸絶者,明屬真水幹槁,故病愈久,愈不可治也。"

帝曰:形度骨度脈度筋度,何以知其度也[1]?形度,具《三備經》。筋度脈度骨度,並具在《靈樞經》中。此問亦合在彼經篇首,錯簡也。一經以此問爲逆從論首,非也。

〔1〕帝曰……知其度也:驪恕公曰:"據馬注考之,帝曰十六字,疑是《方盛衰論》錯簡。"

帝曰:春亟治經絡[1],夏亟治經俞[2],秋亟治六府[3],冬則閉塞,閉塞者,用[4]藥而少鍼石也。亟,猶急也。閉塞,謂氣之門户閉塞也。**所謂少[5]鍼石者,非癰疽之謂也,**冬月雖氣門閉塞,然癰疽氣烈,内作大膿,不急瀉之,則爛筋腐骨,故雖冬月,亦宜鍼石以開除之。**癰疽不得頃時回[6]。**所以癰疽之病,冬月猶得用鍼石者何?此病頃時回轉之間,過而不瀉,則内爛筋骨,穿通藏府。**癰不知所,按之不應手[7],乍來乍已,刺手太陰傍三痏[8]與纓脈各二。**但覺似有癰疽之候,不的知發在何處,故按之不應手也。乍來乍已,言不定痛於一處也。手太陰傍,足陽明脈,謂胃[9]部氣户等六穴之分也。纓脈亦足陽明脈也,近纓之脈,故曰纓脈。纓,謂冠帶也。以有左右,故云各二。**掖[10]癰大熱,刺足少陽五[11],刺而熱不止,刺手心主三[12],刺手太陰經絡者大骨之會各三。**大骨會,肩也。謂肩貞穴,在肩髃後骨解間陷者中。**暴癰筋緛[13],隨分而痛,魄汗不盡,胞氣不足[14],治在經俞。**癰若暴發,隨脈所過,筋怒緛急,肉分中痛,汗液滲泄如不盡,兼胞氣不足者,悉可以本經脈六俞補瀉之。新校正云:按此二條,舊散在篇中,今移使相從。

〔1〕春亟治經絡:春時陽氣在於皮膚,故取絡脈。

〔2〕夏亟治經俞:夏季氣在十二經之五輸,故取俞穴。

〔3〕秋亟治六府:秋氣在於六腑之合穴,如胃合三里,大腸合上巨虚,

小腸合下巨虚,三焦合委陽,膀胱合委中,胆合陽陵泉。

〔4〕用:《甲乙經》卷七第一"用"上有"治"字。

〔5〕少:《太素》卷三十《順時》"少"下有"用"字。

〔6〕癰疽不得頃時回:《太素》卷三十《順時》"頃時"作"須時"。"回"作"因",屬下讀,非是。"回"與"徊""佪"通。《廣雅・釋訓》,"俳徊,便旋也。"有遲疑不進之意。

〔7〕手:《聖濟總録》卷四引無"手"字。

〔8〕痏(wěi 委):《太素》卷三十《順時》無"痏"字。"痏"鍼灸術後之瘢痕。此指鍼刺次數。

〔9〕胃:元殘一、趙本作"胸"。

〔10〕掖:朝本作"腋"。《太素》卷三十《刺腋癰數》、《甲乙經》卷十一第九並作"腋",與朝本合。

〔11〕刺足少陽五:馬蒔曰:"當刺足少陽胆經之穴五痏,宜是胆經之淵液穴。"

〔12〕刺手心主三:馬蒔曰:"宜是天池穴也。"

〔13〕緛:《廣雅・釋詁三》:"緛,縮也。"

〔14〕胞氣不足:謂膀胱經氣不足。楊上善:"胞氣不足者,謂膀胱之胞氣不足也。""胞"與"脬"通。《史記・扁鵲倉公列傳》索隱:"脬或作胞。"

腹暴[1]**滿,按之不下**[2]**,取手**[3]**太陽經絡**[4]**者,胃之募也,**太陽,爲手太陽也。手太陽太陽[5]經絡之所生,故取中脘穴,即胃之募也。《中誥》曰:"中脘胃募也,居蔽骨與齊[6]中,手太陽少陽足陽明脈所生。"故云經絡者,胃募也。新校正云:按《甲乙經》云:"取太陽經絡血者則已。"無"胃之募也"等字。又楊上善注云足太陽。其説各不同,未知孰是。**少陰俞去脊椎三寸傍五,用員利鍼。**謂取足少陰俞,外去脊椎三寸,兩傍穴各五痏也。少陰俞,謂第十四椎下兩傍,腎之俞也。新校正云:按《甲乙經》云:"用員利鍼,刺已如食頃久立已,必視其經之過於陽者數刺之。"**霍亂**[7]**,刺俞傍五,**霍亂者,取少陰俞傍志室穴。新校正云:按楊上善云:"刺主霍亂輸傍五取之。"**足陽明及上傍三**[8]**。**足陽明,言胃俞也。取胃俞,兼取少陰俞外兩傍向上第三穴,則胃倉穴也。**刺癇驚脈五**[9]**,**謂陽陵泉,在膝上外陷者中也。**鍼手太陰各五**[10]**,刺經太陽五**[11]**,**

刺手少陰經絡傍者一〔12〕**，足陽明一**〔13〕**，上踝五寸**〔14〕**，刺三鍼**〔15〕**。**經太陽，謂足太陽也。手太陰五，謂魚際穴，在手大指本節後內側散脈。經太陽五，謂承山穴，在足腨腸下分肉間陷者中也。手少陰經絡傍者，謂支正六，在腕後同身寸之五寸，骨上廉肉分間，手太陽絡別走少陰者。足陽明一者，謂解谿穴，在足腕上陷者中也。上踝五寸，謂足少陽絡光明穴。按《內經明堂》、《中誥图經》悉主霍亂，各具明文。新校正云：按別本注云悉不主霍亂，未詳所謂。又按《甲乙經》、《太素》"刺癎驚脈五"至此爲刺驚癎，王注爲刺霍亂者，王注非也。

〔1〕暴：《甲乙經》卷九第七"暴"下有"痛"字。

〔2〕按之不下：謂按之而痛不減。《國策·西周策》高注："下，猶減也。"

〔3〕手：讀本、趙本、吴本、周本、藏本、熊本、守校本、柯校本並無"手"字。

〔4〕絡：《甲乙經》卷九第七"絡"下有"血"字。

〔5〕太陽：胡本、讀本並無"太陽"二字。

〔6〕齊：胡本、元殘一"齊"下並有"之"字。

〔7〕霍亂：《病源》卷二十二《霍亂候》："冷熱不調，飲食不節，使人陰陽清濁之氣相干，而變亂於腸胃之間，則成霍亂。"

〔8〕足陽明及上傍三：張介賓曰："足陽明，言胃俞也。再及其上之傍，乃脾俞之外，則意舍也。当各刺三痏。"

〔9〕刺癎驚脈五：《甲乙經》卷十二第十一"癎驚"作"驚癎"。按："五"謂刺驚癎之法，其動脈之地有五處。

〔10〕鍼手太陰各五：明緑格抄本無"鍼"字。"各五"謂左右各五刺也。森立之曰："手太陰各五者，蓋謂尺澤也"。

〔11〕刺經太陽五：森立之曰："刺經太陽五者，宜從王注爲承山穴，然經字未允。《外臺》三十引《甲乙經》云：膀胱行于崑崙，足太陽脈之所行也，爲經。所云經太陽，蓋此之謂也。"

〔12〕刺手少陰經絡傍者一：《太素》卷三十《刺癎驚數》作"刺手少陽經絡者，傍一寸。"森立之曰："所云手少陽經傍一寸者，即手陽明大腸經也，蓋謂偏歷穴也。《醫心方》卷二：偏歷，主癲疾。"

〔13〕足陽明一：《太素》卷三十《刺癎驚數》作"足陽明一寸"。森立之曰："亦謂足陽明經絡傍者一寸也，而謂足少陽經也，蓋與足陽明經相並

而上行,其間寸許耳。《外臺》三十九引《甲乙經》云:外丘,足少陽郄,少陽所生,主癲疾。"

〔14〕上踝五寸:森立之曰:"外踝上五寸,爲光明穴,足少陽膽經也;内踝上五寸,爲蠡溝,足厥陰肝經也。共不主癲驚,然肝膽二經,理不可不治癇。"

〔15〕刺三鍼:謂以上三穴,共刺三次也。

凡治消癉、仆擊〔1〕、偏枯〔2〕、痿厥、氣滿發逆〔3〕,肥〔4〕貴人,則高梁之疾也。隔塞閉絶〔5〕,上下不通,則暴憂之病也。暴厥而聾,偏塞閉不通〔6〕,内氣暴薄〔7〕也。不從内,外中風之病〔8〕,故瘦留著〔9〕也。蹠跛〔10〕,寒風濕之病也。消,謂内消。癉,謂伏熱。厥,謂氣逆。高,膏也。梁,粱字〔11〕也。蹠,謂足也。夫肥者令人熱中,甘者令人中滿,故熱氣内薄,發爲消渴偏枯氣滿逆也。逆者,謂違背常候,與平人異也。然愁憂者,氣閉塞而不行,故隔塞否閉,氣脈斷絶,而上下不通也。氣固於内,則大小便道偏不得通泄也。何者?藏府氣不化,禁固而不宣散,故爾也。外風中人,伏藏不去則陽氣内受,爲熱外燔,肌肉消爍,故留薄〔12〕肉分消瘦,而皮膚著於筋骨也。濕勝於足則筋不利,寒勝於足則攣急,風濕寒勝則衛氣結聚,衛氣結聚則肉痛,故足跛而不可履也。

〔1〕仆擊:卒然仆倒。樓英曰:"卒然仆倒,經稱爲擊仆,世又稱爲卒中風。"

〔2〕偏枯:謂中風證,世稱爲半身不遂。

〔3〕痿厥、氣滿發逆:《甲乙經》卷十一第六作"厥氣逆滿"。森立之曰:"痿厥,謂類中風證。氣滿,謂飲結,發逆,謂欬逆,高梁釀成痰飲者即是。"

〔4〕肥:守校本"肥"上有"甘"字。按:本書《腹中論》王注引亦有"甘"字,與守校本合。

〔5〕隔塞閉絶:胡本、趙本、吴本、朝本、藏本、柯校本"塞"並作"則"。"隔"與"鬲"同。森立之曰:"鬲塞即胸膈中塞也。閉絶者,閉即鬱閉,絶即悶絶、運絶之絶,言鬱悶氣絶也。"

〔6〕暴厥而聾,偏塞閉不通:暴氣上逆,而爲耳聾,或左聾,或右聾,偏塞閉而不通。

〔7〕薄:《淮南子·精神訓》高注:"薄,迫也。"

〔8〕不從内,外中風之病:森立之曰:"此證或有不從内,而外中風寒

邪氣之所爲者,是即邪氣直入於内,瘦留即爲少陽耳聾之證。"

〔9〕瘦留著:"瘦留"疑乙作"留瘦"。"留瘦"叠韻幽部。本書《三部九候論》:"留瘦不移",是本書有留瘦之詞。"瘦留著"即指風邪久留,而消瘦显著也。滑壽曰:"瘦當作庾,庾,匿也。庾匿住著。"

〔10〕蹠跛:周本"蹠"作"蹠"(lù 禄)。《玉篇・足部》:"蹠,行貌。"《説文・足部》:"跛,行不正也。""蹠跛"即行步不正而偏跛。此證多屬風痺脚弱之類。《痺論》所云風寒濕之氣,與此合。

〔11〕粱字:胡本、元殘一"粱"下無"字"字。柯校曰:"字作米。"

〔12〕留薄:顧觀光曰:"留薄二字,似當在消爍上。"

黄帝曰:黄疸、暴痛、癲疾、厥狂[1],久逆之所生也[2]。五藏不平,六府閉塞之所生也。頭痛耳鳴,九竅不利,腸胃之所生也。足之三陽從頭走足,然久厥逆而不下行,則氣怫積於上焦,故爲黄疸暴痛,癲狂氣逆矣。食飲失宜,吐利過節,故六府閉塞,而令五藏之氣不和平也。腸胃否塞則氣不順序,氣不順序則上下中外互相勝負,故頭痛耳鳴,九竅不利也。

〔1〕癲疾、厥狂:《甲乙經》卷十一第二作"厥、癲疾、狂"。

〔2〕久逆之所生也:張琦曰:"陰不升,陽不降,則爲逆。其在脾胃,則濕淫爲黄疸;其在經脈,則爲暴卒而痛;若在上焦,則癲疾厥狂,皆厥逆之所致也。"

按語:李東垣謂脾胃虚則九竅不通。至由於腸胃所生之九竅不利,雖云"析而解之",但未能抉其義。清・沈璠《醫案》云:"胃開竅於口,口糜者,胃中濕痰濕火,薰蒸於上也;耳聾而鳴者,胃中之痰,隨少陽之火上升,閉其竅而聾也;肝竅開於目,肝火鬱於胃中,不得條達通暢,以致目昏頭眩,以和胃清肝開鬱之藥爲主。但久服黄連,反增燥熱。不若用黄柏以清龍雷之火,而兼補腎,東垣每於脾胃用以瀉陰火,良有以也。"其説精闢,於臨證深爲有益。

太陰陽明論篇第二十九

新校正云:按全元起本在第四卷。

提要:本篇闡述脾胃及所屬之太陰、陽明兩經之間相互爲用的表裏關係，强調了脾臟旺時及主四肢、爲胃行津液的生理功能和病理表現。

黄帝問曰：太陰[1]**陽明爲表裏，脾胃脈也，生病而異者何也？**脾胃藏府皆合於土，病生而異，故問不同。**岐伯對曰：陰陽異位**[2]**，更虚更實，更逆更從**[3]**，或從内，或從外**[4]**，所從不同，故病異名也。**脾藏爲陰，胃府爲陽，陽脈下行，陰脈上行，陽脈從外，陰脈從内，故言所從不同，病異名也。新校正云：按楊上善云："春夏陽明爲實，太陰爲虚，秋冬太陰爲實，陽明爲虚。即更實更虚也。春夏太陰爲逆，陽明爲從；秋冬陽明爲逆，太陰爲從。即更逆更從也。"**帝曰：願聞其異狀也。岐伯曰：陽者天氣也，主外；陰者地氣也，主内。**是所謂陰陽異位也。**故陽道實，陰道虚**[5]**。**是所謂更實更虚也。**故犯賊風虚邪者，陽受之；食飲不節，起居不時者，陰受之。**是所謂或從内或從外也。**陽受之則入六府，陰受之則入五藏**[6]**。入六府，則身熱不時卧，上爲喘呼**[7]**；入五藏，則䐜滿閉塞，下爲飧泄，久爲腸澼**[8]**。**是所謂所從不同，病異名也。**故喉主天氣。咽主地氣**[9]**。故陽受風氣，陰受濕氣。**同氣相求爾。**故陰氣從足上行至頭，而下行**[10]**循臂至指端；陽氣從手上行至頭，而下行**[10]**至足。**是所謂更逆更從也。《靈樞經》曰："手之三陰從藏走手，手之三陽從手走頭，足之三陽從頭走足，足之三陰從足走腹。"所行而異，故更逆更從也。**故曰陽病者，上行極而下；陰病者，下行極而上**[11]**。**此言其大凡爾。然足少陰脈下行，則不同諸陰之氣也。**故傷於風者，上先受之；傷於濕者，下先受之。**陽氣炎上，故受風；陰氣潤下，故受濕。蓋同氣相合爾。

〔1〕太陰：《甲乙經》卷七第一作"足太陰"。

〔2〕陰陽異位：張介賓曰："脾爲藏，陰也。胃爲府，陽也。陽主外，陰主内，陽主上，陰主下，是陰陽異位也。"

〔3〕更虚更實，更逆更從：楊上善曰："春夏，陽明爲實，太陰爲虚；秋冬，太陰爲實，陽明爲虚。春夏，太陰爲逆，陽明爲順；秋冬，陽明爲逆，太陰爲順也。"

〔4〕或從内，或從外：張志聰曰："或從内者，或因於飲食不節，起居不時，而爲腹滿飧泄之病；或從外者，或因於賊風虚邪，而爲身熱喘呼。"

〔5〕陽道實，陰道虚：楊上善曰："陽爲天氣主外，故陽道實也；陰爲地氣主内，故陰道虚也。"胃爲陽，脾爲陰，陽明胃多見實證，太陰脾多見虚證。

〔6〕陽受之則入六府，陰受之則入五藏：張琦曰："府陽藏陰，各從其類。按《陰陽應象大論》云：天之邪氣，感則害人五藏；水穀之寒熱，感則害人六府。與此相反而義實相成。以形氣言，邪氣無形故入藏，水穀有形故入府；以表裏言，府陽主外，故賊風虚邪從外而受，藏陰主内，故食飲不節從内而受。實則府藏皆當有之。蓋内外之邪，病情萬變，非一端可盡，故廣陳其義耳。"

〔7〕入六府，則身熱不時卧，上爲喘呼："不時卧"《甲乙經》卷七第一作"不得眠"。《雲笈七籤》卷五十七第九引"不"下無"時"字。《脾胃論》卷上引"時"作"得"。于鬯曰："不得卧始爲病，若不時卧，今之養病者有之，非所謂病也。"張志聰曰："入六府者，謂陽明爲之行氣於三陽，陽明病，則六府之氣皆爲之病矣。陽明主肉，故身熱。陽明者，胃脈也，胃者六府之海，其氣亦下行，陽明逆，不得從其故道，故不得卧也。陽明氣厥，則上爲喘呼。"

〔8〕入五藏，則䐜滿閉塞，下爲飧泄，久爲腸澼：張志聰曰："入五藏者，謂太陰爲之行氣於三陰，太陰病，則五藏之氣皆爲之病矣。䐜，脹也。脾氣逆則脹滿，太陰爲開，開折則倉廩無所輸而爲飧泄，久則爲腸澼矣。"

〔9〕喉主天氣，咽主地氣：喉爲肺系，呼吸天陽之氣，故曰主天氣，咽爲胃系，受納水穀之氣，故曰主地氣。

〔10〕行：《太素》卷六《藏府氣液》無"行"字。

〔11〕陽病者，上行極而下；陰病者，下行極而上：《太素》卷六《藏府氣液》、《雲笈七籤》卷五十七第九"而下""而上"下並有"行"字。森立之曰："三陽表熱證，乘虚而爲三陰裏寒證，頭痛、發熱，變爲下利之類，皆是陽病者，上行極而下者也。三陰裏寒證，虚回陽復，則爲三陽表熱證而解之類，皆是陰病者，下行極而上者也。"

帝曰：脾病而四支不用[1]**，何也？岐伯曰：四支**[2]**皆禀氣於胃，而不得至經**[3]，新校正云：按《太素》"至經"作"徑至"。楊上善云："胃以水穀資四支，不能徑至四支，要因於脾，得水穀津液，營衛於四支。"**必因於脾，乃得禀也。**脾氣布化水穀精液，四支乃得[4]以禀受也。**今脾病不能爲胃行其津**[5]**液，四支不得禀水穀氣，氣日以衰**[6]**，脈**

道不利[7]，筋骨肌肉，皆無氣以生，故不用焉。帝曰：脾不主時何也？肝主春，心主夏，肺主秋，腎主冬，四藏皆有正應，而脾無正主也。**岐伯曰：脾者土也，治中央[8]，常以四時長[9]四藏，各十八日寄治，不得獨主於[10]時也。脾藏者常著[11]胃[12]土之精也，土者生萬物而法天地，故上下至頭足，不得主時也[13]。**治，主也。著，謂常約著於胃也。土氣於[14]四時之中，各於季終寄王十八日，則五行之氣各王七十二日，以終一歲之日矣。外主四季，則在人内應於手足也。

〔1〕不用：謂不能正常活動。《説文·用部》："用，可施行也。"

〔2〕支：《甲乙經》卷九第六"支"下有"者"字。

〔3〕至經：新校正引《太素》作"徑至"。"徑至"即直至。"徑"與"俓"通。《廣韻·四十六徑》："俓，直也。"

〔4〕得：元殘一、趙本並作"可"。

〔5〕津：讀本、趙本、吴本、藏本並作"精"。

〔6〕氣日以衰：元殘一、趙本、吴本、明緑格抄本、藏本、熊本、黄本"日"上並無"氣"字。《脾胃論》卷上引亦無"氣"字，與各本合。按："以"下似脱"益"字。

〔7〕利：《甲乙經》卷九第六作"通"。

〔8〕治中央：《甲乙經》卷九第七作"土者中央"。

〔9〕長：明抄本夾注曰："長、掌同，主也。"

〔10〕於：《太素》卷六《藏府氣液》無"於"字。

〔11〕著：同"貯"。《集韻·八語》："貯，積也，或作著。"

〔12〕胃：《太素》卷六《藏府氣液》無"胃"字。

〔13〕土者生萬物而法天地……不得主時也：《太素》卷六《藏府氣液》"生"作"主"。"得"字疑誤，以《太素》楊注校之，應作"别"。張介賓曰："脾胃皆屬乎土，所以生成萬物，故曰法天地也。土爲萬物之本，脾胃爲藏府之本，故上至頭，下至足，無所不及，又豈得獨主一時而已哉？《平人氣象論》曰：人無胃氣曰逆，逆者死。脈無胃氣亦死。此所以四時五藏，皆不可一日無土氣也。"

〔14〕於：周本作"分"。

帝曰：脾與胃以膜相連耳，新校正云：按《太素》作"以募相逆"。楊上善云："脾陰胃陽，脾内胃外，其位各異，故相逆也。"**而能爲之行**

其〔1〕津液何也？岐伯曰：足太陰者三陰也〔2〕，其脈貫胃〔3〕屬脾絡嗌〔4〕，故太陰爲之行氣於三陰〔5〕。陽明者表也，胃是脾之表也。五藏六府之海也，亦爲之行氣於三陽〔6〕。藏府各因其經〔7〕而受氣於陽明，故爲胃行其津液。四支不得禀水穀氣，日以益衰，陰道不利，筋骨肌肉無氣以生，故不用焉〔8〕。又復明脾主四支之義也。

〔1〕其：《太素》卷六《藏府氣液》、《甲乙經》卷九第七並無"其"字。

〔2〕足太陰者三陰也，楊上善曰："足太陰脈，貫胃屬脾，上行絡嗌，其氣强盛，能行三陰之脈，故太陰脈得太陰名也。"

〔3〕貫胃：《靈樞·經脈》作"絡胃"。

〔4〕絡嗌：《靈樞·經脈》作"挾咽"。

〔5〕太陰爲之行氣於三陰：吴崑曰："爲之，爲胃也。三陰，太少厥也。脾爲胃行氣於三陰，運陽明之氣，入於諸陰也。"

〔6〕亦爲之行氣於三陽：吴崑曰："爲之，爲脾也。行氣於三陽，運太陰之氣，入於諸陽也。"

〔7〕其經：謂脾經。

〔8〕四支不得禀水穀氣……故不用焉：丹波元堅曰："此二十八字，與上文複，正是衍文。"

陽明脈解篇第三十新校正云：按全元起本在第三卷。

提要：本篇主要解釋陽明經脈病變的症狀及其病理變化。

黄帝問曰：足陽明之脈病，惡〔1〕人與火，聞木音則惕〔2〕然而驚，鐘鼓不爲動，聞木音而驚何也？願聞其故。前篇言入六府則身熱不時卧，上爲喘呼。然陽明者胃脈也，今病不如前篇之旨，而反聞木音而驚，故問其異也。岐伯對曰：陽明者胃〔3〕脈也，胃者土也，故聞木音而驚者，土惡木也。《陰陽書》曰："木剋土。"故土惡木也。帝曰：善。其惡火何也？岐伯曰：陽明主肉〔4〕，其脈新校正云：按《甲乙經》"脈"作"肌"。血氣盛，邪客之則熱，熱甚則惡火。帝曰：其惡人何也？岐伯曰：陽明厥則喘而惋〔5〕，惋則惡人。惋熱内鬱，故惡人耳。新校正云：按《脈解》云："欲獨閉户牖而處何也？陰陽相摶，陽盡陰盛，故獨閉户牖而處。"帝曰：或喘而死者，或喘而生者，何也？岐伯

曰:厥逆連藏則死,連經則生[6]**。**經,謂經脈。藏,謂五神藏。所以連藏則死者,神去故也。

〔1〕惡(wù物):《廣韻·十一暮》:"惡,憎惡也。"

〔2〕惕:恐懼。《廣雅·釋詁二》:"惕,懼也。"

〔3〕胃:《太素》卷八《陽明脈解》"胃"下有"之"字。

〔4〕肉:《甲乙經》卷七第二"肉"上有"肌"字。

〔5〕惋:《太素》卷八《陽明脈解》作"悗",《甲乙經》卷七第二作"悶"。按《靈樞》卷九史崧《音釋》"悗"音"悶"。煩悶所以惡人也。

〔6〕連藏則死,連經則生:《廣雅·釋詁四》:"連,及也。"吴崑曰:"逆氣連於經脈,則未至大傷故生;連於五藏,則傷其真矣,故死。"

帝曰:善。病[1]**甚則棄衣而走,登高而歌,或至不食數日,踰垣**[2]**上屋,所上之處**[3]**,皆非其素**[4]**所能也,病反能者何也?**素,本也。踰垣,謂蓦牆也。怪其稍[5]異於常。**岐伯曰:四支者,諸陽之本也**[6]**。陽盛則四支實,實則能登高**[7]**也。**陽受氣於四支,故四支爲諸陽之本也。新校正云:按《脈解》云:"陰陽争而外并於陽。"**帝曰:其棄衣而走者何也?**棄,不用也。**岐伯曰:熱盛於身,故棄衣欲**[8]**走也。帝曰:其妄言罵詈**[9]**,不避親疏而歌者何也?岐伯曰:陽盛則使人**[10]**妄言罵詈不避親疏,而不欲食,不欲食故妄走**[11]**也。**足陽明胃脈,下膈屬胃絡脾。足太陰脾脈,入腹屬脾絡胃,上膈俠咽,連舌本,散舌下,故病如是。

〔1〕病:《太素》卷八《陽明脈解》"病"上有"陽明"二字。

〔2〕踰垣:即越牆。《周禮·野廬氏》賈疏:"踰,越也"。《説文·土部》:"垣,牆也。"

〔3〕所上之處:《太素》卷八《陽明脈解》"所上"下無"之處"二字。《甲乙經》卷七第二無此四字。

〔4〕素:楊上善曰:"素,先也。"向來、往常之意。

〔5〕稍:四庫本作"反"。

〔6〕四支者,諸陽之本也:章楠曰:"四肢禀氣於脾胃,胃爲藏府之海,而陽明行氣於三陽,故四肢爲諸陽之本也。"

〔7〕登高:《甲乙經》卷七第二"登高"下有"而歌"二字。按:本書《生氣通天論》"并乃狂"句王注引有"而歌"二字,與《甲乙經》合。

〔8〕欲:《太素》卷八《陽明脈解》作“而”。

〔9〕妄言駡詈(lì 利):胃絡上通於心,陽盛則心神昏亂,故令人妄言駡詈。《説文·网部》:“詈,駡也。”丹波元簡曰:“《韻會》:正斥曰駡,旁及曰詈。《音義》云:詈,亦駡也。今解,惡言及之曰駡,誹謗咒詛曰詈。”

〔10〕陽盛則使人:《太素》卷八《陽明脈解》“使人”下無“妄言駡詈不避親疏,而”九字。

〔11〕不欲食故妄走也:《太素》卷八《陽明脈解》作“故妄言”。

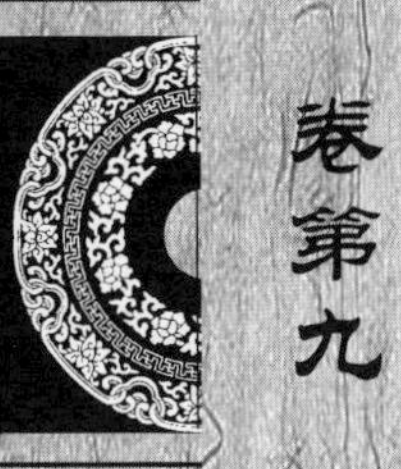
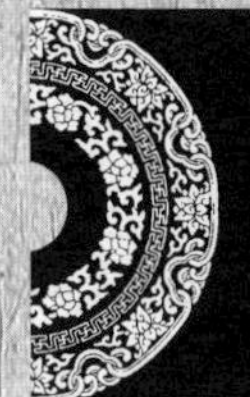

卷第九

熱論篇第三十一 新校正云：按全元起本在第五卷。

提要：本篇專論熱病。篇中對於熱病的病因、症狀、治疗、預後以及恢復期間應注意"食肉則復"的禁忌，都作了精要説明。

黄帝問曰：今夫熱病者，皆傷寒之類也[1]，或愈或死，其死皆以六七日之間[2]，其愈皆以十日以上[3]者何也？不知其解，願聞其故。寒者冬氣也，冬時嚴寒，萬類深藏，君子固密，不傷於寒，觸冒之者，乃名傷寒。其傷於四時之氣[4]皆能爲病，以傷寒爲毒者，最乘殺厲之氣，中而即病，名曰傷寒，不即病者，寒毒藏於肌膚，至夏至前變爲温病，夏至後變爲熱病。然其發起，皆爲傷寒致之，故曰：熱病者，皆傷寒之類也。新校正云：按《傷寒論》云："至春變爲温病，至夏變爲暑病。"與王注異。王注本素問爲説，《傷寒論》本《陰陽大論》爲説，故此不同。**岐伯對曰：巨陽者，諸陽之屬[5]也，**巨，大也。太陽之氣[6]，經絡氣血，榮衛於身，故諸陽氣皆所宗屬。**其脈連於風府，**風府，穴名也，在項上入髮際同身寸之一寸宛宛中是。**故爲諸陽主氣也[7]。**足太陰[8]脈浮氣之在頭中者凡五行，故統主諸陽之氣。**人之傷於寒也，則爲病熱[9]，熱雖甚不死；**寒毒薄於肌膚，陽氣不得散發而内怫結，故傷寒者，反爲病熱。**其兩感於寒而病者[10]，必不免於死[11]。**藏府相應而俱受寒，謂之兩感。

〔1〕今夫熱病者，皆傷寒之類也：統言因感受外邪所引起的各種發熱病變，均屬於傷寒範疇。《難經・五十八難》："傷寒有幾？其脈變否？然：

傷寒有五,有中風,有傷寒,有濕温,有熱病,有温病,其所苦各不同。"

〔2〕其死皆以六七日之間:楊上善曰:"陰陽二經同感,三日而遍藏府,營衛不通,復得三日,故極後三日,所以六七日間死也。"

〔3〕其愈皆以十日以上:"以上"元殘二、黄本、朝本並作"已上"。楊上善曰:"其不至藏府兩感於寒者,至第七日即太陽病衰,至九日三陽病衰,至十日太陰病衰,至十二日三陰三陽等病皆衰,故曰其愈皆十日以上。"

〔4〕氣:元殘二、趙本"氣"下並有"者"字。

〔5〕屬:謂統率、聚會之意,《廣韻·三燭》:"屬,會也。"

〔6〕氣:周本作"脈"。

〔7〕其脈連於風府,故爲諸陽主氣也:楊上善曰:"足太陽脈直者,從顛入絡腦,還出别下項,其風府在項入髮際一寸,則太陽之氣連風府也。諸陽者,督脈、陽維脈也。督脈,陽脈之海。陽維,維諸陽脈,總會風府,屬於太陽。故足太陽脈,爲諸陽主氣。"

〔8〕太陰:元殘二、周本並作"太陽"。

〔9〕人之傷於寒也,則爲病熱:《醫經解惑論》上曰:"諸陽之氣,皆從内而達於外,故外傷於寒,則陽氣不能發達於外,而邪欲破陽内入,陽欲拒邪外出,正邪互争,乃怫鬱爲熱也。"

〔10〕其兩感於寒而病者:"其"有"若"義。"兩感"謂表裏證,陰陽兩氣俱受病。

〔11〕必不免於死:《病源》卷七《傷寒候》、《外臺》卷一並作"必死"。

帝曰:願聞其狀。謂非兩感者之形證。**岐伯曰:傷寒一日,巨陽受之**〔1〕,三陽之氣,太陽脈浮,脈浮者外在於皮毛,故傷寒一日太陽先受之。**故頭項痛,腰脊**〔2〕**强。**上文云其脈連於風府,略言也。細而言之者,足太陽脈,從巔入絡腦,還出别下項,循肩髆内俠脊抵腰中,故頭項痛,腰脊强。新校正云:按《甲乙經》及《太素》作"頭項與腰脊皆痛"。**二日陽明受之,**以陽感熱,同氣相求,故自太陽入陽明也。**陽明主肉**〔3〕**,其脈俠鼻絡於目,故身**〔4〕**熱目疼**〔5〕**而鼻乾,不得卧也。**身熱者,以肉受邪。胃中熱煩,故不得卧。餘隨脈絡之所生也。**三日少陽受之,少陽主膽,**新校正云:按全元起本"膽"作"骨"。元起注云:"少陽者肝之表,肝候筋,筋會於骨,是少陽之氣所榮,故言主於骨。"《甲乙經》、《太素》

等並作“骨”。**其脈循脇絡於耳，故胸脇痛而耳聾。三陽經絡皆受其病**[6]**，而未入於藏**[7]**者，故可汗而已。**以病在表，故可汗也。新校正云：按全元起云：“藏”作“府”。元起注云：“傷寒之病，始入於皮膚之腠理，漸勝於諸陽，而未入府，故須汗發其寒熱而散之。《太素》亦作“府”。**四日太陰受之，**陽極而陰受也。**太陰脈布胃中**[8]**絡於嗌，故腹滿而嗌乾；五日少陰受之，少陰脈貫腎絡於**[9]**肺，繫舌本，故口燥**[10]**舌乾而渴；六日厥陰受之，厥陰脈循陰器而絡於肝，故煩滿而囊縮**[11]**。三陰三陽，五藏六府，皆受**[12]**病，榮衛不行，五**[13]**藏不通，則死矣。**死，猶澌也。言精氣皆澌也。是故其死皆病六七日間者，以此也。

〔1〕傷寒一日，巨陽受之：高世栻曰：“一日受二日受者，乃循次言之，非一定不移之期日也。”

〔2〕脊：《史載之方》卷上引作“背”。按《靈樞・經脈》云：“膀胱足太陽之脈，是動則病衝頭痛，目似脱，項如拔，脊痛，腰如折。”

〔3〕肉：《外臺》卷一、《傷寒補亡論》卷四《六經統論》引“肉”上有“肌”字。

〔4〕身：《病源》卷七《傷寒候》引作“肉”。

〔5〕目疼：《太素》卷二十五《熱病決》無此二字。“目疼”謂眉稜骨痛，頭痛之甚者如此。

〔6〕三陽經絡皆受其病：明抄二“受”下無“其”字。《太素》卷二十五《熱病決》作“三經皆受病”。

〔7〕藏：明緑格抄本作“府”，與林校合。

〔8〕胃中：《病源》卷七《傷寒候》作“於胃”。

〔9〕於：《太素》卷二十五《熱病決》、《甲乙經》卷七第一、《病源》卷七《傷寒候》引並無“於”字。

〔10〕燥：《太素》卷二十五《熱病決》、《病源》卷七《傷寒候》並作“熱”。

〔11〕煩滿而囊縮：“滿”與“懣”同。《廣韻・二十四緩》：“懣，煩悶。”“囊”謂陰囊。“囊縮”似僅指男子之病。而繆存濟《傷寒撮要》認爲：“女子亦有囊縮可辨，但其乳頭縮者即是也。”李梴《醫學入門》則曰：“在女子則陰户急痛引少腹。”以上兩説，録以備參。

〔12〕受：《太素》卷二十五《熱病決》、《病源》卷七《傷寒候》並無

“受”字。

〔13〕五:《太素》卷二十五《熱病決》作“府”。《傷寒論》成注引亦作“府”,與《太素》合。

按語:本節所論熱病六經傳變規律及分證綱領,實爲《傷寒雜病論》六經辨證之濫觴。二者均以三陰三陽分六經爲立論基礎,體現了病邪由表入里、由陽轉陰的傳變途徑。並且二者所出現的病証,也都體現了各經的循行部位,以及所屬臟腑功能上的特點。但二者又有明顯區别,此論六經熱病,純係循經絡發病,均屬熱證、實證。而《傷寒論》六經爲病,三陽爲經絡發病,屬實熱多;三陰爲臟腑發病,屬虚寒多。可見,《傷寒論》之説淵源於此,而又有所發展。若將二者六經證候加以對照,便可以明顯看出它們之間的淵源關係。

《素問·熱論》與《傷寒論》六經證候對照表

厥陰	少陰	太陰	少陽	陽明	太陽	六經
煩滿而囊縮	口燥,舌乾而渴	腹滿而嗌乾	胸脇痛而耳聾	身熱,目痛鼻乾,不得卧	頭項痛,腰脊强	《素問·熱論》
消渴,氣上撞心,心中痛熱,饑而不欲食,食則吐蚘,下之利不止。	脈微細但欲寐,惡寒身踡,手足逆冷	腹滿而吐食不下,自利益甚,時腹自痛	口苦咽乾目眩,胸脇苦滿,寒熱往來	身熱自汗,渴而欲飲,大便秘結,潮熱譫語	脈浮,頭項强痛而惡寒,發熱	《傷寒論》

其不兩感於寒者,七日巨陽病衰,頭痛少愈;邪氣漸退,經氣漸和,故少愈。**八日陽明病衰,身熱少愈;九日少陽病衰,耳聾微聞;十日太陰病衰,腹減如故,則思飲食;十一日少陰病衰,渴止不滿[1],舌乾已而嚏[2],十二日厥陰病衰[3],囊縱少腹微下,大氣皆去,病[4]日已矣。**大氣,謂大邪之氣也。是故其愈皆病[5]十日已上

者，以此也。**帝曰：治之奈何？岐伯曰：治之各通其藏脈**〔6〕**，病日衰已矣。其**〔7〕**未滿三日者，可汗**〔8〕**而已；其滿三日者**〔9〕**可泄**〔8〕**而已。**此言表裏之大體也。《正理傷寒論》曰："脈大浮數，病爲在表，可發其汗；脈細沉數，病〔10〕在裏，可下之。由〔11〕此則雖日過多，但有表證，而脈大浮數，猶宜發汗；日數雖少，即有裏證而脈沉細數，猶宜下之。正應隨脈證以汗下之。

〔1〕不滿：《甲乙經》卷七第一、《傷寒補亡論》卷四《六經統論》引並無"不滿"二字。

〔2〕嚏：《太素》卷二十五《熱病決》作"欬"。汪琥曰："少陰脈，絡於肺，嚏者，肺熱得泄，陰陽和暢也。"

〔3〕衰：《太素》卷二十五《熱病決》作"愈"。

〔4〕病：《甲乙經》卷七第一"病"上有"其"字。

〔5〕病：周本作"以"。

〔6〕治之各通其藏脈：柯校本"脈"作"府"。按：《衛生寶鑑》卷二十四《陰證陽證辨》引作"府"，與柯校合。森立之曰："按各通其藏脈，蓋通脈者，謂桂麻諸湯發汗劑，通藏者，謂大小承氣泄下劑也。藏猶府也，與藏結之藏同義。"

〔7〕其：《病源》卷七《傷寒候》"其"下有"病"字。

〔8〕可汗　可泄：楊上善曰："未滿三日，熱在三陽之脈，皮肉之間，故可汗而已也；三日以外，熱入藏府之中，可服湯藥洩而去也。"

〔9〕其滿三日者：《病源》卷七《傷寒候》作"其病三日過者"。

〔10〕病：元殘二、趙本"病"下並有"爲"字。

〔11〕由：周本作"出"。

按語：本節最後提出的治療方法，可視爲熱病的治療原則。但臨證不可膠柱，不能計日以限病，應隨證論治，靈活掌握。至於"汗、泄"二法，歷代注家解釋不同。通行是以楊上善藥物治療方法，即指發汗、攻下兩法。但亦有謂此兩法並非指藥物治法，而指鍼刺療法而言。如清·程郊倩云："汗、泄二字，俱是刺法，刺法有淺深，故云可汗可泄"。今人王玉川教授也認爲："可汗可泄，諸家多以發汗、攻下爲解，然與經文原意不符。《熱論》

乃謂用鍼補瀉以出汗;泄,謂泄其氣也。如《素問·刺熱篇》有刺手陽明太陰而汗出,刺項太陽而汗出等。又《靈樞·熱病》云:熱病三日,而氣口静,人迎燥盛者,取之諸陽,五十九刺,以瀉其熱。這一點對於正確理解《熱論》是很重要的"。此説可參。

帝曰:熱病已愈,時有所遺[1]**者何也?** 邪氣衰去不盡,如遺之在人也。**岐伯曰:諸遺者,熱甚而强食之,故有所遺也**[2]**。若此者,皆病已衰,而熱有所藏**[3]**,因其穀氣相薄**[4]**,兩熱相合,故有所遺也。帝曰:善。治遺奈何?岐伯曰:視其虚實,調其逆從,可使必**[5]**已矣。** 審其虚實而補寫之,則必已。**帝曰:病熱**[6]**當何禁之?岐伯曰:病熱少愈,食肉則復,多食則遺,此其禁也。** 是所謂戒食勞也。熱雖少愈,猶未盡除,脾胃氣虚,故未能消化。肉堅食駐,故熱復生。復,謂復舊病也。

〔1〕遺:此指餘熱稽留不盡,疾病延久之意。楊上善曰:"遺,餘也。大氣雖去,猶有殘熱在藏府之内外,因多食,以穀氣熱與故熱相薄,重發熱病,名曰餘熱病也。"

〔2〕故有所遺也:《傷寒明理論》卷四第五十引無此五字。按:此五字涉下誤衍。

〔3〕熱有所藏:汪琥曰:"謂熱未盡去,尚有遺留於藏府間也。"

〔4〕因其穀氣相薄:謂餘熱與穀氣結聚。"其"有"與"義。"薄"通"搏"。《管子·霸言》房注:"搏,聚也。"

〔5〕必:《甲乙經》卷七第一作"立"。

〔6〕病熱:《聖濟總録》卷三十一引作"熱病"。

帝曰:其病[1]**兩感於寒者,其脈應**[2]**與其病形何如?岐伯曰:兩感於寒者,病一日則巨陽與少陰俱病,則頭痛口乾而煩滿**[3]**;** 新校正云:按《傷寒論》云:"煩滿而渴"。**二日則陽明與太陰俱病,則腹滿身熱,不欲**[4]**食譫言;** 譫言,謂妄謬而不次也。新校正云:按楊上善云:"多言也"。**三日則少陽與厥陰俱病,則耳聾囊縮而厥**[5]**,水漿不入,不知人,六日死。** 巨陽與少陰爲表裏,陽明與太陰爲表裏,少陽與厥陰爲表裏,故兩感寒氣,同受其邪。**帝曰:五藏已傷,六**

府不通，榮衛不行，如是之後，三日乃死何也？岐伯曰：陽明者，十二經脈之長也，其血[6]氣盛，故不知人，三日其氣乃[7]盡，故死矣。以上承氣海，故三日氣盡乃死。

〔1〕病：《太素》卷二十五《熱病決》無“病”字，按：以前節“其不兩感於寒者”句例之，無“病”字是。

〔2〕其脈應：龐安時曰：“其脈候，《素問》已脱，今詳之，凡沉者皆屬陰也。一日脈當沉而大，沉者少陰也，大者太陽也。二日脈當沉而長，三日脈當沉而弦，乃以合表裏之脈也。”

〔3〕而煩滿：《外臺》卷一、《傷寒補亡論》卷十三引並作“煩滿而渴”，與林校合。

〔4〕欲：《太素》卷二十五《熱病決》、《病源》卷七《傷寒候》並無“欲”字。

〔5〕而厥：《病源》卷七《傷寒候》、《外臺秘要》卷一引並作“厥逆”。

〔6〕血：《傷寒總病論》引作“邪”。

〔7〕乃：《醫經正本書》第九引作“已”。

凡病傷寒而成温者[1]，先夏至日者爲病温[2]，後夏至日者爲病暑[3]，暑當與汗皆出：勿止[4]。此以熱多少盛衰而爲義也？陽熱未盛，爲寒所制，故爲病曰温。陽熱大盛，寒不能制，故爲病曰暑。然暑病者，當與汗之令愈，勿反止之，令其甚也。新校正云：按“凡病傷寒”已下，全元起本在《奇病論》中，王氏移於此。楊上善云：“冬傷於寒，輕者夏至以前發爲温病，冬傷於寒，甚者夏至以後發爲暑病。”

〔1〕凡病傷寒而成温者：《外臺》卷四《温病論》“温”下有“病”字。《温熱經緯》卷一引章楠曰：“此言凡病傷寒，則不獨指冬時之寒也。蓋寒邪化熱，隨時皆有也。”

〔2〕先夏至日者爲病温：《注解傷寒論》卷二第三引“病温”作“温病”。吴瑭曰：“温者，暑之漸也。先夏至，春候也，春氣温，陽氣發越，陰精不足以承之，故爲病温。”

〔3〕後夏至日者爲病暑：《注解傷寒論》卷二第三引“病暑”作“暑病”。吴瑭曰：“後夏至，温盛爲熱，熱盛則濕動，熱與濕搏而爲暑也。”

〔4〕暑當與汗皆出，勿止：章楠曰：“暑由火濕合化，以其兼濕，故多自

汗,當與汗皆出而勿止之。若止其汗,則濕閉其熱,病必重矣。"

按語:"後夏至日者爲病暑"一語,明確示人以暑病所發節季,而未及病因。張介賓謂"暑本夏月之熱病,有陰陽二證,曰陰暑,曰陽暑",其説乃即張潔古説而加以引申,從此暑病,略有矩矱可循。至於治法,《金匱》僅有人參白虎湯一則,殆未周備。清·張鳳逵提"暑病首用辛涼,繼用甘寒,再用酸泄、酸斂,不必用下"之論,始立暑病治法之綱領,以後雷豐復提出傷暑、冒暑、中暑、暑風、暑温、暑咳、暑瘵等治法,論證論治,日趨完備。

刺熱論篇第三十二 新校正云:按全元起本在第五卷。

提要:本篇主要討論五臟熱病的病証表現、先兆、預後,及其針刺方法。

肝熱病者,小便先黄[1]**,腹痛多卧**[2]**身熱**[3],肝之脈,環陰器,抵少腹而上,故小便不通先黄,腹痛多卧也。寒薄生熱,身故熱焉。**熱争**[4]**則狂言及驚**[5]**,脇滿**[6]**痛,手足躁**[7]**,不得安卧**,經絡雖已受熱,而神藏猶未納邪,邪正相薄[8],故云争也。餘争同之。又肝之脈,從少腹上俠胃,貫鬲布脇肋,循喉嚨之後,絡舌本,故狂言脇滿痛也。肝性静[9]而主驚駭,故病則驚,手足躁擾,卧不得安。**庚辛甚,甲乙大汗**[10]**,氣逆**[11]**則庚辛死**,肝主木,庚辛爲金,金剋木故甚,死於庚辛也。甲乙爲木,故大汗於甲乙。**刺足厥陰少陽**,厥陰,肝脈。少陽,膽脈。**其逆則頭痛員員**[12]**,脈引衝頭也**[13]**。**肝之脈,自舌本循喉嚨之後上出額,與督脈會於巔,故頭痛員員然,脈引衝於頭中也。員員,謂似急也。

〔1〕小便先黄:循下"先不樂"、"先頭重頰痛"等文例,此當作"先小便黄"。《傷寒總病論》卷四引作"先小便黄"可證。

〔2〕名卧:張志聰曰:"肝藏魂,魂傷故多卧。"

〔3〕身熱:此言内因之病,肝熱,木火主氣,故身熱也。

〔4〕熱争:《太平聖惠方》卷十七《熱病論》引作"熱盛"。

〔5〕狂言及驚:"及"《太平聖惠方》卷十七《熱病論》引作"多"。張介

賓曰:"肝氣亂,故狂言而驚,肝病主驚駭也。""狂言"即譫語也。

〔6〕滿:《太素》卷二十五《五藏熱病》無"滿"字。

〔7〕手足躁:肝熱極則生風,風淫四末,故手足躁擾。楊上善曰:"肝脈出足上,連手厥陰,今熱故手足躁也。"

〔8〕薄:四庫本作"攻"。

〔9〕静:周本作"躁"。

〔10〕甲乙大汗:甲乙爲木,肝當氣旺,故大汗,汗則陰陽和,正勝邪却。餘四藏仿此。

〔11〕氣逆:姚止庵曰:"氣逆非喘逆,謂病甚而氣潰亂也。"森立之曰:"氣逆者,肝氣不順也。蓋肝藏虚則肝氣不順,故至庚辛,木氣受尅之日而死也。"

〔12〕其逆則頭痛員員:律以"腎熱病"節,此七字似誤竄移,應在"不得安卧"句下。"員"《太素》楊注"都耕反,頭切痛也。"似《太素》"員員"原作"貞貞"。"員"、"貞"古韻相通,故字相通用。檢《靈樞·厥病》"貞貞頭重而痛。"《甲乙經》卷九第一"貞貞"作"員員"可證。

〔13〕脈引衝頭也:丹波元堅曰:"此五字《太素》亦有之。然竊疑古注文所錯,宜删去,方與下文例相合。"

心熱病者,先不樂〔1〕**,數日乃熱**,夫所以任治於物者,謂心。病氣入於經絡,則神不安治,故先不樂,數日乃熱也。**熱争則卒心痛**〔2〕**,煩悶**〔3〕**善嘔**〔4〕**,頭痛面赤無汗**〔5〕,心手少陰脈,起於心中;其支别者,從心系上俠咽。小腸之脈,直行者,循咽下鬲抵胃;其支别者,從缺盆循頸上頰至目外眥。故卒心痛,煩悶善嘔,頭痛面赤也。心在液爲汗,今病熱,故無汗以出。新校正云:按《甲乙經》"外眥"作"兑眥"。王注《厥論》亦作"兑眥"。"外"當作"兑"。**壬癸甚,丙丁大汗,氣逆則壬癸死**,心主火,壬癸爲水,水滅火故甚,死於壬癸也。丙丁爲火,故大汗於丙丁。氣逆之證,經闕其文。**刺手少陰太陽。**少陰,心脈。太陽,小腸脈。

〔1〕先不樂:吴崑曰:"心和則樂,不和則不樂。先不樂者,熱之先兆也。故數日乃熱。"

〔2〕則卒心痛:《甲乙經》卷七第一"則"下無"卒、痛"二字,"心"字連下讀。

〔3〕悶:《太平聖惠方》卷十七《熱病論》引作“熱”。

〔4〕善嘔:張琦曰:“善嘔者,胃脈入心,心熱胃亦病也。”

〔5〕頭痛面赤無汗:張介賓曰:“頭者精明之府,手少陰之脈上出於面,故頭痛面赤。汗爲心液,心熱則液亡,故無汗。”

脾熱病者,先頭重頰痛〔1〕**,煩心顔青,欲嘔身熱**,胃之脈,起於鼻,交頞中,下循鼻外入上齒中,還出俠口環脣,下交承漿,却循頤後下廉出大迎,循頰車上耳前,過客主人,循髮際至額顱,故先頭重頰痛顔青也。脾之脈,支别者,復從胃别上鬲,注心中;其直行者,上鬲俠咽。故煩心欲嘔而身熱也。新校正云:按《甲乙經》、《太素》云:“脾熱病者,先頭重顔痛。”無“顔青”二字也。**熱争則腰痛不可用俛仰**〔2〕**,腹滿泄**〔3〕**,兩頷痛**,胃之脈,支别者,起胃下口,循腹裹,下至氣街中而合,以下髀。氣街者,腰之前,故腰痛也。脾之脈,入腹屬脾絡胃。又胃之脈,自交承漿,却循頤後下廉出大迎,循頰車,故腹滿泄而兩頷痛。**甲乙甚,戊己大汗,氣逆則甲乙死**,脾主土,甲乙爲木,木伐土故甚,死於甲乙也。戊己爲土,故大汗於戊己。氣逆之證,經所未論。**刺足太陰陽明。**太陰,脾脈。陽明,胃脈。新校正云:按《甲乙經·熱病下篇》云:“病先頭重顔痛,煩心身熱,熱争則腰痛不可用俛仰,腹滿,兩頷痛,其暴泄善飢而不欲食,善噫,熱中足清,腹脹食不化,善嘔,泄有膿血,苦嘔無所出,先取三里,後取太白、章門。”

〔1〕頭重頰痛:“頰”林校引《甲乙經》作“顔”,今《甲乙經》作“頰”,應以林引爲是。《説文·頁部》:“顔,眉目之間也。”楊上善曰:“脾府之陽明脈,循髮際至額顱,故頭重顔痛。”

〔2〕腰痛不可用俛仰:明抄本無“用”字。按《聖濟總録》卷一百九十一引亦無“用”字,與明抄本合。張介賓曰:“腰者腎之府,熱争於脾,則土邪乘腎,必注於腰,故爲腰痛不可俛仰。”

〔3〕泄:《聖濟總録》卷一百九十一引無“泄”字。

肺熱病者,先淅然厥〔1〕**,起毫毛**〔2〕**,惡風寒**〔3〕**,舌上黄身熱**,肺主皮膚,外養於毛,故熱中之,則先淅然惡風寒,起毫毛也。肺之脈,起於中焦,下絡大腸,還循胃口。今肺熱入胃,胃熱上升,故舌上黄而身熱。**熱争則喘欬,痛走胸膺**〔4〕**背,不得大息,頭痛不堪**〔5〕**,汗出而**

寒[6]，肺居鬲上，氣主胸膺，復在變動爲欬，又藏氣而主呼吸，背復[7]爲胸中之府，故喘欬，痛走胸膺背，不得大息也。肺之絡脈，上會耳中，今熱氣上熏，故頭痛不堪，汗出而寒。**丙丁甚，庚辛大汗，氣逆則丙丁死**，肺主金，丙丁爲火，火爍金故甚，死於丙丁也。庚辛爲金，故大汗於庚辛也。氣逆之證，經闕未書。**刺手太陰陽明，出血如大豆**[8]，**立**[9]**已。**太陰，肺脈。陽明，大腸脈。當視其絡脈盛者，乃刺而出之。

〔1〕淅然厥：《太素》卷二十五《五藏熱病》"然"下無"厥"字。按："淅"上當脱"洒"字。本書第九卷末《釋音》出"洒淅"二字可證。本書《調經論》"洒淅然起毫毛"，與此句例同。"洒淅"雙聲，寒慄之意。

〔2〕起毫毛：謂皮膚因寒而毫毛竪立。《廣雅·釋詁四》："起，立也。"

〔3〕寒：《太素》卷二十五《五藏熱病》、《病源》卷九《熱病候》引並無"寒"字。

〔4〕膺：明抄本作"應"。《病源》卷九《熱病候》引亦作"應"，與明抄本合。張介賓曰："膺，胸之兩傍高處也。"

〔5〕頭痛不堪：《太素》卷二十五《五藏熱病》"堪"作"甚"。楊上善曰："肺熱衝頭，以肺脈不至，故頭痛不甚也。"

〔6〕汗出而寒：《傷寒總病論》卷四引"而"下有"惡"字。孫鼎宜曰："身雖熱而汗，質寒，俗謂之冷汗。"

〔7〕復：四庫本無"復"字。

〔8〕出血如大豆：按："大豆"二字誤倒。《傷寒總病論》卷四引作"豆大"可證。楊上善曰："出血如豆，言其少也，恐洩氣虚，故不多也。"按：五藏熱病，惟刺肺熱有出血之語，其它四藏並未言及。然熱病係邪鬱火盛，似以刺血爲宜。古書有參互見義之例，非肝心脾腎之熱病，不應出血。

〔9〕立：《傷寒九十論》第五十五引作"病"。

腎熱病者，先腰痛胻[1]**痠，苦渴數飲，身熱**，膀胱之脈，從肩髆内俠脊抵腰中。又腰爲腎之府，故先腰痛也。又腎之脈，自循内踝之後，上腨内，出膕内廉；又直行者，從腎上貫肝鬲，入肺中，循喉嚨，俠舌本，故胻痠苦渴數飲身熱。**熱争則項痛而强**[2]，**胻寒且痠，足下熱，不欲言**，膀胱之脈，從腦出别下項。又腎之脈，起於小指之下，斜趨足心，出於然骨之下，循内踝之後，别入跟中，以上腨内；又其直行者，從腎上貫肝鬲，入肺中，循喉嚨，俠舌本，故項痛而强，腨寒且痠，足下熱，不欲言也。新校正云：按《甲乙經》"然骨"作"然谷"。**其逆則項痛員員澹澹**〔3〕**然**，腎之筋，循脊内俠膂〔4〕上至項，結於枕骨，與膀胱之筋合。膀胱之脈，又並下于項。故項痛員員然也。澹澹，爲似欲不定也。**戊己甚，壬癸大汗，氣逆則戊己死**，腎主水，戊己爲土，土刑水故甚，死於戊己也。壬癸爲水，故大汗於壬癸也。**刺足少陰太陽。**少陰，腎脈。太陽，膀胱脈。**諸汗者，至其所勝日汗出也**〔5〕**。**氣王日爲所勝，王則勝邪，故各當其王日汗。

〔1〕腨：《病源》卷九《熱病候》作"脛"。"腨"同"胻"。《廣雅·釋親》："胻，脛也。"

〔2〕熱争則項痛而强：章楠曰："足少陰之筋，上項結於枕骨，與太陽之筋合。熱争而欲出於太陽不得達，故項痛而强。"

〔3〕項痛員員澹澹：《甲乙經》卷七第一上無"澹澹"二字。"員員"謂痛之急。"澹澹"謂痛甚不安也。

〔4〕循脊内俠膂：顧觀光曰："脊、膂二字，當依《甲乙經》互易。"

〔5〕諸汗者至其所勝日汗出也：《太素》卷二十五《五藏熱病》無此十一字。高世栻曰："此衍文也。下文諸當汗者，至其所勝日，汗大出也誤重於此。"

肝熱病者，左頰先赤；肝氣合木，木氣應春，南面正理之，則其左頰〔1〕也。**心熱病者，顔**〔2〕**先赤**；心氣合火，火氣炎上，指象明候，故候於顔。顔，額也。**脾熱病者，鼻**〔3〕**先赤**；脾氣合土，土王於中，鼻處面中，故占鼻也。**肺熱病者，右頰先赤**；肺氣合金，金氣應秋，南面正理之，則其右頰也。**腎熱病者，頤先赤。**腎氣合水，水惟潤下，指象明候，故候於頤也。**病雖未發**〔4〕**，見**〔5〕**赤色者刺之，名曰治未病**〔5〕**。**聖人不治已病治未病，不治已亂治未亂，此之謂也。**熱病從部所**〔6〕**起者，至**〔7〕**期而已**；期，爲大汗〔8〕日也。如肝甲乙，心丙丁，脾戊己，肺庚辛，腎壬癸，是爲期日也。**其刺之反者**〔9〕**，三周**〔10〕**而已**；反，謂反取〔11〕其氣也。如肝病刺脾，脾病刺腎，腎病刺心，心病刺肺，肺病刺肝者，皆是反刺五藏之氣也。三周，謂三周於三陰三陽之脈狀也。又太陽病而刺寫陽明，陽明病而刺寫少陽，少陽病而刺寫太陰，太陰病而刺寫少陰，少陰病而刺寫厥陰，如此是爲反取三陰三陽之脈氣也。**重逆**[12]**則死。**先刺已反，病氣流傳，又反刺之，是爲重逆。一逆刺之，尚至三周乃已，況其重逆而得生邪！**諸當汗者，至其所勝日，汗大出也。**王則勝邪，故各當其王日汗。新校正云："按此條文注二十四字，與前文重複，當從删去。《甲乙經》、《太素》亦不重出。"**諸治熱病，以飲之寒水**[13]**，乃刺之；必寒衣**[14]**之，居止寒處**[15]**身寒而止也。**寒水在胃，陽氣外盛，故飲寒乃刺，熱退則涼生，故身寒而止針。

〔1〕頰：讀本、趙本並無"頰"字。

〔2〕顔：《病源》卷九《熱病候》作"額"。《太平聖惠方》卷十七《熱病論》作"面"。

〔3〕鼻：《太平聖惠方》卷十七《熱病論》引作"唇"。

〔4〕病：雖未發：《病源》卷九《熱病候》"病"上有"凡"字。章楠曰："左頰、顔、鼻、右頰、頤、是肝心脾肺腎藏之氣，應於面之部位也。病雖未發，其色先見，可見邪本伏於氣血之中，隨氣血流行而不覺。良工望而知其邪動之處，乘其始動，即刺而泄之，使邪勢殺而病自輕。用藥之法，亦可類推。"

〔5〕見：《太素》卷二十五《五藏熱病》"見"下有"其"字。

〔6〕部所：楊上善曰："部所者，色部所也。"

〔7〕至：《太素》卷二十五《五藏熱病》"至"下有"其"字。

〔8〕汗：元殘二"汗"下有"之"字。

〔9〕刺之反者：謂刺法有誤，如瀉虚補實爲反。

〔10〕三周：張介賓曰："三周者，謂三遇所勝之日而後已。"

〔11〕取：周本無"取"字。

〔12〕重逆：謂反之再反。

〔13〕以飲之寒水：《甲乙經》卷七第一"以"作"先"。治之必先飲寒水，欲其陰氣自内達表，從裏逐熱。

〔14〕寒衣：即薄衣。《左傳》閔公二年杜注："寒，薄也。"熱病必薄衣，爲使熱易從外而泄也。"寒衣""寒處"亦避温就寒之意。

〔15〕居止寒處：《太素》卷二十五《五藏熱病》作"居寒多"。《傷寒補亡論》引"止"作"亦"。

按語:《内經》中關於"治未病"的論述有兩種涵義:一是未病先防,如《四氣調神大論》:"聖人不治已病治未病,不治已亂治未亂。"二是既病防變,即在病之初起未盛之時,早期治療,杜漸防微,如本篇所論。楊上善曰:"五藏部中赤色見者,即五藏熱病之徵,熱病已有,未成未發,斯乃名爲未病之病,宜急取之。"

熱病先胸脇痛[1],手足躁,刺足少陽,補足太陰[2],此則舉正取之例,然足少陽木病,而寫足少陽之木氣,補足太陰之土氣者,恐木傳於土也。胸脇痛,丘虛[3]主之。丘虛在足外踝下如前陷者中,足少陽脈之所過也,刺可入同身寸之五分,留七呼,若灸者可灸三壯。熱病手足躁,經無所主治之旨,然補足太陰之脈,當於井滎取之也。新校正云:詳"足太陰",全元起本及《太素》作"手太陰"。楊上善云:"手太陰上屬肺,從肺出腋下,故胸脇痛。"又按《靈樞經》云:"熱病而胸脇痛,手足躁,取之筋間,以第四鍼,索筋於肝,不得索之於金。"金,肺也。以此決知作"手太陰"者爲是。**病甚者,爲五十九刺[4]**。五十九刺者,謂頭上五行行五者,以越諸陽之熱逆也;大杼、膺俞、缺盆、背俞,此八者以寫胸中之熱也;氣街、三里、巨虛上下廉,此八者以寫胃中之熱也;雲門、髃骨、委中、髓空,此八者以寫四支之熱也;五藏俞傍五,此十者以寫五藏之熱也。凡此五十九穴者,皆熱之左右也,故病甚則爾刺之。然頭上五行者,當中行謂上星、顖會、前頂、百會、後頂,次兩傍謂五處、承光、通天、絡却、玉枕,又刺[5]兩傍謂臨泣、目窻、正營、承靈、腦空也。上星在顱上直鼻中央,入髮際同身寸之一寸陷者中容豆,刺可入同身寸之四分。新校正云:按《甲乙經》"四分"作"三分",《水熱穴論》注亦作"三分",詳此注下文云:刺如上星法。又云:刺如顖會法。既有二法,則當依《甲乙經》及《水熱穴論》注,上星刺入三分,顖會刺入四分。顖會在上星後同身寸之一寸陷者,刺如上星法。前頂在顖會後同身寸之一寸五分骨間陷者中,刺如顖會法。百會在前頂後同身寸之一寸五分,頂中央旋毛中陷容指,督脈足太陽脈之交會,刺如上星法。後頂在百會後同身寸之一寸五分枕骨上,刺如顖會法。然是五者,皆督脈氣[6]所發也。上星留六呼,若灸者並灸五壯。次兩傍穴:五處在上星兩傍同身寸之一寸五分,承光在五處後同身寸之一寸,通天在承光後同身寸之一寸五分，絡却在通天後同身寸之一寸五分，玉枕在絡却後同身寸之七分。然是五者，並足太陽脈氣所發，刺可入同身寸之三分，五處通天各留七呼，絡却留五呼，玉枕留三呼，若灸者可灸三壯。新校正云：按《甲乙經》承光不可灸，玉枕刺入二分。又次兩傍：臨泣在頭直目上入髮際同身寸之五分，足太陽少陽陽維三脈之會。目窻、正營遞相去同身寸之一寸，承靈、腦空遞相去同身寸之一寸五分。然是五者，並足少陽陽維二脈之會，腦空一穴，刺可入同身寸之四分，餘並可刺入同身寸之三分，臨泣留七呼，若灸者可灸五壯。大杼在項第一椎下兩傍，相去各同身寸之一寸半陷者中，督脈別絡足太陽手太陽三脈氣之會，刺可入同身寸之三分，留七呼，若灸者可灸五壯。新校正云：按《甲乙經》作“七壯”，《氣穴》注作“七壯”，《刺瘧》注、《熱穴》注作“五壯”。膺俞者，膺中俞也，正名中府，在胸中行兩傍，相去同身寸之六寸，雲門下一寸，乳上三肋間動脈應手陷者中，仰而取之，手足太陰脈之會，刺可入同身寸之三分，留五呼，若灸者可灸五壯。缺盆在肩上横骨陷者中，手陽明脈氣所發，刺可入同身寸之二分，留七呼，若灸者可灸三壯。背俞當是風門熱府，在第二椎下兩傍，各同身寸之一寸半，督脈足太陽[7]之會，刺可入同身寸之五分，留七呼，若灸者可灸五壯。驗今《明堂》、《中誥圖經》不言背俞，未詳果何處也。新校正云：按王注《水熱穴論》以“風門熱府”爲“背俞”，又注《氣穴論》以“大杼”爲“背俞”，此注云未詳，三注不同，蓋疑之也。氣街在腹齊下横骨兩端鼠鼷上同身寸之一寸動[8]應手，足陽明脈氣所發，刺可入同身寸之三分，留七呼，若灸者可灸五壯。三里在膝下同身寸之三寸，骱外廉兩筋肉分間，足陽明脈之所入也，刺可入同身寸之一寸，留七呼，若灸者可灸三壯。巨虚上廉足陽明與大腸[9]合，在三里下同身寸之三寸，足陽明脈氣所發，刺可入同身寸之八分，若灸者可灸三壯。巨虚下廉，足陽明與小腸[10]合，在上廉下同身寸之三寸，足陽明脈氣所發，刺可入同身寸之三分，若灸者可灸三壯。雲門在巨骨下，胸中行兩傍，新校正云：按《氣穴論》注“胸中行兩傍”作“俠任脈傍横去任脈”，文雖異，穴之處所則同。相去同身寸之六寸動脈應手。中府當其下同身寸之一寸。雲門手太陰脈氣所發，舉臂取之，刺可入同身寸之七分，若灸者可灸五壯。驗今《明堂》、《中誥圖經》不載髃骨穴，尋其穴以寫四支之熱，恐是肩髃穴，穴在肩端兩骨間，手陽明蹻脈之會，刺可入同身寸之六分，留六呼，若灸者可灸三壯。委中在足膝後屈處膕中央約文中動脈,新校正云:詳委中穴與《氣穴》注、《骨空》注、《刺瘧論》注并此,王氏四處注之,彼三注無足膝後屈處五字,與此注異者,非實有異,蓋注有詳略爾。足太陽脈之所入也,刺可入同身寸之五分,留七呼,若灸者可灸三壯。髓空者,正名腰俞,在脊中第二十一椎節下間,督脈氣所發,刺可入同身寸之二分,新校正云:按《甲乙經》作二寸,《水熱穴論》注亦作二寸,《氣府論》注、《骨空論》注作一分。留七呼,若灸者可灸三壯。五藏俞傍五者,謂魄户、神堂、魂門、意舍、志室五穴也。在俠脊兩傍,各相去同身寸之三寸,並足太陽脈氣所發也。魄户在第三椎下兩傍,正坐取之,刺可入同身寸之五分,若灸者可灸五壯。神堂在第五椎下兩傍,刺可入同身寸之三分,若灸者可灸五壯。魂門在第九椎下兩傍,正坐取之,刺可入同身寸之五分,若灸者可灸三壯。意舍在第十一椎下兩傍,正坐取之,刺可入同身寸之五分,若灸者可灸三壯。志室在第十四椎下兩傍,正坐取之,刺可入同身寸之五分,若灸者可灸三壯,是所謂此經之五十九刺法也。若《鍼經》所指五十九刺,則殊與此經不同,雖俱治熱病之要穴,然合用之理全向背,猶當以病候形證所應經法,即隨所證而刺之。**熱病始手臂痛[11]者,刺手陽明太陰而汗出止[12]。**手臂痛列缺主之。列缺者手太陰之絡,去腕上同身寸之一寸半,别走陽明者也,刺可入同身寸之三分,留三呼,若灸者可灸五壯。欲出汗商陽主之。商陽者,手陽明脈之井,在手大指次指内側,去爪甲角如韭葉,手陽明脈之所出也,刺可入同身寸之一分,留一呼,若灸者可灸三壯。**熱病始於頭首者,刺項太陽而汗出止。**天柱主之。天柱在俠項後髮際大筋外廉陷者中,足太陽脈氣所發,刺可入同身寸之二分,留六呼,若灸者可灸三壯。**熱病始於足脛者,刺足陽明而汗出止。**新校正云:按此條《素問》本無,《太素》亦無,今按《甲乙經》添入。**熱病先身重骨痛,耳聾好瞑[13],刺足少陰,**據經無正主穴,當補寫井榮爾。新校正云:按《靈樞經》云:"熱病而身重骨痛,耳聾而好瞑,取之骨,以第四鍼,索骨於腎,不得索之土。土,脾也。"**病甚爲五十九刺。**如古[14]法。**熱病先眩冒而熱[15],胸脇滿,刺足少陰[16]少陽。**亦井榮也。

〔1〕痛:《甲乙經》卷七第一"痛"下有"滿"字。

〔2〕刺足少陽,補足太陰:楊上善曰:"足少陽脈下頸合缺盆下胸中,貫膈絡肝屬膽,循脇裏過季脇,下外輔骨之前,下抵絶骨,循足跗下至指

間;手太陰上屬肺,從肺出腋下,故胸脇痛手足躁,刺此二脈也。”

〔3〕虚:周本作“墟”。

〔4〕病甚者,爲五十九刺:《靈樞·熱病》:“所謂五十九刺者,兩手外内側各三,凡十二痏,五指間各一,凡八痏,足亦如是;頭八髮一寸傍三分各三,凡六痏;更入髮三寸邊五,凡十痏;耳前後口下者各一,項中一,凡六痏,巔上一,顖惠一,髮際一,廉泉一,風池二,天柱二。”此與王注異,當合而詳之。

〔5〕刺:守校本作“次”。

〔6〕氣:周本“氣”下有“之”字。

〔7〕太陽:周本“陽”下有“脈”字。

〔8〕動:周本“動”下有“脈”字。

〔9〕腸:周本作“陽”。

〔10〕小腸:周本作“少陽”。

〔11〕痛:《太素》卷二十六《寒熱雜説》、《甲乙經》卷七第一並無“痛”字。

〔12〕止:《太素》卷二十五《五藏熱病》、《甲乙經》卷七第一並無“止”字。

〔13〕熱病先身重骨痛,耳聾好瞑:張介賓曰:“腎主骨,在竅爲耳,熱邪居之,故爲身重骨痛耳聾,熱傷真陰,則志氣昏倦,故好瞑。”“瞑”古“眠”字。見《文選·陸士衡答張士然詩》善注。

〔14〕古:周本作“右”。

〔15〕眩冒而熱:《太素》卷二十五《五藏熱病》“冒”作“胃”,無“而”字。

〔16〕少陰:張琦曰:“少陰二字衍”。

太陽〔1〕之脈,色榮顴骨〔2〕,熱病也,榮,飾也,謂赤色見於顴骨如榮飾也。顴骨,謂目下當外眥也。太陽合火,故見色赤。新校正云:按楊上善云:“赤色榮顴者,骨熱病也。”與王氏之注不同。**榮未交〔3〕**,新校正云:按《甲乙經》、《太素》作“榮未夭”。下文“榮未交”亦作“夭”。**曰今〔4〕且得汗,待時而〔5〕已。**“榮”一爲“營”字之誤也。曰者,引古經法之端由也。言色雖明盛,但陰陽之氣不交錯者,故法云今且得汗之而已。待時者,謂肝病待甲乙,心病待丙丁,脾病待戊巳〔6〕,肺病待庚辛,腎病待壬癸；是謂待時而已。所謂交者，次如下句：**與厥陰脈争見者，死期不過三日**，外見太陽之赤色，内應厥陰之弦脈，然太陽受病，當傳入陽明，今反[7]厥陰之脈來見者，是土敗而木賊之也，故死。然土氣已敗，木復狂行，木生數三，故期不過三日。**其熱病内連腎[8]，少陽之脈色也[9]**，"病"或爲"氣"，恐字誤也。若赤色氣内連鼻兩傍者，是少陽之脈色，非厥陰色，何者？腎部近於鼻也。新校正云：詳或者欲改"腎"作"鼻"，按《甲乙經》、《太素》並作"腎"。楊上善云："太陽，水也。厥陰，木也。水以生木，木盛水衰，故太陽水色見時，有木争見者，水死。以其熱病内連於腎，腎爲熱傷，故死。"本舊無"少陽之脈色也"六字，乃王氏所添，王注非，當從上善文義。**少陽之脈，色榮頰前，熱病也**，頰前，即顴骨下近鼻兩傍也。新校正云：按《甲乙經》、《太素》"前"字作"筋"。楊上善云："足少陽部在頰，赤色榮之，即知筋熱病也。"**榮未交，曰今且得汗，待時而已。與少陰脈争見者，死期不過三日。**少陽受病，當傳入於太陰，今反少陰脈來見，亦土敗而木賊之也，故死不過三日，亦木之數然。新校正云：詳或者欲改"少陰"作"厥陰"，按《甲乙經》、《太素》作"少陰"。楊上善云："少陽爲木，少陰爲水，少陽色見之時，有少陰争見者，是母勝子，故木死。"王作此注，亦非。舊本及《甲乙經》、《太素》並無"期不過三日"六字。此是王氏成足此文也。

〔1〕太陽：喜多村直寬曰；"太陽疑當作少陽。《熱論》云：少陽主骨，且少陽與厥陰爲表里，其與厥陰脈争見者，乃兩感證，所以其死不過三日。"

〔2〕榮顴骨：張文虎曰："榮顴者，色之見於面部者也。言顴不必言骨。林引楊上善骨字下屬是。"

〔3〕榮未交：于鬯曰："交當從林校作夭。榮即色，榮未夭即色未夭。《玉機真藏論》云：色夭不澤，謂之難已。色未夭者，不至難已也。故下文曰：今且得汗，待時而已。"

〔4〕曰今：《太素》卷二十五《五藏熱病》"曰"作"日"，連上讀。"今"作"令"。下文"曰今且得汗"句同。

〔5〕而：《太素》卷二十五《五藏熱病》、《甲乙經》、卷七第一、《脈經》卷七第二十並作"自"。

〔6〕巳:守校本作“己”。

〔7〕反:趙本、藏本並作“又”。

〔8〕其熱病内連腎:喜多村直寬曰:“其熱六字,亦疑錯簡文。”

〔9〕少陽之脈色也:《太素》卷二十五《五藏熱病》、《甲乙經》卷七第一、《脈經》卷七第二十並無此六字,與林校合。

熱病氣穴〔1〕:三椎下間主胸中熱,四椎下間〔2〕主鬲中熱〔3〕,五椎下間主肝熱,六椎下間主脾熱,七椎下間主腎熱,榮在骶也。 脊節之謂椎,脊窮之謂骶,言腎熱之氣,外通尾骶也。尋此文椎間所主神藏之熱,又不正當其藏俞,而云主療,在理未詳。**項上三椎陷者中也〔4〕。** 此舉數脊椎〔5〕大法也。言三椎下間主胸中熱者,何以數之?言皆當以陷者中爲氣發之所。**頰下逆顴〔6〕爲大瘕〔7〕,下牙車〔8〕爲腹滿,顴後〔9〕爲脇痛,頰上者鬲上也。** 此所以候面部之色,發明腹中之病診。

〔1〕氣穴:高世栻曰:“氣穴,陽氣循行之穴孔也。”

〔2〕四椎下間:森立之曰:“四椎下間無穴名,非穴處,此特刺之者,自是古昔一種之刺法,僅存於今日者也。”

〔3〕鬲中熱:《甲乙經》卷七第一“鬲”作“胃”。《太素》卷二十五《五藏熱病》“鬲”下無“中”字。

〔4〕榮在骶也,項上三椎陷者中也:《太素》卷二十五《五藏熱病》“榮在”下無“骶也”二字,“榮在”二字屬下讀。孫鼎宜曰:“《太素》是。榮當爲營,古通用。《廣雅・釋詁一》:營,度也。此示人度量脊椎之法。”張介賓曰:“此取脊椎之大法也。項上三椎者,乃項骨三節,非脊椎也。三椎之下陷者中,方是第一節,穴名大椎,由此而下數之,則諸椎循次可得矣。”

〔5〕脊椎:胡本“脊”下無“椎”字。元殘二、藏本“椎”並作“之”。

〔6〕頰下逆顴:謂赤色自頰部上至顴部。姚止庵曰:“逆,自下而上也。頰在顴下,逆顴謂由頰上至於顴。”

〔7〕大瘕:《太素》卷二十五《五藏熱病》“瘕”作“瘦”。“瘦”乃“瘕”之誤字。森立之曰:“大瘕者,謂瘕積之大者也。《陽明篇》所云欲作固瘕之類是也。”

〔8〕牙車:亦名頰車,即下頷骨。《釋名・釋形體》:“牙車,牙所載也,

或曰頰車。"

〔9〕顴後:《太素》卷二十五《五藏熱病》"顴"作"椎"。非是。"顴後"謂顴骨下向後之處,下關穴之邊,頰車之上。

評熱病論篇第三十三新校正云:按全元起本在第五卷。

提要:本篇討論了陰陽交、風厥、勞風、腎風四種熱病的病因、病機、治法及預後。其中"邪之所凑,其氣必虚"的論點,對後世病因學的發展奠定了基礎。

黄帝問曰:有病温者,汗出輒復熱[1],而脈躁疾[2]不爲汗衰,狂言不能食,病名爲何?岐伯對曰:病名陰陽交[3],交[4]者死也。交,謂交合,陰陽之氣不分别也。**帝曰:願聞其説。岐伯曰:人所以汗出者,皆生於穀,穀生於精。**言穀氣化爲精,精氣勝乃爲汗。**今邪氣交争於骨肉[5]而得汗者,是邪却[6]而精勝也。**言初汗也。**精勝則當能食[7]而不復熱,復[8]熱者邪氣也,汗者精氣也,今汗出而輒復熱者,是邪勝也,不能食者,精無俾也[9],**無俾,言無可使爲汗也。穀不化則精不生,精不化流,故無可使。**病而留者[10],其壽可立而傾也。**如是者,若汗出疾速留著而不去,則其人壽命立至傾危也。新校正云:詳"病而留者",按王注"病"當作"疾"。又按《甲乙經》作"而熱留者"。**且夫《熱論》曰[11]:汗出而脈尚[12]躁盛者死。**《熱論》謂上古《熱論》也。凡汗後脈當遲静,而[13]反躁急以盛滿者,是真氣竭而邪盛,故知必死也。**今脈不與汗相應,此不勝[14]其病也,其死明矣。**脈不静而躁盛,是不相應。**狂言者是失志,失志者死。**志舍於精,今精無可使,是志無所居,志不留居則失志也。**今見三死[15]不見一生,雖愈必死也。**汗出脈躁盛,一死;不勝其病,二死;狂言失志者,三死也。

〔1〕汗出輒復熱:《傷寒百證歌》第四十二證引"輒"作"而身"。孫鼎宜曰:"汗出則熱應衰也。今汗出輒復熱,是爲逆證。汗出身熱,與風厥證同,但此汗爲精液,彼爲風邪,故生死各判。""輒"時間副詞,即也。

〔2〕脈躁疾:《病源》卷十《温病候》"疾"作"病",屬下讀。

〔3〕病名陰陽交:"名"下疑脱"曰"字。本書《陰陽類論》"陰陽交期在濂水。"句王注引有"曰"字,應據補。楊上善曰:"汗者,陰液也。熱者,陽盛氣也。陽盛則無汗,汗出則熱衰。今出而熱不衰者,是陽邪盛而復陰起,兩者相交,故名陰陽交也。"森立之曰:"陰陽交者,交是交代之交,言陽熱之邪,内入尤深,陰血之汗,外泄太甚,故名曰陰陽交也。《倉公傳》以脈言之,然其理則一也。"

〔4〕交:《病源》卷十《温病候》"交"上有"陰陽"二字。

〔5〕骨肉:《病源》卷十《温病候》、《外臺》卷四、《傷寒百證歌》第四十二證引"骨肉"下並有"之間"二字。

〔6〕却:《甲乙經》卷七第一作"退"。

〔7〕當能食:《太素》卷二十五《熱病説》"當"下無"能"字。

〔8〕復:《太素》卷二十五《熱病説》、《脈經》卷七第十八、《外臺》卷四、《傷寒百證歌》第四十二證引並無"復"字。

〔9〕精無俾也:"俾"《甲乙經》卷七第一、《脈經》卷七第十八並作"裨"。《説文·人部》:"俾,益也。"段玉裁曰:"俾與裨音義皆同。"汪機曰:"穀氣化爲精。今不能食,則精無所俾益。"

〔10〕病而留者:《脈經》卷七第十八作"汗出而熱留者"。

〔11〕且夫熱論曰:《甲乙經》無"且《熱論》曰"四字。張介賓曰:"指《靈樞·熱論》篇也。"按:本文所引《熱論》,蓋古經篇名。《靈樞·熱論》所記,似係古經遺文。

〔12〕尚:《甲乙經》卷七第一無"尚"字。

〔13〕而:四庫本無"而"字。

〔14〕勝:《病源》卷十《温病候》作"稱"。

〔15〕今見三死:"見"《甲乙經》卷七第一、《脈經》卷七第十八並作"有"。楊上善曰:"汗出而熱不衰,死有三候:一不能食,二猶脈躁,三者失志。"

帝曰:有病身熱汗出煩滿,煩滿不爲汗解,此爲何病?岐伯曰:汗出而身熱者風也[1],汗出而煩滿不解者,厥也,病名曰風厥[2]。帝曰:願卒聞之。岐伯曰:巨陽主氣[3],故先受邪,少陰與其爲表裏也[4],得熱則上從之,從之則厥也[5]。上從之,謂少陰隨從於太陽而上也。**帝曰：治之奈何？岐伯曰：表裏刺之，飲之服湯**〔6〕**。**謂寫太陽，補少陰也。飲之湯者，謂止逆上之腎氣也。

〔1〕汗出而身熱者風也：楊上善曰："風熱開於腠理爲汗，非精氣爲汗，故身熱不解名爲風也。"

〔2〕風厥：森立之曰："汗出身熱，係於表邪，故謂之風；汗出而煩滿不解者，表邪解而裏熱不解，身熱而四肢厥冷，故謂之厥，故名曰風厥也。"

〔3〕臣陽主氣：《甲乙經》卷七第一作"太陽爲諸陽主氣"。孫鼎宜曰："衛氣統於太陽。"

〔4〕少陰與其爲表裏也：熊本"其"下無"爲"字。《甲乙經》卷七第一作"少陰其表裏也"。森立之曰："巨陽主氣，故先受邪者，風也；少陰與其爲表里云云，謂厥也，正與前文相應。"

〔5〕得熱則上從之，從之則厥也：森立之曰："得熱則上從之者，乃謂煩滿不解，不解，則爲厥逆也。"

〔6〕飲之服湯：《太素》卷二十五《熱病説》、《甲乙經》卷七第一並無"服"字。

帝曰：勞風爲病〔1〕**何如？岐伯曰：勞風法在肺下**〔2〕，從勞風生，故曰勞風。勞，謂腎勞也。腎脈者，從腎上貫肝鬲，入肺中。故腎勞〔3〕風生，上居肺下也。**其爲病也，使人强上冥視**〔4〕，新校正云：按楊上善云："强上，好仰也。冥視，謂合眼視不明也。"又《千金方》"冥視"作"目眩"。**唾出若涕**〔5〕**，惡風而振寒，此爲勞風之病**〔6〕**。**膀胱脈起於目内眥，上額交巔上，入絡腦，還出别下項，循肩髆内俠脊抵腰中，入循膂絡腎。今腎精不足，外吸膀胱，膀胱氣不能上營，故使人頭項强而視不明也。肺被風薄，勞氣上熏，故令唾出若鼻涕狀。腎氣不足，陽氣内攻，勞熱相合，故惡風而振寒。**帝曰：治之奈何？岐伯曰：以救俛仰**〔7〕**。**救，猶止也。俛仰，謂屈伸也。言止屈伸於〔8〕動作，不使勞氣滋蔓。**巨陽引**〔9〕**，精者三日**〔10〕**，中年者五日，不精者七日。**新校正云：按《甲乙經》作"三日中若五日"。《千金方》作"候之三日及五日中，不精明者是也。"與此不同。**欬出青黄涕，其狀如**〔11〕**膿，大如彈丸，從口中若鼻中出**〔12〕**，不出**〔13〕**則傷肺，傷肺則死也。**巨陽者，膀胱之脈也。膀胱與腎爲表裏，故巨陽引精也。巨，大也。然太陽之脈，吸引精氣，上攻於肺者三日，中年者五日，素不以精氣用事者七日，當欬出稠涕，其色青黄如膿狀。平調欬者，從咽而上出於口，暴卒欬者，氣衝突於蓄門而出於鼻。夫如是者，皆腎氣勞竭，肺氣内虚，陽氣奔迫之所爲，故不出則傷肺也。肺傷則榮衛散解，魄不内治，故死。新校正云：按王氏云："卒暴欬者，氣衝突於蓄門而出於鼻。"按《難經》"七衝門"無"蓄門"之名，疑是"賁門"。楊操云："賁者，鬲也，胃氣之所出，胃出穀氣以傳於肺，肺在鬲上，故胃爲賁門。"

〔1〕勞風爲病："爲"《醫壘元戎》卷九引作"之"。"勞病"病名。張介賓曰："勞風者，因勞傷風也。勞之爲病，所涉者多，恐不止於腎經耳。"森立之曰："風邪入肺下，與飲相併，荏苒不解，所以名曰勞風。"

〔2〕法在肺下："法"《醫壘元戎》卷九引作"發"。按：作"發"是。"法"、"發"聲誤。按："下"處所之義。見《儀禮·士相見禮》鄭注。"法在肺下"謂發病在於肺所。姚止庵曰："按勞風一條，本云法在肺下，又云唾出若涕，惡風振寒，及咳出青黄涕，其狀如膿，末云傷肺則死等語，詳求其義，始終則是肺病。"

〔3〕勞：四庫本"勞"下有"則必"二字。

〔4〕强上冥視：于鬯曰："上疑工字之誤，工蓋項字之借。强工者，强項也。"《甲乙經》卷十一第七"冥"作"瞑"。《荀子·非十二子》楊注："瞑，視不審貌。"

〔5〕唾出若涕：丹波元簡曰："古無痰字。此云唾出若涕，謂吐黏痰也。"

〔6〕此爲勞風之病：《千金方》卷八第一無此六字。

〔7〕以救俛仰：玩王注之意，蓋謂此病應即休息，防止動作。然諸注多認爲"勞風"證見俛仰不利，故當施以"調經脈"、"利肺氣"、"救水邪"諸法。如張介賓曰："風之微甚，證在俛仰之間也，故當先救之。然救此者必先温肺，温肺則風散，風散則俛仰安矣。若温散不愈，鬱久成熱，然後可以清解。温清失宜，病必延甚。"張志聰曰："《金匱》水氣篇曰：氣强則爲水，難於俛仰。此水寒之氣，厥逆於上，則有形之水，將欲隨之。故當急救其水邪，勿使其上溢，以致不能俛仰也。"高世栻曰："治之之法，當調和經脈以救俛仰，經脈調和，則俛仰自如，强上可愈。"尤怡曰："肺主氣而司呼吸，風熱在肺，其液必結，其氣必壅，是以俯仰皆不順利，故曰當救俯仰也。救

俯仰者,即利肺氣,散邪氣之謂乎。”並引以上諸説,以資參考。

〔8〕於:元殘二、趙本並作“放”。

〔9〕巨陽引:張璐曰:“邪在肺下,既不能從表而解,又非實熱燥結,可攻下而除。勢必借資膀胱陽氣,上吸胸中,使陰噎鬱閉之邪,庶得從上解散。”

〔10〕精者三日:張璐曰:“精壯之人,亦必服藥三日,始得見效;若治中年者,及不精壯者,更須五七日爲期。”

〔11〕如:《太素》卷二十五《熱病説》“如”上有“稠”字。

〔12〕出:《千金方》卷八第一、《醫心方》卷三“出”下並有“爲善”二字。

〔13〕不出:《千金方》卷八第一“不出”上有“若”字。欬涕不出,即乾欬嗽,漸至金水虧竭,勞瘵而死。

帝曰:有病腎風〔1〕**者,面胕**〔2〕**痝然,壅**〔3〕**,害於言,可刺不**〔4〕**?** 痝然,腫起皃。壅,謂目下壅〔5〕,如卧蠶形也。腎之脈,從腎上貫肝鬲,入肺中,循喉嚨俠舌本,故妨害於言語。**岐伯曰:虚**〔6〕**不當刺,不當刺**〔7〕**而刺,後五日其氣必至。** 至,謂病氣來至也。然謂藏配一日,而五日至腎。夫腎已不足,風内薄之,謂腫爲實,以針大泄,反傷藏氣,真氣不足,不可復,故刺後五日其氣必至也。**帝曰:其至何如?岐伯曰:至必少氣時熱**〔8〕**,時熱從胸背上至頭汗出,手熱,口乾苦渴**〔9〕**,小便黄,目下腫,腹中鳴,身重難以**〔10〕**行,月事不來,煩而不能食**〔11〕**,不能正偃**〔12〕**,正偃則欬**〔13〕**,病名曰風水,論在《刺法》**〔14〕**中。** 《刺法》,篇名。今經亡。

〔1〕腎風:張志聰曰:“腎風者,因風而動腎藏之水,故又名風水。”按:下文“風水”乃“腎風”誤刺之變病,故兩者稍異。

〔2〕胕:浮腫。《山海經·西山經》:“可以已胕。”郭注:“治胕腫也。”

〔3〕壅:《甲乙經》卷八第五“壅”上有“腫”字。

〔4〕不:同“否”。《説文·不部》:“否,不也”。

〔5〕壅:周本作“雍”。

〔6〕虚:《太素》卷二十九《風水論》“虚”下重“虚”字。

〔7〕不當刺:《太素》卷二十九《風水論》無此三字。

〔8〕時熱:《甲乙經》卷八第五“時”下無“熱”字,“時”字屬下讀。

〔9〕口乾苦渴:吴本無“口乾”二字。《讀素問抄》“苦渴”作“善渴”。

〔10〕以:《甲乙經》卷八第五無“以”字。

〔11〕不能食:《讀素問抄》無此三字。

〔12〕正偃(yǎn 演):即仰卧。《廣雅・釋言》:“偃,仰也。”《論語・顔淵》皇疏:“偃,卧也。”

〔13〕欬:《甲乙經》卷八第五“欬”下有“甚”字。

〔14〕刺法:張介賓曰:“論在刺法中,即《水熱穴論》也。”

帝曰:願聞其説。岐伯曰:邪之所湊,其氣必虚〔1〕,陰虚者陽必湊之,故少氣時熱而汗出也〔2〕。小便黄者,少腹〔3〕中有熱也。不能正偃者,胃中不和也。正偃則欬甚,上〔4〕迫肺也。諸有水氣者,微腫〔5〕先見於目下也。帝曰:何以言?岐伯曰:水者陰也,目下亦陰也〔6〕,腹者至陰〔7〕之所居,故水在腹〔8〕者,必使目下腫也。真氣上逆,故口苦舌乾〔9〕,卧不得正偃,正偃則欬出清水也。諸水病者,故不得卧,卧則驚〔10〕,驚則欬甚也。腹中鳴者,病本於胃也〔11〕。薄脾則煩不能食〔12〕,食不〔13〕下者,胃脘隔也。身重難以行者,胃脈在足也。月事不來者,胞脈〔14〕閉也,胞脈者屬〔15〕心而絡於胞中,今氣上迫肺,心氣不得下通,故月事不來也。考上文所釋之義,未解“熱從胸背上至頭汗出手熱口乾苦渴”之義,應古論簡脱,而此差謬之爾。如是者何?腎少陰之脈,從腎上貫肝鬲,入肺中,循喉嚨俠舌本。又膀胱太陽之脈,從目内眥上額交巔上;其支者,從巔至耳上角;其直者,從巔入絡腦,還出别下項,循肩髆,内俠脊抵腰中,入循膂。今陰不足而陽有餘,故熱從胸背上至頭,而汗出口乾苦渴也。然心者陽藏也,其脈行於臂手。腎者陰藏也,其脈循於胸足。腎不足則心氣有餘,故手熱矣。又以心腎之脈,俱是少陰脈也。**帝曰:善。**

〔1〕邪之所湊,其氣必虚:“湊”有“聚”義,見《文選・倣曹子建樂府白馬篇》善注。丹波元堅曰:“此非邪湊則氣虚之謂。言氣所虚處,邪必湊之。故下文承以陰虚者,陽必湊之。蓋此語足以盡邪氣傷人之理。”

〔2〕少氣時熱而汗出也:《甲乙經》卷八第五“也”作“小便黄”。張志

聰曰:“風邪傷腎,精氣必虚,陰虚則陽往乘之,故時時發熱。腎爲生氣之原,故少氣也。陽加於陰則汗出。”

〔3〕少腹:《太素》卷二十九《風水論》無此二字。

〔4〕上:“上”上疑脱“氣”字,律以下句“今氣上迫肺”可證。《太素》楊注“仰卧氣上迫肺故欬”,似楊據本有“氣”字。

〔5〕微腫:《太素》卷二十九《風水論》作“其徵”。

〔6〕目下亦陰也:《靈樞·大惑論》:“肌肉之精爲約束。”約束即眼瞼,脾主肌肉,脾爲陰,故目下亦陰也。水邪傷胃犯脾,故微腫先見於目下也。”

〔7〕至陰:謂脾腎。徵之《素問》,在《金匱真言論》則曰:“腹爲陰,陰之至陰,脾也。”在《水熱穴論》則曰:“腎者至陰也。至陰者,盛水也。”

〔8〕腹:本書《平人氣象論》“目裏微腫”句王注引“腹”下有“中”字。

〔9〕真氣上逆,故口苦舌乾:“真”滑壽《讀素問抄》作“其”。張志聰曰:“真氣者,藏真之心氣也,心屬火而惡水邪,水氣上乘,則迫其心氣上逆,是以口苦舌乾。”

〔10〕故不得卧,卧則驚:“故”《甲乙經》卷八第五作“皆”。張志聰曰:“水邪乘胃,故不得卧。胃絡上通於心,陽氣入陰,陰陽相薄,故驚恐也。”

〔11〕病本於胃也:明抄本病下無“本”字。張琦曰:“胃當作脾。邪正相激,故腹中鳴,本於脾虚不能制水。”

〔12〕薄脾則煩不能食:《醫壘元戎》卷十引“脾”作“胃”。張琦曰:“作胃是。胃近於心,風水薄之,故令心煩;陰水泛濫,關門不利,胃逆故不能食。”

〔13〕不:元殘二、趙本、吴本、朝本、藏本、熊本、黄本“不”下並有“能”字。

〔14〕胞脈:楊上善曰:“胞者,任衝之脈起於胞中,爲經絡海,故曰胞脈也。”森立之曰:“胞脈閉者,即閉經也。言邪氣經誤刺而入血中,則其氣液與邪熱上奔而不下達,故爲月事不來之證也。”

〔15〕屬:本書《陰陽别論》“女子不月”句王注引“屬”下有“於”字。

逆調論篇第三十四新校正云:按全元起本在第四卷。

提要:本篇提示寒熱、骨痹、肉苛、逆氣的病因。

黄帝問曰:人身非常温[1]也,非常熱[1]也,爲之熱[2]而煩滿者何也?異於常候,故曰非常。新校正云:按《甲乙經》無"爲之熱"三字。**岐伯對曰:陰氣少而陽氣勝[3],故熱而煩滿也。帝曰:人身非衣寒也,中非有寒氣也[4],寒從中生[5]者何?**言不知誰爲元主邪! **岐伯曰:是人多痹氣也[6],陽氣少,陰氣多,故身寒如從水中出。**言自由形氣陰陽之爲是,非衣寒而中有寒也。

〔1〕非常温　非常熱:于鬯曰:"常本裳字。《説文·巾部》:常,下帬也,或體作裳。是常、裳一字。此言裳,下文言衣,變文耳。""非常温""非常熱"謂不是因衣温而温,不是因衣熱而熱。

〔2〕爲之熱:張志聰曰:"爲之者,乃陽熱之氣爲之也。"

〔3〕陰氣少而陽氣勝:馬蒔曰:"陰氣者,諸陰經之氣及營氣也。陽氣者,諸陽經之氣及衛氣也。"

〔4〕中非有寒氣也:《太素》卷三十《身寒》無"氣"字。"中"猶内也。

〔5〕生:《太素》卷三十《身寒》、《讀素問抄》並作"出"。

〔6〕痹氣也:《甲乙經》卷十第一"痹"下無"氣也"二字。"痹"作"冷疾"解,見《荀子·解蔽》楊注。

帝曰:人有四支[1]熱,逢風寒[2]如炙[3]如火者何也?新校正云:按全元起本無"如火"二字,《太素》云"如炙於火",當從《太素》之文。**岐伯曰:是人者陰氣虚,陽氣盛,四支[4]者陽也,兩陽相得[5],而[6]陰氣虚少,少[7]水不能滅[8]盛火,而陽獨治[9],獨治者不能生長也,獨勝[10]而止耳,**水爲陰,火爲陽,今陽氣有餘,陰氣不足,故云少水不能滅盛火也。治者,王也。勝者,盛也。故云獨勝而止。**逢風而如炙如火者,是人當肉爍也。**爍,言消也。言久久此人當肉消削也。新校正云:詳"如炙如火",當從《太素》作"如炙於火"。

〔1〕四支:"四支"下當脱"先"字,應據《太素》卷三十《肉爍》楊注補。

〔2〕寒:《全生指迷方》卷二引無“寒”字。按律以下文“逢風而如炙如火者”句,“寒”應作“而”。

〔3〕炙:《禮記·曲禮上》孔疏:“火灼曰炙。”俗謂烤也。

〔4〕四支:《甲乙經》卷七第一“四支”下有“熱”字。

〔5〕兩陽相得:四支屬陽,其人陰虚陽盛,故云“兩陽相得”。“相得”謂相合。

〔6〕而:周本無“而”字。

〔7〕少:《太素》卷三十《肉爍》無“少”字。

〔8〕減:《太素》卷三十《肉爍》作“減”。

〔9〕而陽獨治:《甲乙經》卷七第一“陽”下有“氣”字。《全生指迷方》卷二引“獨治”下有“於外”二字。

〔10〕勝:《甲乙經》卷七第一作“盛”。

帝曰:人有身寒,湯〔1〕火不能熱,厚衣不能温,然不凍慄,是爲何病?岐伯曰:是人者,素腎氣勝,以水爲事〔2〕,太陽氣衰,腎脂枯不長,一水不能勝兩火〔3〕,腎者水也,而生於骨〔4〕,腎不生〔5〕,則髓不能滿,故寒甚至骨也。以水爲事,言盛欲也。**所以不能〔6〕凍慄者,肝一陽也〔7〕,心二陽也〔8〕,腎孤藏〔9〕也,一水不能勝二火〔10〕,故不能凍慄,病名曰骨痹〔11〕,是人當攣節也。**腎不生則髓不滿,髓不滿則筋乾縮,故節攣拘。

〔1〕湯:《説文·水部》:“湯,熱水也。”

〔2〕以水爲事:張琦曰:“以水爲事,涉水游泳之類。恃其腎氣之勝,而冒涉寒水,水氣通於腎,腎得水寒,則腎中陽衰,太陽之氣亦衰。腎主骨髓,而髓之生長,惟恃乎氣。寒濕在内,反消真精,腎氣既衰,則脂枯不長。《痿論》亦有以水爲事之文,指濕言也。”

〔3〕一水不能勝兩火:高世栻曰:“一水不能勝兩火七字在下,誤重於此,衍文也。”

〔4〕生於骨:《太素》卷二十八《痹論》、《甲乙經》卷七第一“生”並作“主”。胡澍曰:“《甲乙經》生下無於字。”

〔5〕生:《聖濟總録》卷二十引作“榮”。

〔6〕能:疑衍。以上文“然不凍慄”句律之可證。下文“故不能凍慄”

之“能”字亦衍。

〔7〕肝一陽也:孫鼎宜曰:“當作膽一陽也,與全經方合。膽爲少陽,少陽相火也;肝爲一陰,屬風,與火無涉。”

〔8〕心二陽也:孫鼎宜曰:“當作心二陰也。心爲少陰,故爲二陰,二陰,君火也。”

〔9〕腎孤藏:高世栻曰:“腎爲陰中之陰,故腎孤藏也。”“孤藏”即指一水。

〔10〕二火:《甲乙經》卷七第一作“上下火”。

〔11〕骨痹:孫鼎宜曰:“以腎主骨,故曰骨痹,即腎痹之別名,非謂痹在骨節也。”

帝曰:人之[1]肉苛[2]者,雖近[3]衣絮,猶尚苛也,是謂何疾?苛,謂痛重。**岐伯曰:榮氣虚,衛氣實也[4]。榮氣虚則不仁[5],衛氣虚則不用[6],榮衛俱虚,則不仁且不用,肉如故[7]也,人身與志不相有,曰死[8]。**身用志不應,志爲身不親,兩者似不相有也。新校正云:按《甲乙經》“曰死”作“三十日死也”。

〔1〕之:《甲乙經》卷十二第三“之”下有“有”字。

〔2〕苛:慧琳《音義》引《説文》:“苛,尤劇也,剋急也。”其義與“不仁”相近。

〔3〕近:元殘二、吴本、朝本、藏本、熊本“近”下並有“於”字。

〔4〕榮氣虚衛氣實也:丹波元簡曰:“按下文云榮氣虚則不仁,衛氣虚則不用,榮衛俱虚,則不仁且不用。則此七字不相冒,恐是衍文,前注似牽强。”

〔5〕不仁:森立之曰:“仁與柔、韌等字聲同,營衛不相和,其肉不柔韌。成無己注《平脈法》云:仁者,柔也。不仁者,言不柔和也。不柔和,則言强直也。”一説,肌肉無知覺,謂之不仁。

〔6〕不用:不爲所用,即肢體不能舉動。森立之曰:“不用恐是不痛之壞字。痛字下從用,且音甚近,似因此致誤。”

〔7〕故:《太素》卷二十八《痹論》、《甲乙經》卷十二第三並作“苛”。

〔8〕人身與志不相有,曰死:稻葉良仙曰:“人身與志不相有曰死九字,衍文。”楊上善曰:“身肉不仁,甚者與神不能相得故致死也。”

按語："肉苛"乃古代病名，諸家論述不多，本篇所述證狀、病機亦簡。清《素圃醫案》載有一則，似可發明經義，録之如下："王用明兄，新正登金山，日中痛飲，攀緣山巔，勞而汗出，歸卧火箱，夜又夢遺，次日四肢清冷，面慘不光，肌膚似麻非麻，似癢非癢，惟皮膚不欲沾衣，覺衣之鞭甚也，夜卧被席亦如之，脈浮而濡。醫初用疏邪實表驅風劑不效。予曰：此"肉苛"也。雖正月猶屬冬令，陽氣在裏，勞而汗出則衛虚，又值夢遺而營弱，所以不勝衣而肉苛也。以黄芪建中湯加白朮、當歸，姜棗爲引，三劑而愈。"

帝曰：人有逆氣不得卧而息有音者；有不得卧而息無音者；有起居如故而息有音者；有得卧，行而喘者；有不得卧，不能行[1]而喘者；有不得卧，卧而喘者；皆何藏使然？願聞其故。岐伯曰：不得卧而息有音者，是陽明之逆也，足三陽者下行，今逆而上行，故息有音也[2]。陽明者，胃脈也，胃者，六府之海，水穀海也。**其氣亦下行，陽明逆不得從其道，故不得卧也。《下經》[3]曰：胃不和則卧不安[4]。此之謂也。**《下經》，上古經也。**夫起居如故而息有音者，此肺之絡脈逆也，絡脈[5]不得隨經上下，故留經而不行，絡脈之病人也微，故起居如故而息有音也[6]。夫不得卧，卧則喘者，是水氣之客[7]也。夫水者，循津液而流也，腎者水藏，主津液，主卧與喘也。[8]。帝曰：善。**尋經所解之旨，不得卧而息無音，有得卧行而喘，有不得卧不能行而喘，此三義悉闕而未論，亦古之脱簡也。

〔1〕不能行：滑壽曰："能行上衍不字。"

〔2〕故息有音也：楊上善曰："陽明爲三陽之長，故氣下行順而息調，失和上行逆而有音。"

〔3〕下經：《太素》卷三十《卧息喘逆》作"上經。"

〔4〕胃不和則卧不安：張介賓曰："不安，反復不寧之謂。今人有過於飽食或病脹滿者，卧必不安，此皆胃氣不和之故。"

〔5〕絡脈：《病源》卷十三《逆氣候》"絡脈"下有"之氣"二字。

〔6〕故起居如故而息有音也:楊上善曰:“夫絡脈循經脈上下而行,絡脈受邪,注留於經,病人也甚,故起居不安,息亦有聲。今絡脈氣逆,不循於經,其病也微,所以起居如故,息有音也。”

〔7〕客:森立之曰:“水氣之客,據前後文例考之,則客恐逆之誤,蓋古音相近而字誤歟。”

〔8〕主臥與喘也:“與”有“則”義。張介賓曰:“水病者,其本在腎,其末在肺,故爲不得臥,臥則喘者,標本俱病也。”

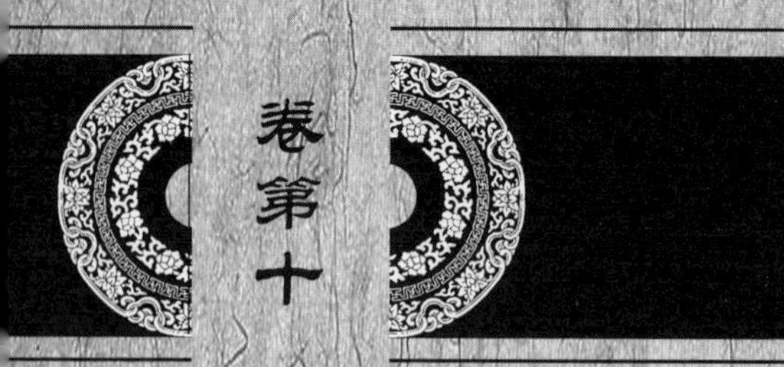
卷第十

瘧論篇第三十五新校正云：按全元起本在第五卷。

提要：本篇專論瘧疾的病因、病機、證狀與治療原則。

黄帝問曰：夫痎瘧[1]皆生於風，其蓄作[2]有時者何也？痎，猶老也，亦瘦也。新校正云：按《甲乙經》云："夫瘧疾皆生於風，其以日作以時發何也？"與此文異。《太素》同今文。楊上善云："痻，有云二日一發名痻瘧，此經但夏傷於暑至秋爲病，或云痻瘧，或但云瘧，不必以日發間日以定痻也，但應四時其形有異以爲痻爾。"**岐伯對曰：瘧之始發也，先起於毫毛，伸欠[3]乃作，寒慄鼓頷[4]，**慄，謂戰慄。鼓，謂振動。**腰脊俱[5]痛，寒去則内外皆熱[6]，頭痛如破，渴欲冷飲[7]。**

〔1〕痎瘧：《太素》卷二十五《瘧解》"痎"作"痻"，"瘧"下有"者"字。按："痻"即"痎"字。《左傳》昭二十年《釋文》："痎，或作痻。"森立之曰："痎瘧皆生於風者，言外邪入，固著於募原，故能爲諸瘧，非别有一種之瘧邪也。吴又可《温疫論》云："瘧與疫彷彿，但疫傳於胃，瘧則不傳胃。一言而足矣。"

〔2〕蓄作：李中梓曰："蓄者，伏也。作者，發也。"

〔3〕伸欠：伸，四肢伸展。欠，呵欠。《儀禮·士相見禮》鄭注："志倦則欠，體倦則伸。"張介賓曰："伸者，伸其四體，邪動於經也。欠，呵欠也，陰陽争引而然。"

〔4〕鼓頷：因寒戰而兩頷隨之鼓動。頷即下頷骨。

〔5〕俱：《太素》卷二十五《瘧解》、《病源》卷十一《痎瘧候》並無"俱"字。

〔6〕内外皆熱:喻昌曰:"寒熱往來,亦少陽所主,謂少陽而兼他經之證有之,謂他經而全不涉少陽,則不成其爲瘧。"森立之曰:"外謂皮膚,内謂肌肉筋骨,非謂腸胃藏内也。後文云,熱氣盛,藏於皮膚之内,腸胃之外,此榮氣之所舍也。可以徵矣。"

〔7〕頭痛如破,渴欲冷飲:《素問校譌》引古抄本作"頭痛而渴,惟欲冷飲。"

帝曰:何氣使然?願聞其道。岐伯曰:陰陽上下交争,虚實更作[1]**,陰陽相移也。**陽氣者下行極而上,陰氣者上行極而下,故曰陰陽上下交争也。陽虚則外寒,陰虚則内熱,陽盛則外熱,陰盛則内寒,由此寒去熱生,則虚實更作,陰陽之氣相移易也。**陽并於陰**[2]**,則陰實而陽虚**[3]**,陽明虚,則寒慄鼓頷也;**陽并於陰,言陽氣入於陰分也。陽明,胃脈也。胃之脈自交承漿,却分行循頤後下廉,出大迎;其支别者,從大迎前下人迎。故氣不足,則惡寒戰慄而頤頷振動也。**巨陽虚,則腰背**[4]**頭項痛;**巨陽者,膀胱脈。其脈從頭别下項,循肩髆内,俠背[5]抵腰中。故氣不足,則腰背頭項痛也。**三陽俱虚**[6]**,則陰氣勝,陰氣勝,則骨寒而痛;寒生於内,故中外皆寒;陽盛則外熱,陰虚則内熱,外内皆熱,則喘而渴,故欲冷飲也。**熱傷氣,故内外皆熱,則喘而渴。**此皆**[7]**得之夏傷於暑,熱氣盛,藏於皮膚之内,腸胃之外,此榮氣之所舍也**[8]**。**腸胃之外,榮氣[9]所主,故云榮氣所舍也。舍,猶居也。**此令人汗空踈**[10],新校正云:按全元起本作"汗出空踈"。《甲乙經》、《太素》並同。**腠理開,因得秋氣,汗出遇風,及**[11]**得之以浴,水氣舍於皮膚之内,與衛氣并居**[12]**。衛氣者,晝日**[13]**行於陽,夜行於陰,此氣得陽而外出,得陰而内薄,内外相薄**[14]**,是以日作**[15]**。**作,發作也。

〔1〕虚實更作:因爲陰陽交争,陰勝則陽虚,陽勝則陰虚,瘧疾發作時,陰陽更替相勝,謂之虚實更作,故證見寒熱交作。

〔2〕陽并於陰:張琦曰:"陽爲陰并,故陽虚而惡寒。"

〔3〕陽虚:《太素》卷二十五《瘧解》"陽"下有"明"字,與下"陽明虚"疊文。

〔4〕背:《太素》卷二十五《瘧解》、《太平聖惠方》卷五十二《瘧病論》引並作“脊”。

〔5〕背:元殘二、趙本並作“脊”。

〔6〕三陽俱虚:按:上文只言“陽明”“巨陽”,未及“少陽”。喻昌謂上文之寒熱即少陽所主。

〔7〕皆:《太素》卷二十五《瘧解》、《病源》卷十一《痎瘧候》、《太平聖惠方》卷五十二《瘧病論》並無“皆”字。

〔8〕此榮氣之所舍也:楊上善曰:“脈中營氣,是邪之舍也。”

〔9〕氣:周本“氣”下有“之”字。

〔10〕汗空踈:《病源》卷十一《痎瘧候》引“汗”下有“出”字,與林校合。《太平聖惠方》卷五十二《瘧病論》引“空”作“肉”。傅青主云:“此空字之義,擬孔字。”

〔11〕及:《太素》卷二十五《瘧解》、《病源》卷十一《痎瘧候》並作“乃”。

〔12〕與衛氣并居:張琦曰:“并居即與衛氣合而病作之義,非本邪居於衛也。”

〔13〕日:《甲乙經》卷七第五無“日”字。

〔14〕内外相薄:《太素》卷二十五《瘧解》、《病源》卷十一《痎瘧候》並無此四字。

〔15〕是以日作:張琦曰:“得衛氣之行則外發,故病作;氣過則内薄,故不作。衛氣一日周於陰陽,故日作。”

帝曰:其間日而作者何也? 間日,謂隔日。**岐伯曰:其氣之舍深**〔1〕**,内薄於陰,陽氣獨發**〔2〕**,陰邪内著,陰與陽争不得出,是以間日而作**〔3〕**也。** 不與衛氣相逢會,故隔日發也。**帝曰:善。其作日晏與其日早者,何氣使然?** 晏,猶日暮也。**岐伯曰:邪氣客於風府**〔4〕**,循膂**〔5〕**而下,** 風府,穴名,在項上入髮際同身寸之二寸,大筋内宛宛中也。膂,謂脊兩傍。**衛氣一日一夜大**〔6〕**會於風府,其明日日下一節,故其作也晏,此先客於脊背也,每至於風府**〔7〕**,則腠理開,腠理開,則邪氣入,邪氣入則病作,以此**〔8〕**日作稍益晏**〔9〕**也。** 節,謂脊骨之節。然邪氣遠則逢會遲,故發暮也。**其出於風府**〔10〕**,日下一**

節[11]**，二十五日下至骶骨，二十六日入於脊内**[12]**，注於伏膂之脈**[13]，項已下至尾骶凡二十四節，故日下一節，二十五日下至骶骨，二十六日入於脊内，注於伏膂之脈也。伏膂之脈者，謂膂筋之間，腎脈之伏行者也。腎之脈，循股内後廉，貫脊屬腎；其直行者，從腎上貫肝鬲入肺中。以其貫脊，又不正應行穴，但循膂伏行，故謂之伏膂脈。新校正云：按全元起本"二十五日"作"二十一日"，"二十六日"作"二十二日"。《甲乙經》、《太素》並同。"伏膂之脈"《甲乙經》作"太衝之脈"，巢元方作"伏衝"。**其氣上行**[14]**，九日出於缺盆之中**[15]**，其氣日高**[16]**，故作日益早也**[17]**。**以腎脈貫脊屬腎，上入肺中。肺者，缺盆爲之道。陰[18]氣之行速，故其氣上行，九日出於缺盆之中。**其間日發者**[19]**，由邪氣内薄於五藏，横連募原**[20]**也，其道遠，其氣深，其行遲，不能與衛氣俱行，不得皆出，故間日**[21]**乃作也。**募原，謂鬲募之原系。新校正云：按全元起本"募"作"膜"。《太素》、巢元方並同。《舉痛論》亦作"膜原"。

〔1〕其氣之舍深：《聖濟總録》卷三十四引"之"下有"所"字。"其氣"指邪氣。

〔2〕陽氣獨發：張琦曰："陽氣獨發者，衛氣獨行不與瘧邪相值也。"

〔3〕間日而作：森立之曰："内薄於陰謂募原也。募原蟠踞之邪，不易發泄。故不得每日發作。"

〔4〕風府：穴位名，在頸項中央入髮際一寸。

〔5〕膂：《太素》卷二十五《瘧解》作"胆"。按："胆"與"膂"義同。"膂"謂脊椎骨。《説文·吕部》："吕，脊骨也。膂篆文吕，從肉，從膂。"

〔6〕大：《病源》卷十一《瘧病候》、《外臺》卷十一"大"上並有"常"字。

〔7〕故其作也晏……每至於風府：《病源》卷十一《瘧病候》"作"下無"也晏"以下十四字。

〔8〕以此：《病源》卷十一《瘧病候》、《外臺》卷十一引並作"此所以"。

〔9〕稍益晏：孫鼎宜曰："稍字疑衍，益晏之理，如一日申，次日酉，由此遞遲。"

〔10〕其出於風府：《病源》卷十一《瘧病候》作"衛氣之行風府"。

〔11〕節：《太素》卷二十五《瘧解》作"椎"。

〔12〕二十六日入於脊内:姚止庵曰:"脊骨本二十一節,日下一節,止應二十二日,下至骶骨止應二十三日,而王本各多三日者,蓋連項骨三節而言也。全元起及《甲乙經》、《太素》並作二十一、二十二日,是止照脊骨本數而言,其實初非有異也。"

〔13〕伏膂之脈:即"太衝脈"。"伏"是"伏"之誤字,"伏"即"太"字。

〔14〕其氣上行:《病源》卷十一《瘧病候》作"伏衝脈其行"。張介賓曰:"邪在伏膂之脈,循脊而上,無關節之窒,故九日而出缺盆。"

〔15〕缺盆之中:指左右兩缺盆的中間。《靈樞·本輸》:"缺盆之中,任脈也,名曰天突。"

〔16〕日高:《病源》卷十一《瘧病候》作"既上"。

〔17〕故作日益早也:《病源》卷十一《瘧病候》作"故其病稍早發"。

〔18〕陰:讀本、元殘二並作"其"。

〔19〕其間日發者:《太素》卷二十五《瘧解》無此五字。按:"其間"以下四十四字,與上文意不相銜接,疑係錯簡。高士宗注本將"其間"以下四十四字移前,爲"帝曰其間日而作者何也"之答語,置"其氣之舍深"之上。其説可從。

〔20〕横連募原:丹波元堅曰:"横連二字,諸家無解,蓋膈募横遮,故邪之客亦横連其位也。"森立之曰:"募即幕之俗字,幕即膜之正字。膜原者,即膈膜之原系也。"

〔21〕間日:《外臺》卷十一引"間日"下有"蓄積"二字。

帝曰:夫子言衛氣每至於風府,腠理乃發〔1〕,發則邪氣〔2〕入,入〔3〕則病作。今衛氣日下一節,其氣之發也〔4〕,不當風府〔5〕,其日作者〔6〕奈何?岐伯曰:新校正云:按全元起本及《甲乙經》、《太素》自"此邪氣客於頭項"至下"則病作故"八十八字並無。此邪氣客於頭項循膂而下者也,故虚實不同,邪中異所,則不得當其風府也。故邪中於頭項者,氣至〔7〕頭項而病;中於背者,氣至背而病;中於腰脊者,氣至腰脊而病;中於手足者,氣至手足而病。故下篇各以居邪之所而刺之。衛氣之所在,與邪氣相合,則病作。故〔8〕風無常府〔9〕,衛氣之所發〔10〕,必開其腠理,邪氣之所合〔11〕,則其府也〔12〕。虚實不同,邪中異所,衛邪相合,病則發焉,不必悉當風府而發作也。新校正云:按《甲乙經》、巢元方"則其府也"作"其病作"。

〔1〕發:《廣雅·釋詁三》:"發,開也。"

〔2〕邪氣:《太素》卷二十五《瘧解》、《甲乙經》卷七第五、《病源》卷十一《瘧病候》"邪"下並無"氣"字。

〔3〕入:《太素》卷二十五《瘧解》"入"上有"邪"字。

〔4〕其氣之發也:《病源》卷十一《瘧病候》無此五字。

〔5〕不當風府:謂没有遇到風府。《國語·晋語》韋注:"當,值也。"

〔6〕其日作者:《病源》卷十一《瘧病候》無此四字。

〔7〕氣至:"氣"指衛氣。張介賓曰:"氣至者,衛氣之至也。"

〔8〕此邪氣客於頭項……則病作。故:《病源》卷十一《瘧病候》無此八十八字,與林校合。喜多村直寬曰:"案此邪氣以下八十八字,《太素》所無,疑王氏補文,蓋帝以不當風府爲問,而伯以風無常府答之,似文義順承。"

〔9〕風無常府:謂風之所襲無固定部位。"府"此指風邪留舍之處。

〔10〕發:《病源》卷十一《瘧病候》作"應"。

〔11〕合:明緑格抄本、《太素》卷二十五《瘧解》、《甲乙經》卷七第五、《病源》卷十一《瘧病候》並作"舍"。

〔12〕府也:《甲乙經》卷七第五、《病源》卷十一《瘧病候》並作"病作"。

帝曰:善。夫風之與瘧也,相似同類〔1〕,而風獨常在,瘧得〔2〕有時而休者何也? 風瘧皆有盛衰,故云相似同類。**岐伯曰:風氣〔3〕留其處,故常在〔4〕;瘧氣隨經絡沉以内薄,** 新校正云:按《甲乙經》作"次以内傳"。**故衛氣應乃作。** 留,謂留止。隨,謂隨從。

〔1〕夫風之與瘧也,相似同類:"似"《靈樞·歲露》、《病源》卷十一《瘧病候》、《外臺》卷五《療瘧方》並作"與"。按:《廣雅·釋言》:"與,如也。""如""似"同義。瘧生於風,風與瘧皆有寒熱症狀,故言相似同類。

〔2〕得:《病源》卷十一《瘧病候》作"特"。按:"特"有"乃"義。

〔3〕氣:《甲乙經》卷七第五"氣"下有"常"字。

〔4〕故常在:《病源》卷十一《瘧病候》、《外臺》卷十一引並無此三字。

帝曰:瘧先寒而後熱者何也?岐伯曰:夏傷於大〔1〕暑,其〔2〕

汗大出，腠理開發，因遇夏氣淒滄之水寒[3]，新校正云：按《甲乙經》、《太素》"水寒"作"小寒迫之"。藏於腠理[4]皮膚之中，秋傷於風，則病成[5]矣。暑爲陽氣，中風者陽氣受之，故秋傷於風，則病成矣。夫寒者陰氣[6]也，風者陽氣也，先傷於寒而後傷於風，故先寒而後熱也，病以時作，名曰寒瘧。露形觸冒，則風寒傷之。帝曰：先熱而後寒者何也？岐伯曰：此[7]先傷於風，而後傷於寒，故先熱而後寒也，亦以時作，名曰温瘧。以其先熱，故謂之温。其但熱而不寒者，陰氣先絶[8]，陽氣獨發，則少氣煩冤，手足熱而欲嘔，名曰癉瘧。癉，熱也，極熱爲之也。

〔1〕大：《病源》卷十一《瘧病候》無"大"字。

〔2〕其：《太素》卷二十五《三瘧》、《甲乙經》卷七第五、《病源》卷十一《瘧病候》並無"其"字。

〔3〕因遇夏氣淒滄之水寒：《太素》卷二十五《三瘧》"夏"下無"氣"字。于鬯曰："水是小字之誤，林校引《甲乙經》、《太素》作小寒迫之可證。迫之二字，或不必補。"本書《氣交變大論》王注："淒滄，薄寒也。"

〔4〕腠理：按："腠理"二字疑衍。前文一云"藏於皮膚"，再云"舍於皮膚"，均未及"腠理"。《太平聖惠方》卷五十二《瘧病論》引亦無"腠理"二字，是可證。

〔5〕成：《太素》卷二十五《三瘧》作"盛"。按："成"與"盛"通。《周禮・考工記・匠人》鄭注："盛之言成也。"

〔6〕陰氣：《太平聖惠方》卷五十二《瘧病論》"陰"下無"氣"字，下文"風者陽氣也"句，"陽"下亦無"氣"字。

〔7〕此：《醫心方》卷十四第十三引無"此"字。

〔8〕陰氣先絶：《太素》卷二十五《三瘧》無"先"字。《三因方》卷六《瘧叙論》引"先"作"孤"。

帝曰：夫[1]經言有餘者寫之，不足者補之。今熱爲有餘，寒爲不足。夫瘧者之寒，湯火不能温也，及其熱，冰水不能寒也，此皆有餘不足之類。當此之時，良工不能止，必須其自衰[2]，乃刺之，其故何也？願聞其說。言何暇不早使其盛極而自止乎？岐伯曰：經言[3]無刺熇熇之熱，新校正云：按全元起本及《太素》"熱"作"氣"。

無刺渾渾之脈，無刺漉漉〔4〕**之汗，故**〔5〕**爲其病逆，未可治也。**熇熇，盛熱也。渾渾，言無端緒也。漉漉，言汗大出也。**夫瘧之始發也，陽氣**〔6〕**并於陰，當是之時，陽虚而陰盛**〔7〕**，外無氣**〔8〕**，故先寒慄也。陰氣逆極，則復出之陽，陽與陰復并於外，則陰虚而陽實，故先**〔9〕**熱而渴。**陰盛則胃寒，故先寒戰慄。陽盛則胃熱，故先熱欲飲也。**夫瘧氣者**〔10〕**，并於陽則陽勝，并於陰則陰勝，陰勝則寒，陽勝則熱。瘧者，風寒之氣不常也，病極則復。**復，謂復舊也。言其氣發至極，還復如舊。"**至**〔11〕新校正云：按《甲乙經》作"瘧者，風寒之暴氣不常，病極則復至。"全元起本及《太素》作"瘧，風寒氣也，不常，病極則復至。""至"字連上句，與王氏之意異。**病之發也，如火之熱**〔12〕**，如風雨不可當也。**以其盛熾，故不可當也。**故經言曰：方其盛時必毁**〔13〕，新校正云：按《太素》云："勿敢必毁。"**因其衰也，事必大昌。此之謂也。**方，正也。正盛寫之，或傷真氣，故必毁。病氣衰已，補其經氣，則邪氣弭退，正氣安平，故必大昌也。**夫瘧之未發也，陰未并陽，陽未并陰，因而調之，真氣得安，邪氣乃亡**〔14〕，所寫必中，所補必當，故真氣得安，邪氣乃亡也。**故工不能治其已發，爲其氣逆也。**真氣浸息，邪氣大行，真不勝邪，是爲逆也。

〔1〕夫：周本無"夫"字。

〔2〕必須其自衰：《甲乙經》卷七第五"須"作"待"。《太素》卷二十五《三瘧》"其"下有"時"字。

〔3〕經言：張介賓指《靈樞·逆順》。

〔4〕漉漉（lù鹿）：汗大出的樣子。《説文繫傳·水部》："漉，水下貌也。"作汗出解，乃此義所引申。

〔5〕故：明抄本、《甲乙經》卷七第五並無"故"字。

〔6〕陽氣："氣"字疑衍。以下文"陰未并陽，陽未并陰"句律之可證。

〔7〕陽虚而陰盛：《素問玄機原病式·熱》引"盛"作"實"。按：作"實"是，與下"陰虚而陽實"對文。

〔8〕氣：《素問玄機原病式·熱》引"氣"上有"陽"字。

〔9〕先：《太素》卷二十五《三瘧》無"先"字。

〔10〕夫瘧氣者：《甲乙經》卷七第五"瘧"下無"氣者"二字。

〔11〕至:《漢書·東方朔傳》顔注:"至,實也。""實"有"是"義。"至病之發也"猶云是病之發也。

〔12〕如火之熱:孫鼎宜曰:"熱當作爇,形誤。如火爇,謂其熱時;如風雨,謂其寒時。"《説文·火部》:"爇,燒也。"

〔13〕必毁:《太素》卷二十五《三瘧》"必毁"上有"勿敢"二字。《靈樞·逆順》作"勿敢毁傷"。

〔14〕亡:《太素》卷二十五《三瘧》作"已"。

帝曰:善。攻〔1〕之奈何?早晏何如?岐伯曰:瘧之且〔2〕發也,陰陽之且移也,必從四末始也〔3〕,陽已傷,陰從之,故先其時堅束其處〔4〕,令邪氣不得入,陰氣不得出,審候見之,在〔5〕孫絡盛堅而血者皆取之,此真〔6〕往而未得并者也。言牢縛四支,令氣各在其處,則邪所居處必自見之,既見之則刺出其血爾。往,猶去也。新校正云:按《甲乙經》"真往"作"其往",《太素》作"直往"。

〔1〕攻:治療之義。《周禮·瘍醫》鄭注:"攻,治也。"楊上善曰:"療瘧之要,取之早晚何如也。"

〔2〕且:"將"也。見《吕氏春秋·音律》高注。高世栻曰:"瘧之將發未發也,陰陽之將移未移也。"

〔3〕必從四末始也:楊上善曰:"夫瘧之作也,必内陰外陽相入相并相移乃作,四肢爲陽,藏府爲陰,瘧之將作,陽從四肢而入,陰從藏府而出,二氣交争,陰勝爲寒,陽勝爲熱。"馬蒔曰:"方瘧之將發,陰陽將移,必從四末而移。四末者,手足之指也,四末爲十二經井滎俞經合之所行,故陰陽相移,必從此始。"

〔4〕故先其時堅束其處:《甲乙經》卷七第五"故"下有"氣未并"三字。楊上善曰:"療之二氣未并之前,以繩堅束四肢病所來處,使二氣不得相通,必邪見孫絡,皆刺去血,此爲要道也。"《千金方》卷十第六曰:"先其時一食頃,用細左索堅束其手足十指,令邪氣不得入,陰氣不得出,過時乃解。"

〔5〕在:《爾雅·釋詁》:"在,察也。"

〔6〕真:傅青主曰:"真字譌。"

帝曰:瘧不發,其應〔1〕何如?岐伯曰:瘧氣〔2〕者,必更盛更

虚,當[3]氣之所在也,病在陽,則熱而脈躁;在陰,則寒而脈静;陰静陽躁,故脈亦隨之。**極則陰陽俱衰,衛氣相離[4],故病得[5]休;衛氣集[4],則復病也。**相薄至極,物極[6]則反,故極則陰陽俱衰。

〔1〕應:此指瘧不發作時脈證的表現。

〔2〕瘧氣:《甲乙經》卷七第五"瘧"下無"氣"字。

〔3〕當:《太素》卷二十五《三瘧》、《甲乙經》卷七第五並作"隨"。

〔4〕衛氣相離　衛氣集:姚止庵曰:"相離者,謂衛氣日夜一周,而邪氣或深入於藏府,故有時相離也。集謂邪氣復與衛氣合也。"

〔5〕得:明抄本作"乃"。

〔6〕物極:《素問校譌》引古抄本無此二字。

帝曰:時有間二日[1]或至數日發,或渴或不渴,其故何也?岐伯曰:其間日者,邪氣與衛氣客[2]於六府[3],而有時相失,不能相得,故休數日乃作[4]也。氣不相會,故數日不能發也。**瘧者,陰陽更勝也,或甚或不甚,故或渴或不渴。**陽勝陰甚則渴,陽勝陰不甚則不渴也。勝,謂强盛於彼之氣也。

〔1〕間二日:謂三日一發。

〔2〕客:似應作"舍"。《詩·公劉》箋、《釋文》"客本作舍。"前文云:"邪氣客於風府,衛氣一日一夜,大會於風府。是爲共舍。張介賓謂"客,猶言會也。"其義本於王注,但於字書無據。

〔3〕六府:丹波元簡曰:"考上文並無客於六府之説,疑是風府之譌。"

〔4〕作:《甲乙經》卷七第五作"發"。

帝曰:論[1]言夏傷於暑,秋必病瘧。新校正云:按《生氣通天論》并《陰陽應象大論》二論俱云"夏傷於暑,秋必痎瘧。"**今瘧不必應者何也?**言不必皆然。**岐伯曰:此應四時者也。其病異形者,反四時也[2]。其以秋病者寒甚[3]**,秋氣清涼,陽氣下降,熱藏肌肉,故寒甚也。**以冬病者寒不甚[4]**,冬氣嚴冽,陽氣伏藏,不與寒争,故寒不甚。**以春病者惡風**,春氣温和,陽氣外泄,内[5]腠開發,故惡於風。**以夏病者多汗。**夏氣暑熱,津液充盈,外泄皮膚,故多汗也。

〔1〕論:指古經之别論。雖《生氣通天論》、《陰陽應象大論》同有夏傷於暑,秋必病瘧語,亦岐伯、黄帝引古經論之文耳。

〔2〕其病異形者,反四時也:張介賓曰:“夏傷於暑,秋必病瘧,此應四時者也。其於春夏冬而病瘧者,則病形多異,正以四時之氣,寒熱各有相反,皆能爲瘧也。”

〔3〕以秋病者寒甚:楊上善曰:“秋三月時,陰氣得勝,故熱少寒甚也。”

〔4〕以冬病者寒不甚:楊上善曰:“冬三月時,陽生陰衰,故熱多寒少也。”

〔5〕内:周本、守校本並作“肉”。

帝曰:夫病[1]温瘧與寒瘧而皆[2]安舍?舍於何藏?安,何也。舍,居止也。藏,謂五神藏也。**岐伯曰:温瘧者,得之冬中於風[3],寒氣藏於骨髓之中,至春則陽氣大發,邪[4]氣不能自出,因遇大暑,腦髓爍[5],肌肉消[6],腠理發泄,或[7]有所用力,邪氣與汗皆出,此病藏於腎[8],其氣先從内出之[9]於外也。**腎主於冬,冬主骨髓,腦爲髓海,上下相應,厥熱上熏,故腦髓銷爍,銷爍則熱氣外薄,故肌肉減削,而病藏於腎也。**如是者,陰虚而陽盛,陽盛則熱矣,**陰虚謂腎藏氣虚,陽盛謂膀胱太陽氣盛。**衰則氣復反入[10],入則陽虚,陽虚則[11]寒矣,故先熱而後寒,名曰温瘧。**衰,謂病衰退也。復反入,謂入腎陰脈中。

〔1〕病:《太素》卷二十五《三瘧》無“病”字。

〔2〕而皆:《太素》卷二十五《三瘧》作“各”。

〔3〕温瘧者,得之冬中於風:胡本、讀本、趙本、吴文、朝本、藏本、熊本、黄本並無“者”字。《甲乙經》卷七第五、《病源》卷十一《温瘧候》“風”下並有“寒”字。孫鼎宜曰:“前言夏傷於暑,復言秋傷於風。此又言冬中於風,春遇大暑。足見瘧者,因暑風寒濕數氣湊合所成,不能拘拘於一時也,又非先受一氣,至數氣合始成病,而前此則了如平人。前人多誤解。”

〔4〕邪:《甲乙經》卷七第五作“寒”。何夢瑶曰:“邪上當有若字。”

〔5〕腦髓爍:《太素》卷二十五《三瘧》“爍”作“鑠”,義同。此謂暑熱上熏,使腦髓受到消耗。《莊子胠篋》《釋文》引崔注:“爍,消也。”

〔6〕消:《病源》卷十一《温病候》“消”下有“釋”字。“消釋”與下“發泄”相對。《禮記·月令》:“冰凍消釋”,此則以“消釋”喻人剥瘦如冰之

消釋。

〔7〕或:《太素》卷二十五《三瘧》、《病源》卷十一《温瘧候》並作“因”。

〔8〕病藏於腎:《千金方》卷十《温瘧》“病”下有“邪氣先”三字。馬蒔曰:“腎主於冬,冬時藏邪,由風府下行於伏膂之脈,故曰腎藏之也。”

〔9〕之:《太平聖惠方》卷五十二《瘧病論》引無“之”字。

〔10〕衰則氣復反入:姚止庵曰:“衰者,盛極而變也,與前病極、逆極同意。(王)注作病衰退解,是瘧已愈,不當更言陽虚則寒矣。”

〔11〕則:《外臺》卷五引“則”下有“復”字。

帝曰:癉瘧何如?岐伯曰:癉瘧者,肺素[1]有熱,氣盛於身[2],厥逆上衝[3],中[4]氣實而不外泄,因有所用力,腠理開,風寒舍於皮膚之内、分肉之間而發,發則陽氣盛,陽氣盛而不衰則病矣。其氣不及於陰[5],新校正云:按全元起本及《太素》作“不反之陰”。巢元方作“不及之陰”。**故但熱而不寒,氣[6]内藏於心[7],而外舍於分肉之間,令人消爍脱[8]肉,故命曰癉瘧。帝曰:善。**

〔1〕素:楊上善曰:“素,先也。”

〔2〕氣盛於身:肺主周身之氣,肺熱則肺氣實,故氣盛於身。

〔3〕厥逆上衝:《太素》卷二十五《三瘧》“上”下無“衝”字。《甲乙經》卷七第五、《外臺》卷五引並作“厥氣逆上。”

〔4〕中:《太平聖惠方》卷五十二《瘧病論》引無“中”字。

〔5〕其氣不及於陰:《甲乙經》卷七第五作“不反之陰”,與林校引全本合。喜多村直寬曰:“其氣指瘧而言。”

〔6〕氣:《金匱要略・瘧病脈證并治第四》、《千金方》卷十第六“氣”上並有“邪”字。

〔7〕心:《衛生寶鑑》卷十六《癉瘧治驗》作“里”。

〔8〕脱:明抄本、《金匱要略・瘧病脈證并治第四》、《病源》卷十一《癉瘧候》並作“肌”。

刺瘧篇第三十六新校正云:按全元起本在第六卷。

提要:本篇主要論述治療瘧疾的針刺方法。

足太陽之瘧，令人腰痛頭重，寒從背起，足太陽脈，從巔入絡腦，還出別下項，循肩髆内，俠脊抵腰中；其支别者，從髆内左右别下貫胂，過髀樞。故令腰痛頭重，寒從背起。新校正云：按《三部九候論》注“貫胂”作“貫臀”。《刺腰痛》注亦作“貫臀”。《厥論》注作“貫胂”。《甲乙經》作“貫胂”。**先寒後熱，熇熇暍暍[1]然**，熇熇，甚熱狀。暍暍，亦熱盛也。太陽不足，故先寒，寒極則生熱，故後熱也。**熱止汗出，難已**，熱生是爲氣虚，熱止則爲氣復，氣復而汗反出，此爲邪氣盛而真不勝，故難已。新校正云：按全元起本并《甲乙經》、《太素》巢元方並作“先寒後熱渴，渴止汗出。”與此文異。**刺[2]郄中出血。**太陽之郄，是謂金門。金門在足外踝下，一名曰關梁，陽維所別屬也，刺可入同身寸之三分，若灸者可灸三壯。《黄帝中誥圖經》云：“委中主之。”則古法以委中爲郄中也。委中在膕中央約文中動脈，足太陽脈之所入也，刺可入同身寸之五分，留七呼，若灸者，可灸三壯。新校正云：詳刺“郄中”《甲乙經》作“膕中”。今王氏兩注之，當以“膕中”爲正。

〔1〕暍暍：《廣韻·十月》：“暍，傷熱。”

〔2〕刺：《太素》卷二十五《十二瘧》“刺”上有“日”字。《甲乙經》卷七第五“刺”上有“間日作”三字。

足少陽之瘧，令人身體解㑊[1]，身體解㑊，次如下句：**寒不甚，熱不甚[2]**，陽氣未盛，故令其然。**惡見人，見人心惕惕[3]然**，膽與肝合，肝虚則恐[4]，邪薄其氣，故惡見人，見人心惕惕然也。**熱多汗出甚**，邪盛則熱多，中風故汗出。**刺足少陽[5]。**俠谿主之。俠谿在足小指次指歧骨間本節前陷者中，少陽之滎，刺可入同身寸之三分，留三呼，若灸者可灸三壯。

〔1〕解（xiè 懈）㑊（yì 亦）：“㑊”《病源》卷十一《瘧病候》作“倦”。《説文·人部》：“伿，惰也。”段注：“醫經解㑊之㑊，當作此字。”楊上善曰：“足少陽脈羈終身之支節，故此脈病身體解㑊。”

〔2〕熱不甚：《甲乙經》卷七第五無此三字。

〔3〕惕惕：恐懼貌。見《國語·周語》韋注。

〔4〕恐：胡本、元殘二並作“其”。

〔5〕刺足少陽：楊上善曰：“可取足少陽風池、丘虚等穴也。”當與王注

互參。

足陽明之瘧，令人先寒，洒淅洒淅〔1〕**，寒甚久乃熱，熱去汗出**〔2〕**，喜見日月光火氣，乃快然**〔3〕，陽虚則外先寒，陽虚極則復盛，故寒甚久乃熱也。熱去汗已，陰又内强，陽不勝陰，故喜見日月光火氣乃快然也。**刺足陽明跗上**〔4〕，衝陽穴也。在足跗上同身寸之五寸骨間動脈，上去陷谷同身寸之三寸，陽明之原，刺可入同身寸之三分，留十呼，若灸者可灸三壯。

〔1〕洒（xiǎn 顯）淅（xī 希）洒淅：《聖濟總録》卷三十六、卷一百九十二、《醫壘元戎》卷五引“洒淅”下並不疊“洒淅”二字。所遺“洒淅”二字連下讀，作“洒淅寒甚”。“洒淅”雙聲，寒貌。

〔2〕出：據王注“出”應作“已”。

〔3〕令人先寒……喜見日月光火氣，乃快然：《病源》卷十一《瘧病候》“日”下無“月”字。張琦曰：“此與少陰節錯簡，當在足少陰其病難已之上。陰病多寒，喜見日月光火氣者，陽虚故也。”按：張説是。本書《陽明脈解篇》：“足陽明之脈，病惡人與火。”此云“喜見日月光火氣”，未免相忤。前後比勘，此似應作“令人嘔吐甚，多寒熱，熱多寒少，欲閉户牖而處。”

〔4〕跗上：《甲乙經》卷七第五“跗上”下有“及調衝陽”四字。

足太陰之瘧，令人不樂，好大息〔1〕，心氣流於肺則喜，令脾藏受病，心母救之，火氣下入於脾，不上行於肺。又太陰脈支別者，復從胃上鬲注心中。故令人不樂好大息也。**不嗜食，多寒熱汗出**，脾主化穀，營助四傍，今邪薄之，諸藏元〔2〕禀，土寄四季，王則邪氣交争，故不嗜食，多寒熱而汗出。新校正云：按《甲乙經》云：“多寒少熱”。**病至則善**〔3〕**嘔，嘔已乃衰**，足太陰脈，入腹屬脾絡胃，上鬲俠咽。故病氣來至則嘔，嘔已乃衰退也。**即取之**〔4〕**。**待病衰去，即而取之，其言衰即取之井俞及公孫也。公孫在足大指本節後同身寸之一寸，太陰絡也，刺可入同身寸之四分，留七呼，若灸者可灸三壯。

〔1〕令人不樂，好大息：“大”讀曰“太”。吴崑曰：“脾脈病則不運，不運則膻中之氣不化，故不樂。氣塞於亶中，必噓出之而後利，故好太息。”

〔2〕元：胡本、元殘二並作“無”。

〔3〕善:《聖濟總録》卷三十六引無“善”字。

〔4〕即取之:《甲乙經》卷七第五“之”下有“足太陰”三字。按:以各經律之,不應不詳所刺,應據《甲乙經》補。王注“取之井俞”,其“井”者指隱白,“俞”者指太白。

足少陰之瘧,令人嘔吐甚,多寒熱,熱多寒少,足少陰脈,貫肝鬲入肺中,循喉嚨。故嘔吐甚,多寒熱也。腎爲陰藏,陰氣生寒,今陰氣不足,故熱多寒少。新校正云:按《甲乙經》云:“嘔吐甚,多寒少熱。”**欲閉户牖而處〔1〕,其病難已〔2〕。**胃陽明脈,病欲獨閉户牖而處,今謂胃土病證,反見腎水之中,土刑於水,故其病難已也。太鍾、太谿悉主之。太鍾在足内踝後街中,少陰絡也,刺可入同身寸之二分,留七呼,若灸者,可灸三壯。太谿在足内踝後跟骨上動脈陷者中,少陰俞也,刺可入同身寸之三分,留七呼,若灸者,可灸三壯也。新校正云:按《甲乙經》云:“其病難已,取太谿。”又按“太鍾穴”《甲乙經》作“跟後衝中”,《刺腰痛篇》注作“跟後街中動脈”,《水穴》注云在内踝後,此注云内踝後街中,諸注不同,當以《甲乙經》爲正。

〔1〕令人嘔吐甚……欲閉户牖而處:《外臺》卷五、《醫壘元戎》卷五引“人”下並有“悶”字。張琦曰:“此陽明瘧脱文也。胃逆則嘔吐,陽盛故熱多,陽明病惡人與火,故欲閉户牖而處。”按:張説是,此與陽明瘧誤竄錯簡。《靈樞·經脈》:“足陽明之脈,是動則病,獨户塞牖而處。”何能移屬少陰?此應作“足少陰之瘧,令人先寒,洒淅寒甚,久乃熱,熱去汗已,喜見日光火氣乃快然。”

〔2〕其病難已:疑“已”下疑脱“刺足少陰”四字。核王注例,如“刺足少陽”注云“俠谿主之”,“刺手太陰陽明”注云“列缺主之”,此注云“太鍾太谿悉主之”,是王所據本有“刺足少陰”四字。張介賓曰:“腎爲至陰之藏,而邪居之,故病深難已。”

足厥陰之瘧,令人腰痛少腹滿,小便不利,如癃狀〔1〕,非癃也〔2〕,數便〔3〕,意恐懼,氣不足,腹中悒悒〔4〕,足厥陰脈,循股陰入髦中,環陰器抵少腹,故病如是。癃,謂不得小便也。悒悒,不暢之貌。新校正云:按《甲乙經》“數便意”三字作“數噫”二字。**刺足厥陰〔5〕。**太衝主之,在足大指本節後同身寸之二寸陷者中,厥陰俞也,刺可入同身寸之三分,留十呼。若灸者,可灸三壯也。新校正云:按《刺腰痛篇》注云,在本節後内間動脈應手。

〔1〕如癃狀:四庫本“癃”作“是”。《圖經》卷五《太衝》條引作“狀如淋”。按:“淋”古作“痳”。《釋名釋疾病》:“痳,懔也,小便難,懔懔然也。”楊上善曰:“癃,淋也,小便不利如淋也。”得其旨矣。

〔2〕非癃也:此三字疑係“如癃狀”注文誤入正文。

〔3〕數便:《太素》卷二十五《十二瘧》、《病源》卷十一《瘧病候》、《外臺》卷五《五臟及胃瘧方》並作“數小便”。

〔4〕腹中悒悒:《太素》卷二十五《十二瘧》“腹”作“腸”。“悒”作“邑”。森立之曰:“悒悒宜從《太素》。《本草經》:桔梗,治腹滿,腸鳴幽幽。幽幽、邑邑音義共同。邑邑者,謂水走腸間之聲,其聲小。”

〔5〕刺足厥陰:楊上善曰:“可刺足厥陰五輸、中封等穴也。”

肺瘧者,令人心寒,寒甚熱[1],熱間善驚[2],如有所見者[3],刺手太陰陽明。列缺主之。列缺在手腕後同身寸之一寸半,手太陰絡也,刺可入同身寸之三分,留三呼,若灸者,可灸五壯。陽明穴,合谷主之。合谷在手大指次指歧骨間,手陽明脈之所過也,刺可入同身寸之三分,留六呼,若灸者,可灸三壯。

〔1〕寒甚熱:《千金方》卷十第六“寒甚”下有“則發”二字。

〔2〕熱間善驚:《千金方》卷十第六“熱間”下有“則”字。

〔3〕如有所見者:《太素》卷二十五《十二瘧》、《千金翼方》卷十八第二並無“所”字。張介賓曰:“肺者心之蓋也,以寒邪而乘所不勝,故肺瘧者令人心寒。寒甚復熱而心氣受傷,故善驚如有所見。”

心瘧[1]者,令人煩心[2]甚,欲得[3]清水[4],反寒多,不甚熱[5],刺手少陰[6]。神門主之。神門在掌後鋭骨之端陷者中,手少陰俞也。刺可入同身寸之三分,留七呼,若灸者,可灸三壯。新校正云:按《太素》云:“欲得清水及寒多,寒不甚熱甚也。”

〔1〕心瘧:按:此五藏瘧,謂邪氣迫近於五藏之部位,非謂邪入藏中。與前文足太陽之瘧,邪在經者不同。

〔2〕煩心:與心煩同,謂心中煩熱悶亂。

〔3〕得:《千金方》卷十第六、《外臺》卷五引並作“飲”。

〔4〕清水:謂冷水。

〔5〕反寒多,不甚熱:《甲乙經》卷七第五無"反"字。姚止庵曰:"火内熾則外轉寒,故不甚熱而多寒。"

〔6〕刺手少陰:楊上善曰:"療在手少陰少海之穴也。"

肝瘧者,令人色蒼蒼〔1〕然,太息〔2〕,其〔3〕狀若死者,刺足厥陰見血。中封主之。中封在足内踝前同身寸之一寸半陷者中,仰足而取之,伸足乃得之,足厥陰經也,刺出血止,常刺者可入同身寸之四分,留七呼,若灸者可灸三壯。

〔1〕蒼蒼:《廣雅·釋器》:"蒼,青也。"

〔2〕太息:《甲乙經》卷七第五無此二字。但《外臺》卷三十九引《甲乙經》則有之。《千金方》卷十第六作"氣息喘悶,戰掉。"

〔3〕其:《病源》卷十一《瘧病候》作"甚",屬上讀。

脾瘧者,令人寒〔1〕,腹中痛,熱則腸中〔2〕鳴,鳴已〔3〕汗出,刺足太陰〔4〕。商丘主之。商丘在足内踝下微前陷者中,足太陰經也。刺可入同身寸之三分,留七呼,若灸者可灸三壯。

〔1〕寒:《甲乙經》卷七第五、《千金方》卷十第六、《千金翼方》卷十八第二、《外臺》卷五引"寒"上並有"病"字。

〔2〕中:疑蒙上衍。《醫壘元戎》卷五引無"中"字。

〔3〕鳴已:《千金方》卷十第六無此二字。

〔4〕刺足太陰:楊上善曰:"可取脾之經脈大都、公孫、商丘等穴也。"

腎瘧者,令人洒洒〔1〕然,腰脊痛,宛轉〔2〕,大便難,目眴眴然〔3〕,手足寒,刺足太陽少陰〔4〕。太鍾主之。取如前足少陰瘧中法。

〔1〕洒洒:《甲乙經》卷七第五、《千金方》卷十第六、《千金翼方》卷十八第二、《外臺》卷五引並作"悽悽",義同。"洒洒"寒貌。見本書《診要經終論》王注。

〔2〕宛轉:"宛轉"上脱"不能"二字,應據《醫壘元戎》卷五引補,文義始明。"宛轉"即"展轉","宛""展"叠韻。"展轉"同義複詞。《説文·尸部》:"展,轉也。"《詩·祈父》鄭箋:"轉,移也。""不能宛轉"猶云腰脊痛難於轉動也。

〔3〕目眴眴然:《太素》卷二十五《十二瘧》"眴眴"作"詢詢"。《病源》卷十一《瘧病候》"目"下有"眩"字。"眴"爲"旬"字重文。《説文·目

部》:"旬,目摇也。"以"眴眴"喻目眩之狀。《太素》作"詢",或從"旬"聲假借。楊注謂"詢,請也。"就字爲説,誤。

〔4〕刺足太陽少陰:姚止庵曰:"本篇論瘧諸證,前後殊别,病本多端,其不同宜也。乃王氏之注穴俞刺灸,亦皆差别,其相同者,惟此腎瘧一則而已。詳求其義,差别者是,則相同者非,蓋後證既與前異,則穴俞自應不同,何得仍如前法也。"

胃瘧者,令人且病也〔1〕**,善飢而不能食,食而**〔2〕**支滿腹大**,胃熱脾虚,故善飢而不能食,食而支滿腹大也。是以下文兼刺太陰。新校正云:按《太素》"且病"作"疸病"。**刺足陽明太陰横脈**〔3〕**出血。**厲兑、解谿、三里主之。厲兑在足大指次指之端,去爪甲如韭菜,陽明井也。刺可入同身寸之一分,留一呼,若灸者可灸一壯。解谿在衝陽後同身寸之三寸半腕上陷者中,陽明經也。刺可入同身寸之五分,留五呼,若灸者可灸三壯。三里在膝下同身寸之三寸,䯒骨外廉兩筋肉分間,陽明合也。刺可入同身寸之一寸,留七呼,若灸者可灸三壯。然足陽明取此三穴,足太陰刺其横脈出血也。横脈,謂足内踝前斜過大脈,則太陰之經脈也。新校正云:詳解谿在衝陽後三寸半。按《甲乙經》一寸半,《氣穴論》注二寸半。

〔1〕且病也:《甲乙經》卷七第五作"且病寒"。《太素》卷二十五《三瘧》"且"作"疸"。《千金方》卷十第六、《聖濟總録》卷三十六引並作"旦"。按:作"旦"是。"旦"爲"疸"之古字,"且"爲"旦"之誤字。楊上善曰:"疸,内熱病也。胃受飲食,飲食非理,致有寒熱,故胃有瘧也。"

〔2〕食而:《千金翼方》卷十八第二無此二字。

〔3〕横脈:張介賓曰:"即商丘穴。"

瘧發〔1〕**,身方熱,刺跗上動脈**〔2〕,則〔3〕陽明之脈也。**開其空**〔4〕**出其**〔5〕**血,立寒。**陽明之脈,多血多氣,熱盛氣壯,故出其血而立可寒也。**瘧方欲寒**〔6〕**,刺手陽明太陰、足陽明太陰**〔7〕**。**亦謂開穴而出其血也,當隨井俞而刺之也。

〔1〕瘧發:《太素》卷二十五《十二瘧》"瘧"下有"以"字。

〔2〕刺跗上動脈:謂刺衝陽穴。"跗"是足背。

〔3〕則:守校本作"刺"。

〔4〕開其空:楊上善曰:"開空者,摇大其穴也。"

〔5〕其:《甲乙經》卷七第五無“其”字。

〔6〕瘧方欲寒:謂未發戰慄之前。

〔7〕刺手陽明太陰、足陽明太陰:楊上善曰:“手陽明脈商陽、三間、合谷、陽谿、偏歷、温溜、五里等。足陽明神庭、開明、天樞、解谿、衝陽、陷谷、厲兑等。手太陰列缺、太泉、少商。足太陰大都、公孫、商丘等穴。”按:“陷谷”無治瘧之記載。“開明”一穴,未詳何處。

瘧脈滿大急,刺背俞[1],用中鍼[2],傍伍胠俞[3]各一,適肥瘦出其[4]血也。瘦者淺刺少出血,肥者深刺多出血。背俞,謂大杼。五胠俞,謂譩譆[5]。**瘧脈小實急,灸脛少陰[6],刺指井。**灸脛少陰,是謂復溜。復溜在内踝上同身寸之二寸陷者中,足少陰經也,刺可入同身寸之三分,留三呼,若灸者可灸五壯。刺指井,謂刺至陰。至陰在足小指外側去爪甲角如韭葉,足太陽井也,刺可入同身寸之一分,留五呼,若灸者可灸三壯。**瘧脈滿大急,刺背俞,用五胠俞背俞各一,適行至於血也。**謂調適肥瘦,穴[7]度深淺,循《三備法》而行鍼,令至於血脈也。背俞,謂大杼。五胠俞,謂譩譆主之。新校正云:詳此條從“瘧脈滿大”至此注終,文注共五十五字,當從删削。經文與次前經文重復,王氏隨而注之,别無義例,不若士安之精審,不復出也。**瘧脈緩大虚,便宜用藥[8],不宜用鍼。**緩者中風,大爲氣實,虚者血虚,血虚氣實,風又攻之,故宜藥治以遣其邪,不宜鍼寫而出血也。**凡治瘧[9]先發如食頃[10]乃可以治,過之則失時也。**先其發時,真邪異居,波隴不起,故可治。過時則真邪相合,攻之則反傷真氣,故曰失時。新校正云:詳從前“瘧脈滿大”至此,全元起本在第四卷中,王氏移續於此也。

〔1〕背俞:張介賓曰:“背爲諸陽所出,故當刺之,即五胠俞也。胠者,脇也,一曰旁開也。《水熱穴論》曰:五藏俞傍五,以寫五藏之熱。即此謂也。蓋此五者,乃五藏俞傍之穴,以其傍開近脇,故曰傍五胠俞,即魄户、神堂、魂門、意舍、志室也。”

〔2〕中鍼:森立之曰:“中鍼者,謂鈹鍼也,在九鍼中之第五等,故曰中鍼。”

〔3〕傍伍胠俞:“伍”應依王注作“五”。“五”古之金文作“三二”。與“伍”義别。《太素》楊注則依“伍”爲釋,不以爲數,“伍”爲參雜之意,此猶

云,刺背輸,而參雜近胠之穴,故楊曰:"兩脇下胠中之輸有瘵瘧者,左右各一取之也。"

〔4〕其:《甲乙經》卷七第五無"其"字。

〔5〕譩譆:四庫本"譩譆"下有"主之"二字。

〔6〕灸胻少陰:張志聰曰:"當灸少陰胻下之太谿。"

〔7〕穴:四庫本作"調"。

〔8〕便宜用藥:胡本、讀本、元殘二、趙本、吴本、朝本、藏本"便"下並無"宜"字。"便"有"即"義,"便用藥"即"就用藥"。病瘧脈緩大虚,是氣血兩虚,故不宜鍼刺再傷氣血,而應取所宜之藥以補之。《靈樞·脈度》:"盛者瀉之,虚者飲藥以補之。"與此義同。

〔9〕瘧:《太素》卷三十《刺瘧節度》"瘧"下有"者"字。

〔10〕食頃:約一餐之時間。"頃",少時也。見《莊子·秋水》成玄英疏。按:此於未發前用鍼,即截瘧之意。

諸瘧而脈不見,刺十指間出血〔1〕**,血去必已,先視身之赤如小豆者盡取之**〔2〕**。十二瘧**〔3〕**者,其發各不同時,察其病形,以知其何脈之病也。**隨其形證,而病脈可知。**先其**〔4〕**發時如食頃而刺之,一刺則衰,二刺則知,三刺則已**〔5〕**,不已,刺舌下兩脈出血,**释具下文。**不已,刺郄中盛經**〔6〕**出血,又刺項已下俠脊者必已。**並足太陽之脈氣也。郄中,則委中也。俠脊者,謂大杼、風門熱府穴也。大杼在項第一椎下兩傍,相去各同身寸之一寸半陷者中,刺可入同身寸之三分,留七呼,若灸者可灸五壯。風門熱府在第二椎下兩傍各同身寸之一寸半,刺可入同身寸之五分,留七呼,若灸者可灸五壯。新校正云:詳大杼穴灸"五壯",按《甲乙經》作"七壯",《氣穴論》注作"七壯",《刺熱論》及《熱穴》注並作"五壯"。**舌下兩脈者,廉泉也**〔7〕**。**廉泉,穴名。在頷下結喉上舌本下,陰維任脈之會,刺可入同身寸之三分,留三呼,若灸者可灸三壯。

〔1〕諸瘧而脈不見,刺十指間出血:《甲乙經》卷七第五"而"作"如"。《太素》卷二十五《十二瘧》、《聖濟總録》卷一百九十二引"見"下並有"者"字。森立之曰:"此云脈不見,熱厥之尤甚者也,故用指間鍼法,若是虚證無脈者,非此例也。身中發赤,亦是熱厥之證也。"

〔2〕先視身之赤如小豆者盡取之：瘧疾熱盛，逼迫營血，從肌膚外發，故見紫赤斑如小豆。治之，可於紫赤處刺之出血。“取”作“刺”解。

〔3〕十二瘧：指上文六經瘧、五藏瘧和胃瘧。

〔4〕其：《太素》卷二十五《十二瘧》“其”下有“病”字。

〔5〕一刺則衰，二刺則知，三刺則已：楊上善曰：“一刺病衰，病人未覺有愈；二刺知愈，其病未盡；三刺病氣都盡也。”于鬯曰：“知當訓愈。《方言・陳楚篇》云：知，愈也。上文云：一刺則衰謂瘧衰也；下文云：三刺則已謂瘧已也；則愈者，謂瘧愈也。愈在衰、已之間，則愈於瘧衰，而瘧猶未能已之謂也。故知與已有别。”

〔6〕郄中盛經：指委中，爲足太陽之盛經，謂血氣盛於此也。

〔7〕舌下兩脈者，廉泉也：此指足少陰廉泉。《靈樞・衛氣》：“足少陰之本，在内踝下上三寸中，標在背腧與舌下兩脈也。”足少陰廉泉，在人迎前陷中動脈前，是曰舌本，左右二也。見本書《氣府論》“足少陰舌下各一”王注。與任脈廉泉異。鍼灸各書謂之金津、玉液。

刺瘧者，必先問其病之所先發者，先刺之。先頭痛及重者，先刺頭上〔1〕**及兩額兩眉間**〔2〕**出血。**頭上，謂上星、百會。兩額，謂縣顱。兩眉間，謂攢竹等穴也。**先項背痛者，先刺之。**項，風池、風府主之。背，大杼、神道主之。**先腰脊痛者，先刺郄中出血。先手臂痛者，先刺手少陰陽明十指間。**新校正云：按别本作“手陰陽”，全本亦作“手陰陽”。**先足脛痠痛者，先刺足陽明**〔3〕**十指間出血。**各以邪居之所而脱寫之。

〔1〕先刺頭上：楊上善曰：“先取督脈神庭、上星、顖會、百會等穴。”

〔2〕兩額兩眉間：《太素》卷二十五《十二瘧》“額”作“頜”。楊上善曰：“兩頜眉間，取絡出血。”按：兩額眉間，《甲乙經》中無主瘧穴。王注以爲懸顱、攢竹等穴，蓋與上星、神庭等同在督脈上中行取之也。楊不正言穴處，似是。

〔3〕足陽明：疑作“足陰陽”，與上“手陰陽”對文。手足十指並是十二經脈之井穴，如作“足陽明”，則僅指一經而言，何能云“刺十指間出血”？

風瘧，瘧發則汗出惡風，刺三陽經背俞之血者。三陽，太陽也。新校正云：按《甲乙經》云：“足三陽”。**䯒痠痛甚**〔1〕**，按之不可，名**

曰胕髓病〔2〕**，以鑱鍼，鍼絶骨出血**〔3〕**，立已。**陽輔穴也。取如《氣穴論》中府俞法。**身體小痛，刺至陰**〔4〕**。**新校正云：按《甲乙經》無“至陰”二字。**諸陰之井無出血，間日一刺。**諸井皆在指端，足少陰并在足心宛宛中。**瘧不渴，間日而作，刺足太陽。**新校正云：按《九卷》云：“足陽明”。《太素》同。**渴而間日作，刺足少陽。**新校正云：按《九卷》云：“手少陽”。《太素》同。**温瘧汗不出，爲五十九刺**〔5〕**。**自胃瘧下至此，尋《黄帝中誥圖經》所主，或有不與此文同，應古之别法也。

〔1〕痛甚：《甲乙經》卷七第五“痛”下無“甚”字。

〔2〕胕髓病：吴本“胕”作“附”。高世栻曰：“按之不可，痛在骨也，髓藏於骨，故名曰附髓病。”

〔3〕鍼絶骨出血：丹波元簡曰：“考《四十五難》髓會絶骨，今邪伏而附於髓，故鍼髓會之絶骨，以袪其邪也。”“絶骨”即懸鐘穴，位於足外踝上三寸，動脈中。

〔4〕刺至陰：《甲乙經》卷七第五“刺”下無“至陰”二字，“刺”字連下讀。

〔5〕五十九刺：即治熱病的五十九俞。詳見本書《刺熱篇》及《水熱穴論》。

氣厥論篇第三十七

新校正云：按全元起本在第九卷，與《厥論》相併。

提要：本篇通過論述寒熱相移的病變，説明了臟腑的内在聯系。

黄帝問曰：五藏六府，寒熱相移〔1〕**者何？岐伯曰：腎移寒於肝**〔2〕**，癰腫**〔3〕**少氣**〔4〕**。**肝藏血，然寒入則陽氣不散，陽氣不散，則血聚氣澀，故爲癰腫，又〔5〕爲少氣也。新校正云：按全元起本云：“腎移寒於脾”。元起注云：“腎傷於寒而傳於脾，脾主肉，寒生於肉則結爲堅，堅化爲膿，故爲癰也。血傷氣少，故曰少氣。”《甲乙經》亦作“移寒於脾”。王因誤本，遂解爲肝，亦智者之一失也。**脾移寒於肝，癰腫**〔6〕**筋攣。**脾藏主肉,肝藏主筋,肉温則筋舒,肉冷則筋急,故筋攣也。肉寒則衛氣結聚,故爲癰腫。**肝移寒於心,狂隔中**[7]**。**心爲陽藏,神處其中,寒薄之則神亂離,故狂也。陽氣與寒相薄,故隔塞而中不通也。**心移寒於肺,肺消**[8]**,肺消者飲一溲二**[9]**,死不治。**心爲陽藏,反受諸寒,寒氣不消,乃移於肺,寒隨心火内鑠金精,金受火邪,故中消也。然肺藏消鑠,氣無所持,故令飲一而溲二也。金火相賊,故死不能治。**肺移寒於腎,爲涌水**[10]**,涌水者,按腹不堅**[11]**,水氣客於大腸,疾行則**[12]**鳴濯濯,如囊裹漿,水之病也**[13]**。**肺藏氣,腎主水,夫肺寒入腎,腎氣有餘,腎氣有餘則上奔於肺,故云涌水也。大腸爲肺之府,然肺腎俱爲寒薄,上下皆無所之,故水氣客於大腸也。腎受凝寒,不能化液,大腸積水而不流通,故其疾行,則腸鳴而濯濯有聲,如囊裹漿而爲水病也。新校正云:按《甲乙經》"水之病也"作"治主肺者"。

〔1〕相移:轉移。《廣雅·釋詁四》:"移,轉也。"

〔2〕肝:明緑格抄本、《太素》卷二十六《寒熱相移》並作"脾",與林校合。

〔3〕癰腫:《醫壘元戎》卷十引"癰"上有"發爲"二字。下"癰腫筋攣"句同。吴崑曰:"癰者壅也,腎以寒水之氣,反傳所勝,侵侮脾土,故壅爲浮腫,其義尤通。"

〔4〕少氣:脾藏受邪故少氣。

〔5〕又:周本無"又"字。

〔6〕癰腫:肝主藏血,性喜疏泄,脾將寒氣與肝,氣血凝滯不通,故發爲癰腫。

〔7〕狂隔中:《太素》卷二十六《寒熱相移》"隔"作"鬲"。姚止庵曰:"木火内盛則病狂,狂者熱病,寒亦何以致狂也?《六元正紀大論》曰:木鬱達之,火鬱發之。木火之性,喜發達而惡抑鬱。肝受寒而傳於心,木火之氣,鬱而不能遂其發達之性,於是神明亂而爲狂也。"

〔8〕肺消:《甲乙經》卷六第十、《聖濟總録》卷三引、《内經拾遺方論》卷一引"肺消"上並有"爲"字。

〔9〕肺消者飲一溲二:尤怡曰:"肺居上焦,而司氣化,肺熱則不肅,不肅則水不下,肺寒則氣不化,不化則水不布,不特所飲之水,直趨而下,且

並身中所有之津,盡從下趨之勢,有降無升,生氣乃息,故曰飲一溲二死不治。"

〔10〕涌水:張介賓曰:"涌水者,水自下而上,如泉之涌也。水者陰氣也,其本在腎,其末在肺,肺移寒於腎,則陽氣不化於下,陽氣不化,則水泛爲邪,而客於大腸,以大腸爲肺之合也。"

〔11〕按腹不堅:《甲乙經》卷六第十"按"下有"其"字。《太素》卷二十六《寒熱相移》"不"作"下"。

〔12〕則:《甲乙經》卷六第十作"腸"。

〔13〕水之病也:《太素》卷二十六《寒熱相移》作"治主肺者",與林校合。

脾移熱於肝,則爲驚衄。肝藏血,又主驚,故熱薄之則驚而鼻中血出。**肝移熱於心,則死。**兩陽和合,火木相燔[1],故肝熱入心,則當死也。《陰陽別論》曰:"肝之心謂之生陽,生陽之屬不過四日而死。"新校正云:按《陰陽別論》之文義與此殊,王氏不當引彼誤文,附會此義。**心移熱於肺,傳爲鬲消**[2]**。**心肺兩[3]間,中有斜鬲膜,鬲膜下際,内連於横鬲膜,故心熱入肺,久久[4]傳化,内爲鬲熱消渴而多飲也。**肺移熱於腎,傳爲柔痓**[5]**。**柔,謂筋柔而無力。痓,謂骨痓而不隨。氣骨皆熱,髓不内充,故骨痓强而不舉,筋柔緩而無力也。**腎移熱於脾,傳爲虚**[6]**,腸澼死,不可治。**脾土制水,腎反移熱以與之,是脾土不能制水而受病,故久久傳爲虚損也。腸澼死者,腎主下焦,象水而冷,今乃移熱,是精氣内消,下焦無主以守持,故腸澼除而氣不禁止。**胞移熱於膀胱,則癃溺血**[7]**。**膀胱爲津液之府,胞爲受納之司,故熱入膀胱,胞中外熱,陰絡内溢,故不得小便而溺血也。《正理論》曰:"熱在下焦,則溺血。"此之謂也。**膀胱移熱於小腸,鬲腸**[8]**不便,上爲口糜**[9]**。**小腸脈,絡心,循咽下隔抵胃屬小腸。故受熱,以下令腸隔塞而不便,上則口生瘡而糜爛也。糜,謂爛也。**小腸移熱於大腸,爲虙瘕**[10]**爲沉**[11]**。**小腸熱已,移入大腸,兩熱相薄,則血溢而爲伏瘕也。血澀不利,則月事沈滯而不行,故云爲虙瘕爲沈也。虙與伏同。瘕一爲疝,傳寫誤也。**大腸移熱於胃,善食而瘦入**[12]**,謂之食亦**[13]**。**胃爲水穀之海,其氣外養肌肉,熱消水穀,又鑠肌肉,故善食而瘦入也。食亦者,謂食入移易而過,不生肌膚也。

亦,易也。新校正云:按《甲乙經》"入"作"又"。王氏注云:"善食而瘦入也"。殊爲無義,不若《甲乙經》作"又",讀連下文。**胃移熱於膽,亦曰食亦**〔14〕。義同上。**膽移熱於腦,則辛頞鼻淵**〔15〕**,鼻淵者,濁涕下不止也**〔16〕,腦液下滲,則爲濁涕,涕下不止,如彼水泉,故曰鼻淵也。頞,謂鼻頞也。足太陽脈,起於目内眥,上額交巔上,入絡腦。足陽明脈,起於鼻,交頞中,傍約太陽之脈。今腦熱則足太陽逆,與陽明之脈俱盛,薄於頞中,故鼻頞辛也。辛,謂酸痛。故下文曰:**傳爲衄衊瞑目**,以足陽明脈,交頞中,傍約太陽之脈,故耳〔17〕熱盛則陽絡溢,陽絡溢則衄出汗血也。衊,謂汗血也。血出甚,陽明太陽脈衰,不能榮養於目,故目瞑。瞑,暗也。**故得之氣厥也**〔18〕。厥者,氣逆也,皆由氣逆而得之。

〔1〕 燔:藏本作"播"。

〔2〕 鬲消:張介賓曰:"肺屬金,其化本燥,心復以熱移之,則燥愈甚,而傳爲膈消。膈消者,膈上焦煩,飲水多而善消也。按上文言肺消者因於寒,此言膈消者因於熱,可見消有陰陽二證,不可不辨。"

〔3〕 兩:周本作"之"。

〔4〕 久久:《儒門事親》卷十三《三消論》引作"久而"。

〔5〕 柔痓:《太素》卷二十六《寒熱相移》"柔痓"作"素痙"。按:"柔痓"當作"柔痙"。"痓"字《説文》不載。字書"痙"俗作"痓",傳抄常訛作"痓"。"痙"爲"痓",沿誤已久。《説文·疒部》:"痙,彊急也。"楊上善曰:"素痙,强直不得廻轉。"森立之曰:"素痙者,剛柔痙之總稱,單曰痙。蓋肺腎二經之邪熱煎爍津液,故筋脈攣急,所以發痙。"

〔6〕 虚:張琦曰:"虚字衍。"

〔7〕 胞移熱於膀胱,則癃溺血:四庫本"癃"作"必"。楊上善曰:"胞,女子胞也。女子胞中有熱,傳與膀胱尿胞,尿脬得熱,故爲淋病尿血也。"張志聰曰:"衝任起於胞中,爲經血之海。胞移熱於膀胱,是經血之邪移於膀胱,故溺血,熱則水道燥涸,故癃閉也。"

〔8〕 腸:《傷寒論》卷一成注引作"熱"。

〔9〕 糜:《太素》卷二十六《寒熱相移》作"靡"。田晋蕃引日本仿宋槧本作"糜"。按:《説文·火部》:"爢,爛也。"段注:"爢古多假糜爲之。""縻""靡""糜"皆是假字,"爢"乃爲正字。

〔10〕 虙瘕:《太素》卷二十六《寒熱相移》作“密疝”。《顔氏家訓》卷六《書證》引孟康《漢書》古文注云:“虙今伏。”張介賓曰:“小腸之熱下行,則移於大腸,熱不散則或氣或血留聚於曲折之處,是爲虙瘕,虙瘕者,謂其隱伏秘匿深沉不易取也。”

〔11〕 爲沉:森立之曰:“爲沉者,瘕聚一旦雖愈,其宿飲瘀血不盡,作沉疴者,謂之沉也。《廣韻·二十一侵》:瘎,腹内故病,疣,上同。《方言》:秦晋之間,謂病曰瘎,或從尤。瘎、疣與湛、沉同。《素問》作沈,乃古字。今男子宿飲,婦人瘀血所爲之病,時時發爲痛,忽然如失,總名之曰積聚者,蓋古單曰沉也。”

〔12〕 善食而瘦入:稻葉良仙曰:“瘦入之入,當出衍文。”按:本書《脈要精微論》“痺成爲消中”句王注“善食而瘦”,是即引本篇成語,而無“入”字。

〔13〕 亦:《本草衍義》卷三引作“㑊”,與本書《脈要精微論》林校引合。

〔14〕 胃移熱於膽,亦曰食亦:姚止庵曰:“膽者肝之府,陽木也。木本有火,更受胃熱,木火相燔,故其爲病,如同二陽,故亦曰食亦也。”

〔15〕 膽移熱於腦,則辛頞(è 餓)鼻淵:張琦曰:“少陽脈上抵頭角,下耳後曲折繞絡腦後,腦通於鼻,腦受少陽之熱,故頞中辛辣,鼻流濁涕不止也。”《説文·頁部》:“頞,鼻莖也。”俗謂鼻梁。

〔16〕 鼻淵者,濁涕下不止也:按:此九字似爲上“鼻淵”之旁註,疑傳抄誤入正文。《聖濟總録》卷七十引無“鼻淵”九字,當從。

〔17〕 耳:周本作“目”。

〔18〕 故得之氣厥也:《太素》卷二十六《寒熱相移》“氣厥”作“厥氣”。楊上善曰:“此膽傳之病,並因逆熱氣之所致也。”丹波元堅曰:“按王以降諸家以爲結總一篇之義。然涌水、癃、溺血、虙瘕、食亦,恐不得之氣厥。全本併此篇於《厥論》,其名篇以《氣厥》者,王所改定,知此非總結之文也。”

欬論篇第三十八 新校正云:按全元起本在第九卷。

提要:本篇專論咳嗽病証。其中所提出的“五臟六腑皆令人咳”一語,提示人們在治療咳嗽時,應根據証狀分别施治,對臨床更有重要意義。

黄帝問曰:肺之令人欬何也?岐伯對曰:五藏六府皆〔1〕**令人欬,非獨肺也。帝曰:願聞其狀。岐伯曰:皮毛者肺之合也**〔2〕**,皮毛先受邪**〔3〕**氣,邪氣以從其合**〔4〕**也。**邪,謂寒氣。**其**〔5〕**寒飲食入胃,從肺脈上至**〔6〕**於肺,則肺寒**〔7〕**,肺寒則外内合邪,因而客**〔8〕**之,則爲肺欬。**肺脈起於中焦,下絡大腸,還循胃口,上鬲屬肺。故云“從肺脈上至於肺”也。**五藏各以其時受病,非其時,各傳以與之**〔9〕**。**時,謂王月也。非王月則不受邪,故各傳以與之。**人與天地相參**〔10〕**,故五藏各以治時**〔11〕**,感於寒則受病,微則爲欬,甚者爲泄爲痛。**寒氣微則外應皮毛,内通肺,故欬。寒氣甚則入於内,内裂則痛,入於腸胃則泄痢。**乘秋則**〔12〕**肺先受邪,乘春則肝先**〔13〕**受之,乘夏則心先受之,乘至陰**〔14〕**則脾先受之,乘冬則腎先受之。**以當用事之時,故先受邪氣。新校正云:按全元起本及《太素》無“乘秋則”三字,疑此文誤多也。

〔1〕皆:《素問病機氣宜保命集》卷下第二十一引“皆”下有“能”字。

〔2〕皮毛者肺之合也:謂皮毛與肺相應。《史記·樂書》張守節《正義》:“合,應也。”

〔3〕邪:《傷寒明理論》卷二第二十五引作“寒”。

〔4〕從其合:謂入於肺經也。

〔5〕其:假設連詞,如也。

〔6〕至:《太素》卷二十九《咳論》作“注”。楊上善曰:“寒飲寒食入胃,寒氣循肺脈上入肺中。”

〔7〕則肺寒:《太素》卷二十九《咳論》、《傷寒明理論》卷二第二十五引並無此三字。

〔8〕客:留止、逗留之意。《説文·宀部》:“客,寄也。”

〔9〕五藏各以其時受病,非其時,各傳以與之:謂五藏各在其所主之時受病,若咳嗽非在肺所主時發生,乃是由他藏傳與肺所致也。張志聰曰:“五藏之邪上歸於肺,而亦爲咳也。乘春則肝先受邪,乘夏則心先受邪,乘秋則肺先受邪,是五藏各以所主之時而受病,如非其秋時,則五藏之

邪,各傳與之肺而爲咳也。”

〔10〕相參:相合。

〔11〕治時:指五藏在一年中分别所主的時令。“治”主也。見本書《太陰陽明論》王注。

〔12〕乘秋則:丹波元堅曰:“按據新校正全本、《太素》無此三字,然下文有乘春、乘夏等語,則全本、《太素》係於脱遺,馬以下諸本並有之。”

〔13〕肝先:《太素》卷二十九《欬論》、《病源》卷十四《咳嗽候》、《太平聖惠方》卷四十六《咳嗽論》引“肝”下並無“先”字。以下“心”、“脾”、“腎”同。

〔14〕至陰:《外臺》卷九、《太平聖惠方》卷四十六《咳嗽論》並作“季夏”。姚止庵曰:“脾王於長夏,不言長夏而言至陰,至陰者脾所居,脾不主時故也。”

帝曰:何以異〔1〕之? 欲明其證也。**岐伯曰:肺欬之狀,欬而喘息有音〔2〕,甚則唾血。** 肺藏氣而應息,故欬則喘息而喉中有聲,甚則肺絡逆,故唾血也。**心欬之狀,欬則心痛,喉中介介如梗狀〔3〕,甚則咽腫喉痺〔4〕。** 手心主脈,起於胸中,出屬心包。少陰之脈,起於心中,出屬心系;其支别者,從心系上俠咽喉,故病如是。新校正云:按《甲乙經》“介介如梗狀”作“喝喝”。又少陰之脈,上俠咽不言俠喉。**肝欬之狀,欬則兩脇下痛〔5〕,甚則不可以轉〔6〕,轉則兩胠下滿〔7〕。** 足厥陰脈,上貫鬲,布脇〔8〕肋,循喉嚨之後,故如是。胠,亦脇也。**脾欬之狀,欬則右脇下〔9〕痛,陰陰〔10〕引肩〔11〕背,甚則不可以動,動則欬劇〔12〕。** 足太陰脈,上貫鬲俠咽;其支别者,復從胃别上鬲。故病如是也。脾氣連肺,故痛引肩背也。脾氣主右,故右胠下陰陰然深慢痛也。**腎欬之狀,欬則腰背相引而痛,甚則欬涎〔13〕。** 足少陰脈,上股内後廉,貫脊屬腎絡膀胱;其直行者,從腎上貫肝鬲入肺中,循喉嚨俠舌本。又膀胱脈,從肩髆内别下俠脊抵腰中,入循膂絡腎。故病如是。

〔1〕異:區别。《廣雅·釋詁一》:“異,分也。”

〔2〕音:《病源》卷十四《咳嗽候》“音”下有“聲”字。

〔3〕喉中介介如梗狀:《太素》卷二十九《欬論》、《外臺》卷十六引《删繁》“梗”並作“哽”。《千金方》卷十八第五引“梗”下無“狀”字。《管子·

四時》房注:"梗,塞也。"《莊子·外物》、《釋文》:"哽,塞也。""梗""哽"義同。"介介"乃喉塞之狀詞。

〔4〕喉痹:病名。有咽喉深腫、卒不得語,不下食等證狀。

〔5〕兩脇下痛:《千金方》卷十八第五"兩"作"左"。《太素》卷二十九《咳論》"脇"作"胠"。《甲乙經》卷九第三作"胠痛"。

〔6〕甚則不可以轉:《千金方》卷十八第五作"甚者不得轉側"。《詩·祈父》鄭箋:"轉,移也。""移"動也。此謂欬甚則動轉困难。

〔7〕兩胠下滿:《甲乙經》卷九第三"胠"作"脇"。《醫心方》卷九第一作"脚"。"胠"似爲"脚"之壞字。"滿"謂腫也。

〔8〕脇:胡本作"胠"。

〔9〕右脇下:《甲乙經》卷九第三"脇"作"胠"。《外臺》卷九引《古今録驗方》"脇"下無"下"字。森立之曰:"右脇當作左脇。《太素》右上有在字。蓋原作左,左誤作在,後增右字歟?"

〔10〕陰陰:《太素》卷二十九《欬論》無"陰陰"二字。

〔11〕肩:《病源》卷十四《咳逆上氣嘔吐候》、《醫心方》卷九第一並作"髆"。

〔12〕劇:《太素》卷二十九《欬論》、《外臺》卷十六引《删繁》並無"劇"字。

〔13〕欬涎:咳吐痰沫。

帝曰:六府之欬奈何?安所受病?岐伯曰:五藏之久欬,乃移於六府〔1〕**。脾欬不已,則胃受之,胃欬之狀,欬而嘔,嘔甚則長蟲**〔2〕**出。**脾與胃合。又胃之脈循喉嚨入缺盆,下鬲屬胃絡脾,故脾欬不已,胃受之也。胃寒則嘔,嘔甚則陽氣逆上,故蚘〔3〕出。**肝欬不已,則膽受之,膽欬之狀,欬嘔膽汁**〔4〕**。**肝與膽合。又膽之脈從缺盆以下胸中,貫鬲絡肝,故肝欬不已,膽受之也。膽氣好逆,故嘔温〔5〕苦汁也。**肺欬不已,則大腸受之,大腸欬狀,欬而遺失**〔6〕**。**肺與大腸合。又大腸脈入缺盆絡肺,故肺欬不已,大腸受之。大腸爲傳送之府,故寒入則氣不禁焉。新校正云:按《甲乙經》"遺失"作"遺矢"。**心欬不已,則小腸受之,小腸欬狀,欬而失氣,氣與欬俱失**〔7〕**。**心與小腸合。又小腸脈入缺盆絡心,故心欬不已,小腸受之。小腸寒盛,氣入大腸,欬則小腸氣下奔,故失氣也。**腎欬不已,則膀胱受之,膀胱欬狀,欬而遺溺。**腎與膀胱合。又膀胱脈從肩髆内俠脊抵腰中,入循膂絡腎屬膀胱,故腎欬不已,膀胱受之。膀胱爲津液之府,是故遺溺。**久欬不已,則三焦受之,三焦欬狀,欬而腹滿,不欲食飲[8],此皆聚於胃,關於肺[9],使人多涕唾[10],而面[11]浮腫氣逆也。**三焦者,非謂手少陽也,正謂上焦中焦耳。何者?上焦者出於胃上口,並咽以上貫鬲,布胸中,走腋。中焦者,亦至[12]於胃口,出上焦之後。此所受氣者,泌糟粕,蒸津液,化其精微,上注於肺脈,乃化而爲血,故言皆聚於胃,關於肺也。兩焦受病,則邪氣熏肺而肺氣滿,故使人多涕唾而面浮腫氣逆也。腹滿不欲食者,胃[13]寒故也。胃脈者,從缺盆下乳内廉,下循腹至氣街;其支者,復從胃下口循腹裏至氣街中而合。今胃受邪,故病如是也。何以明其不謂下焦?然下焦者,别於回腸,注於膀胱,故水穀者常并居於胃中,盛糟粕而俱下於大腸,泌别汁,循下焦而滲入膀胱。尋此行化,乃與胃口懸遠,故不謂此也。新校正云:按《甲乙經》胃脈"下循腹"作"下俠臍"。

〔1〕五藏之久欬,乃移於六府:楊上善曰:"六府之欬,皆藏欬日久,移入於府,以爲府欬。府不爲欬移入藏者,以皮膚受寒,内至於肺,肺中外寒兩邪爲欬,移於五藏,然後外至於府,故不從府移入於藏。"張璐曰:"五藏之久咳,乃移於六府,是指内邪鬱發而言,若外邪入傷肺合而咳,原無藏府相移之例。"

〔2〕長蟲:即蛔蟲。《説文·虫部》:"蛕,腹中長蟲也。""蛕"亦作"蚘",今作"蛔"。

〔3〕蚘:四庫本作"蟲"。

〔4〕膽汁:《千金方》卷十八第五、《中藏經》卷上第二十三並作"清苦汁"。王注"故嘔温苦汁",似王所據本原作"温苦汁",傳抄誤"清"爲"温"。

〔5〕温:守校本作"出"。

〔6〕失:《太素》卷二十九《欬論》作"矢",與林校合。按:作"矢"是,"矢"、"失"形誤。"遺矢"即大便失禁。"矢"同"屎"。

〔7〕氣與欬俱失:《太素》卷二十九《欬論》"氣"下有"者"字,"失"作"出"。按:"失"字蒙上誤,《千金方》卷十四第一、《中藏經》卷上第二十五"失"並作"出",與《太素》合。

〔8〕三焦欬狀，欬而腹滿，不欲食飲：《醫心方》"腹"作"腸"。"飲"字疑衍，應據王注删。張介賓曰："久欬不已，則上中下三焦俱病，出納升降皆失其和，故腹滿不能食飲。"

〔9〕此皆聚於胃，關於肺：《太平聖惠方》卷四十六《欬嗽論》引"此皆"下有"寒氣"二字。《醫宗金鑑》卷四十一曰："五藏六府皆令人欬，而大要皆在聚於胃關於肺也。因胃濁，則所游溢之精氣，與脾濕所歸肺之津液，皆不能清，水精之濁，難於四布，此生痰之本，爲嗽之原也。肺居胸中，主氣清肅，成爲風寒外感，或爲痰熱内乾，清肅有失降下之火，因氣上逆而爲咳嗽也。"

〔10〕涕唾：即稠痰。

〔11〕面：《聖濟總録》卷六十五引"面"下有"目"字。

〔12〕至：周本作"并"。

〔13〕胃：胡本、讀本、藏本並作"腎"。

帝曰：治之奈何？岐伯曰：治藏者治其俞〔1〕，治府者治其合〔2〕，浮腫者治其經〔3〕。諸藏俞者，皆脈之所起第三穴。諸府合者，皆脈之所起第六穴也。經者，藏脈之所起第四穴，府脈之所起第五穴。《靈樞〔4〕經》曰："脈之所注爲俞，所行爲經，所入爲合。"此之謂也。**帝曰：善。**

〔1〕治藏者治其俞：張志聰曰："俞爲背俞各穴，即肺俞、心俞、肝俞、脾俞、腎俞各穴。"馬蒔曰："俞爲手足俞穴，即肺俞太淵、脾俞太白、心俞神門、腎俞太谿、肝俞太衝。"

〔2〕治府者治其合："合"請胃之三里、小腸之小海、膀胱之委中、三焦之天井、膽之陽陵泉、大腸之曲池。

〔3〕浮腫者治其經："經"爲經穴。肺曰經渠，大腸曰陽谿，胃曰解谿，脾曰商邱，心曰靈道，小腸曰陽谷，膀胱曰崑崙，腎曰復溜，心包絡曰間使，三焦曰支溝，膽曰陽輔，肝曰中封。

〔4〕靈樞：守校本作《甲乙》。

按語：本篇對咳證的病因、病機、病狀及治療都作了較爲全面的論述，是研究咳證的一篇重要文獻。尤其篇中提出的"五臟六腑皆能令人咳，非獨肺也"的論點，爲咳證的臨牀治療提示了無限法門。固然咳之本病在於肺,諸咳均從肺出,但成因有異,標本有别,故臨證必詳察病因,細審病機,通過咳嗽出於肺這一現象,找出造成咳嗽的内在因素。尤其内傷咳嗽,它臟犯肺而咳的病證恒多,諸如脾虚生濕,濕痰上漬於肺;肝火上衝,火氣灼肺;腎水上泛,水寒射肺;胃寒停飲,飲邪迫肺等等,皆爲致咳的重要原因。故臨證治療時,不但要注意到咳嗽與肺的關係,更須"治病必求於本"。而標本兼顧,多爲治咳之常法。兹選録清·曹仁伯《琉球百問》中一病案,足以驗證經説:

"某年四十餘,勞傷過度,咳嗽,吐血痰,久而不已,入夜發熱,嘔吐痰血,音不清,喉癢痛,胸中隱疼,坐卧不定,形體衰弱,少納,自汗,盗汗,脈微細數而弱。用補肺、補脾、八味、蠟礬等方不效。

五臟六腑皆令人咳,非獨肺也,然總不能出此門户。所以病日經久,聲音不清,咽喉癢痛,先形其一損,損於肺。據述病起於勞倦,夫勞倦必傷脾,脾咳不已,則胃受之,胃咳之狀,咳而嘔。脾胃俱病,土氣益虚,則母病及子,土不生金,金難完復,已屬重候。而况臟腑皆失其蔭,此胸中隱痛、脘部少納、坐卧不安、形體衰弱、入夜發熱、自汗、盗汗、脈微細弱等證所以相繼而來也。在初時,可以金匱麥門冬湯加枇杷葉、茅根,共成止逆下氣之法。後來生脈、六味亦可投之。"

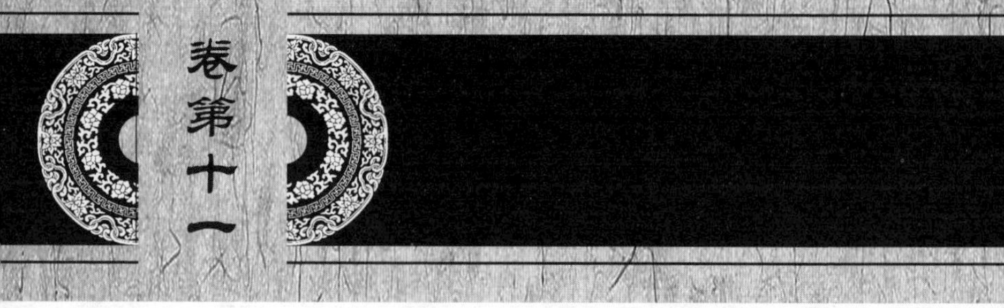

舉痛論篇第三十九

新校正云：按全元起本在第三卷，名《五藏舉痛》，所以名"舉痛"之義，未詳。按本篇乃黄帝問五藏卒痛之疾，疑"舉"乃"卒"字之誤也。

提要：本篇舉痛證爲例，以明問診、望診、捫診的具體運用。最後提出了"百病生於氣也"的病變機理。

黄帝問曰：余聞善言天者，必有驗於人；善言古者，必有合於今；善言人者，必有厭[1]於己。如此，則道不惑而要數極[2]，所謂明[3]也。善言天者，言天四時之氣，温涼寒暑，生長收藏，在人形氣五藏參應，可驗而指示善惡，故曰必有驗於人。善言古者，謂言[4]上古聖人養生損益之迹，與今養生損益之理，可合而與論成敗，故曰必有合於今也。善言人者，謂言[5]形骸骨節，更相枝[6]拄，筋脈束絡，皮肉包裹[7]，而五藏六府次居其中，假七神五藏而運用之，氣絶神去則之於死，是以知彼浮形不能堅久，静慮於己，亦與彼同，故曰必有厭於己也。夫如此者，是知道要數之極，悉無疑惑，深明至理，而乃能然今矣。**今余問於夫子，令言而可知[8]，視而可見[9]，捫而可得[10]，令驗於己而[11]發蒙[12]解惑，可得而聞乎？**言如發開童蒙之耳，解於疑惑者之心，令一一條理，而目視手循，驗之可得。捫，猶循也。**岐伯再拜稽首對曰：何道之問也？**請示問[13]端也。**帝曰：願聞人之五藏卒痛[14]，何氣使然？岐伯對曰：經脈流行不止，環周不休，寒氣入經而稽遲，泣而不行，客於脈外則血少，客於脈中則氣不通，故卒然而痛。**

〔1〕 厭:有“合”意。《説文·厂部》:“厭,一曰合也。”

〔2〕 要數極:謂重要道理之本源。楊上善曰:“得其要理之極,明達故也。數,理也。”《管子·弟子職》房注:“極,謂盡其本原。”

〔3〕 明:胡本、讀本、元殘二、趙本、吴本、周本、藏本、熊本“明”下並疊“明”字。“明明”謂明甚。

〔4〕 謂言:周本“言”上無“謂”字。按:周本是,當據刪。

〔5〕 謂言:依注〔4〕,則“言”上之“謂”字亦應刪。

〔6〕 枝:讀本作“支”。

〔7〕 裹:周本、四庫本並作“裹”。

〔8〕 言而可知:謂聽病人之主訴,可得知其病情。“言”即指問診。

〔9〕 視而可見:謂望病人之色,可得知病之所主。“視”即望診。

〔10〕 捫而可得:謂通過切脈和觸按,可得知病之所在。“捫”即切診。

〔11〕 而:金本、胡本、讀本、元殘二、藏本、熊本、趙本並作“如”。《太素》卷二十七《邪客》亦作“如”,與各本合。

〔12〕 發蒙:啟發蒙昧。《説文·目部》:“矇,童矇也,一曰不明也。”“蒙”“矇”音義相近。《廣雅·釋訓》:“蒙蒙,暗也。”“暗”即不明之意。“昧”與“暗”義同。

〔13〕 問:胡本、讀本並作“起”。

〔14〕 五藏卒痛:丹波元堅曰:“按五藏二字,與下文不應,疑是有譌。”森立之曰:“蓋五藏卒痛者,謂心腹卒痛也。猶《本草經》有謂五藏、五内,皆指胃中或泛言腹中耳。”

帝曰:其痛或卒然而止者,或痛〔1〕甚不休者,或痛甚不可按者,或按之而痛止者,或按之無益者,或喘動〔2〕應手者,或心與背相引〔3〕而痛者,或脇肋〔4〕與少腹相引而痛者,或腹痛引陰股〔5〕者,或痛宿昔〔6〕而成積者,或卒然痛死不知人,有少間〔7〕復生者,或痛而嘔者〔8〕,或腹痛而後〔9〕泄者,或痛而閉〔10〕不通者,凡此諸痛,各不同形,别之奈何? 欲明異候之所起。**岐伯曰:寒氣客於脈外〔11〕則脈寒,脈寒則縮踡〔12〕,縮踡則脈絀急〔13〕,則〔14〕外引小絡,故卒然而痛,得炅〔15〕則痛立止;** 脈左右環,故得寒則縮踡而〔16〕絀急,縮踡絀急則衛氣不得通流〔17〕,故外引於小絡脈也。衛氣不入,寒内薄之,脈急不縱,故痛生也。得熱則衛氣復行,寒氣退辟,故痛止。

炅。熱也。止,已也。**因重中於寒,則痛久矣。**重寒難釋,故痛久不消。**寒氣客於經脈之中,與炅氣相薄則脈滿,滿則痛而不可按〔18〕也,**按之痛甚者,其義具下文。**寒氣稽留,炅氣從上〔19〕,則脈充大而血氣亂,故痛甚不可按也。**脈既滿大,血氣復亂,按之則邪氣攻内,故不可按也。**寒氣客於腸胃之間,膜原之下,血〔20〕不得散,小絡急引故痛,按之則血〔21〕氣散,故按之痛止。**膜,謂鬲間之膜;原,謂鬲肓之原。血不得散,謂鬲膜之中小絡脈内血也。絡滿則急,故牽引而痛生也。手按之則寒氣散,小絡緩故痛止。**寒氣客於俠脊之脈〔22〕,則深〔23〕按之不能及,故按之無益也。**俠脊之脈者,當中〔24〕督脈也,次兩傍足太陽脈也。督脈者循脊裹,太陽者貫膂筋,故深按之不能及也。若按當中則膂〔25〕節曲,按兩傍則膂筋蹙合,曲與蹙合,皆衛氣不得行過,寒氣益聚而内畜,故按之無益。**寒氣客於衝脈,衝脈起於關元〔26〕,隨腹直上,寒氣客〔27〕則脈不通,脈不通則氣因之,故喘動應手矣。**衝脈,奇經脈也。關元,穴名,在齊下三寸。言起自此穴,即隨腹而上,非生出於此也。其本生出,乃起於腎下也。直上者,謂上行會於咽喉也。氣因之,謂衝脈不通,足少陰氣因之上滿。衝脈與少陰並行,故喘動應於手〔28〕也。**寒氣客於背俞之脈則〔29〕脈泣,脈泣則血虚,血虚則痛,其俞注於心〔30〕,故相引而痛,按之則熱氣至,熱氣至則痛止矣。**背俞,謂心俞脈,亦足太陽脈也。夫俞者,皆内通於藏,故曰其俞注於心相引而痛也。按之則温氣入,温氣入則心氣外發,故痛止。**寒氣客於厥陰之脈,厥陰之脈者,絡陰器繫於肝,寒氣客於脈中,則血泣脈急,故脇肋與少腹相引痛矣。**厥陰者,肝之脈,入髦〔31〕中,環陰器,抵少腹,上貫肝鬲,布脇肋,故曰絡陰器繫於肝,脈急引脇與少腹痛也。**厥氣〔32〕客於陰股,寒氣上及少腹,血泣在下相引,故腹痛引陰股。**亦厥陰肝脈之氣也,以其脈循陰股入髦中,環陰器上抵少腹,故曰厥氣客於陰股,寒氣上及於少腹也。**寒氣客於小腸膜原之間,絡血之中,血泣不得注於大經〔33〕,血氣稽留不得行,故宿昔而成積矣。**言血爲寒氣之〔34〕所凝結而乃成積。**寒氣客於五藏,厥逆上泄〔35〕,陰氣竭〔36〕,陽氣未入,故卒然痛死不知人,氣復反〔37〕則生矣。**言藏氣被寒擁胃而不行,氣復得通則已也。新校正云:詳注中"擁胃"疑作"擁冒"。**寒氣客於腸胃,厥逆上出,故痛而嘔也。**腸胃客寒留止,則陽氣不得下流而反上行,寒不去則痛生,陽上行則嘔逆,故痛而嘔也。**寒氣客於小腸,小腸不得成聚,故後泄腹痛矣。**小腸爲受盛之府,中滿則寒邪不居,故不得結聚而傳下入於迴腸。迴腸,廣腸也,爲傳導之府,物不得停留,故後泄而痛。**熱氣留於小腸,腸中痛,癉熱焦渴〔38〕,則堅乾〔39〕不得出,故痛而閉不通矣。**熱滲津液,故便堅也。

〔1〕痛:《太素》卷二十七《邪客》"痛"上有"常"字。

〔2〕喘動:"喘"與"動"同義。"喘動"謂腹中跳動。丹波元堅曰:"喘、揣、蝡同韵。"《説文·虫部》:"蝡,動也。"

〔3〕引:《太素》卷二十七《邪客》作"應"。

〔4〕脇肋:《太素》卷二十七《邪客》"脇肋"上有"心"字。

〔5〕陰股:大腿内側近前陰處。楊上善曰:"髀内爲股,陰下之股爲陰股也。"

〔6〕宿昔:經久之意。"宿昔"雙聲,並訓"久"。《漢書·韓安國傳》顔注:"宿,久留也。"《詩·國風·墓門》毛傳:"昔,久也。"

〔7〕有少間:胡本、元殘二、趙本、吴本、藏本、熊本、田本"少間"上並無"有"字。《太素》卷二十七《邪客》"有"下無"少"字。

〔8〕或痛而嘔者:《太素》卷二十七《邪客》作"或腹痛而悗悗歐者"

〔9〕後:《太素》卷二十七《邪客》作"復"。

〔10〕閉:《讀素問抄》作"悶"。"閉"指大便閉結。《金匱要略·腹滿寒疝宿食病脈證治第十》:"痛而閉者,厚樸三物湯主之。"

〔11〕寒氣客於脈外:《太素》卷二十七《邪客》"脈"作"腸",森立之曰:"《太素》脈作腸,恐誤。"張介賓曰:"寒氣客於脈外者,邪不甚深,衛氣不得流通,則外小絡而卒然爲痛。"

〔12〕脈寒則縮踡:《太素》卷二十七《邪客》"寒"上無"脈"字。"踡"作"卷"。"縮踡",收縮不伸。

〔13〕絀(chù 觸)急:"絀"爲"屈"之假字。《詩·泮水》《釋文》引《韓詩》"屈,收也。""收"有"拘"、"斂"之義。"絀急"謂脈拘急不舒。

〔14〕則:胡本、元殘二、趙本、吴本、明緑格抄本、周本、朝本、藏本、熊本、四庫本、守校本"則"上並疊"絀急"二字。

〔15〕炅(jiǒng 炯):據文義當釋爲"熱",本書所用,皆爲"熱"義,似"炅"爲"熱"之異文。按:字書載"炅"無"熱"義。

〔16〕而:讀本無“而”字。

〔17〕通流:胡本乙作“流通”。

〔18〕而不可按:柯校本、《讀素問抄》並作“甚而不休”。

〔19〕上:疑“之”字之誤。篆文“㞢”(之)、“丄”(上)形近易混。

〔20〕血:《太素》卷二十七《邪客》作“而”。

〔21〕血:疑“寒”字之誤。檢王注“則寒氣散”,知王據本爲“寒”。

〔22〕俠脊之脈:楊上善曰:“督脈俠於脊裏而上行深,故按之不及。”

〔23〕深:《史載之方》卷上引無“深”字。

〔24〕中:胡本“中”下有“之”字。

〔25〕膂:胡本、元殘二並作“脊”。

〔26〕衝脈起於關元:謂衝脈起於小腹部位。本書《骨空論》:“衝脈者起於氣街。”《靈樞·五音五味》:“衝脈、任脈皆起於胞中”三者義同。

〔27〕寒氣客:《太素》卷二十七《邪客》無此三字。

〔28〕動應於手:胡本、元殘二並作“動而應手”。

〔29〕則:胡本、讀本、元殘二、趙本、吴本、周本、藏本、熊本、黄本、四庫本“則”下並有“血”字。

〔30〕其俞注於心:《史載之方》卷上引“其”作“背”,“注”作“主”。按:作“背”是。背俞主心相引而痛,與前“或心與背相引而痛”之問相應。袁刻《太素》“注”作“主”,與《史載之方》合。

〔31〕髦:胡本作“毛”。

〔32〕厥氣:疑“厥氣”與下文“寒氣”誤倒。律以上下各節,此應作“寒氣客於陰股,厥氣上及少腹。”張介賓曰:“厥氣,寒逆之氣也。”

〔33〕大經:孫鼎宜曰:“大經,小腸經脈也,對於絡血言,故稱大經。”

〔34〕之:周本無“之”字。

〔35〕泄:柯校本作“壅”。《宣明論方》引亦作“壅”,與柯校合。

〔36〕陰氣竭:張琦曰:“竭當作極,陰寒之氣,厥逆之極,陽氣鬱遏不通,故猝然若死,氣得行則已。”

〔37〕復反:《内外傷辨惑論》卷中引“復”下無“反”字。按:“反”乃“復”之注文誤入正文,檢王注無“反”字。

〔38〕渴:《太素》卷二十七《邪客》作“竭”。

〔39〕堅乾:《儒門事親》卷十三引作“便堅”,與王注合。

帝曰[1]:所謂言而可知者也。視而可見奈何? 謂候色也。**岐**

伯曰:五藏六府,固盡有部[2],謂面上之分部。**視其五色,黄赤爲熱**,中熱則色黄赤。**白爲寒**,陽氣少,血不上榮於色,故白。**青黑爲痛**,血凝泣則變惡,故色青黑則痛。**此所謂視而可見者也。**

〔1〕帝曰:柯逢時曰:"帝曰二字疑當移視而上。"

〔2〕五藏六府,固盡有部:明緑格抄本"固"作"面"。張志聰曰:"五藏六府之氣色,皆見於面,而各有所主之部位。"

帝曰:捫而可得奈何? 捫,摸也,以手循摸也。**岐伯曰:視其主病之脈,堅而血及陷下者**[1],**皆可捫而得也。**

〔1〕堅而血及陷下者:《太素》卷二十七《邪客》"血"下有"皮"字。按血者,乃指絡脈之血結。《太素》增"皮"字,義轉不明。張介賓曰:"脈堅者,邪之聚也。陷下者,血氣不足,多陰候也。"

帝曰:善。余知[1]**百病生於氣也**,夫氣之爲用,虚實逆順緩急皆能爲病,故發此問端。**怒則氣上**[2],**喜則氣緩**[3],**悲則氣消,恐則氣下,寒則氣收**[4],**炅**[5]**則氣泄,驚**[6]**則氣亂**,新校正云:按《太素》"驚"作"憂"。**勞則氣耗,思則氣結,九氣不同**[7],**何病之生?岐伯曰:怒則**[8]**氣逆,甚則嘔血及飧泄**[9],新校正云:按《甲乙經》及《太素》"飧泄"作"食而氣逆"。**故氣上矣。** 怒則陽氣逆上而肝氣乘脾,故甚則嘔血及飧泄也。何以明其然?怒則面赤,甚則色蒼。《靈樞經》曰:"盛怒而不止則傷志"明怒則氣逆上而不下也。**喜則氣和志達,榮衛通利,故氣緩矣**[10] 氣脈和調,故志達暢。榮衛通利,故氣徐緩。**悲則心系急,肺布葉舉,而上焦不通,榮衛不散,熱氣在中,故氣消矣**[11]**。** 布葉,謂布蓋之大葉。新校正云:按《甲乙經》及《太素》"而上焦不通"作"兩焦不通"。又王注"肺布葉舉"謂"布蓋之大葉",疑非。全元起云:"悲則損於心,心系急則動於肺,肺氣繫諸經,逆故肺布而葉舉。"安得謂肺布爲肺布蓋之大葉?**恐則精却**[12]**却則上焦閉,閉則氣還,還則下焦脹**[13],**故氣不行**[14]**矣。** 恐則陽精却上而不下流,故却則上焦閉也。上焦既閉,氣不行流,下焦陰氣亦還迴不散,而聚爲脹也。然上焦固禁,下焦氣還,各守一處,故氣不行也。新校正云:詳"氣不行"當作"氣下行"也。**寒則腠理閉**[15],**氣不行,故氣收**[16]**矣。** 腠,謂津液滲泄之所。理,謂文理逢[17]會之中。閉,謂密閉。氣,謂衛氣。行,謂流行。

收,謂收斂也。身寒則衛氣沉,故皮膚文理及滲泄之處,皆閉密而氣不流行,衛氣收斂於中而不發散也。新校正云:按《甲乙經》"氣不行"作"營衛不行"。**炅則腠理開,榮衛通,汗大泄**〔18〕**,故氣泄**〔19〕**。**人在陽則舒,在陰則慘,故熱則膚腠開發,榮衛大通,津液外滲,而汗大泄也。**驚則心無所倚**〔20〕**,神無所歸,慮無所定,故氣亂矣。**氣奔越故不調理。新校正云:按《太素》"驚"作"憂"。**勞則喘息**〔21〕**汗出,外内皆越**〔22〕**,故氣耗矣。**疲力役則氣奔速,故喘息。氣奔速則陽外發〔23〕,故汗出。然喘且汗出,内外皆踰越於常紀〔24〕,故氣耗損也。**思則心有所存**〔25〕**,神有所歸,正**〔26〕**氣留而不行,故氣結矣。**繫心不散,故氣亦停留。新校正云:按《甲乙經》"歸正"二字作"止"字。

〔1〕知:《太素》卷二《九氣》作"聞"。

〔2〕上:《病源》卷十三《九氣候》、《雞峰普濟方》卷二十引並作"逆"。

〔3〕喜則氣緩:張琦曰:"九氣皆以病言,緩當爲緩散不收之意。"

〔4〕收:《雲笈七籤》五十七第六、《類編朱氏集驗醫方》卷三引並作"聚"。

〔5〕炅:《病源》卷十三《九氣候》、《太平聖惠方》卷四十二《上氣論》、《類編朱氏集驗醫方》卷三引並作"熱"。《類説》卷三十九引作"暑"。

〔6〕驚:《病源》卷十三《九氣候》引作"憂",與林校合。

〔7〕同:《類説》卷三十九引作"動"。

〔8〕怒則:《聖濟總録》卷六十七《諸氣》引"怒則"上有"百病所生,生於五藏,肺之所主,獨主於氣,不足有餘,蓋由虚實,故所病不同,其證亦異"三十三字。

〔9〕飧泄:明緑格抄本作"食而氣逆",與林校合。

〔10〕喜則氣和志達,榮衛通利,故氣緩矣:《病源》卷十三《九氣候》、《太平聖惠方》卷四十二《上氣論》引並無"志達"二字。張介賓曰:"氣脈和調,故志暢達,榮衛通利,故氣徐緩,然喜甚則氣過於緩,而漸至涣散。《本神》篇曰:喜樂者,神憚散而不藏。義可知也。"

〔11〕悲則心系急,肺布葉舉,而上焦不通,榮衛不散,熱氣在中,故氣消矣:《太平聖惠方》卷四十二《上氣論》引無"榮衛不散"四字。姚止庵曰:"心有哀戚則悲,悲雖屬肺而原於心,故悲則心系急,急則氣斂濇而不外達,故令肺葉脹起,而上焦不通,榮衛不行。布者,脹也。舉者,起也。

肺司上焦而主氣也。肺既主氣,性實畏火,氣不外達,則熱内爍金,肺氣痿弱而消散矣。注言布蓋大葉,殊不可曉。”

〔12〕恐則精却:“精却”精氣衰退之意。“却”謂退而卑之也。見《漢書·爰盎傳》顔注。張介賓曰:“恐懼傷腎則傷精,故致精却。”

〔13〕却則上焦閉,閉則氣還,還則下焦脹:《病源》卷十三《九氣候》、《太平聖惠方》卷四十二《上氣論》“却”上並有“精”字。張志聰曰:“氣者,水中之生陽也。腎爲水藏,主藏精而爲生氣之原。恐傷腎,是以精氣退却,而不能上升。膻中爲氣之海,上出於肺,以司呼吸,然其原出於下焦,故精氣却則上焦閉,閉則生升之氣還歸於下,而下焦脹矣。”

〔14〕氣不行:新校云作“氣下行”森立之曰:“據前後文例,則宜云故氣下,不可云下行。”

〔15〕腠理閉:《病源》卷十三《九氣候》、《太平聖惠方》卷四十二《上氣論》並作“經絡涘澀”。

〔16〕氣收:《聖濟總録》卷六十七《諸氣》引“氣收”下有“而不散”三字。

〔17〕逢:守校本作“縫”。

〔18〕泄:《儒門事親》卷三第二十六引作“出”。

〔19〕氣泄:金本、元殘二、趙本、吴本、周本、朝本、藏本、田本、守校本“氣泄”下並有“矣”字。

〔20〕倚:《太素》卷二《九氣》作“寄”。

〔21〕息:金本、讀本、元殘二、趙本、吴本、朝本、藏本、熊本並作“且”。按:《甲乙經》卷一第一、《病源》卷十三《九氣論》、《太平聖惠方》卷四十二《上氣論》引、《聖濟總録》卷六十七《諸氣》引並作“且”,與各本合。《太素》卷二《九氣》作“喝”。

〔22〕越:散越。《淮南子·俶真訓》高注:“越,散也。”

〔23〕發:周本作“泄”。

〔24〕紀:藏本作“經”。

〔25〕存:《甲乙經》卷一第一作“傷”。

〔26〕歸正:《太素》卷二《九氣》作“止”,與林校合。按“歸”字蒙上“神無所歸”衍。“正”字屬上讀。“正”、“止”古書常混誤。《莊子·應帝王》《釋文》“正本作止。”可證。

按語:本篇所言痛證凡十四條,惟熱氣留於小腸一條主乎熱,餘皆主乎寒客。究其病理,屬於氣血運行濇滯不暢,所謂“不通則痛”者是也。但驗之臨牀,“痛”有在氣在血之殊,有屬虚屬實之異,不可僅以“通”之一法而皆漫投通利攻下之劑。若是實證,則通其氣血,攻逐蕩滌尚能中的;若是虚證,氣餒不能充運,血衰不能滋榮,則當補氣養血,以補爲通。《金匱要略》載“當歸生姜羊肉湯”治“寒疝腹中痛,及脇痛裏急”;“人參湯”治“胸痺心中痞,留氣結在胸,胸滿脇下逆搶心”,此即“痛有補法”之範例。故“通者不痛,理也,但通之之法,各有不同。調氣以和血,調血以和氣,通也;下逆者使之上行,中結者使之旁達,亦通也;虚者助之使通,寒者温之使通,無非通之之法也。若必以下泄爲通,則妄矣。”此《醫學正傳》之説,可以參考。

腹中論篇第四十 新校正云:按全元起本在第五卷。

提要:本篇討論鼓脹、血枯、伏梁、熱中、消中、厥逆等腹中疾病的病因、證狀和治法。

黄帝問曰:有病心腹滿,旦食則[1]不能暮食,此爲何病?岐伯對曰:名[2]爲鼓脹。心腹脹滿:不能再食,形如鼓脹,故名鼓脹也。新校正云:按《太素》“鼓”作“穀”。**帝曰:治之奈何?岐伯曰:治之以雞矢醴[3],一劑知,二劑已。**按古《本草》“雞矢”並不治鼓脹,惟大利小便,微寒,今方制法當取用處湯漬服之。**帝曰:其時有復發者何也?**復,謂再發,言如舊也。**岐伯曰:此飲食不節,故時有[4]病也。雖然其病且[5]已,時故當病[6],氣聚於腹也。**飲食不節則傷胃,胃脈者,腹裏而下行,故飲食不節,時有病者復。病氣聚於腹中也。

〔1〕則:《本草綱目》卷四十八《禽部》引無“則”字。

〔2〕名:《甲乙經》卷八第四“名”上有“此”字。

〔3〕雞矢醴:《太素》卷二十九《脹論》作“雞醴”。李時珍曰:“鷄屎能下氣消積,通利大小便,故治鼓脹有殊功,醴者,一宿初來之洒酷也。”

〔4〕有:《文選·養生論》善注引無“有”字。

〔5〕且:將也。

〔6〕時故當病:《甲乙經》卷八第四作“因當風”。《太素》卷二十九《脹論》作“時當痛”。喜多村直寛曰:“時故二字疑倒,其義稍通,且與上文相應。”

按語:雞矢治鼓脹,《神農本草經》不載,故王冰注云:“雞矢並不治鼓脹,惟大利小便。”考《要略》有“轉筋入腹者,鷄屎白散主之。”的記述,《千金方》卷三“雞糞酒主産後中風及百病。”又卷二十三“雄雞屎治瘰癧。”《外台秘要》卷二十七引《范汪方》“雞屎白治淋,莖中有石。”從以上引證言,唐以前方書用雞矢治鼓脹者甚少,而論中云然,抑又何解?《本草綱目》卷四十八引何大英云:“諸腹脹大,皆屬於熱,精氣不得滲入,膀胱别走於府,溢於皮裹膜外故成脹滿,小便短濇,雞矢性寒,利小便,誠不傳之寶也。”蓋鼓脹多生於濕熱,濕熱脹滿,則小便不利。雞矢善利小便,則濕熱從之以出,鼓脹自愈,本篇之論自是。故以后《普濟方》、《醫學正傳》並有雞矢治鼓脹之方。王冰注謂“雞矢利小便”則是,但未究其治鼓脹之義;不知據《素問》以補本草之疏,而輕謂不治鼓脹'滋後學之惑,是不可以不辯。

帝曰:有病胸脇支[1]**滿者,妨於食,病至則先聞腥臊臭**[2]**,出清液**[3]**,先唾血**[4]**,四支清**[5]**,目眩,時時前後血**[6]**病名爲何?何以得之?**清液,清水也,亦謂之清涕。清涕者,謂從窈漏中漫液而下,水出清冷也。眩,謂目視眩轉也。前後血,謂前陰後陰出血也。**岐伯曰:病名血枯,此**[7]**得之年少時**[8]**,有所**[9]**大脱血,若**[10]**醉入房中,氣竭肝傷,故月事衰少不來也。**出血多者,謂之脱血,漏下、鼻衄、嘔吐、出血皆同焉。夫醉則血脈盛,血脈盛則内熱,因而入房,髓液皆下,故腎中氣竭也。肝藏血以少大[11],脱血故肝傷也。然於丈夫則精液衰乏,女[12]子則月事衰少[13]而不來。**帝曰:治之奈何?復**[14]**以何術?岐伯曰:以四烏鰂骨**[15]**一藘茹**[16]**二物并合之,丸以雀卵**[17]**,大如小豆,以五丸爲後飯,飲以鮑魚**[18]**汁,利腸**[19]**中**新校正云:按别本一作“傷中”。**及傷肝也。**飯後藥先,謂之後飯。按古《本草經》云,烏鰂魚骨、藘茹等並不治血枯,然經法用之,是攻其所生所起爾。夫醉勞力以入房,則腎中精氣耗竭;月事衰少不至,則中有惡血淹留。精氣耗竭,則陰萎不起而無精,惡血淹留,則血痹著中而不散。故先兹四藥,用入方焉。古《本草經》曰:烏鰂魚骨味鹹冷平無毒,主治女子血閉。藘茹味辛寒平有小毒,主散惡血。雀卵味甘温平無毒,主治男子陰萎不起,强之令熱,多精有子。鮑魚味辛臭温平無毒,主治瘀血血痺在四支不散者。尋文會意,方義如此而處治之也。新校正云:按《甲乙經》及《太素》"藘茹"作"藺茹"。詳王注性味乃藺茹,當改"藘"作"藺"。又按《本草》烏鰂魚骨"冷"作"微温",雀卵"甘"作"酸",與王注異。

〔1〕支:《甲乙經》卷十一第七作"楮"。按"支"、"楮"音同義通。

〔2〕病至則先聞腥臊臭:《甲乙經》卷十一第七"病"作"食"。《全生指迷方》卷二引"臭"作"鼻"。按:作"鼻"是,"臭"爲"鼻"之形誤,"鼻"字屬下讀。肺臭腥,肝臭臊,肺虚不能制肝,則肝肺之氣俱逆,濁氣不降,故發病時先聞到腥臊之氣味。

〔3〕出清液:《甲乙經》卷十一第七"液"作"涕"。

〔4〕先唾血:于鬯曰:"此先字,當因上文先字衍。"

〔5〕四支清:"清"有"寒"義,見《吕氏春秋·有度》高注。

〔6〕時時前後血:張介賓曰:"血氣既亂,故於前陰後陰,血不時見,而月信反無期矣。"

〔7〕此:《証類本草》卷十九《圖經》引無"此"字。

〔8〕年少時:《太素》卷三十《血枯》無"年"字。

〔9〕所:疑衍,詳《太素》楊注無"所"字。

〔10〕若:有"或"義。

〔11〕少大:藏本、守校本並作"養人"。

〔12〕女:元殘二、周本"女"上並有"若"字。

〔13〕衰少:藏本作"滯澀",

〔14〕復:謂復其血氣。

〔15〕四烏鰂骨:"四"四份。烏鰂骨即烏賊骨,一名海螵蛸。《神農本草經》(孫星衍輯本)卷二:"烏賊魚骨,味鹹微温,主女子漏下赤白,經汁血閉,陰蝕,腫痛,寒熱,癥瘕,無子。"

〔16〕一藘茹:"一"一份。《政和經史證類備用本草》卷十一"藘"作"藺"。按"藘茹"似應乙作"茹藘"。《爾雅·釋草》:"茹藘,茅蒐。"郭璞注:"今之蒨也。""蒨"即"茜"。《神農本草經》卷一:"茜根,味苦寒,主寒濕,風痺,黄疸,補中。"

〔17〕雀卵:李時珍曰:"雀,俗呼老而斑者爲麻雀,小而黄口者爲黄雀。今人知雀卵能益男子陽虚,不知能治女子血枯,蓋雀卵益精血耳。"

〔18〕鮑魚:李時珍曰:"鮑即今之乾魚也。《别録》既云勿令中咸,即是淡魚無疑矣。入藥亦當以石首鯽魚爲勝。煑汁,治女子血枯病傷肝,利陽中。"

〔19〕腸:《太素》卷三十《血枯》作"脇"。按作"脇"與前"病胸脇支滿"相應。

帝曰:病有少腹盛[1],上下左右皆有根[2],此爲何病?可治不[3]?岐伯曰:病名曰伏梁[4]。伏梁,心之積也。新校正云:詳此伏梁與心積之伏梁大異,病有名同而實異者非一,如此之類是也。**帝曰:伏梁何因而得之?岐伯曰:裹大[5]膿血,居腸胃之外,不可治,治之,每切,按之致死[6]。帝曰:何以然?岐伯曰:此下則因陰[7],必下膿血,上則迫胃脘,生[8]鬲,俠胃脘内癰,**正當衝脈帶脈之部分也。帶脈者,起於季脇,迴身一周,横[9]絡於齊下。衝脈者,與足少陰之絡起於腎下,出於氣街,循陰股;其上行者,出齊下同身寸之三寸關元之分,俠齊直上,循腹各行會於咽喉,故病當其分,則少腹盛,上下左右皆有根也。以其上下堅盛,如有潛梁,故曰病名伏梁不可治也。以裹大膿血,居腸胃之外,按之痛悶不堪,故每切按之致死也。以衝脈下行者絡陰,上行者循腹故也。上則迫近於胃脘,下則因薄於陰器也。若因薄於陰,則便下膿血。若迫近於胃,則病氣上出於鬲,復俠胃脘内長其癰也。何以然哉?以本有大膿血在腸胃之外故也。"生"當爲"出",傳文誤也。新校正云:按《太素》"俠胃"作"使胃"。**此久病也,難治。居齊上爲逆,居齊下爲從[10],勿動亟奪[11],**若裹[12]大膿血居齊上,則漸傷心藏,故爲逆。居齊下則去心稍遠,猶得漸攻,故爲從。從,順也。亟,數也。奪,去也。言不可移動,但數數去之則可矣。**論在《刺法》中。**今經亡。

〔1〕少腹盛:少腹盛滿。張志聰曰:"盛,滿也。"

〔2〕皆有根:"根"謂根柢。喻病之所在,如樹木根荄錯結,連絡四旁形成積塊。

〔3〕不:同"否"。

〔4〕伏梁:"伏梁"本篇凡兩見,凡胸腹之間,病有積聚而成形者,皆得謂之"伏梁"。稻葉通達曰:"伏梁後世曰癥、曰塊、曰痃,皆是已"。森立之

曰:“伏梁之急言爲旁,不論上下左右,其積旁出者,名曰伏梁也。”

〔5〕裹大:《太素》卷三十《伏梁病》、《千金方》卷十一第五引“裹”下並無“大”字。

〔6〕每切,按之致死:《聖濟總錄》卷七十一《伏梁》引“致”作“至”。孫鼎宜曰:“所以按之致死者,以伏梁内包膿血,用手按之,則膿血必有二頭而出,出於下則困陰,以膿血不居腸胃之内,不能由二便故道而出,又被重按,不得不向下而流,必浸漬入於二陰而後能出,故傷陰也。出於上則迫胃脘至鬲,使胃脘生癰,胃脘正當鬲下,故曰至鬲,胃脘内非光本有癰,以强按迫,膿血激而上出,浸漬至於脘内而生癰。”楊上善曰:“因有膜裹膿血,在腸胃外,四箱有根在少腹中,不可按之,故按之痛,遂致於死。”

〔7〕因陰:孫鼎宜曰:“因當作困,形誤。困陰、迫胃對文。”

〔8〕生:《太素》卷三十《伏梁》作“出”。孫鼎宜曰:“生當作至,形誤。”

〔9〕横:四庫本作“而”。

〔10〕居齊上爲逆,居齊下爲從:孫鼎宜曰:“逆、從二字當乙轉,方與上文不可治義合。“居”猶生也,見《左傳》僖九年杜注。臍上生腹内廱,雖爲險證,然猶不及丹田之分,故爲較順;臍下則丹田之所居,生氣之源,邪不可侵。”

〔11〕勿動亟奪:《千金方》卷十一第五作“慎勿動亟”。按《千金方》是。“亟”有“屢”義,見《左傳》隱元年杜注。“慎勿動亟”猶言慎勿屢動,乃諄屬病人務宜静養之詞。

〔12〕裹:元殘二作“裹”。

帝曰:人有身體髀[1]**股骱**[2]**皆腫,環齊而痛,是爲何病?岐伯曰:病名伏梁**,此二十六字,錯簡在《奇病論》中,若不有此二十六字,則下文無據也。新校正云:詳此並無注解,盡在下卷《奇病論》中。**此風根**[3]**也。**此四字此篇本有,《奇病論》中亦有之。**其氣**[4]**溢**[5]**於大腸而著於肓**[6]**,肓之原在齊下,故環齊而痛也。不可動之**[7]**,動之爲水溺**[8]**濇之病。**亦衝脈也。齊下,謂脖胦[9],在齊下同身寸之二寸[10]半。《靈樞經》曰:肓之原名曰脖胦。”

〔1〕髀(bì 闭):慧琳《音義》卷四、卷九、卷十二、卷七十二引《説文》“髀,股外也。”《詩・采菽》鄭箋:“脛本曰股。”“脛本”謂自膝以上也。

〔2〕骱(háng 杭):指小腿。“骱”通“胻”。《廣雅・釋親》:“胻,

脛也。”

〔3〕風根:《淮南子·原道訓》高注:“根,本也。”楊上善曰:“此伏梁病,以風爲本。”張介賓曰:“風根,即寒氣也。如《百病始生》篇曰:積之始生,得寒乃生,厥乃成積。即此謂也。”

〔4〕其氣:吴崑曰:“其氣,風氣也。”

〔5〕溢:《甲乙經》卷八第二引《素問》作“泄”。

〔6〕肓:吴崑曰:“腔中無肉空隙之處,名曰肓。”此似指腸外之系膜。

〔7〕不可動之:《太素》卷三十《伏梁病》“動”下無“之”字。張志聰曰:“不可動者,不可妄攻以動之也。”

〔8〕水溺:吴崑曰:“小便也。”

〔9〕脖胦:《素問校譌》引古抄本“脖胦”下有“也脖胦”三字。

〔10〕二寸:胡本、讀本並作“一寸”。

帝曰:夫子數言熱中消中〔1〕,不可服高梁、芳草、石藥〔2〕,石藥發瘨〔3〕,芳草發狂。多飲數溲,謂之熱中。多食數溲,謂之消中。多喜曰瘨,多怒曰狂。芳,美味也。**夫熱中消中者,皆富貴人也,今禁高梁,是不合其心,禁芳草石藥,是病不愈〔4〕,願聞其說。**熱中消中者,脾氣之上溢,甘肥之所致,故禁食高梁芳美之草也。《通評虛實論》曰:“凡治消癉甘肥貴人,則高梁之疾也。”又《奇病論》曰:“夫五味入於口,藏於胃,脾爲之行其精氣,津液在脾,故令人口甘,此肥美之所發也。此人必數食甘美而多肥也,肥者令人内熱,甘者令人中滿,故其氣上溢,轉爲消渴。”此之謂也。夫富貴人者,驕恣縱欲輕人而無能禁之,禁之則逆其志,順之則加其病,帝思難詰,故發問之。高,膏。梁,米〔5〕也。石藥,英乳也。芳草,濃美〔6〕也。然此五者,富貴人常服之,難禁也。**岐伯曰:夫芳草之氣美〔7〕,石藥之氣悍,二者其氣急疾堅勁〔8〕,故非緩心和人〔9〕,不可以服此二者〔10〕。**脾氣溢而生病,氣美則重盛於脾,消熱之氣躁疾氣悍,則又滋其熱。若人性和心緩,氣候舒匀,不與物争,釋然寬泰,則神不躁迫,無懼内傷,故非緩心和人,不可以服此二者。悍,利也。堅,定也,固也。勁,剛也。言其芳草石藥之氣,堅定固久,剛烈而卒不歇滅,此二者是也。**帝曰:不可以服此二者〔10〕,何以然?岐伯曰:夫熱氣慓悍〔11〕,藥氣亦然,二者相遇,恐内傷脾,**慓,疾也。**脾者土也,而惡木,服此藥者,至甲乙日更論〔12〕。**熱氣慓盛則木氣内餘,故心非和緩則躁怒數起，躁怒數起則熱氣因木以傷脾，甲乙爲木，故至甲乙日更論脾病之增減也。

〔1〕熱中消中："熱中"即内熱，謂胃中乾燥。"消中"謂消渴。

〔2〕芳草、石藥：張介賓曰："芳草，辛香之品也；石藥，煅煉金石之類也。"丹波元堅曰："此所謂芳草，蓋薑椒之屬。"

〔3〕瘨：《甲乙經》卷十一第六"瘨"作"疸"。柯校曰："《甲乙經》瘨作疸是。《倉公傳》齊王侍醫遂案可考。"

〔4〕禁芳草石藥，是病不愈：按張介賓謂："消中、消渴之病，高梁芳草之類，皆不得不禁。"玩其文意，"禁"上似脱"不"字。《素問考注》云：禁"字或曰服誤。"

〔5〕米：顧觀光曰："米即粱之壞字。"

〔6〕濃美：柯逢時曰："濃美當作農果，一名防葵。防葵之防即芳字。"

〔7〕美：孫鼎宜曰："美當作羙，形誤。《説文》：羙，小熱也。"

〔8〕其氣急疾堅勁：孫鼎宜曰："急疾訓羙，堅勁訓悍，二者皆藥性。曰氣者，古通言。《列子·湯問》注：氣謂性質。《本草》温涼寒熱，號曰四氣，義與此同。"

〔9〕緩心和人：森立之曰："緩心和人，王以爲性和心緩，於義則可，然性字本文所無，恐非是。蓋亦倒置文字法，乃心和緩人之義。亦與頭項强痛同文例。""緩人"謂恬淡優然之人。張志聰所謂（此種人）"土氣厚，可服此，而使之上下分消"是也。

〔10〕不可以服此二者：明抄本無此七字。按《儒門事親》卷十引無此七字，與明抄本合。

〔11〕慓悍：剛猛峻烈之意。《説文·心部》："慓，疾也。悍，勇也。"

〔12〕至甲乙日更論：《甲乙經》卷十一第六"更論"作"當愈甚"。脾傷者畏木，甲乙日屬木，至此日則肝木更盛，脾土被剋，中和之氣益衰，故病愈甚。

帝曰：善。有病膺腫〔1〕新校正云：按《甲乙經》作癰腫。**頸痛胸滿腹脹，此爲何病？何以得之？**膺，胸傍也。頸，項前也，胸，膺間也。**岐伯曰：名厥逆**〔2〕**。**氣逆所生，故名厥逆。**帝曰：治之奈何？岐伯曰：灸之則瘖**〔3〕**，石之則狂，須其氣并，乃可治也**〔4〕**。**石，謂以石鍼開破之。**帝曰：何以然？岐伯曰：陽氣重上**〔5〕**，有餘於上，灸之則陽氣入陰，入則瘖，石之則陽氣虚**〔6〕**，虚則狂**〔7〕，灸之則火氣助陽，陽盛故入陰。石之則陽氣出,陽氣出則内不足,故狂。**須其氣并而治之,可使全[8]也。**并,謂并合也。待自并合則兩氣俱全,故可治。若不爾而灸石之,則偏致勝負,故不得全而瘖狂也。

〔1〕膺腫:《太素》卷二十六《癰疽》作“癰腫”。

〔2〕厥逆:森立之曰:“頸痛胸滿腹脹,共爲癰毒内攻之證。内攻必四肢冷,故曰名厥逆。”

〔3〕瘖(yīn 因):失音。《釋名·釋疾病》:“瘖,唵然無聲也。”

〔4〕須其氣并,乃可治也:森立之曰:“此際當温養,使陰陽血氣合并,不得分離,而厥逆漸回,則頸痛、胸滿、腹脹,亦當漸愈。若用藥則宜發散解毒,須其血氣相并之後,乃可施艾灸鍼石之治法也。”

〔5〕上:“上”字疑涉下衍。

〔6〕氣虚:胡本、元殘二、藏本并作“出内”。

〔7〕虚則狂:張介賓曰:“陽并於,上其下必虚,以石泄之,則陽氣隨刺而去,氣去則上下俱虚,而神失其守,故爲狂也。”

〔8〕全:《甲乙經》卷十一第九作“愈”。

帝曰:善。何以知懷子之且生[1]也?岐伯曰:身有病而無邪脈也[2]。病,謂經閉也。《脈法》曰:“尺中之脈來而斷絶者,經閉也。月水不利若尺中脈絶者,經閉也”今病經閉脈反如常者,婦人姙娠之證,故云身有病而無邪脈。

〔1〕懷子之且生:“懷子”謂姙娠。“且生”謂將産。“之”有“與”義。

〔2〕身有病而無邪脈也:汪昂曰:“病字王注解作經閉,按婦人懷子,多有嘔惡、頭痛諸病,然形雖病,而脈不病。若經閉,其常耳,非病也。”姚止庵曰:“帝問懷子之且生是有二意,而伯答有病無邪,是止解懷子,而且生義竟無所解、必有脱簡。

帝曰:病熱而有所痛者何也?岐伯曰:病熱者,陽脈也[1],以三陽之動[2]也,人迎一盛[3]少陽,二盛太陽,三盛陽明,入陰也[4]。夫陽入於陰[5],故病[6]在頭與腹,乃䐜脹而頭痛[7]也。帝曰:善。新校正云:按《六節藏象論》云:“人迎一盛病在少陽,二盛病在太陽,三盛病在陽明。”與此論同,又按《甲乙經》“三盛陽明”無“入陰也”三字。

〔1〕病熱者,陽脈也:張介賓曰:“陽脈大邪也。凡病熱者,必因於陽,

故三陽之脈,其動甚也。"

〔2〕動:《甲乙經》卷七第一作"盛"。

〔3〕盛:《甲乙經》卷七第一"盛"下有"在"字。

〔4〕入陰也:《太素》卷三十《熱痛》無此三字,與林校合。

〔5〕陽入於陰:張介賓曰:"邪熱在表,三陽既畢,則入於陰分矣。"

〔6〕病:《太素》卷三十《熱痛》作"痛也"。

〔7〕在頭與腹,乃䐜脹而頭痛:森立之曰:"《太素》病作痛可從,頭痛爲表陽證,腹痛爲陰寒證,太陽病之頭痛,少陰病之腹痛是也。"馬蒔曰:"頭主陽,腹主陰,在陰當腹䐜脹,而在陽當頭痛也。"

刺腰痛篇第四十一新校正云:按全元起本在第六卷。

提要:本篇論述正經及奇經八脈皆可令人腰痛,評其病變,應用不同刺法予以調治。

足太陽脈令人腰痛,引項脊尻[1]背如重[2]狀,足太陽脈,别下項,循肩膊内,俠脊抵腰中,别下貫臀。故令人腰痛,引項脊尻背如重狀也。新校正云:按《甲乙經》"貫臀"作"貫胂"。《刺瘧》注亦作"貫胂"。《三部九候》注作《貫臀》。**刺其郄中太陽正經[3]出血,春無見血。**郄中,委中也。在膝後屈處膕中央約文中動脈,足太陽脈之所入也。刺可入同身寸之五分,留七呼,若灸者可灸三壯。太陽合腎,腎王於冬,水衰於春,故春無見血也。

〔1〕尻(kǎo 考):《廣雅·釋親》:"尻,臀也。"

〔2〕重:《甲乙經》卷九第八作"腫"。按作"腫"非。《鍼灸資生經》卷五《腰痛》:"秩邊,治腰尻重不能舉。崑崙,療腰尻重不欲起。風市,療腰尻重。腰俞,療腰重如石。"據此,文中"如重狀"乃如負重物之沉重感。

〔3〕太陽正經:《靈樞·經别》:"足太陽之正,别入於膕中。"故"太陽正經"即指委中穴。

少陽[1]令人腰痛,如以鍼刺其皮中[2],循循然[3],不可以俛仰,不可以顧[4],足少陽脈,遶髦際,横入髀厭中。故令腰痛,如以鍼刺其皮中,循循然不可俛仰。少陽之脈起於目鋭眥:上抵頭角,下耳後,循頸行手陽明[5]之前,至肩上,交出手少陽之後;其支别者,目鋭眥下入[6]大迎,合手少陽於䪼,下加頰車,下頸合缺盆,故不可以顧。新校正云:按《甲乙經》"行手陽明之前"作"行手少陽之前"也。**刺少陽成骨之端**[7]**出血,成骨在膝外廉之骨獨起者**[8]**,夏無見血。**成骨,謂膝外近下,骱骨上端,兩起骨相並間,陷容指者也。骱骨所成柱膝髀骨,故謂之成骨也。少陽合肝,肝王於春,木衰於夏,故無見血也。

〔1〕少陽:核以前後文例,疑"少陽"下脱"脈"字。下文"陽明"、"足少陰"似亦脱"脈"字。

〔2〕皮中:《聖濟總録》卷一百九十三引"皮"下無"中"字。

〔3〕循循然:此三字乃狀詞,是謂痛如鍼刺皮中,而有節奏之狀。《論語·子罕》何注:"循循,次序貌也。"

〔4〕顧:《甲乙經》卷九第八"顧"上有"左右"二字。《説文·頁部》:"顧,還視也。"《詩·匪風》鄭箋:"迴首曰顧。"

〔5〕陽明:顧觀光曰:"《厥論》注陽明作少陽,與《甲乙經》合,此傳寫誤。"

〔6〕入:胡本、元殘二並無"入"字。按:無"入"字是,與《靈樞·經脈》合。

〔7〕刺少陽成骨之端:張志聰曰:"膝外廉,陽陵泉之下(當作上)有獨起之骨,爲成骨。蓋足少陽主骨,至此筋骨交會之處,爲成骨也。"森立之曰:"案成骨端,當犢鼻、陽關中間大骨節下,可容指處,即是。"

〔8〕成骨在膝外廉之骨獨起者:胡澍曰:"沈果堂云膝乃骱之誤也。"《聖濟總録》卷一百九十三引此十一字爲小字夾注,乃"成骨"之釋語。

陽明令人腰痛[1]**,不可以顧,顧如有見者,善悲**[2],足陽明脈起於鼻,交頞中,下循鼻外入上齒中,還出俠口環脣,下交承漿,却循頤後下廉出大迎;其支别者,從大迎前下人迎,循喉嚨入缺盆;又其支别者,起胃下口,循腹裏至氣街中而合,以下髀。故令人腰痛不可顧,顧如有見者。陽虚,故悲也。**刺陽明於骱前三痏,上下和之**[3]**出血,秋無見血。**按《内經中誥流注圖經》陽明脈穴俞之所主,此腰痛者悉刺骱前三痏,則正三里穴也。三里穴在膝下同身寸之三寸,骱骨外廉兩筋肉分間,刺可入同身寸之一寸,留七呼,若灸者可灸三壯。陽明合脾,脾王長夏,土衰於秋,故秋無見血。新校正云:按《甲乙經》"骱"作"骭"。

〔1〕陽明令人腰痛:足陽明之筋,上循脇屬脊,故陽明脈病可以令人腰痛。

〔2〕顧如有見者,善悲:陽明爲水穀之海,氣血榮衛之源。神者水穀

之精氣。陽明病則神氣乃虚,精神虚亂,故幻視妄有所見,神不足而悲也。

〔3〕上下和之:森立之曰:"據楊注,上下和之者,言上不可顧,下腰痛二證,刺之三痏而出血,則血脈自和,二證自愈也。"謂"上下"指刺上下巨虚,如張介賓《類經》、高世栻《素問直解》。

足少陰令人腰痛,痛引脊内廉,足少陰脈,上股内後廉,貫脊屬腎。故令人腰痛,痛引脊内廉也。新校正云:按全元起本"脊内廉"作"脊内痛"。《太素》亦同。此前少足太陰腰痛證,并刺足太陰法,應古文脱簡也。**刺少陰於内踝上〔1〕二痏,春無見血〔2〕,出血太多,不〔3〕可復也。**按《内經中誥流注圖經》少陰脈穴俞所主,此腰痛者,當刺内踝上,則正復溜穴也。復溜在内踝後上同身寸之二寸動脈陷者中,刺可入同身寸之三分,留三呼,若灸者可灸五壯。

〔1〕内踝上:《太素》卷三十《腰痛》"上"作"下"。

〔2〕春無見血:春時木旺水虧,出血恐虚,故禁見血。

〔3〕不:《甲乙經》卷九第八"不"上有"虚"字。

厥陰〔1〕之脈,令人腰痛,腰中如張弓弩弦〔2〕,足厥陰脈,自陰股環陰器,抵少腹;其支别者,與太陰少陽結於腰髁〔3〕下狹〔4〕脊第三第四骨空中,其穴即中髎、下髎,故腰痛則中如張弓弩之弦也。如張弦者,言强急之甚。**刺厥陰之脈,在腨〔5〕踵魚腹之外,循之累累然〔6〕,乃刺之**,腨踵者,言脈在腨外側,下當足跟也。腨形勢如卧魚之腹,故曰魚腹之外也。循其分肉,有血絡累累然,乃刺出之。此正當蠡溝穴分,足厥陰之絡,在内踝上五寸,别走少陽者,刺可入同身寸之二分,留三呼,若灸者可灸三壯。厥陰一經作居陰,是傳寫草書厥字爲居〔7〕也。新校正云:按經云厥陰之脈令人腰痛,次言刺厥陰之脈,注言刺厥陰之絡,經注相違,疑經中"脈"字乃"絡"字之誤也。**其病令人善言〔8〕,默默然不慧〔9〕,刺之三痏〔10〕。**厥陰之脈,循喉嚨之後,上入頏〔11〕顙,絡於舌本,故病則善言。風盛則昏冒,故不爽慧也。三刺其處,腰痛乃除。新校正云:按經云善言、默默然不慧,詳善言與默默二病難相兼,全元起本無"善"字,於義爲允。又按《甲乙經》厥陰之脈不絡舌本,王氏於《素問》之中五處引注,而注《厥論》與《刺熱》及此三篇,皆云絡舌本,注《風論》注《痹論》二篇,不言絡舌本,蓋王氏亦疑而兩言之也。

〔1〕厥陰:《太素》卷三十《腰痛》作"居陰"。下"刺厥陰"同。

〔2〕腰中如張弓弩弦:肝主筋,肝足厥陰之脈病則筋急,故腰部强直拘急,如張弓弩之弦。

〔3〕髁:藏本、守校本並作"髀"。

〔4〕狹:藏本、趙本並作"俠"。

〔5〕腨:腿肚。《説文·肉部》:"腨,腓腸也。"

〔6〕累累然:如串珠狀。《平人氣象論》:"累累如連珠。"

〔7〕厥陰一經作居陰,是傳寫草書厥字爲居:森立之曰:"王注非是。蓋居陰者,古之俗呼,謂太陽經居陰分之經也。足三陽之經,只太陽自僕參至承扶,正爲居陰分也。后文同陰之脈、飛陽之脈、昌陽之脈,並皆爲古之俗稱。"

〔8〕其病令人善言:《太素》卷三十《腰痛》無"善"字,與林校引全本合。丹波元簡曰:"其病云云以下十五字,與前四經腰痛之例不同,恐是衍文。"

〔9〕默默然不慧:張志聰曰:"默默安静貌,謂雖善言而不狂妄也。不慧,語言之不明爽也。"

〔10〕刺之三痏:高世栻曰:"刺治之法仍在腨、在踵、在魚腹之三痏。"

〔11〕頑:藏本作"頏"。

解脈[1]**令人腰痛,痛引肩**[2]**,目𥆧𥆧**[3]**然,時遺溲,**解脈,散行脈也,言不合而别行也。此足太陽之經,起於目内眥,上額交巔上,循肩髆俠脊抵腰中,入循膂絡腎屬膀胱,下入膕中。故病斯候也。又其支别者,從髆内别下貫胂,循髀外後廉而下合於膕中。兩脈如繩之解股,故名解脈也。**刺解脈,在膝筋肉分間郄外廉之横脈**[4]**出血,血變而止。**膝後兩傍,大筋雙上,股之後,兩筋之間,横文之處,努肉高起,則郄中之分也。古《中誥》以膕中爲太陽之郄,當取郄外廉有血絡[5]横見,迢然紫黑而盛滿者,乃刺之,當見黑血,必候其血色變赤乃止,血不變赤,極而寫之必行,血色變赤乃止,此太陽中經之爲腰痛也。

〔1〕解脈:森立之曰:"王注可從。足太陽經自委中兩分,入背部爲二行,又分絡腰部八髎。名曰解脈,是亦上古之俗稱耳。"

〔2〕痛引肩:胡本、讀本、元殘二、趙本、吴本、朝本、藏本、熊本、四庫本、守校本"痛"下並有"而"字。《太素》卷三十《腰痛》"引肩"作"引膺"。

〔3〕𥆧𥆧:《太素》卷三十《腰痛》作"䀮䀮"。"𥆧""䀮"疊韻。《玉篇·目部》:"𥆧,目不明。"

〔4〕膝筋肉分間郄外廉之横脈：森立之曰："郄外廉之横脈者，即膕中横紋委中、陽關間之横脈，見紫黑色絡者是也。"

〔5〕絡：藏本、守校本並作"脈"。

解脈[1]**令人腰痛如引帶**[2]**，常如折腰狀，善恐**[3]，足太陽之别脈，自肩而别下，循背脊至腰，而横入髀外後廉，而下合膕中。故若引帶，如折腰之狀。新校正云：按《甲乙經》"如引帶"作"如裂"，"善恐"作"善怒"也。**刺解脈，在郄中結絡如黍米，刺之血射以**[4]**黑，見赤血而已。**郄中則委中穴，足太陽合也。在膝後屈處膕中央約文中動脈，刺可入同身寸之五分，留七呼，若灸者可灸三壯，此經刺法也。今則取其結絡大如黍米者，當黑血箭射而出，見血變赤，然可止也。新校正云：按全元起云："有兩解脈，病源各異，恐誤，未詳。"

〔1〕解脈：尤怡曰："詳本篇備舉諸經腰痛，乃獨遺帶脈，而重出解脈，按帶脈起於少脈之側，季脇之下，環身一周，如束帶然，則此所謂腰痛如引帶，常如折腰狀者，自是帶脈爲病，云解脈者，傳寫之誤也。"森立之曰："此條《太素》在後條同陰之脈下。《甲乙經》同，據此，則王冰次注時，以兩解脈相次耳。蓋古經傳來有是兩解脈條，文義稍異，故兩存之。與《刺瘧篇》有瘧脈滿大急，刺背俞，用中針條，瘧脈滿大急，刺背俞，用五胠俞條，兩條互有出入同例，古文往往有如此相足成其義者也。"

〔2〕如引帶：《太素》卷三十《腰痛》作"如别"。"别"爲"列"之誤字，"列"爲"裂"之古字。《甲乙經》作"裂"，其徵明甚。痛如破裂，故"常如折腰狀"也。

〔3〕恐：《太素》卷三十《腰痛》作"怒"，與林校合。

〔4〕以：《太素》卷三十《腰痛》作"似"。

同陰之脈[1]**，令人腰痛，痛如小鍾居其中**[2]**，怫然腫**[3]；足少陽之别絡也。並少陽經上行，去足外踝上同身寸之五寸，乃别走厥陰，並經下絡足跗，故曰同陰脈也。佛[4]，怒也，言腫如嗔怒也。新校正云：按《太素》"小鍾"作"小鍼"。**刺同陰之脈，在外踝上絶骨之端**[5]**，爲三痏。**絶骨之端如前同身寸之三分，陽輔穴也，足少陽脈所行，刺可入同身寸之五分，留七呼，若灸者可灸三壯。

〔1〕同陰之脈：森立之曰："與居陰之脈"同義，爲古之俗稱。即謂少陽之絡也。王注、楊注共可從。"

〔2〕痛如小鍾居其中：《太素》卷三十《腰痛》"鍾"作"鍼"。如"小鍼

居其中",謂屈伸覺痛也。

〔3〕佛然腫:《太素》卷三十《腰痛》"佛"作"弗"。四庫本"腫"作"痛"。按:"佛""弗"通。"佛"通"勃","佛""勃"一聲之轉。《廣雅·釋訓》:"勃,盛也""佛然"喻其甚也。

〔4〕佛:元殘二作"怫"。

〔5〕外踝上絶骨之端:指外踝上,捫循外輔骨(腓骨)之絶處,即可鍼刺,非指固定穴位。

陽維之脈,令人腰痛,痛上怫然腫〔1〕,陽維起於陽,則太陽之所生,奇經八脈,此其一也。**刺陽維之脈,脈與太陽合腨下間,去地一尺所**〔2〕。太陽所主,與正經並行而上,至腨下,復與太陽合而上也。腨下去地正同身寸之一尺,是則承光穴,在鋭腨腸下肉分間陷者中,刺可入同身寸之七分,若灸者可灸五壯。以其取腨腸下肉分間,故云合腨下間。新校正云:按穴之所在乃承山穴,非承光也。"出"字誤爲"光"。

〔1〕腫:《太素》卷三十《腰痛》"腫"上有"脈"字。

〔2〕脈與太陽合腨下間,去地一尺所:當是承山穴。《醫心方》卷二引《明堂》云:"承山,主腰背痛。"《説文·肉部》:"腨,腓腸也。"承山穴位於腓腸肌兩肌腹之間凹陷的頂端,距地約一尺左右,爲足太陽經穴。"所"與"許"義同。

衡絡之脈,令人腰痛〔1〕**,不可以俛仰**〔2〕**,仰則恐仆,得之舉重傷腰,衡絡絶**〔3〕**,惡血歸之**〔4〕,衡,横也,謂太陽之外也〔5〕,絡,自腰中横入髀外後廉,而下與中經合於膕中者。今舉重傷腰,則横絡絶,中經獨盛,故腰痛不可以俛仰矣。一經作衡絶之脈,傳寫魚魯之誤也。若是衡〔6〕脈,《中誥》不應取太陽脈委陽殷門之穴也。**刺之在郄陽筋之間,上郄數寸,衡居爲二痏出血**〔7〕。横居二穴,謂委陽殷門,平視横相當也。郄陽,謂浮郄穴上側委陽穴也。筋之間,謂膝後膕上兩筋之間殷門穴也。二穴各去臀下横文同身寸之六寸,故曰上郄數寸也。委陽刺可入同身寸之七分,留五呼,若灸者可灸三壯。殷門刺可入同身寸之五分,留七呼,若灸者可灸三壯。故曰衡居爲二痏。新校正云:詳王氏云:"浮郄穴上側委陽穴也。"按《甲乙經》委陽在浮郄穴下一寸,不得言上側也。

〔1〕衡絡之脈,令人腰痛:張志聰曰:"此論帶脈爲病而令人腰痛也。

衡,横也。帶脈横絡於腰間,故曰衡絡之脈。夫足之三陽,循腰而下;足之三陰及奇經之脈,皆循腰而上,病則上下不通,陰陽間阻,而爲腰痛之證。"

〔2〕不可以俛仰:《甲乙經》卷九第八作"得俛不得仰"。

〔3〕絶:阻絶不通之義。

〔4〕惡血歸之:《銅人圖經》卷五《殷門》"歸"作"注"。楊上善曰:"惡血歸聚之處以爲腰痛。"

〔5〕外也:《素門校譌》引古抄本、元槧本"外"下無"也"字。

〔6〕衡:據《太素》楊注"衡"應作"衝"。

〔7〕刺之在郄陽筋之間,上郄數寸,衡居爲二痏出血:《甲乙經》卷九第八"筋之間"作"之筋間"。《太素》卷三十《腰痛》"衡居"作"衝居"。"郄陽"指委陽穴。郄陽筋間上行數寸,乃殷門穴處。《外臺》卷三十九第十一《膀胱腑人》:"殷門,主腰痛得俛不得仰,仰則痛,得之舉重,惡血歸之。"與本文合。

會陰之脈〔1〕**,令人腰痛,痛上漯漯然**〔2〕**汗出,汗乾令人欲飲,飲已欲走**〔3〕,足太陽之中經也,其脈循腰下會於後陰,故曰會陰之脈。其經自腰下行至足,今陽氣大盛,故痛上漯〔4〕然汗出。汗液既出,則腎燥陰虚,故汗乾令人欲飲水以救腎也。水入腹已,腎氣復生,陰氣流行,太陽又盛,故飲水已,反欲走也。**刺直陽之脈上三痏**〔5〕**,在蹻上郄下五寸横居**〔6〕**,視其盛者出血。**直陽之脈,則太陽之脈,俠脊下行貫臀,下至膕中,下循腨,過外踝之後,條直而行者,故曰直陽之脈也。蹻爲〔7〕陽蹻所生申脈穴,在外踝下也。郄下,則膕下也。言此刺處在膕下同身寸之五寸,上承郄中之穴〔8〕,下當申脈之位,是謂承筋穴,即腨中央如外陷者中也,太陽脈氣所發,禁不可刺,可灸三壯。今云刺者,謂刺其血絡之盛滿者也。兩腨皆有太陽經氣下行,當視兩腨中央有血絡盛滿者,乃刺出之,故曰視其盛者出血。新校正云:詳上云"會陰之脈令人腰痛",此云"刺直陽之脈"者,詳此"直陽之脈"即"會陰之脈"也,文變而事不殊。又承筋穴注云"腨中央如外",按《甲乙經》及《骨空論》注無"如外"二字。

〔1〕會陰之脈:馬蒔曰:"會陰者,本任脈經之穴名,督脈由會陰而行於背,則會陰之脈,自腰下會於後陰。"高世栻曰:"會陰在大便之前,小便之後,任督二脈相會於前後二陰間,故曰會陰。"

〔2〕痛上漯漯(lěi 磊)然:明抄本"上"作"止"。《甲乙經》卷九第八"漯漯"作"濈濈"。按"漯漯然"是狀汗出之甚,汗出多,故下有"汗乾"之文。《廣韻·二十七合》:"漯"、"濕"通。汗出甚則濕也。

〔3〕走:按"走"字疑誤,似應作"溲","走"、"溲"聲誤。會陰之脈,起於胞中,腰痛飲已欲溲,於病較合。

〔4〕漯:胡本、元殘二下重"漯"字。

〔5〕刺直陽之脈上三痏:《太素》卷三十《腰痛》楊注:"直陽者,有本作會陽。"丹波元簡曰:"按此任脈與督脈相合之脈。直、值通用,遇也,即兩脈會遇之義。王注《骨空論》云任脈、衝脈、督脈者,一源而三歧也。以任脈循背者,謂之督脈,自少腹直上者,謂之任脈,是以背腹陰陽,别爲各目爾。知是二脈分歧之處,即其會遇之地,故名之會陰,亦名直陽耳。"

〔6〕在蹻上郄下五寸横居:《太素》卷三十《腰痛》"蹻"作"喬","五"作"三"。"喬"即"蹻"之古字,與"脚"音義並同。森立之曰:"横居者,飛陽承山是也。"

〔7〕爲:趙本作"謂"。

〔8〕穴:四庫本作"分"。

飛陽之脈[1]**,令人腰痛,痛上拂拂然**[2]**,甚則悲以恐,**是陰維之脈也,去内踝上同身寸之五寸腨分中,並少陰經而上也。少陰之脈前,則陰維脈所行也。足少陰之脈,從腎上貫肝鬲,入肺中,循喉嚨俠舌本;其支别者,從肺出絡心,注胸中。故甚則悲以恐也。恐者生於腎,悲者生於心。**刺飛陽之脈**[3]**,在内踝上五寸**[4]**,**臣億等按:《甲乙經》作"二寸"。**少陰之前,與陰維之會。**内踝後上同身寸之五寸復溜穴,少陰脈所行,刺可入同身寸之三分。内踝之後築賓穴,陰維之郄,刺可入同身寸之三分,若灸者可灸五壯。少陰之前,陰維之會,以三脈會在此穴位分[5]也,刺可入同身寸之三分,若灸者可灸五壯。今《中誥經》文正同此法。臣億等按:《甲乙經》:"足太陽之絡,别走少陰者,名曰飛揚,在外踝上七寸。"又云:"築賓陰維之郄,在内踝上腨分中。復溜穴在内踝上二寸。"今此經注都與《甲乙》不合者,疑經注中"五寸"字當作"二寸",則《素問》與《甲乙》相應矣。

〔1〕飛陽之脈:丹波元簡曰:"蓋此指足厥陰蠡溝穴。《經脈》篇云:足厥陰之别,名曰蠡溝,去内踝五寸,别走少陽。從陰經而走陽經,故名

飛陽。"

〔2〕痛上拂拂然:"拂拂然"《甲乙經》卷九第八作"怫然"。《太素》卷三十《腰痛》作"弗弗然"。元殘二、趙本、吴本、明抄本、朝本、藏本並作"怫怫然"。按:"上"與"尚"通,"尚"有"則"義。《文選·顔延年應詔讌曲水詩》善注:"拂、弗古字通。"《漢書·溝洫志》顔注:"弗,憂鬱不樂也。"《集韻·八未》:"怫謂心不安。""痛上"云者,猶云"痛則憂鬱而心不安",與下"甚則悲以恐"義貫。

〔3〕刺飛陽之脈:高世栻曰:"刺飛陽之脈,在内踝上五寸,乃陰維之郄,築賓穴也。與少陰相合,故曰少陰之前,與陰維之會。"

〔4〕五寸:《太素》卷三十《腰痛》作"二寸"。本書《氣穴論》王注亦作"二寸"。

〔5〕位分:胡本、元殘二並作"分位"。

昌陽之脈[1]**,令人腰痛,痛引膺,目䀮䀮然,甚則反折**[2]**,舌卷不能言**,陰蹻脈也。陰蹻者,足少陰之别也,起於然骨之後,上内踝之上,直上循陰股入陰,而循腹上入胸裏,入缺盆,上出人迎之前,入頄内廉,屬目内眥,合於太陽陽蹻而上行,故腰痛之狀如此。**刺内筋**[3]**爲二痏,在内踝上大筋前,太陰後,上踝二寸所**[4]**。**内筋,謂大筋之前分肉也。太陰後大筋前,即陰蹻之郄交信穴也,在内踝上同身寸之二寸,少陰前,太陰後,筋骨之間,陷者之中,刺可入同身寸之四分,留五呼,若灸者可灸三壯。今《中誥經》文正主此。

〔1〕昌陽之脈:"昌陽"足少陰腎經復溜穴之别名。《甲乙經》卷三第三十三:"復溜者,金也,一名伏白,一名昌陽。"

〔2〕反折:謂腰痛而不能俛。《病源》卷五《腰痛不得俛仰候》云:"陽病者不能俛,陰病者不能仰。"

〔3〕内筋:張介賓曰:"内筋,筋之内也。"

〔4〕内踝上大筋前,太陰後,上踝二寸所:森立之曰:"即陰蹻交信、復溜二穴是也。二穴共爲内踝上二寸處。據爲二痏之文,則爲二穴可知耳。"

散脈[1]**,令人腰痛而熱,熱甚生煩,腰下如有横木居其中**[2]**,甚則遺溲**,散脈,足太陰之别也,散行而上,故以名焉。其脈循股内,入腹中,與少陰少陽結於腰髁下骨空中。故病則腰下如有横木居其中,甚乃遺溲也。**刺散脈,在膝前骨肉分間,絡外廉束脈,爲三痏**[3]**。**謂膝前内側也。骨肉分,謂膝内輔骨之下,下廉腨肉之兩間也。絡外廉,則太陰之絡,色青而見者也。輔骨之下,後有大筋,擷束膝胻之骨,令其連屬,取此筋骨繫束之處脈,以去其病,是曰地機,三刺而已,故曰束脈爲之三痏也。

〔1〕散脈:楊上善曰:"散脈在膝前肉分間者,十二經脈中,惟足厥陰、足少陽在膝前,主溲,故當是此二經之别名。在二經大絡外廉小筋,名束脈,亦名散脈也。"森立之曰:"按散脈楊注可從。散脈者,謂横散腰部之脈,與解脈同義,亦古之俗名耳。《經脈篇》云:膽足少陽之脈,其支者,横入髀厭中,其直者,下合髀厭中,以下髀陽,出膝外廉云云,即横解之地也,諸注皆非是。"

〔2〕腰下如有横木居其中:明抄本夾注:"木,一作脈。"

〔3〕刺散脈,在膝前骨肉分間,絡外廉束脈,爲三痏:《太素》卷三十《腰痛》"膝前"下無"骨"字。樓英曰:"王注謂地機者非也。既云膝前骨肉分間,絡外廉束脈,當在三里、陽陵泉二穴之骨上,與膝分間是穴,横刺三痏也。"森立之曰:"案膝前骨肉分間,絡外廉束脈者,謂足少陽經陽交、陽陵泉、陽關之三穴,所云三痏蓋是也。"

肉里之脈[1]**,令人腰痛,不可以欬,欬則筋縮急**[2],肉里之脈,少陽所生,則陽維之脈氣所發也。里,裏也。**刺肉里之脈爲二痏,在太陽之外,少陽絶骨之後**[3]**。**分肉主之。一經云少陽絶骨之前,傳寫誤也。絶骨之前,足少陽脈所行。絶骨之後,陽維脈所過。故指曰在太陽之外,少陽絶骨之後也。分肉穴,在足外踝直上絶骨之端,如後同身寸之二分筋肉分間,陽維脈氣所發,刺可入同身寸之五分,留十呼,若灸者可灸三壯。新校正云:按分肉之穴,《甲乙經》不見,與《氣穴》注兩出,而分寸不同,《氣穴》注二分作三分,五分作三分,十呼作七呼。

〔1〕肉里之脈:楊上善曰:"當是少陰,爲肉里脈也"張介賓曰:"肉里,謂分肉之里,足少陽脈之所行,陽輔穴也。"

〔2〕欬則筋縮急:《太素》卷三十《腰痛》"縮"作"攣"。《甲乙經》卷九第八同,惟"攣"下無"急"字。少陽主筋,其脈循胸過季脇,故病則不能欬,欬則引致筋縮且急。

〔3〕後:《甲乙經》卷九第八作"端"。

腰痛俠脊而痛至頭[1]**,几几然**[2]**,目䀮䀮**[3]**欲僵仆,刺足太**

陽郄中出血〔4〕**。**郄中，委中。新校正云：按《太素》作“頭沉沉然”。**腰痛上寒，刺足太陽陽明；上熱刺足厥陰；不可以俛仰，刺足少陽；中熱而喘，刺足少陰，刺郄中出血**〔5〕**。**此法玄妙，《中誥》不同，莫可窺測，當用知其應，不爾，皆應先去血絡，乃調之也。

〔1〕至頭：“至”下脱“頂”字：應據《靈樞·雜病》補。“頭”字屬下讀。

〔2〕几几然：《太素》卷三十《腰痛》作“沉沉然”。檢《靈樞·雜病》：“厥挾脊而痛者至頂，頭沉沉然。”按作“沉沉”似是，“几”爲“沉”之壞字。燕薊方言謂物之重者爲沉，“頭沉沉然”謂頭重也。

〔3〕䀮䀮：《太素》卷三十《腰痛》作“眡眡”。慧琳《音義》卷七十九“䀮䀮，音荒，目不明也。”

〔4〕郄中出血：《甲乙經》卷七《六經受病發傷寒熱病第一》作“膕中血絡”。

〔5〕出血：據王注似應作“血絡”。《靈樞》卷五《雜病》可證。

腰痛上寒，不可顧，刺足陽明；上寒，陰市主之。陰市在膝上同身寸之三寸，伏兔下陷者中，足陽明脈氣所發，刺可入同身寸之三分，留七呼，若灸者可灸三壯。不可顧，三里主之。三里在膝下同身寸之三寸，胻外廉兩筋肉分間，足陽明脈之所入也，刺可入同身寸之一〔1〕寸，留七呼，若灸者可灸三壯。**上熱，刺足太陰；**地機主之。地機在膝下同身寸之五寸，足太陰之郄也，刺可入同身寸之三分，若灸者可灸三壯。新校正云：按《甲乙經》作“五壯”。**中熱而喘，刺足少陰。**湧泉、太鍾悉主之。湧泉在足心陷者中，屈足捲指宛宛中，足少陰脈之所出，刺可入同身寸之三分，留三呼，若灸者可灸三壯。太鍾在足跟後街中動脈，足少陰之絡，刺可入同身寸之二分，留七呼，若灸者可灸三壯。新校正云：按《刺瘧》注太鍾在内踝後街中。《水穴論》注在内踝後。此注在跟後街中動脈。三注不同。《甲乙經》亦云跟後衝中，當從《甲乙經》爲正。**大便難，刺足少陰。**湧泉主之。**少腹滿，刺足厥陰。**太衝主之。在足大指本節後内間同身寸之二寸陷者中，脈動應手，足厥陰脈之所注也，刺可入同身寸之三分，留十呼，若灸者可灸三壯。**如折，不可以俛仰，不可舉，刺足太陽。**如折，束骨主之。不可以俛仰，京骨、崑崙悉主之。不可舉，申脈、僕參悉主之。束骨在足小指外側本節後赤白肉際陷者中，足太陽脈之所注也，刺可入同身寸之三分，留三呼，若灸者可灸三壯。京骨在足外側大骨下，赤白肉際陷者中,按而得之,足太陽脈之所過也,刺可入同身寸之三分,留七呼,若灸者可灸三壯。崑崙在足外踝後跟骨上陷者中,細脈動應手,足太陽脈之所行也,刺可入同身寸之五分,留十呼,若灸者可灸三壯。申脈在外踝下同身寸之五分,容爪甲,陽蹻之所生也,刺可入同身寸之六分,留十呼,若灸者可灸三壯。僕參在跟骨下陷者中,足太陽陽蹻二脈之會,刺可入同身寸之三分,留七呼,若灸者可灸三壯。新校正云:按《甲乙經》申脈在外踝下陷者中,無"五分"字。刺入"六分"作"三分","留十呼"作"留六呼",《氣穴》注作"七呼"。僕參留"七呼",《甲乙經》作"六呼"。**引脊内廉,刺足少陰。**復溜主之。取同飛陽注。從腰痛上寒不可顧至此件經語,除注並合朱書。新校正云:按全元起本及《甲乙經》并《太素》自"腰痛上寒"至此並無,乃王氏所添也。今注云"從腰痛上寒"至"並合朱書"十九字非王冰之語,蓋後人所加也。

〔1〕一:胡本、讀本並作"三"。

腰痛引少腹控眇[1],不可以仰,新校正云:按《甲乙經》作"不可以俛迎"。**刺腰尻交者,兩髁[2]胂上,以月生死爲痏數[3],發鍼立已。**此邪客於足太陰之絡也。控,通引也。眇,謂季脇下之空軟處也。腰尻交者,謂髁下尻骨兩傍四骨空,左右八穴,俗呼此骨爲八髎骨也。此腰痛取腰髁下第四髎,即下髎穴也。足太陰厥陰少陽三脈,左右交結於中,故曰腰尻交者也。兩髁胂,謂兩髁骨下堅起肉也。胂上非胂之上巔,正當刺胂肉矣,直刺胂肉,即胂上也。何者?胂之上巔,别有中膂肉俞、白環俞,雖並主腰痛,考其形證,經不相應矣。髁骨,即腰脊兩傍起骨也。俠脊兩傍,腰髁之下,各有胂肉隴起,而斜趣於髁骨之後,内承其髁,故曰兩髁胂也。下承髁胂肉,左右兩胂,各有四骨空,故曰上髎次髎中髎下髎。上髎當髁骨下陷者中,餘三髎少斜下,按之陷中是也。四空悉主腰痛,唯下髎所主,文與經同,即太陰厥陰少陽所結者也。刺可入同身寸之二寸,留十呼,若灸者可灸三壯,以月生死爲痏數者,月初向圓爲月生,月半向空爲月死,死月刺少,生月刺多。《繆刺論》曰:"月生一日一痏,二日二痏,漸多之,十五日十五痏,十六日十四痏,漸少之。"其痏數多少,如此即知也[4]。**左取右,右取左[5]。**痛在左,針取右。痛在右,針取左。所以然者,以其脈左右交結於尻骨之中故也。新校正云:詳此"腰痛引少腹"一節,與《繆刺論》重。

〔1〕眇(miǎo 秒):楊上善曰:"眇、胂,脊骨兩箱肉也。"

〔2〕髁(kē 棵):慧琳《音義》卷十四引《韻英》云:“髁,腰下骨也,或作胯。”即現代醫學人體解剖部位的髖骨,由髂骨、坐骨和耻骨組成。

〔3〕以月生死爲痏數:以月亮之盈虧變化計鍼刺次數。

〔4〕也:胡本、讀本並作“之”。

〔5〕左取右,右取左:《太素》卷三十《腰痛》無此六字。此蓋王冰據《繆刺論》文所加。

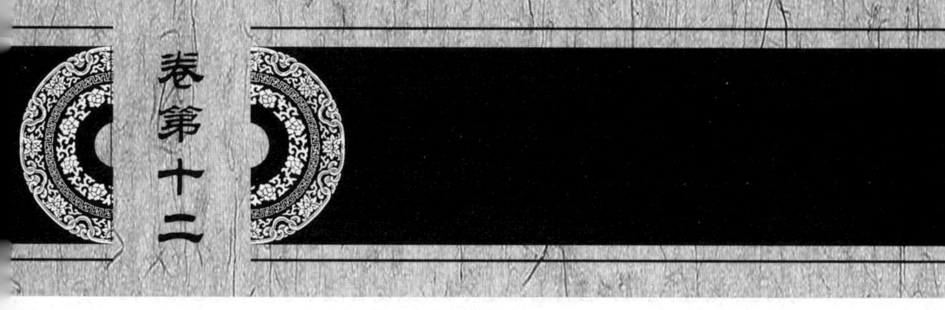

卷第十二

風論篇第四十二新校正云：按全元起本在第九卷。

提要：本篇縱論二十多種風之爲病，大多屬於外感風邪範疇，從而説明“風者善行數變”和“風爲百病之長”的精義。

黄帝問曰：風之傷人也，或爲寒熱，或爲熱中，或爲寒中，或爲癘風〔1〕，或爲偏枯〔2〕，或爲風也，其病各異，其名不同〔3〕，或内至五藏六府，不知其解，願聞其説。傷，謂人自中之。**岐伯對曰：風氣藏於皮膚之間，内不得通，外不得泄〔4〕。**腠理開疏則邪風入，風氣入已，玄府閉封，故内不得通，外不得泄也。**風者善行而數變〔5〕，腠理開則洒然寒，閉則熱而悶〔6〕，**洒然，寒貌。悶，不爽貌。腠理開則風飄揚，故寒。腠理閉則風混亂，故悶。**其寒也則衰食飲，其熱也則消肌肉，故使人怢慄而〔7〕不能食，名曰寒熱。**寒風入胃，故食飲衰。熱氣内藏，故消肌肉。寒熱相合，故怢慄而不能食名曰寒熱也。怢慄，卒振寒貌。新校正云：詳“怢慄”，全元起本作“失味”。《甲乙經》作“解㑊”。

〔1〕癘風：即麻風病。《山海經·西山經》郭注：“癘，疫病也，或曰惡創。”《説文·疒部》：“癘，惡疾也。”

〔2〕偏枯：滑壽曰：“偏枯當作偏風，下文以春甲乙云云，則爲偏風是也。”按此云“偏枯”後云“偏風”，文異義同，即半身不遂。一側肢體偏廢不用，或僵硬拘攣，或兼麻木，或兼疼痛，久則患側肌肉枯瘦，故名“偏枯”。《病源》卷一《偏風候》云：“偏風者，風邪偏客於身一邊也。其狀或不知痛痒，或緩縱，或痺痛是也。”

〔3〕或爲風也，其病各異，其名不同：明抄本無此十二字。《太素》卷

二十八《諸風數類》"或爲風也"作"或爲賊風也"。滑壽曰"或當作均。"于鬯曰:"或本作同。"按"或"疑是"咸"之誤,"或""咸"形近致誤。

〔4〕風氣藏於皮膚之間,内不得通,外不得泄:《千金方》卷八第一"通"作"泄","泄"作"散"。張琦曰:"此十六字錯簡,當在風氣與太陽俱入節,其道不利下。"

〔5〕風者善行而數(shuò 碩)變:楊上善曰:"風性好動,故喜行數變以爲病也。"姚止庵曰:"善行者無處不到,數變者證不一端,風之爲邪,其厲矣哉。""數變"多變也。《史記·游俠傳》《索隱》:"數,頻也。"

〔6〕腠理開則洒然寒,閉則熱而悶:《甲乙經》卷十第二上"洒"作"凄"。

〔7〕而:《甲乙經》卷十第二"而"上有"悶"字。

風氣與[1]陽明入胃,循脈而上至目内眥,其人肥則風氣不得外泄[2],則爲熱中而目黄;人[3]瘦則外泄而寒[4],則爲寒中而泣[5]出。陽明者,胃脈也。胃脈起於鼻,交頞中,下循鼻外入上齒中,還出俠口環脣,下交承漿,却循頤後下廉,循喉嚨,入缺盆,下鬲屬胃,故與陽明入胃,循脈而上至目内眥也。人肥則腠理密緻,故不得外泄,則爲熱中而目黄。人瘦則腠理開疏,風得外泄,則寒中而泣出也。

〔1〕與:從也。見《國語·齊語》韋注。

〔2〕泄:《讀素問抄》作"出"。

〔3〕人:《聖濟總録》卷三、卷十三引"人"上並有"其"字。按:有"其"字是。"其人瘦"與上句"其人肥"對文。

〔4〕則外泄而寒:"而寒"疑是衍文。檢王注無"而寒"釋義。《醫心方》卷三第一:"瘦人有風,肌肉薄,則恒外行。"句雖與此異,但亦可作無"而寒"之旁證。"則外泄"與上句"不得外泄"對文。

〔5〕泣:《千金方》卷八第一作"泪"。

風氣與太陽俱入,行諸脈俞[1],散於分肉[2]之間,與衛氣相干[3],其[4]道不利,故使肌肉憤䐜[5]而有瘍[6],衛氣有所凝而不行,故其肉有不仁也。肉分之間,衛氣行處,風與衛氣相薄,俱行於肉分之間,故氣道澀而不利也。氣道不利,風氣内攻,衛氣相持,故肉憤䐜而瘡出也。瘍,瘡也。若衛氣被風吹之,不得流轉,所在偏併,凝而不行,則肉有不仁之處也。不仁,謂㿏而不知寒熱痛癢。**癘者有榮氣熱胕[7],**

其氣不清，故使其鼻柱壞而色敗[8]**，皮膚瘍**[9]**潰，**吹[10]則風入於經脈之中也。榮行脈中，故風入脈中，内攻於血，與榮氣合，合熱而血胕壞也。其氣不清，言潰亂也。然血脈潰亂，榮復挾風，陽脈盡上於頭，鼻爲呼吸之所，故鼻柱壞而色惡，皮膚破而潰爛也。《脈要精微論》曰："脈風盛爲厲。"**風寒客於脈而不去，名曰癘風，或名曰寒熱**[11]**。**始爲寒熱，熱成曰厲風。新校正云：按别本"成"一作"盛"。

〔1〕行諸脈俞：足太陽經挾脊而行，五臟六腑之俞皆附之，故風氣從太陽而入，必行諸脈俞。

〔2〕分肉：據王注應乙作"肉分"。"肉分"謂肉之分理。本書《氣穴論》云："肉分之間，谿谷之會，以行榮衛。"是也。

〔3〕與衛氣相干：《病源》卷二《惡風須眉墮落候》"衛"作"血"。《太平聖惠方》卷十九《中風論》引"干"作"摶"。按：王注"干"作"薄"。"薄"、"摶"古通。

〔4〕其：疑是"氣"之誤。"其"、"氣"聲誤。檢王注云"氣道"，似王據本作"氣"。

〔5〕憤䐜：《太素》卷二十八《諸風數類》"憤"作"賁"。按："憤"與"賁"通，《禮記·樂記》鄭注："賁讀爲憤。""憤䐜"喻肌肉憤然腫脹之狀。《廣韻·十七真》："䐜，肉脹起也。"

〔6〕瘍：《太素》卷二十八《諸風數類》作"傷"。

〔7〕有榮氣熱胕：胡本、趙本、吴本、黄本"氣"并作"衛"。《太素》卷二十八《諸風數類》"榮"上無"有"字。田晉蕃曰："有非衍字，有猶爲也。有、爲一聲之轉，故有可訓爲爲。"《聖濟總録》卷十八引"熱"下無"胕"字。

〔8〕故使其鼻柱壞而色敗：胡本、吴本、藏本、熊本、黄本"故使"下並無"其"字。《病源》卷二《惡風須眉墮落候》引"而"作"面"。按"而"、"面"形誤，"面色敗"與"鼻柱壞"對文。

〔9〕瘍：《太素》卷二十八《諸風數類》作"傷"。

〔10〕吹：讀本、元殘二並作"此"。

〔11〕或名曰寒熱：《讀素問抄》無此五字。

以春甲乙[1]**傷於風者爲肝風，以夏丙丁傷於風者爲心風，以季夏**[2]**戊己傷於邪**[3]**者爲脾風，以秋庚辛中於邪**[4]**者爲肺風，以冬壬癸中於邪者爲腎風。**春甲乙木，肝主之；夏丙丁火，心主之；季夏戊己土，脾主之；秋庚辛金，肺主之；冬壬癸水，腎主之。

〔1〕甲乙:《外臺》卷十六引《删繁》“甲乙”下有“日”字。下“丙丁”等句同。孫鼎宜曰:“按所云十干,皆統一時言,非僅謂值其日也。”

〔2〕季夏:即長夏。

〔3〕邪:《甲乙經》卷十第二、《千金方》卷八第一引並作“風”。

〔4〕中於邪:《甲乙經》卷十第二、《千金方》卷八第一引並作“傷於風”。下“中於邪”句同。

風中[1]**五藏六府之俞,亦爲藏府之風**[2]**,各入其門户**[3]**所中**[4]**,則爲偏風。**隨俞左右而偏中之,則爲偏風。**風氣**[5]**循風府而上,則爲腦風。風入係頭**[6]**,則爲目風,眼寒**[7]**。**風府,穴名,正入項髮際一寸大筋内宛宛中,督脈陽維之會,自風府而上,則腦户也。腦户者,督脈足太陽之會。故循風府而上,則爲腦風也。足太陽之脈者[8],起於目内眥,上額交巔上,入絡腦還出。故風入係頭則爲目風,眼寒也。**飲酒中風,則爲漏風**[9]**。**熱鬱腠疏,中風汗出,多如液漏,故曰漏風。經具[10]名曰酒風。**入房汗出中風,則爲内風**[11]**。**内耗其精,外開腠理,因内風襲,故曰内風。經具[12]名曰勞風。**新沐**[13]**中風,則爲首風。**沐髮中風,舍於頭,故曰首風。**久風入中,則爲腸風飧泄**[14]**。**風在腸中,上熏於胃,故食不化而下出焉。飧泄者,食不化而出也。新校正云:按全元起云:“飧泄者,水穀不分爲利。”**外在腠理,則爲泄風。**風居腠理,則玄府開通,風薄汗泄,故云泄風。**故**[15]**風者百病之長也,至其變化,乃爲他病也,無常方**[16]**,然致有**[17]**風氣也。**長,先也,先百病而有也。新校正云:按全元起本及《甲乙經》“致”字作“故攻”。

〔1〕風中:《太素》卷二十八《諸風數類》、《甲乙經》卷十第二“風”下並有“氣”字。

〔2〕亦爲藏府之風:風中藏府之俞,經絡受邪,内傳藏府而發病,與上節各以其時受風,病五藏之氣者有異,故曰:“亦爲藏府之風。”

〔3〕門戶:指俞穴。姚止庵曰:“人身之有俞穴也,猶室之有門户,風邪中入,必由穴俞,故云入其門户也。”

〔4〕所中:《太素》卷二十八《諸風數類》“所”作“之”。《甲乙經》卷十第二“所中”上有“風之”二字。

〔5〕氣:《太平聖惠方》卷十九《中風論》引作“邪”。

〔6〕係頭:《千金方》卷八第一“頭”上無“係”字。丹波元簡曰:“《甲

乙經》注一本作頭系。”“系”“係”通。“頭系”謂頭中之目系,即目睛入腦之系。

〔7〕眼寒:《太素》卷二十八《諸風數類》“眼”作“眠”,“眠寒”二字屬下讀。

〔8〕者:讀本、元殘二並無“者”字。

〔9〕漏風:《千金方》卷八第一“漏”作“酒”。入寐則衛氣行於陰,失於固護。酒性溫散,善開玄府。風爲陽邪,性主開泄。睡眠感寒,且飲酒中風,以善於開泄之性,加之衛陽不固之體,則汗泄如漏,故名“漏風”。

〔10〕具:柯校本作“其”。

〔11〕内風:入房汗出,氣精兩虚於内,風邪中之,故名“内風”。楊上善曰:“入房用力汗出,中風内傷,故曰内風。”

〔12〕具:柯校本作“其”。

〔13〕沐:洗頭。《説文·水部》:“沐,濯髮也。”

〔14〕久風入中,則爲腸風飧泄:《千金方》卷八第一引無“飧泄”二字。姚止庵曰:“中者脾胃也。脾胃者土也。風久則木勝,木勝則入而傷土,是故風居腸臟,而令水穀不分也。”又,張介賓曰:“久風不散,傳變而入於腸胃之中,熱則爲腸風下血,寒則水穀不化,而爲飧泄瀉痢。”

〔15〕故:《千金方》卷八第一引“故”下有“曰”字。

〔16〕方:《吕氏春秋·順説》高注:“方,道也。”

〔17〕有:于鬯曰:“有字吴崑本作自字。當從之。上文云無常方,故作轉語云然致自風氣也。”

帝曰:五藏風之形狀不同者何?願聞其診及其病能〔1〕**。**診,謂可言之證。能,謂内作病形。**岐伯曰:肺風之狀,多汗惡風**〔2〕**,色皏**〔3〕**然白,時咳短氣,晝日則差,暮則甚,診在眉上,其色白。**凡内多風氣,則熱有餘,熱則腠理開,故多汗也。風薄於内,故惡風焉。皏,謂薄白色也。肺色白,在變動爲咳,主藏氣,風内迫之,故色皏然白,時咳短氣也。晝則陽氣在表,故差。暮則陽氣入裹,風内應之,故甚也。眉上,謂兩眉間之上,闕庭之部,所以外司肺候,故診在焉。白,肺色也。**心風之狀,多汗惡風,焦絶**〔4〕**善怒嚇**〔5〕**,赤色,病甚則言不可快**〔6〕**,診在口**〔7〕**,其色赤。**焦絶,謂脣焦而文理斷絶也。何者?熱則皮剥故也。風薄於心則神亂,故善怒而嚇人也。心脈支别者,從心系上俠咽喉,而主舌,故病甚則言不可快也。口脣色赤,故診在焉。赤者,心色也。新校正云：按《甲乙經》無"嚇"字。**肝風之狀，多汗惡風，善悲[8]，色微蒼，嗌乾善怒，時憎女子[9]，診在目下，其色青。**肝病則心藏無養，心氣虛，故善悲。肝合木，木色蒼，故色微蒼也。肝脈者，循股陰入髦中，環陰器，抵少腹，俠胃屬肝絡膽，上貫鬲，布脅肋，循喉嚨之後，入頏顙，上出額與督脈會於巔；其支别者，從目系下。故嗌乾善怒，時憎女子，診在目下也。青，肝色也。**脾風之狀，多汗惡風，身體怠墮[10]，四支不欲動，色薄[11]微黄，不嗜食，診在鼻上，其色黄。**脾脈起於足，上循䯒骨，又上膝股内前廉，入腹屬脾絡胃，上鬲俠咽，連舌本，散舌下；其支别者，復從胃，别上鬲注心中。心脈出於手，循臂。故身體怠墮，四支不欲動，而不嗜食。脾氣合土，主中央，鼻於面部亦居中，故診在焉。黄，脾色也。新校正云：按王注脾風不當引"心脈出於手循臂"七字，於義無取。脾主四支，脾風則四支不欲動矣。**腎風之狀，多汗惡風，面痝然浮腫，脊痛不能正立[12]，其色炲，隱曲不利[13]，診在肌[14]上，其色黑。**痝然，言腫起也。炲，黑色也。腎者陰也。目下亦陰也。故腎藏受風，則面痝然而浮腫。腎脈者，起於足下，上循腨内，出膕内廉，上股内後廉，貫脊。故脊痛不能正立也。隱曲者，謂隱蔽委曲之處也。腎藏精，外應交接，今藏被風薄，精氣内微，故隱蔽委曲之事，不通利所爲也。《陰陽應象大論》曰："氣歸精，精食氣。"今精不足，則氣内歸精。氣不注皮，故肌皮上黑也。黑，腎色也。

〔1〕病能："能"與"態"通，"病能"即病態。

〔2〕多汗惡風：孫鼎宜曰："中風無不有汗，無不惡風。故多汗惡風，五藏胃府皆然，是爲中風之定證。"

〔3〕皏(pěng 捧)：有"白"義，見《廣雅·釋器》。

〔4〕焦絶：《醫心方》卷三第一引《小品方》作"憔悴"。"焦"與"憔"通，"悴"本作"脃"，"脃"與"絶"形近致誤。心主血脈，其華在面，心病則氣血不能上榮，故面憔悴。

〔5〕善怒嚇：《醫心方》卷三第一引《小品方》作"善悲"。《太素》卷二十八《諸風狀論》"嚇"作"赫"。《甲乙經》卷十第二"怒"下無"嚇"字。田晉蕃曰："嚇爲赫之俗字。赫本又作赤，傳寫者涉下赤字而誤衍。"《太平聖惠方》卷四："龍骨散，治心風悲傷不樂。"

〔6〕言不可快：《千金方》卷十三第四、《類編朱氏集驗醫方》卷一引並作"言語不快"。

〔7〕口:高注本作“舌”。《三因方》卷二引作“舌”,與高注本合。

〔8〕善悲:《醫心方》卷三第一引《小品方》無此二字,疑衍。

〔9〕時憎女子:吴崑曰:“肝脈環陰器。肝氣治則悦色而欲女子,肝氣衰則惡色而憎女子。”

〔10〕墮:《聖濟總録》卷五引作“惰”。

〔11〕薄:疑衍。《太素》卷二十八《諸風狀論》楊注無“薄”字。

〔12〕脊痛不能正立:《太素》卷二十八《諸風狀論》、《甲乙經》卷十第二“脊”上有“腰”字。《外臺》卷十六引《删繁》“正”作“久”。

〔13〕隱曲不利:《外臺》卷十六《骨極論》引《删繁》作“隱曲膀胱不通”。

〔14〕肌:《太素》卷二十八《諸風狀論》、《甲乙經》卷十第二並作“頤”。《三因方》卷二引作“耳”。按:本書《刺熱論》:“腎熱病者,頤先赤。”耳爲腎之竅,耳黑爲腎病,亦通。

胃風之狀,頸〔1〕多汗惡風,食飲不下,鬲〔2〕塞不通,腹善〔3〕滿,失衣則䐜脹〔4〕,食寒則泄,診〔5〕形瘦而腹大〔6〕。胃之脈,支别者從頤後下廉過人迎,循喉嚨,入缺盆,下鬲屬胃絡脾;其直行者,從缺盆下乳内廉,下俠齊入氣街中;其支别者,起胃下口,循腹裏,至氣街中而合。故頸多汗,食欲不下,鬲塞不通,腹善滿也。然失衣則外寒而中熱,故腹䐜脹。食寒則寒物薄胃而陽不内消,故泄利。胃合脾而主肉,胃氣不足則肉不長,故瘦也。胃中風氣稸聚,故腹大也。新校正云:按孫思邈云:“新食竟取風爲胃風。”**首風之狀,頭〔7〕面多汗惡風,當先風一日,則病甚〔8〕,頭痛不可以出内〔9〕,至其風日〔10〕,則病少愈。**頭者諸陽之會,風客之則皮腠疏,故頭面多汗也。夫人陽氣,外合於風,故先當風一日則病甚。以先風甚故亦先衰,是以至其風日則病少愈。内,謂室屋之内也。不可以出屋屋〔11〕之内者,以頭痛甚而不喜外風故也。新校正云:按孫思邈云:“新沐浴竟取風爲首風。”**漏風之狀,或〔12〕多汗,常〔13〕不可單衣,食則汗出,甚則身汗〔14〕,喘息惡風〔15〕,衣常〔16〕濡,口乾善渴,不能勞事〔17〕。**脾〔18〕胃風熱,故不可單衣。腠理開疏,故食則汗出。甚則風薄於肺,故身汗,喘息惡風,衣裳濡,口乾善渴也。形勞則喘息,故不能勞事。新校正云:按孫思邈云:“因醉取風爲漏風,其狀惡風,多汗少氣,口乾善渴,近衣則身熱如火,臨食則汗流如雨,骨節懈墮,不欲自勞。”**泄風**

之狀，多汗，汗出泄衣上〔19〕**，口中乾，上漬其風**〔20〕**，不能勞事，身體盡痛則寒。**上漬，謂皮上濕如水漬也，以多汗出故爾。汗多則津液涸，故口中乾。形勞則汗出甚，故不能勞事。身體盡痛，以其汗多，汗多則亡陽，故寒也。新校正云：按孫思邈云："新房室竟取風爲内風，其狀惡風，汗流沾衣裳。"疑此泄風乃内風也。按本論前文先云漏風、内風、首風，次言入中爲腸風，在外爲泄風。今有泄風，而無内風，孫思邈載内風乃此泄風之狀，故疑此"泄"字，"内"之誤也。**帝曰：善。**

〔1〕頸：《病源》卷十七《水穀痢候》作"頭"。《三因方》卷二引作"額"。

〔2〕鬲：《病源》卷十七《水穀痢候》、《千金方》卷八第一並作"鬲下"。

〔3〕善：《病源》卷十七《水穀痢候》無"善"字。

〔4〕失衣則䐜脹："失衣"衣服減少。《禮記·禮運》鄭注："失，猶去也。"此因陽明受寒於外，故發䐜脹也。

〔5〕食寒則泄，診：《雲笈七籤》卷五十七第九引"診"下有"在"字。《聖濟總録》卷十七引作"注"，屬上讀。《病源》卷十七《水穀痢候》，"泄"上有"洞"字。田晉蕃曰："洞泄、泄注，文異義同。食寒則洞泄與失衣則䐜脹相對爲文。"

〔6〕形瘦而腹大：《太素》卷二十八《諸風狀論》"而"下有"䐜"字。

〔7〕頭：《甲乙經》卷十第二"頭"下有"痛"字。

〔8〕當先風一日，則病甚：《太素》卷二十八《諸風狀論》、《甲乙經》卷十第二、《雲笈七籤》卷五十七第九引"當先"並乙作"先當"。蓋人身之氣外合於天，先當風一日，雖風初動，然必觸動誘發稽留人體之邪風，正邪交争故病甚。

〔9〕出内：《三因方》卷二引"出"下無"内"字。

〔10〕至其風日：《雲笈七籤》卷五十七第九引"日"作"止"。

〔11〕屋屋：趙本作"室屋"。

〔12〕或：《讀素問抄》無"或"字。

〔13〕常：《聖濟總録》卷十三引無"常"字。

〔14〕汗：《聖濟總録》卷十三引作"寒"。

〔15〕喘息惡風：《太素》卷二十八《諸風狀論》"息"上無"喘"字。《太素》楊注亦無"喘息"二字，"惡風"屬上讀，作"甚則身寒惡風"。

〔16〕常：金本作"裳"。《太素》卷二十八《諸風狀論》、《聖濟總録》卷

十三引並作“裳”,與金本合。

〔17〕不能勞事:“能”與“耐”同。張琦曰:“陽泄而虚,故不耐勞事也。”

〔18〕脾:元殘二、趙本並作“肺”。

〔19〕汗出泄衣上:《醫心方》卷三第一引《小品方》作“汗流沾衣”。

〔20〕上漬其風:明抄本無此四字。丹波元簡曰:“按上漬其風四字未詳,或恐是衍文。”

痹論篇第四十三 新校正云:按全元起本在第八卷。

提要:本篇討論了由風寒濕三氣所致之行痹、痛痹和着痹。並對其證狀以及發展變化進行了精透的分析。

黄帝問曰:痹之〔1〕**安生?** 安,猶何也。言何以生。**岐伯對曰:風寒濕三氣雜**〔2〕**至,合**〔3〕**而爲痹也。** 雖合而爲痹,發起亦殊矣。**其風氣勝者爲行痹**〔4〕**,寒氣勝者爲痛痹**〔5〕**,濕氣勝者爲著痹**〔6〕**也。** 風則陽受之,故爲痹行。寒則陰受之,故爲痹痛。濕則皮肉筋脈受之,故爲痹著而不去也。故乃〔7〕痹從風寒濕之所生也。

〔1〕之:《甲乙經》卷十第一作“將”。《太素》卷二十八《痹論》無“之”字。按:有“之”字是,“之”“將”義同。

〔2〕雜:《甲乙經》卷十第一作“合”。

〔3〕合:《甲乙經》卷十第一作“雜”。

〔4〕行痹:以風氣勝,風善行而數變,故其證肢節疼痛,游走無定。

〔5〕痛痹:以寒氣勝,寒爲陰邪,其性凝滯,故令肢節疼痛較甚,得熱則舒,遇寒則劇。又寒主收引,則又見拘急之象。

〔6〕著痹:以濕氣勝,濕性重濁,故證現肢體沉重,酸痛不移,或有麻木不仁之象。又濕從土化,故病多發於肌肉。楊上善曰:“著,住也。”吴崑曰:“著同着,著者着於一處而不移也。”

〔7〕故乃:《永樂大典》卷一萬三千八百七十七引作“故凡”。

帝曰:其有〔1〕**五者何也?** 言風寒濕氣各異則三,痹生有五,何〔2〕氣之勝也?**岐伯曰:以冬遇此者爲骨痹**〔3〕**,以春遇此者爲筋痹**〔4〕**,以夏遇此者爲脈痹**〔5〕**,以至陰**〔6〕**遇此者爲肌痹**〔7〕**,以秋遇此者**

爲皮痹[8]**。**冬主骨,春主筋,夏主脈,秋主皮,至陰主肌肉,故各爲其痹也。至陰,謂戊己月及土寄王[9]月也。

〔1〕有:又也。

〔2〕何:元殘二"何"上有"而"字。

〔3〕骨痹:《醫宗金鑑》卷三十九《痹病總括》曰:"骨痹,骨重痠疼不能舉也。"

〔4〕筋痹:《醫宗金鑑》曰:"筋痹,筋攣節痛,屈而不伸也。"

〔5〕脈痹:《醫宗金鑑》曰:"脈痹,脈中血不流行而色變也。"

〔6〕至陰:張琦曰:"至陰當作季夏。"

〔7〕肌痹:《醫宗金鑑》曰:"肌痺,肌頑木不知痛癢也。"

〔8〕皮痹:《醫宗金鑑》曰:"皮痹,皮雖麻尚微覺痛癢也。"

〔9〕王:胡本、元殘二並作"三"。

按語:骨、筋、脈、肌、皮爲五臟之外合,五臟之氣與四時相應,風寒濕三氣客之,故各以受病之時,所客之處命名,這不過是《内經》對疾病的一種分類方法,驗之臨床,未必如此。

帝曰:内舍[1]**五藏六府,何氣使然?**言皮肉筋[2]脈痹,以五時之外,遇[3]然内居藏府,何以致之?**岐伯曰:五藏皆有合,病久而不去者,内舍於其合也。**肝合筋,心合脈,脾合肉,肺合皮,腎合骨,久病不去,則入於是。**故骨痹不已,復感於邪,内舍於腎;筋痹不已,復感於邪,内舍於肝;脈痹不已,復感於邪,内舍於心;肌痹不已,復感於邪,内舍於脾;皮痹不已,復感於邪,内舍於肺。所謂痹者,各以其時重**[4]**感於風寒濕之氣也。**時,謂氣王之月也。肝王春,心王夏,肺王秋,腎王冬,脾王四季之月。感,謂感應也。

〔1〕舍:居留潛藏之意。《漢書·景武昭宣元成功臣表》顔注:"舍,謂居止也。"

〔2〕筋:胡本、趙本"筋"下並有"骨"字。

〔3〕遇:《永樂大典》卷一萬三千八百七十七引作"偶"。

〔4〕重:《甲乙經》卷十第一無"重"字。

凡痹之客五藏者,肺痹者[1]**,煩滿喘而**[2]**嘔。**以藏氣應息,又其脈還循胃口,故使煩滿喘而嘔。**心痹者,脈不通,煩則心下鼓**[3]**,暴上氣而喘,嗌乾善噫**[4]**,厥氣上則恐。**心合脈,受邪則脈不通利也。邪氣内擾,故煩也。手心主心包之脈,起於胸中,出屬心包,下鬲。手少陰心脈,起於心中,出屬心系,下鬲絡小腸;其支别者,從心系上俠咽喉;其直者,復從心系却上肺。故煩則心下鼓滿,暴上氣而喘,嗌乾也。心主爲噫,以下鼓滿,故噫之以出氣也。若是逆氣上乘於心,則恐畏也,神懼凌弱故爾。**肝痹者,夜卧則驚,多飲數小便,上爲引如懷〔5〕。**肝主驚駭,氣相應,故中夜卧則驚也。肝之脈循股陰入髦中,環陰器,抵少腹,俠胃屬肝絡膽,上貫鬲,布脇肋,循喉嚨之後上入頏顙。故多飲水,數小便,上引少腹如懷妊之狀。**腎痹者,善脹,尻以代踵,脊以代頭〔6〕。**腎者胃之關,關不利則胃氣不轉,故善脹也。尻以代踵,謂足攣急也。脊以代頭,謂身踡屈也。踵,足跟也。腎之脈起於足小指之下,斜趨足心,出於然骨之下,循内踝之後别入跟中,以上腨内,出膕内廉,上股内後廉,贯脊屬腎絡膀胱;其直行者,從腎上贯肝鬲,入肺中,氣不足而受邪,故不伸展。新校正云:詳"然骨"一作"然谷"。**脾痹者,四支解墮,發欬嘔汁〔7〕,上爲大塞〔8〕。**土王四季,外主四支,故四支解墮,又以其脈起於足,循腨骱上膝股也。然脾脈入腹屬腎〔9〕絡胃,上鬲俠咽,故發欬嘔汁。脾氣養肺,胃復連咽,故上爲大塞也。**腸痹者,數飲而出不得〔10〕,中氣喘争,時發飧泄〔11〕。**大腸之脈入缺盆絡肺,下鬲屬大腸。小腸之脈,又入缺盆絡心,循咽下鬲抵胃屬小腸。今小腸有邪,則脈不下鬲,脈不下鬲,則腸不行化而胃氣蓄熱,故多飲水而不得下出也。腸胃中陽氣與邪氣奔喘交争,得時通利,以腸〔12〕氣不化,故時或得通則爲飧泄。**胞痹者,少腹膀胱按之内痛〔13〕,若沃以湯〔14〕,濇於小便,上爲清涕。**膀胱爲津液之府,胞内居之;少腹處關元之中,内藏胞器。然膀胱之脈,起於目内眥,上額交巔上,入絡腦,還出别下項,循肩髆内,俠脊抵腰中,入循膂,絡腎屬膀胱;其支别者,從腰中下貫臀,入膕中。今胞受風寒濕氣,則膀胱太陽之脈不得下流於足。故少腹膀胱按之内痛,若沃以湯濇於小便也。小便既濇,太陽之脈不得下行,故上爍其腦而爲清涕出於鼻竅矣。沃,猶灌也。新校正云:按全元起本"内痛"二字作"雨髀"。

〔1〕肺痹者:《聖濟總録》卷十九引"肺痹者"下有"胸背痛甚上氣"六字。

〔2〕而:《讀素問抄》無"而"字。《太素》卷三《陰陽雜説》楊注亦無"而"字。

〔3〕煩則心下鼓:《太素》卷三《陰陽雜説》無"心"字。"烦則心下鼓"謂心虚則烦,而心下動也。

〔4〕善噫:由於心痹,氣機不暢,故時發歎聲。《詩·噫嘻》毛傳:"噫,歎也"。

〔5〕上爲引如懷:《全生指迷方》卷二引"懷"下有"妊"字。按:"爲"字衍。此句當作"上引如懷妊"。王注可證。《左傳》文六年孔疏:"引,謂在前。""上引如懷"謂腹前膨隆如懷妊狀。

〔6〕尻以代踵,脊以代頭:森立之曰:"尻以代踵者,謂腰骨痿躄,不能行步也。脊以代頭者,謂曲脊傴僂,項骨低下,不能仰天者也,龜背病是也。盖腎痹,輕者爲脹,重者爲後二病也。"

〔7〕發欬嘔汁:《全生指迷方》卷二引"欬"作"渴"。《三因方》卷三《叙論》引"汁"作"沫"。"沫"即唾液。《莊子·至樂》《釋文》引李注:"沫,口中汁也。"

〔8〕大塞:"大"疑作"不",形誤。"不"與"否"通用。《廣雅·釋詁四》:"否,不也。""否"通"痞"。"大塞"即"痞塞"。

〔9〕胷:胡本、讀本並作"脾"。

〔10〕數飲而出不得:《聖濟總録》卷十九引"而出不得"作"而不得出"。

〔11〕中氣喘争,時發飧泄:《三因方》卷三《叙論》引"争"作"急"。張志聰曰:"腸痹者,兼大小腸而言。小腸爲心之腑,而主小便,邪痹於小腸,則火熱鬱於上而爲數飲,下爲小便不得出也。大腸爲肺之腑,而主大便,邪痹於大腸,故上則爲中氣喘争,而下爲飧泄也。"

〔12〕腸:《永樂大典》卷一萬三千八百七十七引作"陽"。

〔13〕内痛:《太素》卷三《陰陽雜説》作"兩髀",與林校合。"兩髀"太陽脈氣所過。

〔14〕湯:《説文·水部》:"湯,熱水也。"

陰氣〔1〕**者,静則神藏,躁則消亡**〔2〕,陰,謂五神藏也。所以説神藏與消亡者,言人安静不涉邪氣,則神氣寧以内藏,人躁動觸冒邪氣,則神被害而離散,藏無所守,故曰消亡。此言五藏受邪之爲痺也。**飲食自**〔3〕**倍,腸胃乃傷。**藏以躁動致傷,府以飲食見損,皆謂過用越性,則受其邪。此言六府受邪之爲痺也。**淫氣**〔4〕**喘息,痺聚在肺;淫氣憂思,痺聚在心;淫氣遺溺**〔5〕**,痺聚在腎;淫氣乏竭**〔6〕**,痺聚在肝;淫氣肌**

絶〔7〕**，痺聚在脾。** 淫氣，謂氣之妄行者，各隨藏之所主而入爲痺也。新校正云：詳從上"凡痺之客五藏者"至此，全元起本在《陰陽別論》中，此王氏之所移也。**諸痺不已，亦益内也**〔8〕，從外不去，則益深至於身内。**其風氣勝者，其人易已也**〔9〕**。**

〔1〕陰氣：馬蒔曰："陰氣者，營氣也。"

〔2〕静則神藏，躁則消亡：馬蒔曰："陰氣精專，隨宗氣以行於經脈之中，惟其静，則五藏之神自藏而不消亡，若躁則五藏之神消亡而不能藏矣。"

〔3〕自：有"若"義。

〔4〕淫氣：謂五藏失和之氣。《吕氏春秋·古樂》高注："淫，亂也。"張志聰曰："此申明陰氣躁亡，而痺聚於藏也。"

〔5〕遺溺：《太素》卷三《陰陽雜説》作"歐唾"。森立之曰："腎主水。今淫氣閉塞，在腎經，故爲遺溺之證。《太素》作歐唾同理，但水液不順行，溢于上，則爲歐唾，漏于下，則爲遺尿也。"

〔6〕乏竭：《太素》卷三《陰陽雜説》作"渴乏"。森立之曰："渴乏者，渴燥匱乏之義，内渴乏，故引飲甚多也，是亦邪結飲閉在肝經之證。乏竭非病證，不與前後例同，《太素》作渴乏，似是。"

〔7〕肌絶：《太素》卷三《陰陽雜説》"肌"作"飢"。森立之曰："肌絶不成語，從《太素》是。蓋飢絶即絶飢，謂甚飢也。甚飢而不能食者，是邪飲閉結在胃中之證。"

〔8〕亦益内也：《太素》卷二十八《痺論》"内也"作"于内"。

〔9〕其風氣勝者，其人易已也：風爲陽邪，傷人肌表，變動不居，不留著一處，治得汗解而表散，不若深入臟腑之難，故曰"易已"。

帝曰：痺〔1〕**，其時有死者，或疼久者，或易已者，其故何也？岐伯曰：其入藏者死，其留連筋骨間者疼久，其留**〔2〕**皮膚間者易已。** 入藏者死，以神去也。筋骨疼久，以其定〔3〕也。皮膚易已，以浮淺也。由斯深淺，故有是不同。

〔1〕痺：《太素》卷二十八《痺論》、《甲乙經》卷十第一並無"痺"字。

〔2〕留：《太素》卷二十八《痺論》作"流"。

〔3〕定：《永樂大典》卷一萬三千八百七十七作"深"。

帝曰：其客於六府者何也？岐伯曰：此亦其食飲居處，爲其

病本也[1]**。**四方雖土地温涼高下不同，物性剛柔，食居不異[2]，但動過其分，則六府致傷。《陰陽應象大論》曰："水穀之寒熱，感則害六府。"新校正云：按《傷寒論》曰："物性剛柔，食居亦異。"**六府亦**[3]**各有俞，風寒濕氣中其俞，而食飲應之，循俞**[4]**而入，各舍其府也。**六府俞，亦謂背俞也。膽俞在十椎之傍，胃俞在十二椎之傍，三焦俞在十三椎之傍，大腸俞在十六椎之傍，小腸俞在十八椎之傍，膀胱俞在十九椎之傍，隨形分長短而取之如是，各去脊同身寸之一寸五分，並足太陽脈氣之所發也。新校正云：詳六府俞並在本椎下兩傍，此注言在椎之傍者，文略也。

〔1〕此亦其食飲居處，爲其病本也：《太素》卷二十八《痺論》"亦"下有"由"字。高士栻曰："猶云食飲自倍，居處失宜，乃府痺之病本也。"

〔2〕食居不異：《永樂大典》卷一萬三千八百七十七引作"飧居亦異"。

〔3〕亦：語中助詞。

〔4〕循俞：馬蒔曰："三百六十五穴，皆可以言俞。今曰俞者，凡六府之穴皆可以入邪。而王注止以足太陽經在背之六俞穴爲解，則又理之不然者也。"

帝曰：以鍼治之奈何？岐伯曰：五藏有俞，六府有合，循脈之分，各有所發[1]**，各隨其過**[2]，新校正云：按《甲乙經》"隨"作"治"。**則病瘳**[3]**也。**肝之俞曰太衝，心之俞曰太陵，脾之俞曰太白，肺之俞曰太淵，腎之俞曰太谿，皆經脈之所注也。太衝在足大指間本節後二寸陷者中。新校正云：按《刺腰痛》注云："太衝在足大指本節後内間二寸陷者中動脈應手。"刺可入同身寸之三分，留十呼，若灸者可灸三壯。太陵在手掌後骨兩筋間陷者中，刺可入同身寸之六分，留七呼，若灸者可灸三壯。太白在足内側核骨下陷者中，刺可入同身寸之三分，留七呼，若灸者可灸三壯。太淵在手掌後陷者中，刺可入同身寸之二分，留二呼，若灸者可灸三壯。太谿在足内踝後跟骨上動脈陷者中，刺可入同身寸之三分，留七呼，若灸者可灸三壯也。胃合入于三裏，膽合入于陽陵泉，大腸合入于曲池，小腸合入于小海，三焦合入于委陽，膀胱合入于委中。三裏在膝下三寸，骱外廉兩筋間，刺可入同身寸之一寸，留七呼，若灸者可灸三壯。陽陵泉在膝下一寸，骱外廉陷者中，刺可入同身寸之六分，留十呼，若灸者可灸三壯。小海在肘内大骨外，去肘端五分陷者中，屈肘乃得之，刺可入同身寸之二分，留七呼，若灸者可灸五壯。曲池在肘外輔，屈肘曲骨之中，刺可入同身寸之五分，留七呼，若灸者可灸三壯。委陽在足膕中外廉兩筋間，刺可入同身寸之七分，留五呼，若灸者可灸三壯，屈伸而取之。委中在膕中央約文中動脈，刺可入同身寸之五分，留七呼，若灸者可灸三壯。新校正云：按《刺熱》注："委中在足膝後屈處。"餘並同此。故經言循脈之分，各有所發，各隨其過，則病瘳也。過，謂脈所經過處。新校正云：詳王氏以委陽爲三焦之合，按《甲乙經》云："委陽，三焦下輔俞也，足太陽之别絡。"三焦之合，自在手少陽經天井穴，爲少陽脈之所入爲合。詳此六府之合，俱引本經所入之穴，獨三焦不引本經所入之穴者，王氏之誤也。王氏但見《甲乙經》云"三焦合于委陽，"彼説自異。彼又以大腸合于巨虚上廉，小腸合于下廉，此以曲池、小海易之，故知富以天井穴爲合也。

〔1〕各有所發：指發生疾病的所在經脈。馬蒔曰："循藏府經脈所行之分，各有所發病之經。"

〔2〕各隨其過：《太素》卷二十八《痺論》"隨"作"治"，"過"作"遇"。"過"謂病之所在。張志聰曰："各隨其有過之處而取之。"

〔3〕瘳(chōu 抽)：病愈。《説文·疒部》："瘳，疾瘉也。"

帝曰：榮衛之氣，亦令人〔1〕痺乎？岐伯曰：榮者，水穀之精氣也，和調〔2〕於五藏，灑陳〔3〕於六府，乃〔4〕能入於脈也。《正理論》曰："穀入於胃，脈道乃行，水入於經，其血乃成。"又《靈樞經》曰："榮氣之道，内穀爲實。"新校正云：按别本"實"作"寶"。穀入於胃，氣傳於肺，精專者上行經隧。由此故水穀精氣合榮氣運行，而入於脈也。**故循脈上下，貫五藏，絡六府也。**榮行脈内，故無所不至。**衛者，水穀之悍氣〔5〕也，其氣慓疾滑利〔6〕，不能入於脈也，**悍氣，謂浮盛之氣也。以其浮盛之氣，故慓疾滑利，不能入於脈中也。**故循皮膚之中，分肉〔7〕之間，熏於肓膜〔8〕，散〔9〕於胸腹，**皮膚之中分肉之間，謂脈外也。肓〔10〕膜，謂五藏之間鬲中膜也。以其浮盛，故能布散於胸腹之中，空虚之處，熏其肓膜，令氣宣通也。**逆其氣則病，從其氣則愈，不與風寒濕氣合，故不爲痺。**

〔1〕令人：《太素》卷二十八《痺論》"令"作"合"。按："人"乃"爲"之草書壞字。"令人"當作"合爲"。"榮衛之氣亦合爲痺乎？"之問，與下"不與風寒濕氣合，故不爲痺"答詞，前後相應。

〔2〕和調：同義複詞，《説文·言部》："調，和也。""調和"即均匀、協

調之意。

〔3〕灑(sǎ 撒)陳:即散布。《文選》郭璞《江賦》善注:"灑,散也。"《廣雅·释詁三》:"陳,布也。"

〔4〕乃:副詞,於是、然後之意。

〔5〕悍氣:張介賓曰:"衛氣者陽氣也,陽氣之至浮盛而疾,故曰悍氣。"

〔6〕慓疾滑利:《甲乙經》卷十第一"慓"作"剽"。"慓疾"、"滑利"皆同義複詞。即急滑之意。《説文·心部》:"慓,疾也。"《廣雅·釋詁一》:"疾,急也。"《説文·水部》:"滑,利也。"孫沛曰:"陽氣慓悍,氣悍則性剛猛而急疾,其性流滑而輕利。"

〔7〕分肉:森立之曰"分肉謂赤肉白膚之分界也,赤肉爲營氣之所行,白膚爲衛氣之所循也。"

〔8〕肓膜:《太素》卷二十八《痺論》作"胃募"。

〔9〕散:《甲乙經》卷十第一作"聚"。

〔10〕盲:元殘二作"肓"。下一"盲"字同。

帝曰:善。痺或痛,或不痛,或不仁,或寒,或熱,或燥〔1〕**,或濕,其故何也?岐伯曰:痛者寒氣多也,有**〔2〕**寒故痛也。**風寒濕氣客於肉分之間,迫切而爲沫,得寒則聚,聚則排分肉,肉裂則痛,故有寒則痛也。**其不痛不仁**〔3〕**者,病久入深,榮衛之行濇,經絡時踈**〔4〕**,故不通**〔5〕,新校正云:按《甲乙經》"不通"作"不痛"。詳《甲乙經》此條論不痛與不仁兩事,後言不痛,是再明不痛之爲重也。**皮膚不營,故爲不仁。**不仁者,皮頑不知有無也。**其寒者,陽氣少,陰氣多,與病相益**〔6〕**,故寒也**〔7〕**。**病本生於風寒濕氣,故陰氣益之也。**其熱者,陽氣多,陰氣少,病氣勝**〔8〕**陽遭**〔9〕**陰,故爲痺熱**〔10〕**。**遭,遇也。言遇於陰氣,陰氣不勝故爲熱。新校正云:按《甲乙經》"遭"作"乘"。**其多汗**〔11〕**而濡者,此其逢濕甚**〔12〕**也,陽氣少,陰氣盛**〔13〕**,兩氣相感**〔14〕**,故汗出而濡也。**中表相應,則相感也。

〔1〕或燥:田晋蕃曰:"《經籍訪古志》鈔宋本無或燥二字,與岐伯答合。"

〔2〕有:《太素》卷二十八《痺論》"有"下有"衣"字。

〔3〕其不痛不仁:楊上善曰:"仁者親也,覺也。營衛及經絡之氣疏

澀,不營皮膚,神不王於皮膚之中,故皮膚不覺痛癢,名曰不仁。"此説以"不痛"申"不仁",與諸注異。

〔4〕踈:同"疏"《廣雅·釋詁一》:"疏,通也。"

〔5〕通:《太素》卷二十八《痺論》作"痛",與林校引《甲乙經》合。于鬯曰:"痛、通並諧甬聲,故得假借。"

〔6〕益:《廣雅·釋詁二》:"益,加也。"

〔7〕故寒也:《甲乙經》卷十第一"寒也"作"爲寒"。

〔8〕病氣勝:《聖濟總録》卷三引無此三字。

〔9〕遭:明緑格抄本作"乘",與林校合。

〔10〕故爲痺熱:《甲乙經》卷十第一"爲"下無"痺"字。"故爲熱"與上"故爲寒"對文。

〔11〕多汗:《太素》卷二十八《痺論》、《甲乙經》卷十第一"多汗"下並有"出"字。

〔12〕甚:《太素》卷二十八《痺論》作"勝"。

〔13〕陽氣少,陰氣盛:《太素》卷二十八《痺論》"陽氣"上有"其"字。

〔14〕兩氣相感:謂内飲水濕之氣與外邪寒濕之氣相感而發痺,故身寒而汗出也。

帝曰:夫痺之爲病,不痛何也?岐伯曰:痺在於骨〔1〕**則重,在於脈則血凝而不流**〔2〕**,在於筋則屈不伸**〔3〕**,在於肉則不仁,在於皮則寒,故具此五者則不痛也**〔4〕**。凡痺之類,逢寒則蟲**〔5〕**,逢熱則縱。帝曰:善。**蟲,謂皮中如蟲行。縱,謂縱緩不相就。新校正云:按《甲乙經》"蟲"作"急"。

〔1〕在於骨:《太素》卷二十八《痺論》、《甲乙經》卷十第一,《聖濟總録》卷八十五引"在"下並無"於"字。下文"在於脈"、"在於筋"、"在於肉"、"在於皮"同。

〔2〕則血凝而不流:《甲乙經》卷十第一"則"下無"血"字。"則凝而不流"與下"則屈而不伸"句式一律。

〔3〕則屈不伸:"屈"下脱"而"字,應據《聖濟總録》卷八十五、《永樂大典》卷一萬三千八百七十七引補。"則屈而不伸"與上"則凝而不流"對文。

〔4〕故具此五者則不痛也:汪昂曰:"痛則血氣猶能周身,五者爲氣血不足,皆重於痛,故不復作痛。"張琦曰:"五者具,則自皮入骨,所謂病久入

深,明不痛之爲重也。"

〔5〕蟲:《太素》卷二十八《痺論》作"急"與林校引《甲乙經》合。田晋蕃曰:"當從皇甫本作急。下文逢熱則縱,是縱與急對。蟲字疑上文在於皮則寒本作在皮則蟲,故王注謂皮中如蟲行。校書人因注文蟲,謂皮中如蟲行;縱,謂縱緩不相就二句並釋,遂移蟲於此。既誤經文爲逢寒則蟲,遂以寒字易上文蟲字。"

痿論篇第四十四新校正云:按全元起本在第四卷。

提要:本篇專論痿證,闡述了痿躄、脉痿、筋痿、肉痿、骨痿等證的病因病理,以及治療大法應以獨取陽明爲主。

黄帝問曰:五藏使人痿〔1〕**何也?**痿,謂痿弱無力以運動。**岐伯對曰:肺主身之皮毛,心主身之血脉,肝主身之筋膜**〔2〕,新校正云:按全元起本云:"膜者,人皮下肉上筋膜也。"**脾主身之肌肉**〔3〕**,腎主身之骨髓**,所主不同,痿生亦各歸其所主。**故肺熱葉焦**〔4〕**,則皮毛虚弱急薄**〔5〕**,著則生痿躄**〔6〕**也。**躄,謂攣躄,足不得伸以行也。肺熱則腎受熱氣故爾。**心氣熱,則下脉厥而上**〔7〕**,上則下脉虚,虚則生脉痿,樞折挈**〔8〕**,脛縱**〔9〕**而不任地也。**心熱盛則火獨光,火獨光則内〔10〕炎上,腎之脉常下行,今火盛而上炎用事,故腎脉亦隨火炎爍而逆上行也。陰氣厥逆,火復内燔,陰上隔陽,下不守位,心氣通脉,故生脉痿。腎氣主足,故膝腕樞紐如折去而不相提挈,脛筋縱緩而不能任用於地也。**肝氣熱,則膽泄口苦筋膜乾,筋膜乾則筋**〔11〕**急而攣,發爲筋痿**〔12〕**。**膽約肝葉而汁味至苦,故肝熱則膽液滲泄,膽病則口苦,今膽液滲泄,故口苦也。肝主筋膜,故熱則筋膜乾而攣急,發爲筋痿也。《八十一難經》曰:"膽在肝短葉間下〔13〕。"**脾氣熱,則胃乾而渴,肌肉不仁,發爲肉痿。**脾與胃以膜相連,脾氣熱則胃液滲泄,故乾而且〔14〕渴也。脾主肌肉,今熱薄於内,故肌肉不仁,而發爲肉痿。**腎氣熱,則腰脊不舉**〔15〕**,骨枯而**〔16〕**髓減,發爲骨痿。**腰爲腎府,又腎脉上股内貫脊屬腎,故腎氣熱則腰脊不舉也。腎主骨髓,故熱則骨枯而髓減,發則爲骨痿。

〔1〕五藏使人痿:楊上善曰:"痿者,屈弱也。以五藏熱,遂使皮膚脉

筋肉骨緩痿屈弱不用,故名爲痿。"

〔2〕筋膜:楊上善曰:"膜者,人之皮下肉上,膜,肉之筋也。"森立之曰:"筋與膜同類而異形,所以連綴藏府,維持骨節,保養胭肉,爲之屈申自在者也。"

〔3〕肌肉:《太素》卷二十五《五藏痿》:"肌"作"脂"。

〔4〕肺熱葉焦:《太素》卷二十五《五藏痿》、《甲乙經》卷十四第四"肺"下並有"氣"字。又《甲乙經》"熱"下有"則"字。"焦"古作"爨"。《説文·火部》"爨,火所傷也。"

〔5〕則皮毛虚弱急薄:《甲乙經》卷十第四"則"上有"焦"字。《太素》卷二十五《五藏痿》"虚"作"膚"。"急薄"形容皮毛乾枯無澤拘急不舒之象。"薄"迫也。

〔6〕著則生痿躄(bì 壁):"著"有"甚"意,喜多村直寬曰:"按著字蓋語助,謂急薄之甚。"《吕氏春秋·重己》高注:"痿躄,不能行也。"

〔7〕下脈厥而上:"下脈"謂下行之脈,"厥"者,逆行之謂。

〔8〕挈:《甲乙經》卷十第四作"瘈"。按循王注"不相提挈"句,疑"挈"上脱"不"字。《説文·手部》:"提,挈也""提挈"爲聯綿字。《禮記·王制》:"班白者不提挈。"以此知王注之確。《甲乙經》作"瘈"。"挈"與"瘈"雖通,但其義自别。

〔9〕縱:《太素》卷二十五《五藏痿》作"瘲"。《甲乙經》卷十第四作"腫",似是。

〔10〕内:趙本作"火"。

〔11〕筋:《太素》卷二十五《五藏痿》無"筋"字。檢王注亦無"筋"字,此乃襲上誤衍。

〔12〕筋痿:姚止庵曰:"痿之爲義,似屬弛緩,攣急亦痿者,急則拘縮而不能伸,與弛無異,故亦能痿也。"

〔13〕下:今本《難經·四十二難》無"下"字。

〔14〕而且:胡本、藏本"而"下無"且"字。

〔15〕腰脊不舉:謂腰脊不能活動。《淮南子·主術訓》高注:"舉,用也。"

〔16〕而:《難經·十五難》虞注引無"而"字。

帝曰:何以得之?岐伯曰:肺者,藏之長也〔1〕**,爲心之蓋**〔2〕**也**,位高而布葉於胸中,是故爲藏之長,心之蓋。**有所失亡,所求不**

得[3]**，則發肺鳴**[4]**，鳴則肺熱葉焦。**志苦不暢[5]，氣鬱故也，肺藏氣，氣鬱不利，故喘息有聲而肺熱葉焦也。**故曰：五藏因肺熱葉焦**[6]**發爲痿躄。此之謂也**[7]**。**肺者所以行榮衛治陰陽，故引曰五藏因肺熱而發爲痿躄也。**悲哀太甚，則胞絡絶**[8]**，胞絡絶則陽氣内動，發則心下崩**[9]**，數溲血也。**悲則心系急，肺布葉舉，而上焦不通，榮衛不散，熱氣在中，故胞絡絶而陽氣内鼓動，發則心下崩數溲血也。心下崩，謂心包内崩而下血也。溲，謂溺也。新校正云：按楊上善云："胞絡者，心上胞絡之脈也。"詳經注中"胞"字，俱當作"包"。全本"胞"又作"肌"也。**故《本病》曰：大經空虚，發爲肌痺**[10]**，傳爲脈痿。**《本病》古經論篇名也。大經，謂大經脈也。以心崩溲血，故大經空虚，脈空則熱内薄，衛氣盛，榮氣微，故發爲肌痺也。先見肌痺，後漸脈痿，故曰傳爲脈痿也。**思想無窮，所願不得，意淫**[11]**於外，入房太甚，宗筋**[12]**弛縱，發爲筋痿，及爲白淫。**思想所願，爲祈[13]欲也，施寫勞損，故爲筋痿及白淫也。白淫，謂白物淫衍，如精之狀，男子因[14]溲而下，女子陰器中綿綿而下也。**故《下經》曰：筋痿者，生於肝**[15]**使内**[16]**也。**《下經》上古之經名也。使内，謂勞役陰力，費竭精氣也。**有漸**[17]**於濕，以水爲事**[18]**，若有所留，居處相濕**[19]**，肌肉濡漬**[20]**，痺而不仁，發爲肉痿。**業惟近濕，居處澤下，皆水爲事也。平者久而猶怠[21]感之者尤甚矣。肉屬於脾，脾氣惡濕，濕著於内[22]則衛氣不榮，故肉爲[23]痿也。**故《下經》曰：肉痿者，得之濕地也。**《陰陽應象大論》曰："地之濕氣，感則害皮肉筋脈。"此之謂害肉也。**有所遠行勞倦，逢大熱而渴，渴則陽氣内伐**[24]**，内伐則**[25]**熱舍**[26]**於腎，腎者水藏也，今水不勝火，則骨枯而髓**[27]**虚，故足不任身，發爲骨痿。**陽氣内伐，謂伐腹中之陰氣也。水不勝火，以熱舍於腎中也。**故《下經》曰：骨痿者，生於大熱也。**腎性惡燥，熱反居中，熱薄骨乾，故骨痿無力也。

〔1〕肺者，藏之長也：張志聰曰："藏真高於肺，朝百脈而行氣於藏府，故爲藏之長。"

〔2〕心之蓋：心肺同居胸中，肺位最高，覆於心上，故謂之蓋。《廣韻·十四泰》："蓋，覆也，掩也。"

〔3〕所求不得："所求"滑壽《讀素問抄》作"求之"。

〔4〕則發肺鳴:《太素》卷二十五《五藏痿》"鳴"作"喝"。下一"鳴"字同。楊上善曰:"心有亡失,求之不得,即傷於肺,肺傷則出氣有聲。""喝"謂大呵出聲,見本書《生氣通天論》王注。

〔5〕志苦不暢:元殘二"苦"作"若"。趙本、藏本"暢"並作"揚"。

〔6〕故曰五藏因肺熱葉焦:《甲乙經》卷十第四無此九字。錢熙祚曰:"按上下文皆五藏平列,未嘗歸重於肺。此處但言肺痿之由,不當有此九字。"

〔7〕此之謂也:《甲乙經》卷十第四無此四字。

〔8〕則胞絡絶:"胞"林校作"包",可從。高世栻曰:"悲哀太甚,則心氣内傷,故包絡絶。包絡,心包之絡也。"按:"絶"有"止"義,見《吕氏春秋·權勳》高注。馬蒔作"阻絶"解,其説與"止"義近。

〔9〕胞絡絶則陽氣内動,發則心下崩:《聖濟總録》卷九十六引此十三字作"陽氣動中"。姚止庵曰:"包絡所以衛心,悲哀太甚,則氣急迫而胞絡傷,絡傷則心病。蓋心屬火而主血,心病火發,血不能静,遂下流於溲溺也。"

〔10〕發爲肌痺:《太素》卷二十五《五藏痿》"肌"作"脈"。當據改。頻發溲血,經脈空虚,滲灌不足,血行濇滯,痺而不通,發爲脈痺。

〔11〕淫:《素問校譌》引古抄本作"浮"。

〔12〕宗筋:于鬯曰:"宗當訓衆。《廣雅·釋詁》云:宗,衆也。宗筋爲衆筋,故下文云:陰陽總宗筋之會。又《厥論》云:前陰者,宗筋之所聚。曰會、曰聚,則宗之訓衆明矣。《厥論》宗字,《甲乙經·陰衰發熱厥篇》正作衆,尤爲明據。"按:《内經》"宗筋"一詞,所指有二:一指"衆筋",如本篇所述;一指前陰而言,如《靈樞·五音五味》曰:宦者去其宗筋,傷其衝脈,血瀉不復,皮膚内結,唇口不榮,故鬚不生。"

〔13〕祈:趙本作"所"。

〔14〕因:胡本、元殘二並作"溺"。

〔15〕肝:《太素》卷二十五《五藏痿》無"肝"字。

〔16〕使内:謂入房。

〔17〕漸:浸漬之意。《廣雅·釋詁二》:"漸,漬也。"

〔18〕以水爲事:似謂好飲酒漿。

〔19〕居處相濕:《甲乙經》卷十第四"相"作"傷"。《全生指迷方》卷二引作"卑"。張琦曰:"居處相濕四字有誤。"

〔20〕肌肉濡漬:謂肌肉被濕邪浸漚、困阻。"濡"作"濕"解,見慧琳《音義》卷五十一。《説文·水部》:"漬,漚也。"段注:"謂浸漬也。"

〔21〕怠:胡本、讀本並作"殆"。

〔22〕於内:趙本"内"作"肉"。藏本"於内"作"肌肉"。

〔23〕肉爲:胡本作"爲肉"。

〔24〕伐:《三因方》卷九引作"乏"。按:馬蒔云:"渴則衛氣内伐其陰氣。"如其説,則作"乏"誤。

〔25〕内伐則:明抄本無此三字。

〔26〕舍:《太素》卷本十五《五藏痿》、《甲乙經》卷十第四並作"合"。

〔27〕髓:《甲乙經》卷十第四作"空"。

帝曰:何以别之?岐伯曰:肺熱者色白而毛敗,心熱者色赤而絡脈溢〔1〕**,肝熱者色蒼而爪枯,脾熱者色黄而肉蠕動**〔2〕**,腎熱者色黑而齒槁。**各求藏色及所主養而命之,則其應也。

〔1〕絡脈溢:指絡脈充盈而外見。楊上善曰:"絡脈,心之所主也。絡脈脹見爲溢也。"丹波元簡曰:"此以外候言,乃孫絡浮見也。"

〔2〕蠕動:《太素》卷二十五《五藏痿》"蠕"作"濡"。《太平御覽》卷三百七十五《人事部》引"蠕動"作"軟"。按:《史記·匈奴傳》索隱引《三蒼》:"蠕音軟。""濡""軟"通。是"蠕""濡""軟"三字音義同。"動"疑爲"蠕"之旁記字,誤入正文。

帝曰:如夫子言可矣,論言〔1〕**治痿者獨取陽明,何也?岐伯曰:陽明者,五藏六府之海,**陽明,胃脈也。胃爲水穀之海也。**主閏宗筋**〔2〕**,宗筋主束骨**〔3〕**而利機關也。**宗筋,謂陰髦中横骨上下之竪筋也。上絡胸腹,下貫髖尻,又經於背腹上頭項,故云宗筋主束骨而利機關也。然腰者,身之大關節,所以司屈伸,故曰機關。**衝脈者,經脈之海也**〔4〕,《靈樞經》曰:"衝脈者,十二經之海。"**主滲灌谿谷,與陽明合於宗筋,**尋此則横骨上下齊兩傍竪筋,正宗筋也。衝脈循腹俠齊傍各同身寸之五分而上,陽明脈亦俠齊傍各同身寸之一寸五分而上,宗筋脈於中,故云與陽明合於宗筋也。以爲十二經海,故主滲灌谿谷也。肉之大會爲谷,小會爲谿。新校正云:詳"宗筋脈於中",一作"宗筋縱於中"。**陰陽揔宗筋之會**〔5〕**,會於氣街**〔6〕**,而陽明爲之長**〔7〕**,皆屬於帶脈,而絡於督脈。**宗筋聚會,會於横骨之中,從上而下,故云陰陽揔宗筋之會也。宗筋俠齊下合於横骨,陽明輔其外,衝脈居其中,故云會於氣街而陽明爲之長也。氣街,則陰髦兩傍脈動處也。帶脈者,起於季脇,回身一周,而絡於督脈也。督脈者,起於關元,上下循腹。故云皆屬於帶脈而絡於督脈也。督脈、任脈、衝脈三脈者,同起而異行,故經文或參差而引之。**故陽明虚則宗筋縱,帶脈不引,故足痿不用也。**陽明之脈,從缺盆下乳内廉,下俠齊至氣街中;其支别者,起胃下口,循腹裏下至氣街中而合,以下髀,抵伏兔,下入膝髕中,下循胻外廉,下足跗,入中指内間;其支别者,下膝三寸而别,以下入中指外間。故陽明虚則宗筋縱緩,帶脈不引,而足痿弱不可用也。引,謂牽引。

〔1〕論言:張介賓曰:"論言者,即《根結》篇曰:痿疾者取之陽明。"

〔2〕主閏宗筋:吴本、朝本"閏"並作"潤"。《太素》卷二十五《五藏痿》亦作"潤"。按:"閏"爲"潤"之壞字。

〔3〕宗筋主束骨:《太素》卷二十五《五藏痿》"宗筋"下有"者"字,"主束骨"作"束骨肉"。

〔4〕衝脈者,經脈之海也:衝脈於循行中"滲諸陽""灌諸精""滲三陰""注諸絡",其脈上行至頭,下行至足,能調節十二經氣血,故曰"經脈之海"。

〔5〕陰陽揔宗筋之會:張介賓曰:"宗筋聚於前陰,前陰者,足之三陰、陽明、少陽及衝、任、督、蹻九脈之所會也。九者之中,則陽明爲五臟六腑之海,衝爲經脈之海,此一陰一陽,總乎其間,故曰陰陽總宗筋之會也。""揔"《説文》作"總"。又作"緫"。《廣韻·一董》:"緫,合也,揔同。"

〔6〕會於氣街:"氣街"穴名,位於臍下五寸,旁開二寸。氣街乃陽明與衝脈循行之所,故曰"會於氣街"。

〔7〕長:吴崑曰:"長,猶主也。"

帝曰:治之奈何?岐伯曰:各補其滎而通其俞〔1〕**,調其虚實,和其逆順,筋脈骨肉**〔2〕**,各以其時受月**〔3〕**,則病已矣。帝曰:善。**時受月,謂受氣時月也。如肝王甲乙,心王丙丁,脾王戊己,肺王庚辛,腎王壬癸,皆王氣法也。時受月則正謂五常受氣月也。

〔1〕各補其滎而通其俞:吴崑曰:"十二經有滎有俞,所溜爲滎,所注爲俞。補,致其氣也。通,行其氣也。"張介賓曰:"上文云獨取陽明,此復云各補其滎而通其俞。蓋治痿者,當取陽明,又必察其所受之經,而兼治之也。"

〔2〕筋脈骨肉:姚止庵曰:"筋者,肝也;脈者,心也;骨者,腎也;肉者,脾也。五藏獨缺肺者,肺合皮毛,皮毛附於肉,或省文也。"

〔3〕各以其時受月:《太素》卷二十五《五藏痿》"月"作"日"。森立之曰:"謂肝木痿証,以甲乙日刺之也。他四藏皆倣此。"

按語:本篇有"治痿者獨取陽明"一語,明清醫家臨證醫治,根據病情,領會經旨,取法亦不膠柱,如滑壽治一婦,始病瘧,當夏月,醫以脾寒胃弱,久服桂附等藥,後瘧雖退,而積火燔熾,致消穀善飢,日數十飯猶不足,終日端坐如常人,第目昏不能視,足弱不能履,腰胯困軟,肌肉虚肥。至初冬,伯仁診之,脈洪大而虚濡,曰:此痿證也,長夏過服熱藥所致。蓋夏令濕當權,剛劑太過,火濕俱甚,肺熱葉焦,故兩足痿易而不爲用也。遂以東垣長夏濕熱成痿之法(即清燥湯)治之,日食益減,日漸能視,至冬末,下榻行步如故。(見滑壽《醫案》)

又如李中梓治太學朱修之,八年痿廢,累治不效。李診之,六脈有力,飲食如常,此實熱内蒸,心陽獨亢,證名脈痿。用承氣湯下六七行,左足便能伸縮,再用大承氣又下十餘行,手中可以持物,更用黄連、黄芩各一斤,酒蒸大黄八兩,蜜丸,日積服四錢,以人參湯送,一月之内,積滯不可勝數,四肢皆能展舒。(見李士材《醫案》)

治兵尊高懸圃,患兩足痠軟,神氣不足,向服安神壯骨之藥,不效。改服滋腎合二妙,加牛膝、苡仁之屬,又不效。純用血藥,脾胃不實。李診之,脈皆衝和,按之亦不甚虚,惟脾部重取之,則濇而無力。此土虚下陷不能制水,則濕氣墜於下焦,故膝脛爲患耳。進補中益氣倍用升、柴,數日即愈。(見李士材《醫案》)

王旭高治痿,謂肺爲水源,肺熱葉焦,則津液不能灌輸於經脈,而爲痿躄。卧床不能行動,形肉消削,欬嗽痰臭,舌紅無苔,脈細而數。是皆津液消耗,燥火内灼之象。考經論治痿獨取陽明者,以陽明主潤宗筋,胃爲氣血之源耳。今擬生胃津以供於肺,仿西昌喻氏意。沙參、阿膠、杏仁、甘草、元參、火麻仁、天冬、麥冬、玉竹、茯苓、桑葉、枇杷葉。(王旭高《醫案》)

“獨取陽明”乃《内經》所示治痿之總則，於施鍼、用藥皆具指導意義。以上四案，都爲“獨取陽明”治法。然具體運用則分别具有匠心。或以清燥湯清陽明濕熱；或以承氣湯瀉陽明火邪；或以參、芪、朮等品補陽明之氣；或以甘寒之味滋陽明之陰。補瀉不同，總歸乎取陽明也。

厥論篇第四十五新校正云：按全元起本在第五卷。

提要：本篇論述寒厥、熱厥及六經厥逆的病因、病理與臨床表現，着重説明了其發病機理關鍵在於陰陽之氣不相順接。

黄帝問曰：厥之寒熱[1]者何也？厥，謂氣逆上也。世謬傳爲脚氣，廣飾方論焉。**岐伯對曰：陽氣衰於下，則爲寒厥[2]；陰氣衰於下，則爲熱厥[3]。**陽，謂足之三陽脈。陰，謂足之三陰脈。下，謂足也。

〔1〕厥之寒熱：楊上善曰：“夫厥者，氣動逆也。氣之失逆，有寒有熱，故曰厥寒熱也。”“之”有“有”義。“有”古讀若“以”，故“之”訓“有”，亦訓“以”。

〔2〕陽氣衰於下，則爲寒厥：楊上善曰：“下謂足也，足之陽氣虚，陰氣乘之，足冷，名曰寒厥。”

〔3〕陰氣衰於下，則爲熱厥：楊上善曰：“足之陰氣虚，陽氣乘之，足熱，名曰熱厥。”

帝曰：熱厥之爲熱也[1]，必起於足下者何也？陽主外而厥在内，故問之。**岐伯曰：陽氣起於足五指[2]之表[3]，陰脈者[4]集於足下而聚於足心，故陽氣勝[5]則足下熱也。**大約而言之，足太陽脈出於足小指之端外側，足少陽脈出於足小指次指之端，足陽明脈出於足中指及大指之端，並循足陽而上，肝脾腎脈集於足下，聚於足心，陰弱故足下熱也。新校正云：按《甲乙經》“陽氣起於足”作“走於足”。“起”當作“走”。

〔1〕之爲熱也：《甲乙經》卷七第三、《千金方》卷十四第五引並無此四字。

〔2〕指：應作“止”，《説文·手部》：“指，手指也。”據此則在手爲“指”，在足爲“止”，“止”乃“趾”之古文。

〔3〕表：指外側言。

〔4〕陰脈者:《太素》卷二十六《寒熱厥》、《病源》卷十二《寒熱厥候》、《千金方》卷十四第五引並無此三字。

〔5〕陽氣勝:《太素》卷二十六《寒熱厥》、《甲乙經》卷七第三、《病源》卷十二《寒熱厥候》、《千金方》卷十四第五引"陽"下並無"氣"字。

帝曰:寒厥之爲寒也[1],必從五指而上於膝者[2]何也? 陰主内而厥在外,故問之。**岐伯曰:陰氣起於五指之裏,集於膝下[3]而聚於膝上,故陰氣勝則從五指至膝上寒,其寒也,不從外,皆從内也[4]。** 亦大約而言之也。足太陰脈起於足大指之端内側,足厥陰脈起於足大指之端三毛中,足少陰脈起於足小指之下斜趣足心,並循足陰而上循股陰入腹,故云集於膝下,而聚於膝之上也。

〔1〕之爲寒也:《甲乙經》卷七第三、《千金方》卷十四第五引並無此四字。

〔2〕必從五指而上於膝者:《甲乙經》卷七第三、《千金方》卷十四第五引"從"並作"起"。《太素》卷二十六《寒熱厥》、《病源》卷十二《寒熱厥候》"而上於膝者"並作"始上於膝下"。

〔3〕膝下:《千金方》卷十四第五"膝"下無"下"字。

〔4〕内也:《太素》卷二十六《寒熱厥》、《病源》卷十二《寒熱厥候》並作"内寒"。

帝曰:寒厥何失[1]而然也?岐伯曰:前陰者,宗筋之所聚,太陰陽明之所合也[2]。 宗筋俠齊,下合於陰器,故云前陰者宗筋之所聚也。太陰者,脾脈。陽明者,胃脈。脾胃之脈,皆輔近宗筋,故云太陰陽明之所合。新校正云:按《甲乙經》"前陰者,宗筋之所聚。"作"厥陰者,衆筋之所聚。"全元起云:前陰者,厥陰也。"與王注義異,亦自一説。**春夏則陽氣多而陰氣少,秋冬則陰氣盛而陽氣衰,** 此乃天之當道。**此人者[3]質壯,以秋冬奪於所用,下氣上争不能復[4],精氣溢下,邪氣因從之而上也[5],** 質,謂形質也。奪於所用,謂多欲而奪其精氣也。**氣因於中[6],** 新校正云:按《甲乙經》"氣因於中"作"所中"。**陽氣衰,不能滲營[7]其經絡,陽[8]氣日損,陰氣獨在,故手足爲之寒也。**

〔1〕失:律以下節"熱厥何如而然"句,"失"當作"如"。

〔2〕太陰陽明之所合也:楊上善曰:"手太陰脈絡大腸,循胃口;足太陰脈絡胃;手陽明脈屬大腸;足陽明脈屬胃。手足陰陽之脈,皆主水穀,共

以水穀之氣資於諸筋,故令足太陰、足少陰、足厥陰、足陽明等諸脈聚於陰器,以爲宗筋,故宗筋太陰陽明之所合也。"

〔3〕此人者:指寒厥手足逆冷之人。

〔4〕下氣上争不能復:張介賓曰:"精虚於下,則取足於上,故下氣上争也。去者太過,生者不及,故不能復。"高世栻曰:"在下之陰氣,上争於陽,致陽氣不能復。復,内藏也。"

〔5〕精氣溢下,邪氣因從之而上也:氣隨精泄,元陽虚衰,陰寒内盛,僭而上逆。"溢下"猶云"溢洩"。

〔6〕氣因於中:《太素》卷二十六、《寒熱厥》"因"作"居"。"氣"指寒邪之氣。"中"猶言内。

〔7〕滲營:滲灌營養。

〔8〕陽:《太素》卷二十六《寒熱厥》、《病源》卷十二《寒熱厥候》"陽"上並有"故"字。

帝曰:熱厥何如而然也?源其所由爾。**岐伯曰:酒入於胃,則絡脈滿而經脈虚[1],脾主爲胃行其津液者也。陰氣虚則陽氣入[2],陽氣入則胃不和,胃不和則精氣[3]竭,精氣竭則不營其四支也。**前陰,爲太陰、陽明之所合,故胃不和則精氣竭也。内精不足,故四支無氣以營之。**此人必數醉若[4]飽以[5]入房,氣聚於脾中不得散[6],酒氣與穀氣相薄[7],熱盛於中[8],故熱徧[9]於身内熱而溺赤也。夫酒氣盛而慓悍,腎氣有[10]衰,陽氣獨勝,故手足爲之熱也。**醉飽入房,内亡精氣,中虚熱入,由是腎衰,陽盛陰虚,故熱生於手足也。

〔1〕酒入於胃,則絡脈滿而經脈虚:酒爲水穀之精,熟穀之液,其氣慓悍,故入於胃,先從衛氣行皮膚而充溢於絡脈,經與絡不能兩實,今絡脈滿而經脈虚。《靈樞·經脈》:"飲酒者,衛氣先行皮膚,先充絡脈,絡脈先盛,故衛氣已平,營氣乃滿,而經脈大盛。"

〔2〕入:孫鼎宜曰:"入當作實,聲誤。胃陽脾陰,酒入胃必歸脾,濕熱在脾則脾陰虚,濕熱薰胃則胃陽實。"

〔3〕精氣:此指水穀精氣。

〔4〕若:有"與"義,見《經傳釋詞》。

〔5〕以:《太素》卷二十六《寒熱厥》、《病源》卷十二《寒熱厥候》並作

“巳”。按“以”“巳”音義並通，甚也。

〔6〕氣聚於脾中不得散：醉飽入房，脾腎兩傷，脾傷則不運，腎虚則無氣以資脾，故令酒食之氣聚而不散。

〔7〕薄：《太素》卷二十六《寒熱厥》作“搏”。《病源》卷十二《寒熱厥候》作“并”。

〔8〕盛於中：《病源》卷十二《寒熱厥候》作“起於内”。

〔9〕徧：同“遍”。《詩·北門》：“交徧讁我。”《釋文》：“徧，古遍字。”

〔10〕有：元殘二、吴本、朝本、藏本、熊本、《讀素問抄》、《甲乙經》卷七第三並作“日”。

帝曰：厥或令人腹滿，或令人暴不知人，或至[1]半日遠至一日乃知人者何也？ 暴，猶卒也，言卒然冒悶不醒覺也。不知人，謂悶甚不知識人也，或謂尸厥。**岐伯曰：陰氣盛於上則下虚，下虚則腹脹滿[2]；陽氣盛於上，則下氣重上而邪氣逆，逆則陽氣亂，陽氣亂則不知人也[3]。** 陰，謂足太陰氣也。新校正云：按《甲乙經》“陽氣盛於上”五字作“腹滿”二字，當從《甲乙經》之説。何以言之？别按《甲乙經》云：“陽脈下墜，陰脈上争，發尸厥。”焉有陰氣盛於上，而又言陽氣盛於上。又按張仲景云：“少陰脈不至，腎氣微，少精血，奔氣促迫，上入胸鬲，宗氣反聚，血結心下，陽氣退下，熱歸陰股，與陰相動，令身不仁，此爲尸厥。”仲景言陽氣退下，則是陽氣不得盛於上，故知當從《甲乙經》也。又王注陰謂足太陰，亦爲未盡。按《繆刺論》云：“邪客於手足少陰、太陰、足陽明之絡，此五絡皆會於耳中，上絡左角，五絡俱竭，令人身脈皆動而形無知，其狀若尸，或曰尸厥。”焉得專解陰爲太陰也？

〔1〕至：《病源》卷十二《寒熱厥候》引無“至”字。

〔2〕下虚則腹脹滿：《甲乙經》卷七第三、《千金方》卷十四第五引“腹”下並無“脹”字。按：作“腹滿”是，與帝問相應。

〔3〕陽氣盛於上，則下氣重上而邪氣逆，逆則陽氣亂，陽氣亂則不知人也：尤怡曰：“《素問》曰：陰氣盛於上則下虚，下虚則腹脹滿。又曰：陽氣盛於上，則下氣重上而邪氣逆，逆則陽氣亂，陽氣亂則不知人。此二段乃岐伯分答黄帝問厥或令人腹滿，或令人昏不知人二語之辭。所謂陰氣者下氣也，下氣而盛於上，則下反無氣矣，無氣則不化，故腹脹滿也。所謂下氣者即陰氣也，陽氣上盛則陰氣上奔，陰從陽之義也。邪氣亦即陰氣，以其失正而上奔即爲邪氣，邪氣既逆，陽氣乃亂，氣治則明，亂則昏，故不知

人也。《甲乙經》削陽氣盛於上五字，而增腹滿二字於下虛則腹脹滿之下，則下氣重上之上，林氏云：當從《甲乙經》。謂未有陰氣盛於上，而又陽氣盛於上者。二公並未體認分答語辭，故其言如此，殆所謂習而弗察者耶。"

帝曰：善。願聞六經脈之厥狀病能[1]也。爲前問解，故請備聞諸經厥也。**岐伯曰：巨陽之厥[2]，則腫首頭重[3]，足不能行，發爲眴仆[4]。**巨陽，太陽也。足太陽脈，起於目内眥，上額交巔上；其支別者，從巔至耳上角；其直行者，從巔入絡腦，還出別下項，循肩髆内，俠脊抵腰中，入循膂絡腎屬膀胱；其支別者，從腰中下貫臀，入膕中；其支別者，從髆内左右別下貫胂，過髀樞，循髀外後廉下合膕中，以下貫腨内，出外踝之後，循京骨至小指之端外側。由是厥逆外形斯證也。腫，或作踵，非。**陽明之厥，則癲疾欲走呼，腹滿不得[5]卧，面赤[6]而熱，妄見而妄言。**足陽明脈，起於鼻，交頞中，下循鼻外，入上齒中，還出俠口環脣，下交承漿，却循頤後下廉，出大迎，循頰車上耳前，過客主人，循髮際至額顱；其支別者，從大迎前下人迎，循喉嚨入缺盆，下鬲屬胃絡脾；其直行者，從缺盆下乳内廉，下俠齊入氣街中；其支別者，起胃下口，循腹裏，下至氣街中而合，以下髀，抵伏兔，下入膝髕中，下循䯒外廉，下足跗，入中指内間；其支別者，下膝三寸而別，以下入中指外間；其支別者，跗上入大指間出其端。故厥如是也。癲，一爲巔，非。**少陽之厥，則暴聾頰腫而[7]熱，脇痛，䯒不可以運[8]。**足少陽脈，起於目鋭眥，上抵頭角，下耳後，循頸，行手少陽之前，至肩上，交出手少陽之後，入缺盆；其支別者，從耳後入耳中，出走耳前，至目鋭眥後；其支別者，目鋭眥下大迎，合手少陽於䪼，下加頰車，下頸合缺盆以下胸中，貫鬲絡肝屬膽，循脇裏，出氣街，遶毛際，横入髀厭中；其直行者，從缺盆下掖，循胸過季脇，下合髀厭中，以下循髀陽，出膝外廉，下入外輔骨之前，直下抵絶骨之端，下出外踝之前，循足跗，出小指次指之端，故厥如是。**太陰之厥，則腹滿䐜脹，後不利[9]，不欲食，食[10]則嘔，不得卧。**足太陰脈，起於大指之端，上膝股内前廉，入腹屬脾絡胃，上鬲俠咽，連舌本，散舌下；其支別者，復從胃別上鬲，注心中。故厥如是。**少陰之厥，則口[11]乾溺赤，腹滿心痛。**足少陰脈，上股内後廉，貫脊屬腎絡膀胱；其直行者，從腎上貫肝鬲，入肺中，循喉嚨，俠舌本；其支別者，從肺出絡心，注胸中。故厥如是。**厥陰之厥，則少腹腫痛，腹[12]脹涇溲[13]不利，好卧屈膝，陰縮腫[14]，䯒[15]内熱。**足厥陰脈,去内踝一寸,上踝八寸,交出太陰之後,上膕内廉,循股陰,入髦中,下環陰器,抵少腹,俠胃屬肝絡膽,上貫鬲。故厥如是矣。“胻内熱”一本云“胻外熱”,傳寫行書内外誤也。**盛則寫之,虚則補之,不盛不虚,以經取之。**不盛不虚,謂邪氣未盛,真氣未虚,如是則以穴俞經法留呼多少而取之。

〔1〕病能:此二字疑衍,似爲“厥狀”之旁注,傳寫誤入正文。“厥狀”即厥病之狀態,無庸重出“病能”二字。

〔2〕巨陽之厥:謂太陽經氣之逆,非謂手足厥逆。《太素》楊注可從,王注非是。

〔3〕腫首頭重:《太素》卷二十六《經脈厥》“腫”作“踵”。田晉蕃曰:“審楊注:首,頭也。似正文只一首字,故以頭釋之。足太陽脈從頭至足,此句言頭,下句方言足,腫作踵則於義非是。”

〔4〕眴(xuàn 眩)仆:眩暈仆倒。《文選·劇秦美新》善注:“眴與眩古字通。”

〔5〕得:《太素》卷二十六《經脈厥》作“能”。

〔6〕面赤:《病源》卷十二《寒熱厥候》“面赤”上有“卧則”二字。

〔7〕而:《病源》卷十二《寒熱厥候》作“胸”。

〔8〕胻不可以運:“胻”《千金方》卷十四第五引作“髀”。《廣雅·釋詁四》:“運,轉也。”

〔9〕後不利:即大便不爽。

〔10〕食:《病源》卷十二《寒熱厥候》“食”下有“之”字。

〔11〕口:《太素》卷二十六《經脈厥》、《病源》卷十二《寒熱厥候》、《千金方》卷十四第五引並作“舌”。

〔12〕腹:《太素》卷二十六《經脈厥》作“䐜”。

〔13〕涇溲:《太素》卷二十六《經脈厥》“溲”上無“涇”字。

〔14〕腫:《甲乙經》卷七第三無“腫”字。

〔15〕胻:《太素》卷二十六《經脈厥》《病源》卷十二《寒熱厥候》並作“脛”。據王楊兩注皆作“胻”。《説文·肉部》:“胻,脛耑也。”

太陰[1]厥逆[2],胻急攣,心痛引腹,治主病者[3]。足太陰脈,起於大指之端,循指内側上内踝前廉,上腨内,循胻[4]骨後,上膝股内前廉,入腹;其支别者,復從胃,别上鬲,注心中。故胻急攣,心痛引腹也。太陰之脈,行有左右,候其有過者,當發取之,故言治主病者。新校正云:詳從"太陰厥逆"至篇末,全元起本在第九卷,王氏移於此。**少陰厥逆,虚滿嘔變,下泄清**[5]**,治主病者。**以其脈從腎上貫肝鬲,入肺中,循喉嚨,故如是。**厥陰厥逆,攣,腰痛,虚滿前閉,譫言**[6],新校正云:按全元起云:"譫言者,氣虚獨言也。"**治主病者。**以其脈循股陰,入髦中,環陰器,復上循喉嚨之後,絡舌本,故如是。新校正云:按《甲乙經》厥陰之經不絡舌本,王氏注《刺熱篇》、《刺腰痛篇》并此三注俱云絡舌本。又注《風論》、《痺論》各不云絡舌本,王注自有異同,當以《甲乙經》爲正。**三陰俱逆,不得前後,使人手足寒**[7]**,三日死。**三陰絶,故三日死。**太陽厥逆,僵仆**[8]**,嘔血善衄**[9]**,治主病者。**以其脈起目内眥,又循脊絡腦。故如是。**少陽厥逆,機關不利**[10]**,機關不利者,腰不可以行**[11]**,項不可以顧**,以其脈循頸下繞髦際,横入髀厭中。故如是。**發腸癰不可治,驚者死**[12]**。**足少陽脈,貫鬲絡肝屬膽,循脇裏,出氣街,發腸癰則經氣絶,故不可治,驚者死也。**陽明厥逆,喘欬身熱,善驚**[13]**,衄**[14]**嘔血**[15]**。**以其脈循喉嚨,入缺盆,下鬲屬胃絡脾。故如是。

〔1〕太陰:《太素》卷二十六《經脈厥》作"足太陰脈"。下"少陰"、"厥陰"、"太陽"、"少陽"、"陽明"類推。

〔2〕厥逆:"厥逆"同義複詞。《説文·疒部》:"瘚,逆氣也。""瘚"通"厥"。

〔3〕治主病者:張介賓曰:"謂如本經之左右上下及原俞等穴,各有宜用,當審其所主而刺之。餘準此。"

〔4〕骱:《靈樞·經脈》作"脛"。

〔5〕少陰厥逆,虚滿嘔變,下泄清:"清"《太素》卷二十六《經脈厥》作"青"。柯校云:"清疑青水二字。"少陰厥逆,則腎陽衰,不能爲脾胃腐化水穀,胃氣逆則嘔吐,脾氣下陷則虚滿,下泄青水。"嘔變"即嘔逆。

〔6〕厥陰厥逆,攣,腰痛,虚滿前閉,譫語:厥陰主筋,故病則筋拘攣,筋攣則屈伸不利,故腰痛;木盛乘尅脾土,故病虚滿;肝脈繞陰器,故其病爲前閉;肝藏魂,主語,厥則神魂亂,故言語譫妄。"前閉"即小便閉。

〔7〕不得前後,使人手足寒:姚止庵曰:"凡病内寒,前後必自利。今反不利而手足厥冷,是陰凝痼閉,真氣乏竭,焉得不死。"

〔8〕僵仆:楊上善曰:"後倒曰僵,前倒曰仆。"

〔9〕嘔血善衄:張琦曰:"嘔血句,疑衍文。"太陽脈起於目内眥,從巔

入絡腦，血隨厥氣上逆，則嘔血、善衄血。

〔10〕少陽厥逆，機關不利：張介賓曰："足之少陽，膽經也。機關者，筋骨要會之所也。膽者筋其應，少陽厥逆則筋不利，故爲此機關腰項之病。""機關"指關節言。

〔11〕行：有"動"義。《易·象上傳》疏："行者運動之稱。"

〔12〕發腸癰不可治，驚者死：據《太素》卷二十六《經脈厥》楊注"發腸癰猶可療之"句，"不"疑作"猶"。足少陽經行脇裏，出氣街，相火内鬱，故發爲腸癰，治以清解之法，猶可療之。若有驚者，其毒連臟，進傷及肝，故死。

〔13〕陽明厥逆，喘欬身熱，善驚：足陽明之脈，循喉嚨入缺盆，下膈，其氣厥逆，故喘息咳嗽；陽明主肌肉，胃爲陽熱之腑，故病則身熱；熱甚内擾神明，故發警駭。

〔14〕衄：《甲乙經》卷四第一"衄"下有"血"字。

〔15〕嘔血：《太素》卷二十六《經脈厥》、《甲乙經》卷四第一"嘔血"下並有"不可治，驚者死"六字。厥熱上逆，血隨氣上，故發爲鼻衄、嘔血之證。

手太陰〔1〕**厥逆，虚滿而欬，善嘔沫**〔2〕**，治主病者。**手太陰脈，起於中焦，下絡大腸，還循胃口，上鬲屬肺。故如是。**手心主、少陰厥逆，心痛引喉，身熱死，不**〔3〕**可治。**手心主脈，起於胸中，出屬心包。手少陰脈，其支別者，從心系上俠咽喉。故如是。**手太陽厥逆，耳聾泣出，項不可以顧，腰不可以俛仰，治主病者。**手太陽脈，支別者，從缺盆循頸上頰，至目鋭眥，却入耳中；其支别者，從頰上䪼抵鼻，至目内眥。故耳聾泣出，項不可以顧也。腰不可以俛仰，脈不相應，恐古錯簡文。**手陽明、少陽厥逆，發喉痺，嗌腫，痓，治主病者。**手陽明脈，支別者，從缺盆上頸；手少陽脈，支別者，從膻中上出缺盆，上項。故如是。新校正云：按全元起本"痓"作"痙"。

〔1〕手太陰：《太素》卷二十六《經脈厥》"手太陰"下有"脈"字。下文"手心主少陰"、"手太陽"、"手陽明少陽"下並有"脈"字。

〔2〕善嘔沫：姚止庵曰："肺受寒，故嘔沫。沫，痰水之輕浮白色者。"

〔3〕不：《太素》卷二十六《經脈厥》、《甲乙經》卷四第一"不"下並有"熱"字。楊上善曰："若身不熱，是則逆氣不周三焦，故可療之也。"

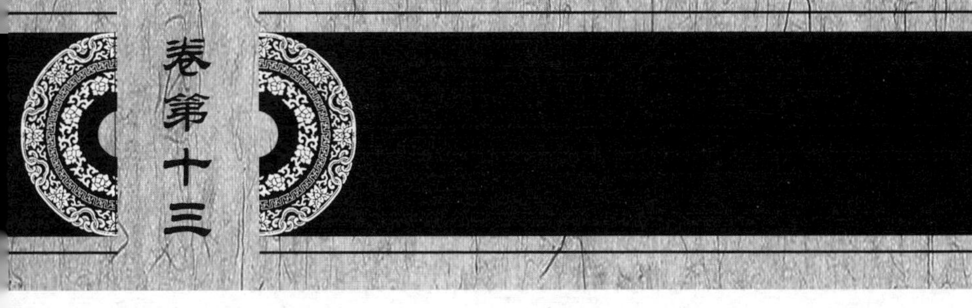

卷第十三

病能論篇第四十六新校正云：按全元起本在第五卷。

提要：本篇介紹了胃脘癰、頸癰、陽厥、酒風，及卧不安、不得偃卧、腰痛、怒狂等病的病因、脈象、診斷與治法，對於啟發分析病情，有着重要意義。

黄帝問曰：人病胃脘癰[1]者，診當何如？岐伯對曰：診此者當候胃脈[2]，其脈當[3]沉細，沉細者氣逆，胃者水穀之海，其血盛氣壯，今反脈沉細者，是逆常平也。新校正云：按《甲乙經》"沉細"作"沉濇"。《太素》作"沉細"。**逆者人迎甚盛[4]，甚盛則熱；**沉細爲寒，寒氣格陽，故人迎脈盛。人迎者，陽明之脈，故盛則熱也。人迎，謂結喉傍脈動應手者。**人迎者胃脈也，**胃脈循喉嚨而入缺盆，故云人迎者胃脈也。**逆而盛，則熱聚於胃口而不行，故胃脘爲癰也。**血氣壯盛，而熱内薄之，兩氣合熱，故結爲癰也。

〔1〕胃脘癰：清·余聽鴻《外證醫案彙編》卷四曰："胃脘癰生於中脘穴皮裏膜外，氣血壅塞肌肉之中。與胃癰生於胃之上口或下口不同。"

〔2〕當候胃脈：楊上善曰："得胃脈者，寸口脈也。"

〔3〕當：《聖濟總録》卷三、卷一百二十九引並無"當"字。

〔4〕沉細者氣逆，逆者人迎甚盛：楊上善曰："胃脈合浮與大也。今於寸口之中，診得沉細之脈，即知胃有傷寒逆氣，故寸口之脈沉細，上之人迎洪盛者也。"

帝曰：善。人有卧而有所不安者何也？岐伯曰：藏有所傷，及精有所之寄則安，故人不能懸其病也[1]。五藏有所傷損及之，水穀精氣有所之寄,扶其下則卧安,以傷及於藏,故人不能懸其病處於空中也。新校正云:按《甲乙經》"精有所之寄則安"作"情有所倚則卧不安"。《太素》作"精有所倚則不安"。

〔1〕藏有所傷,及精有所之寄則安,故人不能懸其病也:《三因方》卷十三引作"藏有所傷,情有所倚,人不能懸其病,則卧不安。"按:本句費解,《三因方》所引文義較通順。蓋卧不安之因有二:一是藏有所傷,如心腎肝虚;一是情有所偏,如憂喜悲驚之過甚。若去其所傷、所偏,自然可以安卧。本句之"倚"字作"偏"解,見《荀子·解蔽》楊注。"懸"作"消"解,見《太元·進》范注。"病"有"患"義。綜上各點,是説藏有所傷,情有所偏,是爲病之源,不能消除其患,必然導致卧而不安,如此,方與帝問相合。

帝曰:人之不得偃卧者何也? 謂不得仰卧也。**岐伯曰:肺者藏之蓋也**,居高布葉,四藏下之,故言肺者藏之蓋也。**肺氣盛則脈大**〔1〕,**脈大則不得偃卧**,肺氣盛滿,偃卧則氣促喘奔,故不得偃卧也。**論在《奇恒陰陽》中**〔2〕**。**《奇恒陰陽》上古經篇名,世本闕。

〔1〕肺氣盛則脈大:楊上善曰:"肺居五藏之上,主氣,氣之有餘,則手太陽脈盛,故不得偃卧也。"

〔2〕論在《奇恒陰陽》中:《太素》卷三十《卧息喘逆》無此七字。

帝曰:有病厥〔1〕**者,診右脈沉而緊,左脈浮而遲,不然病主安在**〔2〕**?** 不然,言不沉也。新校正云:按《甲乙經》"不然"作"不知" **岐伯曰:冬診之,右脈固當沉緊,此應四時,左脈浮而遲,此逆四時**〔3〕**,在左當主病在腎,頗關在肺**〔4〕**,當腰痛也。** 以冬左脈浮而遲,浮爲肺脈,故言頗關在肺也。腰者腎之府,故腎受病則腰中痛也。**帝曰:何以言之? 岐伯曰:少陰脈貫腎絡肺,今得肺脈,腎爲之病,故腎爲腰痛之病也**〔5〕**。** 左脈浮遲,非肺來見,以左腎不足而脈不能沉,故得肺脈腎爲病也。

〔1〕厥:此指氣逆。

〔2〕不然病主安在:于鬯曰:"然蓋讀爲僟。《説文·人部》:僟,意臟也。意臟疑是以意揣度之謂。不僟病主安在,不敢以意揣度,故爲問也。《甲乙經》作不知病主安在,意義固甚明矣,正以意義甚明,何至誤知爲然,故彼知字,當爲淺人所改。"

〔3〕左脈浮而遲,此逆四時:脈合四時,冬氣伏藏,左右脈皆當沉緊,

今左脈反見浮而遲,是爲逆四時。

〔4〕頗關在肺:《甲乙經》卷九第八、《太素》卷十六《雜診》並無"關"字。俞正燮曰:"古人止五脈(弦、鉤、代、毛、石)沉緊浮遲躁盛微細,乃評論之名。歸之五脈,大數近於某,則曰頗於某。"

〔5〕今得肺脈,腎之爲病,故腎爲腰痛之病也:張介賓曰:"腎脈本絡於肺,今以冬月而肺脈見於腎位,乃腎氣不足,故脈不能沉而見浮遲,此非肺病,病在腎也。腰爲腎之府,故腎氣逆者,當病爲腰痛。"

帝曰:善。有病頸癰者,或石治之,或鍼灸治之〔1〕**,而皆已,其真**〔2〕**安在?**言所攻則異,所愈則同,欲聞〔3〕真法何所在也。**岐伯曰:此同名異等**〔4〕**者也。**言雖同曰頸癰,然其皮中别異不一等也。故下云:**夫癰氣之息者**〔5〕**,宜以鍼開除去之**〔6〕**,夫氣盛血聚者**〔7〕**宜石而寫之,此所謂同病異治也。**息,瘜也,死肉也。石,砭石也,可以破大癰出膿,今以鈹鍼代之。

〔1〕或鍼灸治之:《太素》卷十九《知鍼石》、《甲乙經》卷十一第九"或"下並有"以"字。柯逢時曰:"依下文灸字疑衍。"

〔2〕真:《甲乙經》卷十一第九作"治"。按:"其治安在"與"陽厥""酒風"之"治之奈何"義同。蓋此本作"治"字,先由聲誤爲"直",後由形誤爲"真"。

〔3〕欲聞:趙本作"故問"。

〔4〕同名異等:高世栻曰:"頸癰之名雖同,而在氣在血則異類也。"

〔5〕癰氣之息者:張介賓曰:"息,止也。癰有氣結而留止不散者。"此指頸癰之膿未成。

〔6〕宜以鍼開除去之:"除"字疑衍。"除"爲"去"之旁記字。《左傳》閔二年《釋文》:"去,除也。"《太素》卷十九《知鍼石》楊注:"宜以鍼刺開其穴,寫去其氣。"似楊據本無"除"字。

〔7〕氣盛血聚者:指頸癰之膿已成者。

帝曰:有病怒狂〔1〕**者,**新校正云:按《太素》"怒狂"作"善怒"。**此病安生?岐伯曰:生於陽也。帝曰:陽何以使人狂**〔2〕**?**怒不慮禍,故謂之狂。**岐伯曰:陽氣者因暴折而難決,故善怒也**〔3〕**,病名曰陽厥。**言陽氣被折鬱不散也。此人多怒,亦曾因暴折而心不疏暢故爾。如是者,皆陽逆躁極所生,故病名陽厥。**帝曰:何以知之?岐伯曰:陽明**

者常動，巨陽少陽不動〔4〕**，不動而動大疾，此其候也。**言頸項之脈皆動不止也。陽明常動者，動於結喉傍，是謂人迎、氣舍之分位也。若少陽之動，動於曲頰下，是謂天窻、天牖之分位也。若巨陽之動，動於項兩傍大筋前陷者中，是謂天柱、天容之分位也。不應常〔5〕動，而反動甚者〔6〕，動當病也。新校正云：詳王注以天牕爲少陽之分位，天容爲太陽之分位。按《甲乙經》天牕乃太陽脈氣所發，天容乃少陽脈氣所發，二位交互，當以《甲乙經》爲正也。**帝曰：治之奈何？岐伯曰：奪其食即已，夫食入於陰**〔7〕**，長氣於陽**〔8〕**，故奪其食即已**〔9〕**。**食少則氣衰，故節去其食，即病自止。新校正云：按《甲乙經》"奪"作"衰"。《太素》同也。**使之服以生鐵洛**〔10〕**爲飲**，新校正云：按《甲乙經》"鐵洛"作"鐵落"，"爲飲"作"爲後飯"。**夫生鐵洛者，下氣疾**〔11〕**也。**之或爲人，傳文誤也。鐵洛，味辛微温平，主治下氣，方俗或呼爲鐵漿，非是生鐵液也。

〔1〕怒狂：《太素》卷三十《陽厥》作"喜怒"。

〔2〕陽何以使人狂：李時珍曰："陽氣怫鬱而不得疏越，少陽膽木挾三焦少陽相火，巨陽陰火上行，故使人易怒如狂。"

〔3〕陽氣者因暴折而難決，故善怒也：《千金方》卷十四第五"氣"下無"者"字。陽氣宜於暢達，若暴有挫折，情志不遂，氣失流暢，則鬱而多怒。

〔4〕陽明者常動，巨陽少陽不動：馬蒔曰："足陽明經常動者，《靈樞·動輸》篇言：足陽明獨動不休。故凡衝陽、地倉、大迎、下關、人迎、氣衝之類，皆有動脈不止，而衝陽爲尤甚。彼足太陽膀胱經、足少陽膽經則不動者也。雖膀胱經有天窗、委中、崑崙，膽經有天容、懸鐘、聽會、而皆不及胃經之尤動也。"

〔5〕常：胡本作"當"。

〔6〕者：胡本、讀本並無"者"字。

〔7〕食入於陰：五味入口，運化於脾，脾屬陰，故曰"食入於陰"也。

〔8〕長氣於陽：食入於胃，變化水穀精微，充養五臟之氣，令功能健旺，氣屬陽，故曰"長氣於陽"也。

〔9〕奪其食即已：《千金方》卷十四第五引"奪"作"衰"，與林校引《甲乙經》合。蓋食少則氣衰，減少飲食，不使胃火復助其邪，則病即已。張琦曰："怒狂本屬肝陽熾盛，而三陽助之，奪其食使陽明氣衰，則太少亦漸息矣。"

〔10〕生鐵洛:《太素》卷三十《陽厥》"洛"作"落",與林校引《甲乙經》合。楊上善曰:"生鐵落,鐵漿也。"張介賓以:"生鐵洛即爐冶間錘落之鐵屑。"乃唐《本草》以後之説。《本草綱目》卷八《金石部》:"鐵落,平肝去怯,治善怒發狂。"

〔11〕下氣疾:生鐵落氣寒重鎮,能墜熱開結,平木降火,故曰下氣疾速。"下"有"去"義,見《周禮·司民》鄭注。

帝曰:善。有病身熱[1]解墮,汗出如浴,惡風少氣,此爲何病?岐伯曰:病名曰酒風。飲酒中風者也。《風論》曰:"飲酒中風則爲漏風。"是亦名漏風也。夫極飲者,陽氣盛而腠理疏,玄府開發,陽盛則筋痿弱,故身體解墮也。腠理疏則風内攻,玄府發則氣外泄,故汗出如浴也。風氣外薄,膚腠復開,汗多内虚,癉熱熏肺,故惡風少氣也。因酒而病,故曰酒風。**帝曰:治之奈何?岐伯曰:以澤瀉、术[2]各十分[3],麋銜[4]五分,合[5]以三指撮[6],爲後飯[7]。**术,味苦温平,主治大風,止汗。麋銜,味苦寒平,主治風濕筋痿。澤瀉,味甘寒平,主治風濕,益氣。由此功用,方故先之。飯後藥先,謂之後飯。

〔1〕身熱:《證類本草》卷七"薇銜"條引"身熱"下有"者"字,下文"解墮"二字自爲句。

〔2〕术:此指蒼术。白术至梁·陶弘景始出。

〔3〕分:作"份"解,配制藥物取用的比例,非指重量單位。

〔4〕麋(mí 迷)銜(xián 咸):藥名。《神農本草經》:"味苦,平,治風濕痺,歷節痛,驚癇吐舌,悸氣賊風,鼠瘻癰腫。"

〔5〕合:猶云摻合。《廣韻·十七合》:"合,集。"集,合在一起之意。

〔6〕以三指撮:《説文·手部》:"撮,一曰兩指撮也。"清·鈕樹玉《説文段注訂》謂"兩指"乃"三指"之誤文。"撮"之言最也,謂聚其物而取之也。

〔7〕後飯:楊上善曰:"先食後服,故曰後飯。"其説與王注"先用藥"者異。馬蒔曰"此證在表,先服藥則入裏,故後飯者,藥在飯後也"馬氏未見《太素》,而説與楊注合。

所謂深之細者[1],其中手如鍼[2]也,摩之切之[3],聚者堅也[4],博者大也[5]。《上經》[6]者,言氣之通天也;《下經》[6]者,言病之變化也;《金匱》[6]者,決死生也;《揆度》[6]者,切度之也;

《奇恒》〔6〕**者，言奇病也。所謂奇者，使奇病不得以四時死也；恒者，得以四時死也**，新校正云：按楊上善云："得病傳之，至於勝時而死，此爲恒。中生喜怒，令病次傳者，此爲奇。**所謂揆者，方切求之也**〔7〕，**言切求其脈理也**〔8〕**。度者，得其病處**〔9〕**，以四時度之也。**凡言所謂者，皆釋未了義。今此所謂，尋前后經〔10〕文，悉不與此篇義相接，似今數句少成文義者，終是别釋經文，世本既闕第七二篇，應彼闕經錯簡文也。古文斷裂，繆續於此。

〔1〕深之細者：謂重按之而得細脈。"之"猶而也，古書"之"而常互訓。

〔2〕中手如鍼：喻脈應指其細之狀。"中"猶應也，見《禮記·月令》鄭注。

〔3〕摩之切之：指診脈時之手法。楊上善曰："切，按也。"

〔4〕聚者堅也：喻脈應指有力。《廣雅·釋詁一》："堅，强也。"孫鼎宜曰："其脈聚而不散，故曰堅也。"

〔5〕博者大也："博"疑作"搏"，傳寫偏旁致誤。此言陰陽搏擊，則其脈必大也。

〔6〕《上經》《下經》《金匱》《揆度》《奇恒》：馬蒔曰："俱古經篇名，今皆失之。"

〔7〕方切求之也：孫鼎宜曰："《廣雅·釋詁》：方，始也。始切其脈而求其致病之由曰揆。"

〔8〕言切求其脈理也：《太素》卷三十《經解》無此七字。

〔9〕得其病處：孫鼎宜曰："得其病處，而以四時逆順，明其治法死生曰度。"

〔10〕經：《素問校譌》引古抄本無"經"字。

奇病論篇第四十七新校正云：按全元起本在第五卷。

提要：本篇對重身九月而瘖等十種病狀的病因、病理及治法進行了分析。其中關於消渴病治之以蘭的用藥法則，尤有實際研究意義。

黄帝問曰：人有重身，九月而瘖，此爲何也？重身，謂身中有身,則懷妊者也。瘖,謂不得言語也。妊娠九月,足少陰脈養,胎約氣斷,則瘖不能言也。**岐伯對曰:胞之絡脈絕也[1]。**絶,謂脈斷絶而不通流,而不能言,非天真之氣斷絶也。**帝曰:何以言之?岐伯曰:胞絡者繫於腎[2],少陰之[3]脈,貫[4]腎繫舌本,故不能言。**少陰,腎脈也,氣不營養,故舌不能言。**帝曰:治之奈何?岐伯曰:無治也,當十月復。**十月胎去,胞絡復通,腎脈上營,故復舊而言也。**《刺[5]法》曰:無損不足,益有餘,以成其疹[6]。**疹,謂久病也。反法而治,則胎死不去,遂成久固之疹病也。**然後調之。**新校正云:按《甲乙經》及《太素》無此四字。按全元起注云:"所謂不治者,其身九月而瘖,身重不得爲治,須十月滿生後復如常也。然後調之"則此四字本全元起注文,誤書於此,當刪去之。**所謂無損不足者,身羸瘦,無用鑱石也。**妊娠九月,筋骨瘦勞,力少身重,又拒於穀,故身形羸瘦,不可以鑱石傷也。**無益其有餘[7]者,腹中有形而泄之[8],泄之則精出而病獨擅中[9]。故曰疹成也。**胎約胞絡,腎氣不通,因而泄之,腎精隨出,精液内竭,胎則不全,胎死腹中,著而不去,由此獨擅,故疹成焉。

〔1〕胞之絡脈絕也:"胞"即女子胞。"絶"謂隔不通,非斷絶之義。妊娠九月,兒體已大,壓迫胞之絡脈暫時阻隔不通。胞之絡脈繫於腎,腎脈循喉嚨挾舌本,腎氣不能上榮,故失音不能言也。

〔2〕胞絡者繫於腎:《太平御覽》卷七百四十《瘖瘂條》"胞絡"下無"者"字。"胞絡"爲女子胞之絡脈,當指任脈、衝脈·本書《上古天真論》"二七"句王注:"任脈、衝脈,皆奇經脈,衝爲血海,任主胞胎,二者相資,故能有子。"《廣雅·釋詁四》:"系,連也。""系"與"繫"通。

〔3〕之:《太平御覽》卷七百四十《瘖瘂條》引無"之"字。

〔4〕貫:《靈樞·經脈篇》作"屬"。

〔5〕刺:《甲乙經》卷十二第十作"治"。

〔6〕疹:《甲乙經》卷十二第十作"辜"。田晉蕃曰:"此疹字即疢疾之疢。《左傳》成六年《釋文》:疢或作疹。"《文選》張衡《思玄賦》善注:"疹,疾也。"張介賓曰:"不當治而治之,非損不足,則益有餘,本無所病,反以成疾。"

〔7〕無益其有餘:《太素》卷三十《重身病》作"益有餘者。"

〔8〕腹中有形而泄之:孫鼎宜曰:"泄當作補,字誤,下同。形謂積聚

之類，有形自當寫，今反補之，故曰益有餘也。"

〔9〕泄之則精出而病獨擅中："出"有"生"義。《説文·手部》："擅，專也。"此謂積聚誤補，外則精氣似增，而病形却用專肆虐於中。

帝曰：病脇下滿氣逆[1]，二三歲不已，是爲何病？岐伯曰：病名曰息積[2]，此不妨於食，不可灸刺，積爲導引[3]、服藥[4]，藥不能獨治也。腹中無形，脇下逆滿，頻歲不愈，息且形之，氣逆息難，故名息積也。氣不在胃，故不妨於食也，灸之則火熱内爍，氣化爲風，刺之則必寫其經，轉成虚敗，故不可灸刺。是可積爲導引，使氣流行，久以藥攻，内消瘀稸，則可矣。若獨憑其藥，而不積爲導引，則藥亦不能獨治之也。

〔1〕逆：《太素》卷三十《息積病》、《甲乙經》卷八第二"逆"下並有"行"字。按"行"字應屬下讀。"行二三歲不已"即歷二三歲不已。《國語》韋注："行，歷也。"

〔2〕積：《甲乙經》卷八第二作"賁"。錢熙祚曰："積字爲傳寫之誤。《難經》言息賁久不愈，病氣逆喘欬，與經文正合。"張志聰曰："此肺積之爲病也。肺主氣而司呼吸定息，故肺之積曰息奔。"

〔3〕積爲導引：息賁病不可速效，須長期地用導引法疏通氣血，病可漸愈。"積"作"久"解，見《漢書·嚴助傳》顔注。

〔4〕服藥：《聖濟經》卷一第六引無"服藥"二字。

帝曰：人有身體髀股䯒皆腫，環齊而痛，是爲何病？岐伯曰：病名曰伏梁。以衝脈病，故名曰伏梁。然衝脈者，與足少陰之絡起於腎下，出於氣街，循陰股内廉，斜入膕中，循䯒骨内廉，並足少陰經下入内踝之後，入足下；其上行者，出齊下同身寸之三寸關元之分，侠齊直下，循腹各行會於咽喉。故身體髀皆腫，繞齊而痛，名曰伏梁。環，謂圓繞如環也。**此風根也，其氣溢於大腸，而著於肓，肓之原在齊下，故環齊而痛也。**大腸，廣腸也。經説大腸，當言迴腸也。何者？《靈樞經》曰："迴腸當齊，右環迴周葉積而下，廣腸附脊，以受迴腸，左環葉積上下辟大。"尋此則是迴腸，非應言大腸也。然大腸迴腸俱與肺合，從合而命，故通曰大腸也。**不可動之，動之爲水溺濇之病也。**以衝脈起於腎下，出於氣街；其上行者，起於胞中，上出齊下關元之分。故動之則爲水而溺濇也。動，謂齊其毒藥而擊動之，使其大下也。此一問答之義，與《腹中論》同，以爲奇病，故重出於此。

帝曰：人有尺脈數甚〔1〕**，筋急而見，此爲何病？**筋急，謂掌後尺中兩筋急也。《脈要精微論》曰："尺外以候腎，尺裏以候腹中。"今尺脈數急，脈數爲熱，熱當筋緩，反尺中筋急而見，腹中筋當急，故問爲病乎？《靈樞經》曰："熱即筋緩，寒則筋急。"**岐伯曰：此所謂疹筋**〔2〕**，是人**〔3〕**腹必急，白色**〔4〕**。黑色見，則病甚。**腹急，謂俠齊竪〔5〕筋俱急。以尺裏候腹中，故見尺中筋急，則必腹中拘急矣。色見，謂見於面部也。夫相五色者，白爲寒，黑爲寒，故二色見，病彌甚也。

〔1〕尺脈數甚：《甲乙經》卷四第二"脈數"作"膚緩"。丹波元簡曰："按《十三難》云：脈數，尺之皮膚亦數，丁氏注：數，心也。所以臂内之皮膚熱也。蓋與此同義。"姚止庵曰："尺爲腎，主水；肝爲木，主筋。今尺脈數甚，是水虚不能養木。"

〔2〕疹筋：《甲乙經》卷四第二"疹"作"狐"。疹，病也。其病在筋，故曰"疹筋"。

〔3〕人：《太素》卷三十《疹筋》無"人"字。

〔4〕白色：謂面現白色。

〔5〕竪：讀本、趙本並作"腎"。

帝曰：人有病頭痛以〔1〕**數歲不已，此安得之？名爲何病？**頭痛之疾，不當踰月，數年不愈，故怪而問之也。**岐伯曰：當有所犯大寒，内至骨髓**〔2〕**，髓**〔3〕**者以腦爲主，腦逆故令頭痛**〔4〕**，齒亦**〔5〕**痛，**夫腦爲髓主，齒是骨餘，腦逆反寒，骨亦寒入，故令頭痛齒亦痛。**病名曰厥逆**〔6〕**。帝曰：善。**全注：人先生於腦，緣有腦則有骨髓。齒者骨之本也。

〔1〕以：《甲乙經》卷四第二無"以"字。

〔2〕當有所犯大寒，内至骨髓："當"猶定也，"當有所犯大寒"猶云必定有所犯大寒。腎爲寒水之藏，主骨生髓，寒氣通於腎，重寒犯人，故可深至骨髓。

〔3〕髓：《甲乙經》卷四第二"髓"上有"骨"字。

〔4〕腦逆故令頭痛：《太素》卷三十《頭齒痛》"令"下有"人"字。腦爲髓海，寒入骨髓，上逆犯腦，謂之"腦逆"。姚止庵曰："腦爲髓之海，而腦實在頭之中，大寒入骨髓，則寒邪之氣由標及本，上逆於腦而頭爲之痛矣。"

〔5〕亦：《太素》卷三十《頭齒痛》"亦"下有"當"字。

〔6〕厥逆：《鍼灸資生經》卷六《頭痛》引"厥逆"下有"頭痛"二字。森

立之曰："腦髓齒骨共係於腎，腎經有濕邪，留滯不去，故其氣逆上，令人頭熱足寒，故曰厥逆。"

帝曰：有病口甘者，病名爲何？何以得之？岐伯曰：此五氣[1]**之溢也，名曰脾癉。**癉，謂熱也。脾熱則四藏同稟，故五氣上溢也。生因脾熱，故曰脾癉。**夫五味入**[2]**口，藏於胃，脾爲之行其精**[3]**氣，津液在脾**[4]**，故令人口甘也；**脾熱内滲，津液在脾，胃穀化餘，精氣隨溢，口[5]通脾氣，故口甘。津液在脾，是脾之濕。**此肥美之所發也，**新校正云：按《太素》"發"作"致"。**此人必數食甘美而多肥也，肥者令人内熱**[6]**，甘者令人中滿**[7]**，故其氣上溢，轉爲消渴。**食肥則腠理密，陽氣不得外泄，故肥令人内熱。甘者性氣和緩而發散逆[8]，故甘令人中滿。然内熱則陽氣炎上，炎上則欲飲而嗌乾，中滿則陳氣有餘，有餘則脾氣上溢，故曰其氣上溢轉爲消渴也。《陰陽應象大論》曰："辛甘發散爲陽。"《靈樞經》曰："甘多食之令人悶。"然從中滿以生之。新校正云：按《甲乙經》"消渴"作"消癉"。**治之以蘭，除陳氣也。**蘭，謂蘭草也。神農曰：蘭草味辛熱[9]平，利水道，辟不祥，胸[10]中痰澼也。除，謂去也。陳，謂久也。言蘭除陳久甘肥不化之氣者，以辛能發散故也。《藏氣法時論》曰："辛者，散也。"新校正云按《本草》蘭，平。不言熱也。

〔1〕五氣：《醫説》卷十《脾癉》引"五"作"土"。張志聰曰："五氣者，土氣也，土位中央，在數爲五。"吴崑曰："五氣，腥焦香臊腐也。"

〔2〕入：《太素》卷三十《脾癉消渴》"入"下有"於"字。按：本書《腹中論》王注引有"於"字，與《太素》合。

〔3〕精：《太素》卷三十《脾癉消渴》作"清"。

〔4〕津液在脾：《外臺》卷十一作"溢在於脾"。

〔5〕口：四庫本作"上"。

〔6〕肥者令人内熱：肥者味厚助陽，陽氣滯而不達，氣化爲火，故生内熱。

〔7〕甘者令人中滿：甘者性緩不散，善留守中，故中滿。

〔8〕逆：四庫本作"遲"。

〔9〕熱：據孫星衍輯本《神農本草經》"蘭草"條無"熱"字。

〔10〕胸：據《本草綱目》卷十四"蘭草"條引《名醫别録》"胸"上應有"除"字。

帝曰:有病口苦取陽陵泉〔1〕**,口苦者病名爲何?何以得之?岐伯曰:病名曰膽癉。**亦謂熱也。膽汁味苦,故口苦。新校正云:按全元起本及《太素》無"口苦取陽陵泉"六字。詳前後文勢,疑此爲誤。**夫肝者中之將也**〔2〕**,取决於膽,咽爲之使**〔3〕**。**《靈蘭秘典論》曰:"肝者將軍之官,謀慮出焉。膽者中正之官,决斷出焉。肝與膽合,氣性相通,故諸謀慮取决於膽。咽膽相應,故咽爲使焉。新校正云:按《甲乙經》曰:"膽者中精之府,五藏取决於膽,咽爲之使。"疑此文誤。**此人者,數謀慮不决,故膽虚,氣上溢**〔4〕**,而口爲之苦,治之以膽募俞**〔5〕,胸腹曰募,背脊曰俞。膽募在乳下二肋外,期門下,同身寸之五分。俞在脊第十椎下,兩傍相去各同身寸之一寸半。**治在《陰陽十二官相使》中。**言治法具於彼篇,今經已亡。

〔1〕有病口苦取陽陵泉:《太素》卷三十《脾癉消渴》"苦"下有"者"字。明緑格抄本、明抄本無"口苦取陽陵泉"六字。按陽陵泉主口苦,《外臺》卷三十九引《甲乙經》可徵。

〔2〕夫肝者中之將也:今本《甲乙經》卷九第五作"夫膽者,中精之府。"與新校正異。

〔3〕咽爲之使:張介賓曰:"足少陽之脈,上挾咽;足厥陰之脈,循喉嚨之後,上入頏顙。是肝膽之脈皆會於咽,故咽爲之使。"

〔4〕故膽虚,氣上溢:《甲乙經》卷十一第六"膽"下無"虚"字。《壽世保元》卷一《膽經虚實病候》引"溢"作"嗌"。

〔5〕膽募俞:膽募爲日月穴,在乳下三肋處。

帝曰:有癃者,一日數十溲〔1〕**,此不足也。身熱如炭**〔2〕**,頸膺如格**〔3〕**,人迎躁盛,喘息氣逆,此有餘也。**是陽氣太盛於外,陰氣不足,故有餘也。新校正云:詳此十五字,舊作文寫。按《甲乙經》《太素》並無此文。再詳乃是全元起注,後人誤書於此,今作注書。**太陰脈微細**〔4〕**如髮者,此不足也,其病安在?名爲何病?**癃,小便不得也。溲,小便也。頸膺如格,言頸與胸膺,如相格拒不順應也。人迎躁盛,謂結喉兩傍脈動,盛滿急數,非常躁速也,胃脈也。太陰脈微細〔5〕如髮者,謂手大指後同身寸之一寸骨高脈動處脈,則肺脈也,此正手太陰脈氣之所流,可以候五藏也。**岐伯曰:病在太陰**〔6〕**,其盛在胃**〔7〕**,頗在肺**〔8〕**,病名曰厥,死不治,**病癃數溲,身熱如炭,頸膺如格,息氣逆者,皆手太陰脈當洪大而數。今太陰脈反微細如髮者，是病與脈相反也。何以致之？肺氣逆陵於胃而爲是，上使人迎躁盛也，故曰病在太陰，其盛在胃也。以喘息氣逆，故云頗亦在肺也。病因氣逆，證不相應，故病名曰厥，死不治也。

此所謂〔9〕得五有餘二不足也。帝曰：何謂五有餘二不足？岐伯曰：所謂五〔10〕有餘者，五病之氣〔11〕有餘也，二〔12〕不足者，亦病氣之不足也。今外得五有餘，内得二不足，此其身不表不裏，亦正死〔13〕明矣。外五有餘者，一身熱如炭，二頸膺〔14〕如格，三人迎躁盛，四喘息，五氣逆也。内二不足者，一病癃一日數十溲，二太陰脈微細如髮。夫如是者，謂其病在表，則内有二不足，謂其病在裏，則外得五有餘，表裏既不可凴，補寫固難爲法，故曰此其身不表不裏，亦正死明矣。

〔1〕癃者，一日數十溲：謂小便瀒而頻數。吴崑曰："由中氣虚，欲便則氣不能傳送，出之不盡，少間則又欲便，而溲出亦無多也。"

〔2〕炭：《太素》卷三十《厥死》"炭"下有"火"字。《生氣通天論》："體若燔炭。"

〔3〕頸膺如格：謂胸喉之間其氣不通，如有物竪立。《説文·木部》"格，木長貌。""如格"與"如炭"對文。至以"格"爲"扞格"者，乃"挌"之假借字，"格""挌"雙聲語轉，非"格"本義。

〔4〕微細：明緑格抄本"細"上無"微"字。按《甲乙經》卷九第十一無"微"字，與明抄合。

〔5〕微細：趙本作"細縷"。田本作"細微"。

〔6〕病在太陰：高世栻曰："病癃數十溲，太陰微細如髮，則病在太陰。"

〔7〕其盛在胃：上文云："身熱如炭，頸膺如格，人迎躁盛"，均爲陽明熱證、實證，故曰"其盛在胃"。

〔8〕頗在肺：指喘息氣逆是偏重在肺之證狀。《左傳》昭十二年杜注："頗，偏也。"

〔9〕所謂：《甲乙經》卷九第十一無此二字。

〔10〕五：張琦曰："五字衍。下五病之五字，亦衍。"

〔11〕病之氣："之氣"二字誤倒，應乙作"氣之"，"病氣之有餘"與下"病氣之不足"句法同。

〔12〕二：張琦曰："二字衍。"

〔13〕正死：《甲乙經》卷九第十一作"死証"。

〔14〕 膚:趙本、守校本並作“膺”。

帝曰:人生而有〔1〕病巔〔2〕疾者,病名曰〔3〕何?安所得之? 夫百病者,皆生於風雨寒暑陰陽喜怒也。然始生有形,未犯邪氣,已有巔疾,豈邪氣素傷邪?故問之。巔,謂上巔,則頭首也。**岐伯曰:病名爲胎病,此得之在母〔4〕腹中時,其母有所〔5〕大驚,氣上而不下〔6〕,精氣并居〔7〕,故令子發爲巔疾也。** 精氣,謂陽之精氣也。

〔1〕 有:《太平御覽》卷七百三十九《顛》條、《醫説》卷五引并無“有”字。

〔2〕 巔:《太素》卷三十《癲疾》、《甲乙經》卷十一第二、《千金方》卷十四第五引並作“癲”。顧觀光曰:“癲与巔通。”“巔”應作“癲”,謂癲癇。

〔3〕 曰:《太素》卷三十《癲疾》“曰”作“爲”。

〔4〕 母:《太素》卷三十《癲疾》、《千金方》卷十四第五、《太平御覽》卷七百三十九《顛條》、《聖濟總録》卷一百九十二引並無“母”字。

〔5〕 所:《千金方》卷十四第五、《太平御覽》卷七百三十九“顛條”引“所”下並有“數”字。

〔6〕 氣上而不下:《幼幼新書》卷十二第五引無“而”字。

〔7〕 精氣并居:《太平御覽》卷七百三十九《顛條》引無“居”字。

帝曰:有病痝然如有水〔1〕狀,切其脈大緊,身無痛者,形不瘦〔2〕,不能食,食少,名爲何病? 痝然,謂面目浮起而色雜也。大緊,謂如弓弦也。大即爲氣,緊即爲寒,寒氣内薄,而反無痛,與衆别異,常〔3〕故問之也:**岐伯曰:病生〔4〕在腎,名爲腎風。** 脈如弓弦,大而且緊,勞氣内稸,寒復内争,勞氣薄寒,故化爲風,風勝於腎,故曰腎風。**腎風而不能食,善驚,驚已〔5〕,心氣痿者死〔6〕。** 腎水受風,心火痿弱,火水俱困,故必死。**帝曰:善。**

〔1〕 水:《太素》卷二十九《風水論》、《甲乙經》卷八第五“水”下並有“氣”字。

〔2〕 形不瘦:張志聰曰:“水氣上乘,故形不瘦。”

〔3〕 常:顧觀光曰:“常當作帝。”

〔4〕 生:《甲乙經》卷八第五作“主”。

〔5〕 善驚,驚已:《甲乙經》卷八第五作“善驚不已”。

〔6〕 心氣痿者死:《太素》卷二十九《風水論》“心”下無“氣”字。

大奇論篇第四十八新校正云:按全元起本在第九卷。

提要:本篇着重論述了奇病的脉象、証狀、機轉及預後;并介紹了某些臟腑由于精氣不足而出現的各種死脉。

肝滿腎滿肺滿〔1〕皆實,即爲腫〔2〕。滿,謂脈氣滿,實也。腫,謂癰腫也。藏氣滿,乃如是。**肺之雍〔3〕,喘而兩胠〔4〕滿。**肺藏氣而外主息,其脈支别者,從肺系横出腋下,故喘而兩胠滿也。新校正云:詳肺雍、肝雍、腎雍,《甲乙經》俱作"癰"。**肝雍,兩胠〔5〕滿,卧則驚〔6〕,不得小便〔7〕。**肝之脈,循股陰入髦中,環陰器,抵少腹,上貫肝鬲,布脇肋,故胠滿不得小便也。肝主驚駭,故卧則驚。**腎雍,脚下〔8〕至少腹滿,**新校正云:按《甲乙經》"脚下"作"胠下"。"脚"當作"胠",不得言脚下至少腹也。**脛有大小,髀骺大跛,易偏枯〔9〕。**衝脈者,經脈之海,與少陰之絡俱起於腎下,出於氣街,循陰股内廉,斜入膕中,循骺骨内廉,並少陰之經,下入内踝之後,入足下;其上行者出齊下同身寸之三寸。故如是。若血氣變易,爲偏枯也。**心脈滿大,癇瘛筋攣〔10〕。**心脈滿大,則肝氣下流,熱氣内薄,筋乾血涸,故癇瘛而筋攣。

〔1〕肝滿腎滿肺滿:森立之曰:"肝滿者,下文所云兩胠滿。腎滿者,胠下至少腹滿。肺滿者,兩脇滿是也。蓋肺氣不利故脇滿,腎氣不利故腹滿,肝氣不利故兩胠滿。滿有虚實,實者或爲癰腫,虚者否也"。

〔2〕即爲腫:《太素》卷十五《五藏脉診》"即"作"皆"。《説文·肉部》:"腫,癰也。"

〔3〕肺之雍:《太素》卷十五《五藏脉診》"雍"作"癰",與林校引《甲乙經》合。田晉蕃曰:"雍、癰字古通。""雍"乃"癰"之省文,《孟子·萬章上》:"孔子於衛主癰疽。"《史記·孔子世家》作"雍渠",《韓非子》作"雍鉏"按:"肺"下"之"字衍,律以下文"肝雍""腎雍"可證。

〔4〕胠:《太素》卷十五《五藏脉診》作"脇"。

〔5〕胠:《甲乙經》卷十一第八作"脇下"。

〔6〕卧則驚:森立之曰:"卧則驚者,乃水血帶熱迫於心家之候也。"

〔7〕不得小便:森立之曰:"不得小便者,水血帶熱,將作膿之候也。"

〔8〕脚下:《太素》卷十五《五藏脉診》作"胠下",與林校合。

〔9〕脛有大小，髀胻大跛，易偏枯：《甲乙經》卷十一第八“胻”作“脛”，無“大”字。“脛有大小”指患側下肢大而健側小。劉衡如曰：“跛字連下句讀。跛易偏枯，《札迻》卷十一謂易當讀爲施。易、施、弛古通。蓋痿跛之病，皆由筋骨解弛。”

〔10〕心脈滿大，癇瘛筋攣：“瘛”手足抽搐。本書《玉機真藏論》：“病筋脈相引而急，病名曰瘛。”張介賓曰：“心脈滿大，火有餘也。心主血脈，火盛則血涸，故癇瘛而筋攣。”

肝脈小急，癇瘛筋攣[1]，肝養筋，内藏血，肝氣受寒，故癎[2]瘛而筋攣。脈小急者，寒也。**肝脈騖暴，有所驚駭**[3]，騖，謂馳騖，言其迅急也。陽氣内薄，故發爲驚也。**脈不至若瘖，不治自已**[4]。肝氣若厥，厥則脈不通，厥退則脈復通矣。又其脈布脇肋，循喉嚨之後，故脈不至若瘖，不治亦自已。**腎脈小急，肝脈小急，心脈小急**[5]**，不鼓皆爲瘕。**小急爲寒甚，不鼓則血不流，血不流而寒薄，故血内凝而爲瘕也。

〔1〕肝脈小急，癇瘛筋攣：脈小爲氣血不足，脈急爲有寒。“急”謂綳急，有“緊”意。張介賓曰：“夫癇瘛筋攣病一也，而心肝二經皆有之，一以内熱，一以風寒，寒熱不同，血衰一也，故同有是病。”

〔2〕癎：守校本作“癇”。

〔3〕肝脈騖（wù 務）暴，有所驚駭：張琦曰：“騖暴，迅急鼓動之意，陽氣不安，故爲驚駭得之。”

〔4〕脈不至若瘖，不治自已：吴崑曰：“脈不至，在諸病爲危劇。若其暴瘖失聲，則是肝木厥逆，氣雍不流，故脈不至耳，不必治之，厥還當自止。”按：“脈不至”非謂脈迄不至，所謂“驚者其脈止而復來”是，説見《醫通·驚》。

〔5〕心脈小急：《太素》卷十五《五藏脈診》“心脈”下無“小急”二字。“心脈”二字連下讀。

腎肝並沉爲石水[1]，肝脈入陰内，貫小腹，腎脈貫脊中，絡膀胱。兩藏并，藏氣熏衝脈，自腎下絡於胞，今[2]水不行化，故堅而結。然腎主水，水冬冰，水宗於腎，腎象水而沈，故氣并而沉，名爲石水。新校正云：詳“腎肝並沈”至下“并小弦欲驚”全元起本在《厥論》中，王氏移於此。**并浮爲風水**[3]，脈浮爲風，下焦主水，風薄於下，故名風水。**并虚爲死**，腎爲五藏之根，肝爲發生之主，二者不足，是生主[4]俱微，故死。**并小絃欲**

驚[5]**。**脈小弦爲肝腎[6]不足故爾。**腎脈大急沉，肝脈大急沉，皆爲疝**[7]**。**疝者，寒氣結聚之所爲也。夫脈沉爲實，脈急爲痛，氣實寒薄聚，故爲絞痛，爲疝。**心脈搏滑急爲心疝**[8]**，肺脈沉搏爲肺疝**[9]**。**皆寒薄於藏故也。**三陽急爲瘕，三陰急爲疝**[10]，太陽受寒，血凝爲瘕。太陰受寒，氣聚爲疝。**二陰急爲癎厥**[11]**，二陽急爲驚**[12]**。**二陰，少陰也。二陽，陽明也。新校正云：詳"二陽急爲瘕"至此，全元起本在《厥論》，王氏移於此。

〔1〕腎肝並沉爲石水："腎肝"下脱"脈"字，應據王注補。《脈經》卷五第五"肝"作"脈"，但"脈"上脱"肝"字。姚止庵曰："腎，少陰也。肝，厥陰也。二藏俱陰而其脈并沉，則爲陰寒不化，水氣凝結之病，是名石水也。"

〔2〕今：胡本、讀本並作"令"。

〔3〕風水：《金匱要略·水氣病脈證并治第十四》："風水，其脈自浮，外證骨節痛疼，惡風。"《病源》卷二十一《風水候》："身浮腫，如裹水之狀，頸脈動，時咳，按腫上，凹而不起也，骨節疼痛而惡風，脈浮者名曰風水。"

〔4〕生主：張文虎曰："生主當作根主。"

〔5〕欲驚：《全生指迷方》卷一《診諸病証脈法》引作"爲驚"。按：作"爲驚"是，與上"爲石水"、"爲風水"、"爲死"句法一律。

〔6〕肝腎：胡本"肝腎"下有"俱"字。

〔7〕腎脈大急沉，肝脈大急沉，皆爲疝：《説文·疒部》："疝，腹痛也。"馬蒔曰："疝，或結於少腹，或結於睾丸，或結於睾丸之上下兩旁，腎肝二脈經歷之所，皆是也。"森立之曰："疝者，血中有寒邪係於腎部下焦，故其病不移動，但其氣上衝者有之，即水血結聚于下之證也。"

〔8〕心脈搏滑急爲心疝："搏"《太素》卷十五《五藏脈診》、《甲乙經》卷四第一並作"揣"，下一"搏"字同。按："搏"應作"摶"，形誤。"摶"與"揣"同。《史記·賈生傳》"控摶"《漢書》作"控揣"，可証。《廣雅·釋詁一》："揣，動也。""心脈摶"謂心脈之動，非謂其搏指。"滑急"即"滑緊"。《病源》卷二十《心疝候》："疝者痛也。由陰氣積於内，寒氣不散，上衝於心，故使心痛，謂之心疝也。其痛也，或如錐刀所刺，或陰陰而痛，或四支逆冷，或唇口變青，皆其候也。"

〔9〕肺脈沉搏爲肺疝："沉搏"依上校文例，當乙作"摶沉"。謂肺脈之動見沉象，是肺疝。高士宗曰："肺疝，氣疝也。"腹中乍滿乍減而痛，名

曰氣疝。見《病源》卷二十《七疝候》。

〔10〕三陰急爲疝:《太素》卷二十六《寒熱相移》、《甲乙經》卷四第一並無此五字。

〔11〕二陰急爲癇厥:邪乘心腎,發爲癇厥。

〔12〕二陽急爲驚:張介賓曰:"木邪乘胃,故發爲驚。"

脾脈外鼓,沉爲腸澼〔1〕**,久自已。**外鼓,謂鼓動於臂外也。**肝脈小緩爲腸澼,易治**〔2〕**。**肝脈小緩爲脾乘肝,故易治。**腎脈小搏沉,爲腸澼下血,**小爲陰氣不足,搏爲陽氣乘之,熱在下焦,故下血也。**血温**〔3〕**身熱者死。**血温身熱,是陰氣喪敗,故死。**心肝澼亦下血**〔4〕,肝藏血,心養血,故澼皆下血也。**二藏同病者可治,**心火肝木,木火相生,故可治之。**其脈小沉濇爲腸澼**〔5〕,心肝脈小而沉濇者,澼也。**其身熱者死,熱見七日死**〔6〕**。**腸澼下血而身熱者,是火氣内絶,去心而歸於外也,故死。火成數七,故七日死。

〔1〕脾脈外鼓,沉爲腸澼:《太素》卷十五《五藏脈診》"澼"作"辟"。馬蒔曰:"腸澼者,腸有所積而下之也。有下血者,有下白沫者,有下膿血者,病在於腸,均謂之腸澼也。"森立之曰:"外鼓沉者,言沉脈而外鼓,自帶數脈,所云陰病得陽脈之義。"

〔2〕肝脈小緩爲腸澼,易治:腸澼而見肝脈小緩,爲邪輕胃氣未衰,故易治。

〔3〕温:尤怡曰:"温當作溢。血既流溢,復見身熱,則陽過亢而陰受逼,有不盡不已之勢,故死。"田晉蕃曰:"作温是。温、藴字古通,謂蓄血也。尤怡謂作溢,由不諳古書通假之例而妄改之。"

〔4〕心肝澼亦下血:"澼亦下血"四字,似蒙上腎脈"腸澼下血"誤衍。下文"脈小沉濇爲腸澼"七字,應在"心肝"二字之下。只以傳寫既誤,又於"脈"上增"其"字,以成其義,而竄衍之跡遂難察矣。《全生指迷方》卷一《診諸病証脈法》引作"心肝脈小沉濇爲腸澼"。如是,則與"肝脈小緩爲腸澼"、"腎脈小搏沉爲腸澼下血",上下句例一致。

〔5〕其脈小沉濇爲腸澼:《太素》卷十五《五藏脈診》無此八字。張介賓曰:"心肝之脈小沉而濇,以陰不足而血傷也,故爲腸澼。"

〔6〕其身熱者死,熱見七日死:"見"《甲乙經》卷四第一作"甚"。張介賓曰:"脈沉細者不當熱,今脈小身熱是爲逆,故當死。而死於熱見七日

者，六陰敗盡也。”

胃脈沉鼓濇〔1〕**，胃外鼓大，心脈小堅急**〔2〕**，皆鬲**〔3〕**偏枯**，外鼓，謂不當尺寸而鼓擊於臂外側也。**男子發左，女子發右**〔4〕，陽主左，陰主右故爾。《陰陽應象大論》曰：“左右者陰陽之道路。”此其義也。**不瘖舌轉，可治，三十日起**〔5〕，偏枯之病，瘖不能言，腎與胞脈内絶也。胞脈擊於腎，腎之脈從腎上貫肝鬲入肺中，循喉嚨，俠舌本，故氣内絶，則瘖不能言也。**其從者，瘖，三歲起**〔6〕，從。謂男子發左，女子發右也。病順左右而瘖不能言，三歲治之乃能起。**年不滿二十者，三歲死**〔7〕**。**以其五藏始定，血氣方剛，藏始定則易傷，氣方剛則甚費，易傷甚費，故三歲死也。

〔1〕胃脈沉鼓濇：“鼓”字涉下衍。“脈沉濇”與下“外鼓大”一偏於陰，一偏於陽，陰陽偏勝，皆可發偏枯之病。

〔2〕心脈小堅急：《全生指迷方》卷一《診諸病證脈法》引無“堅”字。

〔3〕鬲：《全生指迷方》卷一《診諸病証脈法》引作“爲”。按：作“爲”是。“皆爲偏枯”與上“皆爲瘕”、“皆爲疝”句法一致。

〔4〕男子發左，女子發右：男子屬陽以氣爲主，女子屬陰以血爲主，男子病左，女子病右，示人之本氣不足。故男子左爲逆，右爲從；女子右爲逆，左爲從。

〔5〕不瘖舌轉，可治，三十日起：《甲乙經》卷四第一“轉”下有“者”字。張介賓曰：“若聲不瘖，舌可轉，則雖逆於經，未甚於藏，乃爲可治，而一月當起。”

〔6〕其從者，瘖，三歲起：“其從者”謂男子發於右，女子發於左。瘖而舌轉(此據楊注)，則三歲亦能漸愈。

〔7〕年不滿二十者，三歲死：馬蒔曰：“若年不滿二十者，而得此疾，不問其在左在右，瘖與不瘖，主三年而死。蓋五藏始定，血氣方剛，而早得此疾，乃藏府血氣皆損之極也。其欲生也難矣。”

脈至而搏〔1〕**，血衄**〔2〕**身熱者死**，血衄爲虚，脈不應搏，今反脈搏，是氣極乃然，故死。**脈來懸鈎浮爲常脈**〔3〕**。**以其爲血衄者之常脈也。**脈至如喘**〔4〕**，名曰暴**〔5〕**厥。**喘，謂卒來盛急，去而便衰，如人之喘狀也。**暴厥者，不知與人言。**所謂暴厥之候如此。**脈至如**〔6〕**數，使人暴驚**，脈數爲熱，熱則内動肝心，故驚。**三四日自已。**數爲心脈，木被火干，病非肝生，不與邪合，故三日後四日自除。所以爾者，木生數三也。

〔1〕脈至而搏：《廣雅·釋詁三》："搏，擊也。""脈至而搏"謂脈至中手有力。

〔2〕血衄：《甲乙經》卷四第一乙作"衄血"。

〔3〕脈來懸鉤浮爲常脈：《脈經》卷五第五"來"下有"如"字。森立之曰："懸即弦字，同音通用。夫衄血之脈見弦鉤浮。春夏秋三時之脈狀者，以此爲常脈。何者？血逆於上，則其脈亦逆於上，不得不然。所以冬之石脈，决無有之也。蓋不論四時，而見此三脈，爲胃氣未盡，真陽未敗也。至其鼓動失常，洪大無根，則爲必死也。"

〔4〕脈至如喘：《釋名·釋疾病》："喘，湍也。"《史記·河渠書》集解："湍，疾也。""脈至如湍"喻脈來如水之湍急。

〔5〕暴：《太素》卷十五《五藏脈診》、《脈經》卷五第五並作"氣"。

〔6〕如：《甲乙經》卷四第一作"而"。

脈至浮合〔1〕，如浮波之合，後至者淩前，速疾而動，無常候也。**浮合如數**〔2〕**，一息十至以上，是經氣予不足也**〔3〕**，微見九十日死**〔4〕**。脈至如火薪然**〔5〕**，是心精之予奪**〔6〕**也，草乾而死**〔7〕**。**薪〔8〕然之火焰，瞥瞥不定其形，而便絶也。**脈至如散葉**〔9〕**，是肝氣予虚也，木葉落而死**〔10〕**。**如散葉之隨風，不常其狀。新校正云：按《甲乙經》"散葉"作"叢棘"。**脈至如省客**〔11〕**，省客者，脈塞而鼓，是腎氣予不足也，懸去棗華而死**〔12〕**。**脈塞而鼓，謂纔見不行，旋復去也。懸，謂如懸物，物動而絶去也。**脈至如丸泥**〔13〕**，是胃精予不足也，榆莢落而死**〔14〕**。**如珠之轉，是謂丸泥。**脈至如横格，是膽氣予不足也，禾熟而死**〔15〕**。**脈長而堅，如横木之在指下也。**脈至如弦縷，是胞精予不足也，病善言，下霜而死**〔16〕**，不言可治。**胞之脈繫於腎，腎之脈俠舌本，人〔17〕氣不足者，則當不能言，今反善言，是真氣内絶，去腎外歸於舌也，故死。

〔1〕脈至浮合：謂各部脈至同浮。《廣雅·釋詁四》："合，同也。"

〔2〕浮合如數："如"有"而"義。

〔3〕是經氣予不足也：《脈經》卷五第五"是"下有"爲"字。按："予"與"於"通，見《儀禮·士喪禮》鄭注。"於""之"同義，故本句猶云"是經氣之不足也"。森立之曰："經氣，蓋謂肺經之氣，十二經脈皆會于肺，故曰經

氣也。”

〔4〕微見九十日死:吴崑曰:“微見,始見也。”按:“九十日死”與上文“三四日自已”句法同,“三四日”謂三日或四日,則“九十日”亦謂九日或十日。有注謂三個月,恐非是。

〔5〕薪然:明緑格抄本、《太素》卷十五《五藏論》、《脈經》卷五第五“薪”並作“新”。謝星焕曰:“脈來如火新然,然者,燃也,是洪大已極之脈。”

〔6〕心精之予奪:《甲乙經》卷四第一“精”下無“之”字。按:“之”“予”義複,當無“之”字是,“奪”古“脱”字。

〔7〕草乾而死:草乾於冬,寒水行令,水來剋火,心氣絶也。

〔8〕薪:藏本作“新”。

〔9〕散葉:《甲乙經》卷四第一作“叢棘”。張琦曰:“叢棘,弦硬雜亂之象。”

〔10〕木葉落而死:木葉落於秋季,金勝木敗,肝死時也。

〔11〕脈至如省客:《太素》卷十五《五藏脈診》“客”作“容”。張介賓曰:“省客,省問之客,或去或來也。塞者或無而止。鼓者或有而搏。是腎原不固,而無所主持也。”孫鼎宜曰:“省客即塞也。以省客二字合之,即得塞音。《中庸》注:塞,猶實。《論語》:鼓瑟希。皇疏:鼓猶彈也。此即彈石之謂。”

〔12〕懸去棗華而死:張介賓曰:“棗華之候,初夏時也。懸者華之開,去者華之落,言棗花開落之時,火旺而水敗,腎虚者死也。”

〔13〕脈至如丸泥:張介賓曰:“泥彈之狀,堅强短濇之謂。”

〔14〕榆莢落而死:《脈經》卷五第五校注引“莢”作“葉”。張介賓曰:“榆莢,榆錢也,春深而落,木旺之時,土敗者死。”

〔15〕禾熟而死:禾熟於秋,金令旺也,故木敗而死。《廣雅·釋草》:“粢、黍、稻其采謂之禾。”采,俗作穗。

〔16〕脈至如弦縷,是胞精予不足也,病善言,下霜而死:《説文·弦部》:“弦,弓弦也。”《説文·系部》:“縷,綫也。”“脈至如弦縷”堅急不和之謂。森立之曰:“胞精,謂心包膈幕也。云心精、胞精以心、胞共藏精血也。蓋心胞主血脈。今胞精不足,血脈乏少,其害及於心家,故令妄言也。下霜之節至而死者,水克火之義也。”

〔17〕人:胡本、讀本並作“令”。

脈至如交漆，交漆者，左右傍至也〔1〕**，微見三十日死。**左右傍至，言如瀝漆之交，左右反戾。新校正云：按《甲乙經》"交漆"作"交棘"。**脈至如湧泉**〔2〕**，浮鼓，肌**〔3〕**中，太陽**〔4〕**氣予不足也，少氣味**〔5〕**，韭英而死**〔6〕**。**如水泉之動，但出而不入。**脈至如頹**〔7〕**土之狀，按之不得**〔8〕**，是肌氣予不足也，五色先見，黑白壘發死**〔9〕**。**頹土之狀，謂浮之大而虛耎，按之則無。新校正云：按《甲乙經》"頹土"作"委土"。**脈至如懸雍，懸雍者，浮揣切之益大**〔10〕**，是十二俞之予不足也，水凝而死**〔11〕**。**如顙中之懸雍也。新校正云：按全元起本"懸雍"作"懸離"。元起注云："懸離者，言脈與肉不相得也。"

〔1〕脈至如交漆，交漆者，左右傍至也：《太素》卷十五《五藏脈診》"漆"作"苂"。森立之曰："作苂可從。苂即策字。《說文》：朿，莿也。《玉篇》：莿，草木針也。朿之作苂，猶刺、㓨之例，楊以爲豆莢字，非也。如交朿者，謂如交加棘針，左右傍至，緊細搏擊也。是亦弦緛之尤甚者也。"

〔2〕涌泉：《太素》卷十五《五藏脈診》"泉"上無"涌"字。按"如泉""浮鼓"乃虛陽上泛，脈至無根之象。

〔3〕肌：《太素》卷十五《五藏脈診》作"胞"。

〔4〕太陽：《脈經》卷五第五"太陽"上有"是"字。

〔5〕少氣味：張琦曰："少氣味三字衍。"馬蒔以"少氣"爲句。"味"字屬下讀。

〔6〕韭英而死：吴崑曰："韭至長夏而英，長夏屬土，太陽壬水之所畏也，故死。""英""華"義同。

〔7〕頹：《太素》卷十五《五藏脈診》、《脈經》卷五第五並作"委"，與林校引《甲乙經》合。按"委"有"棄"義，見《孟子·滕文公上》趙注。

〔8〕不得：《甲乙經》卷四第一作"不足"。

〔9〕五色先見，黑白壘發死：《甲乙經》卷四第一無"先"字。《太素》卷十五《五藏脈診》"壘"作"累"。喜多村直寬曰："言五色共見，而黑白之色累發者，蓋陰陽互争之候，故死。壘字當從《太素》作"累"爲是。"按："五色"九字斷句，當作"五色先見黑白，壘發死。""壘"疑"雷"之聲誤。揆之上下文義，言死期均有大約之時，如"木葉落死"、"榆莢落死"、"棗葉生死"，此言"雷發死"者，即驚蟄節死。《禮記·月令》："仲春，雷乃發聲"。

〔10〕脈至如懸雍，懸雍者，浮揣切之益大：《太素》卷十五《五藏脈診》"懸雍"作"懸離"。與林校引全本同。"揣"動也，"浮揣"即脈搏浮動

有力。以其浮揣,若有與骨肉相離之象,故稱"懸離"。

〔11〕十二俞之予不足也,水凝而死:《甲乙經》卷四第一"之"下有"氣"字,(按:依《甲乙經》則"予"字衍。)"凝"作"凍"。張介賓曰:"俞皆在背,爲十二經藏氣之所系。水凝而死,陰氣盛而孤陽絶也。"

脈至如偃刀〔1〕,偃刀者,浮之小急,按之堅大急〔2〕,五藏菀熟〔3〕,寒熱獨并於腎也,如此其人不得坐,立春而死〔4〕。菀,積也。熟,熱也。**脈至如丸,滑不直手〔5〕,不直手者〔6〕,按之不可得也,是大腸〔7〕氣予不足也,棗葉生而死。脈至如華〔8〕者,令人善恐,不欲坐卧,行立常聽〔9〕,是小腸氣予不足也,季秋而死。**脈至如華,謂似華虚弱,不可正取也。小腸之脈,上入耳中,故常聽也。

〔1〕脈至如偃刀:張志聰曰:"偃,仰也。脈如仰起之刀口,利鋭而背堅厚,是以浮之小急,而按之堅大也。"

〔2〕急:《甲乙經》卷四第一無"急"字。

〔3〕菀熟:田晋蕃曰:"菀熟,《脈經》作菀熱,《甲乙經》作寒熱。按菀、鬱通。《荀子·榮辱》楊注:熟,甚也。王叔和不知熟爲甚,改熟作熱。《甲乙經》作寒熱,則涉下文寒熱誤衍。"

〔4〕其人不得坐,立春而死:腰爲腎之外府,腎病腰不能支持故不得坐。立春陽盛,陰日以衰,所以當死。

〔5〕脈至如丸,滑不直手:《甲乙經》卷四第一"直"作"著"。此言脈滑小,不能著於指下,無根而不勝按也。

〔6〕不直手者:《甲乙經》卷四第一作"丸滑不著者"。

〔7〕大腸:《太素》卷十五《五藏脈診》作"膽"。

〔8〕華:《脈經》卷五第五、《甲乙經》卷四第一並作"春"。

〔9〕行立常聽:張介賓曰:"行立常聽者,恐懼多而生疑也。"其説亦通。

脈解篇第四十九 新校正云:按全元起本在第九卷。

提要:本篇從四時六氣的盛衰變化,説明經脈偏盛偏衰所發生的病變。

太陽所謂〔1〕腫腰〔2〕脽痛者,正月太陽寅〔3〕,寅太陽也,脽,謂臀肉也。正月三陽生，主建寅，三陽謂之太陽，故曰寅太陽也。**正月陽氣出在**[4]**上，而陰氣盛，陽未得自次**[5]**也**，正月雖三陽生，而天氣尚寒，以其尚寒，故曰陰氣盛陽未得自次。次，謂立王之次也。**故腫腰脽痛也。**以其脈抵腰中，入貫臀，過髀樞，故爾，**病偏虛**[6]**爲跛**[7]**者，正月陽氣凍**[8]**解，地氣而出也，所謂偏虛者，冬寒頗有不足者**[9]**，故偏虛爲跛也。**以其脈循股内後廉，合膕中，下循腨，過外踝之後，循京骨至小指外側故也。新校正云：詳王氏云"其脈循股内"，殊非。按《甲乙經》太陽流注，不到股内，股内乃髀外之誤，當云"髀外後廉"。**所謂强上引背**[10]**者，陽氣大上而争，故强上也。**强上，謂頸項噤[11]强也。甚則引背矣。所以爾者，以其脈從腦出，别下項背故也。**所謂耳鳴者，陽氣萬物盛上而躍，故耳鳴也**[12]**。**以其脈支别者，從巔至耳上角，故爾。**所謂甚則**[13]**狂巔疾**[14]**者，陽盡在上，而陰氣從下，下虛上實，故狂巔疾也**，以其脈上額交巔上，入絡腦還出；其支别者，從巔至耳上角。故狂巔疾也。項[15]上曰巔。**所謂浮爲聾者，皆在氣也**[16]**。**亦以其脈至耳故也。**所謂入中爲瘖者，陽盛已衰，故爲瘖也**[17]**。**陽氣盛，入中而薄於胞腎，則胞絡腎絡氣不通，故瘖也。胞之脈繫於腎，腎之脈俠舌本，故瘖不能言也。**内奪**[18]**而厥，則爲瘖俳**[19]**，此腎虛也。**俳，廢也。腎之脈與衝脈並出於氣街，循陰股内廉，斜入膕中，循骭骨内廉及[20]内踝之後，入足下，故腎氣内奪而不順，則舌瘖足廢，故云此腎虛也。新校正云：詳王注云"腎之脈與衝脈並出"，按《甲乙經》是"腎之絡"，非"腎之脈"，況王注《痿論》并《奇病論》、《大奇論》並云"腎之絡"，則此"脈"字當爲"絡"。**少陰不至**[21]**者，厥也。**少陰，腎脈也。若腎氣内脱，則少陰脈不至也。少陰之脈不至，是則太陰之氣逆上而行也。

〔1〕所謂：張介賓曰："所謂者，引古經語也。"

〔2〕腫腰：柯校曰："腫腰當云腰腫，此倒者，《著至教論》乾嗌喉塞同句法。"

〔3〕正月太陽寅：于鬯曰："太陽二字疑即涉下衍。正月寅，寅，太陽也。太陽正釋寅義，今有兩太陽，則複疊無理矣。"古人以十二辰分配地平方位，觀斗柄所指之辰以定月份，謂之斗建，又稱月建。《廣雅·釋天》：

"北斗七星,一爲樞、二爲旋、三爲機、四爲權、五爲衡、六爲開陽、七爲摇光。"其第五星至第七星謂斗柄。正月斗柄指寅,爲建寅之月。二月指卯,爲建卯之月。依次三月建辰,四月建巳,五月建午,六月建未,七月建申,八月建酉,九月建戌,十月建亥,十一月建子,十二月建丑。《禮記·月令》孔疏:"此言孟春者,夏正建寅之月也,斗謂北斗,循天而轉行,建一月一辰。辰,三十度九十六分度之四十二,正月建寅,二月建卯……。"《漢書·律曆志上》:"斗建下爲十二辰,視其建而知其次。"

〔4〕在:明緑格抄本作"於"。

〔5〕陰氣盛,陽氣未得自次也:于鬯曰:"次當讀爲恣。恣諧次聲,例得假借。《説文·心部》:恣,縱也。陽未得自恣者,陽未得自縱。"此即云由於陰氣盛而陽未得暢達之意。

〔6〕病偏虚:《太素》卷八《經脈病解》"偏"上無"病"字。按:無"病"字是,"偏虚"上脱"所謂"二字,探下文有"所謂偏虚者"句,似"所謂"二字傳抄誤竄於下。

〔7〕跛:《説文·足部》:"跛,行不正也。"

〔8〕凍:讀本、趙本、吴本、朝本、藏本、熊本並作"東"。丹波元簡曰:"東作凍,則下而字不妥。蓋謂氣自東方,解地氣之凍,而上出也。"

〔9〕頗有不足者:四庫本"足"下無"者"字。孫鼎宜曰:"不上疑有陽字。"

〔10〕强上引背:《太素》卷八《經脈病解》無"引背"二字。孫鼎宜曰:"强上,謂頭項强痛。上,頭項也。"

〔11〕噤:趙本、藏本並作"禁"。

〔12〕萬物盛上而躍,故耳鳴也:張文虎曰:"萬物二字衍。上云陽氣大上而争是其例。"按:《素問玄機原病式·火》引"萬物盛上"作"上甚",是河間亦及爲"萬物"二字爲衍文。蓋足太陽經之脈,其支者從巔至耳上角,陽氣盛疾向上衝逆,故作耳鳴。《説文·足部》:"躍,迅也。"段注:"迅,疾也。"

〔13〕甚則:《圖經》卷二《足太陽膀胱經》注引無"甚則"二字。

〔14〕狂巔疾:楊上善曰:"脱衣登上,馳走妄言,即謂之狂。僵仆而倒,遂謂之顛也。"

〔15〕項:疑"頂"字之誤。

〔16〕所謂浮爲聾者，皆在氣也：氣逆上浮，陽氣壅實，故令耳聾。

〔17〕陽盛已衰，故爲瘖也：張介賓曰："聲由氣發，氣者陽也。陽盛則聲大，陽微則聲微，若陽盛已衰，故瘖瘂不能言也。"

〔18〕内奪：吴崑曰："内謂房勞也。奪，耗其陰也。"

〔19〕瘖俳：《太素》卷八《經脈病解》"俳"作"痱"。《説文·疒部》："痱，風病也。"是證有虚實之異，此則屬於虚言。恣情縱慾，精血耗奪，病本在腎，其氣厥逆。腎脈挾舌本，少陰經氣不得上達，故瘖。骨髓空虚，筋脈失養，則四肢萎廢不用。《靈樞·熱論》："痱之爲病也，身無痛者，四肢不收，智亂不甚。其言微知可治；甚則不能言，不可治也。"

〔20〕内廉及：四庫本"内廉"下有"而又"二字，"及"下有"於"字。

〔21〕少陰不至：《太素》卷八《經脈病解》"少陰不至"下重"少陰不至"四字。

少陽所謂心脇痛者，言[1]**少陽盛**[2]**也，盛者心之所表也**[3]**，**心氣逆則少陽盛，心氣宜木，外鑠肺金，故盛者心之所表也。**九月陽氣盡而陰氣盛，故心脇痛也**[4]**。**足少陽脈，循脇裏出氣街，心主脈，循胸出脇故爾。火墓於戌，故九月陽氣盡而陰氣盛也。**所謂不可反側**[5]**者，陰氣藏物也，物藏則不動，故不可反側也**[6]**。所謂甚則躍**[7]**者，**躍，謂跳躍也。**九月萬物盡衰，草木畢落而墮，則氣去陽而之陰，氣盛而陽之下長，故謂躍。**亦以其脈循髀陽，出膝外廉，下入外輔之前，直下抵絶骨之端，下出外踝之前，循足跗，故氣盛則令人跳躍也。

〔1〕言：孫鼎宜曰："言字衍。"

〔2〕盛：《太素》卷八《經脈病解》作"戌"。下"盛者"同。按：作"戌"是，本篇以六經配屬月份，與上文"寅，太陽也"、下文"陽明者午也"例同。楊上善曰："戌爲九月，九月陽少，故曰少陽也。"

〔3〕盛者心之表也：楊上善曰："少陽脈散絡心包，故爲心之所表。"

〔4〕九月陽氣盡而陰氣盛，故心脇痛也：九月，天之陽氣將盡陰氣始盛，人亦應之，手少陽脈絡心包，足少陽脈下胸中，貫膈，循脇里，陽爲陰遏，經氣鬱而不舒故發心脇痛。

〔5〕反側：即輾轉。《廣雅·釋訓》："展轉，反側也。""不得反側"是説卧而不能轉側。

〔6〕陰氣藏物也，物藏則不動，故不可反側也："陰氣"上疑脱"九月"二字，應據《太素》卷八《經脈病解》楊注、《圖經》卷一《足少陽膽經》注引補。"物藏"四庫本作"藏物"。《靈樞·經脈》："膽足少陽之脈，是動則病心脇痛，不能轉側。"

〔7〕甚則躍："躍"謂身瞤動。

陽明所謂洒洒振寒者，陽明者午也[1]**，五月盛陽之陰也，**陽盛以明，故云午也。五月夏至，一陰氣上，陽氣降下，故云盛陽之陰也。**陽盛而陰氣加之，故洒洒振寒也**[2]**。**陽氣下，陰氣升，故云陽盛而陰氣加之也。**所謂脛腫而股不收**[3]**者，是五月盛陽之陰也，陽者衰於五月，而一陰氣上，與陽始争，故脛腫而股不收也。**以其脈下髀抵伏兔，下入膝髕中，下循䯒外廉，下足跗，入中指内間；又其支别者，下膝三寸而别，以下入中指外間。故爾。**所謂上喘而爲水者，陰氣下而復上，上則邪客於藏府間，故爲水也**[4]**。**藏，脾也。府，胃也。足太陰脈從足走腹，足陽明脈從頭走足，今陰氣微下而太陰上行，故云陰氣下而復上也。復上則所下之陰氣不散，客於脾胃之間，化爲水也。**所謂胸痛少氣者，水氣**[5]**在藏府也，水者陰氣也，陰氣在中，故胸痛少氣也。**水停於下，則氣鬱於上，氣鬱於上，則肺滿，故胸痛少氣也。**所謂甚則厥，惡人與火，聞木音則惕然而驚者，陽氣與陰氣相薄**[6]**，水火相惡，故惕然而驚也。所謂欲獨閉户牖而處者，陰陽相薄也，陽盡而陰盛，故欲獨閉户牖而居。**惡喧故爾。**所謂病至則欲乘**[7]**高而歌，棄衣而走者，陰陽復**[8]**争，而外并於陽，故使之棄衣而走也。**新校正云：詳"所謂甚則厥至此，與前《陽明脈解論》相通。**所謂客孫脈則頭痛鼻鼽腹腫者，陽明并於上，上者則其孫絡**[9]**太陰也，故頭痛鼻鼽**[10]**腹腫也。**

〔1〕陽明者午也：楊上善曰："午爲五月，陽之盛也。"

〔2〕五月盛陽之陰也，陽盛而陰氣加之，故洒洒振寒也：森立之曰："五月盛陽之時，陰氣内生者，是天地自然之理，不待辨也。此舉之者，義不在於此，示人感邪氣，則先振寒，而後發熱之理也。應活看。"

〔3〕股不收：森立之曰："謂股不堅固，不便於行立也。"

〔4〕所謂上喘而爲水者，陰氣下而復上，上則邪客於藏府間，故爲水也：吳崑曰："藏，肺藏也。府，胃府也。脾土不能制濕，故上於肺而爲水喘。"

〔5〕水氣：《太素》卷八《經脈病解》"水"下無"氣"字。

〔6〕相薄：《釋名·釋言語》："薄，迫也。"楊注謂"相薄"即"相争"，與"相迫"義近。如此，始與下"水火相惡"意貫。

〔7〕乘：本書《陽明脈解篇》"乘"作"登"。按"乘""登"疊韻，《左傳》宣公十二年杜注："乘猶登也。"

〔8〕復：本書《陽明脈解篇》林校引本句無"復"字。

〔9〕孫絡：《太素》卷八《經脈病解》"孫絡"作"孫脈"。

〔10〕鼽：《説文·鼻部》："鼽，病寒鼻窒也。"

太陰所謂病脹者，太陰子也，十一月萬物氣皆藏於中，故曰病脹[1]**。**陰氣大盛，太陰始於子，故云子也。以其脈入腹屬脾絡胃，故病脹也。**所謂上走心爲噫者，陰盛而上走於陽明，陽明絡屬心，故曰上走心爲噫也**[2]**。**按《靈樞經》説足陽明流注並無至心者，太陰脈説云：其支別者，復從胃別上膈，注心中。法應以此絡爲陽明絡也。新校正云：詳王氏以"足陽明流注，並無至心者"。按《甲乙經》陽明之脈上通於心，循咽出於口，宜其經言"陽明絡屬心爲噫"，王氏安得謂之無。**所謂食則嘔者**[3]**，物盛滿而上溢，故嘔也。**以其脈屬脾絡胃上鬲俠咽故也。**所謂得後與氣則快然如衰者，十二**[4]**月陰氣下衰，而陽氣且**[5]**出，故曰得後與氣**[6]**則快然如衰也。**

〔1〕太陰子也，十一月萬物氣皆藏於中，故曰病脹：《太素》卷八《經脈病解》"太陰"下有"者"字。十一月乃陰氣大盛之月，故云太陰。陰極於子，萬物閉藏，人之陰氣亦聚於内，雖有一陽始生，但斡旋無力，足太陰脾經入腹，屬脾絡胃，邪氣入中，故病腹脹。

〔2〕陰盛而上走於陽明，陽明絡屬心，故曰上走心爲噫也：楊上善曰："十一月有五陰爻，故陰氣盛也。太陰在内，所以爲下也；陽明居外，所以爲上也。陽明之正，上入腹裏屬胃，散入脾，上通於心，故陽明絡屬心者也。《靈樞·口問》云：寒氣客於胃，厥逆從下上散，復出於胃，故善噫。"

〔3〕所謂食則嘔者：《太素》卷八《經脈病解》"嘔"作"歐"。《廣韻·

四十五厚》:"歐,吐也。或作嘔。"

〔4〕十二:胡本、讀本、趙本、吴本、朝本、藏本、熊本、田本、守校本並作"十一"。

〔5〕且:《圖經》卷二《足太陰脾經》注引作"自"。

〔6〕後與氣:"後"指大便,"氣"指矢氣。

少陰所謂腰痛者,少陰者腎也[1]**,十月萬物陽氣皆傷**[2]**,故腰痛也。**少陰者,腎脉也。腰爲腎府,故腰痛也。**所謂嘔欬上氣喘者,陰氣在下,陽氣在上,諸陽氣浮,無所依從,故嘔欬上氣喘也。**以其脉從腎上貫肝鬲入肺中,故病如是也。**所謂色色**[3] 新校正云:詳"色色"字疑誤。**不能久立久坐,起則目𥇖𥇖無所見者,萬物陰陽不定未有主**[4]**也,秋氣始至,微霜始下,而方殺萬物**[5]**,陰陽内奪,故目𥇖𥇖無所見也。所謂少氣善怒者,陽氣不治**[6]**,陽氣不治,則陽氣不得出,肝氣當治而未得,故善怒,善怒者,名曰煎厥**[7]**。所謂恐如人將捕之者**[8]**,秋氣萬物未有畢去**[9]**,陰氣少,陽氣入,陰陽相薄,故恐也。所謂惡聞食臭者,胃無氣,故惡聞食臭也**[10]**。所謂面黑如地**[11]**色者,秋氣**[12]**内奪,故變於色也。所謂欬則有血者,陽脉**[13]**傷也,陽氣未**[14]**盛於上而脉滿,滿則欬,故血見於鼻也。**

〔1〕少陰者腎也:律以上下文例,"腎"當作"申",聲誤。

〔2〕十月萬物陽氣皆傷:《太素》卷八《經脉病解》"十"作"七"。按"七""十"形誤。七月建申,與少陰者申也相合。

〔3〕色色:《太素》卷八《經脉病解》作"邑邑"。田晉蕃曰:"《太素》作邑邑是,《楚辭·遠逝》:風邑邑而蔽之。注:微弱貌,義與不能久立久坐合。"

〔4〕主:《圖經》卷一《足少陰腎經》注引作"生"。

〔5〕萬物:《圖經》卷一《足少陰腎經》注引無"萬物"二字。

〔6〕陽氣不治:按:"治"有"理"義,故二字可互訓,《廣雅·釋詁三》:"理,治也。"《釋詁一》:"理,順也。""陽氣不治"即陽氣不順。吴崑所謂"陽氣不舒"是也。

〔7〕煎厥:《太素》卷八《經脉病解》"煎"作"前"。森立之曰:"煎厥,

是夏時陽氣不發泄,肝氣鬱伏之人也。故至秋少陰用事之時,爲此善怒煎厥之證。”

〔8〕所謂恐如人將捕之者:《圖經》卷一《足少陰腎經》注引“所謂”下有“善”字。

〔9〕秋氣萬物未有畢去:《太素》卷八《經脈病解》“有”作“得”。

〔10〕胃無氣,故惡聞食臭也:按胃無氣者,謂七月陽衰,胃陽不足,其氣不能以消化,故惡聞食臭。《廣韻·四十九宥》:“臭,凡氣之總名。”

〔11〕地:孫鼎宜曰:“地當作炧,形誤。炧,即炭也。《廣雅·釋詁四》:炭,炧也。”

〔12〕秋氣:孫鼎宜曰:“秋氣即腎氣。”

〔13〕陽脈:指人身上部之脈絡。吴崑曰:“陽脈者,以其脈行乎身半以上也。”

〔14〕未:孫鼎宜曰:“未字疑衍。陽氣盛於上即上文陽氣在上之義。滿謂邪滿。”

厥陰所謂㿗疝[1],婦人少腹腫者,厥陰者辰也,三月陽中之陰[2],邪在中,故曰㿗疝少腹腫也。以其脈循股陰,入髦中,環陰器,抵少腹,故爾。**所謂腰脊痛不可以俛仰者[3],三月一振榮華,萬物一俛而不仰也[4]。所謂㿗癃疝[5]膚脹[6]者,曰陰亦盛而脈脹不通[7],故曰㿗癃疝也。所謂甚則嗌乾熱中者,陰陽相薄而熱,故嗌乾也。**此一篇殊與前後經文不相連接,别釋經脈發病之源,與《靈樞經》流注略同,所指殊異。新校正云:詳此篇所解,多《甲乙經》是動所生之病,雖復少有異處,大概則不殊矣。

〔1〕㿗(tuí 頽)疝:張介賓曰:“㿗疝者,以其頑腫不仁也。”《醫宗金鑑》卷四十二《疝證》:“少腹不痛,陰囊腫大頑硬者,爲㿗疝也。”

〔2〕厥陰者辰也,三月陽中之陰:三月月建辰,《説文·辰部》:“辰,震也。三月陽氣動,雷電振,民農時也,物皆生。”楊上善曰:“三月爲陽,厥陰脈在中,故曰陽中之陰。”

〔3〕所謂腰脊痛不可俛仰者:“脊”字疑衍。《靈樞·經脈》肝足厥陰之脈,是動則病腰痛,並未言及“脊”。

〔4〕三月一振榮華,萬物一俛而不仰也:《太素》卷八《經脈病解》

“萬”上有“而”字。楊上善曰:“振,動也。三月,三陽合動而爲春,萬物榮華,低枝垂葉,俛而不仰,故邪因客厥陰,腰脊痛俛不仰也。”

〔5〕癩癃疝:《太素》卷八《經脈病解》作“釘癃”。森立之曰:“作釘癃者,蓋因釘、頹音近而誤,後句作頹癃則釘字爲誤可知。《太素》無疝字可從,蓋因前文有頹疝而誤耳。”

〔6〕膚脹:癩癃、膚脹,共爲陰盛水血不通之候,其散漫者爲膚脹,其走於下者爲癩癃。

〔7〕曰陰亦盛而脈脹不通:《太素》卷八《經脈病解》作“曰陰一盛而脹,陰脹不通。”吴崑注本“曰”作“由”。

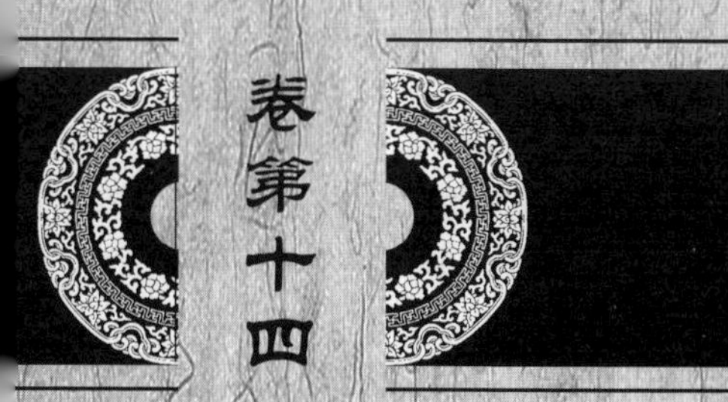

卷第十四

刺要論篇第五十 新校正云：按全元起本在第六卷刺齊篇中。

提要：本篇説明鍼刺治療，必須依照鍼法，否則，就會傷及人體。

黄帝問曰：願聞刺要。岐伯對曰：病有浮沉[1]，刺有淺深，各至其理[2]，無過其道[3]。道，謂氣所行之道也。**過之則内傷，不及則生[4]外壅，壅則邪從之。**過之内傷，以太深也。不及外壅，以妄益他分之氣也。氣益而外壅，故邪氣隨虚而從之也。**淺深不得[5]，反爲大賊[6]，内動[7]五藏，後生大病。**賊，謂私害。動，謂動亂。然不及則外壅，過之則内傷，既且外壅内傷，是爲大病之階漸爾，故曰後生大病也。**故曰：病有在毫毛腠理[8]者，有在皮膚者，有在肌肉者，有在脈者，有在筋者，有在骨者，有在髓者。**毛之長者曰毫，皮之文理曰腠理，然二者皆皮之可見者也。

〔1〕病有浮沉：謂病有輕重。浮爲在表其病輕，沉爲在里其病重。

〔2〕各至其理：謂鍼刺深淺各適其度。《漢書·武帝紀》顔注："理，法也。""法"與"度"聯綿字，《説文·又部》："度，法制也。"

〔3〕無過其道：孫鼎宜曰："應淺過深，應深過淺，皆過其道也。"喜多村直寬曰："按道謂可刺之道，乃下文刺皮無傷肉云云是也。王注恐非。"

〔4〕生：疑衍，涉下"後生"句所致。王注無"生"字。

〔5〕不得：謂"不當"，"得""當"雙聲。

〔6〕賊：危害之意。《呂氏春秋·不屈》高注："賊，害也。"張志聰曰：

"不得其淺深之法,反爲大害矣。"

〔7〕動:《甲乙經》卷五第一下作"傷"。

〔8〕毫毛腠理:森立之曰:"凡身體中之毛,除頭髮面鬚外,皆謂之毫毛,就中又有長短之别。毛孔之下,皮中通氣之處謂之腠,爲衛分,皮下通血之處,謂之理,爲營分。故腠理者,表之最表者也。

是故刺毫毛腠理無傷皮,皮傷則内動[1]**肺,肺動則秋病温瘧**[2]**,泝泝**[3]**然寒慄。**《鍼經》曰:"凡刺有五,以應五藏,一曰半刺,半刺者,淺内而疾發鍼,令鍼傷多,如拔髮狀,以取皮氣,此肺之應也。"然此其淺以應於肺,腠理毫毛猶應更淺,當取髮根淺深之半爾。肺之合皮,王於秋氣,故肺動則秋病温瘧,泝泝然寒慄也。**刺皮無傷肉,肉傷則内動脾,脾動則七十二日四季之月,病腹脹煩**[4]**,不嗜食。**脾之合肉,寄王四季。又其脈從股内前廉,入腹屬脾絡胃,上鬲俠咽,連舌本,散舌下;其支别者,復從胃别上鬲,注心中。故傷肉則動脾,脾動則四季之月腹脹煩而不嗜食也。七十二日四季之月[5]者,謂三月、六月、九月、十二月各十二日後,土寄王十八日也。**刺肉無傷脈,脈傷則内動心,心動則夏病心痛。**心之合脈,王於夏氣。真心少陰之脈,起於心中,出屬心系。心包心主之脈,起於胸中,出屬心包。《平人氣象論》曰:"藏真通於心"。故脈傷則動心,心動則夏病心痛。**刺脈無傷筋,筋傷則内動肝,肝動則春病熱而筋弛。**肝之合筋,王於春氣。《鍼經》曰:"熱則筋緩"。故筋傷則動肝,肝動則春病熱而筋驰緩。弛,猶縱緩也。**刺筋無傷骨,骨傷則内動腎,腎動則冬病脹**[6]**腰痛。**腎亦[7]合骨,王於冬氣。腰爲腎府,故骨傷則動腎,腎動則冬病腰痛也。腎之脈直行者,從腎上貫肝鬲,故脹也。**刺骨無傷髓,髓傷則銷鑠**[8]**胻酸,體解㑊然不去**[9]**矣。**髓者骨之充。《鍼經》曰:"髓海不足,則腦轉耳鳴,胻酸眩冒。"故髓傷則腦髓銷鑠胻酸體解㑊然不去也。銷鑠,謂髓腦銷鑠。解㑊,謂强不强,弱不弱,熱不熱,寒不寒,解解㑊㑊然,不可名之也。腦髓銷鑠,骨空之所致也。

〔1〕動:張志聰曰:"動,謂動其藏氣也。"

〔2〕温瘧:《甲乙經》卷五第一下"温瘧"下有"熱厥"二字。

〔3〕泝泝:《甲乙經》卷五第一下作"淅淅"。按作"淅淅"是。"淅""泝"形誤。《廣雅·釋詁二》:"淅,洒也。"洒然,寒貌。

〔4〕煩:《甲乙經》卷五第一下"煩"下有"滿"字。按:有"滿"字是。

《千金方》卷十五上第一："脾脈沉之而濡，浮之而虛，苦腹脹煩滿。"

〔5〕月：讀本、趙本、藏本"月"下並有"病"字。

〔6〕腎動則冬病脹：姚止庵曰："其病脹者，人身中之氣，本原於命門，腎傷則命門已不能化氣，壅遏不行故脹。"

〔7〕亦：趙本、藏本並作"之"。按：作"之"是。"亦""之"草書形近而誤。

〔8〕銷鑠：《甲乙經》卷五第一下作"消濼"。按："銷鑠""消濼"並疊韻霄部。"銷鑠"謂焦枯，見《楚辭·九辯》："形銷鑠而瘀傷"王注。

〔9〕體解㑊然不去："體解㑊然"即身體懈怠困倦。《廣雅·釋詁一》："去，行也。""不去"猶云不欲行動。

刺齊論篇第五十一 新校正云：按全元起本在第六卷。

提要：本篇論述鍼刺皮肉筋脈骨各部的深淺分位。

黄帝問曰：願聞刺淺深之分。謂皮肉筋脈骨之分位也。**岐伯對曰：刺骨者無傷筋，刺筋者無傷肉，刺肉者無傷脈，刺脈者無傷皮〔1〕，刺皮者無傷肉，刺肉者無傷筋，刺筋者無傷骨〔2〕。帝曰：余未知其所謂，願聞其解。岐伯曰：刺骨無傷筋者，鍼至筋而去，不及骨也〔3〕。刺筋無傷肉者，至肉而去，不及筋也。刺肉無傷脈者，至脈而去，不及肉也。刺脈無傷皮者，至皮而去，不及脈也。**是皆謂遣邪也。然筋有寒邪，肉有風邪，脈有濕邪，皮有熱邪，則如是遣之。所謂邪者，皆言其非順正氣而相干犯也。新校正云：詳此謂刺淺不至所當刺之處也，下文則誡其太深也。**所謂〔4〕刺皮無傷肉者，病在皮中，鍼入皮中〔5〕，無傷〔6〕肉也。刺肉無傷筋者，過肉中筋〔7〕也。刺筋無傷骨者，過筋中骨〔7〕也。此之謂〔8〕反也。**此則誡過分太深也。新校正云：按全元起本云："刺如此者，是謂傷，此皆過，過必損其血氣，是謂逆也，邪必因而入也。"

〔1〕刺骨者無傷筋，刺筋者無傷肉，刺肉者無傷脈，刺脈者無傷皮：張志聰曰："四句言宜深者勿淺。"

〔2〕刺皮者無傷肉，刺肉者無傷筋，刺筋者無傷骨：張志聰曰："三句言宜淺者勿深，所謂各至其理，無過其道。"

〔3〕刺骨無傷筋者,鍼至筋而去,不及骨也:張志聰曰:"言其病在骨,刺當及骨,若鍼至筋而去,不及於骨,則反傷筋之氣,而骨病不除,是刺骨而反傷其筋矣。"

〔4〕所謂:《甲乙經》卷五第一無"所謂"二字。

〔5〕皮中:《甲乙經》卷五第一"皮"下無"中"字。

〔6〕傷:《甲乙經》卷五第一作"中"。

〔7〕中筋　中骨:"中"(zhòng 衆)與上"傷"字異文同義。《淮南子·原道訓》高注:"中,傷也。"

〔8〕之謂:趙本、吴本、田本、明緑格抄本並作"謂之"。

刺禁論篇第五十二新校正云:按全元起本在第六卷。

提要:本篇説明人體禁刺部位,以及誤刺的後果。

黄帝問曰:願聞禁數[1]**。岐伯對曰:藏有要害**[2]**,不可不察,肝生於左**[3],肝象木,王於春,春陽發生,故生於左也。**肺藏於右**[4],肺象金,王於秋,秋陰收殺,故藏於右也。新校正云:按楊上善云:"肝爲少陽,陽長之始,故曰生。肺爲少陰,陰藏之初,故曰藏。"**心部於表**[5],陽氣主外,心象火也。**腎治**[6]**於裏**,陰氣主内,腎象水也。新校正云:按楊上善云:"心爲五藏部主,故得稱部。腎間動氣,内治五藏,故曰治。"**脾爲之使**[7],營動不已,糟粕水穀,故使者也。**胃爲之市。**水穀所歸,五味皆入,如市雜,故爲市也。**鬲肓之上,中有父母**[8],鬲肓之上,氣海居中,氣者生之原,生者命之主,故氣海爲人之父母也。新校正云:按楊上善云:"心下鬲上爲肓,心爲陽父也,肺爲陰母也,肺主於氣,心主於血,共營衛於身,故爲父母。"**七節之傍,中有小心**[9],小心,謂真心神靈之宫室。新校正云:按《太素》"小心"作"志心"。楊上善云:"脊有三七二十一節,腎在下七節之傍,腎神曰志,五藏之靈皆名爲神,神之所以任,得名爲志者,心之神也。"**從之有福,逆之有咎**[10]**。**從,謂隨順也。八者人之所以生,形之所以成,故順之則福延,逆之則咎至。

〔1〕禁數:謂禁刺之術。《廣雅·釋言》:"數,術也。"張志聰謂:"數,幾也,言所當禁刺之處有几也。"未知所據。

〔2〕要害:謂身中緊要處。《後漢書·來歙傳》:"爲何人所賊傷,中臣

要害。”四庫本作“五象”,非。

〔3〕肝生於左:楊上善曰:“肝者爲木,在春,故氣生左。”

〔4〕肺藏於右:楊上善曰:“肺者爲金,在秋,故氣藏右也。”

〔5〕心部於表:楊上善曰:“心者爲火,在夏,居於太陽最上,故爲表。”森立之曰:“心火陽氣充足於皮膚故曰心部於表也。部是分配部别之意。”

〔6〕治:《雲笈七籤》卷五十七引作“位”。

〔7〕脾爲之使:趙本、吴本、藏本“爲”並作“謂”。五藏受氣於胃,不能自致,必賴脾爲胃行其津液,運化水穀精微,營動不已,以灌四旁,故以“使”喻脾之作用。楊上善曰:“脾者爲土,王四季,脾行穀氣,以資四藏,故爲之使也。”

〔8〕鬲肓之上,中有父母:楊上善曰:“心下鬲上謂肓。心爲陽,父也。肺爲陰,母也。肺主於氣,心主於血,共營衛於身,故爲父母也。”

〔9〕七節之傍,中有小心:“小心”《甲乙經》卷五第四作“志心”。

〔10〕咎(jiù 舊):災禍。《説文·人部》:“咎,災也。”

按語:經云“肝生於左,肺藏於右”,有人引與現代解剖學相對照,認爲不符合實際,甚者以此詆謗中醫理論。其實,這裏所説的“肝生於左,肺藏於右”,不是指的解剖部位,而是從生理功能而言。根據中醫臟象學説及陰陽升降的理論,“肝生於左,肺藏於右”是完全正確的。對此,不但楊上善、王冰早有解釋,明、清醫家也多有所闡發。如明·馬蒔云:“肝象木,木主東方,故肝生於左。肺象金,金主西方,故肺藏於右,雖其形爲五臟之華蓋,而其用則在於右也。肝爲少陽,陽主於生,故曰生。肺爲太陰,陰主於藏,故曰臟”。清·張志聰云:“聖人南面而立,前曰廣明,後曰太衝,左東而右西,是以肝左而肺右也。曰生曰藏者,謂臟體藏於内,臟氣之從左右而出於外也”。《素問·陰陽應象大論》曰:“左右者,陰陽之道路也”。所以,肝體雖居於右,而肝氣却生發於左;肺臟雖居於上,而肺氣却肅降於右。一升一降,來調節維持機體的生理功能與陰陽平衡。對於肝、肺的解剖位置,中醫也有着明確的認識。如《難經》有“肝左三葉,右四葉”之説;《中藏經》有“肺爲五臟六腑之華蓋”之論。倘若不經實際解剖，是難以有此清楚認識的。

刺[1]**中心，一日死**[2]**，其動**[3]**爲噫。**心在氣爲噫。**刺中肝，五日死，其動爲語。**肝在氣爲語。新校正云：按全元起本并《甲乙經》“語”作“欠”。元起云：“腎傷則欠，子母相感也。”王氏改“欠”作“語”。**刺中腎，六**[4]**日死，其動爲嚏。**腎在氣爲嚏。新校正云：按全元起本及《甲乙經》“六日”作“三日”。**刺中肺，三**[5]**日死，其動爲欬。**肺在氣爲欬。**刺中脾，十**[6]**日死，其動爲吞。**脾在氣爲吞。新校正云：按全元起本及《甲乙經》“十日”作“十五日”。刺中五藏，與《診要經終論》并《四時刺逆從論》相重。此叙五藏相次之法，以所生爲次，《甲乙經》以心肺肝脾腎爲次，是以所剋爲次，全元起本舊文則錯亂無次矣。**刺中膽，一日半死，其動爲嘔**[7]**。**膽氣勇，故爲嘔。新校正云：按《診要經終論》“刺中膽”下又云：“刺中鬲者，爲傷中，其病雖愈，不過一歲而死。”

〔1〕刺：《太平聖惠方》卷九十九引“刺”下有“若”字。下“刺中肝”、“刺中腎”、“刺中肺”、“刺中脾”、“刺中膽”同。

〔2〕一日死：本書《診要經終論》作“環死”。

〔3〕動：吴崑曰：“動，變動也。”

〔4〕六：本書《診要經終論》作“七”。

〔5〕三：本書《診要經終論》作“五”。

〔6〕十：本書《診要經終論》作“五”。

〔7〕其動爲嘔：張介賓曰：“嘔出於胃而膽證忌之，木邪犯土，見則死矣。

刺跗上，中大脈[1]**，血出不止死。**跗，爲足跗。大脈動而不止者，則胃之大經也。胃爲水穀之海，然血出不止，則胃氣將傾，海竭氣亡故死。**刺面，中溜脈**[2]**，不幸爲盲。**面中溜脈者，手太陽任脈之交會。手太陽脈，自顴而斜行，至目内眥。任脈自鼻鼽兩傍上行，至瞳子下，故刺面中溜脈，不幸爲盲。**刺頭**[3]**，中腦户，入腦**[4]**立死。**腦户，穴名也。在枕骨上，通於腦中。然腦爲髓之海，真氣之所聚，鍼入腦則真氣泄，故立死。**刺舌下**[5]**，中脈太過，血出**[6]**不止爲瘖**，舌下脈，脾之脈也。脾脈者，俠咽連舌本，散舌下。血出不止，則脾氣不能營運於舌，故瘖不能言語。**刺足下布絡中脈**[7]**，血不出爲腫。**布絡，謂當内踝前足下空處布散之絡，正當然谷穴分也。絡中脈，則衝脈也。衝脈者，並少陰之經，下入内踝之後，入足下也。然刺之而血不出，則腎脈與衝脈氣并歸於然谷之中，故爲腫。**刺郄中大脈**〔8〕**，令人仆脱色。**尋此經郄中主治，與《中誥流注經》委中穴正同。應郄中者，以經穴爲名，委中，處所爲名，亦猶寸口脈口氣口，皆同一處爾。然郄中大脈者，足太陽經脈也。足太陽之脈，起於目内眥，合手太陽。手太陽脈，自目内眥，斜絡於顴。足太陽脈，上頭下項，又循於足。故刺之過禁，則令人仆倒而面色如脱去也。**刺氣街中脈，血不出爲腫鼠僕**〔9〕**。**氣街之中，膽胃脈也。膽之脈，循脇裹出氣街。胃之脈，俠齊入氣街中；其支别者，起胃下口，循腹裏至氣街中而合。今刺之而血不出，則血脈氣并聚於中，故内結爲腫，如伏鼠之形也。氣街在腹下俠齊兩傍相去四寸，鼠僕上一寸，動脈應手也。新校正云：按别本"僕"一作"鼷"。《氣府論》注："氣街在齊下横骨兩端鼠鼷上一寸也。"**刺脊間，中髓爲傴**〔10〕**。**傴，謂傴僂，身踡屈也。脊間，謂脊骨節間也。刺中髓，則骨精氣泄，故傴僂也。**刺乳上，中乳房，爲腫，根蝕**〔11〕**。**乳之上下，皆足陽明之脈也。乳房之中，乳液滲泄，胸中氣血，皆外湊之。然刺中乳房，則氣更〔12〕交湊，故爲大腫。中有膿〔13〕根，内蝕肌膚，化爲膿水，而久不愈。**刺缺盆中内陷**〔14〕**，氣泄，令人喘欬**〔15〕**逆。**五藏者，肺爲之蓋，缺盆爲之道。肺藏氣而主息，又在氣爲欬，刺缺盆中内陷，則肺氣外泄，故令人喘欬逆也。**刺手魚腹**〔16〕**内陷，爲腫。**手魚腹内，肺脈所流，故刺之内陷，則爲腫也。新校正云：按《甲乙經》肺脈所"流"當作"留"字。

〔1〕大脈：衝陽穴之高骨間動脈。

〔2〕溜脈：馬蒔曰："溜與流同。所謂溜脈者，凡脈與目流通者，皆是也。又按《靈樞·大惑論》云：五藏六府之精，皆上注於目，而爲之精。又按《靈樞·論疾診尺篇》云：赤脈從上下者，太陽病。從下上者，陽明病。從外走内者，少陽病。此皆溜脈之義也。"

〔3〕刺頭："頭"疑"項"之誤字，"腦户"與"項"近。

〔4〕入腦：《聖濟總録》卷一百九十四引無"入腦"二字，非。"入腦"謂刺之太深。腦户既使淺刺，亦應慎重。《圖經》卷三："腦户禁不可鍼，亦不可妄灸。"

〔5〕舌下：張介賓曰："舌下脈者，任脈之廉泉穴，足少陰之標也。中脈太過，血出不止則傷腎，腎虚則無氣，故令人瘖。"

〔6〕出：《醫心方》卷二第三引無"出"字。

〔7〕足下布絡中脈:《廣雅·釋詁三》:"布,散也。"足下散絡,謂足下各經之絡。馬蒔曰:"布絡者,凡足之六經,皆有絡脈也。誤中其脈,而血又不出,則必邪不得散,而爲腫矣。"

〔8〕刺郄中大脈:"郄中"下疑脱"中"字。"刺郄中,中大脈"與上"刺跗上,中大脈"句式一律。

〔9〕爲腫鼠僕:《甲乙經》卷五第一"僕"作"䶂"。《千金方》卷二十九第三、《聖濟總録》卷一百九十四並引作"鼷",與林校引别本合。按:作"鼷"是。《爾雅·釋獸》、《釋文》引《博物志》:"鼷,鼠之最小者。"横骨盡處去中行五寸有肉核,名鼠鼷。

〔10〕傴(yǔ 雨):背曲不直。《説文·人部》:"傴,僂也。"人體之曲者謂之僂。

〔11〕根蝕:"根"有"生"義。《説文·虫部》:"蝕,敗創也。""根蝕"謂由腫而生敗瘡。

〔12〕更:胡本、趙本並作"血"。

〔13〕膿:《素問校譌》引古抄本作"腫"。

〔14〕刺缺盆中内陷:張志聰曰:"缺盆在喉旁兩横骨陷中,若缺盆然,故以爲名。""内陷"謂鍼過深。《甲乙經》卷三第十三:"缺盆,刺太深令人逆息。"

〔15〕喘欬:《醫心方》卷二第三引"喘"下無"欬"字。

〔16〕手魚腹:掌側拇指本節後方隆起之肉謂手魚。"手魚腹"即手魚之中央。張志聰謂魚際穴。

無刺大醉,令人氣亂。脈數過度,故因刺而亂也。新校正云:按《靈樞經》"氣亂"當作"脈亂"。**無刺大怒,令人氣逆。**怒者氣逆,故刺之益甚。**無刺大勞人**,經氣越也。**無刺新**〔1〕**飽人**,氣盛滿也。**無刺大饑人**,氣不足也。**無刺大渴人**,血脈乾也。**無刺大驚人。**神蕩越而氣不治也。新校正云:詳"無刺大醉"至此七條,與《靈樞經》相出入。《靈樞經》云:"新内無刺,已刺無内。大怒無刺,已刺無怒。大勞無刺。已刺無勞。大醉無刺,已刺無醉。大飽無刺,已刺無飽。大饑無刺,已刺無饑。大渴無刺,已刺無渴。大驚、大恐,必定其氣,乃刺之也。"

〔1〕新:《太平聖惠方》卷九十九引作"大"。

刺陰股中大脈〔1〕**,血出不止死。**陰股之中,脾之脈也。脾者,中〔2〕土孤藏,以灌四傍。今血出不止,脾氣將竭,故死。新校正云:按"刺陰股中大脈”條，皇甫士安移在前“刺跗上中大脈”下相續，自後至篇末，逐條與前條相間也。**刺客主人内陷[3]中脈，爲内漏[4]、爲聾。**客主人，穴名也，今名上關，在耳前上廉起骨，開口有空，手少陽足陽明脈交會於中。陷脈，言刺太深也。刺太深則交脈破決，故爲耳内之漏。脈内漏則氣不營，故聾。新校正云：詳客主人穴，與《氣穴論》注同。按《甲乙經》及《氣府論》注云：手足少陽足陽明三脈之會，疑此脱足少陽一脈也。**刺膝髕出液，爲跛。**膝爲筋府，筋會於中，液出筋乾，故跛。**刺臂[5]太陰脈，出血多立死。**臂太陰者，肺脈也。肺者，主行榮衛陰陽，治節由之。血出多則榮衛絶，故立死也。**刺足少陰脈，重虚[6]出血，爲舌難以言。**足少陰，腎脈也。足少陰脈，貫腎絡肺繫舌本，故重虚出血，則舌難言也。**刺膺中陷，中肺[7]，爲喘逆仰息。**肺氣上泄，逆所致也。**刺肘中内陷，氣歸之，爲不屈伸。**肘中，謂肘屈折之中，尺澤穴中也。刺過陷脈，惡氣歸之，氣固[8]關節，故不屈伸也。**刺陰股下三寸[9]内陷，令人遺溺。**股下三寸，腎之絡也。衝脈與少陰之絡，皆起於腎下，出於氣街，並循於陰股；其上行者，出胞中。故刺陷脈，則令人遺溺也。**刺掖下脇間内陷，令人欬。**掖下，肺脈也。肺之脈，從肺系，横出掖下。真心藏脈，直行者，從心系却上掖下。刺陷脈，則心肺俱動，故欬也。**刺少腹，中膀胱，溺出，令人少腹滿。**胞氣外泄，穀氣歸之，故少腹滿也。少腹，謂齊下也。**刺腨腸内陷，爲腫。**腨腸之中，足太陽脈也。太陽氣泄，故爲腫。**刺[10]匡[11]上陷骨中脈，爲漏爲盲。**匡，目匡也。骨中，謂目匡骨中也。匡骨中脈，目之系，肝之脈也。刺内陷，則眼系[12]絶，故爲目漏，目盲。**刺關節中液出，不得屈伸。**諸筋者，皆屬於節，津液滲潤之，液出則筋膜乾，故不得屈伸也。

〔1〕刺陰股中大脈：吴崑曰：“脾腎肝三脈，皆行於陰股，刺者中之，血出不止，皆令人死。”

〔2〕中：趙本、守校本“中”下並有“央”字。

〔3〕内陷：《聖濟總録》卷一百九十四引“内陷”下有“及刺目上陷骨”六字。

〔4〕内漏：森立之曰：“内漏，《甲乙經》無内字，可從。言誤刺中脈，則出血不止，或爲漏瘡，或爲膿也。”

〔5〕臂:《甲乙經》卷五第一“臂”下有“中”字。

〔6〕重虚:張介賓曰:“少陰之脈循喉嚨、系舌本,腎氣虚而復刺出血,是重虚也,故令舌難以言。”

〔7〕肺:《聖濟總録》卷一百九十四引作“脈”。

〔8〕固:《鍼灸資生經》第一《尺澤》引作“閉”。

〔9〕陰股下三寸:張介賓曰:“陰股之脈,足三陰也,皆上聚於陰器,惟少陰之在股間者,有經無穴。其在氣衝下三寸者,足厥陰之五里也。主治腸中熱滿不得溺,若刺深内陷,令人遺溺不禁,當是此穴。”

〔10〕刺:《千金方》卷二十九第三“刺”下有“目”字。

〔11〕匡:通作“眶”。《説文·目部》無“眶”字,古衹作“匡”。《廣韻·十陽》:“眶,目眶。”

〔12〕眼系:四庫本作“目氣”。

刺志論篇第五十三新校正云:按全元起本在第六卷。

提要:本篇論述虚實正反現象,與鍼刺補瀉方法。

黄帝問曰:願聞虚實之要。岐伯對曰:氣實形實,氣虚形虚,此其常也〔1〕**,反此者病;**《陰陽應象大論》曰:“形歸氣”。由是故虚實同焉。反,謂不相合應,失常平之候也。形氣相反,故病生。氣,謂脈氣。形,謂身形也。**穀**〔2〕**盛氣盛,穀虚氣虚,此其常也,反此者病;**《靈樞經》曰:“榮氣之道,内穀爲實,穀入於胃,氣傳與肺,精專者上行經隧。”由是故穀氣虚實,占必同焉。候不相應,則爲病也。新校正云:按《甲乙經》“實”作“寶”。**脈實血實,脈虚血虚,此其常也,反此者病。**脈者血之府,故虚實同焉。反不相應,則爲病也。

〔1〕氣實形實,氣虚形虚,此其常也:氣實於内,形盛於外;氣虚於内,形損於外。如此相稱者爲常。

〔2〕穀:謂納穀。《靈樞·營衛生會》:“人受氣於穀,穀入於胃,以傳於肺,五藏六府皆以受氣。”

帝曰:如何而反?岐伯曰〔1〕**:氣虚身熱,此謂反也;**氣虚爲陽氣不足,陽氣不足當身寒,反身熱者,脈氣當盛,脈不盛而身熱,證不相符,故謂反也。新校正云:按《甲乙經》云:“氣盛身寒,氣虚身熱,此謂反也。”當補此四字。**穀入多而氣少,此謂反也;**胃之所出者,穀氣而布於經脈也,穀入於胃,脈道乃散,今穀入多而氣少者,是胃氣不散,故謂反也。**穀不入**[2]**而氣多,此謂反也;**胃氣外散,肺并之也。**脈盛血少**[3]**,此謂反也;脈少**[4]**血多**[3]**此謂反也。**經脈行氣,絡脈受血,經氣入絡,絡受經氣,候不相合,故皆反常也。

〔1〕岐伯曰:明緑格抄本"岐伯曰"下有"氣盛身寒,此謂反也"八字,當據補。

〔2〕不入:似當作"入少",核下文"穀入少而氣多"可證。蓋入少氣多,是已謂反,如穀不入,而氣反多,似無此理。

〔3〕血少　血多:丹波元簡曰:"血多血少,蓋察面色而知之,即血少指面色皖白,血多指面色紅赤。"

〔4〕少:顧觀光曰:"少當作小,下文不誤。"

氣盛身寒,得之傷寒[1]**。氣虚身熱,得之傷暑**[2]**。**傷,謂觸冒也。寒傷形,故氣盛身寒。熱傷氣,故氣虚身熱。**穀入多而氣少者,得之有所脱血,濕居下也**[3]**。**脱血則血虚,血虚則氣盛内鬱,化成津液,流入下焦,故云濕居下也。**穀入少而氣多者,邪在胃及與肺也**[4]**。**胃氣不足,肺氣下流於胃中。故邪在胃,然肺氣入胃,則肺氣不自守,氣不自守,則邪氣從之,故云邪在胃及與肺也。**脈小血多者,飲中熱也**[5]**。**飲,謂留飲也。飲留脾胃之中則脾氣溢,脾氣溢則發熱中。**脈大血少者,脈有風氣,水漿不入**[6]**,此之謂**[7]**也。**風氣盛滿,則水漿不入於脈。**夫實者,氣入也;虚者,氣出也**[8]**。**入爲陽,出爲陰,陰生於内故出。陽生於外故入。**氣實者,熱也;氣虚者,寒也。**陽盛而陰内拒,故熱。陰盛而陽外微,故寒。**入實者,左手開鍼空也;入虚**[9]**者,左手閉鍼空也。**言用鍼之補寫也。右手持鍼,左手捻穴,故實者左手開鍼空以寫之,虚者左手閉鍼空以補之也。

〔1〕氣盛身寒,得之傷寒:寒爲陰邪,其性凝斂,犯人則令人氣閉於内,衛陽鬱遏,故氣盛身寒。

〔2〕氣虚身熱,得之傷暑:暑爲陽邪,火熱所化,其性升散,耗氣傷津,故曰"氣虚身熱,得之傷暑"。

〔3〕有所脱血,濕居下也:丹波元簡曰:"血脱液乾,水濕歸下,並胃中津乏,故消穀善饑。王注以脱血,濕居爲一事,恐非。"

〔4〕邪在胃及與肺也:于鬯曰:"及與二字同義,蓋古人自有複語耳。

吴崑本删去與字,未必當也。"

〔5〕脈小血多者,飲中熱也:高世栻曰:"脈小血反多者,其内必飲酒中熱之病,酒行絡脈,故血多行於外,而虚於内,故脈小。"

〔6〕脈大血少者,脈有風氣,水漿不入:張介賓曰:"風爲陽邪,居於脈中,故脈大;水漿不入,則中焦無以生化,故血少。"

〔7〕此之謂:張琦曰:"此之謂三字衍。"

〔8〕夫實者,氣入也;虚者,氣出也:孫鼎宜曰:"邪氣充於内故實,正氣泄於中故虚。"

〔9〕入虚:丹波元簡曰:"入虚當是出虚。"

鍼解篇第五十四新校正云:按全元起本在第六卷。

提要:本篇説明鍼刺虚實之道及與四時陰陽的關係。

黄帝問曰:願聞九鍼之解,虚實之道。岐伯對曰:刺虚則實之者,鍼下熱也〔1〕**,氣實乃熱也**〔2〕**。滿而泄之者,鍼下寒也**〔3〕**,氣虚乃寒也**〔4〕**。菀陳則除之者,出惡血也。**菀,積也。陳,久也。除,去也。言〔5〕絡脈之中血積而久者,鍼刺而除去之也。**邪勝則虚之者,出鍼勿按。**邪者,不正之目,非本經氣,是則謂邪,非言鬼毒精邪之所勝也。出鍼勿按,穴俞且開,故得經虚,邪氣發泄也。**徐而疾則實者,徐出鍼而疾按之**〔6〕**。疾而徐則虚者,疾出鍼而徐按之**〔7〕**。**徐出,謂得經氣已久,乃出之。疾按,謂鍼出穴已,速疾按之,則真氣不泄,經脈氣全。故徐而疾乃實也。疾出鍼,謂鍼入穴已,至於經脈,即疾出之。徐按,謂鍼出穴已,徐緩按之,則邪氣得泄,精氣復固〔8〕,故疾而徐乃虚也。**言實與虚者,寒温氣多少也**〔9〕**。**寒温,謂經脈陰陽之氣也。**若無若有者,疾不可知也**〔10〕**。**言其冥昧,不可即而知也。夫不可即知,故若無。慧然神悟,故若有也。**察後與先者,知病先後也**〔11〕**。**知病先後,乃補寫之。**爲虚與實者,工**〔12〕**勿失其法。**《鍼經》曰:"經氣已至,慎守勿失。"此之謂也。新校正云:按《甲乙經》云:"若存若亡,爲虚與實。"**若得若失者,離其法也。**妄爲補寫,離亂大經,誤補實者,轉令若得,誤寫虚者,轉令若失,故曰若得若失也。《鍼經》曰:"無實實無虚虚"。此其誡也。新校正云:詳自篇首至此,與《太素》九鍼解篇經同而解異,二經互相發明也。**虛實之要,九鍼最妙者,爲其各有所宜也。**熱在頭身,宜鑱鍼。肉分氣滿,宜員鍼。脈氣虛少,宜鍉鍼。寫熱出血,發泄固病,宜鋒鍼。破癰腫,出膿血,宜鈹鍼。調陰陽,去暴痹,宜員利鍼。治經絡中痛痹,宜毫鍼。痹深居骨解腰脊節腠之間者,宜長鍼。虛風舍於骨解皮膚之間,宜大鍼。此之謂各有所宜也。新校正云:按别本"鉟"一作"鈹"。**補寫之時者,與氣開闔相合也。**氣當時刻謂之開,已過未至謂之闔,時刻者,然水下一刻,人氣在太陽;水下二刻,人氣在少陽;水下三刻,人氣在陽明;水下四刻,人氣在陰分。水下不已,氣行不已。如是則當刻者謂之開,過刻及未至者謂之闔也。《鍼經》曰:"謹候其氣之所在而刺之,是謂逢時。"此所謂補寫之時也。新校正云:詳自篇首至此,文出《靈樞經》,《素問》解之,互相發明也。《甲乙經》云"補寫之時,以鍼爲之者。"此脱此四字也。**九鍼之名,各不同形者,鍼窮其所當補寫也。**各不同形,謂長短鋒穎不等。窮其補寫,謂各隨其療而用之也。新校正云:按九鍼之形,今具《甲乙經》。

〔1〕刺虛則實之者,鍼下熱也:張介賓曰:"鍼下熱者,自寒而熱也。熱則正氣至而虛者實矣,故爲補。"

〔2〕氣實乃熱也:《太素》卷十九《知鍼石》無此五字。

〔3〕滿而泄之者,鍼下寒也:張介賓曰:"鍼下寒者,自熱而寒也。寒則邪氣去,而實者虛矣,故爲瀉。"

〔4〕氣虛乃寒也:《太素》卷十九《知鍼石》無此五字。

〔5〕言:胡本無"言"字。

〔6〕徐而疾則實者,徐出鍼而疾按之:吴崑曰:"鍼下得氣,徐出鍼而疾按其穴,經氣不泄乃實之也。"馬蒔曰:"《靈樞·小鍼解》云:徐而疾則實者,言徐内而疾出也。則以入針爲徐,而不以出鍼爲徐,與此解不同。"

〔7〕疾而徐則虛者,疾出鍼而徐按之:吴崑曰:"鍼及於經,疾出鍼而徐按其穴,邪氣得泄乃虛之也。"

〔8〕固:藏本、趙本並作"間"。

〔9〕言實與虛者,寒温氣多少也:"虛"指瀉法,鍼下氣少而寒。"實"指補法,鍼下氣多而温。

〔10〕若無若有者,疾不可知也:馬蒔曰:"其寒温多少,至疾而速,正恍惚於有無之間,真不可易知也。"

〔11〕察後與先者,知病先後也:楊上善曰:"知相傳之病先後者。"

〔12〕工:《太素》卷十九《知鍼石》"工"下有"守"字。

刺實〔1〕**須其虚者,留鍼陰氣隆至**〔2〕**,乃去鍼也。刺虚須其實者,陽氣隆至,鍼下熱乃去鍼也。**言要以氣至而有效也。**經氣已至,慎守勿失者,勿變更也。**變,謂變易。更,謂改更。皆變法也。言得氣至,必宜謹守,無變其法,反招損也。**深淺在志者,知病之内外也。**志一爲意,志意皆行鍼之用也。**近遠如一者,深淺其候等也**〔3〕**。**言氣雖近遠不同,然其測候,皆以氣至而有效也。**如臨深淵者,不敢墯**〔4〕**也。**言氣候補寫,如臨深淵,不敢墮慢,失補寫之法也。**手如握虎**〔5〕**者,欲其壯也。**壯謂持鍼堅定也。《鍼經》曰:"持鍼之道,堅者爲實。"則其義也。新校正云:按《甲乙經》"實"字作"寶"。**神無營**〔6〕**於衆物者,静志觀病人,無左右視也。**目絶妄視,心專一務,則用之必中,無惑誤也。新校正云:詳從"刺實須其虚"至此,又見《寶命全形論》,此又爲之解,亦互相發明也。**義無邪**〔7〕**下者,欲端以正也。**正指直刺,鍼無左右。**必正其神者,欲瞻病人目,制其神**〔8〕**,令氣易行也。**檢彼精神,令無散越,則氣爲神使,中外易調也。**所謂三里者,下膝三寸也。所謂跗之**〔9〕**者,**新校正云:按全元起本"跗之"作"低胻"。《太素》作"付之"。按《骨空論》"跗之"疑作"跗上"。**舉膝分易見也**〔10〕**。**三里,穴名,正在膝下三寸,胻外兩筋肉分間。極重按之,則足跗上動脈止矣,故曰舉膝分易見。**巨虚**〔11〕**者,蹻足胻獨陷者**〔12〕**。**巨虚,穴名也。蹻,謂舉也。取巨虚下廉,當舉足取之,則胻外兩筋之間陷下也。**下廉**〔13〕**者,陷下者也。**欲知下廉穴者,胻外兩筋之間獨陷下者,則其處也。

〔1〕刺實:《太素》卷十九《知鍼石》"刺"下有"其"字。下"刺虚"同。

〔2〕陰氣隆至:明緑格抄本"隆至"下有"鍼下寒"三字。按:明緑格抄本是。"陰氣隆至鍼下寒乃去鍼"與下句"陽氣隆至鍼下熱乃去鍼"對文。"隆"有"盛"義,《淮南子·氾論》高注:"隆,盛也。"

〔3〕近遠如一者,深淺其候等也:深者氣遠,淺者氣近,皆以候氣之所至爲相同的準則。《淮南子·主術》高注"等,同也。"

〔4〕墯:守校本作"惰"。"惰"怠忽之意。《廣雅·釋詁二》:"惰,嬾也。"

〔5〕握虎:謂手如握虎符,示謹慎也。

〔6〕營:有“惑”義,見《漢書·叙傳下》顔注。

〔7〕邪:通“斜”。《漢書·司馬相如傳上》顔注:“邪讀爲斜。”

〔8〕制其神:馬蒔曰:“制其神氣,使之專一。”

〔9〕跗之:當依林校作“跗上”,“上”“之”篆文形近。“附上”指衝陽穴言。此所謂衝陽者,與上“所謂三里者”之句並列。

〔10〕舉膝分易見也:胡本、趙本“膝”並作“脈”。“分”疑“則”字之誤(草書形近),此句當作“舉,脈則易見也”。

〔11〕巨虚:指上巨虚,又名上廉,足陽明胃經穴,在足三里直下三寸。

〔12〕者:金本作“也”。

〔13〕下廉:即下巨虚,穴名,足陽明胃經穴,在上廉直下三寸。

帝曰:余聞九鍼,上應天地四時〔1〕**陰陽,願聞其方**〔2〕**,令可傳於後世**〔3〕**,以爲常也。岐伯曰:夫一天、二地、三人、四時、五音**〔4〕**、六律**〔5〕**、七星**〔6〕**、八風**〔7〕**、九野**〔8〕**,身**〔9〕**形亦應之,鍼各有所宜,故曰九鍼。**新校正云:詳此文與《靈樞經》相出入。**人皮應天**〔10〕,覆蓋於物,天之象也。**人肉應地**〔11〕,柔厚安静,地之象也。**人脈應人**,盛衰變易,人之象也。**人筋應時**〔12〕,堅固真定,時之象也。**人聲應音**,備五音故。**人陰陽合氣應律**〔13〕,交會氣通,相生無替,則律之象。新校正云:按别本“氣”一作“度”。**人齒面目應星**,人面應七星者,所謂面有七孔應之也。新校正云:詳此注乃全元起本之辭也。**人出入氣**〔14〕**應風**,動出往來,風之象也。**人九竅三百六十五絡應野**〔15〕,身形之外,野之象也。**故一鍼皮,二鍼肉,三鍼脈,四鍼筋,五鍼骨,六鍼調陰陽,七鍼益精,八鍼除風,九鍼通九竅,除**〔16〕**三百六十五節氣,此之謂各有所主也。**一鑱鍼,二員鍼,三鍉鍼,四鋒鍼,五鈹鍼,六員利鍼,七毫鍼,八長鍼,九大鍼。新校正云:按别本“鈹”一作“鈹”。**人心意應八風**〔17〕,動静不形,風之象也。**人氣應天**,運行不息,天之象也。**人髮齒耳目五聲應五音六律**〔18〕,髮齒生長,耳目清通,五聲應同,故應五音及六律也。**人陰陽脈血氣應地**,人陰陽有交會,生成脈血,氣有虚盈盛衰,故應地也。**人肝目應之九**〔19〕**。**肝氣通目,木生數三,三而三之,則應之九也。

〔1〕四時:《類説》卷三十七、《醫説》卷二《九鍼》引並無“四時”二字。

〔2〕方:《禮記·樂記》鄭注:"方,道也。"

〔3〕世:《太素》卷十九《知鍼石》"世"下有"而"字。

〔4〕五音:即宫、商、角、徵、羽。

〔5〕六律:指十二律中陽聲之律,即黄鐘、太簇、姑洗、蕤賓、夷則、亡射。《漢書·律曆志》:"律有十二,陽六爲律,陰六爲吕。"

〔6〕七星:指北斗七星而言。即天樞、天璇、天璣、天權、玉衡、開陽、摇光七星。

〔7〕八風:即八方之風。《靈樞·九宫八風》:"風從南方來,名曰大弱風;風從西南方來,名曰謀風;風從西方來,名曰剛風;風從西北方來,名曰折風;風從北方來,名曰大剛風;風從東北方來,名曰兇風;風從東方來,名曰嬰兒風;風從東南方來,名曰弱風。"

〔8〕九野:《後漢書·馮衍傳》:"疆理九野"賢注:"九野,謂九州之野。"

〔9〕身:《太素》卷十九《知鍼石》作"人"。

〔10〕人皮應天:張志聰曰:"一者,天也。天者,陽也。五藏之應天者肺,肺者五藏六府之蓋也,皮者肺之合也,人之陽也,故人皮以應天。"

〔11〕人肉應地:張志聰曰:"二者,地也。人之所以應土者肉也,故人肉應地。"

〔12〕人筋應時:張志聰曰:"四時之氣,皆歸始春,筋乃春陽甲木之所生,故人筋應時。"

〔13〕人陰陽合氣應律:柯逢時曰:"依《九鍼論》合氣二字衍。"

〔14〕氣:《太素》卷十九《知鍼石》"氣"下有"口"字。

〔15〕人九竅三百六十五絡應野:張志聰曰:"《陰陽應象大論》曰:地有九野,人有九竅。九野者,九州之分野也,人之三百六十五絡,猶地之百川流注,會通於九州之間。"

〔16〕除:據《太素》卷十九《知鍼石》楊注"除"當作"應"。

〔17〕人心意應八風:人之心意多變,天之八風無常,故相應也。

〔18〕人髮齒耳目五聲應五音六律:張介賓曰:"髮之多,齒之列,耳之聰,目之明,五聲之抑揚清濁,皆紛紜不亂,各有條理,故應五音六律。"

〔19〕人肝目應之九:楊上善曰:"肝主於目,在天爲日月,其數當九。"高世栻則將"九"字下移作爛文,而改爲"人肝目應之"。

九竅三百六十五,新校正云:按全元起本無此七字。**人一以觀動**

静天二以候五色七星應之以候髮毌澤五音一以候宫商角徵羽六律有餘不足應之二地一以候高下有餘九野一節俞應之以候閉節三人變一分人候齒泄多血少十分角之變五分以候緩急六分不足三分寒關節第九分四時人寒温燥濕四時一應之以候相反一四方各作解此一百二十四字,蠹簡爛文,義理殘缺,莫可尋究,而上古書故且載之,以佇後之具本也。新校正云:詳王氏云一百二十四字,今有一百二十三字,又亡一字。

長刺節論篇第五十五新校正云:按全元起本在第三卷。

提要:本篇對頭痛、寒熱、癰腫、少腹有積、寒疝、筋痹、肌痹、骨痹、狂顛、大風等病的鍼刺手法,進鍼穴位,鍼後反應等,分别作了説明,因爲本篇補充了《靈樞》"刺有五節"、"刺有十二節"的道理,故名長刺節論。

刺家不診[1]**,聽病者言,在頭頭疾痛,爲藏鍼之**,藏,猶深也,言深刺之。故下文曰:新校正云:按全元起本云:"爲鍼之",無"藏"字。**刺至骨**[2]**,病已上**[3]**,無傷骨肉及皮,皮者道也。**皮者鍼之道,故刺骨無傷骨肉及皮也。**陰刺**[4]**,入一傍四處**[5]**,治寒熱。**頭有寒熱,則用陰刺法治之。陰刺,謂卒刺之如此數也。新校正云:按别本"卒刺"一作"平刺"。按《甲乙經》:"陽刺者,正内一傍内四。陰刺者,左右卒刺之。"此"陰刺"疑是"陽刺"也。**深專者,刺大藏**[6],寒熱病氣深專攻中者,當刺五藏以拒之。**迫藏刺背,背俞也**[7]**。**迫,近也。漸近於藏,則刺背五藏之俞也。**刺之迫藏,藏會**[8],言刺近於藏者何也?以是藏氣之會發也。**腹中寒熱**[9]**去而止。**言刺背俞者,無問其數,要以寒熱去乃止鍼。**與**[10]**刺之要,發鍼**[11]**而淺出血。**若與諸俞刺之,則如此。**治腐**[12]**腫者刺腐上,視癰小大深淺刺**[13],腐腫,謂腫中肉腐敗爲膿血者。癰小者淺刺之,癰大者深刺之。新校正云:按全元起本及《甲乙經》"腐"作"癰"。**刺大者多血,小者深之**[14]**,必端内鍼爲故止**[15]**。**癰之大者,多出血。癰之小者,但直鍼之而已。新校正云:按《甲乙經》云:"刺大者多而深之,必端内鍼爲故正也。"此文云"小者深之",疑此誤。

〔1〕刺家不診："刺家"指醫生。"不診"指聽病者言。《靈樞·邪氣藏府病形》："問其處，知其病，命曰工。"

〔2〕至骨：指顱骨。孫鼎宜曰："《秦策》高注：至猶大也。至骨，即頭之大骨，圍二尺六寸者。病在頭，故刺之其上，若其穴，則隨證選擇。"

〔3〕上：朝本、明緑格抄本並作"止"。《太素》卷二十三《雜刺》無"上"字。按：下文有"病已止"句式，凡三見，則此作"病已，止"，亦可。

〔4〕陰刺：《太素》卷二十三《雜刺》作"陽刺"，與林校合。楊上善曰："作陰刺者，字誤。"

〔5〕入一傍四處：《太素》卷二十三《雜刺》無"處"字。此指中間刺一鍼，在其上、下、左、右四周各刺一鍼。

〔6〕刺大藏：馬蒔曰："五藏爲大藏，而刺五俞即所以刺大藏也。"此指刺五藏的募穴，肺中府、肝期門、心巨闕、脾章門、腎京門。

〔7〕刺背，背俞也：《太素》卷二十三《雜刺》作"刺背俞也"。

〔8〕藏會：指五藏背俞穴，是藏氣輸注聚會之所。如心俞、肺俞、脾俞、肝俞、腎俞。

〔9〕寒熱：《太素》卷二十三《雜刺》"寒熱"下有"氣"字。

〔10〕與：疑爲"舉"之壞字。"舉"有"凡"義。

〔11〕發鍼：出鍼。《廣雅·釋詁二》："發，去也。"

〔12〕腐：《太素》卷二十三《雜刺》作"癰"，與林校合。下"腐"字同。

〔13〕刺：《太素》卷二十三《雜刺》無"刺"字。

〔14〕大者多血，小者深之：樓英曰："大者多血，小者深之八字，衍文也。視癰大小深淺刺七字，取膿之法盡矣備矣。"

〔15〕必端内鍼爲故止：此言刺癰時，必端直下鍼以法施術。《吕氏春秋·知度》高注："故，法也。""止"語末助詞。

病在少腹〔1〕有積，刺皮䯏〔2〕以下，至少腹而止，刺俠脊兩傍四椎間，刺兩髂〔3〕髎季脇肋間，導腹中氣熱〔4〕下已。少腹積，謂寒熱之氣結積也。皮䯏，謂齊下同身寸之五寸横約文。審刺而勿過深之。《刺禁論》曰："刺少腹中膀胱溺出，令人少腹滿。"由此故不可深之矣。俠脊四椎之間，據經無俞，恐當云五椎間，五椎之下，兩傍正心之俞，心應少腹，故當言椎〔5〕間也。髂爲〔6〕腰骨，髎一爲髀字，形相近之誤也。髎謂居膠〔7〕，腰側穴也。季脇肋間，當是刺季肋之間京門穴也。新校正云：按《釋言》"皮䯏"作"皮䯋"，苦末反，是"䯋"誤作"䯏"也。及遍尋《篇》《韻》中無“髃”字,只有“髺”字,“髺”,骨端也。皮髺者,蓋謂齊下横骨之端也。全元起本作“皮髓”元起注云:“齊傍埵起也”。亦未爲得。**病在少[8]腹,腹痛[9]不得大小便,病名曰疝[10],得之寒,刺少腹兩股間[11],刺腰髁[12]骨間,刺而多[13]之,盡炅病已。**厥陰之脈,環陰器,抵少腹。衝脈與少陰之絡,皆起於腎下,出於氣街,循陰股;其後行者,自少腹以下骨中央,女子入繫廷孔,其絡循陰器合篡間,繞篡後,別繞臀至少陰,與巨陽中絡者,合少陰上股内後廉,貫脊屬腎,其男子循莖下至篡,與女子等。故刺少腹及兩股間,又刺腰髁骨間也。腰髁骨者,腰房俠脊平立陷者中,按之有骨處也。疝爲寒生,故多刺之,少腹盡熱乃止鍼。炅,熱也。新校正云:按别本“篡”一作“基”。

〔1〕少腹:《太素》卷二十三《雜刺》作“小腸者”。

〔2〕皮髃(tǔ 土):《太素》卷二十三《雜刺》“皮髃”作“腹齊”。楊上善曰:“小腸傅脊,下連睾係,外傅於齊,故小腸有積,刺於齊腹,下至少腹,并脊椎間及季肋間也。”孫鼎宜曰:“按《太素》皮髃作腹齊。據楊注當乙作齊腹,猶言從腹以下也。”

〔3〕髂(qià 恰):沈彤《釋骨》曰:“骶之上,俠脊十七節至二十節起骨,曰腰髁骨,其旁臨兩股者,曰監骨,曰大骨,曰髂。”

〔4〕氣熱:金本作“熱氣”。

〔5〕椎:胡本、趙本並作“之”。

〔6〕爲:趙本作“謂”。

〔7〕居膠:胡本作“居髎”。

〔8〕少:《太素》卷二十三《雜刺》作“小”。

〔9〕腹痛:《太素》卷二十三《雜刺》、《甲乙經》卷九第九“痛”上無“腹”字。

〔10〕疝:此指腹痛。《説文·疒部》:“疝,腹痛也。”《金匱要略》載有“寒疝”病。《病源》卷二十《諸疝候》:“諸疝者,陰氣積於内,復爲寒氣所加,使榮衛不調,血氣虚弱,故風冷入其腹内,而成疝也。疝者,痛也。或少腹痛,不得大小便;或手足厥冷,繞臍痛,自汗出;或冷氣逆上搶心腹,令心痛;或裏急而腹痛。”

〔11〕得之寒,刺少腹兩股間:《甲乙經》卷九第九作“得寒則少腹脹,兩股間冷”。

〔12〕髁(kē 科):似爲股骨頭,即指髖關節部位而言。《説文·骨

部》:"髁,髀骨也。"段注:"髁者,髀與髖相按之處,人之所以能立、能行、能有力者,皆在於是。"

〔13〕多:疑作"灸",形近而誤。

病在筋,筋攣節痛〔1〕**,不可以行,名曰筋痹,刺筋上爲故,刺分肉**〔2〕**間,不可中骨也,**分,謂肉分間有筋維絡處也。刺筋無傷骨,故不可中骨也。**病起**〔3〕**筋炅病已止。**筋寒〔4〕痹生,故得筋熱病已乃止。**病在肌膚,肌膚盡痛,名曰肌痹,傷於寒濕,刺大分小分**〔5〕**,多發鍼而深之,以熱爲故,**大分,謂大肉之分。小分,謂小肉之分。**無傷筋骨,傷筋骨,癰**〔6〕**發若變,**《鍼經》曰:"病淺鍼深,内傷良肉,皮膚爲癰。"又曰:"鍼太深則邪氣反沉,病益甚。"傷筋骨則鍼太深,故癰發若變也。**諸分盡熱病已止。**熱可消寒,故病已則止。**病在骨,骨重不可舉,骨髓酸痛,寒氣至**〔7〕**,名曰骨痹,深者刺,無傷脈肉爲故,其道**〔8〕**大分小分,骨熱病已止。**骨痹刺無傷脈肉者何?自刺其氣,通肉之大小分中也。

〔1〕節痛:《太素》卷二十三《雜刺》"節痛"上有"諸"字。

〔2〕分肉:《太素》卷二十三《雜刺》"分"下無"肉"字。王注:"分,謂肉分間有筋維絡處也。"王袛注"分"而不及"肉",似其據本無"肉"字。

〔3〕病起:森立之曰:"病起,諸注並非。言刺之不可中骨,中骨則病起,病起者,謂餘病蜂起也。若刺筋,氣至筋熱,則病已也。"

〔4〕寒:讀本、趙本並作"雍"。

〔5〕大分小分:高世栻曰:"大分,肉之大會;小分,肉之小會,分肉之間,三百六十五會。"

〔6〕癰:《甲乙經》卷十第一作"寒"。

〔7〕寒氣至:孫鼎宜曰:"至下疑有骨字。"

〔8〕其道:《太素》卷二十三《雜刺》作"至其"。

病在諸陽脈〔1〕**,且寒且熱**〔2〕**,諸分且寒且熱**〔3〕**,名曰狂。**氣狂亂也。**刺之虚脈**〔4〕**,視分盡熱,病已止。病初發,歲一發,不治,月一發,不治,月四五發,名曰癲病。刺諸分諸脈,其無寒者以鍼調之,病止**〔5〕**。**新校正云:按《甲乙經》云:"刺諸分,其脈尤寒,以鍼補之。"**病風且寒且熱,炅汗出,一日數過**〔6〕**,先刺諸分理**〔7〕**絡脈,汗出且寒且熱,三日一刺,百日而已。病大風**〔8〕**,骨節重,鬚**

眉墮〔9〕**，名曰大風，刺肌肉**〔10〕**爲故，汗出百日，**泄衛氣之怫熱。**刺骨髓**〔11〕**，汗出百日，**泄榮氣之怫熱。**凡二百日，鬚眉生而止鍼**〔12〕**。**佛熱屏退，陰氣内復，故多汗出，鬚眉生也。

〔1〕諸陽脈：即手足太陽、少陽、陽明等經脈。

〔2〕且寒且熱：此四字爲涉下誤衍。檢《太素》卷二十三《雜刺》楊注不出此四字。

〔3〕諸分且寒且熱：張介賓曰："且寒且熱者，皆陽邪亂其血氣，熱極則生寒也，故病爲狂。"

〔4〕刺之虚脈：張介賓曰："瀉其盛者，使之虚也。"

〔5〕病止：金本、胡本、讀本、趙本、吴本、朝本、藏本、熊本、田本、守校本"病"下並有"已"字。

〔6〕數過：《甲乙經》卷七第一"過"作"欠"。

〔7〕理：指皮膚。《荀子·解蔽》：楊注："理，肌膚之文理。"

〔8〕大風：即癘風。

〔9〕墮：《太素》卷二十三《雜刺》作"隨落"。按"隨"乃"墮"之誤字。《病源》卷二《惡風鬚眉墮落候》："大風病，鬚眉墮落。"

〔10〕刺肌肉：張介賓曰："所以泄陽分之毒，風從汗散也。"

〔11〕刺骨髓：張介賓曰："所以泄陰分之風毒也。"

〔12〕鬚眉生而止鍼：張介賓曰："風毒去盡，然後營衛氣復，眉髮重生，是病已愈，方可止鍼矣。"

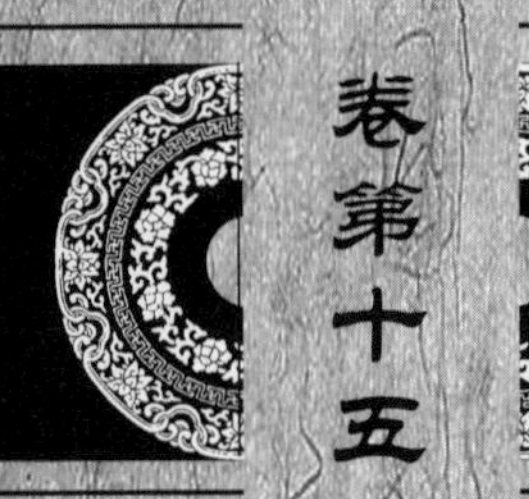

卷第十五

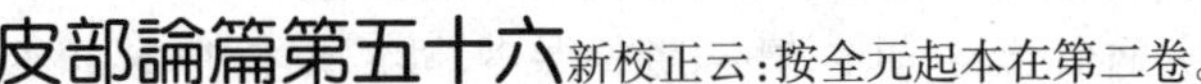

皮部論篇第五十六新校正云:按全元起本在第二卷。

提要:本篇説明十二經脈在皮部的分屬部位,從而認識各經疾病,掌握早期治療。

黄帝問曰:余聞皮有分部[1],脈有經紀[2],筋有結絡[3],骨有度量[4],其所生病各異,别其分部,左右上下,陰陽所在,病之始終,願聞其道。岐伯對曰:欲知皮部以經脈爲紀者[5],諸經皆然。循經脈行止所主,則皮部可知。諸經,謂十二經脈也。十二經脈皆同。陽明之陽,名曰害蜚[6],蜚,生化也。害,殺氣也。殺氣行則生化弭,故曰害蜚。上下同法[7],視其部中有浮絡[8]者,皆陽明之絡也。上,謂手陽明。下,謂足陽明也。其色多青則痛,多黑則痺,黄赤[9]則熱,多白則寒,五色皆見,則寒熱也[10]。絡盛則入客於經,陽主外,陰主内[11]。陽謂陽絡,陰謂陰絡,此通言之也。手足身分所見經絡皆然。少陽之陽,名曰樞持[12],樞謂樞要,持謂執持。上下同法,視其部中有浮絡者,皆少陽之絡也,絡盛則入客於經。故在陽者主内,在陰者主出,以滲於内,諸經皆然[13]。太陽之陽,名曰關樞[14],關司外動,以静鎮爲事,如樞之運,則氣和平也。上下同法,視其部中有浮絡者,皆太陽之絡也,絡盛則入客於經。少陰之陰,名曰樞儒[15],儒,順也。守要而順陰陽開闔之用也。新校正云:按《甲乙經》"儒"作"檽"。上下同法,視其部中有浮絡者,皆少陰之絡也,絡盛則入客於經,其入經也,從陽部注於經[16],其出

者[17]**，從陰内**[18]**注於骨。心主**[19]**之陰，名曰害肩**[20]，心主脈入掖下，氣不和則妨害肩掖之動運。**上下同法，視其部中有浮絡者，皆心主之絡也，絡盛則入客於經。太陰之陰，名曰關蟄**[21]，關閉蟄類，使順行藏。新校正云：按《甲乙經》"蟄"作"執"。**上下同法，視其部中有浮絡者，皆太陰之絡也，絡盛則入客於經。**部，皆謂本經絡之所部分。浮，謂浮息[22]也。**凡十二經絡脈者**[23]**，皮之部也。**列陰陽位，部主於皮，故曰皮之部也。

〔1〕皮有分部：謂皮膚之上下前後，各有十二經脈分屬的部位。馬蒔曰："人身之皮，分爲各部，如背之中行爲督脈，督脈兩旁屬足太陽經，肋後背旁屬足少陽經，肋屬足厥陰經是也。"

〔2〕脈有經紀：楊上善曰："大絡小絡，惣以十二大脈，以爲皮部經紀。"

〔3〕筋有結絡：筋之系結爲結，筋之連絡爲絡。

〔4〕骨有度量：指骨之大小長短言。《淮南子·時則訓》高注："度，丈尺也。"《周禮·量人》鄭注："量，長短也。"

〔5〕皮部以經脈爲紀者：《太素》卷九《經脈皮部》無"者"字。"紀"謂綱紀，見《後漢書·鄧禹傳》賢注。

〔6〕害蜚：丹波元簡曰："蓋害、盍、闔古通用。《爾雅·釋宫》：闔謂之扉。疏：闔，扇也。《説文》曰：闔，門扇，一曰閉也。蜚音扉。害蜚即是闔扉，門扇之謂。《離合真邪論》云：陽明爲闔。義相通。"

〔7〕上下同法：《甲乙經》卷二第一"上下"上有"十二經"三字。"上"指手經，"下"指足經。楊上善曰："手陽明在手爲下，在頭爲上；足陽明在頭爲上，在足爲下，診色行鍼，皆同法也。"

〔8〕浮絡：淺在之絡脈。

〔9〕黄赤：《太素》卷九《經脈皮部》"黄赤"上有"多"字。應據補。

〔10〕五色皆見，則寒熱也：楊上善曰："青赤黄等爲陽色，白黑爲陰色。今二色俱見，當知所病有寒熱也。"

〔11〕陽主外，陰主内：絡脈屬陽主外，經脈屬陰主内。

〔12〕樞持：《甲乙經》卷二第一作"樞杼"。丹波元簡曰："據《甲乙經》樞杼即樞軸。《詩·小雅》：小東大東，杼柚其空。柚、軸同。"此指少陽樞轉陽氣的作用，似門户之轉軸。

〔13〕故在陽者主内……諸經皆然：滑壽曰："此十九字，上下不相蒙，

不知何謂。”按張琦以爲譌誤，孫鼎宜以爲衍文，吴注本則無此十九字。

〔14〕闗樞:《説文·門部》:“闗，以木横持門户也。”《説文·木部》:“樞，户樞也。”吴崑曰:“闗，固衛也。少陽爲樞，轉布陽氣，太陽則約束而固衛其轉布之陽，故曰闗樞。”

〔15〕樞儒:《太素》卷九《經脈皮部》“儒”作“檽”，與林校合。丹波元簡曰:“作檽似是。”森立之曰:“按樞儒與樞杼同，一音之轉，故假借作樞檽，又作樞儒耳。蓋少陰與少陽同居中，故曰少陰、少陽共爲樞，或曰樞儒，或曰樞杼，其義一也。”

〔16〕經:疑蒙上誤，似當作“筋”，“經”、“筋”聲誤。“注於筋”與下句“注於骨”對文。

〔17〕其出者:《太素》卷九《經脈皮部》“其”下有“經”字。按“經”字應在“出”字下:“其出經者”與上句“其入經者”對文。

〔18〕陰内:《甲乙經》卷二第一“陰”下有“部”字。《太素》卷九《經脈皮部》“陰”下無“内”字。按當作“陰部”，與上句“陽部”對文。“陰部”謂脈也。

〔19〕心主:張琦曰:“心主當作厥陰。”按張説是。僅舉心主，則遺足肝經，故應作“厥陰之陰”。下“心主之絡”亦應作“厥陰之絡”。

〔20〕害肩:四庫本“害”作“寒”。森立之曰:“按害肩蓋害扉訛。與前文害蜚字異而義同。本作扉，一自形誤作肩，一自音誤作蜚也。陽明爲陽經之極，厥陰爲陰經之極，故共曰闔扉。”

〔21〕闗蟄:《太素》卷九《經脈皮部》“蟄”作“樞”。森立之曰:“樞與執音近而誤，執又作蟄，并闗樞之誤。此篇害蜚、害肩，樞持、樞儒，闗樞、闗蟄諸注皆失解，今以六爲三，乃與《陰陽離合論》所云太陽、太陰共爲開，陽明、厥陰共爲闔，少陽、少陰共爲樞正合矣。”

〔22〕息:讀本、趙本並作“見”。

〔23〕凡十二經絡脈者:《太素》卷九《經脈皮部》“經”下無“絡”字。

是故百病之始生也，必先〔1〕**於皮毛，邪中之則腠理開，開則入客於絡脈，留而不去，傳入於經，留而不去，傳入於府，廪於腸胃**〔2〕**。**廪，積也，聚也。**邪之始入於皮也，泝**〔3〕**然起毫毛，開腠理；**泝然，惡寒也。起，謂毛起堅也。腠理，皆謂皮空及文理也。**其入於絡也，則絡脈盛色變；**盛，謂盛滿。變，謂易其常也。**其入客於經也，則感虚乃陷下；**經虚邪入，故曰感虚。脈虚氣少。故陷下也。**其留於筋**

骨之間，寒多則筋攣骨痛，熱多則筋弛〔4〕骨消，肉爍䐃破，毛直而敗〔5〕。攣，急也。弛，緩也。消，爍也。《鍼經》曰："寒則筋急，熱則筋緩，寒勝爲痛，熱勝爲氣消。"䐃者肉之標，故肉消則䐃破毛直而敗也。

〔1〕先：《太素》卷九《經脈皮部》、《甲乙經》卷二第一"先"下並有"客"字。

〔2〕傳入於府，廩於腸胃：《類説》卷三十七引"入於"下無"府廩於"三字，作"傳入於腸胃"。

〔3〕泝：《甲乙經》卷二第一作"淅"。按"泝"是"淅"之誤字。"淅然"寒貌。

〔4〕弛：同弛。

〔5〕毛直而敗：熱盛煎津，毛髮失榮，枯槁敗壞。

帝曰：夫子言皮之十二部，其生病皆何如？岐伯曰：皮者脈之部也，脈氣留行，各有陰陽，氣隨經所過而部主之，故云脈之部。**邪客於皮則腠理開，開則邪入客於絡脈，絡脈滿則注於經脈，經脈滿則入舍於府藏也，故皮者〔1〕有分部，不與而生大病也〔2〕。**脈行皮中，各有部分，脈受邪氣，隨則病生，非由皮氣而能生也。新校正云：按《甲乙經》"不與"作"不愈"。全元起本作"不與"。元起云："氣不與經脈和調，則氣傷於外，邪流入於内，必生大病也"。**帝曰：善。**

〔1〕皮者：《甲乙經》卷二第一"皮"下無"者"字。按無"者"字是，與篇首句應。

〔2〕不與而生大病也：楊上善曰："在淺不療，遂生大病也。與，療也。"

經絡論篇第五十七

新校正云：按全元起本在《皮部論》末，王氏分。

提要：本篇闡述從絡脈的色澤變化來測知臟腑經絡的病變，是色診部分中的重要文獻。

黄帝問曰：夫絡脈之見〔1〕也，其五色各異，青黄赤白黑不同〔2〕，其故何也？岐伯對曰：經有常色而絡無常變也。經行氣，故色見常應於時。絡主血，故受邪則變而不一矣。**帝曰：經之常色何如？**

岐伯曰:心赤,肺白,肝青,脾黄,腎黑,皆亦應[3]其經脈之色也。帝曰:絡之陰陽[4],亦應其經乎?岐伯曰:陰絡之色應其經,陽絡之色變無常[5],隨四時[6]而行也。順四時氣化之行止。寒多則凝泣,凝泣則青黑,熱多則淖澤,淖澤則黄赤,此皆常色,謂之無病[7]。五色具[8]見者,謂之寒熱。淖,濕也。澤,潤液也,謂微濕潤也。帝曰:善。

〔1〕見:讀如現。古無現字,《廣韻》始收。

〔2〕青黄赤白黑不同:《甲乙經》卷二第一無此七字。

〔3〕皆亦應:明抄本“皆”下無“亦”字。

〔4〕絡之陰陽:《太素》卷九《經脈皮部》、《甲乙經》卷二第一“絡”上並有“其”字。

〔5〕陰絡之色應其經,陽絡之色變無常:張介賓曰:“此言絡有陰陽而色與經應亦有異同也。經在裏爲陰,絡在外爲陽。若單以絡脈爲言,深而在内者是爲陰絡,陰絡近經,色則應之,故分五行以配五藏而色有常也。淺而在外者是爲陽絡,陽絡浮顯,色不應經,故隨四時之氣以爲進退,而變無常也。”

〔6〕隨四時:《太素》卷九《經脈皮部》“隨”下無“四”字。

〔7〕此皆常色,謂之無病:明抄本夾注云:“此皆八字,當在隨時而行之下。”

〔8〕具:《太素》卷九《經脈皮部》作“俱”。

氣穴論篇第五十八新校正云:按全元起本在第二卷。

提要:本篇介紹人體三百六十五個穴位的分布概況,並説明氣穴與孫脈、絡脈、經脈、谿谷、榮衛等的關係。

黄帝問曰:余聞氣穴[1]三百六十五,以應一歲,未知其所[2],願卒聞之。岐伯稽首再拜對曰:窘乎哉問也!其[3]非聖帝,孰能窮[4]其道焉!因[5]請溢意[6]盡言其處。孰,誰也。帝捧手[7]逡巡[8]而却曰:夫子之開[9]余道也,目未見其處,耳未聞其數,而目以明,耳以聰矣。目以明耳以聰,言心志通明,迴如意也。岐伯曰:此所謂聖人易語,良馬易御也。帝曰:余非聖人之易語

也〔10〕**，世言真數**〔11〕**開人意，今余所訪**〔12〕**問者真數，發蒙解惑，未足以論也。**開〔13〕氣穴真數，庶將解彼蒙昧之疑惑，未足以論述深微之意也。**然余願聞夫子溢志盡言其處，令解其意，請藏之金匱，不敢復出。**言其處，謂穴俞處所。**岐伯再拜而起曰：臣請言之。背與心**〔14〕**相控**〔15〕**而痛，所治天突**〔16〕**與十椎**〔17〕**及上紀**〔18〕，天突在頸結喉下同身寸之四寸中央宛宛中，陰維任脈之會，低鍼取之，刺可入同身寸之一寸留七呼，若灸者可灸三壯。按今《甲乙經》、《經脈流注孔穴圖經》當脊十椎下並無穴目，恐是七椎也，此則督脈氣所主之。上紀之處次如下說。新校正云：按《甲乙經》"天突在結喉下五寸"。**上紀者，胃脘也**，謂中皖也。中脘者，胃募也，在上脘下同身寸之一寸，居心蔽骨與齊之中，手太陽、少陽、足陽明三脈所生，任脈氣所發也，刺可入同身寸之一寸二分，若灸者可灸七壯。新校正云：按《甲乙經》云："任脈之會也。"**下紀者，關元也。**開〔19〕元者，少陽〔20〕募也，在齊下同身寸之三寸，足三陰任脈之之〔21〕會，刺可入同身寸之二寸，留七呼，若灸者可灸七壯。**背胸**〔22〕**邪繫**〔23〕**陰陽左右，如此其病前後痛濇，胸脇痛而不得息，不得卧，上氣短氣偏痛**，新校正云：按別本"偏"一作"滿"。**脈滿起**〔24〕**斜出尻脈，絡胸脇**〔25〕**，支心貫鬲，上肩加天突**〔26〕**斜下肩交十椎下**〔27〕**。**尋此支絡脈泳〔28〕注病形證，悉是督脈支絡自尾骶出，各上行，斜絡脇，支心貫鬲，上加天突，斜之肩而下交於七〔29〕椎。新校正云：詳自"背與心相控而痛"至此，疑是《骨空論》文，簡脱誤於此。

〔1〕氣穴：即腧穴。吴崑曰："人身孔穴，皆氣所居，故曰氣穴。"

〔2〕所：《太素》卷十一《氣穴》"所"下有"謂"字。

〔3〕其：假設連詞，若也。

〔4〕窮：推究。楊上善曰："窮，究尋也。"

〔5〕因：《太素》卷十一《氣穴》作"固"。

〔6〕溢意：謂盡情暢達。楊上善曰："溢意，縱志也。"

〔7〕捧手：《廣韻·二腫》"捧，兩手承也。""捧手"猶今之拱手。

〔8〕逡（jùn 俊）巡：《太素》卷十一《氣穴》作"遵循"。按："逡巡"與"遵循"均疊韻文部，"遵循"乃"逡巡"之假借字。"逡巡"退讓貌。《文選·劉琨勸進表》翰注："逡巡猶退讓也。"

〔9〕開：啟發之意。《禮記·學記》："故君子之教喻也，開而勿達。"

鄭注:“開謂發頭角也。”

〔10〕余非聖人之易語也:“易語”謂平實之言。此謂聖人平實之語,非吾之所能也。

〔11〕真數:此指脈絡三百六十五穴數而言。

〔12〕訪:《太素》卷十一《氣穴》作“方”。按“訪”與“方”通。“方”有“魄”義。

〔13〕開:守校本作“問”。

〔14〕心:指心胸部位。

〔15〕控:《廣雅·釋詁一》:“控,引也。”

〔16〕天突:任脈穴,在胸骨上窩正中。

〔17〕十椎:張介賓曰:“十椎,督脈之中樞也。此穴諸書不載,惟《氣府論》督脈氣所發條下,王氏注曰:中樞在第十椎節下間,與此相合,可無疑也。”

〔18〕上紀:《太素》卷十一《氣穴》“上紀”下有“下紀”二字。

〔19〕開:讀本作“闢”。

〔20〕少陽:據本書《氣府論》“腹脈法”條下林校“少陽”作“小腸”。

〔21〕任脈之之:胡本、讀本“之”下不重“之”字。

〔22〕背胸:《太素》卷十一《氣穴》無“背胸”二字。

〔23〕繫:《太素》卷十一《氣穴》作“擊”。

〔24〕脈滿起:高世栻曰:“經脈滿盛,從下而起。”

〔25〕絡胸脇:檢王注“絡”下無“胸”字。《太素》卷十一《氣穴》“胸”下無“脇”字。

〔26〕加天突:《爾雅·釋詁》:“加,重也。”在此有重疊交會之意。“加天突”意即會於天突穴。

〔27〕下:《太素》卷十一《氣穴》“下”下有“藏”字。

〔28〕泳:胡本、守校本並作“流”。

〔29〕七:讀本、趙本並作“十”。

藏俞五十穴〔1〕,藏,謂五藏肝心脾肺腎,非兼四形藏也。俞,謂井滎俞經合,非背俞也。然井滎俞經合者,肝之井也〔2〕,大敦也,滎、行間也,俞、太衝也,經、中封也,合、曲泉也。大敦在足大指端,去爪甲角如韭葉,及三毛之中,足厥陰脈之所出也,刺可入同身寸之三分,留十呼,若灸者可灸三壯。行間,在足大指之間脈動應手陷者中,足厥陰脈之所流也。新校正云:按《甲乙經》“留”作“流”。餘所“流”並作“留”。刺可入同身寸之六分,留十呼,若灸者可灸三壯。太衝,在足大指本節後同身寸之二寸陷者中,新校正云:按《刺腰痛》注云:“本節後内間同身寸之二寸陷者中,動脈應手。”足厥陰脈之所注也,刺可入同身寸之三分,留十呼,若灸者可灸三壯。中封,在足内踝前同身寸之一寸半,新校正云:按《甲乙經》云:“一寸”。陷者中,仰足而取之,伸足乃得之,足厥陰脈之所行也,刺可入同身寸之四分,留七呼,若灸者可灸三壯。曲泉,在膝内輔骨下大筋上小筋下陷者中,屈膝而得之,足厥陰脈之所入也,刺可入同身寸之六分,留十呼,若灸者可灸三壯。心包之井者中衝也,滎、勞宫也,俞、太陵也,經、間使也,合、曲澤也,中衝在手中指之端,去爪甲角如韭葉陷者中,手心主脈之所出也,刺可入同身寸之一分,留三呼,若灸者可灸一壯。勞宫在掌中央動脈,手心主脈之所流也,刺可入同身寸之三分,留六呼,若灸者可灸三壯。太陵在掌後骨兩筋間陷者中,手心主脈之所注也,刺可入同身寸之六分,留七呼,若灸者可灸三壯。間使、在掌後向身寸之三小兩筋間陷者中,手心主脈之所行也,刺可入同身寸之六分,留七呼,若灸者可灸七壯。新校正云:“按《甲乙經》云“灸三壯”。曲澤,在肘内廉下陷者中,屈肘而得之,手心主脈之所入也,刺可入同身寸之三分,留七呼,若灸者可灸三壯。脾之井者隱白也,滎,大都也;俞,太白也;經,商丘也;合,陰陵泉也。隱白在足大指之端内側,去爪甲角如韭葉,足太陰脈之所出也,刺可入同身寸之一分,留三呼,若灸者可灸三壯。大都,在足大指本節後陷者中,足太陰脈之所流也,刺可入同身寸之三分,留七呼,若灸者可灸三壯。太白,在足内側核骨下陷者中,足太陰脈之所注也,刺可入同身寸之三分,留七呼,若灸者可灸三壯。商丘,在足内踝下微前陷者中,足太陰脈之所行也,刺可入同身寸之四分,留七呼,若灸者可灸三壯。陰陵泉,在膝下内側輔骨下陷者中,伸足乃得之,足太陰脈之所入也,刺可入同身寸之五分,留七呼,若灸者可灸三壯。肺之井者少商也,滎,魚際也,俞,太淵也,經,經渠也,合,尺澤也。少商在手大指之端内側,去爪甲角如韭葉,手太陰脈[3]所出也,刺可入同身寸之一分,留一呼,若灸者可灸三壯。新校正云:按《甲乙經》作“一壯”。魚際,在手大指本節後内側散脈,手太陰脈之所流也,刺可入同身寸之二分,留三呼,若灸者可灸三壯。太淵,在掌後陷者中,手太陰脈之所注也,刺可入同身寸之二分,留二呼,若灸者可灸三壯。經渠,在寸口陷者中,手太陰脈之所行也,刺可入同身寸之三分,留三呼,不可灸,傷人神明。尺澤,在肘中約上動脈,手太陰脈之所入也,刺可入同身寸之三分,留三呼,若灸者可灸三壯。腎之井者涌泉也,滎,然谷也,俞,太谿也,經,復溜也,新校正云:按《甲乙經》"溜"作"留"。餘"復溜"字並同。合,陰谷也,涌泉,在足心陷者中,屈足捲指宛宛中,足少陰脈之所出也,刺可入同身寸之三分,留三呼,若灸者可灸三壯。然谷,在足内踝前起大骨下陷者中,足少陰脈之所流也,刺可入同身寸之三分,留三呼,若灸者可灸三壯,刺此多見血,令人立饑欲食。太谿,在足内踝後跟骨上動脈陷者中,足少陰脈之所注也,刺可入同身寸之三分,留七呼,若灸者可灸三壯。復溜,在足内踝上同身寸之二寸陷者中。新校正云:按《刺腰痛篇》注云:"在内踝後上二寸動脈"。足少陰脈之所行也,刺可入同身寸之三分,留三呼,若灸者可灸五壯。陰谷,在膝下内輔骨之後,大筋之下,小筋之上,按之應手,屈膝而得之,足少陰脈之所入也,刺可入同身寸之四分,若灸者可灸三壯。如是五藏之俞,藏各五穴,則二十五俞,以左右脈具而言之,則五十穴。**府俞七十二穴**,府,謂六府,非兼九形府也。俞,亦謂井滎俞原經合,非背俞也。肝之府膽,膽之井者竅陰也,滎,俠谿也,俞,臨泣也,原,丘虚也,經,陽輔也,合,陽陵泉也。竅陰在足小指次指之端,去爪甲角如韭葉,足少陽脈之所出也,刺可入同身寸之一分,留一呼,新校正云:按《甲乙經》作"三呼"。若灸者可灸三壯。俠谿,在足小指次指歧骨間,本節前陷者中,足少陽脈之所流,刺可入同身寸之三分,留三呼,若灸者可灸三壯。臨泣,在足小指次指本節後間陷者中,去俠谿同身寸之一寸半,足少陽脈之所注也,刺可入同身寸之三分,新校正云:按《甲乙經》作"二分"。留五呼,若灸者可灸三壯。丘虚,在足外踝下如前陷者中,去臨泣同身寸之三寸,足少陽脈之所過也,刺可入同身寸之五分,留七呼,若灸者可灸三壯。陽輔,在足外踝上,新校正云:按《甲乙經》云"外踝上四寸"。輔骨前絶骨之端,如前同身寸之三分所,去丘虚同身寸之七寸,足少陽脈之所行也,刺可入同身寸之五分,留七呼,若灸者可灸三壯。陽陵泉,在膝下同身寸之一寸䯒外廉,陷者中,足少陽脈之所入也,刺可入同身寸之六分,留十呼,若灸者可灸三壯。脾之府胃,胃之井者厲兑也,滎,内庭也,俞,陷谷也,原,衝陽也,經,解谿也,合,三里也。厲兑在足大指次指之端,去爪甲角如韭葉,足陽明脈之所出也,刺可入同身寸之一分,留一呼,若灸者可灸一壯。内庭,在足大指次指外間陷者中,足陽明脈之所流也,刺可入同身寸之三分,留十呼,新校正云:按《甲乙經》作"二十呼"。若灸者可灸三壯。

陷谷,在足大指次指外間本節後陷者中,去内庭同身寸之二寸,足陽明脈之所注也,刺可入同身寸之五分,留七呼,若灸者可灸三壯。衝陽,在足跗上同身寸之五寸骨間動脈上,去陷谷同身寸之三寸,足陽明脈之所過也,刺可入同身寸之三分,留十呼,若灸者可灸三壯。解谿,在衝陽後同身寸之二寸半,新校正云:按《甲乙經》作"一寸半",《刺瘧》注作"三寸半",《素問》二注不同,當從《甲乙經》之説。腕上陷者中,足陽明脈之所行也,刺可入同身寸之五分,留五呼,若灸者可灸三壯。三里,在膝下同身寸之三寸,䯒骨外廉兩筋肉分間,足陽明脈之所入也,刺可入同身寸之一寸,留七呼,若灸者可灸三壯。肺之府大腸,大腸之井者商陽也,滎,二間也,俞,二間也,原,合谷也,經,陽谿也,合,曲池也。商陽在手大指次指内側,去爪甲角如韭葉,手陽明脈之所出也,刺可入同身寸之一分,留一呼,若灸者可灸三壯。二間,在手大指次指本節前内側陷者中,手陽明脈之所流也,刺可入同身寸之三分,留六呼,若灸者可灸三壯。三間,在手大指次指本節後内側陷者中,手陽明脈之所注也,刺可入同身寸之三分,留三呼,若灸者可灸三壯。合谷,在手大指次指歧骨之間,手陽明脈之所過也,刺可入同身寸之三分,留六呼,若灸者可灸三壯。陽谿,在腕中上側兩筋間陷者中,手陽明脈之所行也,刺可入同身寸之三分,留七呼,若灸者可灸三壯。曲池,在肘外輔屈肘兩骨之中,手陽明脈之所入也,以手拱胸取之,刺可入同身寸之五分,留七呼,若灸者可灸三壯。心之府小腸,小腸之井者少澤也,滎,前谷也,俞,後谿也,原,腕骨也,經,陽谷也,合,少[4]海也。少澤在手小指之端,去爪甲下同身寸之一分陷者中,手太陽脈之所出也,刺可入同身寸之一分,留二呼,若灸者,可灸一壯。前谷,在手小指外側本節前陷者中,手太陽脈之所流也,刺可入同身寸之一分,留三呼,若灸者可灸三壯。後谿,在手小指外側本節後陷者中,手太陽脈之所注也,刺可入同身寸之一分,留二呼,若灸者可灸一壯。腕骨,在手外側腕前起骨下陷者中,手太陽脈之所過也,刺可入同身寸之二分,留三呼,若灸者可灸三壯。陽谷,在手外側腕中鋭骨之下陷者中,手太陽脈之所行也,刺可入同身寸之二分,留三呼,新校正云:按《甲乙經》作"二呼"。若灸者可灸三壯。少海在肘内大骨外,去肘端同身寸之五分陷者中,屈肘乃得之,手太陽脈之所入也,刺可入同身寸之二分,留七呼,若灸者可灸五壯。心包之府三焦,三焦之井者關衝也,滎,液門也,俞,中渚也,原,陽池也,經,支溝也,合,天井也。關衝在手小指次指之端,去爪甲角如韭葉,手少陽脈之所出也,刺可入同身寸之一分，留三呼，若灸者可灸三壯。液門，在手小指次指間陷者中，手少陽脈之所流也，刺可入同身寸之二分[5]，若灸者可灸三壯，中渚、在手小指次指本節後間陷者中，手少陽脈之所注也，刺可入同身寸之二分，留三呼，若灸者可灸三壯。陽池，在手表腕上陷者中，手少陽脈之所過也，刺可入同身寸之二分，留六呼，若灸者可灸三壯。支溝，在腕後同身寸之三寸兩骨之間陷者中，手少陽脈之所行也，刺可入同身寸之二分，留七呼，若灸者可灸三壯。天井，在肘外大骨之後同身寸之一寸兩筋間陷者中，屈肘得之，手少陽脈之所入也，刺可入同身寸之一寸，留七呼，若灸者可灸三壯。腎之府膀胱，膀胱之井者至陰也，滎，通谷也，俞，束骨也，原，京骨也，經，崑崙也，合，委中也。至陰在足小指外側，去爪甲角如韭葉，足太陽脈之所出也，刺可入同身寸之一分，留五呼，若灸者可灸三壯。通谷在足小指外側本節前陷者中，太陽脈之所流也，刺可入同身寸之二分，留五呼，若灸者可灸三壯。束骨，在足小指外側本節後，赤白肉際陷者中，足太陽脈之所注也，刺可入同身寸之三分，留三呼，若灸者可灸三壯。京骨，在足外側大骨下，赤白肉際陷者中，按而得之，足太陽脈之所過也，刺可入同身寸之三分，留七呼，若灸者可灸三壯。崑崙，在足外踝後腿[6]骨上陷者中，細脈動應手，足太陽脈之所行也，刺可入同身寸之五分，留十呼，若灸者可灸三壯。委中在膕中央約文中動脈，新校正云：詳"委中"穴與《甲乙經》及《刺瘧篇》注、《痺論》注同。又《骨空論》云："在膝解之後，曲脚之中，背面取之。"又《熱穴論》注、《刺熱篇》注云："在足膝後屈處"。足太陽脈之所入，刺可入同身寸之五分，留七呼，若灸者可灸三壯。如是六府之俞，府各六穴，則三十六俞，以左右脈具而言之，則七十二穴。**熱俞五十九穴，水俞五十七穴**，並具《水熱穴論》中。新校正云：按"熱俞"又見《刺熱篇》注。**頭上五行行五**[7]**，五五二十五穴**，此亦熱俞之五十九穴也。**中𦚾**[8]**兩傍各**[9]**五，凡十穴**，謂五藏之背俞也，肺俞，在第三椎下兩傍，心俞，在第五椎下兩傍，肝俞，在第九椎下兩傍，脾俞，在第十一椎下兩傍，腎俞，在第十四椎下兩傍，此五藏俞者，各俠脊相去同身寸之一寸半，並足太陽脈之會，刺可入同身寸之三分，肝俞留六呼，餘並留七呼，若灸者可灸三壯。俠脊數之則十穴也。**大椎上**[10]**兩傍各一，凡二穴**，今《甲乙經》、《經脈流注孔穴圖經》並不載，未詳何俞也。新校正云：按大椎上傍無穴，大椎下傍穴名大杼，後有，故王氏云未詳。**目瞳子浮白**[11]**二穴**，瞳子髎在目外去眥同身寸之[12]五分，手太陽手足少陽三脈之會，刺可入同身寸之三分，若灸者可灸三壯。浮白在耳後入髮際同身寸之一寸，足太陽少陽二脈之會，刺可入同身寸之三分，若灸者可灸三壯。左右言之，各二爲四也。**兩髀厭分中**[13]**二穴**，謂環銚穴也。在髀樞後，足少陽太陽二脈之會，刺可入同身寸之一寸，留二十[14]呼，若灸者可灸三壯。新校正云：按王氏云“在髀樞後”，按《甲乙經》云“在髀樞中”，“後”當作“中”。灸“三壯”《甲乙經》作“五壯”。**犢鼻二穴**，在膝髕下䯒上俠解大筋中，足陽明脈氣所發，刺可入同身寸之六分，若灸者可灸三壯。**耳中多所聞二穴**，聽宫穴也。在耳中珠子，大如赤小豆，手足少陽手太陽三脈之會，刺可入同身寸之一分，若灸者可灸三壯。新校正云：按《甲乙經》云“刺可入三分”。**眉本二穴**，攢竹穴也。在眉頭陷者中，足太陽脈氣所發，刺可入同身寸之三分，留六呼，若灸者可灸三壯。**完骨二穴**，在耳後入髮際同身寸之四分，足太陽少陽之會，刺可入同身寸之三分，留七呼，若灸者可灸三壯。新校正云：按《甲乙經》云：“刺可入二分，灸七壯。”**頂**[15]**中央一穴**，風府穴也。在頂[16]上入髮際同身寸之一寸大筋内宛宛中，督脈陽維二經之會，疾言其肉立起，言休其肉立下，刺可入同身寸之四分，留三呼，灸之不幸使人瘖。**枕骨二穴**，竅陰穴也。在完骨上，枕骨下，摇動應手，足太陽少陰之會，刺可入同身寸之三分，若灸者可灸三壯。新校正云：按《甲乙經》云：“刺可入四分，灸可五壯。”**上關二穴**，《鍼經》所謂刺之則欯不能欠者也，在耳前上廉起骨，關[17]口有空，手少陽足陽明之會，刺可入同身寸之三分，留七呼，若灸者可灸三壯，刺深令人耳無所聞。**大迎二穴**，在曲頷前同身寸之一寸三分骨陷者中動脈，足陽明脈氣所發，刺可入同身寸之三分，留七呼，若灸者可灸三壯。**下關二穴**，《鍼經》所謂刺之則欠不能欯者也。在上關下耳前動脈下廉，合口有空，張口而閉，足陽明少陽二脈之會，刺可入同身寸之三分，留七呼，若灸者可灸三壯，耳中有乾擿之，不得灸也。新校正云：按《甲乙經》“擿之”作“擿抵”。**天柱二穴**，在俠項後髮際大筋外廉陷者中，足太陽脈氣所發，刺可入同身寸之二分，留六呼，若灸者可灸三壯。**巨虚上下廉**[18]**四穴**，上廉，足陽明與大腸[19]合也，在膝犢鼻下䯒外廉同身寸之六寸，足陽明脈氣所發，刺可入同身寸之八分，若灸者可灸三壯。下廉，足陽明與小腸[20]合也，在上廉下同身寸之三寸，足陽明脈氣所發，刺可入同身寸之三分，若灸者可灸三壯。新校正云：按《甲乙經》並《刺熱篇》注、《水熱穴》注“上廉”在“三里下三寸”，此云“犢鼻下六寸”者，蓋"三里"在犢鼻下三寸,上廉又在三里下三寸,故云六寸也。**曲牙**[21]**二穴**,頰車穴也。在耳下曲頰端陷者中,開口有空,足陽明脈氣所發,刺可入同身寸之三分,若灸者可灸三壯也。**天突一穴**,已前釋也。**天府二穴**,在腋下同身寸之三寸臂臑内廉動脈,手太陰脈氣所發,禁不可灸,刺可入同身寸之四分,留三呼。**天牖二穴**,在頸筋間缺盆上,天容後,天柱前,完骨下髮際上,手少陽脈氣所發,刺可入同身寸之一寸,留七呼,若灸者可灸三壯。**扶突二穴**,在頸當曲頯[22]下同身寸之一寸,人迎後,手陽明脈氣所發,仰而取之,刺可入同身寸之四分,若灸者可灸三壯。**天窻二穴**,在曲頯[22]下扶突後動脈應手陷者中,手太陽脈氣所發,刺可入同身寸之六分,若灸者可灸三壯。**肩解二穴**,謂肩井也。在肩上陷解中缺盆上大骨前,手足少陽陽維之會,刺可入同身寸之五分,若灸者可灸三壯。新校正云:按《甲乙經》"灸五壯"。**關元一穴**,新校正云:詳此已前釋,舊當篇再注,今去之。**委陽二穴**,三焦下輔俞也。住膕中外廉兩筋間,此足太陽之别絡,刺可入同身寸之七分,留五呼,若灸者可灸三壯,屈身[23]而取之。**肩貞二穴**,在肩曲甲下兩骨解間,肩髃後陷者中,手太陽脈氣所發,刺可入同身寸之八分,若灸者可灸三壯。**瘖門一穴**[24],在項[25]髮際宛宛中,入係舌本,督脈陽維二經之會,仰頭取之,刺可入同身寸之四分,不可灸,灸之令人瘖。新校正云:按《氣府》注云:"去風府一寸"。**齊**[26]**一穴**,齊中也,禁不可刺,刺之使人齊中惡瘍,潰矢出者死不可治,若灸者可灸三壯。**胸俞十二穴**[27],謂俞府、彧中、神藏、靈墟、神封、步廊,左右則十二穴也。俞府在巨骨下俠任脈兩傍,横去任脈各同身寸之二寸陷者中,下五穴遞相去同身寸之一寸六分陷者中,並足少陰脈氣所發,仰而取之,刺可入同身寸之四分,若灸者可灸五壯。**背俞二穴**,大杼穴也。在脊第一椎下兩傍,相去各同身寸之一寸半陷者中,督脈别絡手足太陽三脈氣之會,刺可入同身寸之三分,留七呼,若灸者可灸七壯。**膺俞十二穴**,謂雲門、中府、周榮、胸卿、天谿、食竇,左右則十二穴也。新校正云:按《甲乙經》作"周營、胸鄉"。雲門在巨骨下俠任脈傍,横去任脈各同身寸之六寸,新校正云:按《水熱穴》注作"胸中行兩傍",與此文雖異,處所無别。陷者中,動脈應手,雲門、中府相去同身寸之一寸,餘五穴遞相去同身寸之一寸六分陷者中,並手太陰脈氣所發,雲門,食竇舉臂取之,餘並仰而取之,雲門刺可入同身寸之七分,太深令人逆息,中府刺可入同身寸之三分,留五呼,餘刺可入同身寸之四分,若灸者可灸五壯。新校正云:詳王氏以此十二穴并手太陰,按《甲乙經》雲門乃手太陰,中府乃手足太陰之會,周榮已下乃足太陰,非十二穴並手太陰也。**分肉**[28]**二穴**,在足外踝上絶骨之端同身寸之三分筋肉分間,陽維脈氣所發,刺可入同身寸之三分,留七呼,若灸者可灸三壯。新校正云:按《甲乙經》無分肉穴,詳處所疑是陽輔,在足外踝上,輔骨前絶骨端如前三分所,又按《刺腰痛》注作"絶骨之端如後二分,刺入五分,留十呼"。與此注小異。**踝上横二穴**[29],内踝上者,交信穴也。交信去内踝上同身寸之二寸,少陰前太陰後筋骨間,足[30]陰蹻之郄,刺可入同身寸之四分,留五呼,若灸者可灸三壯。外踝上,附陽穴也。附陽去外踝上同身寸之三寸,太陽前少陰[31]後筋骨間,陽蹻之郄,刺可入同身寸之六分,留七呼,若灸者可灸三壯。新校正云:按《甲乙經》附陽作付陽。**陰陽蹻四穴**,陰蹻穴在足内踝下,是謂照海,陰蹻所生,刺可入同身寸之四分,留六呼,若灸者可灸三壯。陽蹻穴,是謂申脈,陽蹻所生,在外踝下陷者中,新校正云:按《刺腰痛篇》注作"在外踝下五分",《繆刺論》注云"外踝下半寸"。容爪甲,刺可入同身寸之二分,留七呼,若灸者,可灸三壯。新校正云:按《甲乙經》留"七呼"作"六呼",《刺腰痛篇》注作"十呼"。**水俞在諸分**[32],分,謂肉之分理間,治水取之。**熱俞在氣穴**[33],寫熱則取之。**寒熱**[34]**俞在兩骸厭中二穴**[35],骸厭,謂膝外俠膝之骨厭中也。**大禁二十五,在天府下五寸**[36],謂五里穴也。所以謂之大禁者,謂其禁不可刺也。《鍼經》曰:"迎之五里,中道而上[37],五至而已,五注[38]而藏之氣盡矣,故五五二十五而竭其俞矣。蓋謂此也。"又曰:"五里者,尺澤之後五里。"與此文同。**凡三百六十五穴**[39],**鍼之所由**[40]**行也**。新校正云:詳自"藏俞五十"至此,并重複共得三百六十穴,通前天突、十椎、上紀、下紀,共三百六十五穴,除重複,實有三百一十三穴。

〔1〕藏俞五十穴:按:王氏所注無手少陰心之腧穴。似本於《靈樞·本輸》之義。即《靈樞·邪客》所謂心爲五臟六腑之大主,精神之所舍,其藏堅固,邪不能容,故邪之在心者,皆在於心之包絡,故手少陰心獨無腧之理。但根据經絡學説,各經都有不同的生理、病理,不能混淆。所以後世對此有所發展和補充,如《難經》將心包絡提出,合爲六藏,其中心包絡的五腧即《靈樞·本輸》手少陰的五腧,亦即王冰注心包的五腧,而手少陰心經的五俞似可以本經的腧穴少衝(井)、少府(滎)、神門(俞)、靈道(經)、

少海(合)補之。

〔2〕也:守校本作“者”。

〔3〕脈:藏本“脈”下有“之”字。

〔4〕少:《甲乙經》卷三第二十九作“小”。按:本書《氣府論》王注亦作“小”,與《甲乙經》合。

〔5〕二分:藏本“二分”下有“留二呼”三字。

〔6〕腿:藏本作“跟”。

〔7〕頭上五行行五:“行”(háng 航)行列。此言頭上有五行,每行五個腧穴。計中行有上星、顖會、前頂、百會、後頂;次傍兩行有五處、承光、通天、絡却、玉枕;又次傍兩行有臨泣、目窗、正營、承靈、腦空。

〔8〕胆:《太素》卷十一《氣穴》作“侶”。按:作“侶”是。《淮南·天文訓》高注:“吕,侶也。”《説文·吕部》“吕,脊骨也。”篆文作“膂”。

〔9〕各:《太素》卷十一《氣穴》作“傍”。

〔10〕大椎上:《太素》卷十一《氣穴》“大椎”作“大杼”。按:“上”疑是“下”字之誤。大椎下兩傍,正爲大杼。馬蒔謂“大椎上即大杼穴”。但據《圖經》卷四:大椎,在第一椎上陷中;大杼,在項後第一椎下兩傍。分别甚清,未容混淆。張介賓認爲大椎上傍,必當有穴,亦揣度之辭。《太素》“大椎”爲“大杼”亦未得。

〔11〕浮白:“浮白”下疑脱“各”字。應據王注補。

〔12〕去旮同身寸之:《資生經》第一、《圖經》卷三引並無“去、同身寸之”五字。

〔13〕髀厭分中:《太素》卷十一《氣穴》“厭”下無“分”字。

〔14〕二十:胡本、讀本、趙本“二”下並無“十”字。

〔15〕頂:金本、趙本、藏本並作“項”。《太素》卷十一《氣穴》亦作“項”。

〔16〕頂:趙本作“項”。

〔17〕關:《素問校譌》引古抄本、元槧本作“開”。守校本亦作“開”。

〔18〕巨虚上下廉:《太素》卷十一《氣穴》“上下”下無“廉”字。按:無“廉”字是。《圖經》卷五《足陽明胃經》:“下廉一名下巨虚,上廉一名上巨虚。”據是,則此兩穴,如曰上下廉則無庸出“巨虚”二字,如曰“巨虚上下”,則不應有“廉”字。

〔19〕大腸:趙本作“太陽”。

〔20〕小腸:胡本、趙本並作“少陽”。

〔21〕曲牙:一説指地倉穴。沈彤曰:“牝齒曰牙,其自齒左右轉勢微曲者曰曲牙。頰車去曲牙遠,恐非經意,若指牙之近頰車者,則其牙未嘗曲也。惟地倉二穴,俠口傍四分,正當牙曲處。”

〔22〕曲頳:守校本作“曲頰”。

〔23〕身:讀本、趙本、藏本並作“伸”。

〔24〕瘖門一穴:《太素》卷十一《氣穴》作“肩髃二穴”。

〔25〕項:《資生經》第一《委陽》引“項”下有“後”字。

〔26〕齊一穴:“齊”同“臍”,齊一穴即神闕穴。

〔27〕胸俞十二穴:《太素》卷十一《氣穴》作“肓輸二穴”。

〔28〕分肉:穴名,即陽輔穴。見本書《刺腰痛論》“刺肉里之脈”王注。

〔29〕踝上横二穴:《太素》卷十一《氣穴》“横”下有“骨”字。顧觀光曰:“依前後文例,當云四穴。

〔30〕足:《資生經·交信》引無“足”字,按:“足”字衍,以下文“陽蹻之郄”例之可證。

〔31〕陰:趙本作“陽”。

〔32〕水俞在諸分:指治水病的五十七穴,皆在諸經分肉之間。

〔33〕熱俞在氣穴:孫鼎宜曰:“氣穴當作氣分,即五十九穴,以熱多在陽分也。”

〔34〕熱:《太素》卷十一《氣穴》無“熱”字。

〔35〕兩骸厭中二穴:張介賓曰:“兩骸厭中,謂膝下外側骨厭中,足少陽陽關穴也。”骸,讀爲协。《説文》:“骸,脛骨。”

〔36〕在天府下五寸:明緑格抄本、吴注本並無此五字。張琦曰:“按五里手陽明穴,與天府下五寸不合,疑是衍文。”

〔37〕上:守校本作“止”。

〔38〕注:趙本、守校本並作“往”。

〔39〕凡三百六十五穴:注家對此穴數所釋不一。喜多村直寬曰:“按三百六十五者,蓋一歲周天之數,此舉其大較,不必拘也。注家强實其數,失經旨。”

〔40〕由:孫鼎宜曰:“由當作游,聲誤。後文云游鍼之居,是其明證。以所論非直數經穴,迺謂游鍼之穴,如後世所謂要穴也。”

帝曰：余已知氣穴之處，遊鍼之居，願聞孫絡谿谷，亦有所[1]應乎？孫絡，小絡也，謂絡之支别者。**岐伯曰：孫絡三百六十五穴會[2]，亦[3]以應一歲，以溢奇邪[4]，以通榮衛[5]，榮衛稽留，衛散榮溢[6]，氣竭[7]血著[8]，外爲發熱，内爲少氣，疾寫無怠，以通榮衛，見而寫之，無問所會。**榮積衛留，内外相薄者，見其血絡當即寫之，亦無問其脈之俞會。

〔1〕有所：《甲乙經》卷三第一作"各有"。

〔2〕孫絡三百六十五穴會：張介賓曰："孫絡之云穴會，以絡與穴爲會也，穴深在内，絡淺在外，内外相會，故曰穴會，非謂氣穴之外，别有三百六十五絡穴也。"

〔3〕亦：《太素》卷十一《氣穴》《甲乙經》卷三第一並無"亦"字。

〔4〕以溢奇邪：驅去邪氣。《廣雅・釋詁一》："溢，出也。""出"有"去"意。高世栻曰："孫絡之所以溢奇邪者，以孫絡合大絡，而通營衛。"

〔5〕以通榮衛：丹波元簡曰："此四字恐衍。"

〔6〕衛散榮溢：疑此四字爲下文的"氣竭血著"之旁注，羼入正文。

〔7〕竭：《太素》卷十一《氣穴》作"濁"。

〔8〕著：《廣韻・九御》："著，處也，定也。"吴崑釋"著"爲凝結而不流。乃由《廣韻》之説引申，其本義無凝結不流之意。

帝曰：善[1]。願聞谿谷之會也。岐伯曰：肉[2]之大會爲谷，肉之[3]小會爲谿，肉分之間，谿谷之會，以行榮衛，以會大氣[4]，新校正云：按《甲乙經》作"以舍大氣"。**邪溢[5]氣壅，脈[6]熱肉敗，榮衛不行，必將爲膿[7]，内銷骨髓，外破大膕[8]，**熱過故致是。**留於節湊[9]，必將爲敗。**若留於骨節之間，津液所湊[10]之處，則骨節之間，髓液皆潰爲膿，故必敗爛筋骨而不得屈伸矣。**積寒留舍，榮衛不居[11]，卷肉縮筋[12]，**新校正云：按全元起本作"寒肉縮筋"。**肋肘[13]不得伸，内爲骨痺，外爲不仁，命曰不足，大寒留於谿谷也。**邪氣盛甚，真氣不榮，髓溢[14]内消，故爲是也。不足謂陽氣不足也。寒邪外薄，久積淹留，陽不外勝，内消筋髓，故曰不足，大寒留於谿谷之中也。**谿谷三百六十五穴會，亦應一歲，其小痺[15]淫溢[16]，循脈往來，微鍼所及，與法相同。**若小寒之氣，流行淫溢，隨脈往來爲痺病，用鍼調者，與常法相同爾。

〔1〕善:胡本、讀本、趙本、藏本並無“善”字。

〔2〕肉:《太素》卷十一《氣穴》“肉”上有“分”字。

〔3〕肉之:《太素》卷三《陰陽雜説》楊注引無“肉之”二字。

〔4〕以會大氣:楊上善曰:“以舍邪之大氣。”似楊據本“會”作“舍”,與《甲乙經》合。“大氣”在此指邪氣言。

〔5〕溢:藏本作“益”。

〔6〕脈:《外科精義》卷上引“脈”作“血”。

〔7〕膿:孫鼎宜曰:“膿,失韻。當作膜,肉腫起也。”

〔8〕膕:《太素》卷十一《氣穴》作“胭”,應據改。

〔9〕節湊:《太素》卷十一《氣穴》“湊”作“腠”。按:作“腠”是。“節腠”指骨肉相連之處。

〔10〕溱:趙本、守校本並作“湊”。

〔11〕榮衛不居:《周書·作雒》孔注:“居,治也。”榮衛不治,亦即榮衛不能正常循行之意。

〔12〕卷肉縮筋:金本、趙本、吴本、朝本“肉”並作“内”。袁刻《太素》“卷”作“寒”,與林校引全元起本合。综上所述,本句當作“寒内縮筋”。

〔13〕肋肘:《太素》卷十一《氣穴》作“時”。

〔14〕溢:趙本作“液”。

〔15〕小痺:據王注應作“小寒”。“小寒”與上文“大寒”對文。

〔16〕淫溢:有“積漸”之義,見《楚辭·九辯》五臣注。蓋大寒留於谿谷,固能留積爲痺,而小寒積漸,亦能隨脈往來,致爲痺痛。

帝乃辟左右而起再拜曰:今日發蒙解惑,藏之金匱,不敢復出。乃藏之金蘭之室〔1〕**,署**〔2〕**曰氣穴所在。岐伯曰:孫絡之脈别經者,其血盛而當寫者,亦三百六十五脈,並注於絡,傳注十二絡**〔3〕**脈,非獨十四絡脈也,**十四絡者,謂十二經絡兼任脈督脈之絡也。脾之大絡起自於脾,故不并言之也。**内解寫於中者十脈**〔4〕**。**解,謂骨解之中經絡也。雖則别行,然所受邪亦隨〔5〕注寫於五藏之脈,左右各五,故十脈也。

〔1〕金蘭之室:楊上善曰:“金蘭之室,藏書府也。”

〔2〕署:《太素》卷十一《氣穴》“署”下有“之”字。“署”有“題”義,見《漢書·蘇武傳》顔注。

〔3〕絡:孫鼎宜曰:“絡當作經。”

〔4〕内解寫於中者十脈：張介賓曰："解，解散也，即《刺節真邪》篇解結之謂。寫，瀉去其實也。中者，五藏也。此言絡雖十二，而分屬於五藏，故可解寫於中，左右各五，故云十脈。"

〔5〕隨：趙本、守校本並作"還"。

氣府論篇第五十九新校正云：按全元起本在第二卷。

提要：本篇主要討論氣穴。分別闡述了手足三陽經脈及督脈、任脈、衝脈等脈氣所發的俞穴系統。

足太陽脈氣所發〔1〕**者七十八穴**〔2〕：兼氣浮薄相通者言之，當言九十三穴，非七十八穴也。正經脈會發者七十八穴，浮薄相通者一十五穴，則其數也。**兩眉頭各一**，謂攢竹穴也。所在刺灸分壯，與《氣穴》同法。**入髮至項三寸半**〔3〕**，傍五相去三寸**〔4〕，謂大杼，風門各二穴也。所在刺灸分壯，與《氣穴》同法。新校正云：按别本云："入髮至項三寸"。又注云："寸，同身寸也，諸寸同法。"與此注全别。此注謂大杼風門各二穴，所在灸刺分壯，與《氣穴》同法。今《氣穴》篇中無風門穴，而注言與同法，此注之非可見。此非王氏之誤，誤在後人。詳此入髮至項三寸半傍五相去三寸，蓋是説下文浮氣之在皮中五行行五之穴，故王都不解釋，直云寸爲同身寸也。但以頂誤作頁，剩半字耳。所以言入髮至頂者，目入髮顖會穴至頂百會凡三寸，自百會後至後頂又三寸，故云入髮至頂三寸。傍五者，爲兼四行傍數有五行也。相去三寸者，蓋謂自百會頂中數左右前後各三寸，有五行行五，共二十五穴也。後人誤認，將頂爲項，以爲大杼、風門，此甚誤也。況大杼在第一椎下兩傍，風門又在第二椎下，上云髮際非止三寸半也，其誤甚明。**其浮氣在皮中者凡五行，行五，五五二十五**，浮氣，謂氣浮而通之可以去熱者也。五行，謂頭上自髮際中同身寸之二寸後至頂之後者也。二十五者，其中行，則顖會〔5〕、前頂、百會、後頂、强間五，督脈氣也。次俠傍兩行，則五處、承光、通天、絡却、玉枕各五，本經氣也。又次傍兩行，則臨泣、目窻〔6〕、正營、承靈、腦空各五，足少陽氣也。兩傍四行各五，則二十穴。中行五，則二十五也。其刺灸分壯，與《水熱穴》同法。**項中大筋兩傍各一**〔7〕，謂天柱二穴也。所在刺灸分壯，與《氣穴》同法。**風府兩傍各一**〔8〕，謂風池二穴也。刺灸分壯與《氣穴》同法。新校正云:按《甲乙經》風池足少陽陽維之會,非太陽之所發也。經言風府兩傍,乃天柱穴之分位,此亦復明上項中大筋兩傍穴也,此注剩出風池二穴於九十三數外,更剩前大杼、風門,及此風池六穴也。**俠背以下至尻尾二十一節,十五間各一**[9],十五間各一者,今《中誥孔穴圖經》所存者十三穴,左右共二十六,謂附分、魄户、神堂、譩譆、鬲關、魂門、陽綱、意舍、胃倉、育[10]門、志室、胞育、秩邊十三也。附分,在第二椎下附項内廉兩傍,各相去俠脊同身寸之三寸,足[11]太陽之會,刺可入同身寸之八分,若灸者可灸五壯。魄户在第三椎下兩傍,上直附分,足太陽脈氣所發,下十二[12]穴並同,正坐取之,刺可入同身寸之五分,若灸者如附分法。神堂,在第五椎下兩傍,上直魄户,刺可入同身寸之三分,灸同附分法。譩譆在第六椎下兩傍,上直神堂,新校正云:按《骨空論》注云:"以手厭之,令病人呼譩譆之聲,則指下動矣。"刺可入同身寸之六分,留七呼,灸如附分法。鬲關在第七椎下兩傍,上直譩譆,正坐開肩取之,刺可入同身寸之五分,若灸者可灸三壯。新校正云:按《甲乙經》"可灸五壯"。魂門在第九椎下兩傍,上直鬲關,正坐取之,刺灸分壯如鬲關法。陽綱在第十椎下兩傍,上直魂門,正坐取之,刺灸分壯如魂門法。意舍在第十一椎下兩傍,上直陽綱,正坐取之,刺灸分壯如陽綱法。胃倉在第十二椎下兩傍,上直意舍,刺灸分壯如意舍法。肓門在第十三椎下兩傍,上直胃倉,刺同胃倉,可灸三十壯。新校正云:按肓門"灸三十壯",與《甲乙經》同。《水穴》注作"灸三壯"。志室在第十四椎下兩傍,上直肓門,正坐取之,刺灸分壯如魄户法。胞肓在第十九椎下兩傍,上直志室,伏而取之,刺灸分壯如魄户法。新校正云:按志室、胞肓灸如魄户"五壯",《甲乙經》作"三壯",《水穴》注亦作"三壯",《熱穴》注志室亦作"三壯"。秩邊,在第二十一椎下兩傍,上直胞肓,伏而取之,刺灸分壯如魄户法。**五藏之俞各五,六府之俞各六**,肺俞在第三椎下兩傍,俠脊相去各同身寸之一寸半,刺可入同身寸之三分,留七呼,若灸者可灸三壯。心俞在第五椎下兩傍,相去及[13]如肺俞法,留七呼。肝俞在第九椎下雨傍,相去及刺如心俞法,留六呼。脾俞在第十一椎下兩傍,相去及刺如肝俞法,留七呼。腎俞在第十四椎下兩傍,相去及刺如脾俞法,留七呼。膽俞在第十椎下兩傍,相去[14]如肺俞法,正坐取之,刺可入同身寸之五分,留七呼。胃俞在第十二椎下兩傍,相去及刺如脾俞法,留七呼。三焦俞在第十三椎下兩傍,相去及刺如膽俞法。大腸俞在第十六椎下兩傍,相去及刺如肺俞法,留六呼。小腸俞在第十八椎下兩傍,相去及刺如心俞法，留六呼。膀胱俞在第十九椎下兩傍，相去及刺如腎俞法，留六呼。五藏六府之俞，若灸者並可灸三壯。新校正云：詳或者疑經中各五各六，以“各”字爲誤者，非也。所以言各者，謂左右各五各六，非謂每藏府而各五各六也。**委中以下至足小指傍各六俞。**謂委中、崑崙、京骨、束骨、通谷、至陰六穴也。左右言之，則十二俞也。其所在刺灸如《氣穴》法。經言脈氣所發者七十八穴，今此所有兼止[15]者九十三穴，由此則大數差錯傳寫有誤也。新校正云：詳王氏云兼亡者九十三穴，今兼大杼、風門、風池爲九十九穴，以此王氏總數計之，明知此三穴後之妄增也。

〔1〕脈氣所發：俞穴乃經脈之氣游行之所，本篇言“所發”以與本經有關穴位爲主，但未必皆屬本經之穴位。

〔2〕七十八穴：《太素》卷十一《氣府》作“七十三穴”。吴注本作“九十一穴”。高世栻《直解》作“七十六穴”。

〔3〕入髮至項三寸半：《太素》卷十一《氣府》“三寸半”作“二寸間半寸”。吴注本、高注本“項”並作“頂”。高世栻曰：“頂，前頂穴也。兩眉頭各一，攢竹穴也，自攢竹入髮際，至前頂，其中有神庭、上星、顖會，故長三寸半。前頂在中行，次兩行，外兩行，故旁五，言自中及旁，有五行也。”

〔4〕相去三寸：《太素》卷十一《氣府》“三寸”作“二寸”。楊注引《明堂》傍相去一寸半。即頭部中行。其次行：五處、承光、通天、絡却、玉枕，左右相去中行各一寸半。其三行：臨泣、目窻、正營、承靈、腦空，左右相去第二行各一寸半，故曰傍五相去三寸。

〔5〕顖會：高世栻易爲“腦户”。

〔6〕臨泣、目窻：高世栻分别易爲竅陰、完骨。

〔7〕項中大筋兩傍各一：高世栻曰：“風池二穴。”

〔8〕風府兩傍各一：高世栻曰：“天柱二穴。”

〔9〕俠背以下至尻尾二十一節，十五間各一：《太素》卷十一《氣府》“背”作“脊”。此謂大椎以下至尾骶，計二十一節，其中十五個椎間，左右各一穴。

〔10〕育：趙本、藏本並作“肓”。下“胞育”之“育”同。

〔11〕足：《外臺》卷三十九、《圖經》卷四“足”上並有“手”字。

〔12〕二：守校本作“一”。

〔13〕及：趙本、藏本“及”下並有“刺”字。

〔14〕相去：胡本、趙本“相去”下並有“及刺”二字。

〔15〕止:讀本、趙本並作“亡”。

足少陽脈氣所發者六十二穴:兩角〔1〕**上各二**,謂天衝、曲鬢左右各二也。天衝在耳上如前同身寸之三分,足太陽少陽二脈之會,刺可入同身寸之三分,若灸者可灸五壯。曲鬢在耳上入髮際曲陽〔2〕陷者中,鼓頷有空,足太陽少陽二脈之會,刺灸分壯如天衝法。**直目上髮際内各五**,謂臨泣、目窻、正營、承靈、腦空左右是〔3〕也。臨泣直目〔4〕上入髮際同身寸之五分,足太陽少陽陽維三脈之會,留七呼。目窻在臨泣後同身寸之一寸,正營在目窻後同身寸之一寸,承靈在正營後同身寸之一寸半,腦空在承靈後同身寸之一寸半,俠枕骨後枕骨上,並足少陽陽維二脈之會,刺可入同身寸之四分,餘並刺可入同身寸之三分,若灸者並可灸五壯。新校正云:按“腦空”在“枕骨後枕骨上”,《甲乙經》作“玉枕骨下”。**耳前角上各一**,謂頷厭二穴也,在曲角下〔5〕顳顬之上上〔6〕廉,手足少陽足陽明三脈之會,刺可入同身寸之七分,留七呼,若灸者可灸三壯,刺深令人耳無所聞。**耳前角下各一**,謂懸釐二穴也。在曲角上〔7〕顳顬之下廉,手足少陽陽明四脈之交會,刺可入同身寸之三分,留七呼,若灸者可灸三壯。新校正云:按後“手少陽”中云“角上”,此云“角下”必有一誤。**銳髮**〔8〕**下各一**,謂和髎二穴也。在耳前鋭髮下横動脈,手足少陽二脈之會〔9〕,刺可入同身寸之三分,若灸者可灸三壯。新校正云:按《甲乙經》云:“手足少陽手太陽之會”。**客主人**〔10〕**各一**,客主人,穴名也。在耳前上廉起骨,開口有空,手足少陽足陽明三脈之會,刺可入同身寸之三分,留七呼,若灸者可灸三壯。新校正云:按《甲乙經》及《氣穴》注、《刺禁》注並云:“手少陽足陽明之會”,與此異。**耳後陷中各一**,謂翳風二穴也。在耳後陷者中,按之引耳中,手足少陽二脈之會,刺可入同身寸之三分,若灸者可灸三壯。**下關各一**,下關,穴名也。所在刺灸,《氣穴》同法。**耳下牙車之後各一**〔11〕,謂頰車一〔12〕穴也。刺灸分壯《氣穴》同法。**缺盆各一**,缺盆,穴名也。在肩上横骨陷者中,足陽明脈氣所發,刺可入同身寸之二分,留七呼,若灸者可灸三壯,太深令人逆息。新校正云:按《骨空》注作“手陽明”。**掖下三寸,脇下至胠,八間**〔13〕**各一**,掖下三寸,同身寸也。掖下,謂淵掖、輒筋、天池,脇下至胠,則日月、章門、帶脈、五樞、維道、居髎九穴也,左右共十八穴也。淵掖在掖下同身寸之三寸,足少陽脈氣所發,舉臂得之,刺可入同身寸之三分,禁不可灸。輒筋在掖下同身寸之三寸,復前行同身寸之一寸搓脇,新校正云:按《甲乙經》“搓”作“著”。下同。足少陽脈氣所發,刺可入同身寸之六分,若灸者可灸三壯。天池在乳後同身寸之二寸,新校正云:按《甲乙經》作“一寸”。掖下三寸搓脇直掖撅肋間,手心主足少陽二脈之會,刺可入同身寸之三分,新校正云:按《甲乙經》作“七分”。若灸者可灸三壯。日月,膽募也,在第三肋揣[14],横直心蔽骨傍各同身寸之二寸五分,上直兩乳,新校正云:按《甲乙經》云“日月在期門下五分”。足太陰少陽二脈之會,刺可入同身寸之七分,若灸者可灸五壯。章門,脾募也,在季肋端,足厥陰少陽二脈之會,側卧屈上足伸下足舉臂取之,刺可入同身寸之八分,留六呼,若灸者可灸三壯。帶脈在季肋下同身寸之一寸八分,足少陽帶脈二經之會,刺可入同身寸之六分,若灸者可灸五壯。五樞在帶脈下同身寸之三寸,足少陽帶脈二經之會,刺可入同身寸之一寸,若灸者可灸五壯。維道在章門下同身寸之五寸三分,足少陽帶脈二經之會,刺灸分壯如章門法。居髎在章門下同身寸之四[15]寸三分,髂[16]骨上。新校正云:按《甲乙經》作“監骨”。陷者中,陽蹻足少陽二脈之會,刺灸分壯如維道法。所以謂之八間者,自掖下三寸至季肋凡八肋骨。**髀樞中傍各一**[17],謂環銚二穴也。刺灸分壯,《氣穴》同法。新校正云:按《氣穴論》云“兩髀厭分中,王注爲“環銚穴”。又《甲乙經》云:“環銚在髀樞中”。今云“髀樞中傍各一者”,蓋謂此穴在髀樞中也。“傍各一者”,謂左右各一穴也。非謂環銚在髀樞中傍也。**膝以下至足小指次指各六俞**,謂陽陵泉、陽輔、丘虚、臨泣、俠谿、竅陰六穴也。左右言之,則十二俞也。其所在刺灸分壯《氣穴》同法。

〔1〕角:頭角。沈彤曰:“額之上曰顔,曰庭,其旁曰額角,顛之上嶄然起者,曰頭角,亦曰角。”

〔2〕陽:當作“隅”,應據《甲乙經》卷三第五改。

〔3〕是:《素問校譌》引古抄本作“十”。

〔4〕直目:疑作“目直”。

〔5〕下:《甲乙經》卷三第十校語引無“下”字。

〔6〕上上:《甲乙經》卷三第十校語引“上”字不重。

〔7〕上:《甲乙經》卷三第十校語引無“上”字。

〔8〕鋭髮:謂髮尖鋭處。按即耳前髮末。

〔9〕手足少陽二脈之會:《甲乙經》卷三第十作“手足少陽、手太陽之會。”

〔10〕客主人:即上關穴。

〔11〕耳下牙車之後各一:高世栻曰:"耳下頰車之後天容二穴"。《釋名·釋形體》:"頤,或曰輔車,言其骨强所以輔持口也;或曰牙車,牙所以載也;或曰頰車,亦所以載物也。""牙車"今謂下頷骨。

〔12〕一:胡本作"二"。

〔13〕間:此指肋骨與肋骨之間。

〔14〕揣:《甲乙經》卷三第二十二校語引作"端"。

〔15〕四:當作"八"。應據《甲乙經》卷三第二十三、《外臺秘要》卷三十九、《圖經》卷四改。

〔16〕骼:藏本作"髂"。

〔17〕髀樞中傍各一:按:"傍"字疑衍。《圖經》卷五:"環銚二穴在髀樞中。"林校謂"傍各一者,謂左右各一穴。"但以本篇文例言之,如"客主人各一""下關各一"等,均無"傍"字,而"各一"即指左右二穴,則此"傍"字之爲衍文明甚。張琦謂"中"字亦衍,似非是。

足陽明脈氣所發者六十八穴:額顱髮際傍各三〔1〕,謂懸顱、陽白、頭維左右共六穴也。正面髮際横行數之,懸顱在曲角上顳顬之中,足陽明脈氣所發,刺入同身寸之三分,留三呼,若灸者可灸三壯。陽白在眉上同身寸之一寸直瞳子,足陽明陰維二脈之會,刺可入同身寸之三分,灸三壯。頭維在額角髮際俠本神兩傍各同身寸之一寸五分,足少陽陽明二脈之交會,刺可入同身寸之五分,禁不可灸。新校正云:按《甲乙經》"陽白足少陽陽維之會"。今王氏注云"足陽明陰維之會"。詳此在足陽明脈氣所發中,則足陽明近是。然陽明經不到此,又不與陰維會,疑王注非,《甲乙經》爲得矣。**面鼽骨空各一**〔2〕謂四白穴也。在目下同身寸之一寸,足陽明脈氣所發,刺可入同身寸之四分,不可灸。新校正云:按《甲乙經》"刺入三分,灸七壯"。**大迎之骨空各一**〔3〕,大迎,穴名也。在曲頷前同身寸之一寸三分骨陷者中動脈,足陽明脈氣所發,刺可入同身寸之三分,留七呼,若灸者可灸三壯。**人迎各一**,人迎,穴名也。在頸俠結喉傍大脈動應手,足陽明脈氣所發,刺可入同身寸之四分,過深殺人,禁不可灸。**缺盆外骨空各一**,謂天髎二穴也。在肩缺盆中上伏骨之陬陷者中,手足少陽陽維三脈之會,刺可入同身寸之八分,若灸者可灸三壯。新校正云:按《甲乙經》"伏骨"作"毖骨"。**膺中**〔4〕**骨間各一**，謂膺窻等六穴也。膺窻在胸兩傍，俠中行各相去同身寸之四寸，巨骨下同身寸之四寸八分陷者中，足陽明脈氣所發，仰而取之，刺可入同身寸之四分，若灸者可灸五壯。此穴之上，又有氣户、庫房、屋翳，下又有乳中、乳根。氣户在巨骨下，下直膺窻，去膺窻上同身寸之四寸八分。庫房在氣户下同身寸之一寸六分。屋翳在氣户下同身寸之三寸二分。下即膺窻也。膺窻之下，即乳中也。乳中穴下同身寸之一寸六分陷者中，則乳根穴也。並足陽明脈氣所發，仰而取之。乳中禁不可灸刺，灸刺之不幸生蝕瘡，瘡中有清汁膿血者可治，瘡中有瘜肉若蝕瘡者死。餘五穴並刺可入同身寸之四分，若灸者可灸三壯。新校正云：按《甲乙經》"灸五壯"。**俠鳩尾之外，當乳下三寸，俠胃脘各五**，謂不容、承滿、梁門、關門、太一五穴也。左右共一寸〔5〕也。俠腹中行兩傍相去各同身寸之四寸。新校正云：按《甲乙經》云"各二寸"。疑此注剩"各"字。不容在第四肋端，下至太一，各上下相去同身寸之一寸，並足陽明脈氣所發，刺可入同身寸之八分，若灸者可灸五壯。新校正云：按《甲乙經》"不容刺入五分"，此云並入"八分"，疑此注誤。**俠齊廣三寸**〔6〕**各三**，廣，謂去齊横廣也。廣三寸者，各如太一之遠近也。各三者，謂滑肉門、天樞、外陵也。滑肉門在太一下同身寸之一寸，天樞在滑肉門下同身寸之一寸，正當於齊，外陵在天樞下同身寸之一寸，並足陽明脈氣所發。天樞刺可入同身寸之五分，留七呼。滑肉門、外陵各刺可入同身寸之八分，若灸者並可灸三壯。新校正云：按《甲乙經》"天樞"在齊傍各二寸，上曰"滑肉門"，下曰"外陵"，是三穴者，去齊各二寸也。今此經注云"廣三寸"。《素問》、《甲乙經》不同，然《甲乙經》分寸與諸書同，特此經爲異也。**下齊二寸俠之各三**，下齊二寸，則外陵下同身寸之一寸，大巨穴也。各三者，謂大巨、水道、歸來也。大巨在外陵下同身寸之一寸，足陽明脈氣所發，刺可入同身寸之八分，若灸者可灸五壯。水道在大巨下同身寸之三寸，足陽明脈氣所發，刺可入同身寸之二寸半，若灸者可灸五壯。歸來在水道下同身寸之二寸，刺可入同身寸之八分，若灸者可灸五壯也。**氣街動脈各一**〔7〕，氣街，穴名也。在歸來下鼠鼷上同身寸之一寸脈動應手，足陽明脈氣所發，刺可入同身寸之三分，留七呼，若灸者可灸三壯。新校正云：詳此注與《甲乙經》同。《刺熱》注及《熱穴》注云"氣街"在"腹臍下，横骨兩端，鼠鼷上，"《刺禁論》注在"腹下俠齊兩傍，相去四寸，鼠僕上"，《骨空》注云在"毛際兩傍，鼠鼷上"。諸注不同，今備録之。**伏菟上各一**，謂髀關二穴也。在膝上伏菟後交分中，刺可入同身寸之六分，若灸者可灸三壯。**三里以下至足中指各八俞，分之所在穴空。**謂三里、上廉、下廉、解谿、衝陽、陷谷、内庭、厲兑八穴也。左右言之則十六俞也。上廉足陽明與大腸合，下廉足陽明與小腸合也，其所在刺灸分壯與《氣穴》同法。所謂分之所在穴空者，足陽明脈自三里穴分而下行，其直者，循骱過跗入中指出其端，則厲兑也，其支者與直俱行至足跗上入中指次[8]間，故云分之所在穴空也。之，往也。言分而各行往指間穴空處也。

〔1〕額顱髮際傍各三："楊上善曰："頭維、本神、曲差左右六穴也。"

〔2〕面鼽骨空各一：《甲乙經》卷三第十："四白，在目下一寸，向頄骨顴空"。沈彤《釋骨》曰："目之下起骨曰䪼，其下旁高而大者，曰面鼽骨，曰顴骨，亦曰大顴，亦曰頄。鼽、頄，古通用。"

〔3〕大迎之骨空各一：高世栻曰："大迎在頰車下，承漿旁，穴在骨間，故曰大迎之骨，空。"

〔4〕膺中：即前胸兩側肌肉隆起處。《説文·肉部》："膺，匈也。"

〔5〕一寸：四庫本作"十穴"。

〔6〕俠齊廣三寸："三寸"高注本作"二寸"，與林校合。《周禮·司裘》賈疏："横度爲廣。"

〔7〕氣街動脈各一：指氣衝穴，左右共二穴。

〔8〕次：四庫本作"外"。

手太陽脈氣所發者三十六穴：目内眥各一，謂睛明二穴也。在目内眥，手足太陽足陽明陰蹻陽蹻五脈之會，刺可入同身寸之一分，留六呼，若灸者可灸三壯。諸穴有云數脈會發而不於所會刺[1]脈下言之者，出從其正者也。**目外[2]，各一**，謂瞳子髎二穴也。在目外去眥同身寸之五分，手太陽手足少陽三脈之會，刺可入同身寸之三分，若灸者可灸三壯。**鼽骨下各一**，謂顴髎二穴也。鼽，頄也。頄，面顴也。在面頄骨下陷者中，手太陽少陽二脈之會，刺可入同身寸之三分。**耳郭[3]上各一**，謂角孫二穴也。在耳上郭表之中間上，髮際之下，開口有空，手太陽手足少陽三脈之會，刺可入同身寸之三分，若灸者可灸三壯。新校正云：按《甲乙經》"手太陽"作"手陽明"。**耳中各一**,謂聽宫二穴也。所在刺灸分壯與《氣穴》同法。**巨骨穴各一**,巨骨,穴名也。在肩端上行兩叉骨間陷者中,手陽明蹻脈二經之會,刺可入同身寸之一寸半,若灸者可灸三壯。新校正云:按《甲乙經》作"五壯"。**曲掖上骨穴各一**,謂臑俞二穴也。在肩臑後大骨下脾[4]上廉陷者中,手太陽陽維蹻脈三經之會,舉臂取之,刺可入同身寸之八分,若灸者可灸三壯。新校正云:按《甲乙經》作"手足太陽"。**柱骨上陷者各一**[5],謂肩井二穴也。在肩上陷解中缺盆上大骨前,手足少陽陽維三脈之會,刺可入同身寸之五分,若灸者可灸三壯。**上天窻四寸各一**,謂天窻、竅陰四穴也。所在刺灸分壯與《氣穴》同法。**肩解**[6]**各一**,謂秉風二穴也。在肩上小髃骨後,舉臂有空,手太陽陽明手足少陽四脈之會,舉臂取之,刺可入同身寸之五分,若灸者可灸三壯。新校正云:按《甲乙經》"灸五壯"。**肩解下三寸各一**,謂天宗二穴也。在秉風後大骨下陷者中,手太陽脈氣所發,刺可入同身寸之五分,留六呼,若灸者可灸三壯。**肘以下至手小指本各六俞**,六俞所起於指端,經言至小指本,則以端爲本,言上之本也,下文陽明少陽同也。六俞,謂小海、陽谷、腕骨、後谿、前谷、少澤六穴也。左右言之,則十二俞也。其所在刺灸分壯,《氣穴》同法。新校正云:後此手太陽、陽明、少陽三經,各言至手某指本,王注"以端爲本"者,非也。詳手三陽之井穴,爪甲下際,此言"本"者,是遂指爪甲之本也,安得"以端爲本"哉。

〔1〕會刺:顧靦光曰:"刺字衍。"

〔2〕外:明緑格抄本"外"下有"皆"字。

〔3〕郭:《甲乙經》卷三第十一作"廓"。

〔4〕脾:當作"胛"。應據《甲乙經》卷三第十三、《圖經》卷四改。

〔5〕柱骨上陷者各一:古注并謂肩井穴。然丹波元簡以爲"肩井,在肩上陷者中,即是項骨外傍,安得言項骨上陷者,此必别有所指。"其説可參。"柱骨"即項骨。

〔6〕肩解:即肩胛骨與肱骨交會分解之處。

手陽明脈氣所發者二十二穴:鼻空外廉項上各二[1],謂迎香、扶突、各二穴也。迎香在鼻下孔傍,手足陽明二脈之會,刺可入同身寸之三分。扶突在曲頰下同身寸之一寸人迎後,手陽明脈氣所發,仰而取之,刺可入同身寸之四分,若灸者可灸三壯。**大迎骨空各一**,大迎,穴名也。在曲頷前同身寸之一寸三分,骨陷者中動脈,足陽明脈氣所發,刺可入同身寸之三分,留七呼,若灸者可灸三壯。新校正云:詳大迎穴已見前足陽明經中,今又見於此,王氏不注所以,當如顴髎穴,兩出之義。**柱骨之會**〔2〕**各一**,謂天鼎二穴也。在頸缺盆上,直扶突,氣舍後同身寸之半〔3〕,手陽明脈氣所發,刺可入同身寸之四分,若灸者可灸三壯。新校正云:按《甲乙經》作"一寸半"。**髃骨之會**〔4〕**各一**,謂肩髃二穴也。所在刺灸分壯與《氣穴》同法。新校正云:按"髃骨"《氣穴》注中無,《刺熱》注、《水熱穴》注、《骨空論》注中有之。**肘以下至手大指次指本各六俞。**謂三裏、陽谿、合谷、三間、二間、商陽六穴也。左右言之,則十二俞也。所在刺灸分壯與《氣穴》同法。新校正云:按《氣穴論》注有"曲池"而無"三裏"。"曲池"手陽明之合也,此誤出"三裏"而遺"曲池"也。

〔1〕鼻空外廉項上各二:《素問劄記》引恕公曰:"項上當是頸上。"楊上善曰:"迎香、天窗左右四穴。"按:天窗穴,據《甲乙經》乃手太陽脈氣所發,仍以王注爲是。

〔2〕柱骨之會:高世栻曰:"柱骨,項骨也。柱骨之會,謂項肩相會之處。"

〔3〕半:胡本、趙本"半"下有"寸"字。

〔4〕髃骨之會:"髃骨"肩端之骨,即肩胛骨頭凹上之稜骨。"髃骨之會"指肩臂相會之處。乃肩髃穴。

手少陽脈氣所發者三十二穴:鼽骨下各一,謂顴髎二穴也。所在刺灸分壯,與手太陽脈同法。此穴中手少陽太陽脈氣俱會於中,等無優劣,故重説於此,下有者同。**眉後各一**,謂絲竹空二穴也。在眉後陷者中,手少陽脈氣所發,刺可入同身寸之三分,留六呼,不可灸,灸之不幸使人目小及盲。新校正云:按《甲乙經》"手少陽"作"足少陽",留"六呼"作"三呼"。**角上各一**〔1〕,謂懸釐二穴也。此與足少陽脈中同,以〔2〕是二脈之會也。新校正云:按"足少陽脈"中言"角下",此云"角上",疑此誤。**下完骨後各一**,謂天牖二穴也。所在刺灸分壯與《氣穴》同法。**項中足太陽之前各一**,謂風池二穴也。在耳後陷者中,按之引於耳中,手足少陽脈之會,刺可入同身寸之四分,若灸者可灸三壯。新校正云:按《甲乙經》在

"顳顬後髮際,足少陽陽維之會,刺可入三分。"**俠扶突各一**[3],謂天窻二穴也。在曲頰下扶突後動脈應手陷者中,手太陽脈氣所發,刺可入同身寸之六分,若灸者可灸三壯。**肩貞各一**,肩貞,穴名也。在肩曲胛下兩骨解間,肩髃後陷者中,手太陽脈氣所發,刺可入同身寸之八分,若灸者可灸三壯。**肩貞下三寸分間各一**[4],謂肩髎、臑會、消濼各二[5]穴也。其穴各在肉分間也。肩髎在肩端臑上,斜舉臂取之,手少陽脈氣所發,刺可入同身寸之七分,若灸者可灸三壯。臑會在臂前廉,去肩端同身寸之三寸,手陽明少陽二絡氣[6]之會,刺可入同身寸之五分,灸者可灸五壯。消濼在肩下臂外關[7]掖斜肘分下行間,手少陽脈之會,刺可入同身寸之五分,若灸者可灸三壯。**肘以下至手小指次指本各六俞。**謂天井、支溝、陽池、中渚、液門、關衝六穴也。左右言之,則十二俞也。所在刺灸分壯與《氣穴》同法。

〔1〕角上各一:楊上善曰:"頷厭左右二穴。"張琦曰:"即足少陽頷厭,二穴重出。"

〔2〕以:四庫本作"亦"。

〔3〕俠扶突各一:《太素》卷十一《氣府》無"俠"字。楊上善曰:"扶突近手少陽經也。"

〔4〕肩貞下三寸分間各一:高世栻曰:"肩貞下三寸,消濼穴也。分間即肩貞分肉之間,天宗、臑會穴也。"

〔5〕二:當作"三"。

〔6〕氣:《甲乙經》卷三第十三校語引作"脈"。

〔7〕關:當作"開"。應據《甲乙經》卷三第二十八、《外臺》卷三十九改正。

督脈氣所發者二十八穴:今少一穴。新校正云:按會陽二穴,爲二十九穴,乃剩一穴,非少也。"少"當作"剩"。**項中央二**,是謂風府、瘖門二穴也。悉在項中,餘一穴今亡。風府在項上入髮際同身寸之一寸,大筋内宛宛中,督脈陽維之會,刺可入同身寸之四分,留三呼,不可妄灸,灸之不幸令人瘖。瘖門在項[1]髮際宛宛中,去風府同身寸之一寸,督脈陽維二經之會,仰頭取之,刺可入同身寸之四分,禁不可灸,灸之令人瘖。新校正云:按王氏云"風府、瘖門悉在項中,餘一穴今亡"者,非謂此二十八穴中亡其一穴也，王氏蓋見《氣穴論》大椎上兩傍各一穴，亦在項之穴也，今亡，故云餘一穴今亡也。**髮際後中八**，謂神庭、上星、顖會、前頂、百會、後頂、强間、腦户八穴也。其正髮際之中也。神庭在髮際直鼻，督脈足太陽陽明脈三經之會，禁不可刺，若刺之令人[2]巔疾，目失睛，若灸者可灸三壯。上星在顱上直鼻中央，入髮際同身寸之一寸陷者中，谷[3]豆。顖會在上星後同身寸之一寸陷者中。前頂在顖會後同身寸之一寸五分骨間陷者中。百會在前頂後同身寸之一寸五分頂中央旋毛中陷容指，督脈足太陽之交會。後頂在百會後同身寸之一寸五分。强間在後頂後同身寸之一寸五分。腦户在强間後同身寸之一寸五分，督脈足太陽之會，不可灸。此八者並督脈氣所發也，上星、百會、强間、腦户各刺可入同身寸之三分，上星留六呼，腦户留三呼，餘並刺可入同身寸之四分，若灸者可灸五壯。新校正云：按《甲乙經》"腦户不可灸"，《骨空論》注云"不可妄灸"。**面中三**[4]，謂素髎、水溝、齗交三穴也。素髎在鼻柱上端，督脈氣所發，刺可入同身寸之三分。水溝在鼻柱下人中，直脣取之，督脈手陽明之會。刺可入同身寸之二分，留六呼，若灸者可灸三壯。齗交在脣内齒上齗縫，督脈任脈二經之會，可逆刺之，入同身寸之三分，若灸者可灸三壯。此三者正居面左右之中也。**大椎以下至尻尾及傍十五穴**[5]，脊椎之間有大椎、陶道、身柱、神道、靈臺、至陽、筋縮、中樞、脊中、懸樞、命門、陽關、腰俞、長强、會陽十五俞也。大椎在第一椎上陷者中，三陽督脈之會。陶道在項大椎節下間，督脈足太陽之會，俛而取之。身柱在第三椎節下間，俛而取之。神道在第五椎節下間，俛而取之。靈臺在第六椎節下間，俛而取之。至陽在第七椎節下間，俛而取之。筋縮在第九椎節下間，俛而取之。中樞在第十椎節下間，俛而取之。脊中在第十一椎節下間，俛而取之，禁不可灸，令人僂。懸樞在第十三椎節下間，伏而取之。命門在第十四椎節下間，伏而取之。陽關在第十六椎節下間，坐而取之。腰俞在第二十一椎節下間。長强在脊骶端，督脈别絡少陰二脈所結。會陽穴在陰尾骨兩傍。凡此十五者，並督脈氣所發，腰俞、長强各刺可入同身寸之二分，新校正云：按《甲乙經》作"二寸"，《水穴論》注作"二分"，"腰俞"穴《繆刺論》注作"二寸"，《熱穴》注作"二寸"，《刺熱》注作"二分"，諸注不同。雖《甲乙經》作"二寸"，疑大深，與其失之深，不若失之淺，宜從二分之説。留七呼，懸樞刺可入同身寸之三分，會陽刺可入同身寸之八分，餘並刺可入同身寸之五分，陶道、神道各留五呼，陶道、身柱、神道、筋縮可灸五壯，大椎可九壯，餘並可三壯。新校正云：按《甲乙經》無“靈臺、中樞、陽關”三穴。**至骶下凡二十一節，脊椎法也。**通項骨三節，即二十四節。

〔1〕項：“項”下疑脱“後”字，應據《資生經》第一補。

〔2〕人：四庫本“人”下有“多”字。

〔3〕谷：胡本、讀本並作“容”。《資生經》卷一引亦作“容”。

〔4〕面中三：高世栻曰：“面之中央，從鼻至脣，有素髎、水溝、兑端三穴。”按：王注有“齦交”穴，此穴在脣内，不宜言面中，應從高注。

〔5〕大椎以下至尻尾及傍十五穴：吴崑曰：“從大椎至長强十三穴，又會陽在兩傍各一，共十五穴。”

任脈之氣[1]**所發者二十八穴：**今少一穴。**喉中央二，**謂廉泉、天突二穴也。廉泉在頷下結喉上舌本下，陰維任脈之會，刺可入同身寸之三分，留三呼，若灸者可灸三壯。天突在頸結喉下同身寸之四寸，中央宛宛中，陰維任脈之會，低鍼取之，刺可入同身寸之一寸，留七呼，若灸者可灸三壯。**膺中骨陷中各一，**謂旋機[2]、華蓋、紫宫、玉堂、膻中、中庭六穴也。旋機在天突下同身寸之一寸，華蓋在旋機下同身寸之一寸，紫宫、玉堂、膻中、中庭各相去同身寸之一寸六分陷者中，並任脈氣所發，仰而取之，各刺可入同身寸之三分，若灸者可灸五壯。**鳩尾下三寸，胃脘五寸，胃脘以下至横骨六寸半一**[3]，新校正云：詳“一”字疑誤。**腹脈法也。**鳩尾，心前穴名也。其正當心蔽骨之端，言其骨垂下如鳩鳥尾形，故以爲名也。鳩尾下有鳩尾、巨闕、上脘、中脘、建里、下脘、水分、齊中、陰交、脖胦、丹田、關元、中極、曲骨十四俞也。鳩尾在臆前，蔽骨下同身寸之五分，任脈之别，不可灸，刺人無蔽骨者，從歧骨際下行同身寸之一寸，新校正云：按《甲乙經》云“一寸半”。爲鳩尾處也。下次巨闕、上脘、中脘、建裏、下脘、水分遞相去同身寸之一寸，上脘則足陽明手太陽之會，中脘則手太陽少陽足陽明三脈所生也。齊中禁不可刺，若刺之使人齊中惡瘍，潰矢出者死不治。陰交在齊下同身寸之一寸，任脈陰衝[4]之會。脖胦在齊下同身寸之一寸[5]。丹田，三焦募也，在齊下同身寸之二寸。關元，小腸募也，在齊下同身寸之三寸，足三陰任脈之會也。中極在關元下一寸，足三陰之會也。曲骨在横骨上，中極下同身寸之一寸，足厥陰之會。凡此十四者，並任脈氣所發。建裏、丹田並刺可入同身寸之六分，留七呼。新校正云：按《甲乙經》作“五分十呼”。上脘、陰交並刺可入同身寸之八分，下脘、水分並刺可入同身寸之一寸，中脘、脖胦並刺可入同身寸之一寸二分，曲骨刺可入同身寸之一寸半，留七呼，餘並刺可入同身寸之一寸二分。若灸者，關元、中脘各可灸七壯，齊中、中極、曲骨各三壯，餘並可五壯。自鳩尾下至陰間，並任脈主之，腹脈法也。新校正云：據此注云餘並“刺入一寸二分”，關元在中，與《甲乙經》及《氣穴》、《骨空》注“刺入二寸”不同，當從《甲乙經》之寸數。**下陰別一**[6]，謂會陰一穴也。自曲骨下至陰，陰之下兩陰之間則此穴也，是任脈別絡俠督脈者衝脈之會，故曰下陰別一也。刺可入同身寸之二寸，留七呼，若灸者可灸三壯。新校正云：按《甲乙經》“七呼”作“三呼”。**目下各一**，謂承泣二穴也。在目下同身寸之七分，上直瞳子，陽蹻任脈足陽明三經之會，刺可入同身寸之三分，不可灸。**下脣**[7]**一**，謂承漿穴也。在頤前下脣之下，足陽明脈[8]任脈之會，開口取之，刺可入同身寸之二分，留五呼，若灸者可灸三壯。新校正云：按《甲乙經》作“留六呼”。**齗交一**[9]。齗交，穴名也。所在刺灸分壯與[10]脈同法。

〔1〕之氣：“之”字疑衍。律以“督脈氣”、“衝脈氣”各文可證。《圖經》卷四引無“之”字。

〔2〕旋機：胡本“旋”作“璇”。讀本“機”作“璣”。

〔3〕鳩尾下三寸，胃脘五寸，胃脘以下至横骨六寸半一：胡澍曰：“當云鳩尾下三寸胃脘，五寸臍，臍以下至横骨六寸半，寸一。”按：鳩尾骨以下至胃之上脘，計三寸間，有鳩尾、巨闕二穴。《圖經》卷四《腹中行》云：“上脘，去蔽骨三寸。”是也。自胃之上脘至神闕穴（臍）五寸間，有上脘、中脘、建里、下脘、水分五穴。自神闕穴至横骨毛際計六寸半，有陰交、氣海、石門、關元、中極、曲骨六穴。其骨度與《靈樞・骨度》：“髃骬以下至天樞長八寸，天樞以下至横骨長六寸半。”相合。

〔4〕任脈陰衝：《外臺》卷三十九引作“少陰衝脈”。

〔5〕一寸：二寸”下脱“五分”二字，應據《甲乙經》卷三第十九補。

〔6〕下陰別一：張介賓曰：“自曲骨之下，別絡兩陰之間，爲衝、督之會，故曰陰別。一謂會陰也。”

〔7〕下脣：“下脣”應乙作“脣下”。《圖經》卷二：“承漿，在頤前脣下

宛宛中。"

〔8〕脈:四庫本無"脈"字。

〔9〕齗交一:羅樹仁《素問靈樞鍼灸合纂》曰:"下齒中央之穴名齗基,屬任脈;上齒中央名齗交,屬督脈。今於任脈所在之穴,不言齗基,而言齗交者,其意蓋以爲兩齗相交,言一穴而兩穴俱在矣。"《説文·齒部》:"齗,齒本也。"段注"齒本肉也。"通作齦。

〔10〕與:守校本"與"下有"督"字。

衝脈氣所發者二十二穴:俠鳩尾外各半寸至齊寸一,謂幽門、通谷、陰都、石關、商曲、腎[1]俞六穴,左右則十二穴也。幽門俠巨闕[2]兩傍相去各同身寸之半寸陷者中,下五穴各相去同身寸之一寸,並衝脈足少陰二經之會,各刺可入同身寸之一寸,若灸者可灸五壯。新校正云:按此云"各刺入一寸",按《甲乙經》云"幽門、通谷刺入五分"。**俠齊下傍各五分至横骨寸一**[3]**,腹脈法也。**謂中注、髓府、胞門、陰關、下極五穴,左右則十穴也。中注在肓俞下同身寸之五分,上直幽門,下四穴各相去同身寸之一寸,並衝脈足少陰二經之會,各刺可入同身寸之一寸,若灸者可灸五壯。**足少陰舌下**[4]**,厥陰毛中急脈各一**,足少陰舌下二穴,在人迎前陷中動脈前,是日月[5]本,左右二也。足少陰脈氣所發,刺可入同身寸之四分。急脈在陰髦中,陰上兩傍相去同身寸之二寸半,按之隱指堅,然甚按則痛引上下也。其左[6]者,中寒則上引少腹,下引陰丸,善爲痛,爲少腹急中寒。此兩脈皆厥陰之大絡通行其中,故曰厥陰急脈,即睾之係也。可灸而不可刺,病疝少腹痛,即可灸。新校正云:詳"舌下毛中之穴",《甲乙經》無。**手少陰各一**,謂手少陰郄穴也。在腕後同身寸之半寸,手少陰郄也。刺可入同身寸之三分,若灸者可灸三壯,左右二也。**陰陽蹻各一**,陰蹻一,謂交信穴也。交信在足内踝上同身寸之二寸,少陰前太陰後筋骨間,陰蹻之郄,刺可入同身寸之四分,留五呼,若灸者可灸三壯。陽蹻一,謂附陽穴也。附陽在足外踝上同身寸之三寸,太陽前少陽後筋骨間,謹取之,陽蹻之郄,刺可入同身寸之六分,留七呼,若灸者可灸三壯,左右四也。**手足諸魚際脈氣所發者**[7]**,凡三百六十五穴也。**經之所存者多,凡一十九穴,此所謂氣府也。然散穴俞,諸經脈部分皆有之,故經或不言,而《甲乙經》經脈流注多少不同者以此[8]。

〔1〕胷:讀本作“肓”。

〔2〕闢:趙本作“闕”。

〔3〕俠齊下傍各五分至横骨寸一:指並臍兩傍,各開五分,至横骨一寸一穴,即中注、四滿、氣穴、大赫、横骨五穴,左右凡十穴。

〔4〕足少陰舌下:吴崑曰:“少陰舌下,古無穴名。”

〔5〕日月:柯校本作“由舌”。

〔6〕左:四庫本“左”下有“右”字。

〔7〕手足諸魚際脈氣所發者:孫鼎宜曰:“者下當脱各一二字,手足共四,故曰諸。手魚際,肺經穴名;足魚際,謂足太陰大都穴。”張介賓曰:手足掌兩旁豐肉處,皆謂之魚。此舉諸魚際爲言者,蓋四肢爲十二經發脈之本,故言此以明諸經氣府之綱領也。”

〔8〕以此:四庫本、守校本“以此”下並有“分”字。

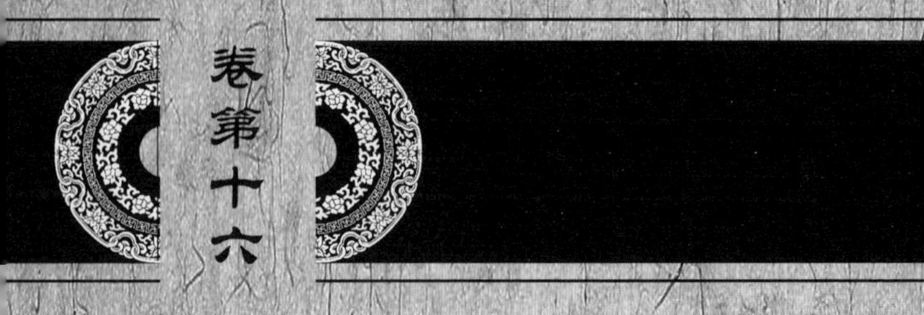

骨空論篇第六十新校正云:按全元起本在第二卷,自灸寒熱之法已下,在第六卷《刺齊》篇末。

提要:本篇所云之"骨空",即"骨孔",俞穴位于骨孔之中,爲周身經氣出入之所,提出令人注意。另外介紹風和各種痛證、寒熱等針灸療法及應取穴位。

黄帝問曰:余聞風者百病之始也[1]**,以鍼治之奈何?**始,初也。**岐伯對曰:風從外入,令人振寒,汗出頭痛,身重惡**[2]**寒,**風中身形,則腠理閉密,陽氣内拒,寒復外勝,勝拒相薄,榮衛失所,故如是。**治在風府,**風府,穴也。在項上入髮際同身寸之一寸[3]宛宛中,督脈足太陽之會,刺可入同身寸之四分,若灸者可灸五壯。新校正云:按風府注,《氣穴論》、《氣府論》中各已注,與《甲乙經》同,此注云督脈足太陽之會,可灸五壯者,乃是風門熱府穴也。當云督脈陽維之會,留三呼,不可灸。乃是。**調其陰陽,不足則補,有餘則寫。**用鍼之道,必法天常,盛寫虚補,此其常也。**大風**[4]**頸項痛,刺風府,風府在上椎;**上椎,謂大椎上入髮際同身寸之一寸。**大風汗出,灸譩譆,譩譆在背下俠脊傍三寸所**[5]**,厭之**[6]**令病者呼譩譆,譩譆應手。**譩譆,穴也。在肩髆内廉俠第六椎下兩傍,各同身寸之三寸,以手厭之,令病人呼譩譆之聲,則指下動矣,足太陽脈氣所發,刺可入同身寸之六分,留七呼,若灸者可灸五壯,譩譆者因取爲名爾。**從風憎風**[7]**,刺眉頭。**謂攢竹穴也。在眉頭陷者中脈動應手,足太陽脈氣所發,刺可入同身寸之三分,若灸者可灸三壯。**失枕**[8]**,在肩上横骨間**[9]**。**謂缺盆穴也。在肩上横骨陷者中,手陽明脈氣所發,刺可入同身寸之二分,留七呼,若灸者可灸三壯,刺入深令[10]人逆息。新校正云:按《氣府》注作“足陽明”,此云“手陽明”,詳二經俱發於此,故王注兩言之。**折,使榆臂,齊肘正,灸脊中[11]。**榆讀爲摇,摇謂摇動也。然失枕非獨取肩上横骨間,乃當正形灸脊中也。欲而驗之,則使摇動其臂,屈折其肘,自項之下,横齊肘端,當其中間,則其處也,是曰陽關,在第十六椎節下間,督脈氣所發,刺可入同身寸之五分,若灸者可灸三壯。新校正云:詳陽關穴,《甲乙經》無。**眇絡[12]季脇引少腹而痛脹,刺譩譆。**眇,謂俠脊兩傍空軟處也。少腹,齊下也。**腰痛不可以轉摇,急引陰卵,刺八髎[13]與痛上,八髎在腰尻分間。**八或爲[14]九,驗《真骨》及《中誥孔穴經》正[15]有八髎無九髎也。分,謂腰尻筋肉分間陷下處。**鼠瘻[16],寒熱,還刺寒府[17],寒府在附[18]膝外解營[19]。**膝外骨間也。屈伸之處,寒氣喜中,故名寒府也。解,謂骨解。營,謂深刺而必中其營也。**取膝上外者使之拜[20],取足心者使之跪。**拜而取者,使膝穴[21]空開也。跪而取之者,令足心宛宛處深定也。

〔1〕風者百病之始也:風邪傷人,由淺入深,自微而甚,且客邪之寒濕燥熱等多依附風邪而犯人,故風爲百病之始。

〔2〕惡:《太素》卷十一《骨空》“惡”下有“風”字。

〔3〕一寸:“一寸”下脱“大筋内”三字,應據《氣穴論》“項中央一”、《氣府論》“項中央二”王注補。

〔4〕大風:森立之曰:“大風在《生氣通天論》則爲天地間之名,在此篇則爲在人身中之名,猶云大邪、大氣也。”

〔5〕所:有“處”義。見《吕氏春秋·謹聽》高注。

〔6〕厭之:即以手指按壓其穴。“厭”與“擫”古通,《説文·手部》:“擫,一指按也。”朱駿聲曰:“一指當作以指。”

〔7〕從風憎風:即迎風惡風。高世栻曰:“從,迎也。”《廣雅·釋詁三》:“憎,惡也。”

〔8〕失枕:即頸項轉側疼痛,難以回顧,每因風邪侵襲或枕卧姿勢不當而致。

〔9〕在肩上横骨間:《太素》卷十一《骨空》“上”下有“之”字。按:“在”上脱“治”字。“失枕”是病狀,不是病名,云“在肩上”不合。楊上善云:“可取肩上横骨間。”足證應有“治”字,取穴應依王注。《醫心方》卷二引《明堂》:“缺盆,在肩上横骨陷者中。”至馬蒔謂“巨骨”、張介賓謂“肩

井"均不可從。

〔10〕令:守校本作"令"。

〔11〕折,使榆臂,齊肘正,灸脊中:"榆"吴本作"揄"。《太素》卷十一《骨空》作"揄",與吴本合。張介賓曰:"折,痛如折也。榆當作揄,引也。謂使病者引臂,下齊肘端以度脊中,乃其當灸之處,蓋即督脈之陽關穴也。"

〔12〕眇(miǎo 秒)絡:《甲乙經》卷七第一"眇"下無"絡"字。《太素》卷十一《骨空》"眇"上有"除"字,以"除眇絡季脇小腹痛"與上"灸脊中"合,"脹刺譩譆"另起爲句,與《素問》、《甲乙經》並異。

〔13〕八髎:指上髎、次髎、中髎、下髎,左右八穴的總稱。《甲乙經》卷二第八:"上窌(與髎同)在第一空髁下一寸,俠脊陷者中,次窌在第二空,中窌在第三空,下窌在第四空。"

〔14〕爲:藏本作"謂"。

〔15〕正:趙本作"止"。

〔16〕鼠瘻:病名。《説文·疒部》:"瘻,頸腫也。""鼠瘻"即瘰癧,生於頸腋之間,破潰後,流濃稀薄,久不收口,其形如鼠穴,塞其一洞,復穿其二,故名鼠瘻。

〔17〕還刺寒府:"還"上疑脱"往"字,"往還"屬上讀爲句,應作"鼠瘻,寒熱往還,刺寒府。"

〔18〕附:《太素》卷十一《骨空》無"附"字。

〔19〕膝外解營:膝關節外側骨縫中。"解"爲骨之分解處,即骨縫的意思。"營"與"滎"通,滎俞,足小指本節之通谷穴。

〔20〕取膝上外者使之拜:取膝上外側的孔穴,令患者取膝部微屈下拜的姿勢,則於骨縫中的腧穴易開。

〔21〕穴:胡本、藏本並作"外"。

任脈者,起於中極之下[1]**,以上毛際,循腹裏上關元,至咽喉,上頤循面入目**[2]**。**新校正云:按《難經》、《甲乙經》無"上頤循面入目"六字。**衝脈者,起於氣街,並少陰之經**[3],新校正云:按《難經》、《甲乙經》作"陽明"。**俠齊上行,至胸中而散。**任脈、衝脈,皆奇經也。任脈當齊中而上行,衝脈俠齊兩傍而上行。然中極者,謂齊下同身寸之四寸也。言中極之下者,言中極[4]從少腹之内上行,而外出於毛際而上,非謂本起於此也。關元者,謂齊下同身寸之三寸也。氣街者,穴名也。在毛際兩傍鼠鼷上同身寸之一寸也。言衝脈起於氣街者,亦從少腹之内,與任脈並行,而至於是乃循腹也。何以言之?《鍼經》曰:"衝脈者,十二經之海,與少陰之絡起於腎下,出於氣街。"又曰:"衝脈任脈者,皆起於胞中,上循脊裏,爲經絡之海;其浮而外者,循腹各行會於咽喉,别而絡脣口。血氣盛則皮膚熱,血獨盛則滲灌皮膚,生毫毛。"由此言之,則任脈衝脈從少腹之内上行,至中極之下,氣街之内,明矣。新校正云:按"氣街"與《氣府論》、《刺熱篇》、《水熱穴篇》、《刺禁論》等注重,文雖不同,處所無别,備注《氣府論》中。**任脈爲病,男子内結七疝**[5]**,女子帶下**[6]**瘕聚。衝脈爲病,逆氣裏急**[7]**。督脈爲病,脊强反折**[8]**。**督脈,亦奇經也。然任脈衝脈督脈者,一源而三歧也,故經或謂衝脈爲督脈也。何以明之?今《甲乙》及古《經脈流注圖經》以任脈循背者,謂之督脈,自少腹直上者謂之任脈,亦謂之督脈,是則以背腹陰陽别爲各[9]目爾。以任脈自胞上過帶脈貫齊而上,故男子爲病,内結七疝,女子爲病,則帶下瘕聚也。以衝脈俠齊而上,並少陰之經,上至胸中,故衝脈爲病則逆氣裏急也。以督脈上循脊裏,故督脈爲病則脊强反折也。**督脈者,起於少腹以下骨中央**[10]**。女子入繫廷孔**[11],起,非初起,亦猶任脈衝脈起於胞中也,其實乃起於腎下,至於少腹,則下行於腰横骨圍之中央也。繫廷孔者,謂窌漏,近所謂前陰穴也。以其陰廷繫屬於中,故名之。**其孔,溺孔之端也。**孔,則窌漏也。窌漏之中,其上有溺孔焉。端,謂陰廷在此溺孔之上端也,而督脈自骨圍中央則至於是。**其絡循陰器合篡**[12]**間,繞篡後**,督脈别絡,自溺孔之端,分而各行,下循陰器,乃合篡間也。所謂間者,謂在前陰後陰之兩間也。自兩間之後,已[13]復分而行,繞篡之後。**别繞臀,至少陰與巨陽中絡者**[14]**合,少陰上股内後廉,貫脊屬腎**,别,謂别絡分而各行之於焦也。足少陰之絡者,自股内後廉貫脊屬腎,足太陽絡之外行者,循滑[15]樞絡股陽而下;其中行者,下貫臀,至膕中與外行絡合。故言至少陰與巨陽中絡合,少陰上股内後廉貫脊屬腎也。新校正云:詳各行於焦,疑"焦"字誤。**與太陽起於目内眥,上額交巔,上入絡腦,還出别下項,循肩髆,内俠脊抵腰中,入循膂絡腎**[16],接繞臀而上行也。**其男子循莖下至篡,與女子等,其少腹直上者,貫齊中央,上貫心入喉,上頤環脣,上繫兩目之下中央**[17]**。**自與太陽起於目内眥下至女子等,並督脈之别絡也。其直行者,自尻上循脊裏而至於鼻人[18]也。自其少腹直上，至兩目之下中央，並任脈之行，而云是督脈所繫，由此言之，則任脈衝脈督脈，名異而同[19]體也。**此生病，從少腹上衝心而痛，不得前後[20]，爲衝疝**；尋此生病正是任脈，經云爲衝疝者，正明督脈以别主而異目也。何者？若一脈一氣而無陰陽之異主，則此生病者當心背俱痛，豈獨衝心而爲疝乎。**其女子不孕，癃痔[21]遺溺嗌乾。**亦以衝脈任脈並自少腹上至於咽喉，又以督脈循陰器合篡間繞篡後别繞臀，故不孕癃痔遺溺嗌乾也。所以謂之任脈者，女子得之以任養也，故經云此病其女子不孕也。所以謂之衝脈者，以其氣上衝也，故經云此生病從少腹上衝心而痛也。所以謂之督脈者，以其督領經脈之海也。由此三用，故一源三歧，經或通呼，似相謬引，故下文曰：**督脈生病治督脈，治在骨上[22]，甚者在齊下營[23]。**此亦正任脈之分也，衝任督三脈異名同體亦明矣。骨上，謂腰横骨上毳際中曲骨穴也，任脈足厥陰之會，刺可入同身寸之一寸半，若灸者可灸三壯。齊下，謂齊直下同身寸之一寸陰交穴，任脈陰衝之會，刺可入同身寸之八分，若灸者可灸五壯。

〔1〕任脈者，起於中極之下："中極"穴名，在少腹聚毛處之上毛際，即臍下四寸。"中極之下"謂曲骨之下會陰部位。會陰在兩陰間，任脈由會陰而行腹，督脈由會陰而行背。

〔2〕上頤循面入目：田晉蕃曰："今本《甲乙經》有上頤循面入目六字，蓋後人依《素問》校改。正統本《甲乙經》中無，與宋臣校語合。"又《太素》卷十《任脈》楊上善曰："《明堂》言目下巨窌、承泣左右四穴，有陽蹻脈任脈之會，則知任脈亦有分歧上行者也。"

〔3〕並少陰之經：《太素》卷十《衝脈》楊注引皇甫謐録《素問》"少陰"作"陽明"，與林校合。《難經·二十八難》虞注："《素問》曰：並足少陰之經，《難經》却言并陽明之經。況少陰之經，俠臍左右各五分，陽明之經，俠臍左右各二寸，氣衝又是陽明脈所發，如此推之，則衝脈自氣衝起，在陽明、少陰兩經之内，俠臍上行，其理明矣。"按：衝脈前行於腹，後行於背，上至於頭，下至於足，陰陽表裏無所不至，通受十二經之氣血。若從腧穴考之，則本篇所論"並少陰之經"與《甲乙經》卷三第二十所載腧穴之義相合，似仍當從本篇"並少陰之經"。

〔4〕中極：應作"任脈"，蒙上"言中極之下者"句致誤。

〔5〕七疝：《内經》中關於"疝"的記載，大凡有五藏疝、五藏風疝、㿉疝、㿗疝、狐疝風、狐疝、卒疝、衝疝、厥疝等。至本節之"七疝"，不知以何

爲“七”。《病源》卷二十《七疝候》:“七疝者,厥疝、癥疝、寒疝、氣疝、盤疝、胕疝、狼疝。”巢氏雖云七疝之名,是否即係經文原旨,亦難知曉。

〔6〕帶下:《難經·二十九難》作“爲”。

〔7〕逆氣裏急:謂氣逆上衝,腹内拘急疼痛。

〔8〕反折:《讀素問抄》作“張”。《難經·二十九難》、《脈經》卷二第四並作“而厥”。

〔9〕各:讀本、藏本並作“名”。

〔10〕骨中央:楊上善曰:“骨中,尻下大骨空中也。”

〔11〕廷孔:指尿道口。孫鼎宜曰:“廷當作陰,按下文云其孔,溺孔之端也。女子繫陰門,男子則循莖端,女無外陰,故變易其文。”

〔12〕篡:《太素》卷十《督脈》、《甲乙經》卷二第二並作“纂”。按作“纂”是。《文選·笙賦》善注:“纂,聚貌。纂,謂肛門皮膚攢聚處。《千金方》卷十九《腎虚實》:“若下重不自收,篡反出,時時苦洞泄。”其誤“纂”爲“篡”,與《素問》同。但所謂“篡反出”,則“纂”字之義顯出,“纂反出”,即後世所謂脱肛翻花。如王注以“纂”爲兩陰之間,則《千金方》“纂反出”之語不可解。

〔13〕已:疑衍。

〔14〕者:疑衍,核王注無“者”字。

〔15〕滑:讀本、藏本並作“髀”。

〔16〕絡腎:《太素》卷十《督脈》“絡腎”下有“而止”二字。

〔17〕中央:《甲乙經》卷二第二無“中央”二字。

〔18〕人:疑誤,似應作“上”。

〔19〕同:胡本、藏本“同”下並有“一”字。

〔20〕不得前後:謂二便閉阻。

〔21〕痔:《太素》卷十《督脈》楊注:“有本無痔字。”

〔22〕治在骨上:楊上善曰:“骨上,量是骶骨骨上,督脈標也。”

〔23〕齊下營:指臍下小腹部之腧穴。楊上善曰:“齊下營者,督脈本也。營亦穴處也。”

其上氣有音〔1〕**者,治其喉中央,在缺盆中者**〔2〕,中,謂缺盆兩間之中天突穴,在頸結喉下同身寸之四寸中央宛宛中,陰維任脈之會,低鍼取之,刺可入同身寸之一寸,留七呼,若灸者可灸三壯。**其病**〔3〕**上衝喉者治其漸,漸者,上**〔4〕**俠頤也。**陽明之脈,漸上頤而環脣,故以俠頤名爲漸也,是爲大迎。大迎在曲頷前骨同身寸之一寸三分陷中動脈,足陽明脈氣所發,刺可入同身寸之三分,留七呼,若灸者可灸三壯。**蹇**〔5〕**,膝伸不屈,治其楗**〔6〕**。**蹇膝,謂膝痛屈伸蹇難也。楗,謂髀輔骨上,横骨下,股外之中,側立摇動取之筋動應手。**坐而膝痛,治其機**〔7〕**。**髖骨兩傍相接處。**立而暑解**〔8〕**,治其骸關**〔9〕**。**暑,熱也。若膝痛,立而膝骨解中熱者,治其骸關。骸關,謂膝解也。一經云:"起而引解"。言膝痛起立,痛引膝骨解之中也。暑、引二字其義則異,起、立二字其意頗同。**膝痛,痛及拇指**〔10〕**,治其膕。**膕,謂膝解之後、曲脚之中委中穴,背面取之,脈動應手,足太陽脈之所入,刺可入同身寸之五分,留七呼,若灸者可灸三壯。**坐而膝痛如物隱者**〔11〕**,治其關**〔12〕**。**關在膕上,當楗之後,背立按之,以動摇筋應手。**膝痛不可屈伸,治其背内**〔13〕**。**謂大杼穴也。所在灸刺分壯,與《氣穴》同法。**連骭若折,治陽明中俞髎**〔14〕**。**若膝痛不可屈伸,連骭痛如折者,則鍼陽明脈中俞髎也,是則正取三里穴也。**若别**〔15〕**,治巨陽少陰滎。**若痛而膝如别離者,則治足太陽少陰之滎也。足太陽滎,通谷也,在足小指外側本節前陷者中,刺可入同身寸之二分,留五呼,若灸者可灸三壯。足少陰滎,然谷也,在足内踝前起大骨下陷者中,刺可入同身寸之三分,留三呼,若灸者可灸三壯。**淫濼脛痠**〔16〕**,不能久立,治少陽之維,**新校正云:按《甲乙經》外踝上五寸,乃足少陽之絡,此云"維"者,字之誤也。**在外**〔17〕**上五寸。**淫濼,謂似痠痛而無力也。三〔18〕寸一云四寸。《中誥圖經》外踝上四寸無穴,五寸是光明穴也。足少陽之絡,刺可入同身寸之七分,留十呼,若灸者可灸五壯。新校正云:按《甲乙經》云:"刺入六分,留七呼。"**輔骨上、横骨下爲楗,俠髖爲機,膝解爲骸關,俠膝之骨爲連骸**〔19〕**,骸下爲輔,輔上爲膕,膕上爲關,頭横骨**〔20〕**爲枕。**由是則謂膝輔骨上、腰髖骨下爲楗。楗上爲機,膝外爲骸關,楗後爲關,關下爲膕,膕下爲輔骨,輔骨上爲連骸。連骸者,是骸骨相連接處也。頭上之横骨,爲枕骨。

〔1〕上氣有音:氣逆喘鳴。《周禮·疾醫》鄭注:"上氣,逆喘也。"

〔2〕治其喉中央,在缺盆中者:楊上善曰:"喉中央,廉泉也。缺盆中央,天突穴也。"

〔3〕病:孫鼎宜曰:"病下疑有氣字。"

〔4〕上:孫鼎宜曰:"上字蒙上文'上衝喉者'句衍。"

〔5〕蹇(jiǎn 簡):跛,行走困難。《説文·足部》:"蹇,跛也。"

〔6〕治其楗:意指取股部的腧穴治療。下文曰"輔骨上横骨下爲楗","楗"即股骨。張介賓曰:"股骨爲楗,治其楗者,謂治其膝輔骨之上,前陰横骨之下,蓋指股中足陽明髀關等穴也。"

〔7〕治其機:下文曰:"俠髖爲機",《釋名·釋形體》:"髀股動摇如樞機也。"張介賓曰:"俠臀兩傍骨縫之動處曰機,即足少陽之環跳穴也。"

〔8〕暑解:尤怡曰:"暑解當是骨解,言骨散墮如解也。暑與骨相似,傳寫之誤也。"

〔9〕治其骸(hái 孩)關:"骸關"指膝關節部位。下文曰:"膝解爲骸關。"張介賓曰:"骸,《説文》云:脛骨也。脛骨之上,膝之節解也,是爲骸關。""治其骸關,謂足少陽之陽關穴也。"

〔10〕拇指:《太素》卷十一《骨空》"拇"作"母"。楊上善曰:"母指,小母指也。"按:下文"治其膕",謂取委中穴,足太陽膀胱經絡於小指之端。

〔11〕坐而膝痛如物隱者:謂痛如有物隱藏其中也。《國語·齊語》韋注:"隱,藏也。"

〔12〕治其關:楊上善曰:"膕上髀樞爲關也。"馬蒔曰:"疑是承扶穴也。"

〔13〕治其背内:指當取足太陽經之背部腧穴治療。

〔14〕連骱若折,治陽明中俞髎:五俞之穴,前有井滎,後有經合,"俞"居中,故曰"中俞","髎"俞穴也。"連骱若折"其治應取犢鼻、梁丘、陰市、髀關,並主膝痛。梁丘等三穴在膝上,犢鼻一穴在膝下,故曰"連骱"。"骱"通"胻",脚脛也。

〔15〕若别:按:"别"疑是"列"之誤字,兩字草書形近。"列"乃"裂"之古字,《外臺》卷三十引《甲乙經》"崑崙、承山並主踹如裂。"是古義之僅存者。

〔16〕脛痠:《太素》卷十一《骨空》無"脛痠"二字。

〔17〕外:金本"外"下有"踝"字。按:《太素》卷十一《骨空》、《聖濟總録》卷一百九十一引並有"踝"字,與金本合。

〔18〕三:藏本、守校本並作"五"。

〔19〕連骸:《醫宗金鑑》卷七十三曰:"膝蓋骨即連骸,亦名髕骨。"

〔20〕頭横骨:《太素》卷十一《骨空》"頭"作"項"。楊上善曰:"項横骨,項上頭後玉枕也。"

水俞五十七穴者，尻上五行，行五，伏菟上兩行，行五，左右各一行，行五，踝上各一行，行六穴。所在刺灸分壯，具《水熱穴論》中，此皆是骨空，故《氣穴篇》内與此重言爾。**髓空在腦後三**〔1〕**分，在**〔2〕**顱際鋭骨之下**，是謂風府，通腦中也。**一在齗基**〔3〕**下**，當頤下骨陷中有穴容豆，《中誥》名下頤。**一在項後中復骨下**〔4〕，謂瘖門穴也。在項髮際宛宛中，入系舌本，督脈陽維之會，仰頭取之，刺可入同身寸之四分，禁不可灸。**一在脊骨上空在風府上。**此謂腦户穴也，在枕骨上，大羽後同身寸之一寸五分宛宛中，督脈足太陽之會，此别腦之户，不可妄灸，灸之不幸，令人瘖，刺可入同身寸之三分，留三呼。新校正云：按《甲乙經》："大羽者，强間之别名。"《氣府》注云："若灸者，可灸五壯。"**脊骨下空，在尻骨下空。**不應主療，經闕其名。新校正云：按《甲乙經》長强在脊骶端，正在尻骨下。王氏云："不應主療，經闕其名。"得非誤乎？**數髓空在面俠鼻**〔5〕**。**謂顴髎等穴，經不一〔6〕指陳其處，小小者爾。**或骨**〔7〕**空在口下當兩肩**〔8〕**。**謂大迎穴也。所在刺灸分壯，與前俠頤同法。**兩髆骨空**〔9〕**，在髆中之陽**〔10〕**。**近肩髃〔11〕穴，經無名。**臂骨空在臂陽，去踝四寸兩骨空之間**〔12〕**。**在支溝上同身寸之一寸，是謂通間。新校正云：按《甲乙經》支溝上一寸名三陽絡，通間豈其别名歟！**股骨上空在股陽**〔13〕**，出上**〔14〕**膝四寸。**在陰市上伏菟穴，下在承楗也。**骭骨空在輔骨之上端。**謂犢鼻穴也。在膝髕下骭骨上俠解大筋中，足陽明脈氣所發，刺可入同身寸之六分，若灸者可灸三壯耳。**股際**〔15〕**骨空在毛中動**〔16〕**下。**經闕其名。**尻骨空在髀骨之後，相去四寸。**是謂尻骨〔17〕八髎穴也。**扁骨**〔18〕**有滲理湊**〔19〕**，無髓孔，易髓**〔20〕**無空。**扁骨，謂尻間扁戾骨也。其骨上有滲灌文理歸湊之，無别髓孔也。易，亦也。骨有孔則髓有孔，骨若無孔髓亦無孔也。

〔1〕三：胡本、讀本、趙本、吴本、明緑格抄本、朝本、藏本、熊本、田本、守校本並作"五"。

〔2〕在：明緑格抄本無"在"字。

〔3〕齗基：張介賓曰："脣内上齒縫中曰齗交，則下齒縫中當爲齗基。齗基下者，乃頤下正中骨罅也。"

〔4〕復骨下：森立之曰："復骨，蓋謂枕骨，枕骨在頭蓋骨下。正相重

複,故名復骨。”

〔5〕數髓空在面俠鼻:森立之曰:“數有細小之義。蓋面部口鼻間動脈縱横維持,相爲屈申開閉之機者,皆因此稍少微眇之髓氣所貫通之餘力也。其所貫通之處,皆有穴處。”按:在面俠鼻之穴,如睛明、瞳子髎、承泣、巨髎、絲竹空、迎香等。

〔6〕二:守校本作“一一”。

〔7〕或骨:沈彤曰:“或即域本字。云或骨者,以其骨在口頰下,象邦域之回幣。”

〔8〕兩肩:田晉蕃曰:“《太素》楊注:兩肩有本爲屑也。據王注兩肩應爲屑。”

〔9〕兩髆骨空:謂肩髆上之骨空有兩處也。

〔10〕在髆中之陽:髆陽即髆外,謂肩外俞。

〔11〕髃:《素問校譌》引古抄本作“髆”。

〔12〕臂骨空在臂陽,去踝四寸兩骨空之間:《太素》卷十一《骨空》“在”下無“臂”字,“骨”下無“空”字。此指在前臂背側,尺骨莖突之上四寸,尺骨與橈骨之間的三陽絡。“踝”指尺骨莖突。

〔13〕股陽:股骨外側。

〔14〕出上:孫鼎宜曰:“出上二字恐文倒。《詩·賓之初筵》箋:出,猶去也。”

〔15〕股際:陰股交會之際。

〔16〕動:《太素》卷十一《骨空》“動”下有“脈”字。

〔17〕尻骨:藏本、守校本“尻骨”下並有“上”字。

〔18〕扁骨:張介賓曰:“扁骨者,對圓骨而言。凡圓骨内皆有髓,有髓則有髓孔。但若扁骨,則有血脈滲灌之理湊,而内無髓。”

〔19〕湊:《太素》卷十一《骨空》無“湊”字。

〔20〕易髓:顧觀光曰:“易髓二字當乙轉。”胡澍曰:“依王注當倒。”

灸寒熱之法,先灸[1]**項大椎,以年爲壯數**,如患人之年數。**次灸橛**[2]**骨,以年爲壯數。**尾窮謂之橛骨。**視背俞陷者灸之**,背胛骨際有陷處也。**舉**[3]**臂肩上陷者灸之**,肩髃穴也。在肩端兩骨間,手陽明蹻脈之會,刺可入同身寸之六分,留六呼,若灸者可灸三壯。**兩季脇之間灸之**,京門穴,腎募也,在髂骨與腰中季脇本俠脊,刺可入同身寸之三分,留七呼,若灸者可灸三壯。**外踝上絶骨之端灸之**,陽輔穴也,在足外踝上輔骨前絶骨之端，如前同身寸之三分所，去丘虛七寸，足少陽脈之所行也，刺可入同身寸之五分，留七呼，若灸者可灸三壯。新校正云：按《甲乙經》云："在外踝上四寸"。**足小指次指間灸之**，俠谿穴也，在足小指次指歧骨間本節前陷者中，足少陽脈之所流也，刺可入同身寸之三分，留三呼，若灸者可灸三壯。新校正云：按《甲乙經》"流"當作"留"字。**腨下陷脈**〔4〕**灸之**，承筋穴也。在腨中央陷者中，足太陽脈氣所發也，禁不可刺，若灸者可灸三壯。新校正云：按《刺腰痛篇》注云："腨中央如外陷者中"。**外踝後灸之**，崑崙穴也，在足外踝後跟骨上陷者中，細脈動應手，足太陽脈之所行也，刺可入同身寸之五分，留十呼，若灸者可灸三壯。**缺盆骨上，切之堅痛**〔5〕**如筋者灸之**，經闕其名，當隨其所有而灸之。**膺中陷骨間灸之**，天突穴也，所在灸刺分壯，與前缺盆中者同法。**掌束骨下**〔6〕**灸之**，陽池穴也，在手表腕上陷者中，手少陽脈之所過也，刺可入同身寸之二分，留六呼，若灸者可灸三壯。**齊下關元三寸**〔7〕**灸之**，正在齊下同身寸之三寸也，足三陰任脈之會，刺可入同身寸之二寸，留七呼，若灸者可灸七壯。新校正云：按《氣府》注云"刺可入一寸二分"者非。**毛際動脈灸之**，以脈動應手爲處，即氣街穴也。**膝下三寸**〔8〕**分間灸之**，三里穴也，在膝下同身寸之三寸，骱骨外廉兩筋肉分間，足陽明脈之所入也，刺可入同身寸之一寸，留七呼，若灸者可灸三壯。**足陽明**〔9〕**跗上動脈灸之**，衝陽穴也，在足跗上同身寸之五寸骨間動脈，足陽明脈之所過也，刺可入同身寸之三分，留十呼，若灸者可灸三壯。新校正云：按《甲乙經》及全元起本"足陽明"下有"灸之"二字，并跗上動脈是二穴，今王氏去"灸之"二字，則是二穴，今於注中却存"灸之"二字，以闕疑之。**巔上一灸之。**百會穴也，在頂中央旋毛中陷容指〔10〕，督脈足太陽脈之交會，刺可入同身寸之三分，若灸者可灸五壯。**犬所嚙**〔11〕**之處灸之三壯，即以犬傷病法灸之。**犬傷而發寒熱者，即以犬傷法三壯灸之。**凡當灸二十九處**〔12〕**傷食灸之**，傷食爲病，亦發寒熱，故灸。新校正云：詳足陽明不别灸，則有二十八處，疑王氏去上文"灸之"二字者非。**不已者，必視其經之過於陽者**〔13〕**，數刺其俞而藥之。**

〔1〕灸：《太素》卷二十六《灸寒熱法》、《甲乙經》卷八第一上並作"取"。

〔2〕橛:趙本、吴本、藏本並作“撅”。《太素》卷二十六《灸寒熱法》作“厥”。按:“橛”亦作“䯨”。《説文·骨部》:“䯨,臀骨也。”

〔3〕舉:《太素》卷二十六《灸寒熱法》作“與”。

〔4〕腨下陷脈:楊上善曰:“承山等穴。”按:承筋、承山均主寒熱。《外臺》卷三十九引《甲乙經》云:“承山在兑踹腸下陷者中主寒熱。承筋在踹中央陷者中,主寒熱。”其中關於承山之説尤爲切也。

〔5〕痛:胡本、趙本、田本、吴本並作“動”,非。按:此爲取缺盆穴方法,痛指此穴刺時感覺痛。

〔6〕掌束骨下:張介賓從王冰注,指此爲陽池穴。《外臺》卷三十九引《甲乙經》云:“陽池在手表腕上陷者中,灸三壯,主寒熱。”

〔7〕齊下關元三寸:“關元”與“三寸”誤倒,應作“齊下三寸關元”。

〔8〕膝下三寸:《甲乙經》卷八第一上“三”作“二”。

〔9〕足陽明:《太素》卷二十六《灸寒熱法》“足陽明”下有“灸之”二字,與林校合。

〔10〕指:四庫本作“豆”。

〔11〕嚙:《太素》卷二十六《灸寒熱法》作“囓”。按:作“齧”是。《説文·齒部》:“齧,噬也。”“噬”有“咬”意。

〔12〕凡當灸二十九處:森立之曰:“新校正云:詳足陽明不别灸,則有二十八處。其説非。今據此數之如下:一、項大椎,二、橛骨,三、背俞,四、五、臂肩上,六、七、兩季脇間,八、九、外踝上,十、十一、足小指次指間,十二、十三、腨下,十四、十五、外踝後,十六、十七、缺盆骨上,十八、膺中,十九、二十、掌束骨,二十一、臍下,二十二、二十三、毛際,二十四、二十五、膝下,二十六、二十七、足陽明跗上,二十八、巔上,二十九、犬所囓,以上灸法二十九穴,故曰凡當灸二十九處也。”

〔13〕必視其經之過於陽者:楊上善曰:“傷食爲病,灸之不得愈者,可刺之,刺法可刺大經所過之絡出血。陽,絡脈也。”

水熱穴論篇第六十一新校正云:按全元起本在第八卷。

提要:本篇論述了穴位治療水病、熱病的機理,以及鍼刺深淺與四時的關係。

黄帝問曰:少陰何以主腎?腎何以主水?岐伯對曰:腎者,

至陰也，至陰[1]者，盛水也；肺者，太陰也[2]，少陰者，冬脈也，故其本在腎，其末在肺[3]，皆積水也。陰者，謂寒也。冬月至寒，腎氣合應，故云腎者至陰也。水王於冬，故云至陰者盛水也。腎少陰脈，從腎上貫肝鬲，入肺中，故云其本在腎，其末在肺也。腎氣上逆，則水氣客於肺中，故云皆積水也。

〔1〕至陰：《太素》卷十一《氣穴》"陰"上無"至"字。

〔2〕肺者，太陰也：《太素》卷十一《氣穴》作"腎者少陰"。按《太素》是。

〔3〕其本在腎，其末在肺：姚止庵曰："水原於腎，故云本；由腎而溢於肺，故云末也。"

帝曰：腎何以能聚水而生病？岐伯曰：腎者，胃之關也[1]，關門[2]不利，故聚水而從其類也。關者，所以司出入也，腎主下焦，膀胱爲府，主其分注，關竅[3]二陰，故腎氣化則二陰通，二陰閟則胃填滿，故云腎者胃之關也。關閉[4]則水積，水積則氣停，氣停則水生，水生則氣溢，氣水同類，故云關閉[4]不利，聚水而從其類也。《靈樞經》曰："下焦溢爲水。"此之謂也。**上下溢於皮膚，故爲胕腫[5]，胕腫者，聚水而生病也。**上，謂肺。下，謂腎。肺腎俱溢，故聚水於腹中而生病也。

〔1〕腎者：胃之關也：《太素》卷十一《氣穴》"也"作"閉"。張介賓曰："關者，門户要會之處，所以司啟閉出入也。腎主下焦，開竅於二陰，水穀入胃，清者由前陰而出，濁者由後陰而出。腎氣化則二陰通，腎氣不化則二陰閉，腎氣壯則二陰調，腎氣虛則二陰不禁，故曰腎者胃之關也。"

〔2〕關門：朝本"門"作"閉"。趙本作"閟"。《太素》卷十一《氣穴》亦作"閉"，與朝本合。按：《釋音》出"閟"字，似宋人所見本作"閟"，"閟"與"閉"同。

〔3〕關竅：守校本"關"作"開"。

〔4〕關閉：趙本"閉"作"閟"。

〔5〕胕腫：高世栻曰："胕腫者，皮肌脹滿，水氣不行。"

帝曰：諸水皆生[1]於腎乎？岐伯曰：腎者，牝藏也，牝，陰也。亦主陰位，故云牝藏。**地氣上者[2]屬於腎，而生水液也，故曰至陰。勇而勞甚[3]則腎[4]汗出，腎汗出逢於風[5]，内不得入於藏府[6]，外不得越於皮膚，客於玄府[7]，行於皮裏[8]，傳爲胕腫，本之於**

腎，名曰風水。勇而勞甚，謂力房也。勞勇汗出則玄府開，汗出逢風則玄府復閉，玄府閉已則餘汗未出，内伏皮膚，傳化爲水，從風而水，故名風水。**所謂玄府者，汗空也**〔9〕**。**汗液色玄，從空而出，以汗聚於裏，故謂之玄府。府，聚也。

〔1〕生：《甲乙經》卷八第五作"主"。

〔2〕上者：《醫壘元戎》卷十引無此二字。楊上善曰："地氣，陰氣也，陰氣盛水，上屬於腎。"

〔3〕勇而勞甚：《聖濟總録》卷七十八《風水》引"勇"上有"故人"二字。姚止庵曰："勞甚謂恃其有力而入房，或遠行動作也，單指力勞偏矣。"

〔4〕腎：孫鼎宜曰："腎字蒙上甚字聲衍。"

〔5〕腎汗出逢於風：《太素》卷十一《氣穴》"汗"上無"腎"字，"逢"下無"於"字。

〔6〕入於藏府：《太素》卷十一《氣穴》作"入其藏"。

〔7〕玄府：《太素》卷十一《氣穴》"玄"作"六"。森立之曰："玄府《太素》作六府，可從。蓋六府專指胃府，膽、大小腸、三焦、膀胱，亦是胃家之餘氣所榮養者，言腎汗出之後，風邪入而客腸胃之外，焦膀之中，故曰内不得入於藏府，外不得越於皮膚，蓋風邪入表，則發汗而解。入裏則得下而愈，今不在表，不在裏，正在腸胃焦膀水液之間，故曰客於六府也。"

〔8〕裏：四庫本作"膚"。按：《太素》卷十一《氣穴》作"膚"，與四庫本合。

〔9〕所謂玄府者，汗空也：《太素》卷十一《氣穴》、《甲乙經》卷八第五並無此八字。又《太素》卷三十《温暑病》有"所謂"七字。張介賓曰："汗屬水，水色玄，故曰玄府，從孔而出，故曰汗空。然汗由氣化，出乎玄微，是亦玄府之義。"

帝曰：水俞五十七處〔1〕**者，是何**〔2〕**主也？岐伯曰：腎俞**〔3〕**五十七穴，積陰之所聚也，水所從出入也。尻上五行行五者，此腎俞**〔4〕，背部之俞凡有五行，當其中者，督脈氣所發，次兩傍四行皆足太陽脈氣也。**故水病下爲胕腫大腹**〔5〕**，上爲喘呼**〔6〕，水下居於腎，則腹至足而胕腫，上入於肺，則喘息賁急而大呼也。**不得卧者，標本俱病，**標本者，肺爲標，腎爲本。如此者，是肺腎俱水爲病也。**故肺爲喘呼，腎爲水腫，肺爲逆**〔7〕**不得卧**，肺爲喘呼氣逆不得卧者，以其主呼吸故也。腎爲水腫者，以其主水故也。**分爲相輸俱受者**[8]**，水氣之所留也。**分其居處以名之，則是氣相輸應。本其俱受病氣，則皆是水所留也。**伏菟上各二行行五者**[9]**，此腎之街**[10]**也**，街，謂道也。腹部正俞凡有五行，俠齊兩傍，則腎藏足少陰脈及衝脈氣所發，次兩傍則胃府足陽明脈氣所發，此四行穴則伏菟之上也。**三陰之所交結於脚也**[11]**。踝上各一行行六者**[12]**，此腎脈之下行也，名曰太衝**[13]**。**腎脈與衝脈並下行循足，合而盛大，故曰太衝。**凡五十七穴者，皆藏之陰絡**[14]**，水之所客也。**經所謂五十七者，然尻上五行行五，則背脊當中行督脈氣所發者，脊中、懸樞、命門、腰俞、長强當其處也。次俠督脈兩傍足太陽脈氣所發者，有大腸俞、小腸俞、膀胱俞、中胎内俞[15]、白環俞當其處也。又次外俠兩傍足太陽脈氣所發者，有胃倉、肓門、志室、胞肓、秩邊當其處也。伏菟上各二行行五者，腹部正俞俠中行任脈兩傍衝脈足少陰之會者，有中注、四滿、氣穴、大赫、横骨當其處也。次俠衝脈足少陰兩傍足陽明脈氣所發者，有外陵、大巨、水道、歸來、氣街當其處也。踝上各一行行六者，足内踝之上有足少陰陰蹻脈並循腨上行，足少陰脈有太衝[16]、復溜、陰谷三穴，陰蹻脈有照海、交信、築賓三穴，陰蹻既足少陰脈之别，亦可通而主之。兼此數之，猶少一穴[17]。脊中在第十一椎節下間，俛而取之，刺可入同身寸之五分，不可灸，令人僂。懸樞在第十三椎節下間，伏而取之，刺可入同身寸之三分，若灸者可灸三壯。命門在第十四椎節下間，伏而取之，刺可入同身寸之五分，若灸者可灸三壯。腰俞在第二十一椎節下間，刺可入同身寸之二分。新校正云：按《甲乙經》及《繆刺論》注並《熱穴》注俱云“刺入二寸”，而《刺熱》注、《氣府》注並此注作“二分”，宜從二分之説。留七呼，若灸者可灸三壯。長强在脊骶端，督脈别絡，少陰所結，刺可入同身寸之二分，留七呼，若灸者，可灸三壯。此五穴者，並督脈氣所發也。新校正云：詳王氏云少一穴，按《氣府論》注十二椎節下有“陽關”一穴，若通數“陽關”，則不少矣。次俠督脈兩傍，大腸俞在第十六椎下俠督脈兩傍，去督脈各同身寸之一寸半，刺可入同身寸之三分，留六呼，若灸者可灸三壯。小腸俞在第十八椎下兩傍，相去及刺灸分壯法如大腸俞。膀胱俞在第十九椎下兩傍，相去及刺灸分壯法如大腸俞。中胎内俞[15]在第二十椎下兩傍，相去及刺灸分壯法如大腸俞，俠脊胎胂[18]起肉，留十呼。白環俞在第二十一椎下兩傍，相去如大腸俞，伏而取之，刺可入同身寸之五分，若灸者可灸三壯。新校正云：按《甲乙經》云："刺可入八分，不可灸。"此五穴者，並足太陽脈氣所發，所謂腎俞者，則此也。又次外兩傍，胃倉在第十二椎下兩傍，相去各同身寸之三寸，刺可入同身寸之五分，若灸者可灸三壯。肓門在第十三椎下兩傍，相去及刺灸分壯法如胃倉。志室在第十四椎下兩傍，相去及刺灸分壯法如胃倉，正坐取之。胞肓在第十九椎下兩傍，相去及刺灸分壯法如胃倉，伏而取之。秩邊在第二十一椎下兩傍，相去及刺灸分壯法如胃倉，伏而取之。此五穴者，並足太陽脈氣所發也。次伏菟上兩行，中注在齊下同身寸之五分兩傍，相去任脈各同身寸之五分。新校正云：按《甲乙經》同《氣府》注云"俠中行方一寸"，文異而義同。四滿在中注下同身寸之一寸，氣穴在四滿下同身寸之一寸，大赫在氣穴下同身寸之一寸，横骨在大赫下同身寸之一寸，各横相去同身寸之一寸，並衝脈足少陰之會，刺可入同身寸之一寸，若灸者可灸五壯。次外兩膀穴，外陵在齊下同身寸之一寸，新校正云：按《氣府論》注云："外陵在天樞下一寸。"與此正同。兩傍，去衝脈各同身寸之一寸半，大巨在外陵下同身寸之一寸，水道在大巨下同身寸之三寸，歸來在水道下同身寸之三寸，氣街在歸來下，新校正云：按《氣府》注、《刺熱》注、《熱穴》注云"在腹齊下横骨兩端鼠鼷上一寸"。《刺禁》注云"在腹下俠齊兩傍相去四寸，鼠仆上一寸動脈應手。"《骨空》注云"在毛際兩傍，鼠鼷上"。諸注不同，今備録之。鼠鼷上同身寸之一寸，各横相去同身寸之二寸，此五穴者並足陽明脈氣所發，水道刺可入同身寸之二寸半，若灸者可灸五壯。氣街刺可入同身寸之三分，留七呼，若灸者可灸三壯。餘三穴並刺可入同身寸之八分，若灸者並可五壯。所謂腎之街者，則此也。踝上各一行行六者，太鍾在足内踝後街中，新校正云：按《甲乙經》云"跟後衝中"，《刺瘧》注、《刺腰痛》注作"跟後街中動脈"，此云"内踝後"，此注非。足少陰絡别走太陽者，刺可入同身寸之二分，留三呼，若灸者可灸三壯。復溜在内踝上同身寸之二寸陷者中，足少陰脈之所行也，刺可入同身寸之三分，留三呼，若灸者可灸五壯。照海在内踝下，刺可入同身寸之四分，留六呼，若灸者可灸三壯。交信在内踝上同身寸之二寸，少陰前太陰後筋骨間，陰蹻之郄，刺可入同身寸之四分，留五呼，若灸者可灸三壯。築賓在内踝上腨分中，陰維之郄，刺可入同身寸之三分，若灸者可灸五壯。陰谷在膝下内輔骨之後，大筋之下，小筋之上，按之應手，屈膝而得之，足少陰脈之所入也，刺可入同身寸之四分，若灸者可灸三壯。所謂腎經之下行名曰太衝者，則此也。

〔1〕水俞五十七處:"處"猶"穴",此與下文"腎俞五十七穴"異文同義。

〔2〕何:《太素》卷十一《氣穴》"何"下有"所"字。

〔3〕腎俞:孫鼎宜曰:"腎主水,故水輸統名腎輸,非謂足少陰一經之穴也。"

〔4〕此腎俞:《太素》卷十一《氣穴》"此"下有"皆"字。楊上善曰:"尻上五行合二十五輸者,有非腎脈所發,皆言腎輸,以其近腎,並在腎部之内,腎氣所及,故皆稱腎輸也。"

〔5〕胕腫大腹:金本、趙本、吴本、熊本、田本"胕"並作"胻"。"胕腫"指脛腫。"大腹"謂少腹水氣及鼓脹之類。

〔6〕呼:慧琳《音義》卷三十引《考聲》:"呼,出息也,氣出喉有聲也。"

〔7〕逆:《太素》卷十一《氣穴》"逆"下有"故"字。

〔8〕分爲相輸俱受者:《太素》卷十一《氣穴》作"分之相輸受者"。楊上善曰:"腎以主水,肺以主氣,故曰分之,二氣通聚,故曰相輸受也。相輸受者,水之與氣並留止也。"高世栻曰:"腎氣上升,肺氣下降,上下分行,相爲輸布。"

〔9〕伏菟上各二行行五者:張志聰曰:"伏菟,在膝上六寸起肉,以左右各三指按膝上,有肉起如兔之狀,故以爲名。各二行者,謂少陰之大絡與少陰之經,左右各二,共四行也。行五者,謂少陰經之陰谷、築陰、交信、復溜,及三陰之所交結之三陰交穴也。"

〔10〕街:《太素》卷十一《氣穴》作"所衝"。

〔11〕三陰之所交結於脚也:森立之曰:"楊以此十字屬下讀,似是。蓋三陰之所交結於脚者,即謂三陰交之穴也。此穴非腎經,爲足太陰脾經,而以此一穴,入踝上六穴之中,故先置此一句而示之也。"

〔12〕踝上各一行行六者:楊上善曰:"足三陰脈交結脚者,從踝以上,左右各有一行,行六輸,合有十二輸。"

〔13〕名曰太衝:楊上善曰:"衝脈上出於頏顙,下者注少陰大絡,以下伏行出跗循跗,故曰腎脈下行,名曰太衝。"

〔14〕皆藏之陰絡:"皆藏之陰絡"《太素》卷十一《氣穴》作"皆藏陰之終也"。森立之曰:"陰絡二字,張琦存疑,似是。《太素》作藏陰之終,蓋此五十七穴腰、少腹以下至足,其中雖有膀胱及督脈之陽經,竟是爲少陰腎經之所主領,其地在下,故曰藏陰之終也。"

〔15〕内俞:本書《刺腰痛篇》“兩髁胂上”王注作“肉俞”。應據改。

〔16〕衝:讀本作“鍾”。

〔17〕猶少一穴:顧觀光曰:“依注數之,正得五十七穴,不知何以云少一穴?林氏不知是正,又增陽關一穴,則與尻上五行行五之文,顯然不合矣。”

〔18〕肺:藏本作“胂”。

帝曰:春取絡脈分肉〔1〕**何也?岐伯曰:春者木始治,肝氣始**〔2〕**生,肝氣急,其風疾,經脈常深,其氣少,不能深入,故取絡脈分肉**〔3〕**間。**

〔1〕春取絡脈分肉:丹波元簡曰:“按《本輸》篇、《四時氣》篇、《寒熱病》篇、《終始》篇、《四時刺逆從論》、《診要經終篇》並論四時刺法,本節最詳,而義互異,然與水熱穴義不太涉,疑是他篇錯簡。”按:此段文《太素》入《變輸》篇。張琦疑此爲《四時刺逆從論》脱文誤次・殆未檢《太素》而云然。

〔2〕始:《太素》卷十一《變輸》無“始”字。

〔3〕絡脈分肉:《甲乙經》卷五第一上“肉”下有“之”字。森立之曰:“絡脈分肉者,謂絡脈上淺刺至赤肉白膚之分界也。”

帝曰:夏取盛經分腠何也?岐伯曰:夏者火始治,心氣始長,脈瘦氣弱,陽氣留〔1〕**溢,**新校正云:按别本“留”一作“流”。**熱熏分腠**〔2〕**,内至於經,故取盛經分腠,絶膚而病去者**〔3〕**,邪居淺也。**絶,謂絶破,令病得出也。**所謂盛經者,陽脈也。**

〔1〕留:《太素》卷十一《變輸》、《甲乙經》卷五第一並作“流”。

〔2〕熱熏分腠:《甲乙經》卷五第一作“熱温於腠”。《太素》卷十一《變輸》“熱熏”作“薰熱”。

〔3〕絶膚而病去者:姚止庵曰:“夏熱氣浮,邪居陽分,用鍼不必太深。絶膚謂但絶其皮膚而病邪已去也。”“絶”猶“過”也。見《淮南子・主術訓》高注。“絶膚”鍼刺透過皮膚之意。

帝曰:秋取經俞〔1〕**何也?岐伯曰:秋者金始治,肺將收殺**〔2〕**,**三陰已升〔3〕,故漸將收殺。**金將勝火,陽氣在合,**金王火衰,故云金將勝火。**陰氣初勝,濕氣及體,**以漸於雨〔4〕濕霧露,故云濕氣及體。**陰氣未盛,未能深入,故取俞以寫陰邪**〔5〕**,取合以虚陽邪**〔6〕**,**

陽氣始衰，故取於合。新校正云：按皇甫士安云："是謂始秋之治變。"

〔1〕經俞：即各經之經穴和俞穴。

〔2〕殺：似當作"斂"。《尚書大傳·堯典》注："秋，收斂貌。"以收斂應秋，而即以應肺。"殺"、"斂"形近而誤。

〔3〕升：胡本、讀本並作"成"。

〔4〕雨：胡本、藏本並作"下"。

〔5〕取俞以寫陰邪：高世栻曰："時方清肅，故陰氣初勝；白露乃下，故濕氣及體。陰氣初勝，則陰氣未盛；濕氣及體，則未能深入，故取俞以寫陰濕之邪。俞，經俞也，所以答帝秋取經俞之問。"

〔6〕取合以虛陽邪：高世栻曰："秋時亦有陽邪内入之病，若果陽氣在合，則取合以虛陽邪。所以然者，秋時陽氣始衰，故當更取於合，不但取於經俞也。"

帝曰：冬取井滎[1]何也？岐伯曰：冬者水始治，腎方閉[2]，陽氣衰少，陰氣堅盛[3]，巨陽伏沉[4]，陽脈[5]乃去，去，謂下去。**故取井以下陰，逆取滎以實陽氣[6]。**新校正云：按全元起本"實"作"遣"。《甲乙經》、《千金方》作"通"。**故曰冬取井滎，春不鼽衄[7]，**新校正云：按皇甫士安云"是謂末冬之治變"。**此之謂也。**新校正云：按此與《四時刺逆從論》及《診要經終論》義頗不同，與《九卷》之義相通。

〔1〕滎：金本、胡本、吴本並作"榮"。按《太素》卷十一《變輸》作"榮"，與金本合。

〔2〕腎方閉：謂腎氣開始閉藏。《廣雅·釋詁一》："方，始也。"

〔3〕堅盛：《太素》卷十一《變輸》作"緊"。

〔4〕巨陽伏沉：楊上善曰："巨陽，足太陽，氣伏沉在骨也。"

〔5〕脈：趙本、朝本並作"氣"。

〔6〕取井以下陰，逆取滎以實陽氣：楊上善曰："井爲木也，滎爲火也。冬合之時，取井滎者，冬陰氣盛，逆取其春井，寫陰邪也，逆取其夏滎，補其陽也。"

〔7〕冬取井滎，春不鼽衄：吴崑曰："冬時既取其在下之井滎，則下無逆陰，故春時木氣升發，亦無鼽衄之患矣。"

帝曰：夫子言治熱病五十九俞，余論[1]其意，未能領[2]别其處，願聞其處，因聞其意。岐伯曰：頭上五行行五者，以越諸陽之

熱逆也[3]，頭上五行者，當中行謂上星、顖會、前頂、百會、後頂，次兩傍謂五處、承光、通天、絡却、玉枕，又次兩傍謂臨泣、目窻、正營、承靈、腦空也。上星在顱上直鼻中央，入髮際同身寸之一寸陷者中容豆，刺可入同身寸之三分。顖會在上星後同身寸之一寸陷者中，刺可入同身寸之四分。前頂在顖會後同身寸之一寸五分骨間陷者中，刺如顖會法。百會在前頂後同身寸之一寸五分，頂中央旋毛中陷容指，督脈足太陽脈之交會，刺如上星法。後頂在百會後同身寸之二[4]寸五分枕骨上，刺如顖會法。然是五者皆督脈氣所發也，上骨[5]留六呼，若灸者並可灸五壯。次兩傍穴，五處在上星兩傍同身寸之一寸五分，承光在五處後同身寸之一寸，通天在承光後同身寸之一寸五分，絡却在通天後同身寸之一寸五分，玉枕在絡却後同身寸之七分，然是五者並足太陽脈氣所發，刺可入同身寸之三分，五處、通天各留七呼，絡却留五呼，玉枕留三呼，若灸者可灸三壯。新校正云：按《甲乙經》承光不灸，玉枕刺入二分。又次兩傍，臨泣在頭直目上入髮際，同身寸之五分，足太陽少陽陽維三脈之會，目窻、正營遞相去同身寸之一寸，承靈、腦空遞相去同身寸之一寸五分，然是五者並足少陽陽維二脈之會，腦空一穴，刺可入同身寸之四分，餘並可刺入同身寸之三分，臨泣留七呼，若灸者可灸五壯。**大杼、膺俞、缺盆、背俞**[6]**，此八者，以寫胸中之熱也**，大杼在項第一椎下兩傍，相去各同身寸之一寸半陷者中，督脈別絡手足太陽三脈氣之會，刺可入同身寸之三分，留七呼，若灸者可灸五壯。新校正云：按《甲乙經》並《氣穴》注作“七壯”，《刺瘧》注、《刺熱》注作“五壯”。膺俞者，膺中之俞也，正名中府，在胸中行兩傍，相去同身寸之六寸，雲門下一寸，乳上三肋間動脈應手陷者中，仰而取之，手足太陰脈之會，刺可入同身寸之三分，留五呼，若灸者可灸五壯。缺盆在肩上横骨陷者中，手陽明脈氣所發，刺可入同身寸之二分，留七呼，若灸者可灸三壯。背俞即風門熱府俞也，在第二椎下兩傍，各同身寸之一寸三[7]分，督脈足太陽之會，刺可入同身寸之五分，留七呼，若灸者可灸五壯。今《中誥孔穴圖經》雖不名之，既曰風門熱府，即治熱之背俞也。新校正云：按王氏注《刺熱論》云“背俞未詳何處”，注此指名“風門熱府”，注《氣穴論》以“大杼”爲“背俞”，三經不同者，蓋亦疑之者也。**氣街、三里、巨虚上、下廉，此八者，以寫胃中之熱也**；氣街在腹齊下横骨兩端，鼠鼷上同身寸之一寸動脈應手，足陽明脈氣所發，刺可入同身寸之三分，留七呼，若灸者可灸三壯。新校正云：按氣街諸注不同，具前《水穴》注中。三里在膝下同身寸之三寸，骱外廉兩筋肉分間，足陽明脈之所入也。刺可入同身寸之一寸，留七呼，若灸者可灸三壯。巨虚上廉，足陽明與大腸[8]合，在三里下同身寸之三寸，足陽明脈氣所發，刺可入同身寸[9]八分，若灸者可灸三壯。巨虚下廉，足陽明與小腸[10]合，在上廉下同身寸之三寸，足陽明脈氣所發，刺可入同身寸之三分，若灸者可灸三壯也。**雲門、髃骨、委中、髓空[11]，此八者，以寫四支之熱也**；雲門在巨骨下，胸中行兩傍，相去同身寸之六寸，動脈應手，足太陰脈氣所發，新校正云：按《甲乙經》同《氣穴》注作"手太陰"，《刺熱》注亦作"手太陰"。舉臂取之，刺可入同身寸之七分，若灸者可灸五壯。驗今《中誥孔穴圖經》無髃骨穴，有肩髃穴，穴在肩端兩骨間，手陽明蹻脈之會，刺可入同身寸之六分，留六呼，若灸者可灸三壯。委中在足膝後屈處，膕中央約文中動脈，足太陽脈之所入也，刺可入同身寸之五分，留七呼，若灸者可灸三壯。按今《中誥孔穴圖經》云：腰俞穴一各[12]髓空，在脊中第二十一椎節下，主汗不出，足清不仁，督脈氣所發也，刺可入同身寸之二寸，留七呼，若灸者可灸三壯。新校正云：詳腰俞刺入"二寸"當作"二分"，已具前《水穴》注中。**五藏俞傍五，此十者，以寫五藏之熱也。**俞傍五者，謂魄户、神堂、魂門、意舍、志室五穴，俠脊兩傍各相去同身寸之三寸，並足太陽脈氣所發也。魄户在第三椎下兩傍，正坐取之，刺可入同身寸之五分，若灸者可灸五壯，神堂在第五椎下兩傍，刺可入同身寸之三分，若灸者可灸五壯。魂門在第九椎下兩傍，正坐取之，刺可入同身寸之五分，若灸者可灸三壯。意舍在第十一椎下兩傍，正坐取之，刺可入同身寸之五分，若灸者可灸三壯。志室在第十四椎下兩傍，正坐取之，刺可入同身寸之五分，若灸者可灸五壯也。**凡此五十九穴者，皆熱之左右也[13]。**

〔1〕論：疑誤，似應作"諭"，形近致誤。《廣雅·釋言》："諭，曉也。"

〔2〕領：《太素》卷十一《氣穴》無"領"字。

〔3〕以越諸陽之熱逆也：即刺頭上二十五俞，可散泄諸陽熱氣之逆於上者。

〔4〕二：胡本、讀本並作"一"。

〔5〕骨：胡本、讀本並作"星"。

〔6〕背俞：楊上善曰："背俞，肺俞。"高世栻謂："背中第一俞兩旁肺俞穴也。"説與楊同。

〔7〕三：藏本作"五"。

〔8〕大腸:藏本作“太陽”。

〔9〕寸:藏本“寸”下有“之”字。

〔10〕小腸:藏本作“少陽”。

〔11〕髓空:《素問札記》引驪恕公曰:“髓空若爲督脈之腰俞,則不合此八者之數,按《四十難》髓會絶骨云云,熱病在内者,取其會之氣穴,據之,則絶骨穴近之。”羅樹仁曰:“長强與腰俞同在二十一椎下,或長强居中,腰俞居其兩旁。”

〔12〕各:藏本作“名”。

〔13〕皆熱之左右也:“左右”猶云經過。《漢書》卷九十二《樓護傳》:“不得左右。”顔注:“不相經過也。”此云五十九穴者,皆熱之所經過,故可刺而瀉之。

帝曰:人傷於寒而傳[1]爲熱何也?岐伯曰:夫寒盛則生熱也。寒氣外凝,陽氣内鬱,腠理堅緻,元[2]府閉封,緻則氣不宣通,封則濕氣内結,中外相薄,寒盛熱生,故人傷於寒轉而爲熱,汗之而愈,則外凝内鬱之理可知,斯乃新病數日者也。

〔1〕傳:田晉蕃曰:“傳、轉古字通。”《吕覽》高注:“傳,猶轉也。”

〔2〕元:胡本作“玄”。

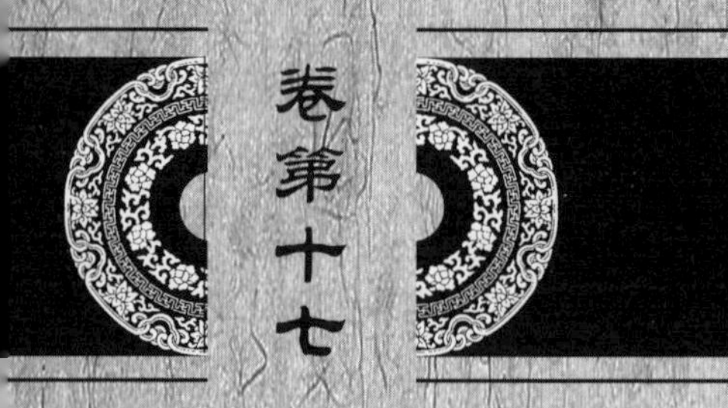

卷第十七

調經論篇第六十二新校正云：按全元起本在第一卷。

提要：篇中言病有虚實，宜善調其經脈。並對氣、血、形、志、神的變化，與鍼刺補寫、理法等作了説明。

黄帝問曰：余聞刺法言，有餘寫之，不足補之，何謂有餘？何謂不足？岐伯對曰：有餘有五，不足亦[1]有五，帝欲何問？帝曰：願盡聞之。岐伯曰：神[2]有餘有不足，氣有餘有不足，血有餘有不足，形有餘有不足，志有餘有不足，凡此十者，其氣不等也。神屬心，氣屬肺，血屬肝，形屬脾，志屬腎，以各有所宗，故不等也。

〔1〕亦：《太素》卷二十四《虚實補寫》作“又”。

〔2〕神：《甲乙經》卷六第三“神”下有“有”字。下“氣”、“血”、“形”、“志”並同。

帝曰：人有精氣津液，四支九竅，五藏十六部[1]，三百六十五節[2]，乃生百病，百病之生，皆有虚實。今夫子乃言有餘有五，不足亦有五，何以生之乎？《鍼經》曰：“兩神相薄，合而成形，常先身生，是謂精。上焦開發，宣五穀味，熏膚充身澤毛，若霧露之溉，是謂氣。腠理發泄，汗出溱理，是謂津。液[3]之滲於空竅，留而不行者，爲液也。”十六部者，謂手足二，九竅九，五藏五，合爲十六部也。三百六十五節者，非謂骨節，是神氣出入之處也。《鍼經》曰：“所謂節之交，三百六十五會，皆神氣出入遊行之所，非骨節也。”言人身所有則多，所舉則少，病生之數，何以論之？**岐伯曰：皆生於五藏也。**謂五神藏也。**夫心藏神，肺藏**

氣，肝藏血，脾藏肉，腎藏志，而此成形〔4〕**。**言所以病皆生於五藏者何哉？以内藏五神而成形也。**志意通**〔5〕**，内連骨髓，而成身形五藏**〔6〕**。**志意者，通言五神之大凡也。骨髓者，通言表裏之成化也。言五神通泰，骨髓化成，身形既立，乃五藏互相爲有矣。新校正云：按《甲乙經》無"五藏"二字。**五藏之道，皆出於經隧，以行血氣，血氣不和，百病乃變化而生，是故守經隧焉。**隧，潛道也。經脈伏行而不見，故謂之經隧焉。血氣者人之神，邪侵之則血氣不正，血氣不正，故變化而百病乃生矣。然經脈者，所以決死生，處百病，調虚實，故守經隧焉。新校正云：按《甲乙經》"經隧"作"經渠"，義各通。

〔1〕十六部：張志聰曰："十六部者，十六部之經脈也，手足經脈十二、蹻脈二、督脈一、任脈一，共十六部。"高世栻曰："形體之十六部，謂兩肘、兩臂、兩膕、兩股、身之前後左右、頭之前後左右也。"

〔2〕三百六十五節：此指人之全身骨節。

〔3〕液：藏本、守校本"液"並作"津"。

〔4〕而此成形：明緑格抄本"此"作"各"。《甲乙經》卷六第三無此四字。于鬯曰："此成二字蓋倒。此者，此五藏也，成此形，成五藏之形也。與下文身形别。"

〔5〕通：《甲乙經》卷六第三"通"下有"達"字。

〔6〕而成身形五藏：金本、趙本、藏本、朝本、田本"成"下並無"身"字。現刊《甲乙經》卷六第三作"而成形"。

帝曰：神有餘不足何如？岐伯曰：神有餘則笑不休，神不足則悲〔1〕**。**心之藏也。《鍼經》曰："心藏脈，脈舍神，心氣虚則悲，實則笑不休也。"悲，一爲"憂"，誤也。新校正云：詳王注云："悲，一爲憂，誤也。"按《甲乙經》及《太素》并全元起注本並作"憂"。皇甫士安云："心虚則悲，悲則憂，心實則笑，笑則喜。夫心之與肺，脾之與心，互相成也。故喜發於心，而成於肺，思發於脾，而成於心，一過其節則二藏俱傷。"楊上善云："心之憂，在心變動也。肺之憂，在肺之志。是則肺主秋，憂爲正也。心主於夏，變而生憂也。"**血氣未并**〔2〕**，五藏安定**〔3〕**，邪客於形，洒淅起於毫毛，未入於經絡也，故命曰神之微**〔4〕**。**并，謂并合也。未與邪合，故曰未并也。洒淅，寒皃也，始起於毫毛，尚在於小絡，神之微病，故命曰神之微也。新校正云：按《甲乙經》"洒淅"作"悽厥"。《太素》作"洫泝"。楊上善云："洫，毛孔也，水逆流曰泝，謂邪氣入於腠理，如水逆流於洫。"**帝曰：補寫奈何？岐伯曰：神有餘，則寫其小絡之血**〔5〕**，出血勿之深斥，無中其大經神氣乃平。**邪入小絡，故可寫其小絡之脈出其血，勿深推鍼，鍼深則傷肉也。以邪居小絡，故不欲令鍼中大經也。絡血既出，神氣自平。斥，推也。小絡，孫絡也。《鍼經》曰："經脈爲裏，支而横者爲絡，絡之别者爲孫絡。"平，謂平調也。新校正云：詳此注引《鍼經》曰與《三部九候論》注兩引之，在彼云《靈樞》，而此曰《鍼經》，則王氏之意指《靈樞》爲《鍼經》也。按今《素問》注中引《鍼經》者多《靈樞》之文，但以《靈樞》今不全，故未得盡知也。**神不足者，視其虚絡**〔6〕**，按而致之，刺而利之，無出其血，無泄其氣，以通其經，神氣乃平。**但通經脈令其和利，抑按虚絡令其氣致，以神不足，故不欲出血及泄氣也。新校正云：按《甲乙經》"按"作"切"，"利"作"和"。**帝曰：刺微奈何？**覆前初起於毫毛，未入於經絡者。**岐伯曰：按摩勿釋，著鍼勿斥，移氣於不足，神氣乃得復。**按摩其病處，手不釋散，著鍼於病處，亦不推之，使其人神氣内朝於鍼，移其人神氣令〔7〕自充足，則微病自去，神氣乃得復常。新校正云：按《甲乙經》及《太素》云"移氣於足"，無"不"字。楊上善云："按摩，使氣至於踵也。"

〔1〕悲：于鬯曰："此悲字必以作憂爲是。王注以不誤爲誤矣。上文云：神有餘則笑不休，憂與休叶韻。蓋憂字古作𢚧，𢚧與悲亦形相似而誤也。"

〔2〕血氣未并："并"偏聚之義，《後漢書·張衡傳》賢注："并，猶聚也。"張介賓曰："邪之中人，久而不散，則或并於氣，或并於血，病乃甚矣。今血氣未并，邪猶不深，故五藏安定。"

〔3〕五藏安定：《太素》卷二十四《虚實補寫》"定"下有"神不定則"四字。

〔4〕微：謂邪氣微淺，故王注曰"微病"。《金匱·經絡先后病脈證第一》："人又有六微，微有十八病。"

〔5〕血：守校本作"脈"。按：據王注作"脈"是，下"出血"二字屬上讀。

〔6〕虚絡:指虚而下陷之絡脈。

〔7〕今:胡本、讀本並作“令”。

帝曰:善。有[1]**餘不足奈何?岐伯曰:氣有餘則喘欬上氣,不足則息利**[2]**少氣。**肺之藏也。肺藏氣,息不利則喘。《鍼經》曰:“肺氣虚,則鼻息利少氣,實則喘喝胸憑仰息也。”**血氣未并,五藏安定,皮膚微病,命曰白氣微泄**[3]**。**肺合脾[4],其色白,故皮膚微病,命曰白氣微泄。**帝曰:補寫奈何?岐伯曰:氣有餘,則寫其經隧**[5]**,無傷其經,無出其血,無泄其氣;不足則補其經隧,無出其氣。**氣,謂榮氣也。鍼寫若傷其經,則血出而榮氣泄脱,故不欲出血泄氣,但寫其衛氣而已。鍼補則又宜謹閉穴俞,然其衛氣亦不欲泄之。新校正云:按楊上善云:“經隧者,手太陰之别,從手太陰走手陽明,乃是手太陰向手陽明之道,欲道藏府陰陽,故補寫皆從正經,别走之絡,寫其陰經,别走之路,不得傷其正經也。”**帝曰:刺微奈何?**覆前白氣微泄者。**岐伯曰:按摩勿釋,出鍼視之**[6]**,曰我**[7]**將深之,適人必革**[8]**,精氣自伏,邪氣散亂,無所休息**[9]**,氣泄腠理,真氣乃相得。**亦謂按摩其病處也。革,皮也。我將深之,適人必革者,謂其深而淺刺之也。如是脇從,則人懷懼色,故精氣潛伏也。以其調適於皮,精氣潛伏,邪無所據,故亂散而無所休息,發泄於腠理也。邪氣既泄,真氣乃與皮腠相得矣。新校正云:按楊上善云:“革,改也。夫人聞樂至,則身心忻悦,聞痛及體情必改異,忻悦則百體俱縱,改革則情志必拒,拒則邪氣消伏。”

〔1〕有:金本、胡本、讀本、趙本、吴本、明緑格抄本、朝本、藏本、守校本“有”上並有“氣”字。《太素》卷二十四《虚實補寫》亦有“氣”字,與各本合。

〔2〕利:“利”上疑脱“不”字。《靈樞・本神》云:“肺氣虚,則鼻塞不利,少氣。”

〔3〕微泄:高世栻曰:“微泄猶言微虚也。”

〔4〕脾:藏本、守校本並作“皮”。

〔5〕寫其經隧:楊上善曰:“經隧者,手太陰之别,從手太陰走手陽明,乃是手太陰向手陽明之道,故曰經隧。隧,道也。欲通藏府陰陽,故補寫之,皆取其正經别走之絡也。”

〔6〕出鍼視之:稻葉良仙曰:“視即示字,示之病者也。”

〔7〕我:《甲乙經》卷六第三作“故”。按:“故”與“固”通。

〔8〕適人必革:《太素》卷二十四《虛實補寫》蕭校引《甲乙經》“人”作“入”。按:作“入”似是。“適”有“纔”義。“革”改也。上曰“我(故)將深之”,此曰“適入必革”,謂本應深刺,而纔入鍼則改爲淺刺。王注“謂其深而淺刺之”其意甚是。但又謂“調適於皮”則蛇足矣。

〔9〕休息:《太素》卷二十四《虛實補寫》作“伏”。

帝曰:善。血有餘不足奈何?岐伯曰:血有餘則怒,不足則恐。肝之藏也。《鍼經》曰:“肝藏血,肝氣虛則恐,實則怒。”新校正云:按全元起本“恐”作“悲”。《甲乙經》及《太素》並同。**血氣未并,五藏安定,孫絡水溢〔1〕,則經〔2〕有留血。**絡有邪,盛則入於經,故云孫絡水溢,則經有留血。**帝曰:補寫奈何?岐伯曰:血有餘,則寫其盛經出其〔3〕血。不足,則視〔4〕其虛經内鍼其脈中〔5〕,久留而視〔6〕。**新校正云:按《甲乙經》云:“久留之血至”。《太素》同。**脈大,疾出其鍼,無令血泄〔7〕。**脈盛滿則血有餘,故出之。經氣虛則血不足,故無令血泄也。久留疾出,是謂補之。《鍼解論》曰:“徐而疾則實。”義與此同。**帝曰:刺留血奈何?岐伯曰:視其血絡,刺出其血,無令惡血得入於經,以成其疾〔8〕。**血絡滿者,刺按出之,則惡色之血,不得入於經脈。

〔1〕孫絡水溢:金本、趙本、明緑格抄本、朝本“水”並作“外”。《太素》卷二十四《虛實補寫》亦作“外”。《甲乙經》卷六第三“經”作“絡”。按:“孫絡外溢”者,謂邪在皮膚孫絡之分也。

〔2〕經:《甲乙經》卷六第三作“絡”。

〔3〕其:疑涉上“寫其盛經”衍。

〔4〕視:《太素》卷二十四《虛實補寫》作“補”。按:作“補”是,與上“寫”對文。

〔5〕内鍼其脈中:于鬯曰:“内鍼二字當句。其脈中對下文脈大而言,脈不大故曰中。《漢書·律歷志》顔注所謂中,不大不小也。其脈中而不大,則不可即出鍼,故云久留而視。其脈大而過中,鍼又不可留,故下文云脈大,疾出其鍼。”“内”通“納”。

〔6〕久留而視:于鬯曰:“視者究何視?竊謂視病人之目也,即《鍼解》

所云欲瞻病人目，制其神，令氣易行是也。"

〔7〕脈大，疾出其鍼，無令血泄：姚止庵曰："脈大則氣虚，氣既虚矣，若鍼之太久，則氣散而不能攝血，故當疾出其鍼，庶血不致於過動也。"

〔8〕無令惡血得入於經，以成其疾：姚止庵曰："血不流動，則留滯而成惡血矣。惡血在絡，若不刺出，必入於經而爲病也。按心肺脾腎俱有微證刺法，而此肝臟獨以刺留血爲解，或者以肝主藏血故也。"

帝曰：善。形有餘不足奈何？岐伯曰：形有餘則腹脹，涇溲不利〔1〕**，不足則四支不用。**脾之藏也。《鍼經》曰："脾氣虚則四支不用，五藏不安；實則腹脹涇溲不利。"涇，大便。溲，小便也。新校正云：按楊上善云"涇"作"經"。婦人月經也。**血氣未并，五藏安定，肌肉蠕動**〔2〕**，命曰微風**〔3〕**。**邪薄肉分，衛氣不通，陽氣内鼓，故肉蠕動。新校正云：按全元起本及《甲乙經》"蠕"作"溢"。《太素》作"濡"。**帝曰：補寫奈何？岐伯曰：形有餘則寫其陽經，不足則補其陽絡**〔4〕**。**並胃之經絡。**帝曰：刺微奈何？岐伯曰：取分肉間，無中其經，無傷其絡，衛氣得復，邪氣乃索。**衛氣者，所以温分肉而充皮膚，肥腠理而司開闔，故肉蠕動即取分肉間。但開肉分以出其邪，故無中其經，無傷其絡，衛氣復舊而邪氣盡。索，散盡也。

〔1〕涇溲不利：《太素》卷二十四《虚實補寫》楊注："有本經溲者。""經"爲月經，其義可從。王注謂"涇"爲大便，經考無據。

〔2〕蠕動：微動貌，即肉瞤也。"蠕"篆文作"蝡"，《説文・虫部》："蝡，動也。"《荀子・勸學》楊注："蠕，微動也。"

〔3〕微風：高世栻曰："風邪入於肌肉，則肌肉蠕動，命曰微風，言微風在肌肉也。"

〔4〕形有餘則寫其陽經，不足則補其陽絡：高世栻曰："陽經，陽明經也。陽絡，陽明絡也。形肉有餘，則土氣實，故寫陽明之經。寫經者，從内而出於外，此寫有餘之法也。形肉不足，則土氣虚，故補陽明之絡。補絡者，從外而入於内，此補不足之法也。"

帝曰：善。志有餘不足奈何？岐伯曰：志有餘則腹脹飧泄〔1〕**，不足則厥**〔2〕**。**腎之藏也。《鍼經》曰："腎藏精，精舍〔3〕志，腎氣虚則厥，實則脹。"脹，謂脹起。厥，謂逆行上衝也。足少陰脈下行，令〔4〕氣不足,故隨衝脈逆行而上衝也。**血氣未并,五藏安定,骨節有動**[5]**。**腎合骨,故骨有邪薄,則骨節叚動[6],或骨節之中,如有物鼓動之也。**帝曰:補寫奈何?岐伯曰:志有餘則寫然筋血者,**新校正云:按《甲乙經》及《太素》云:"寫然筋血者,出其血。"楊上善云:"然筋,當是然谷下筋。"再詳諸處引然谷者,多云然骨之前血者,疑少"骨之"二字,"前"字誤作"筋"字。**不足則補其復溜。**然,謂然谷,足少陰滎也,在内踝之前大骨之下陷者中,血絡盛則泄之,其刺可入同身寸之三分,留三呼,若灸者可灸三壯。復溜,足少陰經也,在内踝上同身寸之二寸陷者中,刺可入同身寸之三分,留三呼,若灸者可灸五壯。**帝曰:刺未并奈何?岐伯曰:即取之,無中其經,邪所乃能立虚**[7]**。**不求穴俞,而直取居邪之處,故云即取之。新校正云:按《甲乙經》"邪所"作"以去其邪"。

〔1〕志有餘則腹脹飧泄:《聖濟經》卷四第四吴注引無"飧泄"二字。"有餘"謂邪氣盛也,腎舍志,腎邪有餘,水寒内盛,故爲腹脹。

〔2〕厥:手足逆冷。

〔3〕含:趙本作"舍"。

〔4〕令:守校本作"今"。

〔5〕動:《甲乙經》卷六第三作"傷"。按:"動"與"痛"通。

〔6〕叚動:按:"叚動"即以動。"叚"與"假"通用。《禮記·曲禮上》孔疏:"假,因也。""因""以"同義。一本叚作"鼓",非。

〔7〕邪所乃能立虚:《太素》卷二十四《虚實補寫》"邪所"作"以邪"。按:《太素》是。"以"有"則"義。此猶云"則邪乃能立虚"也。

帝曰:善。余已聞虚實之形,不知其何以生。岐伯曰:氣血以并[1]**,陰陽相傾**[2]**,氣亂於衛,血逆**[3]**於經,血氣離居,一實一虚。**衛行脈外,故氣亂於衛,血行經内,故血逆於經,血氣不和,故一虚一實。**血并於陰,氣并於陽,故爲驚狂**[4];氣并於陽,則陽氣外盛,故爲驚狂。**血并於陽,氣并於陰,乃爲炅中;**氣并於陰,則陽氣内盛,故爲熱中。炅,熱也。**血并於上,氣并於下,心煩惋善怒**[5]**,血并於下,氣并於上,亂而喜忘**[6]**。**上,謂鬲上。下,謂鬲下。**帝曰:血并於陰,氣并於陽,如**[7]**是血氣離居,何者爲實?何者爲虚?岐伯曰:血**

氣者，喜温而惡寒，寒則泣不能流，温則消而去之〔8〕，泣，謂如雪在水中，凝住而不行去也。**是故氣之所并爲血虚，血之所并爲氣虚。**氣并於血則血少，故血虚，血并於氣則氣少，故氣虚。

〔1〕以并：趙本“以”作“已”。“并”偏盛。

〔2〕傾：傾陷。

〔3〕逆：《太素》卷二十四《虚實所生》作“留”。

〔4〕血并於陰，氣并於陽，故爲驚狂：張介賓曰：“血并於陰，是重陰也；氣并於陽，是重陽也。重陰者癲，重陽者狂，故爲驚狂。”

〔5〕心煩惋善怒：《太素》卷二十四《虚實所生》“惋”作“悗”。《甲乙經》卷六第三作“悶”。明抄本夾注云“惋宜作悗。”與《太素》合。按：“惋”“悗”“悶”義通。姚止庵曰：“血者生於心而藏於肝，血并於上，則血偏盛而氣自并於下，下冲其上，心與肝動，故令煩惋善怒也。”

〔6〕亂而喜忘：《太素》卷二十四《虚實所生》“亂”上有“氣”字。姚止庵曰：“氣者蓄於丹田，則神自清而精自攝，今并於上，則氣盡升而血自并於下，上離乎下，精神涣散，故令亂而喜忘也。”

〔7〕如：《太素》卷二十四《虚實所生》作“于”。

〔8〕温則消而去之：謂血氣得温則消散而易行。《廣雅·釋詁一》：“去，行也。”

帝曰：人之所有者，血與氣耳。今夫子乃言〔1〕**血并爲虚，氣并爲虚，是無實乎？岐伯曰：有者爲實，無者爲虚，**氣并於血則血無，血并於氣則氣無。**故氣并則無血**〔2〕**，血并則無氣**〔2〕**，今血與氣相失**〔3〕**，故爲虚焉。**氣并於血，則血失其氣，血并於氣，則氣失其血，故曰血與氣相失。**絡之與孫脈**〔4〕**俱輸**〔5〕**於經，血與氣并，則爲實焉。血之與氣并走於上，則爲大厥**〔6〕**，厥則暴死，氣復反則生，不反則死**〔7〕**。**

〔1〕言：四庫本作“曰”。

〔2〕無血　無氣：張介賓曰：“有血無氣，是血實氣虚也；有氣無血，是氣實血虚也。”

〔3〕今血與氣相失：孫鼎宜曰：“今字衍。氣血不可相離，偏勝則爲相失。”

〔4〕脈:明緑格抄本作"絡"。

〔5〕輸:《甲乙經》卷六第三作"注"。

〔6〕血之與氣并走於上,則爲大厥:張介賓曰:"血氣并走於上,則上實下虚,下虚則陰脱,陰脱則根本離絶而下厥上竭,是爲大厥。""大厥"指突然昏倒,中風之類疾病。

〔7〕氣復反則生,不反則死:《太素》卷二十四《虚實所生》無"氣"字。楊上善曰:"手足還暖復生,不還則死也。"王芳候曰:"氣復反則生,謂復歸於下也。蓋陽氣生於下而升於上,血氣並逆,則氣機不轉而暴死,反則旋轉而復生。"此從病機解,而楊注則提示了大厥向愈的臨牀證狀,兩説不悖。此與《金匱要略·臟腑經絡先後病脈證第一》所論"實氣相搏,血氣入臟即死,入腑即愈",機理相同。

帝曰:實者何道從來?虚者何道從去?虚實之要,願聞其故。岐伯曰:夫陰[1]與陽[1],皆有俞會[2],陽注於陰,陰滿之外[3],陰陽匀平[4],以充其形,九候若一,命曰平人。平人,謂平和之人。**夫邪之[5]生也,或生於陰,或生於陽[6],其生於陽者,得之風雨寒暑[7],其生於陰者,得之飲食居處[8],陰陽[9]喜怒。**

〔1〕陰　陽:此指陰經、陽經而言。

〔2〕俞會:經氣輸注會合之處。

〔3〕陽注於陰,陰滿之外:楊上善曰:"藏有陰陽之脈,皆有别走,輸會相通,如足陽明從豐隆之穴别走足太陰,足太陰從公孫之穴别走足陽明,故曰之外。"張介賓曰:"陽注於陰,則自經歸藏;陰滿之外,則自藏及經。"

〔4〕陰陽匀平:《太素》卷二十四《虚實所生》"匀"作"旬"。按:"匀"與"均"同,"均"與"旬"通。楊上善曰:"陰陽之脈,五十迎無多少者,名曰旬平。"

〔5〕之:《甲乙經》卷六第三"之"下有"所"字。

〔6〕或生於陰,或生於陽:陰主内,陽主外,故外感曰"生於陽",内因曰"生於陰"。

〔7〕風雨寒暑:丹波元簡曰:"據下文,宜云風雨寒濕"。

〔8〕居處:《太素》卷二十四《虚實所生》、《甲乙經》卷六第三並作"起居"。

〔9〕陰陽:丹波元簡曰:"陰陽喜怒之陰陽,蓋指房室。"

帝曰:風雨之傷人奈何?岐伯曰:風雨之傷人也,先客於皮膚,傳入於孫脈,孫脈滿則傳入於絡脈,絡脈滿則輸於大經脈〔1〕**,血氣與邪并客於分腠之間,其脈堅大,故曰實。實者外堅**〔2〕**充滿,不可按之**〔3〕**,按之則痛。帝曰:寒濕之傷人奈何?岐伯曰:寒濕之中人也,皮膚不收**〔4〕,新校正云:按全元起云:"不收,不仁也。"《甲乙經》及《太素》云:"皮膚收",無"不"字。**肌肉堅緊**〔5〕**,榮血泣,衛氣去,故曰虛。虛者聶辟**〔6〕**,氣不足**〔7〕**,按之則氣足以温之,故快然而不痛。**聶,謂聶皺。辟,謂辟疊也。新校正云:按《甲乙經》作"攝辟",《太素》作"攝辟"。

〔1〕則輸於大經脈:《甲乙經》卷六第三"則輸"作"乃注"。孫鼎宜曰:"大字疑衍。"

〔2〕外堅:孫鼎宜曰:"外堅當作外邪,蒙上文誤。"

〔3〕之:《太素》卷二十四《虛實所生》、《甲乙經》卷六第三並無"之"字。

〔4〕皮膚不收:丹波元簡曰:"寒主收斂,此云不收,則與肌肉堅緊相反,《甲乙經》、《太素》近是。"楊上善曰:"皮膚收者,言皮膚急而聚也。"

〔5〕緊:《太素》卷二十四《虛實所生》無"緊"字。

〔6〕聶辟:《太素》卷二十四《虛實所生》"聶"作"懾"。森立之曰:"聶,懾弱也。辟,辟易也。即正氣衰弱之謂也。"

〔7〕不足:《太素》卷二十四《虛實所生》、《甲乙經》卷六第三"不足"下並有"血泣"二字。

帝曰:善。陰之生實奈何?實,謂邪氣盛也。**岐伯曰:喜怒不節**〔1〕**,則陰氣上逆,上逆則下虛,下虛則陽氣走之**〔2〕**,故曰實矣。**新校正云:按《經》云:"喜怒不節,則陰氣上逆。"疑剩"喜"字。**帝曰:陰之生虛奈何?**虛,謂精氣奪也。**岐伯曰:喜則氣下**〔3〕**,悲則氣消,消則脈虛空**〔4〕**,因寒飲食,寒氣熏滿**〔5〕,新校正云:按《甲乙經》作"動藏"。**則血泣氣去,故曰虛矣。**

〔1〕喜怒不節:"喜怒"偏義複詞,此則指"怒"言。喜多村直寬曰:"喜怒專重怒字,林以爲剩文,非。"

〔2〕下虚則陽氣走之：謂陰逆於上則虚於下，下虚則陽氣趨向之，所以爲實。《吕氏春秋·期賢》高注："走，趨也。"

〔3〕喜則氣下：人喜則氣和志達，若過喜則陽氣涣散陷而不升。《淮南子·原道訓》："大喜墜陽"。高注："喜者陽氣，陽氣升於上，積陽相薄，故曰墜陽也。"與"喜則氣下"句義同。

〔4〕虚空：《太素》卷二十四《虚實所生》無"空"字。

〔5〕滿：《太素》卷二十四《虚實所生》作"藏"。

帝曰：經言陽虚則外寒，陰虚則内熱，陽盛則外熱，陰盛則内寒，余已聞之矣，不知其所由然也。經言，謂上古經言也。**岐伯曰：陽受氣於上焦**[1]**，以温皮膚分肉之間，令**[2]**寒氣在外，則上焦不通，上焦**[3]**不通則寒氣**[4]**獨留於外，故寒慄。**慄，謂振慄也。**帝曰：陰虚生内熱奈何？岐伯曰：有所勞倦，形氣衰少，穀氣不盛，上焦不行，下脘不通**[5]，新校正云：按《甲乙經》作"下焦不通"。**胃氣熱**[6]**熱氣**[7]**熏胸中，故内熱。**甚用其力，致勞倦也。貪役不食，故穀氣不盛也。**帝曰：陽盛生外熱奈何？岐伯曰：上焦不通利**[8]**，則皮膚緻密，腠理閉塞，玄府不通**[9]，新校正云：按《甲乙經》及《太素》無"玄府"二字。**衛氣不得泄越，故外熱。**外傷寒毒，内薄諸陽，寒外盛則皮膚收，皮膚收則腠理密，故衛氣稸聚，無所流行矣。寒氣外薄，陽氣内争，積火内燔，故生外熱也。**帝曰：陰盛生内寒奈何？岐伯曰：厥氣上逆，寒氣積於胸中而不寫，不寫則温氣去，寒獨留，則血凝泣，凝則脈不通，**新校正云：按《甲乙經》作"腠理不通"。**其脈盛大以濇**[10]**，故中寒**[11]**。**温氣，謂陽氣也。陰逆内滿，則陽氣去於皮外也。

〔1〕陽受氣於上焦："陽"指衛氣。《靈樞·决氣篇》："上焦開發，宣五穀味，熏膚、充身、澤毛，若霧露之漑，是謂氣。"《本藏篇》："衛氣者，所以温分肉，充皮膚，肥腠理，司開闔者也。"

〔2〕令：金本、讀本、趙本、朝本並作"今"。

〔3〕上焦：《太素》卷二十四《虚實所生》、《甲乙經》卷六第三、《病源》卷十二《寒熱候》並無"上焦"二字。

〔4〕寒氣：《太素》卷二十四《虚實所生》、《甲乙經》卷六第三、《病源》卷十二《寒熱候》"寒"下並無"氣"字。

〔5〕上焦不行,下脘不通:高世栻曰:“上焦不能宣五穀味,故上焦不行。下脘不能化穀之精,故下脘不通。”

〔6〕胃氣熱:謂不行、不通,以致胃氣鬱遏生熱。

〔7〕熱氣:《甲乙經》卷六第三、《病源》卷十二《寒熱候》並無“熱氣”二字。

〔8〕上焦不通利:“通”字疑蒙前“上焦不通”句衍。“利”有“和”意,此與“不通”義别。

〔9〕玄府不通:《太素》卷二十四《虚實所生》、《甲乙經》卷六第三、《病源》卷十二《寒熱候》並無“玄府”二字,“不通”二字屬上讀。

〔10〕其脈盛大以濇:張志聰曰:“陰盛則脈大,血凝泣故脈濇也。”

〔11〕中寒:《衛生寶鑑》卷六引作“寒中”。

帝曰:陰與陽并〔1〕**,血氣以并,病形以成,刺之奈何?岐伯曰:刺此者,取之經隧,取血於營,取氣於衛,用形哉,因四時多少高下**〔2〕**。**營主血,陰氣也。衛主氣,陽氣也。夫行鍼之道,必先知形之長短,骨之廣狹,循《三備》法通計身形,以施分寸,故曰用形也。四時多少高下,具在下篇。**帝曰:血氣以并,病形以成,陰陽相傾,補寫奈何?岐伯曰:寫實者氣盛乃内鍼,鍼與氣俱内**〔3〕**,以開其門,如利其户**〔4〕**;鍼與氣俱出,精氣不傷,邪氣乃下**〔5〕**,外門不閉,以出其疾;摇大其道,如利其路,是謂大寫,必切而出,大氣**〔6〕**乃屈。**言欲開其穴,而泄其氣也。切,謂急也,言急出其鍼也。《鍼解篇》曰:“疾而徐則虚者,疾出鍼而徐按之也。大氣,謂大邪氣也。屈,謂退屈也。”**帝曰:補虚奈何?岐伯曰:持鍼勿置**〔7〕**,以定其意,候呼内鍼,氣出鍼入,鍼空四塞**〔8〕**,精無從去,方實而疾出鍼**〔9〕**,氣入鍼出,熱不得還**〔10〕**,閉塞其門,邪氣布散,精氣乃得存,動氣候時**〔11〕**,**新校正云:按《甲乙經》作“動無後時”。**近氣不失,遠氣乃來,是謂追之。**言但密閉穴俞,勿令其氣散泄也。近氣,謂已至之氣。遠氣,謂未至之氣也。欲動經氣而爲補補〔12〕者,皆必候水刻氣之所在而刺之,是謂得時而調之。追,言補也。《鍼經》曰:“追而濟之,安得無實。”則此謂也。

〔1〕陰與陽并:《太素》卷二十四《虚實所生》作“陰之與陽”。

〔2〕因四時多少高下:吴崑曰:“因四時多少高下者,如曰以月生死爲

痏數多少之謂也。春時俞在頸項,夏時俞在胸脇,秋時俞在肩背,冬時俞在腰股,高下之謂也。"

〔3〕俱内:《素問校譌》引古抄本"俱"下無"内"字。

〔4〕以開其門,如利其户:"門户"喻俞穴開放。"如"有"而"義。下文"如利其路"之"如"亦同。楊上善曰:"人之吸氣,身上有孔閉處,皆入聚於腎肝;呼氣之時,有孔開處,皆從心肺而出。"

〔5〕下:有"減"義,見《後漢書·仲長統傳》賢注。

〔6〕大氣:即亢盛之邪氣。

〔7〕持鍼勿置:謂持鍼而不立即刺入。楊上善曰:"持鍼勿置於肉中,先須安神定意,然後下鍼。若醫者志意散亂,鍼下氣之虚實有無,皆不得知,故須定意也。"

〔8〕鍼空四塞:謂鍼孔須緊密。故下承以"精無從出"。

〔9〕方實而疾出鍼:楊上善曰:"方,正也。候氣正實,疾出鍼。"

〔10〕熱不得還:《太素》卷二十四《虚實所生》"還"作"環"。按:"還""環"義同。《史記·李將軍傳》《正義》:"還謂轉也。"楊上善曰:"虚者多寒,得熱爲補。環,轉也。疾出鍼,使鍼下熱氣不得轉也。"

〔11〕動氣候時:《太素》卷二十四《虚實所生》作"動無後時",與林校引《甲乙經》合。今本《甲乙經》卷六第三脱"無"字。"動無後時"即不失時機而入鍼出鍼之意。

〔12〕補補:守校本"補"下不疊"補"字。四庫本作"補益"。

帝曰:夫子言虚實者有十〔1〕**,生於五藏,五藏五脈**〔2〕**耳,夫十二經脈皆生其病**,新校正云:按《甲乙經》云:"皆生百病。"《太素》同。**今夫子獨言五藏,夫十二經脈者,皆絡三百六十五節**〔3〕**,節有病必被**〔4〕**經脈,經脈之病,皆有虚實,何以合**〔5〕**之?岐伯曰:五藏者,故**〔6〕**得六府與爲表裏,經絡支節,各生虚實,其**〔7〕**病所居,隨而調之。**從其左右經氣支節而調之。**病在脈,調之血;**脈者血之府,脈實血實,脈虚血虚,由此脈病而調之血也。新校正云:按全元起本及《甲乙經》云:"病在血調之脈"。**病在血,調之絡**〔8〕,血病則絡脈易,故調之於絡也。**病在氣,調之衛;**衛主氣,故氣病而調之衛也。**病在肉,調之分肉**〔9〕;候寒熱而取之。**病在筋,調之筋;**適緩急而刺熨之。**病在骨,**

調之骨[10]；察輕重而調之。**燔鍼劫刺其下及與急者**[11]；調筋法也。筋急則燒鍼而劫刺之。**病在骨，焠鍼**[12]**藥熨**；調骨法也。焠鍼，火鍼也。**病不知所痛**[13]，**兩蹻爲上**[14]；兩蹻，謂陰陽蹻脈。陰蹻之脈，出於照海。陽蹻之脈，出於申脈。申脈在足外踝下陷者中容爪甲，新校正云：按《刺腰痛》注云："在踝下五分"。刺可入同身寸之三分，留六呼，若灸者可灸三壯。照海在足内踝下，刺可入同身寸之四分，留六呼，若灸者可灸三壯。**身形有痛，九候莫病，則繆刺之**；莫病，謂無病也。繆刺者，刺絡脈，左痛刺右，右痛刺左。**痛**[15]**在於左而右脈病者，巨**[16]**刺之。**巨刺者，刺經脈。脈[17]左痛刺右，右痛刺左。**必謹察其九候，鍼道備**[18]**矣。**

〔1〕言虛實者有十：《太素》卷二十四《虛實所生》、《甲乙經》卷六第三並無"者"字。馬蒔曰："神氣血肉志，各有虛實，是計之有十也。"

〔2〕五藏五脈：《甲乙經》卷六第三"五脈"上不出"五藏"二字，"五脈"屬上讀。

〔3〕節：指俞穴。

〔4〕被：波及之意。《尚書・禹貢》孔傳："被，及也。"

〔5〕合："合"有"應"義，見《史記・樂書》："合，生氣之和。"《正義》："合，應也。"

〔6〕故：與"固"通，本然之意。《史記・魯周公世家》《集解》引徐廣："固，一作故。"

〔7〕其：《太素》卷二十四《虛實所生》、《甲乙經》卷六第三"其"上並有"視"字。

〔8〕病在血，調之絡：姚止庵曰："調之絡者，謂血之流行由絡走經，故病在血分，必調其經絡也。"

〔9〕病在肉，調之分肉：姚止庵曰："擁護一身者，肉也。然而前後左右各有部分，故曰分肉，肉之所分，經絡系焉。觀其病在何部，則知其所屬何經，然後或用藥或用鍼也。"

〔10〕病在骨，調之骨：《太素》卷二十四《虛實所生》無此六字。按下"燔鍼劫刺其下及與急者"，緊承調筋而言，如以此六字橫格其中，則上下文義不屬。且此六字與下"病在骨"重，衍誤甚明。

〔11〕燔鍼劫刺其下及與急者:“及與”同義複詞。“急”謂拘急。此猶云燔鍼劫刺其下和筋拘急之處也。

〔12〕焠鍼:《太素》卷二十四《虛實所生》“焠”作“卒”。楊上善曰:“卒,窮也。痛痺在骨,窮鍼深之至骨,出鍼以藥熨之,以骨病痛深故也。”

〔13〕病不知所痛:《太素》卷二十四《虛實所生》“知”下有“其”字。

〔14〕上:楊上善曰:“上者,勝也。”

〔15〕痛:《太素》卷二十四《虛實所生》、《甲乙經》卷六第三並作“病”。

〔16〕巨:《太素》卷二十四《虛實所生》、《甲乙經》卷六第三“巨”上並有“則”字。按以上“則繆刺之”句律之,當有“則”字。

〔17〕脈:顧觀光曰:“依上注例,脈字當衍。”

〔18〕備:《甲乙經》卷六第三作“畢”。

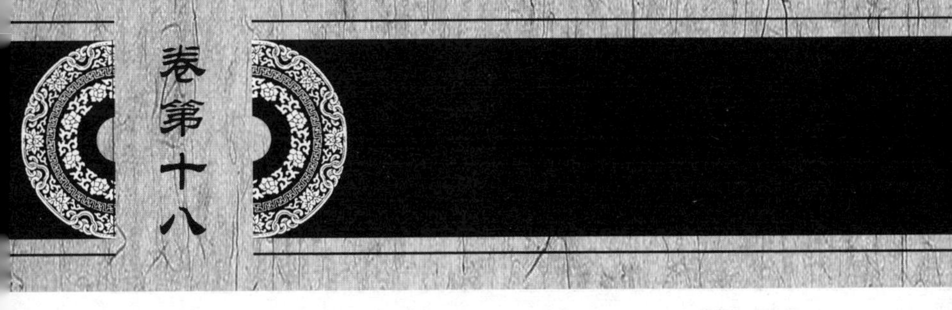

卷第十八

繆刺論篇第六十三新校正云：按全元起本在第二卷。

提要：本篇主要討論經絡各脈發病時所采用的左病右刺，右病左刺的繆刺方法。

黄帝問曰：余聞繆刺[1]，未得其意，何謂繆刺？繆刺，言所刺之穴，應用如紕繆綱紀也。**岐伯對曰：夫邪之客於形也[2]，必先舍於皮毛，留而不去入舍於孫脈[3]，留而不去入舍於絡脈，留而不去入舍於經脈，内連五藏，散於腸胃，陰陽俱感[4]，五藏乃傷，此邪之從皮毛而入，極[5]於五藏之次也，如此則治其經焉[6]。今邪客於皮毛，入舍於孫絡，留而不去，閉塞不通，不得入於經，流[7]溢於大絡，而生奇病[8]也。**病在血絡，是謂奇邪[9]。新校正云：按全元起云："大絡，十五絡也。"**夫邪客大絡者，左注右，右注左，上下左右[10]與經相干，而布於四末，其氣無常處，不入於經俞，命曰繆刺。**四末，謂四支也。

〔1〕繆（miù 謬）刺：謂左病刺右，右病刺左。楊上善所謂"左右互取"是也。

〔2〕邪之客於形也："形"指"身"言，《左傳》昭七年孔疏："有身體之質名之曰形。"此與本書《藏氣法時論》："夫邪氣之客於身也。"義同。

〔3〕脈：明緑格抄本作"絡"。按《甲乙經》卷五第三、《外臺》卷三十九引並作"絡"，與明抄合。

〔4〕俱感：《太素》卷二十三《量繆刺》作"更盛"。

〔5〕極：《爾雅·釋詁》："極，至也。"

〔6〕如此則治其經焉：張介賓曰："邪氣自淺入深，而極於五藏之次者，當治其經，治經者，十二經穴之正刺也，尚非繆刺之謂。"

〔7〕流：《甲乙經》卷五第三、《外臺》卷三十九引並無"流"字。

〔8〕奇病：此與本書《玉版論要篇》所言"奇病"義異。此"奇"讀如"積"。《太平御覽》卷七百五十引《風俗通》："奇，隻也。""奇病"謂病在絡，左右只病一側。

〔9〕病在血絡，是謂奇邪：按："病"與"邪"字上下竄倒，應作"邪在血絡，是謂奇病"。

〔10〕上下左右：《太素》卷二十三《量繆刺》"上下"下無"左右"二字。

帝曰：願聞繆刺以左取右以右取左奈何〔1〕**？其與巨刺何以別之**〔2〕**？岐伯曰：邪客於經，左盛則右病，右盛則左病，亦有移易**〔3〕**者**，新校正云：按《甲乙經》作"病易且移"。**左痛**〔4〕**未已而右脈先病，如此者，必巨刺之，必中其經，非絡脈也。**先病者，謂彼痛未止，而此先病以承之。**故絡病者，其痛與經脈繆處**〔5〕**，故命曰繆刺。**絡，謂正經之傍支，非正别也，亦兼公孫、飛揚等之别絡也。新校正云：按王氏云"非正别也"。按本論"邪客足太陰絡，令人腰痛"注引"從髀合陽明，上絡嗌，貫舌中。"乃太陰之正也，亦是兼脈之正，安得謂之非正别也。

〔1〕奈何：《甲乙經》卷五第三無此二字。

〔2〕其與巨刺何以别之：巨刺與繆刺同是左病刺右，右病刺左之刺法，但刺經者謂之巨刺，刺絡者謂之繆刺。

〔3〕移易：同義複詞，改變之意。《廣韻・五支》："移，易也。"

〔4〕痛：《太素》卷二十三《量繆刺》作"病"。

〔5〕其痛與經脈繆處：高世栻曰："《靈樞・脈度》論云：經脈爲裹，支而横者爲絡。故絡病者，其痛與經脈繆處。繆處異處也。謂經脈之痛，深而在裹，絡脈之痛，支而横居。"

帝曰：願聞繆刺奈何？取之何如？岐伯曰：邪客於足少陰之絡，令人卒心痛，暴脹，胸脇支滿〔1〕，以其絡支别者，並正經從腎上貫肝鬲，走於心包，故邪客之，則病如是。**無積者，刺然骨之前**〔2〕**出血，如食頃**〔3〕**而已。**然骨之前，然谷穴也，在足内踝前起大骨下陷者中，足少陰滎也。刺可入同身寸之三分，留三呼，若灸者可灸三壯，刺此多見血，令人立飢欲食。**不已**〔4〕**，左取右，右取左**，言痛在左，取之右，痛在右，取之左,餘如此例。**病新發者,取[5]五日,已。**素有此病而新發,先刺之五日,乃盡[6]已。

〔1〕卒心痛,暴脹,胸脇支滿:楊上善曰:"足少陰直脈,從腎上入肺中,支者,從肝出絡心,注胸中,故卒心痛也。從腎而上,故暴脹也。注於胸中,胸脇支滿也。以足少陰大鍾之絡傍經而上,故少陰脈行處,絡爲病也。"

〔2〕無積者,刺然骨之前:高世栻曰:"脹滿有積,當刺其胸脇;若無積者,病少陰之絡,上走心包,故當刺足少陰然谷之前。"

〔3〕食頃:即一頓飯的時間。

〔4〕不已:《太素》卷二十三《量繆刺》、《甲乙經》卷五第三並無此二字。

〔5〕取:《太素》卷二十三《量繆刺》、《甲乙經》卷五第三並無"取"字。

〔6〕盡:藏本作"愈"。

邪客於手少陽之絡,令人喉痺舌卷,口乾心煩,臂外廉痛,手不及頭[1],以其脈循手表出臂外,上肩入缺盆,布膻中,散絡心包;其支者,從膻中上出缺盆上項,又心主其[2]舌,故病如是。**刺手中[3]指次指爪甲上,去端如韭葉各一痏[4]**,謂關衝穴,少陽之井也,刺可入同身寸之一分,留三呼,若灸者可灸三壯。左右手皆刺之,故言各一痏。痏,瘡也。新校正云:按《甲乙經》關衝穴出手小指次指之端,今言中指者,誤也。**壯者立已,老者有頃[5]已,左取右,右取左,此新病數日已。**

〔1〕令人喉痺舌卷,口乾心煩,臂外廉痛,手不及頭:楊上善曰:"手少陽外關之絡,從外關上繞臂内廉,上注胸,合心主之脈。胸中之氣上薰,故喉痺,舌卷,口乾,煩心,臂内廉痛,手不上頭也。"

〔2〕其:守校本無"其"字。

〔3〕中:《太素》卷二十三《量繆刺》作"小"。

〔4〕痏(wěi 委):鍼後穴位上之創痕。《靈樞·邪氣藏府病形》:"已發鍼,疾按其痏,無令其血出,以和其脈。"在此意指鍼刺之次數。

〔5〕有頃:《國策·秦策》高注:"有頃,言未久。"

邪客於足厥陰之絡,令人卒疝暴痛,以其絡去内踝上同身寸之五寸,别走少陽,其支别者,循脛上睾結於莖,故令[1]人卒疝暴痛。睾,陰丸也。**刺足大指爪甲上,與肉交者[2]各一痏**,謂大敦穴,足大指之端，去爪甲角如韭葉，厥陰之井也，刺可入同身寸之三分，留十呼，若灸者可灸三壯。**男子立已，女子有頃已**[3]**，左取右，右取左。**

〔1〕今：藏本、守校本並作"令"。

〔2〕與肉交者：謂爪甲與皮肉相交處。

〔3〕女子有頃已：楊上善曰："疝痛者，陰之病也，女子陰氣不勝於陽，故有頃已也。"

邪客於足太陽之絡，令人頭項[1]**肩痛**，以其經之正者，從腦出別下項；支別者，從髆内左右別下。又其絡自足上行，循背上頭。故項頭[2]肩痛也。新校正云：按《甲乙經》云："其支者，從巔入絡腦，還出別下項。"王氏云"經之正者"，"正"當作"支"。**刺足小指爪甲上，與肉交者各一痏，立已**，謂至陰穴，太陽之井也，刺可入同身寸之一分，留五呼，若灸者可灸三壯。新校正云：按《甲乙經》云："在足小指外側，去爪甲角如韭葉。"**不已，刺外踝下**[3]**三痏，左取右，右取左，如食頃已**[4]**。**謂金門穴，足太陽郄也，在外踝下，刺可入同身寸之三分，若灸者可灸三壯。

〔1〕項：《太素》卷二十三《量繆刺》、《甲乙經》卷五第三"項"下並有"痛"字。

〔2〕項頭：藏本、守校本並作"頭項"。

〔3〕下：《甲乙經》卷五第三作"上"。

〔4〕如食頃已：《太素》卷二十三《量繆刺》無此四字。

邪客於手陽明之絡，令人氣滿胸中，喘息[1]**而支胠，胸中熱**，以其經自肩端入缺盆，絡脈[2]，其支別者，從缺盆中直而上頸，故病如是。**刺手大指次指爪甲上，去端如韭葉各一痏，左取右，右取左，如食頃已。**謂商陽穴，手陽明之井也，刺可入同身寸之一分，留一呼，若灸者可灸一壯。新校正云：按《甲乙經》云："商陽在手大指次指内側，去爪甲角如韭葉。"

〔1〕胸中喘息：《甲乙經》卷五第三"息"作"急"。高世栻曰："喘息，肺病也。"

〔2〕脈：守校本作"肺"。

邪客於臂掌之間，不可得屈[1]**，刺其踝後**，新校正云：按全元起云："是人手之本節踝也"。**先以指按之痛**[2]**，乃刺之，以月死生爲**[3]**數，月生一日一痏，二日二痏**[4]**，十五日十五痏，十六日十**

四痏[5]**。**隨日數也。月半已前謂之生,月半以後謂之死,虧滿而異也。

〔1〕邪客於臂掌之間,不可得屈:《甲乙經》卷五第三“不”下無“可”字。《全生指迷方》卷三《諸痛》引作“臂痛不能屈伸”。

〔2〕先以指按之痛:吴崑曰:“此以應痛爲痏,不拘穴法。”即以痛爲俞刺之。

〔3〕爲:明緑格抄本“爲”下有“痏”字。《太素》卷二十三《量繆刺》亦有“痏”字,與明抄本合。

〔4〕二痏:本書《刺腰痛篇》王注引“二痏”下有“漸多之”三字,應據補。

〔5〕十四痏:本書《刺腰痛篇》王注引“十四痏”下有“漸少之”三字,應據補。

邪客於足[1]**陽蹻之脈,令人目痛從内眥始**,以其脈起於足,上行至頭而屬目内眥,故病令人目痛從内眥始也。何以明之?《八十一難經》曰:“陽蹻脈者,起於跟中,循外踝上行,入風池。”《鍼經》曰:“陰蹻脈入鼽屬目内眥,合於太陽陽蹻而上行。”尋此則至於目内眥也。**刺外踝之下半寸所**[2]**各二痏**,謂申脈穴,陽蹻之所生也,在外踝下陷者中,容爪甲,刺可入同身寸之三分,留六呼,若灸者可灸三壯。新校正云:詳“血脈痛”注云“外踝下五分”。**左刺右,右刺左,如行十里頃而已。**

〔1〕足:《太素》卷二十三《量繆刺》無“足”字,《太素》卷十《陰陽蹻脈》有“足”字。按:以王注引《難經》、《鍼經》核之,無“足”字是。

〔2〕所:義與“許”同。

人有所墮墜,惡血留内,腹中滿[1]**脹,不得前後,先飲利藥**[2]**,此上傷厥陰之脈,下傷少陰之絡**[3]**,刺足内踝之下,然骨之前血脈出血**,此少陰之絡也。新校正云:詳“血脈出血”,“脈”字疑是“絡”字。**刺足跗上動脈**[4],謂衝陽穴,胃之原也,刺可入同身寸之三分,留十呼,若灸者可灸三壯。主腹大不嗜食。以腹脹滿,故爾[5]取之。**不已,刺三毛上各一痏,見血立已,左刺右,右刺左。**謂大敦穴,厥陰之井也。**善悲驚不樂,刺如右方**[6]**。**善悲驚不樂,亦如上法刺之。

〔1〕滿:《衛生寶鑑》卷十三引作“痛”。

〔2〕利藥:指破瘀之藥。楊上善曰:“可飲破血之湯,利而出之。”

〔3〕上傷厥陰之脈,下傷少陰之絡:張介賓曰:“凡墮墜者,必病在筋

骨。故上傷厥陰之脈，肝主筋也，下傷少陰之絡，腎主骨也。”

〔4〕刺足跗上動脈：張介賓曰：“足厥陰之俞，太衝穴也。”

〔5〕故爾：讀本、藏本“故”下並無“爾”字。

〔6〕善悲驚不樂，刺如右方：《太素》卷二十三《量繆刺》、《甲乙經》卷五第三“驚”上並有“善”字。吴崑曰：“厥陰之病，連於肝則驚，少陰之病，逆於膻中則不樂，故刺法相侔也。”

邪客於手陽明之絡，令人耳聾，時不聞音〔1〕，以其經支者，從缺盆上頸貫頰，又其絡支別者，入耳會於宗脈，故病令人耳聾時不聞聲。**刺手大指次指爪甲上去端如韭葉各一痏，立聞**〔2〕，亦同前商陽穴。**不已，刺中指爪甲上與肉交者立聞**，謂中衝穴，手心主之井也，在手中指之端，去爪甲如韭葉陷者中，刺可入同身寸之一分，留三呼，若灸者可灸三壯〔3〕。古經脱簡，無絡可尋之〔4〕。恐是刺小指爪甲上，與肉交者也。何以言之？下文云，手少陰絡會於耳中也。若小指之端，是謂少衝，手少陰之井，刺可入同身寸之一分，留一呼，若灸者可灸一壯。新校正云：按王氏云“恐是小指爪甲上少衝穴”。按《甲乙經》“手心主之正，上循喉嚨，出耳後，合少陽完骨之下。”如是則安得不刺中衝，而疑爲少衝也。**其不時聞者**〔5〕，**不可刺也。**不時聞者，絡氣已絶，故不可刺。**耳中生風**〔6〕**者，亦刺之如此數，左刺右，右刺左。**

〔1〕時不聞音：《太素》卷二十三《量繆刺》無“音”字。“時”猶或也。

〔2〕立聞：按：准前後例，“立聞”下，似脱“左刺右，右刺左”六字。

〔3〕謂中衝穴……若灸者可灸三壯：顧觀光曰：“此四十四字，必非王注。當是林氏引别説以解經，而傳寫脱其姓氏，又誤置王氏前也。”

〔4〕之：藏本、守校本並無“之”字。

〔5〕其不時聞者：謂完全失去聽力。“時”猶常也。

〔6〕耳中生風：姚止庵曰：“生風謂耳中自響，如聞風聲也。”

凡痺往來行無常處者〔1〕，**在分肉間痛而刺之，以月死生爲數，用鍼者隨氣盛衰，以爲痏數**〔2〕，**鍼過其日**〔3〕**數則脱氣，不及日數則氣不寫，左刺右，右刺左，病已止；不已**〔4〕，**復刺之如法。**言所以約月死生爲數者何？以隨氣之盛衰也。**月生一日一痏，二日二痏，漸多之；十五日十五痏，十六日十四痏，漸少之。**如是刺之，則無過數，無不及也。

〔1〕凡痺往來行無常處者：高世栻曰："此言往來行痺，不涉經脈，但當繆刺其絡脈，不必刺其俞穴也。其行無常處者，邪在分肉之間，不涉經脈也。"

〔2〕用鍼者隨氣盛衰，以爲痏數：明緑格抄本無此十二字。吴崑曰："此十一字原爲注文，竄入正文。"

〔3〕日：《太素》卷二十三《量繆刺》作"月"。下"不及日數"亦作"不及月數"。

〔4〕病已止；不已：《甲乙經》卷五第三作"病如故"。

邪客於足陽明之經[1]**，令人鼽衄上齒寒**[2]，以其脈起於鼻交頞中，下循鼻外，入上齒中，還出俠口環脣，下交承漿，却循頤後下廉，出大迎，循頰車，上耳前，故病令人鼽衄上齒寒也。復以其脈左右交於面部，故舉經脈之病，以明繆處之類，故下文云：新校正云：按全元起本與《甲乙經》"陽明之經"作"陽明之絡"。**刺足中指次指**[3]**爪甲上，與肉交者各一痏，左刺右，右刺左。**中當爲大，亦傳寫中大之誤也。據《靈樞經》、《孔穴圖經》中指次指爪甲上無穴，當言刺大指次指爪甲上，乃厲兑穴，陽明之井，不當更有次指二字也，厲兑者刺可入同身寸之一分，留一呼，若灸者可灸一壯。新校正云：按《甲乙經》云："刺足中指爪甲上"。無"次指"二字。蓋以大指次指爲中指，義與王注同。下文云"足陽明中指爪甲上"。亦謂此穴也。厲兑在足大指次指之端，去爪甲角如韭葉。

〔1〕邪客於足陽明之經：《太素》卷二十三《量繆刺》、《聖濟總録》卷一百九十一引"經"並作"絡"。

〔2〕令人鼽衄上齒寒：《太素》卷二十三《量繆刺》"上"作"下"。森立之曰："《太素》作'下齒'恐訛。"

〔3〕次指：《太素》卷二十三《量繆刺》無此二字。

邪客於足少陽之絡，令人脇痛不得息，欬而汗出，以其脈支別者從目鋭眥下大迎，合手少陽於頔，下加頰車，下頸合缺盆，以下胸中，貫鬲絡肝屬膽循脇，故令人脇痛欬而汗出。**刺足小指次指**[1]**爪甲上，與肉交者各一痏**，謂竅陰穴，少陽之井也，刺可入同身寸之一分，留一呼，若灸者可灸三壯。新校正云：按《甲乙經》"竅陰在足小指次指之端，去爪甲角如韭葉。"**不得息立已，汗出立止，欬者温衣飲食**[2]**，一日已。左刺右，右刺左，病立已。不已，復次如法。**

〔1〕次指:《甲乙經》卷五第三無此二字。

〔2〕温衣飲食:黄球曰:"飲食之飲作暖"。《太素》卷二十三《量繆刺》楊注作"暖飲食。"

邪客於足少陰之絡,令人嗌痛[1]**,不可内食**[2]**,無故善怒,氣上走賁上**[3],以其經支別者,從肺出絡心,注胸中。又其正經,從腎上貫肝鬲,入肺中,循喉嚨,俠舌本,故病令人嗌乾痛,不可内食,無故善怒,氣上走賁上也。賁,謂氣奔也。新校正云:詳王注以"賁上"爲"氣奔"者非,按《難經》"胃爲賁門"。楊玄操云:"賁,鬲也。"是氣上走鬲上也。經既云氣上走,安得更以賁爲奔上之解邪?**刺足下中央之脈**[4]**,各三痏,凡六刺,立已,左刺右,右刺左。**謂勇[5]泉穴,少陰之井也,在足心陷者中,屈足踡指宛宛中,刺可入同身寸之三分,留三呼,若灸者可灸三壯。**嗌中腫,不能内唾,時不能出唾者,刺**[6]**然骨之前,出血立已,左刺右,右刺左。**亦足少陰之絡也,以其絡並大經[7]喉嚨,故爾刺之。此二十九字,本錯簡在"邪客手足少陰太陰足陽明之絡"前,今遷於此。新校正云:詳王注以"其絡並大經循喉嚨"差互。按《甲乙經》"足少陰之絡,並經上走心包少陰之經,循喉嚨。"今王氏之注,經與絡交互,當以《甲乙經》爲正也。

〔1〕令人嗌痛:《太素》卷二十三《量繆刺》、《甲乙經》卷五第三"嗌"並作"咽"。"嗌"與"咽"同義。

〔2〕不可内食:《廣雅·釋詁三》:"内,入也。"

〔3〕氣上走賁上:四庫本"賁"下無"上"字。楊上善曰:"賁,膈也。"

〔4〕脈:《甲乙經》卷五第三作"絡"。

〔5〕勇:守校本作"湧"。

〔6〕刺:《太素》卷二十三《量繆刺》、《甲乙經》卷五第三"刺"上並有"繆"字。按"繆"字應補,與王注所謂"二十九字"合。

〔7〕經:《素問校譌》引古抄本"經"下有"循"字。

邪客於足太陰之絡,令人腰痛,引少腹控眇[1]**,不可以仰息,**足太陰之絡,從髀合陽明,上貫尻骨中,與厥陰少陽結於下髎,而循尻骨内入腹,上絡嗌貫舌[2]中。故腰痛則引少腹,控於眇中也。眇,謂季脇下之空軟處也。受邪氣則絡拘急,故不可以仰伸而喘息也。《刺腰痛篇》中無"息"字。新校正云:詳王注云"足太陰之絡",按《甲乙經》乃"太陰之正”,非絡也。王氏謂之絡者,未詳其旨。**刺腰尻之解,兩胂之上,是腰俞[3],以月死生爲痏數,發鍼立已,左刺右,右刺左。**腰尻骨間曰解,當中有腰俞,刺可入同身寸之二寸,新校正云:按《氣府論》注作“二分”。《刺熱論》注作“二分”。《水穴篇》注作“二分”。《熱穴篇》注作“二寸”。《甲乙經》作“二寸”。留七呼,主與經同。《中誥孔穴經[4]》云:左取右,右取左,穴當中,不應爾也。次腰下俠尻有骨空各四,皆主腰痛,下髎主與經同,是足太陰厥陰少陽所結,刺可入同身寸之二寸,留十呼,若灸者可灸三壯。胂,謂兩髁胂也。腰俞髁伸[5],皆當取之也。新校正云:按此邪客足太陰之絡,並刺法一項,已見《刺腰痛篇》中,彼注甚詳,此特多“是腰俞”三字耳。别按全元起本舊無此三字,王氏頗知腰俞無左右取之理而注之,而不知全元起本舊無。

〔1〕令人腰痛,引少腹控䏚:吴崑曰:“足太陰,濕土也。濕病者,先注於腰,故腰痛。太陰之筋,聚於陰器,循腹裏結脇,故引少腹控䏚。”

〔2〕舌:《素問校譌》引古抄本、元槧本作“肩”。

〔3〕是腰俞:《太素》卷二十三《量繆刺》無此三字,與林校引全元起本合。

〔4〕經:按“經”上脱“圖”字。

〔5〕伸:柯校本作“胂”。

邪客於足太陽之絡,令人拘攣背急,引脇而痛[1],以其經從踝[2]内,左右别下,貫胂,合膕中,故病令人拘攣背急,引脇而痛。新校正云:按全元起本及《甲乙經》“引脇而痛”下,更云“内引心而痛”。**刺之從項始數脊椎俠脊,疾按之應手如痛[3],刺之傍三痏,立已。**從項始數脊椎者,謂從大椎數之,至第二椎兩傍,各同身寸之一寸五分,内循脊兩傍,按之有痛應手,則邪客之處也,隨痛應手深淺,即而刺之。邪客在脊骨兩傍,故言刺之傍也。

〔1〕令人拘攣背急,引脇而痛:《太素》卷二十三《量繆刺》“引脇而痛”下有“内引心而痛”五字,與林校引全元起本合。《靈樞·經脈》云:“膀胱,足太陽也。是動則病,脊痛,腰似折,髀不可以曲,膕如結,踹如裂,是主筋所生病者,項背腰尻膕踹脚皆痛,小指不用。”森立之曰:“拘攣二字,專指腰脚而言,《經脈篇》可證矣。其筋或引背而急,或引腰而痛,或内引心而痛也。”

〔2〕踝:胡本、讀本並作“髆”。

〔3〕如痛:《太素》卷二十三《量繆刺》、《甲乙經》卷五第三並作"而痛"。《全生指迷方》卷三引作"痛者"。楊上善曰:"脊有二十一椎,以兩手挾脊當椎,按之痛處,即是。"吴崑曰:"此不拘穴俞而刺,謂之應痛穴。"

邪客於足少陽之絡,令人留於樞中痛,髀不可舉〔1〕,以其經出氣街,繞毫際,横入髀厭中,故痛令人留於髀樞,後痛解不可舉也。樞,謂髀樞也。**刺樞中以毫鍼,寒則久留鍼,以月死生爲**〔2〕**數,立已。**髀樞之後,則環銚穴也,正在髀樞後,故言刺髀樞後也。環銚者,足少陽脈氣所發,刺可入同身寸之一寸,留二十〔3〕呼,若灸者可灸三壯。毫鍼者,第七鍼也。新校正云:按《甲乙經》"環銚在髀樞中",《氣穴論》云:"在兩髀厭分中",此經云"刺樞中",而王氏以謂"髀樞之後者",誤也。

〔1〕令人留於樞中痛,髀不可舉:《鍼灸資生經》卷五《足雜病》引無"留於"二字。楊上善曰:"足少陽光明之絡,去踝五寸,别走少陰,不至樞中。足少陽正别,繞髀入毛際,合厥後,别者入季肋間,故髀樞中久痛及髀不舉也。""樞中"當環銚穴處。《説文·骨部》:"髀,股也。"此指大腿。

〔2〕爲:《太素》卷二十三《量繆刺》、《甲乙經》卷五第三"爲"下並有"痏"字,應據補。

〔3〕二十:胡本、讀本"二"下並無"十"字。

治諸經刺之,所過者不病〔1〕**,則繆刺之。**王〔2〕言也。經不病則邪在絡,故繆刺之。若經所過有病,是則經病,不當繆刺矣。

〔1〕所過者不病:《太素》卷二十三《量繆刺》"病"作"痛"。楊上善曰:"刺十二經所過之處不痛者,病在於絡,故繆刺也。"

〔2〕王:藏本、守校本並作"正"。

耳聾,刺手陽明,不已,刺其通脈出耳前者〔1〕**。**手陽明,謂前手大指次指去端如韭葉者也,是謂商陽。據《中誥孔穴圖經》手陽明脈中商陽、合谷、陽谿、偏〔2〕歷四穴,並主耳聾。今經所指,謂前商陽,不謂此合谷等穴也。耳前通脈,手陽明脈。正當聽會之分,刺入同身寸之四分,若灸者可灸三壯。**齒齲**〔3〕**,刺手陽明**〔4〕**,不已,刺其脈入齒中**〔5〕**,立已。**據《甲乙》《流注圖經》手陽明脈中商陽、二間、三間、合谷、陽谿、偏〔6〕歷、温留七穴,並主齒痛。手陽明脈貫頰入下齒中,足陽明脈循鼻外入上齒中也。

〔1〕刺其通脈出耳前者:《甲乙經》卷五第三"通"作"過"。森立之曰:"耳聾定法,宜刺手陽明。若不已者,其動脈自有通耳前者,探得之,而

直刺其處,亦阿是之法也。與後條治齲法同理,而此云出耳前,後云入齒中,出入二字,下得尤妙。"

〔2〕偏:胡本作"偏",是。

〔3〕齲(qǔ取):《釋名·釋疾病》:"齲,齒朽也,蟲齧之齒缺朽也。"

〔4〕陽明:《甲乙經》卷五第三"陽明"下有"立已"二字。

〔5〕刺其脈入齒中:金本、胡本、讀本、趙本"中"下並有"者"字。

〔6〕偏:依注〔2〕,亦應作"偏"。

邪客於五藏之間〔1〕**,其病也,脈引而痛,時來時止,視其病**〔2〕**,繆刺之於手足爪甲上**,各刺其井,左取右,右取左。**視其脈,出其血,間日一刺,一刺不已,五刺已。**有血脈者,則刺之如此數。

〔1〕邪客於五藏之間:吴崑曰:"五藏之間,謂五藏絡也。"

〔2〕病:《太素》卷二十三《量繆刺》、《甲乙經》卷五第三"病"下並有"脈"字。

繆傳引上齒〔1〕**,齒脣寒痛**〔2〕**,視其手背脈血**〔3〕**者去之**,若病繆傳而引上齒,齒脣寒痛者,刺手背陽明絡也。**足**〔4〕**陽明中指爪甲上一痏,手大指次指爪甲上各一痏,立已,左取右,右取左。**謂第二指厲兑穴也。手大指次指,謂商陽穴,手陽明井也。《鍼經》曰:"齒痛不惡清飲,取足陽明。惡清飲,取手陽明。"新校正云:詳前文"邪客足陽明,刺中指次指爪甲上,"是誤剩"次指"二字,當如此只言中指爪甲上乃是也。

〔1〕繆傳引上齒:《太素》卷二十三《量繆刺》"引"作"刺"。楊上善曰:"足陽明絡,左病右痛,右病左痛,可刺上齒足陽明絡。"

〔2〕齒脣寒痛:《甲乙經》卷五第三"寒"下無"痛"字。《太素》卷二十三《量繆刺》楊注"脣"下無"寒"字。

〔3〕脈血:疑作"血絡"。《太素》卷二十三《量繆刺》楊注:"取手陽明血絡,以去齒脣痛。"似楊據本作"血絡"。

〔4〕足:《甲乙經》卷五第三"足"上有"刺"字。

邪客於手足少陰太陰足陽明之絡,此五絡,皆會於耳中〔1〕**,上絡左角**,手少陰,真心脈。足少陰,腎脈。手太陰,肺脈。足太陰,脾脈。足陽明,胃脈。此五絡皆會於耳中,而出絡左額角也。**五絡俱竭,令人身脈皆動**〔2〕**,而形無知也,其狀若尸,或曰尸厥**,言其卒冒悶而如死尸,身脈猶如常人而動也。然陰氣盛於上,則下氣熏上而邪氣逆,邪氣逆則陽氣亂,陽氣亂則五絡閉結而不通,故其狀若屍也。以是從厥而生,故或曰屍厥。**刺其[3]足大指内側爪甲上,去端如韭葉**,謂隱白穴,足太陰之井也,刺可入同身寸之一分,留三呼,若灸者可灸三壯。**後刺足心**,謂湧泉穴,足少陰之井也,刺同前取湧泉穴法。**後刺足中指[4]爪甲上各一痏**,謂第二指足陽明之井也,刺同前取厲兑穴法。**後刺手大指内側[5],去端如韭葉**,謂少商穴,手太陰之井也,刺可入同身寸之一分,留三呼,若灸者可灸三壯。**後刺手心主[6]**,謂中衝穴,手心主之井也,刺可入同身寸之一分,留三呼,若灸者可灸一壯。新校正云:按《甲乙經》不刺手心主,詳此五絡之數,亦不及手心主,而此刺之,是有六絡。未會王冰相隨注之,不爲明辨之旨也。**少陰鋭骨之端各一痏,立已。**謂神門穴,在掌後鋭骨之端陷者中,手少陰之俞也,刺可入同身寸之三分,留三呼,若灸者可灸三壯。**不已,以竹管吹其兩耳[7]**,言使氣入耳中,内助五絡,令氣復通也。當内管入耳,以手密擫之,勿令氣泄,而極吹之,氣蹙然,從[8]絡脈通也。新校正云:按陶隱居云:"吹其左耳極三度,復吹其右耳三度也。"**鬄[9]其左角之髮方一寸,燔治[10],飲以美酒一杯,不能飲者灌之,立已。**左角之髪,是五絡血之餘,故鬄之。燔治,飲之以美酒也。酒者所以行藥,勢又炎上而内走於心,心主脈,故以美酒服之。

〔1〕此五絡皆會於耳中:《甲乙經》卷五第三、《鍼灸資生經》卷五《屍厥》引"絡"下並有"者"字。楊上善曰:"手少陰通裹,入心中,繫舌本,孫絡至耳中。足少陰經至舌本,皮部絡入耳也。手太陰正别,從喉嚨,亦孫絡入耳中。足太陰經,連舌本,散舌下,亦皮部絡入耳中。足陽明經,上耳前,過客主人前,亦皮部絡入耳中。此之五絡,入於耳中,相會通已。"

〔2〕皆動:《千金方》卷三十第四、《鍼灸資生經》卷五《屍厥》引並作"動如故"。

〔3〕其:《太素》卷二十三《量繆刺》無"其"字。

〔4〕中指:據王注"中指"似應作"次指"。

〔5〕側:《甲乙經》卷五第三"側"下有"爪甲"二字。

〔6〕後刺手心主:《太素》卷二十三《量繆刺》"後刺"下無"手心主"三字,"後刺"連下"少陰"讀。按新校正於此引《甲乙經》,而不引《太素》,森立之疑宋臣所見《太素》,恐非全卷,似亦有見,抑或偶略歟?

〔7〕兩耳:《甲乙經》卷五第三"耳"下有"中"字。按"耳中"下脱"立

已,不已”四字,應據《鍼灸資生經》卷五《屍厥》引補。若無此四字,則與下文不屬。

〔8〕然從:胡本、藏本“從”並作“後”。

〔9〕鬄(tì 剃):《甲乙經》卷五第三作“剔”。按“鬄”與“剔”同,見《儀禮·士喪禮》鄭注。“剔”俗作“剃”。

〔10〕燔(fān 翻)治:謂燒熱。《説文·火部》:“燔,爇也。”“爇,燒也。”

凡刺之數〔1〕,先〔2〕視其經脈,切而從〔3〕之,審其虚實而調之,不調者經刺之〔4〕,有痛而經不病者繆刺之,因視其皮部有血絡〔5〕者盡取之,此繆刺之數也。

〔1〕數:楊上善曰:“數,法也。”

〔2〕先:《太素》卷二十三《量繆刺》“先”上有“必”字。

〔3〕從:《甲乙經》卷五第三作“循”。

〔4〕不調者經刺之:楊上善曰:“不調者,偏有虚實也。偏有虚實者,可從經穴調其氣也。”

〔5〕血絡:謂絡脈結之有血者。

四時刺逆從論篇第六十四

新校正云:按“厥陰有餘”至“筋急目痛”,全元起本在第六卷。“春氣在經脈”至篇末,全元起本在第一卷。

提要:本篇首先説明三陰三陽脈之滑濇、有餘不足所發生的病變,其次指出四時鍼刺部位,最後提出誤刺傷及五臟的危險。

厥陰有餘病陰痺〔1〕,痺,謂痛也。陰,謂寒也。有餘,謂厥陰氣盛滿。故陰發於外,而爲寒痺。新校正云:詳王氏以“痺”爲“痛”,未通。**不足病生〔2〕熱痺〔3〕**,陰不足,則陽有餘,故爲熱痺。**滑則病狐疝風〔4〕,濇則病少腹積氣〔5〕。**厥陰脈循股陰入髦中,環陰器抵少腹,又其絡支别者,循脛上睾結於莖,故爲狐疝少腹積氣也。新校正云:按楊上善云:“狐夜不得尿,日出方得,人之所病與狐同,故曰狐疝。一曰孤疝,謂三焦孤府爲疝,故曰孤疝。”**少陰有餘病皮痺,隱軫〔6〕,不足病肺痺〔7〕**,腎水逆連於肺母故也。足少陰脈,從腎上貫肝鬲,入肺中,故有餘病皮痺隱軫,不足病肺痺也。**滑則病肺風疝,濇則病積溲血〔8〕。**以其正經入肺貫胷絡膀胱，故爲肺疝及積溲血也。**太陰有餘病肉痺寒中**〔9〕**，不足病脾痺**，脾主肉，故如是。**滑則病脾風疝，濇則病積心腹時滿。**太陰之脈入腹屬脾絡胃，其支別者，復從胃別上鬲疰〔10〕心中，故爲脾疝心腹時滿也。**陽明有餘病脈痺**〔11〕**，身時熱，不足病心痺**〔12〕，胃有餘則上歸於心，不足則心下痺，故爲是〔13〕。**滑則病心風疝，濇則病積時善驚。**心主之脈起於胸中，出屬心包，下鬲歷絡三焦，故爲心疝時善驚。**太陽有餘病骨痺身重**〔14〕**，不足病腎痺**，太陽與少陰爲表裏，故有餘不足皆病歸於腎也。**滑則病腎風疝，濇則病積善時**〔15〕**巔疾。**太陽之脈交於巔上，入絡腦，下循膂絡腎，故爲腎風及巔病也。**少陽有餘病筋痺脇滿，不足病肝痺**，少陽與厥陰爲表裏，故病歸於脾〔16〕。**滑則病肝風疝，濇則病積時筋急目痛。**肝主筋，故時筋急，厥陰之脈上出額，與督脈會於巔，其支別者，從目系下頰裏，故目痛。**是故春氣在經脈，夏氣在孫絡，長夏氣在肌肉，秋氣在皮膚，冬氣在骨髓中。**

〔1〕厥陰有餘病陰痺：森立之曰："厥陰有餘者，即血有餘之病。故其痺證，不爲燥熱，而爲陰寒濕潤之證，其治以活血利水疏導滲濕之劑。"張志聰曰："痺者閉也，血氣留著於皮肉筋骨爲痛也。"

〔2〕生：明緑格抄本、明抄本並無"生"字。"病熱痹"與上"病陰痹"對文。

〔3〕熱痺：陰血不足而陽邪乘之，故病熱痹。其治宜潤燥清熱。

〔4〕滑則病狐疝風：丹波元簡曰："《經脈篇》：肝所生病者，狐疝遺溺。而本篇係以風者，《壽夭剛柔篇》云：病在於陰者，謂之痹。病在於陽者，謂之風。凡脈滑爲陽有餘，今脈滑者，並以風稱之，其義可知。"

〔5〕濇則病少腹積氣：濇爲血虚不足之脈，故病少腹積氣作陰寒之證。

〔6〕隱軫：《甲乙經》卷四第一作"癮疹"，《永樂大典》卷一萬三千八百七十七引"軫"作"疹"。按："隱軫"即"癮胗"。《切韻殘卷・十八隱》："癮胗，皮上小起。"慧琳《音義》卷七十四引《考聲》："癮疹，皮上風起也。""胗""疹"古今字。肺合於皮，少陰君火之氣有餘，尅犯肺金故病皮痹、隱疹。

〔7〕肺痺：森立之曰："肺腎之氣，母子相通，腎氣不足，則肺氣閉塞，爲煩滿喘嘔之證。"

〔8〕濇則病積溲血:張介賓曰:"濇爲心血不足,故經滯而爲積聚,血亂而爲溲血也。"

〔9〕肉痹寒中:"肉痹"即"肌痹",其證見四肢解墮,發欬嘔汁。"寒中"即"内寒"。

〔10〕疰:趙本、藏本並作"注"。

〔11〕脈痺:森立之曰:"即血痹"。

〔12〕心痺:《痹論》云:"心痹者,脈不通,煩則心下鼓,暴上氣而喘。"

〔13〕是:四庫本"是"下有"病"字。

〔14〕重:明抄本"重"下有"滿"字。

〔15〕善時:明抄本無此二字。《甲乙經》卷四第一作"時善"。按"善時"二字誤倒。"時善巔疾"與上"時善驚"句式同。

〔16〕脾:趙本、藏本並作"肝"。

按語:有關疝病問題,《内經》中有多處論及,而所論不一。古籍中對"疝"的詮釋也各有不同涵義。如《説文·疒部》:"疝,腹痛也。"《漢書·藝文志》,《五藏六府疝十六病方》四十卷,顔注:"疝,心腹氣病。"《釋名·釋疾病》:"陰腫又曰疝,亦言詵也,詵詵引小腹急痛也。""心痛曰疝。疝,詵也,氣詵詵然上而痛也。本節文中所説的"疝",或爲本經自病,或爲他經累及。其中"狐風疝",據經絡循行,可以病及前陰,其他"肺風疝""脾風疝""心風疝""腎風疝""肝風疝"似爲心腹氣病爲患,其見證因經文未曾明示,亦不敢臆測也。

帝曰:余願聞其故。岐伯曰:春者,天氣始開,地氣始泄,凍解冰釋,水行經通,故人氣在脈。夏者,經滿氣溢,入[1]孫絡受血,皮膚充實。長夏者,經絡皆盛,内溢肌中。秋者,天氣始收,腠理閉塞,皮膚引急[2]。引,謂牽引以縮急也。**冬者蓋藏,血氣在中,内著骨髓,通於五藏。是故邪氣者,常隨四時之氣血而入客也,至其變化不可爲度[3],然必從其經氣,辟除其邪,除其邪[4]則亂氣不生。**得氣而調,故不亂。

〔1〕入:係衍文,應據姚止庵説删。

〔2〕皮膚引急:謂皮膚汗孔收縮。

〔3〕不可爲度:"爲"明抄本作"以"。

〔4〕除其邪：明抄本無此三字。

帝曰：逆四時而生亂氣奈何？岐伯曰：春刺絡脈，血氣外溢，令人少氣〔1〕；血氣溢於外，則中不足，故少氣。新校正云：按自"春刺絡脈"至"令人目不明"與《診要經終論》義同文異，彼注甚詳於此，彼分四時，此分五時，然此有長夏刺肌肉之分，而逐時各闕刺秋分之事，疑此肌肉之分，即彼秋皮膚之分也。**春刺肌肉，血氣環逆**〔2〕**，令人上氣**；血逆氣上，故上氣。新校正云：按經闕"春刺秋分"。**春刺筋骨，血氣内著，令人腹脹。**内著不散故脹。**夏刺經脈，血氣乃竭，令人解㑊**〔3〕；血氣竭少，故解㑊然不可名之也。解㑊，謂寒不寒，熱不熱，壯不壯，弱不弱，故不可名之也。**夏刺肌肉，血氣内却**〔4〕**，令人善恐**；却，閉也。血氣内閉，則陽氣不通，故善恐。**夏刺筋骨，血氣上逆，令人善怒**〔5〕**。**血氣上逆，則怒氣相應，故善怒。新校正云：按經闕"夏刺秋分"。**秋刺經脈，血氣上逆，令人善忘**；血氣上逆，滿於肺中，故善忘。**秋刺絡脈，氣不外行**〔6〕**。**新校正云：按别本作"血氣不行"。全元起本作"氣不衛外"，太素同。**令人卧不欲動**；以虚甚故。新校正云：按經闕"秋刺長夏分"。**秋刺筋骨，血氣内散**〔7〕**，令人寒慄。**血氣内散，則中氣虚，故寒慄。**冬刺經脈，血氣皆脱，令人目不明**，以血氣無所營故也。**冬刺絡脈，内**〔8〕**氣外泄，留爲大痺**〔9〕**，冬刺肌肉，陽氣竭絶，令人善忘**〔10〕**。**陽氣不壯，至春而竭，故善忘。新校正云：按經闕"冬刺秋分"。**凡此四時刺者，大逆之病**，新校正云：按全元起本作"六經之病"。**不可不從也，反之，則生亂氣相淫病焉。**淫，不次也。不次而行，如浸淫相染而生病也。**故刺不知四時之經，病之所生，以從爲逆，正氣内亂，與精相薄**〔11〕**。必審九候，正氣不亂，精氣不轉**〔12〕**。**不轉，謂不逆轉也。

〔1〕令人少氣：春氣在經脈而刺絡脈，致氣血外溢而令人氣少。

〔2〕血氣環逆：姚止庵曰："環者，循環。謂血氣相亂而逆，故周身之氣上而不下也。"

〔3〕解㑊：本書《診要經終論》林校引作"解墮"。"墮"系"惰"之借字。"解㑊"即"解惰"之義。

〔4〕血氣内却：血氣虚，退却於内之意。"却"乃"卻"之俗字。《漢書·爰盎傳》顔注："卻謂退而卑之也。"

〔5〕令人善怒:張介賓曰:“夏刺冬分,則陰虚於内,陽勝於外,故令人血氣逆而善怒。”

〔6〕氣不外行:刺絡後,陽氣内乏,故不外行。

〔7〕血氣内散:森立之曰:“血氣内散,則表陽失守,故令人寒慄。”

〔8〕内:本書《診要經終論》林校引作“血”,應據改。

〔9〕大痺:吴崑曰:“大痹者,藏氣虚而邪痹於五藏也。”

〔10〕善忘:本書《診要經終論》林校引作“善渴”。

〔11〕與精相薄:謂邪氣與真氣相搏擊。“精”真氣。“薄”與“搏”通。《左傳》昭十七年杜注:《釋文》“搏本作薄。”

〔12〕精氣不轉:“轉”疑作“摶”,“轉”“摶”草書形近易誤。“精氣不摶”謂真氣不受邪氣的搏擊,與上文“與精相搏”相對成文。

帝曰:善。刺五藏,中心一日死,其動爲噫。《診要經終論》曰:“中心者環死。”《刺禁論》曰:“一日死,其動爲噫。”**中肝五日死,其動爲語。**《診要經終論》闕而不論。《刺禁論》曰:“中肝五日死,其動爲語。”新校正云:按《甲乙經》“語”作“欠”。**中肺三日死,其動爲欬。**《診要經終論》曰:“中肺五日死。”《刺禁論》曰:“中肺三日死,其動爲欬。”**中腎六日死,**新校正云:按《甲乙經》作“三日死”。**其動爲嚏欠。**《診要經終論》曰:“中腎七日死”。《刺禁論》曰:“中腎六日死,其動爲嚏。”新校正云:按《甲乙經》無“欠”字。**中脾十日死,**新校正云:按《甲乙經》作“十五日”。**其動爲吞。**《診要經終論》曰:“中脾五日死。”《刺禁論》曰:“中脾十日死,其動爲吞。”然此三論,皆岐伯之言,而死日動變不同,傳之誤也。**刺傷人五藏必死,其動則依其藏之所變,候知其死也**〔1〕**。**變,謂氣動變也。中心下至此,並爲逆從,重文也。

〔1〕其動則依其藏之所變,候知其死也:依據五臟變動所發生的不同證候,則可察知所傷之臟而預知其死期。

標本病傳論篇第六十五

新校正云:按全元起本在第二卷《皮部論》篇前。

提要:本篇説明疾病有標有本,鍼刺有逆有從。同時還論述了疾病轉變的次序及判斷生死的方法。

黄帝問曰:病有標本[1],刺有逆從[2]奈何?岐伯對曰:凡刺之方,必别陰陽[3],前後相應[4],逆從得施,標本相移[5],故曰:有其在標而求之於標,有其在本而求之於本,有其在本而求之於標,有其在標而求之於本,故治有取標而得者,有取本而得者,有逆取而得[6]者,有從取而得[7]者,得病之情,知治大體,則逆從皆可,施必中焉。故知逆與從,正行無問[8],知標本者,萬舉萬當,道不疑惑,識既[9]深明,則無問於人,正行皆當。不知標本,是謂[10]妄行。識猶褊淺,道未高深,舉且見違,故行多妄。

〔1〕病有標本:馬蒔曰:"標者,病之後生,本者,病之先成,此乃病體之不同也。"

〔2〕刺有逆從:馬蒔曰:"逆,謂如病在本而求之於標,病在標而求之於本。從,謂如在本求本,在標求標。"

〔3〕必别陰陽:張介賓曰:"陰陽二字,所包者廣,如經絡時令,氣血疾病,無所不在。"

〔4〕前後相應:即先病後病互相關聯。《淮南子·原道訓》高注:"應,和也。"在本文則有關聯之意。

〔5〕標本相移:治病或先治標,或先治本,而不能有固定的次序。吴崑曰:"刺者,或取於標,或取於本,互相移易。"

〔6〕逆取而得:即施治時在本求標,在標求本。

〔7〕從取而得:即施治時在標求標,在本求本。

〔8〕無問:吴注本"問"作"間"。

〔9〕既:藏本作"斷"。

〔10〕謂:本書《至真要大論》"夫標本之道"節,林校引作"爲"。

夫陰陽逆從標本之爲[1]道也,小而大,言一而知百病之害[2]。著之至也。言别陰陽,知逆順,法明著,見精微,觀其所舉則小,尋其所利則大,以斯明著,故言一而知百病之害。少而多,淺而博,可以言一而知百也。言少可以貫多,舉淺可以料大者,何法之明,故[3]非聖人之道,孰能至於是耶?故學之者,猶可以言一而知百病也。博,大也。以淺而知深,察近而知遠,言標與本,易而勿及。雖事極深玄,人非咫尺,略以淺近,而悉貫之。然標本之道,雖易可爲言,而世人識見無能及者。治反爲逆,治得爲從[4]。

〔1〕爲:《聖濟經》卷一第六吴注引無"爲"字。

〔2〕言一而知百病之害:吴崑曰:"一者本也,百者標也。"

〔3〕故:四庫本作"備"。按:作"備"應屬上讀。

〔4〕治反爲逆,治得爲從:高世栻曰:"不知標本,治之相反,則爲逆;識其標本,治之得宜,始爲從。"

先病而後逆者治其本[(1)]**;先逆而後病者治其本**[(2)]**;先寒而後生病者治其本;先病而後生寒者治其本;先熱而後生病者治其本;先熱而後生中滿者治其標**[(3)]**;先病而後泄者治其本;先泄而後生他病者治其本;必且調之,乃治其他病。先病而後先中滿者治其標**[(4)]**;先中滿而後煩心者治其本。人有客氣**[(5)]**,有同氣**[(6)]**。**新校正云:按全元起本"同"作"固"。**小大不利治其標**[(7)]**;小大利治其本。**本先病,標後病,必謹察之。**病發而有餘,本而標之**[(8)]**,先治其本,後治其標**[(9)]**,病發而不足,標而本之,先治其標,後治其本**[(10)]**。**本而標之,謂有先病復有後病也。以其有餘,故先治其本,後治其標也。標而本之,謂先發輕微緩者,後發重大急者。以其不足,故先治其標,後治其本也。**謹察間甚**[(11)]**,以意調之,**間,謂多也。甚,謂少也。多,謂多形證而輕易。少,謂少形證而重難也。以意調之,謂審量標本不足有餘,非謂捨法而以意妄爲[(12)]也。**間者并行,甚者獨行**[(13)]**。先小大不利而後生病者治其本**[(14)]**。**并,謂他脈共受邪氣而合病也。獨,爲一經受病而無異氣相參也。并甚則相傳,傳急則亦死。

〔1〕先病而後逆者治其本:馬蒔曰:"凡先生病而後病勢逆者,必先治其初病之爲本。"丹波元絚曰:"其病本重,後有治逆,猶宜治其本病。"

〔2〕先逆而後病者治其本:丹波元絚曰:"其病本輕,倘被醫誤而加重者,逆治爲本,宜救療之,仲景所謂知犯何逆,及本發汗而復下之,此之類,皆可以相發焉。"

〔3〕先熱而後生中滿者治其標:《靈樞·病本》"熱"作"病"。滑壽曰:"此句當作先病而後生熱者治其標。蓋以下文自有先病而後生中滿者治其標之句,此誤無疑。"

〔4〕先病而後先中滿者治其標:金本、胡本、趙本、吴本、明緑格抄本、朝本、滑抄本、四庫本、黄本、守校本"先中滿"並作"生中滿"。《靈樞·病本》無"生"字。張介賓曰:"諸病皆先治本,而惟中滿者先治其標,蓋以中

滿爲病，其邪在胃，胃者，藏府之本也，胃滿則藥食之氣不能行，而藏府皆失其所禀，故先治此者，亦所以治本也。”

〔5〕客氣：張志聰曰：“客氣者，謂在天之六氣。”

〔6〕同氣：張志聰曰：“同氣者，謂吾身中亦有此六氣，而與天氣之相同也。”

〔7〕小大不利治其標：《靈樞·病本》“小大”下有“便”字。“小大不利”乃危急之候，雖爲標病，必先治之，此急則治標之法也。

〔8〕病發而有餘，本而標之：“本而標之”謂先爲本治，而後爲標治。下文“先治其本，後治其標”，即是申明本句之意義。

〔9〕先治其本，後治其標：森立之曰：“如喘家作，桂枝湯加厚朴、杏子，及桂二麻一諸加味之方是也。凡方後所述加減藥味，並是治標之方法也。”

〔10〕病發而不足，標而本之，先治其標，後治其本：謂先病發而表現爲正氣不足的虚證。則正氣爲標，邪氣爲本，當先治其正氣不足之標，後治其病邪之本。

〔11〕間甚：“間”謂病輕，“甚”謂病重。

〔12〕妄爲：胡本、讀本“妄爲”下並有“調之”二字。

〔13〕間者并行，甚者獨行：張介賓曰：“病淺者可以兼治，故曰并行，病甚者難容雜亂，故曰獨行。”“行”猶用也，見《周禮·司爟》鄭注。

〔14〕先小大不利而後生病者治其本：明緑格抄本、明抄本移此十三字在本節“小大利治其本”句下。

夫病傳〔1〕**者，心病先心痛**，藏真通於心，故心先痛。**一日而欬**，心火勝金，傳於肺也。肺在變動爲欬故爾。**三日脇支痛**，肺金勝木，傳於肝也。以其脈循脇肋〔2〕故如是。**五日閉塞不通，身痛體重**；肝木勝土，傳於脾也。脾性安鎮，木氣乘之，故閉塞不通，身痛體重。**三日不已，死。**以勝相伐〔3〕，唯弱是從，五藏四傷，豈其能久，故爲即死。**冬夜半，夏日中**〔4〕**。**謂正子午之時也。或言冬夏有異，非也。晝夜之半，事甚昭然。新校正云：按《靈樞經》“夫氣入藏，病先發於心，一日而之肺，三日而之肝，五日而之脾，三日不已，死。冬夜半，夏日中。”《甲乙經》曰：“病先發於心，心痛，一日之肺而欬，五日之肝，肋支痛，五日之脾，閉塞不通，身體重，三日不已，死，冬夜半，夏日中。”詳《素問》言其病，《靈樞》言其藏，《甲乙經》乃并《素問》、《靈樞》二經之文，而病與藏兼舉之。

〔1〕病傳:指病之傳變。

〔2〕肋:四庫本作"下"。

〔3〕伐:《素問校譌》引古抄本作"代"。

〔4〕冬夜半,夏日中:張介賓曰:"冬月夜半,水旺之極也。夏月日中,火旺之極也。心火畏水,故冬則死於夜半。陽邪亢極,故夏則死於日中。蓋衰極亦死,盛極亦死,有所偏勝,則有所偏絶也。"

肺病喘欬,藏真高於肺而主息,故喘欬也。**三日而脇支滿痛**,肺傳於肝。**一日身重體痛**,肝傳於脾。**五日而脹**[1];自傳於府。**十日不已,死。冬日入,夏日出。**孟冬之中,日入於申之八刻三分。仲冬之中,日入於申之七刻三分。季冬之中,日入於申,與孟月等。孟夏之中,日出於寅之八刻一分。仲夏之中,日出於寅[2]十刻三分。季夏之中,日出於寅,與孟月等也。

〔1〕脹:脾傳於腎,水壅不行,故脹。

〔2〕寅:讀本、守校本"寅"下並有"之"字。

肝病頭目眩,脇支滿[1],藏真散於肝,脈内連目脇,故如是。**三日體重身痛**,肝傳於肺[2]。**五日而脹**,自傳於府。**三日腰脊少腹痛,脛痠**;謂[3]胃傳於腎。以其脈起於足,循腨内出膕内廉,上股内後廉,貫脊屬腎絡膀胱,故如是也。腰爲腎之府,故腰痛。**三日不已,死。冬日入**,新校正云:按《甲乙經》作"日中"。**夏早食。**日入早晏,如冬法也。早食謂早於食時,則卯正之時也。

〔1〕滿:金刻本作"痛"。

〔2〕肺:讀本、守校本並作"脾"。

〔3〕謂:四庫本"謂"上有"是"字。

脾病身痛體重,藏真濡於脾,而主肌肉故爾。**一日而脹**,自傳於府。**二日少腹腰脊痛脛痠**,胃傳於腎。**三日背䏶筋痛**[1]**,小便閉**;自傳於府及之䏶也。**十日不已,死。冬人定**[2]**,夏晏食**[3]**。**人定,謂申後二十五刻。晏食,謂寅後二十五刻。

〔1〕背䏶筋痛:脊椎兩側背部的竪筋疼痛,脊傍開一寸五分、三寸爲膀胱經脈,邪傳入故爾。"䏶"與膂同,脊骨也。

〔2〕人定:夜深安息之時。《後漢書·來歙傳》:"臣夜人定後,爲何人所賊傷,中臣要害。"

〔3〕晏食：晚飯之時。《廣雅·釋詁三》："晏，晚也。"

腎病少腹腰脊痛，胻痠，藏真下於腎，故如是。**三日背胎筋痛，小便閉，**自傳於府。新校正云：按《靈樞經》云："之胎膀胱"。是自傳於府，及之胎也。**三日腹脹**[1]**，**膀胱傳於小腸。新校正云：按《甲乙經》云："三日上之心，心脹"。**三日兩脇**[2]**支痛，**府傳於藏。新校正云：按《靈樞經》云："三日之小腸，三日上之心。"今云"兩脇支痛"，是小腸府傳心藏而發痛也。**三日不已，死。冬大晨**[3]**，夏晏晡**[4]**。**大晨，謂寅後九刻大明之時也。晏晡，謂申後九刻向昏之時也。

〔1〕腹脹：此小腸脹，見《靈樞·脹論》。

〔2〕兩脇：樓英曰："小腸傳心，兩脇恐錯。"

〔3〕大晨：天亮之時。

〔4〕晏晡：晚飯之時。"晡"古作"餔"。《後漢書·王符傳》賢注："餔今爲晡字也。"《廣雅·釋詁二》："餔，食也。"

胃病脹滿，以其脈循腹，故如是。**五日少腹腰脊痛，胻痠；**胃傳於腎。**三日背胎筋痛，小便閉；**自傳於府及之胎也。**五日身體重**[1]**；**膀胱水府傳於脾也。新校正云：按《靈樞經》及《甲乙經》各云"五日上之心"。是膀胱傳心，爲相勝而身體重。今王氏言傳脾者，誤也。**六日不已，死。冬夜半後，夏日昳**[2]**。**夜半後，謂子後八刻丑正時也。日昳，謂午後八刻未正時也。

〔1〕身體重：樓英曰："膀胱水傳心火，身體重亦錯簡。"

〔2〕日昳(dié 蝶)：午後日偏斜之時。《左傳》昭五年孔疏："日昳謂蹉跌而下也。"

膀胱病小便閉，以其爲津液之府，故爾。**五日少腹脹，腰脊痛，胻痠；**自歸於藏。**一日腹脹；**腎復傳於小腸。**一日身體痛**[1]**；**小腸傳於脾。新校正云：按《靈樞經》云："一日上之心"。是府傳於藏也。《甲乙經》作"之脾"，與王注同。**二日不已，死。冬雞鳴，夏下晡**[2]**。**雞鳴，謂早雞鳴，丑正之分也。下晡，謂日下於晡時，申之後五刻也。

〔1〕身體痛：樓英曰："小腸傳心，身體痛亦錯簡。"

〔2〕下晡：即午後，與日昳之時相近。《左傳》昭五年孔疏："晡食謂日西時也。"

諸病以次是[1]**相傳，如是者，皆有死期**[2]**，不可刺，**五藏相移皆如此,有緩傳者,有急傳者,緩者或一歲二歲三歲而死,其次或三月若六月而死,急者一日二日三日四日或五六日而死,則此類也。尋此病傳之法,皆五行之氣,考其日數,理不相應。夫以五行爲紀,以不勝之數傳於所勝者,謂火傳於金,當云一日,金傳於木當云二日,木傳於土當云四日,土傳於水當云三日,水傳於火當云五日也。若以己勝之數傳於不勝者,則木三日傳於土,土五日傳於水,水一日傳於火,火二日傳於金,金四日傳於水[3],經之傳日,似法三陰三陽之氣。《玉機真藏論》曰:“五藏相通,移皆有次。不治,三月若六月,若三日若六日,傳而當死。”此與同也。雖爾,猶當臨病詳視日數,方悉是非爾。**間一藏止**[4],新校正云:按《甲乙經》無“止”字。**及至三四藏者,乃可刺也。**間一藏止者,謂隔過前一藏而不更傳也。則謂木傳土,土傳水,水傳火,火傳金,金傳木而止,皆間隔一藏也。及至三四藏者,皆謂至前第三第四藏也。諸[5]至三藏者,皆是其己不勝之氣也。至四藏者,皆至己所生之父母也。不勝則不能爲害,於彼所生則父子無剋伐之期,氣順以行,故刺之可矣。

〔1〕是:金本無“是”字。

〔2〕皆有死期:姚止庵曰:“五行以勝相傳,言其常也,若夫死期有相符者,有未必相符者,不可拘執。”

〔3〕水:胡本、趙本並作“木”。

〔4〕止:《靈樞·病傳》無“止”字,與林校合。

〔5〕諸:趙本作“謂”。

按語:本篇云死期爲冬夜半、夏日中、冬日入、夏日出、夏早食、冬人定、夏晏食、冬大晨、夏晏晡、冬夜半後、夏日昳、冬雞鳴、夏下晡,與其他篇所論不同。據《左傳》昭五年:“日之數十,故有十時。”杜注云“十時”爲:日中、食時、平旦、雞鳴、夜半、人定、黄昏、日入、晡時、日昳。另加隅中、日出,共爲十二時。本篇所載夜半、日中、日入、日出等者,亦即十二時之屬也。十二時乃古人取象自然用以標誌一日之不同時間,但是十二時須隨每日晝夜交替、太陽出入等自然客觀現象而定,故每時時閾或長或短。十二時且隨四季時序的更迭而變化甚大,或早或遲,無有定準。由於十二時隨四季晝夜長短、太陽升降等自然現象分定其時,故各時所主時間的位置亦受到晝夜長短變化的影響。我們習用的十二時辰,是用曆法地支平分一日晝夜,每辰時閾約合今二小時,每辰時閾和時矩均勻相等,分守其位,各主其時,無季節變化,不受自然晝夜變化影響。據此,本篇所云十二時與習用的十二時辰雖數目相同,但二者頗存差别,不能等同看待,更不能機械地將二者固定地相互配搭。其中或有能相合之處,但無固定規律。故本篇舊注多將十二時解爲十二辰之某一時間,顯係牽强附會,並非《内經》本義。

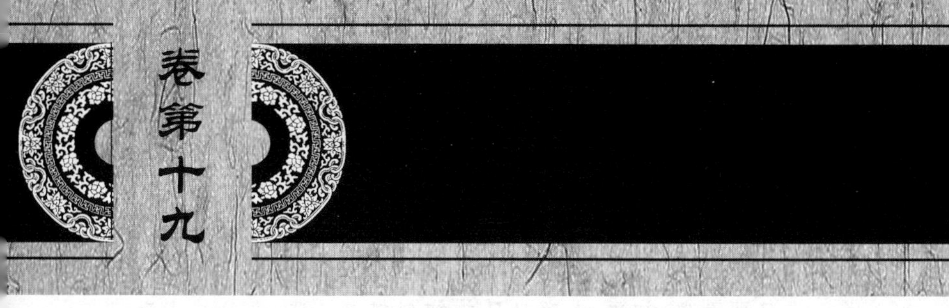

天元紀大論篇第六十六

提要:本篇重點分析五運系統與六氣系統之變化規律。明確指出五運六氣對宇宙萬物之影響。即從五行溯源陰陽,並取干支推演甲子,分紀天地間之氣候常變關係萬物化生,並概括了其起源及演化皆本於一元之氣,故以"天元紀大論"名篇。

黄帝問曰:天有五行,御五位〔1〕**,以生寒暑燥濕風,人有五藏,化五氣,以生喜怒思憂恐**〔2〕,御,謂臨御。化,謂生化也。天真之氣無所不周,器象雖殊,參應一也。新校正云:按《陰陽應象大論》云:喜怒悲憂恐,"二論不同者,思者,脾也,四藏皆受成焉,悲者,勝怒也,二論所以互相成也。**論言五運相襲**〔3〕**而皆治**〔4〕**之,終朞**〔5〕**之日,周而復始,余已知之矣,願聞其與三陰三陽之候,奈何合之?** 論,謂《六節藏象論》也。運,謂五行應天之五運,各周三百六十五日而爲紀者也。故曰終朞之日,周而復始也。以六合五,數未參同,故問之也。

〔1〕御五位:"御"有"主"義,見《禮記·曲禮》鄭注。"五位"指東、南、中央、西、北五方。

〔2〕化五氣,以生喜怒思憂恐:張介賓曰:"心化火,其志喜,肝化木,其志怒,脾化土,其志思,肺化金,其志憂,腎化水,其志恐。"

〔3〕相襲:即相因。《廣韻·二十六緝》:"襲,因也。"

〔4〕治:有"列"、"次序"之義。《廣雅·釋詁》:"列,治也。"

〔5〕朞:(jī 基)亦作"期"。《廣韻·七之》:"朞,周年,又復時也。"

按語:“天有五行御五位,以生寒暑燥濕風”云云者,係謂主運。查主運爲一年四時五步常令,除所主二十四氣氣之交司有早晚外,其五行五運之順布年年相同,故曰主運。製圖并説明如下:

申子辰歲:初運:大寒日寅初初刻起。二運:春分後十三日寅正一刻起。三運:芒種後十日卯初二刻起。四運:處暑後七日卯正三刻起。五運:立冬後四日辰初四刻起。

巳酉丑歲:初運:大寒日巳初初刻起。二運:春分後十三日巳正一刻起。三運:芒種後十日午初二刻起。四運:處暑後七日午正三刻起。五運:立冬後四日未初四刻起。

寅午戌歲:初運:大寒日申初初刻起。二運:春分後十三日申正一刻起。三運:芒種後十日酉初二刻起。四運:處暑後七日酉正三刻起。五運:立冬後四日戌初四刻起。

亥卯未歲:初運:大寒日亥初初刻起。二運:春分後十三日亥正一刻起。三運:芒種後十日子初二刻起。四運:處暑後七日子正三刻起。五運:立冬後四日丑初四刻起。

主運圖

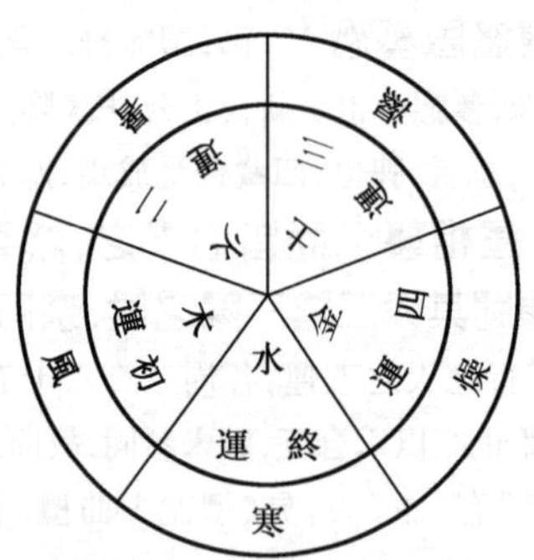

鬼臾區稽首再拜對曰:昭乎哉問也。夫五運[1]陰陽者,天地之道也,萬物之綱紀,變化之父母,生殺之本始,神明之府也,可不通乎! 道,謂化生之道。綱、紀,謂生長化成收藏之綱紀也。父母,謂萬物形之先也。本始,謂生殺皆因而有之也。夫有形稟氣而不爲五運陰陽之所攝者,未之有也。所以造化不極,能爲萬物生化之元始者,何哉?

以其是神明之府故也。然合散不測，生化無窮，非神明[2]運爲無能爾也。新校正云：詳"陰陽者"至"神明之府也"與《陰陽應象大論》同，而兩論之注頗異。**故物生謂之化，物極謂之變，陰陽不測謂之神，神用無方[3]謂之聖。**所謂化變聖神之道也。化，施化也。變，散易也。神，無期也。聖，無思也。氣之施化故曰生，氣之散易故曰極，無期禀候故曰神，無思測量故曰聖。由化與變，故萬物無能逃五運陰陽，由聖與神，故衆妙無能出幽玄之理。深乎妙用，不可得而稱之。新校正云：按《六微旨大論》云："物之生從於化，物之極由乎變，變化之相薄，成敗之所由也。"又《五常政大論》云："氣始而生化，氣散而有形，氣布而蕃育，氣終而象變，其致一也。"**夫變化之爲用也，**應萬化之用也。**在天爲玄[4]，**玄，遠也。天道玄遠，變化無窮。《傳》曰："天道遠，人道邇。"**在人爲道[4]，**道，謂妙用之道也。經術政化，非道不成。**在地爲化[4]，**化，謂生化也。生萬物者地，非土氣孕育，則形質不成。**化生五味，**金石草木，根葉華實，酸苦甘淡辛鹹，皆化氣所生[5]隨時而有。**道生智，**智通妙用，唯道所生。**玄生神。**玄遠幽深，故生神也。神之爲用，觸遇玄通，契物化成，無不應也。**神在天爲風，**風者，教之始，天之使也，天之號令也。**在地爲木，**東方之化。**在天爲熱，**應火爲用。**在地爲火，**南方之化。**在天爲濕，**應土爲用。**在地爲土，**中央之化。**在天爲燥，**應金爲用。**在地爲金，**西方之化。**在天爲寒，**應水爲用。**在地爲水，**北方之化。神之爲用，如上五化。木爲風所生，火爲熱所熾，金爲燥所發，水爲寒所資，土爲濕所全，蓋初因而成立也。雖初因之以化[6]成卒因之以敗散爾。豈五行之獨有是哉，凡因所因而成立者，悉因所因而散落爾。新校正云：詳"在天爲玄"至此，則與《陰陽應象大論》及《五運行大論》文重，注頗異。**故在天爲氣，在地成形，**氣，謂風熱濕燥寒。形，謂木火土金水。**形氣相感[7]，而化生萬物矣。**此造化生成之大紀。**然天地者，萬物之上下也；**天覆地載，上、下相臨，萬物化生，無遺略也。由是故萬物自生自長，自化自成，自盈自虛，自復自變也。夫變者何？謂生之氣極本而更始化也。孔子曰：曲成萬物而不遺。**左右者，陰陽之道路也；**天有六氣御下，地有五行奉上。當歲者爲上，主司天。承歲者爲下，主司地。不當歲者，二氣居右，北行轉之，二氣居左，南行轉之。金木水火運，北面[8]正之，常左爲右，右爲左，則左[9]者南行，右者[10]北行而反也。新校正云：詳上下左右之說，義具《五運行大論》中。**水火者，陰陽之徵兆也**；徵，信也，驗也。兆，先也。以水火之寒熱，彰信陰陽之先兆也。**金木者，生成之終始也**〔11〕。木主發生應春，春爲生化之始。金主收斂應秋，秋爲成實之終。終始不息，其化常行，故萬物生長化成收藏自久。新校正云：按《陰陽應象大論》曰："天地者，萬物之上下也，陰陽者，血氣之男女也，左右者，陰陽之道路也，水火者，陰陽之徵兆也，陰陽者，萬物之能始也。"與此論相出入也。**氣有多少，形有盛衰，上下相召，而損益彰矣。**氣有多少，謂天之陰陽三等，多少不同秩也。形有盛衰，謂五運之氣，有太過不及也。由是少多衰盛，天地相召，而陰陽損益昭然彰著可見也。新校正云：詳陰陽三等之義，具下文注中。

〔1〕五運：本書《陰陽應象大論》無"五運"二字。

〔2〕神明：藏本作"以五"。

〔3〕神用無方：指陰陽變化，有陽中含陰，陰中含陽之意。張介賓曰："神之爲用，變化不測。"

〔4〕玄　道　化：高世栻曰："玄，純粹幽深也。道，大中至正也。化，孕育生成也。"

〔5〕所生：藏本"生"作"吐"。

〔6〕以化：守校本"化"作"生"。

〔7〕形氣相感：張介賓曰："形，陰也；氣，陽也；形氣相感，陰陽合也。"

〔8〕北面：顧觀光曰："北面"當云"面北"。

〔9〕則左：守校本"左"作"右"。

〔10〕右者：守校本"右"作"左"。

〔11〕金木者、生成之終始也：金位西方，其氣主成。木位東方，其氣主生，一生一成，爲萬物之終始。

帝曰：願聞五運之主時也何如？時，四時也。**鬼臾區曰：五氣運行，各終朞日，非獨主時也。**一運之日，終三百六十五日四分度之一乃易之，非主一時當其王相囚死而爲絶法也。氣交之内迢然而别有之也。**帝曰：請聞**〔1〕**其所謂也。鬼臾區曰：臣積考**〔2〕**《太始天元册》文曰：**《天元册》所以記天真元氣運行之紀也。自神農之世〔3〕，鬼臾區十世祖始，誦而行之，此太古占候靈文。洎乎伏羲之時，已鐫諸王版〔4〕，命曰《册文》。太古靈文，故命曰《太始天元册》也。新校正云：詳今世有

《天元玉册》,或者以謂即此《太始天元册》文,非是。**太虛廖廓**[5]**,肇基化元**[6],太虛,謂空玄之境,真氣之所充神明之宫府[7]也,真氣精微,無遠不至,故能爲生化之本始,運氣之真元矣。肇,始也。基,本也。**萬物資**[8]**始,五運終天**,五運,謂木火土金水運也。終天,謂歲三百六十五日四分度之一也。終始更代,周而復始也。言五運更統於太虛,四時隨部而遷復,六氣分居而異主,萬物因之以化生,非曰自然,其誰能始,故曰萬物資始。《易》曰:"大哉乾元,萬物資始。乃統天、雲行雨施,品物流形。孔子曰:"天何言哉,四時行焉,百物生焉。"此其羲也。**布氣真靈,揔統坤元**,太虛真氣,無所不至也,氣齊生有,故禀氣含靈者,抱真氣以生焉。揔統坤元,言天元氣常司地氣,化生之道也。《易》曰:"至哉坤元,萬物資生。乃順承天也。"**九星懸朗,七曜周旋**,九星,上古之時也。上古世質人淳,歸真反朴,九星懸朗,五運齊宜。中古道德稍衰,標星藏曜,故計星之見者七焉。九星謂天蓬、天内[9]、天衝、天輔、天禽、天心、天任、天柱、天英,此盖從標而爲始,遁甲式法,今猶用焉。七曜,謂日月五星,今外蕃具[10]以此曆[11]爲舉動吉凶之信也。周,謂周天之度。旋謂左循天度而行。五星之行,猶各有進退高下小大矣。**曰陰曰陽,曰柔曰剛**,陰陽,天道也。柔剛,地道也。天以陽生陰長,地以柔化剛成也。《易》曰:"立天之道,曰陰與陽,立地之道,曰柔與剛。"此之謂也。**幽顯**[12]**既位,寒暑弛張**[13],幽顯既位,言人神各得其序。寒暑弛張,言陰陽不失其宜也。人神各守所居,無相干犯,陰陽不失其序,物得其宜,天地之道且然,人神之理[14]亦猶[15]也。新校正云:按《至真要大論》云:"幽明何如?岐伯曰:兩陰交盡,故曰幽,兩陽合明,故曰明。"幽明之配,寒暑之異也。**生生化化**[16]**,品物**[17]**咸章。**上生,謂生之有情有識之類也;下生,謂生之無情無識之類也;上化,謂形容彰顯者也;下化,謂蔽匿形容者也。有情有識,彰顯形容,天氣主之,無情無識,蔽匿形質,地氣主之。禀元靈氣之所化育爾。《易》曰:"天地絪緼,萬物化醇。"斯之謂歟。**臣斯十世,此之謂也。**傳習斯文,至鬼臾區,十世于兹,不敢失墜。

〔1〕請聞:守校本"聞"作"問"。

〔2〕積考:"積"疑作"稽"。

〔3〕之世:四庫本"世"作"出"。

〔4〕王版:守校本"王"作"玉"。

〔5〕廖廓:守校本"廖"作"寥"。《文選·游天台山賦》善注:"太虚,謂天也。""廖廓"天上寬廣之處,見《漢書·司馬相如傳》顏注。

〔6〕化元:張介賓曰:"化元,造化之本原也。"

〔7〕宫府:胡本、藏本"宫"並作"官"。

〔8〕資:《易·乾》釋文:"資,取也。"

〔9〕天内:《素問校訛》引古抄本"内"作"芮"。

〔10〕具:讀本、守校本並作"多"。

〔11〕曆:四庫本作"法"。

〔12〕幽顯:張介賓曰:"陽主晝,陰主夜,一日之幽顯也;自晦而朔,自弦而望,一月之幽顯也;春夏主陽而生長,秋冬主陰而收藏,一歲之幽顯也。"

〔13〕寒暑弛張:張介賓曰:"幽顯既定其位,寒暑從而弛張矣。弛張,往來也。"

〔14〕之理:守校本"理"作"道"。

〔15〕亦猶:四庫本"猶"作"然"。

〔16〕生生化化:自無至有爲生,物生爲化。

〔17〕品物:謂形質可别之品類。《易·乾》"品物流形",陳夢雷《周易淺述》曰:"渾淪未辨,故曰萬物;形質可别,故曰品物。"

按語:"品物",係《易》"大哉乾元,萬物資始"之物:"物極謂之變"之物,即"雲行雨施,品物流行"之物。足見"天以五運六氣化生萬物"之生化、極變現象,是由於"萬物資始"至"品物流行"之往復過程。明乎此,則對天元之氣和五運之氣本末關係可瞭然矣。

帝曰:善。何謂氣有多少,形有盛衰?鬼臾區曰:陰陽之氣各有多少,故曰三陰三陽也。由氣有多少,故隨其升降,分爲三别也。新校正云:按《至真要大論》云:"陰陽之三也,何謂?岐伯曰:氣有多少異用。"王冰云:"太陰爲正陰,太陽爲正陽,次少者爲少陰,次少者爲少陽,又次爲陽明,又次爲厥陰。"**形有盛衰,謂五行之治,各有太過不及也**〔1〕**。**太過,有餘也。不及,不足也。氣至不足,太過迎之,氣至太過,不足隨之,天地之氣,虧盈如此,故云形有盛衰也。**故其始也,有餘而往,不足隨之,不足而往,有餘從之,知迎知隨,氣可與期**〔2〕**。**言虧盈無常,互有[3]勝負爾。始,謂甲子歲也。《六微旨大論》曰:“天氣始於甲,地氣始於子,子甲相合,命曰歲立。”此之謂也。則始甲子之歲,三百六十五日,所禀之氣,當不足也,次而推之,終六甲也,故有餘已則不足,不足已則有餘,亦有歲運,非有餘非不足者,蓋以同天地之化也。若餘已復餘,少已復少,則天地之道變常,而災害作,苛疾生矣。新校正云:按《六微旨大論》云:“木運臨卯,火運臨午,土運臨四季,金運臨酉,水運臨子,所謂歲會,氣之平也。”又按《五常政大論》云:“委和之紀,上角與正角同,上商與正商同,上宮與正宮同。伏明之紀,上商與正商同。卑監之紀,上宮與正宮同,上角與正角同。從革之紀,上商與正商同,上角與正角同。涸流之紀,上宮與正宮同。赫曦之紀,上羽與正徵同。堅成之紀,上徵與正商同。”又《六元正紀大論》云:“不及而加同歲會已前諸歲,並爲正歲,氣之平也。”今王注以同天之化爲非有餘不足者,非也。**應天爲天符[4],承歲爲歲直[5],三合[6]爲治。**應天,謂木運之歲上見厥陰,火運之歲上見少陽、少陰,土運之歲上見太陰,金運之歲上見陽明,水運之歲上見太陽,此五者天氣下降,如合符運,故曰應天爲天符也。承歲,謂木運之歲,歲當于卯[7];火運之歲,歲當于午[8];土運之歲,歲當辰戌丑未;金運之歲,歲當于酉[9];水運之歲,歲當于子[10],此五者歲之所直,故曰承歲爲歲直也。三合,謂火運之歲,上見少陰,年辰臨午;土運之歲,上見太陰,年辰臨丑未;金運之歲,上見陽明,年辰臨酉;此三者,天氣、運氣與年辰俱會,故云三合爲治也。歲直亦曰歲位,三合亦爲天符。《六微旨大論》曰:天符歲會,曰太一天符。謂天、運與歲俱會也。新校正云:按天符歲會之詳,具《六微旨大論》中,又詳火運,上少陰,年辰臨午,即戊午歲也。土運,上太陰,年辰臨丑未,即己丑、己未歲也。金運,上陽明,年辰臨酉,即乙酉歲也。

〔1〕謂五行之治,各有太過不及也:張介賓曰:“形有盛衰,如木有太少角,火有太少徵,土有太少宮,金有太少商,水有太少羽。此五行之治,各有太過不及也。”

〔2〕知迎知隨,氣可與期:張介賓曰:“迎者,迎其至也。隨者,隨其去也。如時令有盛衰,則候至有遲速,至與不至,必先知之,是知迎也。氣運有勝復,勝微者復微,勝甚者復甚,其微其甚,必先知之,是知隨也。知迎知隨,則歲氣可期,而天和可自保矣。”

〔3〕互有:四庫本“互”作“時”。

〔4〕天符：一歲中運之氣，與司天之氣相符同化，謂之“天符”。

〔5〕歲直：主一歲的中運之氣，與主歲之氣相承，謂之“歲直”。

〔6〕三合：運氣、司天、主歲，三者之氣會合，謂之“三合”，亦謂太乙天符。

〔7〕于卯：胡本、讀本並作“亥卯”。

〔8〕于午：胡本、讀本並作“寅午”。

〔9〕于酉：胡本、讀本並作“己酉”。

〔10〕于子：胡本、讀本並作“申子”。

帝曰：上下相召[1]**奈何？鬼臾區曰：寒暑燥濕風火，天之陰陽也，三陰三陽，上奉之。**太陽爲寒，少陽爲暑，陽明爲燥，太陰爲濕，厥陰爲風，少陰爲火，皆其元在天，故曰天之陰陽也。**木火土金水火，地之陰陽也，生長化收藏，下應之。**木，初氣也。火，二氣也。相火，三氣也。土，四氣也。金，五氣也。水，終氣也。以其在地應天，故云下應也。氣在地，故曰地之陰陽也。新校正云：按《六微旨大論》曰：“地理之應六節氣位何如？岐伯曰，顯明之右，君火之位，退行一步，相火治之，復行一步，土氣治之，復行一步，金氣治之，復行一步，水氣治之，復行一步，木氣治之。”此即木火土金水火地之陰陽之義也。**天以陽生陰長，地以陽殺陰藏。**生長者天之道，藏殺者地之道。天陽主生，故以陽生陰長。地陰主殺，故以陽殺陰藏。天地雖高下不同，而各有陰陽之運用也。新校正云：詳此經與《陰陽應象大論》文重，注頗異。**天有陰陽，地亦有陰陽。**天有陰故能下降，地有陽故能上騰，是以各有陰陽也。陰陽交泰，故化變由之成也。**木火土金水火**[2]**，地之陰陽也，生長化收藏。故陽中有陰，陰中有陽。**陰陽之氣，極則過亢，故各兼之。《陰陽應象大論》曰：“寒極生熱，熱極生寒。”又曰：“重陽必陰，重陽必陰。”言氣極則變也。故陽中兼陰，陰中兼陽，《易》之卦，離中虚，坎中實[3]。此其義象也。**所以欲知天地之陰陽者，應天之氣，動而不息**[4]**，故五歲而右遷**[5]**，應地之氣，静而守位**[6]**，故六朞而環會**[7]，天有六氣，地有五位，天以六氣臨地，地以五位承天，蓋以天氣不加君火故也。以六加五，則五歲而[8]餘一氣[9]，故遷一位。若以五承六，則常六歲乃備盡天元之氣，故六年而環會，所謂周而復始也。地氣左行，往而不返，天氣東轉[10]，常自火運數五歲已，其次氣正當君火氣[11]之上，法不加臨，則右遷君火氣上，以臨相火之[12]上，故曰五歲而右遷也。由斯動静，上下相臨，而天地萬物之情，變化之機可見矣。**動静相召，上下相臨，陰陽相錯，而變由生也。**天地之道，變化之微，其由是矣。孔子曰：天地設位，而易行乎其中。此之謂也。新校正云：按《五運行大論》云："上下相遘，寒暑相臨，氣相得則和，不相得則病。"又云："上者右行，下者左行，左右周天，餘而復會。"

〔1〕上下相召：上爲天，下爲地。相召者，謂天地之氣相互感召。

〔2〕木火土金水火：《困學紀聞》卷九《天道》引無"木火土金水火，地之陰陽也，生長化收藏"十六字。錢熙祚曰："木火以下十六字，必因上文誤衍。上下文勢緊相承接，不當以此十六字横亘於中。"

〔3〕坎中實：讀本、守校本"實"並作"滿"。

〔4〕應天之氣，動而不息：張介賓曰："應天之氣，五行之應天干也。動而不息，以天加地而六甲周旋也。"

〔5〕故五歲而右遷：例如甲子年爲土運，由甲而乙，乙而丙，丙而丁，丁而戊，至己巳年又爲土運，是謂五歲而右遷。

〔6〕應地之氣，静而守位：張介賓曰："應地之氣，天氣之應地支也。静而守位，以地承天而地支不動也。"

〔7〕六朞而環會：謂六年運氣循環一周。如甲子年少陰熱氣，至庚午年又爲少陰熱氣。

〔8〕而：四庫本"而"下有"多"字。

〔9〕一氣：趙本"氣"作"歲"。

〔10〕東轉：四庫本"轉"作"行"。

〔11〕火氣：藏本、守校本"火"下並無"氣"字。

〔12〕火之：守校本"之"作"氣"。

帝曰：上下周紀[1]，其有數乎？鬼臾區曰：天以六爲節，地以五爲制，周天氣者，六朞爲一備；終地紀者，五歲爲一周。六節，謂六氣之分。五制，謂五位之分。位應一歲，氣統一年，故五歲爲一周，六年爲一備。備，謂備歷天氣。周，謂周行地位。所以地位六而言五者，天氣不臨君火故也。**君火以明，相火以位[2]。**君火在相火之右，但立名於君位，不立歲氣，故天之六氣，不偶其氣以行，君火之政[3]，守位而奉天之命，以宣行火令爾。以名奉天，故曰君火以名，守位禀命，故云相火以位。**五六相合而七百二十氣爲一紀[4]，凡三十歲，千四百四十**

氣，凡六十歲，而爲一周，不及太過，斯皆見矣。歷法一氣十五日，因而乘之，積七百二十氣，即三十年，積千四百四十氣，即六十年也。經云：有餘而往，不足隨之，不足而往，有餘從之，故六十年中，不及太過，斯皆見矣。新校正云：按《六節藏象論》云："五日謂之候，三候謂之氣，六氣謂之時，四時謂之歲，而各從其主治焉。五運相襲，而皆治之，終朞之日，周而復始，時立氣布，如環無端，候亦同法，故曰不知年之所加，氣之盛衰、虚實之所起，不可爲工矣。"

〔1〕周紀：天干在上，五歲爲一周；地支在下，七百二十氣爲一紀。

〔2〕君火以明，相火以位：明緑格抄本無"君火"以下八字。

〔3〕之政：趙本、藏本"政"並作"正"。

〔4〕七百二十氣爲一紀："氣"指節氣，一年共有二十四個節氣。三十年爲一紀，共七百二十個節氣。

帝曰：夫子之言，上終天氣，下畢地紀，可謂悉矣。余願聞而藏之，上以治民，下以治身，使百姓昭著，上下和親，德澤下流，子孫無憂〔1〕，傳之後世，無有終時，可得聞乎？安不忘危，存〔2〕不忘亡，大聖之至教也。求民之瘼，恤民之隱，大聖之深仁也。**鬼臾區曰：至數之機〔3〕，迫迮〔4〕以微，其來可見，其往可追，敬之者昌，慢之者亡，無道行私，必得天殃，**謂傳非其人授於〔5〕情押〔6〕及寄求名利者也。**謹奉天道，請言真要。**申誓戒於君王〔7〕，乃明言天道，至真之要旨也。

〔1〕使百姓昭著……子孫無憂：明緑格抄本無"使百姓昭著，上下和親，德澤下流，子孫無憂"十七字。

〔2〕存：四庫本作"治"。

〔3〕至數之機："至數"指至極之數，即微妙不測之數，恍惚之數。本書《靈蘭秘典》："恍惚之數，生於毫氂"王注"似有似無，而毫氂之數生其中。""機"指發動所由之機要。

〔4〕迫迮："迮"與"窄"通，有"近"義，見《孟子·滕文公下》焦疏。張介賓曰："迫迮以微，謂天地之氣數，其精微切近，無物不然也。"

〔5〕授於：趙本、藏本"授"並作"受"。

〔6〕情押：守校本"押"作"狎"。

〔7〕君王：讀本、藏本"王"並作"主"。

帝曰：善言始者，必會於終，善言近者，必知其遠，數術明著，應用不差，故故[1]遠近於言，始終無謬。**是則至數極而道不惑，所謂明矣。願夫子推而次之。令有條理，簡而不匱，久而不絶，易用難忘，爲之綱紀，至數之要，願盡聞之。**簡，省要也。匱，乏也。久，遠也。要，樞紐也。**鬼臾區曰：昭乎哉問！明乎哉道！如鼓之應桴，響之應聲也。**桴，鼓椎也。響，應聲也。**臣聞之：甲巳之歲，土運統之[2]；乙庚之歲，金運統之；丙辛之歲，水運統之；丁壬之歲，木運統之；戊癸之歲，火運統之。**太始天地初分之時，陰陽析位之際，天分五氣，地列五行，五行定位，布政於四方，五氣分流，散支於十干，當是[3]黄氣横於甲己，白氣横於乙庚，黑氣横於丙辛，青氣横於丁壬，赤氣横於戊癸。故甲己應土運，乙庚應金運，丙辛應水運，丁壬應木運，戊癸應火運。太古聖人，望氣以書天册，賢者謹奉以紀天元，下論文義備矣。新校正云：詳運有太過、不及、平氣，甲庚丙壬戊主太過，乙辛丁癸己主不及，大法如此，取平氣之法，其説不一，具如諸篇。

〔1〕故故：胡本、讀本“故”下不重“故”字。

〔2〕甲巳之歲，土運統之：守校本“巳”作“己”。《説文·系部》：“統，紀也。”“甲己之歲，土運統之”謂甲年則陽土統紀全年之運，己年則陰土通紀全年之運。

〔3〕當是：顧觀光曰：“是當作時。”

按語：“甲己之歲，土運統之”云云者，係謂逐年移易之全年大運所主之氣候變化，并關係人體變化情況，應與《五運行大論》互參。其本於天干對化五行，其次序製表於下：

大運天干對化五行表

戊癸	丁壬	丙辛	乙庚	甲己
化火	化木	化水	化金	化土

《證治準繩》載：“婁全善云：洪武戊辰春，鄉村病喉痺者甚衆，蓋前年終之氣，及當年初之氣，二火之邪也。予累用甘桔湯加黄連、半夏、殭蠶、鼠粘子根等劑發之，挾虚者，加參、耆、歸輩；水漿不入者，先用解毒雄黄丸醋磨化之，灌喉痰出，更用生薑汁

灌之,却用上項藥,無不神驗。”查當年歲次戊辰太陽司天,初之氣主少陽相火,其前年歲次丁卯陽明司天,終之氣屬少陰君火,二火合邪人感之而病喉痺。可見運氣所主不止限當年,前年、來年亦有所關係,是故應前後詳審。況戊年主運歲火太過,關涉尤大也。

帝曰:其於三陰三陽,合之奈何?鬼臾區曰:子午之歲,上見少陰[1]**;丑未之歲,上見太陰;寅申之歲,上見少陽;卯酉之歲,上見陽明;辰戌之歲,上見太陽;巳亥之歲,上見厥陰。少陰所謂標也,厥陰所謂終也**[2]**。**標,謂上首也。終,謂當三甲六甲之終。新校正云:詳午未寅酉戌亥之歲爲正化,正司化令之實,子丑申卯辰巳之歲爲對化,對司化令之虚,此其大法也。**厥陰之上,風氣主之;少陰之上,熱氣主之;太陰之上,濕氣主之;少陽之上,相火主之;陽明之上,燥氣主之;太陽之上,寒氣主之。所謂本也,是謂六元。**三陰三陽爲標,寒暑燥濕風火爲本,故云所謂本也。天真元氣分爲六化,以統坤元生成之用,徵其應用則六化不同,本其所生則正是真元之一氣,故曰六元也。新校正云:按别本“六元”作“天元”也。**帝曰:光乎哉道!明乎哉論!請著之玉版,藏之金匱,署**[3]**曰《天元紀》。**

〔1〕子午之歲,上見少陰:逢子年午年,則少陰司天在上,因三陰三陽爲六氣之上奉於天,故稱上見。

〔2〕少陰所謂標也,厥陰所謂終也:“標”首也。“終”盡也。子午爲少陰君火,君火爲起首,其始故謂“標”,從少陰子午而數到厥陰乙亥爲一周,厥陰爲陰之盡,其盡故謂“終”。

〔3〕署:簽題。《釋名·釋書契》:“書文書檢曰署。”

按語:篇中是以理、氣、象、數括論運氣的。理辨陰陽消息,氣分寒暑往來,象别星曜張列,數推五六錯綜,所以當全面理解其中各個要領,不可拘泥一端。如僅從寒、暑、燥、濕、風、火之“六碁一備”與木、火、土、金、水之“五歲一周”的數之錯綜,而死板去認識“司天在泉”,則不能辨氣候之勝負無常,人病之變現不一,致使偶得一驗,便認爲不爽毫髮,或經試不驗,即認爲無關醫學,皆屬片面之見。

五運行大論篇第六十七

提要:本篇的重點,是謂古人"仰觀天文,俯察地理"。從而明陰陽,别五行,辨五氣,並闡明了五運之氣的運行,及其變化規律,不僅對人體有影響,而且關係萬物化生。故以"五運行大論"名篇。

黄帝坐明堂〔1〕**,始正天綱**〔2〕**,臨觀八極**〔3〕**,考建五常**〔4〕,明堂,布政宫也。八極,八方目極之所也。考,謂考校。建,謂建立也。五常,謂五氣,行天地之中者也。端居正氣,以候天和。**請天師而問之曰:論言天地之動静,神明爲之紀,陰陽之升降,寒暑彰其兆。**新校正云:詳論謂《陰陽應象大論》及《氣交變大論》文,彼云:"陰陽之往復,寒暑彰其兆。"**余聞五運之數於夫子,夫子之所言,正五氣之各主歲爾,首甲**〔5〕**定運,余因論之。鬼臾區曰:土主甲己,金主乙庚,水主丙辛,木主丁壬,火主戊癸。子午之上,少陰主之;丑未之上,太陰主之;寅申之上,少陽主之;卯酉之上,陽明主之;辰戌之上,太陽主之;巳亥之上,厥陰主之。不合陰陽**〔6〕**,其故何也?**首甲,謂六甲之初,則甲子年也。

〔1〕明堂:指頒令察政之宫室。《孟子·梁惠王下》朱注:"明堂,王者所居,以出政令之所也。"

〔2〕天綱:張志聰曰:"天綱,天之度數也。"

〔3〕八極:張志聰曰:"八極,地之八方也。"

〔4〕五常:張介賓曰:"考,察也。建,立也。五常,五行氣運之常也。"

〔5〕首甲:謂甲子,與甲戌、甲申、甲午、甲辰、甲寅,合稱六甲之年。

〔6〕不合陰陽:張介賓曰:"不合陰陽,如五行之甲乙,東方木也,而甲化土運,乙化金運;六氣之亥子,北方水也,而亥年之上,風木主之,子年之上,君火主之。"

五運合臟腑表

癸戊	壬丁	辛丙	庚乙	己甲
化	化	化	化	化
陰陽	陽陰	陰陽	陽陰	陰陽
火合	木合	水合	金合	土合
心 小腸	膽 肝	腎 膀胱	大腸 肺	脾 胃

六氣合十二經絡表

子午主少陰君火合心與小腸

丑未主太陰濕土合脾與胃

寅申主少陽相火合包絡與三焦

卯酉主陽明燥金合肺與大腸

辰戌主太陽寒水合腎與膀胱

巳亥主厥陰風木合肝與膽

按語:"首甲定運",係本陰陽化合之五行,分紀六甲,逐年更動,其中與人體臟腑經絡之關係亦頗詳明,制表如下:

六十甲子紀歲表

甲子	甲戌	甲申	甲午	甲辰	甲寅
乙丑	乙亥	乙酉	乙未	乙巳	乙卯
丙寅	丙子	丙戌	丙申	丙午	丙辰
丁卯	丁丑	丁亥	丁酉	丁未	丁巳
戊辰	戊寅	戊子	戊戌	戊申	戊午

续表

己巳	己卯	己丑	己亥	己酉	己未
庚午	庚辰	庚寅	庚子	庚戌	庚申
辛未	辛巳	辛卯	辛丑	辛亥	辛酉
壬申	壬午	壬辰	壬寅	壬子	壬戌
癸酉	癸未	癸巳	癸卯	癸丑	癸亥

“首甲”王冰注:“謂六甲之初,則甲子年也。”由甲子順次推衍則爲乙丑、丙寅直至癸亥分紀六十年,在此六十年中之歲立首甲子,故又統稱“甲子”,或“六十甲子”。依次制表於下,以便參考。

岐伯曰:是明道也,此天地之陰陽也。上古聖人,仰觀天象,以正陰陽。夫陰陽之道,非不昭然,而人昧宗源[1],述[2]其本始,則百端疑議,從是而生。黄帝恐至理真宗,便因誣廢,愍念黎庶,故啟問之,天師知道出從真,必非謬述,故對上曰:“是明道也,此天地之陰陽也。”《陰陽法》曰:“甲乙合,乙庚合,丙辛合,丁壬合,戊癸合。”蓋取聖人仰觀天象之義。不然,則十干之位,各在一方,徵其離合,事亦寥闊。嗚呼遠哉!百姓日用而不知爾。故《太上立言》曰:“吾言甚易知,甚易行;天下莫能知,莫能行。”此其類也。新校正云:詳金主乙庚者,乙者庚之柔,庚者乙之剛。大而言之陰與陽,小而言之夫與婦,是剛柔之事也。餘並如此。**夫數之可數者,人中之陰陽也[3],然所合,數之可得者也。夫陰陽者,數之可十,推之可百,數之可千,推之可萬。天地陰陽者,不以數推以象之謂也。**言智識偏淺[4],不見原由,雖所指彌遠,其知彌近,得其元始,桴鼓非遥。

〔1〕宗源:胡本、趙本“源”並作“元”。

〔2〕述:胡本、趙本並作“迷”。

〔3〕人中之陰陽也:指人認識天地陰陽,而推算出能合乎天地陰陽之象的數之陰陽。

〔4〕偏淺:趙本“偏”作“徧”。按:《永樂大典》卷一萬三千八百七十九引作“徧”,與趙本合。

按語:象與數有相互關係,無象則談不到數,舍數則無從見五運六氣所由之宗。因此须認清象爲主，數爲用之關係。如天之日月星辰之象爲數之主；三百六十五度四分度之一的數爲象之用。故“數之可十，推之可百，數之可千，推之可萬”而“不可勝數”。在“不可勝數”取象推數之間的關係，便是象與數間之離合關係。故《陰陽離合論》云：“萬之大不可勝數，然其要一也。”（王冰注：“一謂離合也，雖不可勝數，然其要妙以離合推步，可悉知之。”）説明取象推數要妙之處，在於離合之間。即如以一鏡照一物，鏡中只現一物之影，兩鏡對照一物，其影在兩鏡中，則各數不清楚，在此恍惚之間數之不清階段，是爲象與數之離合階段，也爲取象舍數階段，此乃“天地陰陽不以數推，以象之謂”的認識。

帝曰：願聞其所始也。岐伯曰：昭乎哉問也！臣覽《太始天元册》文，丹天之氣，經于牛女戊分〔1〕**，黅天之氣，經于心尾己分**〔2〕**，蒼天之氣，經于危室柳鬼**〔3〕**，素天之氣，經于亢氐昴畢**〔4〕**，玄天之氣，經于張翼婁胃**〔5〕**。所謂戊己分者，奎壁角軫，則天地之門户也**〔6〕**。**戊土屬乾，己土屬巽。《遁甲經》曰：“六戊爲天門，六己爲地户，晨暮占雨，以西北、東南。”義取此。雨爲土用，濕氣生〔7〕之，故此占焉。**夫候**〔8〕**之所始，道之所生，不可不通也。**

〔1〕丹天之氣，經于牛女戊分：“丹”赤色，火氣也。“牛女”二十八宿中二星宿名，在北方癸位。“戊分”西北方，奎壁二宿之所在。

〔2〕黅天之氣，經於心尾己分：“黅”黄色，土氣也。“心尾”二十八宿中二星宿名，在東方甲位。“己分”東南方，角軫二宿之所。

〔3〕蒼天之氣，經于危室柳鬼：“蒼”青色，木氣也。“危室柳鬼”二十八宿中四星宿名。“危室”在北方，居天緯的壬位。“柳鬼”在南方，居天緯的丁位。

〔4〕素天之氣，經于亢氐昴畢：“素”白色，金氣也。“亢氐昴畢”二十八宿中四星宿名。“亢氐”在東方，居天緯的乙位。“昴畢”在西方，居天緯的庚位。

〔5〕玄天之氣，經于張翼婁胃：“玄”黑色，水氣也。“張翼婁胃”二十八宿中四星宿名。“張翼”在南方，居天緯的丙位。“婁胃”在西方，居天緯

的辛位。

〔6〕奎壁角軫，則天地之門户也："奎壁角軫"，二十八宿中四星宿名。太陽之視運動，位于奎壁二宿時，正當由春入夏之時；位于角軫二宿時，正當由秋入冬之時，夏爲陽中之陽，冬爲陰中之陰，故古稱"奎壁角軫"爲天地之門户。

〔7〕生：讀本作"屬"。

〔8〕候：指氣候。

帝曰：善。論言天地者，萬物之上下[1]**，左右**[2]**者，陰陽之道路，未知其所謂也。**論謂《天元紀》及《陰陽應象論》也。**岐伯曰：所謂上下者，歲**[3]**上下見陰陽之所在**[4]**也。左右者，諸上見厥陰**[5]**，左少陰右太陽；見少陰，左太陰右厥陰；見太陰，左少陽右少陰；見少陽，左陽明右太陰；見陽明，左太陽右少陽；見太陽，左厥陰右陽明。所謂面北而命其位**[6]**，言其見也。**面向北而言之也。上，南也。下，北也。左，西也。右，東也。

〔1〕上下："上"指司天，"下"指在泉。

〔2〕左右：指司天或在泉之左間右間。

〔3〕歲：謂大歲所在之年。

〔4〕陰陽之所在：指三陰三陽之所在。

〔5〕諸上見厥陰："諸"有"凡"義。"上"指司天。"見（xiàn）"同現。

〔6〕面北而命其位："面北"與下"面南"相對，面向不同，其左右亦相反，此謂司天左右，爲面向北方所定之左間右間也。

帝曰：何謂下？岐伯曰：厥陰在上則少陽在下，左陽明右太陰[1]**；少陰在上則陽明在下，左太陽右少陽；太陰在上則太陽在下，左厥陰右陽明；少陽在上則厥陰在下，左少陰右太陽；陽明在上則少陰在下，左太陰右厥陰；太陽在上則太陰在下，左少陽右少陰。所謂面南而命其位，言其見也。**主歲者位在南，故面北而言其左右。在下者位在北，故面南而言其左右也。上，天位也。下，地位也。面南，左東也，右西也，上下異而[2]左右殊也。

〔1〕左陽明右太陰："左右"指在泉之左右。

〔2〕異而：四庫本"而"作"位"。

上下相遘[1]**，寒暑相臨**[2]**，氣相得**[3]**則和，不相得**[4]**則病。**

木火相臨,金水相臨,水木相臨,火土相臨,土金相臨,爲相得也。土木相臨,土水相臨,水火相臨,火金相臨,金木相臨,爲不相得也。上臨下爲順,下臨上爲逆,逆亦鬱抑〔5〕而病生。土臨相火君火之類者也。**帝曰:氣相得而病者何也?岐伯曰:以下臨上,不當位也。**六位相臨,假令土臨火,火臨木,木臨水,水臨金,金臨土,皆爲以下臨上,不當位也。父子之義,子爲下,父爲上,以子臨父,不亦逆乎?

〔1〕相遘:"遘"與"構"通。《易・繫辭下傳》疏:"構,合也。""相遘"謂相互交合。司天在上,五運居中,在泉在下,三氣之交,是上下相遘。

〔2〕寒暑相臨:指客氣加臨于主時之六氣。

〔3〕相得:謂彼此相生。

〔4〕不相得:謂彼此相克。

〔5〕逆亦鬱抑:"逆"藏本無。疑蒙上"下臨上爲逆"衍。

帝曰:動静何如?言天地之行左右也。**岐伯曰:上者右行,下者左行〔1〕,左右周天,餘而復會也。**上,天也。下,地也。周天,謂天周地五行之位也。天垂六氣,地布五行,天順地而左迴,地承天而東〔2〕轉,木運之後,天氣常餘,餘氣不加於君火,却退一步加臨相火之上,是以每五歲已,退一位而右遷,故曰左右周天,餘而復會。會,遇也,合也。言天地之道,常五歲畢,則以餘氣遷加,復與五行座位再相會合,而爲歲法也。周天,謂天周地位,非周天之六氣也。**帝曰:余聞鬼臾區曰:應地者静,今夫子乃言下者左行,不知其所謂也,願聞何以生之乎〔3〕?**詰異也。新校正云:按鬼臾區言應地者静,見《天元紀大論》中。**岐伯曰:天地動静,五行遷復,雖鬼臾區其〔4〕上候而已,猶不能徧明。**不能徧明,無求備也。**夫變化之用,天垂象,地成形,七曜緯虚〔5〕,五行麗〔6〕地。地者,所以載生成之形類〔7〕也。虚者,所以列應天之精氣〔8〕也。形精之動,猶根本之與枝葉也,仰觀其象,雖遠可知〔9〕也。**觀五星之東轉,則地體左行之理,昭然可知也。麗,著也。有形之物,未有不依據物而得全者也。

〔1〕上者右行,下者左行:張介賓曰:"上者右行言天氣右旋,自東而西以降於地。下者左行言地氣左轉,自西而東以升於天。"

〔2〕東:趙本作"右"。

〔3〕願聞何以生之乎:"生"謂生變。本書《天元紀大論》:"動静相

召,而變由生也。"張志聰謂動之所生,似未合。

〔4〕其:"其"有"亦"義,見《古書虚字集釋》卷五。

〔5〕七曜緯虚:張志聰曰:"緯虚者,經緯于太虚之間,亦遶地而環轉也。"

〔6〕麗:《論衡·説日》:"麗者、附也。"

〔7〕形類:指動植物或礦物言。

〔8〕精氣:指日月五星。

〔9〕雖遠可知:謂天道雖遠,亦可測而知之。

帝曰:地之爲下否乎? 言轉不居,爲下乎?爲否乎? **岐伯曰:地爲人之下,太虚之中者[1]也。** 言人之所居,可謂下矣,徵其至理,則是太虚之中一物爾。《易》曰:"坤厚載物,德合無疆。"此之謂也。**帝曰:馮[2]乎?** 言太虚無礙,地體何馮而止住? **岐伯曰:大氣舉之也。** 大氣,謂造化之氣,任持太虚者也。所以太虚不屈,地久天長者,蓋由造化之氣任持之也。氣化而變,不任持之,則太虚之器亦敗壞矣。夫落葉飛空,不疾而下,爲其乘氣,故勢不得速焉。凡之有形,處地之上者,皆有生化之氣任持之也。然器有大小不同,壞有遲速之異,及至氣不任持,則大小之壞一也。**燥以乾之,暑以蒸之,風以動之,濕以潤之,寒以堅之,火以温之。故風寒在下[3],燥熱在上[4],濕氣在中,火遊行其間[5],寒暑六入,故令虚而生化[6]也。** 地體之中,凡有六入:一曰燥、二曰暑、三曰風、四曰濕、五曰寒、六曰火。受燥故乾性生焉,受暑故蒸性生焉,受風故動性生焉,受濕故潤性生焉,受寒故堅性生焉,受火故温性生焉,此謂天之六氣也。**故燥勝則地乾,暑勝則地熱,風勝則地動,濕勝則地泥,寒勝則地裂,火勝則地固矣。** 六氣之用 **帝曰:天地之氣,何以候之? 岐伯曰:天地之氣,勝復[7]之作,不形於診也。** 言平氣及勝復,皆以形證觀察,不以診知[8]也。**《脈法》曰:天地之變,無以脈診,此之謂也。** 天地以氣不以位,故不當以脈知之。

〔1〕太虚之中者:明緑格抄本"中"下無"者"字。"太虚"謂太空。指包圍地球之空間大氣。

〔2〕馮:與"凭"通。《説文·幾部》:"凭讀若馮。"段玉裁曰:"假借字。"《文選·西京賦》薛注:"凭,依託也。"

〔3〕風寒在下:張介賓曰:"寒居北,風居東,自北而東,故曰風寒在

下,下者左行也。"

〔4〕燥熱在上:張介賓曰:"熱居南,燥居西,自南而西,故曰燥熱在上,上者右行也。"

〔5〕濕氣在中,火游行其間:張介賓曰:"地者土也,土之化濕,故曰濕氣在中也。惟火有二,君火居濕之上,相火居濕之下,故曰火游行其間也"。

〔6〕生化:胡本、趙本、吴本、朝本並作"化生"。

〔7〕勝復:"勝"謂克賊侵犯。"復"謂報復。

〔8〕不以診知:《永樂大典》卷一萬五千九百五十六引"知"作"言"。

帝曰:間氣[1]**何如?岐伯曰:隨氣所在,期於左右。**於左右尺寸四部,分位承之,以知應與不應,過與不過。**帝曰:期之奈何?岐伯曰:從其氣則和,違其氣則病,**謂當沉不沉,當浮不浮,當濇不濇,當鉤不鉤,當弦不弦,當大不大之類也。新校正云:按《至真要大論》云:厥陰之至,其脈弦;少陰之至,其脈鉤;太陰之至,其脈沉;少陽之至,大而浮;陽明之至,短而濇;太陰之至,大而長。至而和則平,至而甚則病,至而反則病,至而不至者病,未至而至者病,陰陽易者危。"**不當其位**[2]**者病,**見於他位也。**迭移其位者病,**謂左見右脈,右見左脈,氣差錯故爾。**失守其位**[3]**者危,**已見於他鄉,本宫見賊殺之氣,故病危。**尺寸反者死,**子午卯酉四歲有之。反,謂歲當陰在寸脈而反見[4]於尺,歲當陽在尺而脈反見於寸,尺寸俱乃謂反也。若尺獨然,或寸獨然,是不應氣,非反也。**陰陽交者死。**寅申巳亥丑未辰戌八年有之。交,謂歲當陰在右脈反見左,歲當陽在左脈反見右,左右交見是謂交。若左獨然、或右獨然,是不應氣,非交也。**先立其年,以知其氣,左右應見,然後乃可以言死生之逆順。**經言歲氣備矣。新校正云:詳此備《六元正紀大論》中。

〔1〕間(jiàn 見)氣:即間隔於司天在泉之中的氣。司天、在泉都有左右間氣。

〔2〕不當其位:張介賓曰:"應左而右,應右而左,應上而下,應下而上也。"

〔3〕失守其位:張介賓曰:"克賊之脈見,而本位失守也。"

〔4〕寸脈而反見:守校本作"寸而脈反見"。

按語:客運全年分初、二、三、四、終五步,依五行木火土金水相生之次序推衍，而天干丁壬化木，則丁壬歲之初步木、二步火、三步土、四步金、終步水。甲己化土，則甲己之歲初步土、二步金、三步水、四步木、終步火。餘此類推，製圖如下供參考。

客 運 圖

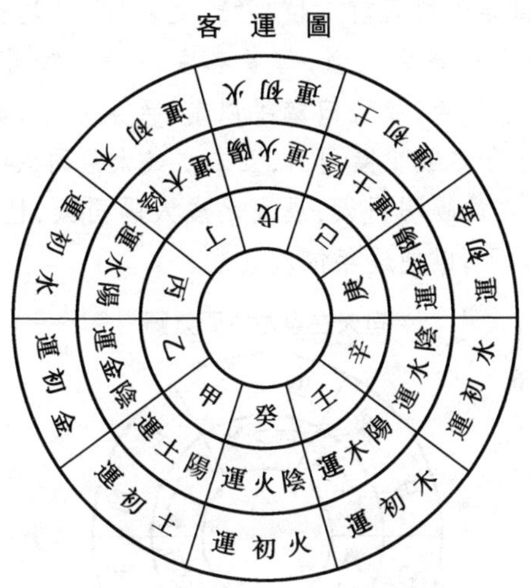

客氣逐年運行。如子午年則太陽爲初氣，厥陰爲二氣，少陰司天爲三氣，太陰爲四氣，少陽爲五氣，陽明在泉爲六氣。丑未則厥陰爲初氣，以次而轉。餘可倣此類推也。

客 氣 圖

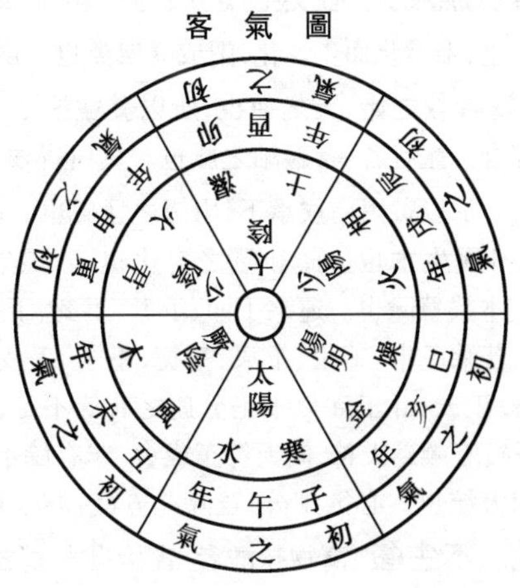

司天、在泉、四間氣者，客氣之六步也。凡主歲者爲司天，位當三之氣。司天之下相對者爲在泉，位當終之氣。司天之左爲天之左間，右爲天之右間。在泉之左爲地之左間，右爲地之右間。每歲客氣始于司天前二位，乃地之左間，是爲初氣，以至二氣，三氣而終于在泉之六氣，每氣各主一步。然司天通主上半年，在泉通主下半年，故又曰歲半以前，天氣主之，歲半以後，地氣主之也。子午之歲少陰司天，丑未之歲太陰司天，寅申之歲少陽司天，卯酉之歲陽明司天，辰戌之歲太陽司天，巳亥之歲厥陰司天。制圖如下，以便逐年依次查對。

司天在泉左右間氣圖

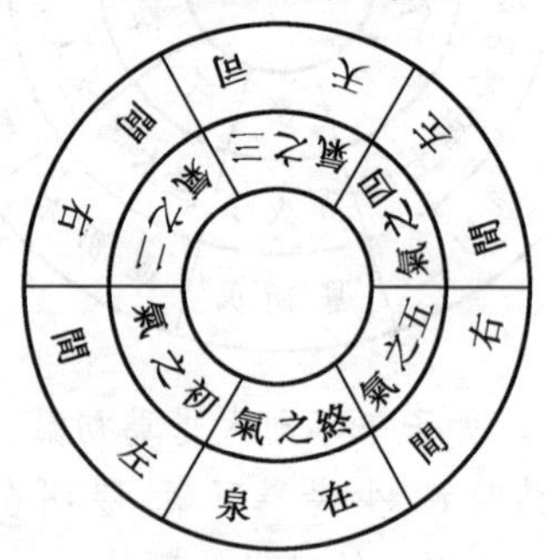

帝曰：寒暑燥濕風火，在人合之奈何？其於萬物何以生化？合，謂中外相應。生，謂承化而生。化，謂成立衆象也。**岐伯曰：東方生風**，東者日之初，風者教之始，天之使也，所以發號施令，故生自東方也。景霽山昏，蒼埃際合。崖谷若一，巖岫之風也。黄白昏埃，晚空如堵，獨見天垂，川澤之風也。加以黄黑白埃承下，山澤之猛風也。**風生木**，陽升風鼓，草木敷榮，故曰風生木也。此和氣之生化也，若風氣施化則飄揚敷折[1]，其爲變極則本拔草除也。運乘丁卯、丁丑、丁亥、丁酉、丁未、丁巳之歲，則風化不足。若乘壬申、壬午、壬辰、壬寅、壬子、壬戌之歲，則風化有餘於萬物也。新校正云：詳王注以丁壬分運之有餘不足，或者以丁卯、丁亥、丁巳、壬申、壬寅五歲爲天符，同天符正歲會，非有餘不足爲平木運，以王注爲非，是不知大統也。必欲細分，雖除此五歲，亦未爲盡。下文火土金水運等，並同此。**木生酸**，萬物味酸者，皆始自木氣之生化也。**酸生**

肝，酸味入胃，生養於肝藏。**肝生筋**，酸味入肝，自肝藏布化，生成於筋膜也。**筋生心。**酸氣榮養筋膜畢已，自筋流化，乃入於心。**其在天爲玄**，玄，謂玄冥也。丑之終，東方白。寅之初，天色反黑，太虚皆闇，在天爲玄象可見。新校正云：詳在天爲玄至化生氣七句，通言六氣五行生化之大法，非東方獨有之也。而王注“玄”謂丑之終，寅之初，天色黑，則專言在東方，不兼諸方，此注未通。**在人爲道**，正理之道，生養之政化也，**在地爲化。**化，生化也。有生化而後有萬物，萬物無非化氣以生成者也。**化生五味**，金玉土石，草木菜果，根莖枝葉，花殼實核，無識之類，皆地化生也。**道生智**，智，正知也，慮遠也。知正則不疑於事，慮遠則不涉於危，以道處之，理符於智。《靈樞經》曰：“因慮而處物謂之智。”**玄生神**，神用無方，深微莫測，迹見形隱，物鮮能期。由是則玄冥之中，神明棲據隱而不見，玄生神明也。**化生氣**〔2〕**。**飛走蚑行，鱗介毛倮羽，五類變化，内屬神機，雖爲五味所該，然其生稟則異，故又曰化生氣也。此上七句，通言六氣五行生化之大法，非東方獨有之也。新校正云：按《陰陽應象大論》及《天元紀大論》無“化生氣”一句。**神在天**〔3〕**爲風**，鳴紊啟坼，風之化也。振拉摧拔，風之用也。歲屬厥陰在上，則風化於天；厥陰在下，則風行於地。**在地爲木**，長短曲直，木之體也。幹舉機發，木之用也。**在體爲筋**，維結束絡，筋之體也，縹縱卷舒，筋之用也。**在氣爲柔**，木化宣發，風化所行，則物體柔耎。**在藏爲肝。**肝有二布葉，一小葉，如木甲拆之象也。各有支給〔4〕，脈遊中〔5〕，以宣發陽和之氣，魂之宫也。爲將軍之官，謀慮出焉。乘丁歲，則肝藏及經絡先受邪〔6〕而爲病也。膽府同。**其性爲暄**，暄，温也，肝木之性也。**其德爲和**，敷布和氣於萬物，木之德也。新校正云：按《氣交變大論》云，“其德敷和”。**其用爲動**，風摇而動，無風則萬類皆静。新校正云：按木之用爲動，火太過之政亦爲動，蓋火木之主暴速，故俱爲動。**其色爲蒼**，有形之類，乘木之化，則外色皆見薄青之色。今東方之地，草木之上，色皆蒼。遇丁歲，則蒼物兼白及黄，色不純也。**其化爲榮**，榮，美色也。四時之中，物見華榮，顔色鮮麗者，皆木化之所生也。新校正云：按《氣交變大論》云“其化生榮”。**其蟲毛**，萬物發生，如毛在皮。**其政爲散**，發散生氣於萬物。新校正云：按《氣交變大論》云“其政舒啟”。詳木之政散，平木之政發散，木太過之政散，土不及之氣散，金之用散落，木之災散落，所以爲散之異有六，而散之義惟二，一謂發散之散，是木之氣也，二謂散落之散，是金之氣所爲也。**其令宣發**，陽和之氣，舒而散也。**其變摧拉**，摧，拔成者也。新校正云：按《氣交變大論》云"其變振發"。**其眚爲隕**，隕，墜也。大風暴起，草泯木墜。新校正云：按《氣交變大論》云"其災散落"。**其味爲酸**，夫物之化之變而有酸味者，皆木氣之所成敗也。今東方之野，生味多酸。**其志爲怒。**怒，直聲也。怒所以威物。**怒傷肝**，凡物之用極，皆自傷也。怒發於肝，而反傷肝藏。**悲勝怒；**悲發而怒止，勝之信也。新校正云：詳五志悲當爲憂，蓋憂傷意悲傷魂，故云悲勝怒也。**風傷肝**，亦猶風之折木也，風生於木而反折之，用極而舒[7]。新校正云：按《陰陽應象大論》云，"風傷筋"。**燥勝風；**風自木生，燥爲金化，風餘則制之以燥，肝盛則治之以涼，涼清所行，金之氣也。**酸傷筋**，酸瀉肝氣，瀉甚則傷其氣。《靈樞經》曰："酸走筋，筋病無多食酸。"以此爾。走筋，謂宣行其氣速疾[8]也。氣血肉骨同。新校正云：詳注云《靈樞經》云，乃是《素問・宣明五氣篇》文。按《甲乙經》以此爲《素問》。王云《靈樞經》者誤也。**辛勝酸。**辛，金味，故勝木之酸，酸餘則勝之以辛也。

〔1〕飄揚敷折：趙本、守校本"折"並作"拆"。

〔2〕其在天爲玄……化生氣：據林校"其在天"七句，似應上移在本節"岐伯曰"下，"東方生風"至"筋生心"移在"化生氣"下，上下文義方合。

〔3〕神在天："神"字誤，應作"其"，當據下文南方各例改。

〔4〕支給：胡本、讀本"給"並作"絡"。

〔5〕脈遊中：守校本"遊"下有"於"字。

〔6〕先受邪：胡本、讀本"先受"並作"見受"。

〔7〕用極而舒：胡本、藏本"舒"並作"衰"。

〔8〕其氣速疾：《永樂大典》卷一萬五千九百五十六引無"速"字。

南方生熱，陽盛所生，相火、君火之政也。太虚昏翳，其若輕塵，山川悉然，熱之氣也。大明不彰，其色如丹，鬱熱之氣也。若行雲[1]暴升，嵸然葉積，乍盈乍縮，崖谷之熱也。**熱生火**，熱甚之氣，火運盛明，故曰熱生火，火者，盛陽之生化也，熱氣施化則炎暑鬱燠，其爲變極則燔灼銷融，運乘癸酉、癸未、癸巳、癸卯、癸丑、癸亥歲，則熱化不足。若乘戊辰、戊寅、戊子、戊戌、戊申、戊午歲，則熱化有餘。火有君火、相火，故曰熱生火，又云火也。**火生苦**，物之味苦者，皆始自火之生化也。甘物遇火，體焦則苦，苦從火化，其可徵也。**苦生心**，苦物入胃，化入於心，故諸癸歲則苦化少，諸戊歲則苦化多。**心生血**，苦味自心化已，則布化生血脈。**血生脾。**苦味營血已，自血流化，生養脾也。**其在天爲熱**，亦神化氣也。暄暑鬱蒸，熱之化也。炎赫沸騰，熱之用也。歲屬少陰少陽，在上，則熱化於天，在下，則熱行於地。**在地爲火**，光顯炳明，火之體也。燔燎焦然，火之用也。**在體爲脈**，流行血氣，脈之體也。壅泄虚實，脈之用也。絡脈同。**在氣爲息**，息，長也。**在藏爲心**，心形如未敷蓮花，中有九空，以導引天真之氣，神之宇也。爲君主之官，神明出焉。乘癸歲，則心與經絡受邪而爲病，小腸府亦然。**其性爲暑**，暑，熱也。心之氣性也。**其德爲顯**，明顯見象，定而可取，火之德也。新校正云：按《氣交變大論》云"其德彰顯"。**其用爲躁**，火性躁動，不專定也。**其色爲赤**，生化之物，乘火化者，悉表備赭丹之色。今南方之地，草木之上，皆兼赤色。乘癸歲，則赤色之物，兼黑及白也。**其化爲茂**，茂，蕃盛也。新校正云：按《氣交變大論》云"其化蕃茂"。**其蟲羽**，參差長短，象火之形。**其政爲明**，明曜彰見無所蔽匿，火之政也。新校正云：按《氣交變大論》云"其政明曜"。又按火之政明，水之氣明，水火異而明同者，火之明明于外，水之明明于内，明雖同而實異也。**其令鬱蒸**，鬱，盛也。蒸，熱也。言盛熱氣如蒸也。新校正云：詳注謂鬱爲盛，其意未安。按王冰注《五常政大論》云："鬱，謂鬱燠不舒暢也。"當如此解。**其變炎爍**，熱甚炎赫，爍石流金，火之極變也。新校正云：按《氣交變大論》云"其變銷爍"。**其眚燔焫**，燔焫山川，旋及屋宇，火之災也。新校正云：按《氣交變大論》云"其災燔焫"。**其味爲苦**，物之化之變而有若[2]味者，皆火氣之所合散也。今南方之野，生物多苦。**其志爲喜。**喜，悦樂也，悦以和志。**喜傷心**，言其過也。喜發於心而反傷心，亦由風之折木也。過則氣竭，故見傷也。**恐勝喜；**恐至則喜樂皆泯，勝喜之理，目擊道存。恐則水之氣也。**熱傷氣**，天熱則氣伏不見，人熱則氣促喘急。熱之傷氣，理亦可徵。此皆謂大熱也，小熱之氣，猶生諸氣也。《陰陽應象大論》曰："壯火散氣，少火生氣。"此其義也。**寒勝熱；**寒勝則熱退，陰盛則陽衰，制熱以寒，是求勝也。**苦傷氣**，大凡如此爾。苦之傷氣，以其燥也。苦加以熱[3]，則傷尤甚也。何以明之？飲酒氣促，多則喘急，此其信也。苦寒之物，偏服歲久，益火滋甚，亦傷氣也。暫以方治，乃同少火，反生氣也。新校正云:詳此論所傷之旨有三,東方曰風傷肝,酸傷筋。中央曰濕傷肉,甘傷脾。西方曰辛傷皮毛,是自傷者也。南方曰熱傷氣,苦傷氣。北方曰寒傷血,鹹傷血,是傷己所勝也。西方曰熱傷皮毛,是被勝傷己也。凡此五方所傷之例有三,若《太素》則俱云自傷焉。**鹹勝苦。**酒得鹹[4]而解,物理昭然。火苦之勝,制以水鹹。

〔1〕行雲:胡本、讀本"行"並作"形"。

〔2〕有若:四庫本、守校本"若"並作"苦"。

〔3〕苦加以熱:胡本"苦"作"若"。

〔4〕酒得鹹:胡本、讀本"鹹"並作"鹽"。

中央生濕,中央,土也,高山土濕,泉出地中,水源山隈,雲生巖谷,則其象也。夫性内藴,動而爲用,則雨降雲騰,中央生濕,不遠信矣。故歷候記土潤溽暑於六月,謂是也。**濕生土**,濕氣内藴,土體乃全,濕則土生,乾則土死,死則庶類凋喪,生則萬物滋榮,此濕氣之化爾。濕氣施化則土宅而雲騰雨降,其爲變極則驟注土崩也。運乘己巳、己卯、己丑、己亥、己酉、己未之歲,則濕化不足。乘甲子、甲戌、甲申、甲午、甲辰、甲寅之歲,則濕化有餘也。**土生甘**,物之味甘者,皆始自土之生化也。**甘生脾**,甘物入胃,先入於脾,故諸己歲則甘少化,諸甲歲甘多化。**脾生肉**,甘味入脾,自脾藏布化,長生脂肉。**肉生肺。**甘氣營肉已,自肉流化,乃生養肺藏也。**其在天爲濕**,言神化也。柔潤重澤,濕之化也。埃鬱雲雨,濕之用也。歲屬太陰在上,則濕化於天,太陰在下則濕化於地。**在地爲土**,敦静安鎮,聚散復形,羣品以生,土之體也。含垢匿穢,静而下民,爲變化母,土之德也。新校正云:詳注云静而下民,爲土之德。下民之義,恐字誤也。**在體爲肉**,覆裹筋骨,氣發其間,肉之用也。疏密不時,中外否閉,肉之動也。**在氣爲充**,土氣施化,則萬象盈。**在藏爲脾。**形象馬蹄,内包胃脘,象土形也。經絡之氣,交歸於中,以營運真靈之氣,意之舍也。爲倉廩之官,化物出焉。乘己歲,則脾及經絡受邪而爲病。新校正云:詳肝心肺腎四藏,注各言府同。獨此注不言胃府同者,闕文也。**其性静兼**,兼,謂兼寒熱暄涼之氣也。《白虎通》曰:"脾之爲言并也。"謂四氣并之也。**其德爲濡**,津濕潤澤,土之德也。新校正云:按《氣交變大論》云"其德溽蒸"。**其用爲化**,化,謂兼諸四化,并己爲五化,所謂風化熱化燥化寒化,周萬物而爲生長化成收藏也。**其色爲黄**,物乘土化,則表見黅黄之色。

今中央之地，草木之上，皆兼黄色。乘己歲則黄色之物，兼蒼及黑。**其化爲盈**，盈，滿也。土化所及，則萬物盈滿。新校正云：按《氣交變大論》云“其化豐備”。**其蟲倮**[1]，倮露皮革，無毛介也。**其政爲謐**，謐，静也。土性安静。新校正云：按《氣交變大論》云“其政安静”。詳土之政謐，水太過其政謐者，蓋水太過，而土下承之，故其政亦謐。**其令雲雨**，濕氣布化之所成。**其變動注**，動，反静也。地之動則土失性，風摇不安，注雨久下也。久則垣岸復爲土矣。新校正云：按《氣交變大論》云：“其變驟注。”**其眚淫潰**，淫，久雨也。潰，土崩潰也。新校正云：按《氣交變大論》云：“其災霖潰。”**其味爲甘**，物之化之變而有甘味者，皆土化之所終始也。今中原之地，物味多甘淡。**其志爲思。**思以成務。新校正云：按《靈樞經》曰：“因志而存變謂之思。”**思傷脾**，思勞於智，過則傷脾。**怒勝思**；怒則不思，忿而忘禍，則勝可知矣。思甚不解，以怒制之，調性之道也。**濕傷肉**，濕甚爲水，水盈則腫，水下去已，形肉已消，傷肉之驗，近可知矣。**風勝濕**；風，木氣，故勝土濕，濕甚則制之以風。**甘傷脾**，過節也。新校正云：按《陰陽應象大論》云：“甘傷肉。”**酸勝甘。**甘餘則制之以酸，所以救脾氣也。

〔1〕其蟲倮（luǒ 裸）：“倮”與“裸”同。謂無毛無甲無鱗之動物。

西方生燥，陽氣已降，陰氣復升，氣爽風勁，故生燥也。夫巖谷青埃，川源[1]蒼翠，煙浮草木[2]，遠望氤氳，此金氣所生，燥之化也。夜起白朦，輕如微霧，遐邇一色，星月皎如，此萬物陰成，亦金氣所生，白露之氣也。太虚埃昏，氣鬱黄黑，視不見遠，無風自行，從陰之陽，如雲如霧，此殺氣也。亦金氣所生，霜之氣也。山谷川澤，濁昏如霧，氣鬱蓬勃，慘然戚然，咫尺不分，此殺氣將用，亦金氣所生，運之氣也。天雨[3]大霖，和氣西起，雲卷陽曜，太虚廓清，燥生西方，義可徵也。若西風大起，木偃雲騰，是爲燥與濕争，氣不勝也，故當復雨。然西風[4]雨晴，天之常氣，假有東風雨止，必有西風復雨，因雨而乃自晴，觀是之爲，則氣有往復，動有燥濕，變化之象，不同其用矣。由此則天地之氣，以和爲勝，暴發奔驟，氣所不勝，則多爲復也。**燥生金**，氣勁風切，金鳴聲遠，燥生之信，視听可知，此則燥化，能令萬物堅定也。燥之施化於物如是，其爲變極則天地悽慘，肅殺氣行，人悉畏之，草木凋落。運乘乙丑、乙卯、乙巳、乙未、乙酉、乙亥之歲，則燥化不足，乘庚子、庚寅、庚辰、庚午、庚申、庚戌之歲，則燥化有餘，歲氣不同,生化異也。**金生辛**,物之有辛味者,皆始自金化之所成也。**辛生肺**,辛物入胃,先入於肺,故諸乙歲則辛少化,諸庚歲則辛多化。**肺生皮毛**,辛物入肺,自肺藏布化,生養皮毛也。**皮毛生腎。**辛氣自入皮毛,乃流化生氣,入腎藏也。**其在天爲燥**,神化也。霧露清勁,燥之化也。肅殺凋零,燥之用也。歲屬陽明在上,則燥化於天,陽明在下,則燥行於地者也〔5〕。**在地爲金**,從革堅剛、金之體也。鋒劔銛束〔6〕,金之用也。新校正云:按别本"銛"作"括"。**在體爲皮毛**,柔韌包裹,皮毛之體也。滲泄津液,皮毛之用也。**在氣爲成〔7〕**,物乘金化則堅成。**在藏爲肺。**肺之形似人肩,二布葉,數小葉,中有二千〔8〕四空,行列以分布諸藏清濁之氣,主藏魄也。爲相傳〔9〕之官,治節出焉。乘乙歲,則肺與經絡受邪而爲病也。大腸府亦然。**其性爲涼**,涼,清也,肺之性也。**其德爲清**,金以清涼爲德化。新校正云:按《氣交變大論》云:"其德清潔。"**其用爲固**,固,堅定也。**其色爲白**,物乘金化,則衣彰〔10〕縞素之色,今西方之野,草木之上,色皆兼白〔11〕,乘乙歲,則白色之物,兼赤及蒼也。**其化爲斂**,斂,收也。金化流行,則物體堅斂。新校正云:按《氣交變大論》云:"其化緊斂",詳金之化爲斂,而木不及之氣亦斂者,蓋木不及而金勝之,故爲斂也。**其蟲介**,介,甲也。外被介甲,金堅之象也。**其政爲勁〔12〕**,勁,前鋭也。新校正云:按《氣交變大論》云:"其政勁切。"**其令霧露**,涼氣化生。**其變肅殺**,天地慘悽,人所不喜,則其氣也。**其眚蒼落**,青乾而凋落。**其味爲辛**,夫物之化之變而有辛味者,皆金氣之所離合也。今西方之野,草木多辛。**其志爲憂。**憂,慮也,思也。新校正云:詳王注以憂爲思,有害於義。按本論思爲脾之志,憂爲肺之志,是憂非思明矣。又《靈樞經》曰:"愁憂則閉塞而不行。"又云:"愁憂而不解,則傷意。"若是,則憂者愁也,非思也。**憂傷肺**,愁憂則氣閉塞而不行,肺藏氣,故憂傷肺。**喜勝憂**;神悦則喜?故喜勝憂。**熱傷皮毛**,火有二别,故此再舉熱傷之形證也。火氣薄爍則物焦乾,故熱氣盛則皮毛傷也。**寒勝熱**;以陰消陽,故寒勝熱。新校正云:按《太素》作"燥傷皮毛,熱勝燥"。**辛傷皮毛**,過節也,辛熱又甚焉。**苦勝辛。**苦,火味,故勝金之辛。

〔1〕川源:胡本、趙本"源"並作"原"。

〔2〕草木:趙本"木"作"樹"。

〔3〕天雨:趙本、藏本"天"並作"大"。

〔4〕西風:《永樂大典》卷一萬五千九百五十六引"風"作"方"。

〔5〕則燥行於地者也:胡本、讀本"地"下無"者也"二字。

〔6〕鋒劔銛束:胡本、讀本"劔"並作"刃","束"並作"利"。

〔7〕在氣爲成:高世栻曰:"感秋氣而萬物成就也。"

〔8〕二千:讀本、四庫本"千"並作"十"。

〔9〕相傳:守校本"傳"作"傅"。

〔10〕衣彰:胡本、讀本"衣"並作"表"。

〔11〕兼白:《永樂大典》卷一萬五千九百五十六引"兼"作"根"。

〔12〕其政爲勁:"勁"有"强"義,見《史記·韓世家》索隱。

北方生寒,陽氣伏,陰氣升,政布而大行,故寒生也。太虚澄净,黑氣浮空,天色黯然,高空之寒氣也。若氣似散麻,本末[1]皆黑,微見川澤之寒氣也。太虚清白,空猶雪映,遐邇一色,山谷之寒氣也。太虚白昏,火明不翳,如霧雨氣,遐邇肅然,北望色玄,凝雰夜落,此水氣所生,寒之化也。太虚凝陰,白埃昏翳,天地一色,遠視不分,此寒濕凝結,雪之將至也。地裂水冰,河渠乾涸,枯澤浮鹹[2],木斂土堅[3],是土勝水,水不得自清[4],水所生,寒之用也。**寒生水**,寒資陰化,水所由生,比寒氣之生化爾。寒氣施化則水冰雪雰,其爲變極則水涸冰堅。運乘丙寅、丙子、丙戌、丙申、丙午、丙辰之歲,則寒化大行。乘辛未、辛巳、辛卯、辛丑、辛亥、辛酉之歲,則寒化少。**水生鹹**,物之有鹹味者,皆始自水化之所成結也。水澤枯涸,鹵鹹乃蓄,滄海味鹹,鹽從水化,則鹹因水産,其事炳然,煎水味鹹,近而可見。**鹹生腎**,鹹物入胃,先歸於腎,故諸丙歲鹹物多化,諸辛歲鹹物少化。**腎生骨髓**,鹹味入腎,自腎藏布化,生養骨髓也。**髓生肝**。鹹氣自生骨髓,乃流化生氣,入肝藏也。**其在天爲寒**,神化也。凝慘冰雪,寒之化也。凛洌霜雹,寒之用也。歲屬太陽在上則寒化於天,太陽在下則寒行於地。**在地爲水**,陰氣布化,流於地中,則爲水泉。澄澈流衍,水之體也。漂蕩没溺,水之用也。**在體爲骨**,强幹堅勁,骨之體也。包裹髓腦,骨之用也。**在氣爲堅**,柔耎之物,遇寒則堅,寒之化也。**在藏爲腎**,腎藏有二,形如豇豆[5]相並,而曲附於膂筋,外有脂裹,裹白表黑,主藏精也。爲作强之官,伎巧出焉。乘辛歲,則腎藏及經絡受邪而爲病。膀胱府同。**其性爲凛**,凛,寒也。腎之性也。**其德爲寒**,水以寒爲德化。新校正云:按

《氣交變大論》“其德淒滄”。**其用爲**〔6〕，本闕。**其色爲黑**，物禀水成，則表被玄黑之色，今比方〔7〕之野，草木之上，色皆兼黑。乘辛歲，則黑色之物，兼黄及赤也。**其化爲肅**，肅，静也。新校正云：按《氣交變大論》云“其化清謐”。詳水之化爲肅，而金之政太過者爲肅，平金之政勁肅，金之變肅殺者何也？蓋水之化肅者，肅静也。金之政肅者，肅殺也。文雖同而事異者也。**其蟲鱗**。鱗，謂魚蛇之族類。**其政爲静**，水性澄澈而清静。新校正云：按《氣交變大論》云“其政凝肅”。詳水之政爲静，而平土之政安静。土太過之政亦爲静，土不及之政亦爲静定。水土異而静同者，非同也。水之静清净也，土之静安静也。**其令**〔8〕，本闕。**其變凝冽**，寒甚故致是。新校正云：按《氣交變大論》云“其變凛冽”。**其眚冰雹**，非時而有及暴過也。新校正云：按《氣交變大論》云“其災冰雪霜雹”。**其味爲鹹**，夫物之化之變而有鹹味者，皆水化之所凝散也。今北方川澤，地多鹹鹵。**其志爲恐**。恐以遠禍〔9〕。**恐傷腎**，恐甚動中則傷腎。《靈樞經》曰：“恐懼而不解則傷精。”腎藏精，故精傷而傷及於腎也。**思勝恐**；思見禍機，故無憂恐。思一作憂，非也。**寒傷血**，明勝心也〔10〕。寒甚血凝，故傷血也。**燥勝寒**；寒化則水積，燥用則物堅，燥與寒兼，故相勝也。天地之化，物理之常也。**鹹傷血**，味過於鹹，則咽乾引飲，傷血之義，斷可知矣。**甘勝鹹**。渴飲甘泉，咽乾自已，甘爲土味，故勝水鹹。新校正云：詳自上岐伯曰至此，與《陰陽應象大論》同，小有增損，而注頗異。**五氣更立**〔11〕，**各有所先**，當其歲時，氣乃先也。**非其位則邪，當其位則正**。先立運，然後知非位與當位者也。

〔1〕本末：守校本“本”作“木”。

〔2〕枯澤浮鹹：讀本“浮”作“净”。

〔3〕木斂土堅：守校本“木”作“水”。

〔4〕水不得自清：趙本“水”作“冰”。

〔5〕豇豆：胡本、讀本“豇”並作“紅”。

〔6〕其用爲：明抄本“爲”下有“藏”字。

〔7〕比方：守校本“比”作“北”。

〔8〕其令：明緑格抄本“令”下有“霰雪”二字。

〔9〕恐以遠禍：趙本“恐”作“則”。

〔10〕明勝心也：胡本、讀本“明”並作“腎”。

〔11〕五氣更立：張志聰曰："五氣，五方之氣也。更立，四時之更换也。"

帝曰：病生之變何如？岐伯曰：氣相得則微，不相得則甚。木居火位，火居土位，土居金位，金居水位，水居木位，木居君位，如是者爲相得。又木居水位，水居金位，金居土位，上居火位，火居木位，如是者雖爲相得，終以子僭居父母之位，下陵其上[1]，猶爲小逆也。木居金土位，火居金水位，土居水木位，金居火木位，水居火土位，如是者爲不相得，故病甚也。皆先立運氣及司天之氣，則氣之所在相得與不相得可知矣。**帝曰：主歲[2]何如？岐伯曰：氣有餘，則制己所勝而侮所不勝[3]，其不及，則己所不勝侮而乘之，己所勝輕而侮之。**木餘，則制土，輕忽於金，以金氣不争，故木恃其餘而欺侮也。又木少金勝，土反侮木，以木不及，故土妄凌之也。四氣卒同[4]，侮，謂而凌忽之也[5]。**侮反受邪，**或以己强盛，或遇彼衰微，不度卑弱，妄行凌忽，雖侮而求勝，故終必受邪。**侮而受邪，寡於畏也。**受邪各謂受己不勝之邪也。然捨己宫觀，適他鄉邦，外强中乾，邪盛真弱，寡於敬畏，由是納邪，故曰寡於畏也。新校正云：按《六節藏象論》曰："未至而至，此謂太過，則薄所不勝，而乘所勝，命曰氣淫，至而不至，此謂不及，則所勝妄行，而所生受病，所不勝而薄之，命曰氣迫。"即此之義也。**帝曰：善。**

〔1〕下陵其上：讀本"陵"下無"其"字。

〔2〕主歲：五運六氣，有其所主之歲，是爲各主歲。

〔3〕己所勝而侮所不勝："己所勝"爲我克制他；"所不勝"爲他克制我。

〔4〕卒同：守校本"卒"作"並"。

〔5〕謂而凌忽之也：胡本、讀本"謂"下並有"侮慢"二字。

六微旨大論篇第六十八

提要：本篇從上應天氣，至下合地理，推演六氣應五行之變，詳明六氣主時，及客主氣加臨，並進一步分析其標本中氣之相互關係，對自然界升降出入運動之生機，亦予以精微之闡明。

黄帝問曰：嗚呼遠哉！天之道也，如迎浮雲，若視深淵，視深

淵尚可測，迎浮雲莫知其極。深淵静瀅而澄澈，故視之可測其深淺；浮雲飄泊而合散，故迎之莫詣其邊涯。言蒼天之象，如淵可視乎鱗介；運化之道，猶雲莫測其去留。六氣深微，其於運化，當知是喻矣[1]。新校正云：詳此文與《疏五過論》文重。**夫子數言謹奉天道，余聞而藏之，心私異之，不知其所謂也。願夫子溢志盡言其事[2]，令終不滅，久而不絶，天之道可得聞乎？**運化生成之道也。**岐伯稽首再拜對曰：明乎哉問，天之道也！此因天之序，盛衰之時也[3]。**

〔1〕當知是喻矣：讀本、趙本"知"並作"如"。按：《永樂大典》卷一萬一百十六引作"如"，與讀本合。

〔2〕事：指事理。亦有"通變"之涵義，《易・繫辭》"通變之謂事。"

〔3〕此因天之序，盛衰之時也：張介賓曰："因天道之序更，所以成盛衰之時變也。"

帝曰：願聞天道六六之節盛衰何也？六六之節，經已答問[1]，天師夫敷[2]其旨，故重問之。**岐伯曰：上下有位，左右有紀[3]。**上下，謂司天地之氣二也。餘左右四氣，在歲之左右也[4]。**故少陽之右，陽明治之；陽明之右，太陽治之；太陽之右，厥陰治之；厥陰之右，少陰治之；少陰之右，太陰治之；太陰之右，少陽治之；此所謂氣之標[5]，蓋南面而待也[6]。**標，末也。聖人南面而立，以閱氣之至也。**故曰：因天之序，盛衰之時，移光定位，正立而待之[7]。此之謂也。**移光，謂日移光。定位，謂面南觀氣，正立觀歲，數氣之至，則氣可待之也。

〔1〕答問：胡本、讀本"答"並作"啟"。

〔2〕夫敷：胡本、守校本"夫"並作"未"。

〔3〕紀：謂數之紀，此指六六之節，天地二氣，左右四氣而言。"數起於一，終於十，十則更，故曰紀。"見《國語・周語》吴注"君亡國不過十年，數之紀也。"

〔4〕在歲之左右也：《素問校譌》引古抄本"歲"作"氣"。

〔5〕氣之標：謂三陰三陽爲六氣之標。

〔6〕而待也：胡本、吴本、明緑格抄本、朝本、守校本"待"下並有"之"字。按：《永樂大典》引亦有"之"字，與胡本等合。

〔7〕移光定位，正立而待之：張介賓曰："六氣盛衰之時，由於日光之

移,日光移而後位次定,聖人南面立而待以察之,則其時更氣易,皆於日光而見之。"

少陽之上,火氣治之,中見厥陰〔1〕;少陽南方火,故上見火氣治之。與厥陰合,故中見厥陰也。**陽明之上**〔2〕**,燥氣治之,中見太陰;**陽明,西方金,故上燥氣治之。與太陰合,故氣燥之下〔3〕,中見太陰也。**太陽之上,寒氣治之,中見少陰;**太陽北方水,故上寒氣治之。與少陰合,故寒氣之下,中見少陰也。新校正云:按《六元正紀大論》云:"太陽所至爲寒生,中爲温。"與此義同。**厥陰之上,風氣治之,中見少陽;**厥陰東方木,故上風氣治之。與少陽合,故風氣之下,中見少陽也。**少陰之上,熱氣治之,中見太陽;**少陰東南方君火,故上熱氣治之。與太陽合,故熱氣之下,中見太陽也。新校正云:按《六元正紀大論》云"少陰所至爲熱生,中爲寒。"與此義同。**太陰之上,濕氣治之,中見陽明。**太陰西南方土,故上濕氣治之,與陽明合,故濕氣之下,中見陽明也。**所謂本也,本之下,中之見也,見之下**〔4〕**,氣之標也。**本,謂元氣也。氣則爲主〔5〕,則文言著矣。新校正云:詳注云,文言著矣,疑誤。**本標不同,氣應異象**〔6〕**。**本者應之元,標者病之始,病生形用求之標,方施其用求之本,標本不同,求之中,見法萬全。新校正云:按《至真要大論》云:六氣標本不同,氣有從本者,有從標本者,有不從標本者,少陽太陰從本,少陰太陽從本從標,陽明厥陰不從標本,從乎中。故從本者,化生於本。從標本者,有標本之化。從中者,以中氣爲化。

〔1〕中見厥陰:按:《至真要大論》"六氣標本"節,林校引"厥陰"作"陽明"。

〔2〕陽明之上:《至真要大論》林校引"陽明"作"厥陰"。

〔3〕故氣燥之下:讀本、守校本"氣燥"並作"燥氣"。

〔4〕見之下:張琦曰:"下,當作上,謂司天在上者也。"

〔5〕氣則爲主:趙本"則"作"别"。胡本"主"作"王"。

〔6〕本標不同,氣應異象:張介賓曰:"瓜甜蒂苦,葱白葉青,參補蘆瀉,皆本標不同之象。"

帝曰:其有至而至,有至而不至,有至而太過,何也?皆謂天之六氣也。初之氣,起於立春前十五日。餘二三四五終氣次至,而分治六十日餘八十七刻半。**岐伯曰:至而至者和;至而不至,來氣不及也;**

未至而至[1]**，來氣有餘也。**時至而氣至，和平之應，此則爲平歲也。假令甲子，歲氣有餘，於癸亥歲未當至之期，先時而至也。乙丑歲氣不足，於甲子歲當至之期，後時而至也。故曰來氣不及，來氣有餘也。言初氣之至期如此，歲氣有餘，六氣之至皆先時；歲氣不及，六氣之至皆後時。先時後至，後時先至，各差十三[2]日而應也。新校正云：按《金匱要略》云：有未至而至，有至而不至，有至而不去，有至而太過，冬至之後得甲子夜半少陽起，少陰之時陽始生，天得温和，以未得甲子，天因温和，此爲未至而至也。以得甲子而天未温和，此爲至而不至。以得甲子而天寒不解，此爲至而不去。以得甲子而天温如盛夏時，此爲至而太過。此亦論氣應之一端也。**帝曰：至而不至，未至而至如何？**言太過不及歲，當至晚至早之時應也。**岐伯曰：應則順，否則逆，逆則變生，變則病**[3]**。**當期爲應，愆時爲否，天地之氣生化不息，無止礙也。不應有而有，應有而不有，是造化之氣失常，失常則氣變，變常則氣血紛撓而爲病也。天地變而失常，則萬物皆病。**帝曰：善。請言其應。岐伯曰：物生其應也，氣脈其應也。**物之生榮有常時，脈之至有常期，有餘歲早，不及歲晚，皆依期[4]至也。

〔1〕來氣不及也；未至而至：滑抄本無“來氣”以下九字。

〔2〕十三：守校本：“十三”作“三十”。

〔3〕變則病：讀本、趙本、吴本、朝本、四庫本“變”下並有“生”字。

〔4〕依期：胡本、讀本“期”並作“時”。

帝曰：善。願聞地理之應六節氣位[1]**何如？岐伯曰：顯明**[2]**之右，君火之位也；君火之右，退行一步**[3]**，相火治之；**日出謂之顯明，則卯地氣分春也[4]。自春分後六十日有奇，斗建卯正至於巳正，君火位也。自斗建巳正至未之中，三之氣分，相火治之，所謂少陽也。君火之位，所謂少陰，熱之分也，天度至此，暄淑大行。居熱之分，不行炎暑，君之德也。少陽居之爲僭逆，大熱早行，疫癘乃生，陽明居之爲温涼不時。太陽居之爲寒雨間熱。厥陰居之爲風濕，雨生羽蟲。少陰居之爲天下疵疫，以其得位，君令宣行故也。太陰居之爲時雨。火有二位，故以君火爲六氣之始也。相火，則夏至日前後各三十日也，少陽之分，火之位也，天度至此，炎熱大行。少陽居之，爲熱暴至，草萎河乾，炎亢，濕化晚布。陽明居之爲涼氣間發。太陽居之爲寒氣間至，熱争冰雹，厥陰居之爲風熱大行，雨生羽蟲。少陰居之爲大暑炎亢。太陰居之爲雲雨雷電。退，謂南面視之，在位之右也。一步凡六十日又八十七刻半。餘氣同法。**復行一步，土氣治之；**雨之分也，即秋分前六十日而有奇，斗建未正至酉之中，四之氣也，天度至此，雲雨大行，濕蒸乃作。少陽居之爲炎熱沸騰，雲雨雷雹[5]。陽明居之爲清雨霧露。太陽居之爲寒雨害物。厥陰居之爲暴風雨摧拉，雨生倮蟲。少陰居之爲寒熱氣反用，山澤浮雲，暴雨溽蒸。太陰居之爲大雨霪霔。**復行一步，金氣治之；**燥之分也，即秋分後六十日而有奇，自斗建酉正至亥之中，五之氣也，天度至此，萬物皆燥。少陽居之爲温清更正，萬物乃榮。陽明居之爲大涼燥疾，太陽居之爲早寒。厥陰居之爲涼風大行，雨生介蟲。少陰居之爲秋濕，熱病時行。太陰居之爲時雨沈陰。**復行一步，水氣治之；**寒之分也，即冬至日前後各三十日。自斗建亥[6]至丑之中六之氣也，天度至此，寒氣大行，少陽居之爲冬温蟄蟲不藏，流水不冰。陽明居之爲燥寒勁切。太陽居之爲大寒凝冽。厥陰居之爲寒風摽揚，雨生鱗蟲。少陰居之爲蟄蟲出見，流水不冰。太陰居之爲凝陰寒雪，地氣濕也。**復行一步，木氣治之；**風之分也，即春分前六十日而有奇也，自斗建丑正至卯之中，初之氣也，天度至此，風氣乃行，天地神明號令之始也，天之使也。少陽居之爲温疫至，陽明居之爲清風，霧露朦昧。太陽居之爲寒風切冽，霜雪水冰。厥陰居之爲大風發榮，雨生毛蟲。少陰居之爲熱風傷人，時氣流行。太陰居之爲風雨，凝陰不散。**復行一步，君火治之。**熱之分也，復春分始也，自斗建卯正至巳之中，二之氣也。凡此六位，終紀[7]一年，六六三百六十日，六八四百八十刻，六七四十二刻，其餘半刻積而爲三[8]，約終三百六十五度也，餘奇細分率之可也。**相火之下，水氣承[9]之；**熱盛水承，條蔓柔弱，湊潤衍溢，水象可見。新校正云：按《六元正紀大論》云："少陽所至爲火生，終爲蒸溽。"則水承之義可見。又云：少陽所至爲摽風燔燎霜凝。"亦下承之水氣也。**水位之下，土氣承之；**寒甚物堅，水冰流涸，土象斯見，承下明矣。新校正云：按《六元正紀大論》云："太陽所至爲寒雪冰雹白埃。"則土氣承之之義也。**土位之下，風氣承之；**疾風之後，時雨乃零。是則濕爲風吹，化而爲雨。新校正云：按《六元正紀大論》云："太陰所至爲濕生，終爲注雨。"則土位之下，風氣承之而爲雨也。又云："太陰所至爲雷霆驟注列風。"則風承之義也。**風位之下，金氣承之；**風動氣清，萬物皆燥，金承木下，其象昭然。新校正云:按《六元正紀大論》云:"厥陰所至爲風生,終爲肅。"則金承之義可見。又云:"厥陰所至飄怒大涼。"亦金承之義也。**金位之下,火氣承之;**鍛金生熱,則火流金,乘火之上,理無妄也。新校正云:按《六元正紀大論》云:"陽明所至爲散落温。"則火乘之義也。**君火之下,陰精承之。**君火之位,大熱不行,蓋爲陰精制承其下也。諸以所勝之氣乘於下者,皆折其摽盛[10],此天地造化之大體爾。新校正云:按《六元正紀大論》云:"少陰所至爲熱生,中爲寒。"則陰承之義可知。又云:"少陰所至爲大暄寒。"亦其義也。又按《六元正紀》云:水發而雹雪,土發而飄驟,木發而毁折,金發而清明,火發而曛昧,何氣使然?曰:氣有多少,發有微甚,微者當其氣,甚者兼其下,徵其下氣而見可知也。"所謂徵其下者,即此六承氣也。**帝曰:何也?岐伯曰:亢則害,承乃制[11],制則生化[12],外列盛衰[13],害則敗亂,生化大病。**亢,過極也,物惡其極。

〔1〕地理之應六節氣位:張志聰曰:"此論六節應而地主時也。節,度也。氣位,六氣所主之步位也。"

〔2〕顯明:謂日正之卯正東方。

〔3〕退行一步:即退於君火之右一步。六氣分主一年,"一步"凡六十日又八十七刻半,包括四個節氣,如初之氣由大寒而立春、雨水、驚蟄。餘此類推。

〔4〕氣分春也:按:"分春"二字疑倒。

〔5〕雷雹:胡本、讀本"雹"並作"電"。

〔6〕自斗建亥:《素問校譌》引古抄本"亥"下有"正"字。

〔7〕終紀:讀本、趙本"紀"並作"統"。

〔8〕積而爲三:胡本、趙本"積"並作"分"。

〔9〕承:《説文·手部》:"承,受也。"吴崑曰:"六氣各專一令,專令者常太過,故各有所承,所以防其太過,不欲其亢甚爲害也。"

〔10〕摽盛:趙本"摽"作"慓"。

〔11〕亢則害,承乃制:張介賓曰:"亢者,盛之極也。制者,因其極而抑之也。蓋陰陽五行之道,亢極則乖,而强弱相殘矣,故凡有偏盛,則必有偏衰,使强無所制,則强者愈强,弱者愈弱,而乖亂日甚。所以亢而過甚,則害乎所勝,承其下者,必從而制之。"

〔12〕制則生化:胡本、讀本、趙本、吴本、藏本"則生"並作"生則"。"制生則化"謂一尅一生,則變化無窮。

〔13〕外列盛衰:張志聰曰:"謂外列主歲之氣,有盛有衰,如主歲之氣與主時之氣,交互亢極,則爲害更甚。"

按語:主氣雖分六位,但與主運同順五行相生之序終而復始,蓋其於五行之中火分爲二,即君火、相火也。於是六步六位皆契合時節,如厥陰風木主春,初之氣;少陰君火主二之氣等。與二十四氣始於大寒,分屬六步,每步紀六十七日又八十七刻半。復次:"顯明之右,君火之位也,君火之右,退行一步,相火治之"云云者,言六位六步之次第,詳見經文及王冰注,兹不贅述,製圖如下,以便詳參。

主 氣 圖

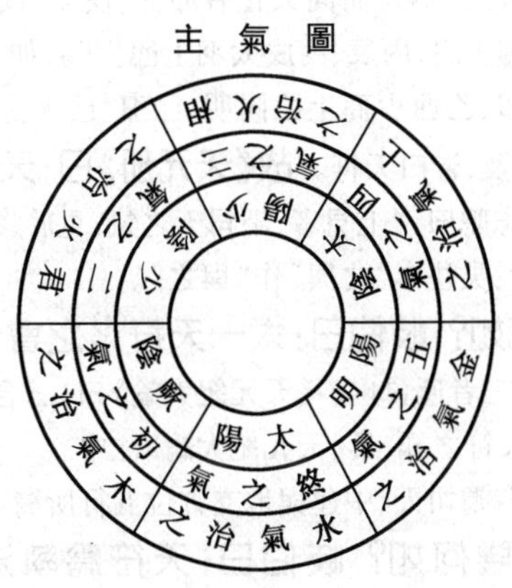

帝曰:盛衰何如?岐伯曰:非其位〔1〕則邪,當其位〔1〕則正,邪則變甚,正則微。帝曰:何謂當位?岐伯曰:木運臨卯,火運臨午,土運臨四季〔2〕,金運臨酉,水運臨子,所謂歲會〔3〕,氣之平〔4〕也。非太過,非不及,是謂平運主歲也。平歲之氣,物生脈應,皆必合期,無先後也。新校正云:詳木運臨卯,丁卯歲也。火運臨午,戊午歲也。土運臨四季,甲辰甲戌、己丑、己未歲也。金運臨酉,乙酉歲也。水運臨子,丙子歲也。内戊午、己丑、己未、乙酉又爲太一天符。**帝曰:非位何如?岐伯曰:歲不與會也。**不與本辰相逢會也。

〔1〕非其位　當其位:"當其位"謂子午卯酉四方之正位,以及寄其末而兼主之辰戌丑未之土位。"非其位"謂寅申巳亥不當於四正位。

〔2〕四季:指辰戌丑未四個方位。

〔3〕歲會：中運與地支五行方位所屬相同者，謂之歲會。

〔4〕氣之平：四庫本"氣"作"歲"。

帝曰：土運之歲，上見[1]太陰；火運之歲，上見少陽、少陰；少陰少陽皆火氣。**金運之歲，上見陽明；木運之歲，上見厥陰；水運之歲，上見太陽。奈何？岐伯曰：天之與會[2]也。**天氣與運氣相逢會也。新校正云：詳土運之歲，上見太陰，己丑、己未也。火運之歲上見少陽，戊寅、戊申也。上見少陰，戊子、戊午也。金運之歲，上見陽明，乙卯、乙酉也。木運之歲，上見厥陰，丁巳、丁亥也。水運之歲，上見太陽，丙辰、丙戌也。内己丑、己未、戊午、乙酉，又爲太一天符。按《六元正紀大論》云：太過而同天化者三，不及而同天化者亦三，戊子、戊午太徵上臨少陰，戊寅、戊申太徵上臨少陽，丙辰、丙戌太羽上臨太陽，如是者三，丁巳、丁亥少角上臨厥陰，乙卯、乙酉少商上臨陽明，己丑、己未少宫上臨太陰，如是者三。臨者太過不及，皆曰天符。**故《天元册》曰：天符。**

〔1〕上見：張志聰曰："上見者，謂司天之氣，見於歲運之上也。"

〔2〕天之與會：吴注本"之與"作"與之"。

天符歲會何如？岐伯曰：太一天符[1]之會也。是謂三合，一者天會，二者歲會，三者運會也。《天元紀大論》曰：三合爲治。此之謂也。新校正云：按太一天符之詳，具《天元紀大論》注中。

〔1〕太一天符：謂司天、中運與地支方位五行所屬完全相同。

帝曰：其貴賤何如？岐伯曰：天符爲執法[1]，歲位爲行令[2]，太一天符爲貴人[3]。執法猶相輔，行令猶方伯，貴人猶君主。**帝曰：邪之中也奈何？岐伯曰：中執法者，其病速而危[4]；**執法官人之繩準，自爲邪僻，故病速而危。**中行令者，其病徐而特[5]，**方伯無執法之權，故無速害，病但執持而已。**中貴人者，其病暴而死[6]。**義無凌犯，故病則暴而死。**帝曰：位之易也何如？岐伯曰：君位臣則順，臣位君則逆，逆則其病近，其害速，順則其病遠，其害微，所謂二火也。**相火居君火，是臣位居君位[7]，故逆也。君火居相火，是君居臣位，君臨臣位[8]，故順也。遠謂里遠，近謂里近也。

〔1〕執法：取譬天符之邪氣在上，如執法於上之意。

〔2〕歲位爲行令：吴注本"位"作"會"。"行令"取譬歲會之邪氣在下，如下奉令而行之意。

〔3〕貴人:取譬天符歲會之邪氣盛於上下,如貴人然。

〔4〕中執法者,其病速而危:《素問入式運氣論奥》卷中第十七引無“中”字,下“中行令”、“中貴人”同。張介賓曰:“犯司天之氣也,天者生之本,故其病速而危。”

〔5〕其病徐而特:趙本、吴本、藏本、朝本“特”並作“持”。張介賓曰:“中行令者,犯地支之氣也,害稍次之,故其病徐而持。持者,邪正相持,吉凶相半也。”

〔6〕中貴人者,其病暴而死:張介賓曰:“天地之氣皆犯矣,故暴而死。”

〔7〕是臣位居君位:守校本“臣”下無“位”字。

〔8〕君臨臣位:守校本無“君臨臣位”四字。

帝曰:善。願聞其步〔1〕何如?岐伯曰:所謂步〔1〕者,六十度而有奇〔2〕。奇,謂八十七刻又十分刻之五也。**故二十四步積盈百刻而成日也。**此言天度之餘也。夫言周天之度者,三百六十五度四分度之一也。二十四步,正四歲也。四分度之一,二十五刻也。四歲氣乘〔3〕積已盈百刻故成一日。度,一日也。

〔1〕步:謂推步,即推算天文。

〔2〕六十度而有奇:張介賓曰:“一日一度,度即日也。周歲共三百六十五日二十五刻,以六步分之,則步得六十日又八十七刻半,故曰有奇也。”

〔3〕四歲氣乘:趙本、藏本“乘”並作“成”。

帝曰:六氣應五行之變何如?岐伯曰:位有終始〔1〕,氣有初中〔2〕,上下〔3〕不同,求之亦異也。位,地位也。氣,天氣也。氣與位互有差移,故氣之初,天用事,氣之中,地主之。地主則氣流于地,天用則氣騰於天。初與中皆分天步而率刻爾,初中各三十日餘四十三刻四分刻之三也。**帝曰:求之奈何?岐伯曰:天氣始於甲,地氣始於子,子甲相合,命曰歲立〔4〕,謹候其時,氣可與期〔5〕。**子甲相合,命曰歲立,則甲子歲也。謹候水刻早晏,則六氣悉可與期爾。**帝曰:願聞其歲,六氣始終,早晏何如?岐伯曰:明乎哉,問也!甲子之歲,初之氣,天數始於水下一刻〔6〕,**常起於平明寅初一刻,艮中之南也。新校正云:按戊辰、壬申、丙子、庚辰、甲申、戊子、壬辰、丙申、庚子、甲辰、戊申、壬子、丙辰、庚申歲同此。所謂辰申子歲氣會同,《陰陽法》以是爲三合。**終於八十七刻半**;子正之中,夜之半也。外十二刻半,入二氣之初,諸餘刻同入也。**二之氣,始於八十七刻六分**,子中之左也。**終於七十五刻**;戌之後四刻也。外二十五刻,入次三氣之初率。**三之氣,始於七十六刻**,亥初之一刻。**終於六十二刻半**;酉正之中也。外三十七刻半差入後。**四之氣,始於六十二刻六分**,酉中之北。**終於五十刻**;未後之四刻也。外五十刻差入後。**五之氣,始於五十一刻**,申初之一刻。**終於三十七刻半**;午正之中,晝之半也。外六十二刻半差入後。**六之氣,始於三十七刻六分**,午中之酉[7]。**終於二十五刻**,辰正之後四刻,外七十五刻差入後。**所謂初六,天之數[8]也。**天地之數,二十四氣乃大會而同,故命此曰初六天數也。

〔1〕位有終始:張介賓曰:"位,地位也,位有上下左右之終始也。"按"終始"與"始終"不同。"終始"即"終而復始"之意。蓋陰陽有漸次無間斷,言"始終"者則有間斷之意。《易·乾卦》"大明終始。"朱注"始,即元也;終,謂貞也;不終則無始,不貞則無以爲元也。"

〔2〕氣有初中:"初"言其始,氣有始而漸盛;"中"言其盛,氣自盛而漸衰。

〔3〕上下:上指天氣,下指地氣。

〔4〕歲立:張介賓曰:"干支合而六十年之歲氣立。"

〔5〕期:《廣雅·釋詁四》:"期,會也。"

〔6〕水下一刻:古以漏壺計時,壺水晝夜盡百刻。水下一刻,即壺水開始下滴。

〔7〕午中之酉:"酉"藏本作"南",守校本作"酉"。

〔8〕天之數:謂天時之氣終始刻數。

乙丑歲,初之氣,天數始於二十六刻,巳初之一刻。新校正云:按己巳、癸酉、丁丑、辛巳、乙酉、巳丑、癸巳、丁酉、辛丑、乙巳、巳酉、癸丑、丁巳、辛酉歲同,所謂巳酉丑歲氣會同也。**終於一十二刻半**;卯正之中。**二之氣,始於一十二刻六分**,卯中之南。**終於水下百刻**;丑後之四刻。**三之氣,始於一刻**,又寅初之一刻。**終於八十七刻半**;子正之中。**四之氣,始於八十七刻六分**,子中正東[1]。**終於七十五刻**;戌後之四刻。**五之氣,始於七十六刻**,亥初之一刻。**終於六十二刻**

半；酉正之中。六之氣，始於六十二刻六分，酉中之北。終於五十刻；未後之四刻。所謂六二，天之數也。一六爲初六，二六爲六二，名次也。

〔1〕子中正東：守校本"正"作"之"。

丙寅歲，初之氣，天數始於五十一刻，申初之一刻。新校正云：按庚午、甲戌、戊寅、壬午、丙戌、庚寅、甲午、戊戌、壬寅、丙午、庚戌、甲寅、戊午、壬戌歲同此。所謂寅午戌歲氣會同。終於三十七刻半；午正之中。二之氣，始於三十七刻六分，午中之西。終於二十五刻；辰後之四刻。三之氣，始於二十六刻，巳初之一刻。終於一十二刻半；卯正之中。四之氣，始於一十二刻六分，卯中之南。終於水下百刻；丑後之四刻。五之氣，始於一刻，寅初之一刻。終於八十七刻半；子正之中。六之氣，始於八十七刻六分，子中之左。終於七十五刻，戌後之四刻。所謂六三，天之數也。

丁卯歲，初之氣，天數始於七十六刻，亥初之一刻。新校正云：按辛未、乙亥、己卯、癸未、丁亥、辛卯、乙未、己亥、癸卯、丁未、辛亥、乙卯、己未、癸亥歲同。此所謂卯未亥歲氣會同。終於六十二刻半；酉正之中。二之氣，始於六十二刻六分，酉中之北。終於五十刻；未後之四刻。三之氣，始於五十一刻，申初之一刻。終於三十七刻半；午正之中。四之氣，始於三[1]十七刻六分，午中之西。終於二十五刻；辰後之四刻。五之氣，始於二十六刻，巳初之一刻。終於一十二刻半；卯正之中。六之氣，始於一十二刻六分，卯中之南。終於水下百刻，丑後之四刻。所謂六四，天之數也。次戊辰歲，初之氣，復始於一刻，常如是無已，周而復始。始自甲子年，終於癸亥歲，常以[2]四歲爲一小周，一十五周爲一大周，以辰命歲，則氣可與期。

〔1〕始於三：四庫本"三"作"二"。

〔2〕常以：四庫本作"一周"。

帝曰：願聞其歲候[1]何如？岐伯曰：悉乎哉問也！日行一周[2]，天氣始於一刻，甲子歲也。日行再周，天氣始於二十六刻，乙丑歲也。日行三周，天氣始於五十一刻，丙寅歲也。日行四

周，天氣始於七十六刻，丁卯歲也。**日行五周，天氣復始於一刻，**戊辰歲也。餘五十五歲循環，周而復始矣。**所謂一紀也。**法以四年爲一紀，循環不已。餘三歲一會同，故有三合也。**是故寅午戌歲氣會同[3]，卯未亥歲氣會同，辰申子歲氣會同，巳酉丑歲氣會同，終而復始。**《陰陽法》以是爲三合者，緣其氣會同也。不爾，則各在一方，義無由合。

〔1〕歲候：張介賓曰："通歲之大候。"

〔2〕日行一周：即太陽在天體黄道上循行一周，一周於天，謂甲子一年。

〔3〕歲氣會同：指四年一紀之各年六氣六步交會刻分相會同。

按語：準四年之紀，及十二支之序，經文"卯未亥"及"辰申子"皆各失序，似係後世傳寫之誤。查"寅申巳亥"四隅居上，"子午卯酉"四正居中，"辰戌丑未"四維居下，則"卯未亥"應作"亥卯未"，"辰申子"應作"申子辰"。況"子午卯酉"居中會合上下爲"三合局"。即"寅（木）午（火）戌（土）"三者生剋之理爲：木既生火，火既生土，則木失力剋土，得力生火而火盛，合火局。"亥（水）卯（木）未（土）"三者生剋之理爲：水既生木，木既剋土，則土失力剋水，而水得力生木，則木盛，合木局。"申（金）子（水）辰（土）"三者生剋之理爲：金既生水，土既生金，金得水生，土失力剋水，得力生金，則水盛，合水局。"巳（火）酉（金）丑（土）"三者生剋之理爲：火既生土，土既生金，則金得土生，而火得力生土，失力剋金，則金盛，合金局。

帝曰：願聞其用[1]也。岐伯曰：言天者求之本，言地者求之位，言人者求之氣交。本，謂天六氣，寒暑燥濕風火也。三陰三陽由是生化，故云本。所謂六元者也。位，謂金木火土水君火也。天地之氣，上下相交，人之所處者也[2]。**帝曰：何謂氣交？岐伯曰：上下之位，氣交之中，人之居也。**自天之下地之上，則二氣交合之分也。人居地上，故氣交合[3]之中，人之居也。是以化生變易，皆在氣交之中也。**故曰：天樞[4]之上，天氣主之；天樞之下，地氣主之；氣交之分，人氣從**

之，萬物由之。此之謂也。天樞，當齊之兩傍也，所謂身半矣，伸臂指天，則天樞正當身之半也。三分折之[5]，上分應天，下分應地，中分應氣交。天地之氣交合之際，所遇寒暑燥濕風火勝復之變之化，故人氣從之，萬物生化，悉由而合散也。**帝曰：何謂初中？岐伯曰：初凡三十度而有奇[6]，中氣同法。**奇，謂三十日餘四十三刻又四十分刻之三十也。初中相合，則六十日餘八十七刻半也。以各餘四十分刻之三十，故云中氣同法也。**帝曰：初中何也？岐伯曰：所以分天地也。**以是知氣高下，生人病主之也。**帝曰：願卒聞之。岐伯曰：初者地氣也，中者天氣也。**氣之初，天用事，天用事，則地氣上騰於太虚之内。氣之中，地氣主之，地氣主則天氣下降於有質之中。

〔1〕用：謂天之六氣變化動静升降出入作用。

〔2〕所處者也：胡本“處”下無“者”字。

〔3〕交合：胡本、讀本“交”下並無“合”字。

〔4〕天樞：即中樞。謂天地之中間。

〔5〕折之：藏本“折”作“析”。

〔6〕初凡三十度而有奇：即初氣爲三十日餘四十三刻又四分刻之三。

帝曰：其升降何如？岐伯曰：氣之升降，天地之更用[1]也。升，謂上升。降，謂下降。升極則降，降極則升，升降不已，故彰天地之更用也。**帝曰：願聞其用何如？岐伯曰：升已而降，降者謂天；降已而升，升者謂地。**氣之初，地氣升；氣之中，天氣降。升已而降以下，彰天氣之下流；降已而升以上，表地氣之上應。天氣下降，地氣上騰，天地交合，泰之象也。《易》曰：“天地交泰”。是以天地之氣升降，常以三十日半下上，下上不已，故萬物生化，無有休息，而各得其所也。**天氣下降，氣流於地；地氣上升，氣騰於天。故高下相召[2]，升降相因[2]，而變作矣。**氣有勝復，故變生也。新校正云：按《六元正紀大論》云：天地之氣，盈虚何如？曰天氣不足，地氣隨之，地氣不足，天氣從之，運居其中，而常先也。惡所不勝，歸所和同，隨運歸從而生其病也。故上勝則天氣降而下，下勝則地氣遷而上，多少而差其分，微者小差，甚者大差，甚則位易氣交，易則大變生而病作矣。**帝曰：善。寒濕相遘[3]，燥熱相臨[4]，風火相值[5]，其有聞[6]乎？岐伯曰：氣有勝復，勝復之作，有德有化[7]，有用[8]有變，變則邪氣居之。**夫撫掌成聲，沃火生沸，物之交合,象出其間,萬類交合,亦由是矣。天地交合,則八風鼓拆,六氣交馳於其間,故氣不能正者,反成邪氣。

〔1〕天地之更用:張介賓曰:"天無地之升,則不能降;地無天之降,則不能升。故天地更相爲用。"

〔2〕相召　相因:張介賓曰:"召,猶招也。上者必降,下者必升,此天運循環之道,故高下相召,則有升降,有升降則强弱相因而變作矣。"

〔3〕遘:作"遇"解,見《爾雅·釋詁》。

〔4〕臨:見也。見《易·繫辭下傳》虞注。

〔5〕值:有"當"意,見《文選·皇太子釋奠會詩》善注。

〔6〕有聞:讀本、吴本、朝本、守校本"聞"並作"間"。張介賓曰:"間,異也。惟其有間,故或邪或正而變由生也。"

〔7〕有德有化:"德"乃本質,"化"爲生息。

〔8〕用:謂作用。高世栻曰:"德、化、用,氣之正也。變則邪氣居之。"

帝曰:何謂邪乎? 邪者,不正之目[1]也。天地勝復,則寒暑燥濕風火六氣互爲邪也。**岐伯曰:夫物之生從於化,物之極由乎變,變化之相薄[2],成敗之所由也。** 夫氣之有生化也,不見其形,不知其情,莫測其所起,莫究其所止,而萬物自生自化,近成無極,是謂天和。見其象,彰其動,震烈剛暴,飄泊驟卒,拉堅摧殘,摺拆鼓慄[3],是謂邪氣。故物之生也静而化成,其毁也躁而變革,是以生從於化,極由乎變,變化不息,則成敗之由常在,生有涯分者,言有終始爾。新校正云:按《天元紀大論》云:物生謂之化,物極謂之變也。**故氣有往復,用有遲速,四者之有,而化而變,風之來也。** 天地易位,寒暑移方,水火易處,當動用時,氣之遲速往復,故不常在。雖不可究識意端,然微甚之用,而爲化爲變,風所由來也。人氣不勝,因而感之,故病生焉,風匪求勝於人也。**帝曰:遲速往復,風所由生,而化而變,故因盛衰之變耳。成敗倚伏[4]遊乎中何也?** 夫倚伏者,禍福之萌也。有禍者,福之所倚也。有福者,禍之所伏也。由是故禍福互爲倚伏,物盛則衰,樂極則哀,是福之極,故爲禍所倚。否極之泰,未濟之濟,是禍之極,故爲福所伏。然吉凶成敗,目擊道存,不可以終,自然之理,故無尤也。**岐伯曰:成敗倚伏生乎動,動而不已,則變作矣。** 動静之理,氣有常運,其微也爲物之化,其甚也爲物之變。化流於物,故物得之以生,變行於物,故物得之以死。由是成敗倚伏,生於動之微甚遲速爾,豈唯氣獨有是哉?人在氣中,養生之道,進退之用,當皆然也。新校正云:按《至真要大論》云:陰陽之氣,清静則化生治,動則苛疾起,此之謂也。

〔1〕之目:《素問校譌》引古抄本"目"作"因"。

〔2〕薄:迫也。見《釋名·釋言語》。

〔3〕摺拆鼓慄:藏本"慄"作"慄"。

〔4〕倚伏:謂成敗間隱藏相互之因果。《老子》第五十八章王注:"倚,因也。"《國語·晉語》韋解"伏,隱也。"

帝曰:有期乎?岐伯曰:不生不化,静之期也。人之期可見者,二也。天地之期,不可見也。夫二可見者,一曰生之終也,其二曰變易,與上[1]同體。然後捨小生化,歸於大化,以死後猶化變未已,故可見者二也。天地終極,人壽有分,長短不相及,故人見之者鮮矣。**帝曰:不生化乎?**言亦有不生不化者乎?**岐伯曰:出入廢則神機化滅,升降息則氣立孤危。**出入,謂喘息也。升降,謂化氣也。夫毛羽倮鱗介,及飛走蚑行,皆生氣根於身中,以神爲動静之主,故曰神機也。然金玉土石,鎔埏草木,皆生氣根於外,假氣以成立主特[2],故曰氣立也。《五常政大論》曰:"根於中者,命曰神機,神去則機息。根於外者,命曰氣立,氣止則化絶。"此之謂也。故無是四者則神機與氣立者,生死皆絶。新校正云:按《易》云:本乎天者親上,本乎地者親下。《周禮》:《大宗伯》有天産,地産;《大司徒》云動物植物。即此神機、氣立之謂也。**故非出入,則無以生長壯老已;非升降,則無以生長化收藏。**夫自東自西,自南自北者,假出入息以爲化主[3]。因物以全質者,陰陽[4]升降之氣以作生源,若非此道,則無能致是十[5]者也。**是以升降出入,無器[6]不有。**包藏生氣者,皆謂生化之器,觸物然矣。夫竅横者,皆有出入去來之氣。竅堅者[7]皆有陰陽升降之氣往復於中。何以明之?則壁[8]窻户牖兩面伺之,皆承來氣衝擊於人,是則出入氣也。夫陽升則井寒,陰升則水煖,以物投井,及葉墜空中,翩翩不疾,皆升氣所礙也。虚管溉滿,捻上懸之,水固不泄,爲無升氣而不能降也,空瓶小口,頓溉不入,爲氣不出而不能入也。由是觀之,升無所不降,降無所不升,無出則不入,無入則不出。夫群品之中,皆出入升降不失常守,而云非化者,未之有也。有識無識[9],有情無情,去出入,已升降,而云存者,未之有也。故曰升降出入,無器不有。**故器者生化之宇,器散則**

分之[10]**，生化息矣。**器，謂天地及諸身也。宇，謂屋宇也。以其身形，包藏府藏，受納神靈，與天地同，故皆名器也。諸身者，小生化之器宇，太虚者，廣生化之器宇也。生化之器，自有小大，無不散也。夫小大器，皆生有涯分，散有遠近也。**故無不出入，無不升降，**真生假立，形器者，無不有此二者。**化有小大，期有近遠，**近者不見遠，謂遠者無涯。遠者無常，見近而嘆有其涯矣。既近遠不同期，合散殊時節，即有無交競，異見常乖。及至分散之時，則近遠同歸於一變。**四者之有，而貴常守。**四者，謂出入升降也。有出入升降，則爲常守。有出無入，有入無出，有升無降，有降無升，則非生之氣也。若非胎息道成，居常而生，則未之有屏出入息，泯升降氣而能存其生化者，故貴當守[11]。**反常則災害至矣。**出入升降，生化之元生[12]，故不可無之。反常之道，則神去其室，生之[13]微絶，非災害而何哉！**故曰無形無患。此之謂也。**夫喜於遂，悦於色，畏於難，懼於禍，外惡風寒暑濕，内繁飢飽愛欲，皆以形無所隱，故常嬰患累於人間也。若便想慕滋曼，嗜慾無厭，外附權門，内豐情僞，則動以牢網，坐招燔焫，欲思釋縛，其可得乎！是以身爲患階爾。《老子》曰："吾所以有大患者，爲吾有身，及吾無身，吾有何患。"此之謂也。夫身形與太虚釋然消散，復未知生化之氣，爲有而聚耶？爲無而滅乎？**帝曰：善。有不生不化乎？**言人有逃陰陽，免生化[14]，而不生不化無始無終，同太虚自然者乎？**岐伯曰：悉乎哉問也！與道合同，惟真人也。**真人之身，隱見莫測，出入天地内外，順道至真以生，其爲小也入於無間，其爲大也過虚空界，不與道如一，其孰能爾乎！**帝曰：善。**

〔1〕與上：胡本、守校本"上"並作"土"。

〔2〕主特：趙本、藏本"特"並作"持"。

〔3〕化主：趙本"主"作"生"。

〔4〕陰陽：守校本"陰陽"上有"承"字。

〔5〕十：守校本"十"作"生"。

〔6〕器：形成曰器。《易・繫辭上傳》"形乃謂之器"。

〔7〕竅堅者：胡本"堅"作"竪"。

〔8〕則壁：守校本"壁"上無"則"字。

〔9〕有識無識：讀本、藏本"識"並作"失"。

〔10〕器散則分之：張介賓曰："若形器散敝，則出入升降無所依憑，各

相離而生化息矣。”

〔11〕當守:趙本“當”作“常”。

〔12〕元生:胡本“生”作“主”。

〔13〕生之:讀本“之”作“化”。

〔14〕免生化:《素問校譌》引古抄本“免”作“逸”。

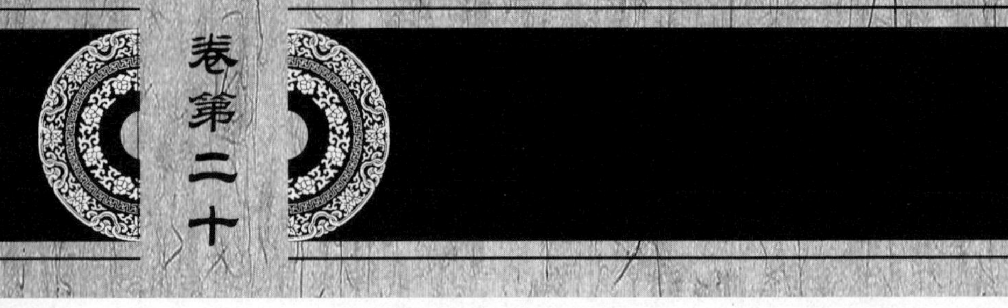

氣交變大論篇第六十九

新校正云：詳此論專明氣交之變，乃五運太過、不及、德化、政令、災變、勝復爲病之事。

提要：篇中以天文、地理、人事相關之观点，闡明歲運太過、不及所致之勝復變化。比擬五星晦明，取譬德、化、政、令，推測氣運正常運行、異常災變與人體之關係，故名《氣交變大論》。

黄帝問曰：五運更治，上應天朞，陰陽往復，寒暑迎隨，真邪相薄，内外分離，六經波蕩，五氣傾移，太過不及，專勝兼并，願言其始，而有常名，可得聞乎？朞，三百六十五日四分日之一也。專勝，謂五運主歲太過也。兼并，謂主歲之不及也。常名，謂布化於太虚，人身參應病之形診也。新校正云：按《天元紀大論》云：五運相襲，而皆治之，終朞之日，周而復始。又云：五氣運行，各終朞日。《太始天元册文》曰：萬物資始，五運終天。即五運更治上應天朞之義也。**岐伯稽首再拜對曰：昭乎哉問也！是明道也。此上帝所貴，先師傳之，臣雖不敏，往聞其旨。**言非己心之生知，備聞先人往古受傳之遺旨也。**帝曰：余聞得其人不教，是謂失道，傳非其人，慢泄天寶[1]。余誠菲德，未足以受至道[2]；然而衆子哀其不終，願夫子保於無窮，流於無極，余司其事，則而行之奈何？**至道者，非傳之難非知之艱，行之難，聖人愍念蒼生，同居永壽，故屈身降志[3]，請受於天師。太上貴德，故後己先人，苟非其人，則道無虚授。黄帝欲仁慈惠遠，博愛流行[4]，尊道下身，拯乎黎庶，乃曰余司其事則而行之也。**岐伯曰：請遂言之也。《上經》**

曰：夫道者，上知天文，下知地理，中知人事，可以長久，此之謂也。夫道者，大無不包，細無不入，故天文地理人事咸通。新校正云：詳夫道者一節，與《著至教論》文重。**帝曰：何謂也？岐伯曰：本氣位也**〔5〕**，位天者，天文也，位地者，地理也，通於人氣之變化者，人事也**〔6〕**。故太過者，先天**〔7〕**，不及者，後天**〔8〕**，所謂治化**〔9〕**而人應之也。**三陰三陽，司天司地，以表定陰陽生化之紀，是謂位天位地也。五運居中，司人氣之變化，故曰通於人氣也，先天後天，謂生化氣之變化所主時也。太過歲化先時至，不及歲化後時至。

〔1〕天寶：謂天道。"寶，猶道也。"見《論語·陽貨》"懷其寶而迷其邦"皇疏。又"寶，謂善道可守者。"見《禮記·檀弓下》"仁親以爲寶"陳注。

〔2〕未足以受至道：讀本"受"作"爲"。

〔3〕故屈身降志：讀本"故屈"作"而辱"。

〔4〕博愛流行：讀本"愛"作"文"。

〔5〕本氣位也：張志聰曰："氣位者，五運六氣各有司天紀地主歲主時之定位也。"

〔6〕位天者，天文也。位地者，地理也。通於人氣之變化者，人事也：吴崑曰："位天，謂五星之應及陰陽風雨晦明，位地，謂水泉之變及草木蟄蟲五穀之異也；人氣之變，謂表裏陰陽手足臟腑變病也。"

〔7〕先天：謂天時未至而天氣先至。

〔8〕後天：謂天時已至而天氣後至。

〔9〕治化：謂六氣之變化。

按語：古人從無到有，窮盡自然現象，而曰"道本無名"。無名之"一元"，係後來所指天地之開端；有名之"陰陽"，謂爲萬物之本始。本節"願言其始，而有常名"之"常名"，即本於天地陰陽標記"名象"（天象·病形）之假定者。

帝曰：五運之化，太過何如？太過，謂歲氣有餘也。新校正云：詳太過五化，具《五常政大論》中。**岐伯曰：歲木太過，風氣流行，脾土受邪。**木餘，故土氣卑屈。**民病飧泄，食減，體重，煩冤，腸鳴腹支滿，上應歲星**〔1〕**。**飧泄，謂食不化而下出也。脾虚，故食減，體重烦冤，腸鳴腹支滿也。歲木氣太盛，歲星光明逆守，星屬分皆災也。新校正云：

按《藏氣法時論》云：脾虚則腹滿腸鳴，飧泄食不化。**甚則忽忽[2]善怒，眩冒巔疾。**凌犯太甚，則遇於金，故自病。新校正云：按《玉機真藏論》云：肝脈太過，則令人喜怒忽忽眩冒巔疾，爲肝實而然，則此病不獨木太過遇金自病，肝實亦自病也。**化氣不政，生氣獨治[3]，雲物飛動[4]，草木不寧，甚而摇落，反脇痛而吐甚[5]，衝陽絶者，死不治，上應太白星[6]。**諸壬歲也[7]木餘土抑，故不能布政於萬物也。生氣，木氣也，太過故獨治而生化也。風不務德，非分而動，則太虚之中，雲物飛動，草木不寧，動而不止，金則勝之，故甚則草木摇落也。脇反痛，木乘土也。衝陽，胃脈也。木氣勝而土氣乃絶，故死也。金復而太白逆守，屬星者危也。其災之發，害於東方。人之内應，則先害於脾，後傷肝也[8]。《書》曰："滿招損。"此其類也。新校正云：詳此太過五化，言星之例有三，木與土運，先言歲鎮，後言勝己之星；火與金運，先言熒惑太白，次言勝己之星，後再言熒惑太白；水運先言辰星，次言鎮星，後再言辰星，兼見己勝之星也。

〔1〕歲星：即木星。按：木星又名"太歲"，係分十二辰歷十二年週天一次（實際爲十一年又三百十三日有奇），則一年"太歲"一易，故亦名歲星。

〔2〕忽忽："不爽也"。見本書《玉機真藏論》"忽忽眩冒而巔疾。"王注。

〔3〕化氣不政，生氣獨治：張介賓曰："化氣，土氣也。生氣，木氣也。木盛則土衰，故化氣不能布政於萬物，而木之生氣獨治也。"

〔4〕雲物飛動：明緑格抄本"動"作"揚"。

〔5〕反脇痛而吐甚：《史載之方》卷上引"脇痛"上無"反"字。

〔6〕太白星：即金星。

〔7〕諸壬歲也：讀本、趙本"壬"並作"陽"。

〔8〕後傷肝也：趙本、藏本"傷"並作"復"。

歲火太過，炎暑流行，金肺受邪[1]。火不以德，則邪害於金，若以德行，則政和平也。**民病瘧，少氣欬喘，血溢血泄注下，嗌躁耳聾，中熱肩背熱，上應熒惑星[2]。**少氣，謂氣少不足以息也。血泄，謂血利便血也[3]。血溢，謂血上出於七竅也。注下，謂水利也。中熱，謂胸心之中也[4]。背，謂胸中之府[5]，肩接近之，故胸心中及肩背熱也。火氣太盛，則熒惑光芒逆臨，宿屬分皆災也。新校正云：詳火盛而剋金，寒熱交争,故爲瘧,按《藏氣法時論》云:肺病者,欬喘。肺虚者,少氣不能報息,耳聾嗌乾。**甚則胸中痛,脇支滿脇痛**〔6〕**,膺背肩胛間痛,兩臂内痛,**新校正云:按《藏氣法時論》云:心病者,胸中痛脇支滿,脇下痛,膺背肩甲間痛,兩臂内痛。**身熱骨痛而爲浸淫。**火無德令,縱熱害金,水爲復讎,故火自病。新校正云:按《玉機真藏論》云:心脈太過,則令人身熱而膚痛,爲浸淫,此云骨痛者,誤也。**收氣**〔7〕**不行,長氣**〔7〕**獨明,雨水霜寒,**今詳水字當作冰。**上應辰星**〔8〕,金氣退避,火氣獨行,水氣折之,故雨零冰雹及徧降霜寒〔9〕而殺物也。水復於火,天象應之,辰星逆凌,乃寒災於物也。占辰星者〔10〕,常在日之前後三十度。其災發之,當至南方。在人之應,則内先傷肺,後反傷心。新校正云:按《五常政大論》"雨水霜寒"作"雨冰霜雹。"**上臨少陰少陽**〔11〕**,火燔焫,冰泉涸**〔12〕**,物焦槁,**新校正云:按《五常政大論》云:赫曦之紀,上徵而收氣後。又《六元正紀大論》云:戊子、戊午太徵,上臨少陰,戊寅,戊申太徵,上臨少陽,臨者太過不及皆曰天符。**病反譫妄狂越,欬喘息鳴,下甚血溢泄不已**〔13〕**,太淵絶者死不治,上應熒惑星。**諸戊歲也。戊午、戊子歲,少陰上臨,戊寅、戊申歲,少陽上臨,是謂天符之歲也。太淵,肺脈也。火勝而金絶故死。火既太過,又火熱上臨,兩火相合,故形斯候。熒惑逆犯,宿屬皆危。新校正云:詳戊辰、戊戌歲,上見太陽,是謂天刑運,故當盛而不得盛,則火化減半,非太過又非不及也。

〔1〕金肺受邪:吴本"金肺"作"肺金"。

〔2〕熒惑星:即火星。

〔3〕謂血利便血也:讀本、趙本"血利"并作"泄利"。

〔4〕謂胸心之中也:胡本"心"下無"之"字。

〔5〕謂胸中之府:胡本、趙本"謂"並作"者"。

〔6〕脇支滿脇痛:《三因方》卷五《五運時氣民病證治》引無"脇痛"二字。

〔7〕收氣　長氣:收氣即金氣,長氣即火氣。

〔8〕辰星:即水星。

〔9〕徧降霜寒:趙本、守校本"徧"並作"偏"。

〔10〕占辰星者:藏本"占"作"上"。

〔11〕上臨少陰少陽:"上臨"指司天。張介賓曰:"凡此戊年,皆太過

之火，而又遇子午，則上臨少陰君火，遇寅申，則上臨少陽相火，皆爲天符，其熱尤甚。”

〔12〕冰泉涸：讀本、趙本、明緑格抄本、藏本“冰”並作“水”。

〔13〕下甚血溢泄不已：張琦曰：“下甚”二字衍。

歲土太過，雨濕流行，腎水受邪。土無德乃爾。**民病腹痛，清厥[1]，意不樂，體重烦寃，上應鎮星[2]。**腹痛，謂大腹小腹痛也。清厥，謂足逆冷也。意不樂，如有隱憂也。土來刑水，象應之[3]，鎮星逆犯，宿屬則災。新校正云：按《藏氣法時論》云：腎病者，身重。腎虚者，大腹小腹痛，清厥，意不樂。**甚則肌肉萎，足痿不收，行善瘈，脚下痛，飲發[4]中滿食減，四支不舉。**脾主肌肉，外應四支，又其脈起於足中指之端，循核骨内側，斜出絡跗。故病如是。新校正云：按《藏氣法時論》云：“脾病者，身重善飢，内痿，足不收，行善瘈，脚下痛。”又《玉機真藏論》云：“脾太過，則令人四支不舉。”**變生得位[5]**，新校正云：詳太過五化，獨此言變生得位者，舉一而四氣可知也。又以土王時月難知，故此詳言之也。**藏氣[6]伏，化氣[6]獨治之，泉涌河衍[7]，涸澤生魚，風雨大至，土崩潰[8]，鱗見于陸，病腹滿溏泄腸鳴，反下甚而太谿絶者，死不治，上應歲星。**諸甲歲也。得位，謂季月也。藏，水氣也。化，土氣也。化太過，故水藏伏匿[9]而化氣獨治，土勝木復，故風雨大至，水泉涌，河渠溢，乾澤生魚。濕既甚矣，風又鼓之，故土崩潰，土崩潰謂垣頽岸仆，山落地入也。河溢泉涌，枯澤水滋，鱗物豐盛，故見於陸地[10]也，太谿，腎脈也。土勝而水絶，故死。木來折土，天象逆臨，加其宿屬，正可憂也。新校正云：按《藏氣法時論》云：脾虚則腹滿腸鳴飧泄，食不化也。

〔1〕清厥：手足厥冷。

〔2〕鎮星：即土星。

〔3〕象應之：讀本、趙本“象”上並有“天”字。

〔4〕飲發：謂脾土失於運化水氣，發爲水飲。按：飲病源於水，故仲景則之著《金匱》，分别立痰、懸、溢、支四飲之名而關係五臟。此“飲發中滿，食減，四支不舉。”頗類《金匱》所謂“水在脾，少氣，身重。”皆飲病源於水，而病於脾也。當互參。

〔5〕變生得位：張介賓曰：“土無定位，凡在四季中土邪爲變，即其得位之時也。”按：辰、戌、丑、未各月之最後十八日，即土旺之時，新校正“土

王時月難知”蓋指此而言也。

〔6〕藏氣　化氣:“藏氣”即“水氣”,“化氣”即“土氣”。

〔7〕泉涌河衍:“衍”作“溢”解,見《文選·琴賦》善注。

〔8〕土崩潰:《聖濟總録》卷一上引“土”下無“崩”字。

〔9〕水藏伏匿:按:以本經文“藏氣伏”核之,“水藏”應作“藏氣”。

〔10〕陸地:讀本“陸”下無“地”字。

按語:土盛不宜太過,故曰土氣太過之得位,非其常,乃土邪爲變(過則爲害),因而人病肌肉萎縮。否則脾既屬土主肌肉,土氣旺盛,肌肉當豐滿也。

歲金太過,燥氣流行,肝木受邪。金暴虐乃爾。**民病兩脇下少腹痛,目赤痛眥瘍[1],耳無所聞[2]。**兩脇,謂兩乳之下脅之下也。少腹謂齊下兩傍髎骨内也。目赤,謂白睛色赤也。痛,謂滲痛也[3]。眥,謂四際瞼睫之本也。**肅殺而甚,則體重煩宼,胸痛引背,兩脇滿且痛引少腹,上應太白星。**金氣已過肅殺又甚,木氣内畏,感而病生。金盛應天,太白明大,加臨宿屬,心受災害[4]。新校正云:按《藏氣法時論》云:肝病者,兩脇下痛,引少腹,肝虚則目䀮䀮無所見,耳無所聞。又《玉機真藏論》云:肝脈不及,則令人胸痛,引背下則兩脇胠滿也。**甚則喘欬逆氣,肩背痛,尻陰[5]股膝髀腨䯒足皆病。上應熒惑星。**火氣復之,自生病也。天象示應,在熒惑,逆加守宿屬,則可憂也。新校正云:按《藏氣法時論》云:肺病者,喘欬逆氣,肩背痛,汗出,尻陰股膝髀腨䯒足皆痛。**收氣峻,生氣[6]下,草木斂,蒼乾凋隕,病反暴痛,胠脇不可反側,**新校正云:詳此云反暴痛,不言何所痛者。按《至真要大論》云:心脇暴痛,不可反側,則此乃心脇暴痛也。**欬逆甚而血溢,太衝絶者死不治,上應太白星。**諸庚歲也。金氣峻瘧[7],木氣被刑,火未來復,則如是也。斂,謂已生枝葉,斂附其身也。太衝,肝脈也。金勝而本絶故死,當是之候,太白應之,逆守星屬,病皆危也。新校正云:按庚子、庚午、庚寅、庚申歲上見少陰。少陽司天,是謂天刑運,金化減半,故當盛而不得盛,非太過又非不及也。

〔1〕眥瘍:《三因方》卷五引“瘍”作“痒”。

〔2〕耳無所聞:《三因方》卷五引“無”下無“所”字。

〔3〕謂滲痛也:讀本、趙本“滲”並作“磣”。

〔4〕心受災害:讀本、趙本"心"並作"必"。

〔5〕尻陰:《聖濟總録》卷一上引"尻陰"作"下連"。

〔6〕生氣:即木氣。

〔7〕金氣峻瘧:趙本、藏本"瘧"並作"虐"。

歲水太過,寒氣流行,邪害心火。水不務德,暴虐乃然。**民病身熱煩心,躁悸,陰厥上下中寒,譫妄心痛,寒氣早至,上應辰星。**悸,心跳動也。譫,亂語也。妄,妄見聞也。天氣水盛,辰星瑩明,加其宿,屬災乃至。新校正云:按陰厥在後,金不及復,則陰厥有注。**甚則腹大脛腫,喘欬,寖汗[1]出憎風,**新校正云:按《藏氣法時論》云:腎病者,腹大脛腫,喘欬身重,寢汗出,憎風,再詳太過五化,木言化氣不政,生氣獨治,火言收氣不行,長氣獨明;土言藏氣伏,長氣獨治;金言收氣峻,生氣下。水當言藏氣乃盛,長氣失政,今獨亡者,闕文也。**大雨至,埃霧朦鬱,上應鎮星。**水盛不已,爲土所乘,故彰斯候,埃霧朦鬱,土之氣。腎之脈,從足下上行入腹,從腎上貫肝鬲,入肺中,循喉嚨,故生是病。腎爲陰故寢則汗出而憎風也。卧寢汗出,即其病也。夫土氣勝,折水之强,故鎮星明盛,昭其應也。**上臨太陽,雨冰雪[2],霜不時降,濕氣變物,**新校正云:按《五常政大論》云:流衍之紀,上羽而長氣不化。又《六元正紀大論》云:丙辰、丙戌太羽上臨太陽。臨者,太過不及,皆曰天符。**病反腹滿腸鳴,溏泄食不化,**新校正云:按《藏氣法時論》云:脾虚則腹滿腸鳴,飧泄食不化。**渴而妄冒,神門絶者死不治,上應熒惑、辰星[3]。**諸丙歲也。丙辰、丙戌歲,太陽上臨,是謂天符之歲也。寒氣太甚,故雨化爲冰雪,雨冰,則雹也。霜不時降,彰其寒也。土復其水,則大雨霖霪。濕氣内深,故物皆濕變。神門,心脈也。水勝[4]而火絶,故死。水盛太甚,則熒惑減曜,辰星明瑩,加以逆守宿,屬則危亡也。新校正云:詳太過五,獨記火水之上臨者,火臨火,水臨水,爲天符故也。火臨水爲逆,水臨木爲順,火臨土爲順,水臨土爲運勝天,火臨金爲天刑運,水臨金爲逆,更不詳出也。又此獨言上應熒惑、辰星,舉此一例,餘從而可知也。

〔1〕寖汗:趙本、朝本、藏本"寖"並作"寢"。

〔2〕雨冰雪:按:"雨"上脱"則"字,應據本書《五常政大論》"流衍之紀"節林校引文補。

〔3〕上應熒惑辰星:張介賓曰:"惟水運言熒惑、辰星者,謂水盛火衰,

則辰星明朗，熒惑減耀，五運皆然，舉此二端，餘可從而推矣。”

〔4〕水勝：藏本“勝”作“盛”。

帝曰：善。其不及何如？ 謂政化少也。新校正云：詳不及五化，具《五常政大論》中。**岐伯曰：悉乎哉問也！歲木不及，燥廼**〔1〕**大行，**清冷〔2〕時至，加之薄寒，是謂燥氣。燥，金氣也。**生氣失應，草木晚榮，**後時之謂失應也。**肅殺而甚，則剛木辟著**〔3〕**，悉萎蒼乾**〔4〕**，上應太白星，**天地〔5〕淒滄，日見朦昧，謂雨非雨，謂晴非晴，人意慘然，氣象凝斂，是爲肅殺甚也。剛，勁硬也。辟著，謂辟著枝莖，乾而不落也。柔，耎也。蒼，青也。柔木之葉，青色不變〔6〕而乾卷也。木氣不及，金氣乘之，太白之明，光芒而照其空也。**民病中清**〔7〕**，胠脇痛，少腹痛，腸鳴溏泄，涼雨時至，上應太白星，**新校正云：按不及五化，民病證中，上應之星，皆言運星失色，畏星加臨宿屬爲災。此獨言畏星，不言運星者，經文闕也。當云上應太白星、歲星。**其穀蒼，**金氣乘木，肝之病也。乘此氣者，腸中自鳴而溏泄者，即無胠脇少腹之痛疾也。微者善之，甚者止之，遇夏之氣，亦自止也，遇秋之氣，而復有之。涼雨時至，謂應時而至也，金土齊化，故涼雨俱行，火氣來復，則夏雨少。金氣勝木，太白臨之，加其宿屬分皆災也。金勝畢歲，火氣不復，則蒼色之穀不成實也。新校正云：詳中清、胠脇痛，少腹痛，爲金乘木，肝病之狀。腸鳴溏泄，乃脾病之證。蓋以木少，脾土無畏，侮反受邪之故也。**上臨陽明，生氣失政，草木再榮，化氣廼急，上應太白、鎮星，其主蒼早**〔8〕**，**諸丁歲也。丁卯、丁酉歲陽明上臨，是謂天刑之歲也。金氣承天，下勝於木，故生氣失政，草木再榮。生氣失政，故木華晚啟。金氣抑木，故秋夏始榮，結實成熟，以化氣急速，故晚結成就也。金氣勝木，天應同之，故太白之見，光芒明盛。木氣既少，土氣無制，故化氣生長急速。木少金勝，天氣應之，故鎮星、太白，潤而明也。蒼色之物，又早凋落，木少金乘故也。新校正云：按不及五化，獨紀木上臨陽明，土上臨厥陰，水上臨太陰，不紀木上臨厥陰，土上臨太陰，金上臨陽明者，經之旨各記其甚者也。故於太過運中，只言火臨火，水臨水。此不及運中，只言木臨金，土臨木，水臨土。故不言厥陰臨木，太陰臨土，陽明臨金也。**復**〔9〕**則炎暑流火，濕性燥，柔脆草木焦槁，下體再生**〔10〕**，華實齊化**〔11〕**，病寒熱瘡瘍疿胗**〔12〕**癰痤，上應熒惑、太白，其穀白堅**〔13〕**。**火氣復金，夏生大熱，故萬物濕性，時變爲燥。流火爍物，故柔脆草木及蔓延之類皆上乾死，而下體再生。若辛熱之草，死不再生也。小熱者死少，大熱者死多，火大復已，土氣閒至，則涼雨降，其酸苦甘鹹性寒之物，乃再發生，新開之與先結者，齊承化而成熟。火復其金，太白減曜，熒惑上應，則益光芒〔14〕，加其宿屬，則皆災也。以火反復，故曰〔15〕白堅之穀。秀而不實。**白露早降，收殺氣行，寒雨害物，蟲食甘黄，脾土受邪，赤氣後化，心氣晚治，上勝肺金，白氣迺屈〔16〕，其穀不成，欬而鼽〔17〕上應熒惑、太白星。**陽明上臨，金自用事，故白露早降，寒涼大至，則收殺氣行。以太陽居土濕之位，寒濕相合，故寒雨害物，少於成實。金行伐木，假途於土，子居母内，蟲之象也。故甘物黄物，蟲蠹食之。清氣先勝，熱氣後復，復已乃勝，故火赤之氣後生化也。赤後化，謂草木赤華及赤實者，皆後時而再榮秀也。其五藏則心氣晚王，勝於肺，心勝於肺，則金之白氣乃屈退也。金穀，稻也。鼽，鼻中水出也。金爲火勝，天象應同，故太白芒減，熒惑益明。

〔1〕迺：即"乃"字。《爾雅·釋詁》："迺，乃也。"

〔2〕清冷：藏本"冷"作"泠"。

〔3〕剛木辟著："剛"謂勁硬，"辟"謂破析。見《釋名、釋天》。

〔4〕悉萎蒼乾：胡本、讀本、吴本、朝本、藏本、守校本"悉"並作"柔"。

〔5〕天地：趙本"地"作"氣"。

〔6〕不變：藏本"不"作"下"。

〔7〕中清：謂中氣虚寒。

〔8〕其主蒼早：沈祖緜曰："主上脱谷字，早爲白之訛。"

〔9〕復：張介賓曰："復者，子爲其母而報復也，木衰金亢，火則復之，故爲炎暑流火。"

〔10〕下體再生：謂草木上枯乾，下又重新滋長。

〔11〕華實齊化：謂同時開花結實。

〔12〕疿胗：四庫本"胗"作"疹"。按"胗""疹"音義同。《説文·肉部》："胗，脣瘍也。籀文疹從疒。"

〔13〕白堅：張介賓曰："白堅屬金，秀而不實。"

〔14〕則益光芒：藏本"益"作"溢"。

〔15〕故曰：藏本"故"下無"曰"字。

〔16〕屈：謂退屈也。見本書《調經論》"大氣乃屈"王註。

〔17〕鼽（qiú 求）：《説文·鼻部》"病寒，鼻窒也。"

歲火不及，寒迺大行，長政不用，物榮而下[1]**，凝慘而甚，則陽氣不化，迺折榮美，上應辰星，**火少水勝，故寒迺大行，長政不用，則物容卑下。火氣既少，水氣洪盛，天象出見，辰星益明。**民病胸中痛**[2]**，脇支滿，兩脇痛，膺背肩胛間及兩臂内痛，**新校正云：詳此證與火太過，甚則反病之狀同，傍見《藏氣法時論》。**鬱冒朦昧，心痛暴瘖，胸腹大，脇下與腰背相引而痛，**新校正云：按《藏氣法時論》云：心虚則胸腹大，脇下與腰背相引而痛[3]。**甚則屈不能伸，髖髀如别**[4]**，上應熒惑、辰星，其穀丹。**諸癸歲也。患，以其脈行於是也。火氣不行，寒氣禁固，髖髀如别，屈不得伸。水行乘火，故熒惑芒減[5]丹穀不成，辰星臨其宿屬之分，則皆災也。**復則埃鬱**[6]**，大雨且至，黑氣迺辱**[7]**，病鶩溏腹滿，食飲不下，寒中腸鳴，泄注腹痛，暴攣痿痺，足不任身，上應鎮星、辰星，玄穀不成。**埃鬱雲雨，土之用也。復寒之氣必以濕，濕氣内淫，則生腹疾身重，故如是也。黑氣，水氣也。辱，屈辱也。鶩，鴨也。土復於水，故鎮星明潤，臨犯宿屬，則民受病災矣。

〔1〕物榮而下：《爾雅·釋詁》："下，落也。""物榮而下"謂植物由榮而趨向衰落。

〔2〕民病胸中痛：《三因方》卷五引"胸中"作"胃"。

〔3〕腰背相引而痛：本書《藏氣法時論》"腰"下無"背"字。

〔4〕髖髀如别："髖"即坐骨，"髀"即股部。"别"作"裂"解。

〔5〕熒惑芒減：藏本"減"作"滅"。

〔6〕埃鬱：謂土濕之氣上蒸爲雲。"埃"是土氣，"鬱"作"蒸"解。

〔7〕黑氣迺辱："黑氣"即水氣。"辱"謂抑制。按：《中藏經》所稱"黑水"即"黑氣"。

歲土不及，風迺大行，化氣不令，草木茂榮。飄揚而甚，秀而不實，上應歲星。木無德也，木氣專行，故化氣不令。生氣獨擅，故草木茂榮。飄揚而甚，是木不以德。土氣薄少，故物實不成。不實，謂粃惡也。土不及，木乘之，故歲星之見，潤而明也。**民病飧泄霍亂，體重腹痛，筋骨繇復**[1]**，肌肉瞤酸**[2]**，善怒，藏氣舉事**[3]**，蟄蟲早附，咸病寒中，上應歲星、鎮星，其穀黅。**諸己歲也。風客於胃，故病如是。土氣不及，水與齊化，故藏氣舉事，蟄蟲早附於陽氣之所，人皆病中寒之疾也。繇，摇也。筋骨摇動，已復常則已繇復也。土抑不伸，若歲星臨宿屬，則皆災也。新校正云:詳此文云筋骨繇復,王氏雖注,義不可解。按《至真要大論》云:筋骨繇併。疑此復字、併字之誤也。**復則收政嚴峻,名木蒼凋,胸脇暴痛,下引少腹,善大息,蟲食甘黄,氣客於脾,黅穀迺減,民食少失味,蒼穀迺損**,金氣復木,故名木蒼凋。金入於土,母懷子也。故甘物黄物,蟲食其中。金入土中,故氣客於脾。金氣大來,與土仇復,故黅減實[4],穀不成也[5]。**上應太白、歲星。**太白芒盛,歲減明也。一經[6]少此六字,缺文耳。**上臨厥陰,流水不冰,蟄蟲來見,藏氣不用,白迺不復[7],上應歲星,民迺康。**己亥己巳歲,厥陰上臨,其歲少陽在泉,火司於地,故蟄蟲來見,流水不冰也。金不得復,故歲星之象如常,民康不病。新校正云:詳木不及上臨陽明,水不及上臨太陰,俱後言復。此先言復而後舉上臨之候者,蓋白迺不復,嫌於此年有復也。

〔1〕筋骨繇復:按:《聖濟總録》卷一上引"復"作"併"與林校合。吴崑曰:"繇復,動摇反復也。"

〔2〕肌肉瞤酸:謂肌肉掣動發酸。"瞤"與"瞯"音同,因之有掣動之義。故《史記·酷吏列傳》集解引《漢書音義》謂"瞯"有小兒瞯病之義也。

〔3〕藏氣舉事:謂冬藏之氣用事。"舉,用事也。"見本書《六元正紀大論》王註。

〔4〕故黅減實:按"黅"下脱"穀"字。依本句經文應補。

〔5〕穀不成也:按:"穀"上脱"蒼"字。依本句經文應補。

〔6〕一經:藏本經上無"一"字。

〔7〕白迺不復:謂金氣不得復。馬蒔曰:"少陽在泉,火司於地,故流水不冰,蟄蟲來見,其藏氣者水氣也,不能舉事而火司於地,金不得復。"

歲金不及,炎火迺行,生氣迺用,長氣專勝[1],庶物以茂,燥爍以行,上應熒惑星,火不務德,而襲金危,炎火既流,則夏生大熱。生氣舉用,故庶物蕃茂。燥爍氣至,物不勝之,爍勝之爍石流金[2],涸泉焦草,山澤燔爍[3],雨乃不降。炎火大盛,天象應之,熒惑之見而大明也。**民病肩背瞀重,鼽嚏血便注下,收氣迺後,上應太白星,其穀堅芒。**諸乙歲也。瞀,謂悶也。受熱邪故生是病。收,金氣也。火先勝,故收氣後。火氣勝金,金不能盛,若熒惑逆守,宿屬之分皆受病。新校正云:詳其穀堅芒,白色可見,故不云其穀白也。經云上應太白,以前後例相照,經脱熒惑二字。及詳王注言熒惑逆守之事,益知經中之闕也。**復則寒雨暴**

至，洒零冰雹霜雪殺物，陰厥且格，陽反上行[4]**，頭腦戶痛，延及囟頂**[5]**發熱，上應辰星**，新校正云：詳不及之運，剋我者行勝，我者之子來復，當來復之後，勝星減曜，復星明大。此只言上應辰星，而不言熒惑者，闕文也。當云上應辰星、熒惑。**丹穀不成，民病口瘡，甚則心痛。**寒氣折火，則見冰雹霜雪，冰雹先傷而霜雪後損，皆寒氣之常也。其災害洒傷於赤化也。諸不及而爲勝所犯，子氣復之者，皆歸其方也。陰厥，謂寒逆也。格，至也，亦拒也。水行折火，以救困金，天象應之，辰星明瑩。赤色之穀，爲霜雹損之。

〔1〕生氣洒用，長氣專勝：金運不及，而艱於制木，木之生氣於是爲用，金不及而火愈勝，即火之長氣專勝。

〔2〕爍勝之爍石流金：守校本"爍石"上無"爍勝之"三字。

〔3〕燔爍：《素問校譌》引古抄本作"燔燎"。

〔4〕陰厥且格，陽反上行：張志聰曰："厥逆格拒也。秋冬之時，陽氣收藏於陰臟，因寒氣厥逆，且格陽於外，致陽反上行。"

〔5〕囟頂：胡本、讀本、趙本、吴本、明緑格抄本、朝本、藏本"囟"並作"腦"。

歲水不及，濕洒大行，長氣反用，其化洒速[1]**，暑雨數至，上應鎮星**，濕大行，謂數雨也。化速，謂物早成也。火濕齊化，故暑雨數至，乘水不及而土勝之，鎮星之象，增益光明，逆凌留犯其又甚矣。**民病腹滿**[2]**身重，濡泄寒瘍流水**[3]**，腰股痛發，膕腨股膝不便，煩寃，足痿，清厥，脚下痛，甚則跗腫**[4]**，藏氣不政**[5]**，腎氣不衡，上應辰星，其穀秬**[6]**。**藏氣不能由其政令，故腎氣不能内致和平。衡，平也。辰星之應，當減其明，或遇鎮星臨屬宿者乃災。新校正云：詳經云：上應辰星，注言鎮星，以前後例相校，此經闕鎮星二字。**上臨太陰，則大寒數舉，蟄蟲早藏，地積堅冰，陽光不治，民病寒疾於下，甚則腹滿浮腫，上應鎮星**，新校正云：詳木不及，上臨陽明，上應太白、鎮星，此獨言鎮星，而不言熒惑者，文闕也。蓋水不及而又上臨太陰，則鎮星明盛，以應土氣專盛，水既益弱，則熒惑無畏而明大。**其主黅穀。**諸辛歲也。辛丑、辛未歲上臨太陰，太陽在泉，故大寒數舉也。土氣專盛，故鎮星益明，黅穀應天歲成也。**復則大風暴發，草偃木零，生長不鮮，面色時變，筋骨併辟**[7]**，肉瞤瘛，目視䀮䀮，物疎璺**[8]**，肌肉胗發，氣并鬲中，**

痛於心腹，黄氣[9]**迺損，其穀不登，上應歲星。**木復其土，故黄氣反損，而黅穀不登也，謂實不成無以登祭器也。木氣暴復，歲星下臨宿屬分者災。新校正云：詳此當云上應歲星、鎮星爾。

〔1〕長氣反用，其化迺速：謂水氣不及，難以制火，火之長氣反得行其使命而生土，則土之化氣速至。

〔2〕腹滿：《三因方》卷五引"腹"作"腫"。

〔3〕寒瘍流水：謂陰性瘡瘍，由於濕阻，陽氣不宣，而瘡口流稀膿水。

〔4〕跗腫：趙本、吴本"跗"並作"胕"。

〔5〕藏氣不政：四庫本"政"作"攻"。

〔6〕其穀秬（jù 巨）："秬"《爾雅·釋草》"秬，黑黍。"

〔7〕併辟：吴崑曰："并辟，攣急也。"張介賓曰："併，拘攣也。辟，偏欹也。"

〔8〕物疏璺（wèn 問）；謂毛髮稀疏分而不能合攏。"物，毛也。"見《吕覽·仲秋》"察毛色"注。"璺"分也。《廣韻·二十三問》引《方言》："璺，秦晉器破而未離謂之璺。"因之，引中有"分"義。

〔9〕黄氣：謂土氣之化。本書《金匱真言論》："中央黄色，入通於脾"，"其類土"。

帝曰：善。願聞其時也。岐伯曰：悉哉[1]**問也！木不及，春有鳴條**[2]**律暢之化，則秋有霧露清涼之政，春有慘凄**[3]**殘賊之勝，則夏有炎暑燔爍之復，其眚東，**化，和氣也。勝，金氣也。復，火氣也。火復於金，悉因其木。故災眚之作，皆在東方，餘眚同。新校正云：按木火不及，先言春夏之化，秋冬之政者，先言木火之政化，次言勝復之變也。**其藏肝，其病内舍胠脇，外在關節**[4]**。**東方用之主也。

〔1〕悉哉：胡本、吴本、朝本、藏本"悉"下並有"乎"字。

〔2〕鳴條：孫詒讓曰："條當作璺，《六元正紀大論》注：璺，微裂也。然則鳴璺者，亦謂風過璺隙而鳴也。"

〔3〕慘凄：趙本、吴本"凄"並作"悽"。

〔4〕其病内舍胠脇，外在關節：胠脇爲肝運行之位，肝主筋脈，故其發病，内在胠脇，外在關節。

火不及，夏有炳明[1]**光顯之化，則冬有嚴肅霜寒之政，夏有慘凄凝冽之勝，則不時有埃昏**[2]**大雨之復，其眚南，**化，火德也。

勝,水虐也。復,土變也,南方火也。**其藏心,其病内舍膺脇,外在經絡。**南方心之主也。

〔1〕炳明:同義複詞。《説文·火部》"炳,明也。"

〔2〕埃昏:謂土霧昏蒙。"埃,土霧也。"見《五常政大論》王註。

土不及,四維[1]有埃雲潤澤之化,則春有鳴條鼓拆[2]之政,四維發振拉飄騰[3]之變,則秋有肅殺霖霪[4]之復,其眚四維,東南、東北、西南、西北方也。維,隅也。謂日在四隅月也。新校正云:詳土不及,亦先言政化,次言勝復。**其藏脾,其病内舍心腹,外在肌肉四支。**四維,中央脾之主也。

〔1〕四維:四維之名所指不一,此指五方四隅之四隅,即東南(辰)、東北(丑)、西南(未)、西北(戌)。按:此"四維"雖指"四隅"言,而亦關四時之季,即辰屬三月之季,未屬六月之季,戌屬九月之季,丑屬十二月之季。按日計之,即三、六、九、十二月,月之最後十八日"土王用事"也。

〔2〕鳴條鼓拆:趙本"拆"作"折"。

〔3〕振拉飄騰:謂暴風飛揚,草木摇折。"振拉"謂摇折。"飄騰"謂暴風。

〔4〕霖霪:謂久雨。《爾雅·釋天》"久雨謂淫,淫謂之霖。"

金不及,夏有光顯鬱蒸之令[1],則冬有嚴凝整肅之應,夏有炎爍燔燎之變,則秋有冰雹霜雪之復,其眚西,其藏肺,其病内舍膺脇肩背,外在皮毛。西方,肺之主也。

〔1〕夏有光顯鬱蒸之令:沈祖緜曰:"此句疑譌。夏,當作秋。"

水不及,四維有湍潤埃雲之化[1],則不時有和風生發之應,四維發埃昏驟注[2]之變,則不時有飄蕩[3]振拉之復,其眚北,飄蕩振拉,大風所作。新校正云:"詳金水不及,先言火土之化,令與應,故不當秋冬而言也。次言者,火土勝復之變也。與木火土之例不同者,互文也。**其藏腎,其病内舍腰脊骨髓,外在谿谷踹膝[4]。**肉之大會爲谷,肉之小會爲谿。肉分之間,谿谷之會,以行榮衛以會大氣。**夫五運之政,猶權衡也[5],高者抑之,下者舉之,化者應之,變者復之,此生長化成收藏之理,氣之常也。失常則天地四塞矣。**失常之理,則天地四時之氣閉塞,而無所運行,故動必有静,勝必有復,乃天地陰陽之道。**故曰:天地之動静,神明爲之紀,陰陽之往復,寒暑彰其**

兆[6]**，此之謂也。**新校正云：按故曰已下，與五運行大論同，上兩句又與《陰陽應象大論》文重，彼云陰陽之升降，寒暑彰其兆也。

〔1〕湍潤埃雲之化：張志聰曰："湍潤埃雲，土之德化也。"

〔2〕驟注：謂暴雨如注。

〔3〕飄蕩：此與"飄薄"義同。慧琳《音義》卷七十二《飄薄條》云："薄，迫也，風近迫之曰薄。"前文"土不及"之"飄騰"，與此義略異。

〔4〕其病内舍腰脊骨髓，外在谿谷踹膝。張志聰曰："腰脊者，腎之府；骨髓者，腎所主；谿骨者，骨所屬；踹膝者，腎脈所循也。"

〔5〕五運之政，猶權衡也：謂五運之政施行，猶權衡稱物之平。

〔6〕天地之動静，神明爲之紀，陰陽之往復，寒暑彰其兆：張介賓曰："應天之氣，動而不息，應地之氣，静而守位，神明爲之紀，則九星懸朗，七曜周旋也。陰陽寒暑，即動静神明之用也。此承上文而總言盛衰勝復，即天地之動静。生長化成收藏，即陰陽之往復，動静不可見，有神有明，則有紀可察矣。陰陽不可測，有寒有暑，則有兆可知矣。

帝曰：夫子之言五氣之變，四時之應，可謂悉矣。夫氣之動亂，觸遇而作，發無常會，卒然災合，何以期之？岐伯曰：夫氣之動變，固不常在，而德化政令災變，不同其候也。帝曰：何謂也？岐伯曰：東方生風，風生木，其德敷和，其化生榮。其政舒啟，其令風。其變振發，其災散落。敷，布也。和，和氣也。榮，滋榮也。舒，展也。啟，開也。振，怒也。發，出也。散，謂物飄零而散落也。新校正云：按《五運行大論》云：其德爲和，其化爲榮，其政爲散，其令宣發，其變摧拉。其眚爲隕，義與此通。**南方生熱，熱生火，其德彰顯**[1]**，其化蕃茂。其政明曜，其令熱。其變銷爍，其災燔焫。**新校正云：詳《五運行大論》云：其德爲顯，其化爲茂，其政爲明，其令鬱蒸，其變炎爍，其眚燔焫。**中央生濕，濕生土，其德溽蒸，其化豐備。其政安静，其令濕。其變驟注，其災霖潰。**溽，濕也。蒸，熱也。驟注，急雨也。霖，久雨也。潰，爛泥也。新校正云：按《五運行大論》云：其德爲濡，其化爲盈，其政爲謐，其令雲雨，其變動注，其眚淫潰。**西方生燥，燥生金，其德清潔，其化緊斂。其政勁切，其令燥。其變肅殺，其災蒼隕。**緊，縮也。斂，收也。勁，鋭也。切，急也。燥，乾也。肅殺，謂風動草樹聲若乾也。殺氣太甚，則木青乾而落也。新校正云：按《五運行大論》云：其德爲清,其化爲斂,其政爲勁,其令霧露,其變肅殺,其眚蒼落。**北方生寒,寒生水,其德凄滄,其化清謐**[2]**。其政凝肅,其令寒。其變溧冽,其災冰雪霜雹。**凄滄,薄寒也。謐,静也。肅,中列[3]嚴整也。溧冽,甚寒也。冰雪霜雹寒氣凝結所成,水復火則非時而有也。新校正云:按《五運行大論》云:其德爲寒,其化爲肅,其政爲静,其變凝冽,其眚冰雹。**是以察其動也,有德有化,有政有令,有變有災,而物由之,而人應之也。**夫德化政令,和氣也。其動静勝復,施於萬物,皆悉生成。變與災,殺氣也,其出暴速[4],其動驟急,其行損傷,雖皆天地自爲動静之用,然物有不勝其動者,且損且病且死焉。

〔1〕彰顯:彰明外顯。

〔2〕謐(mì 密):《爾雅·釋詁》"謐,静也。"

〔3〕中列:胡本、讀本"列"並作"外"。

〔4〕其出暴速:藏本"出"作"用"。

帝曰:夫子之言歲候,不及其太過[1]**,而上應五星。今夫德化政令,災眚變易,非常而有也,卒然而動,其亦爲之變乎。岐伯曰:承天而行之,故無妄動**[2]**,無不應也。卒然**[3]**而動者,氣之交變也,其不應焉。故曰:應常不應卒,此之謂也。**德化政令,氣之常也。災眚變易,氣卒交會而有勝負者也。常,謂歲四時之氣不差晷刻者。不常,不久也。**帝曰:其應柰何?岐伯曰:各從其氣化也。**歲星之化,以風應之。熒惑之化,以熱應之。鎮星之化,以濕應之。太白之化,以燥應之。辰星之化,以寒應之。氣變則應,故各從其氣化也。上文言復勝皆上應之,今經言應常不應卒,所謂無大變易而不應。然其勝復,當色有枯燥潤澤之異,無見小大以應之。

〔1〕不及其太過:馬蒔曰:"其字當在不及上。"

〔2〕承天而行之,故無妄動:張介賓曰:"謂歲候承乎天運,故無妄動。"

〔3〕卒(cù 醋)然:卒,同"猝"。《廣韻·十一没》:"卒,急也,遽也。"

帝曰:其行之徐疾逆順何如?岐伯曰:以道[1]**留久,逆守而小**[2]**,是謂省下**[3]**;**以道,謂順行。留久,謂過應留之日數也。省下,謂察天下人君之有德有過者也。**以道而去,去而速來,曲而過之,是謂省遺過**[4]**也;**順行已去,已去輒逆行而速,委曲而經過,是謂遺其過而輒省察之也。行急行緩，往多往少，蓋謂罪之有大有小，按其遺而斷之。**久留而環，或離或附，是謂議**[5]**災與其德也**；環，謂如環之遶，盤迴而不去也。火議罪，金議殺，土木水議德也。**應近則小**[6]**，應遠則大**，近，謂犯星常在。遠，謂犯星去久。大小，謂喜慶及罰罪事。**芒而大倍常之一，其化甚；大常之二，其眚即也**[7]；甚，謂政令大行也。發，謂起也。即，至也。金火有之。**小常之一，其化減；小常之二，是謂臨視，省下之過與其德也。**省，謂省察萬國人吏侯王有德有過者也。故侯王人吏，安可不深思誡慎[8]邪？**德者福之，過者伐之。**有德[9]，則天降福以應之。有過者，天降禍以淫之。則知禍福無門，惟人所召爾。**是以象之見也，高而遠則小，下而近則大**，見物之理也。**故大則喜怒邇，小則禍福遠。**象見高而小，既未即禍，亦未即福。象見下而大，福既不遠，禍亦未遥。但當修德省過，以候厥終。苟未能慎禍，而務求福祐，豈有是者哉。**歲運太過，則運星北越**[10]，火運火星，木運木星之類也。北越，謂北而行也。**運氣相得，則各行以道。**無剋伐之嫌，故守常而各行於中道。**故歲運太過，畏星**[11]**失色而兼其母。**木失色而兼火[12]，火失色而兼蒼，土失色而兼赤，金失色而兼黄，水失色而兼白，是謂兼其母也。**不及則色兼其所不勝。**木兼白色，火兼玄色，土兼蒼色，金兼赤色，水兼黄色，是謂兼不勝也。**肖者瞿瞿，莫知其妙，閔閔之當，孰者爲良**，新校正云：詳肖者至爲良，與《蘭靈秘典論》重，彼有注。**妄行無徵**[13]**，示畏侯王。**不識天意，心私度之，妄言災咎，卒無徵驗，適足以示畏之兆於侯王，熒惑於庶民矣。

〔1〕以道：謂五星所由之道。

〔2〕逆守而小：張介賓曰："逆守，逆行，不進而守其度。小，無芒而光不露。"

〔3〕省（xǐng 醒）下：謂察看所屬之分野。

〔4〕省遺過：張介賓曰："謂省察有未盡，而復省其所遺過失也。"

〔5〕議："議，猶擇也。"見《儀禮 · 有司徹》"徹乃議侑於賓以異姓。"鄭注。

〔6〕應近則小：《素問校譌》引古抄本無"應"字。

〔7〕其眚即也：顧觀光曰："依注則正文當有發字，在即字下。"

〔8〕誠慎:藏本"誠"作"諴"。

〔9〕有德:讀本"德"下有"者"字。

〔10〕運星北越:吴崑曰:"運星,主運之星。北越,北行而越其常度也。"

〔11〕畏星:謂所制之星。如木運太過,木制土,則土即畏星。

〔12〕兼火:胡本、藏本"火"並作"玄"。

〔13〕妄行無徵:無徵驗而妄爲。"無徵,猶無可信驗也。"見本書《方盛衰論》王注。

帝曰:其災應何如?岐伯曰:亦各從其化也。故時至有盛衰,凌犯有逆順,留守有多少,形見有善惡,宿屬[1]有勝負,徵應有吉凶矣。五星之至,相王爲用盛[2],囚死爲衰。東行凌犯爲順,災輕。西行凌犯爲逆,災重。留守日多則災深,留守日少則災淺。星喜潤則爲見善,星怒操憂[3]喪,則爲見惡。宿屬,謂所生月之屬二十八宿,及十二辰相,分所屬之位也。命勝星不災不害,不勝星爲災小重,命與星相得雖災無害。災者,獄訟疾病之謂也。雖五星凌犯之事,時遇星之囚死時月,雖災不成。然火犯留守逆臨,則有誣譖獄訟之憂。金犯,則有刑殺氣鬱之憂。木犯,則有震驚風鼓之憂。土犯,則有中滿下利跗腫之憂。水犯,則有寒氣衝稸[4]之憂。故曰:徵應有吉凶也。

〔1〕宿屬:張介賓曰:"謂二十八宿及十二辰位,各有五行所屬之異。"

〔2〕相王爲用盛:趙本、藏本"用"並作"時"。按:守校本無"用"字,似是。"相王爲盛"與"囚死爲衰"相對。

〔3〕操憂:趙本"操"作"燥"。

〔4〕衝稸:藏本"稸"作"搐"。

按語:經言"徵應有吉凶"係謂歲運氣化不同之上應五星,而有順逆善惡之别,順善為吉為王相,逆惡為凶為死囚。故此王、相、死、囚、休,係指天地之氣運順逆而言,非關人之命運流年,則王注"命與星相得,雖災無害,災者,獄訟疾病之謂也。"不盡合。所指王、相、死、囚、休,即謂春三月木王(木王於春)、火相(木生火)、土死(木剋土)、金囚(金剋木)、水休(水生木)。餘此類推。

帝曰:其善惡何謂也?岐伯曰:有喜有怒,有憂有喪,有澤有

燥，此象之常也，必謹察之。夫五星之見也，從夜深見之。人見之喜，星之喜也。見之畏，星之怒也。光色微曜，乍明乍暗，星之憂也。光色迥然，不彰不瑩，不與衆同，星之喪也。光色圓明，不盈不縮，怡然瑩然，星之喜也。光色勃然臨人，芒彩滿溢，其象懔然，星之怒也。澤，洪潤也。燥，乾枯也。**帝曰：六者高下異乎？岐伯曰：象見高下，其應一也，故人亦應之。**觀象覩色，則中外之應，人天咸一矣。

帝曰：善。其德化政令之動静損益皆何如？岐伯曰：夫德化政令災變，不能相加[1]也。天地動静，陰陽往復，以德報德，以化報化，政令災眚及動復亦然，故曰不能相加也。**勝復盛衰，不能相多也。**勝盛復盛，勝微復微，不應以盛報微，以化報變，故曰不能相多也。**往來小大，不能相過也[2]。**勝復日數，多少皆同，故曰不能相過也。**用之升降，不能相無也[3]。**木之勝，金必報，火土金水皆然，未有勝而無報者，故氣不能相使無也。**各從其動而復之耳[4]。**動必有復，察動以言復也。《易》曰："吉凶悔吝者生乎動。"此之謂歟。天雖高不可度，地雖廣不可量，以氣動復言之，其猶視其掌[5]矣。

〔1〕相加：謂相陵。《左傳》襄十三年杜注："加，陵也。"

〔2〕往來小大，不能相過也：張介賓曰："勝負小大，氣數皆同，故不能相過也。"

〔3〕用之升降，不能相無也：張志聰曰："用謂陰陽氣之爲用也。天地陰陽之氣，升已而降，降已而升，寒往則暑來，故曰不能相無也。"

〔4〕各從其動而復之耳：張介賓曰："五運之政，猶權衡也，故動有盛衰，則復有微甚，各隨其動而應之。"

〔5〕視其掌：讀本"視"下無"其"字。

帝曰：其病生何如？岐伯曰：德化者氣之祥，政令者氣之章，變易者復之紀，災眚者傷之始[1]，氣相勝者和，不相勝者病[2]，重感於邪則甚也。祥，善應也。章，程也，式也。復紀，謂報復之綱紀也。重感，謂年氣已不及，天氣又見剋殺之氣，是爲重感。重，謂重累也。

帝曰：善。所謂精光[3]之論，大聖之業，宣明大道，通於無窮，究於無極也。余聞之，善言天者，必應於人，善言古者，必驗於今，善言氣者，必彰於物，善言應者[4]，同天地之化，善言化言

變者，通神明之理，非夫子孰能言至道歟！太過不及，歲化無窮，氣交遷變，流於無極。然天垂象，聖人則之以知吉凶。何者？歲太過而星大或明瑩，歲不及而星小或失色，故吉凶可指而見也。吉凶者何？謂物禀五常之氣以生成，莫不上參應之，有否有宜，故曰吉凶斯至矣。故曰善言天者，必應於人也。言古之道，而今必應之，故曰善言古者，必驗於今也。化氣生成，萬物皆禀，故言氣應者，以物明之，故曰善言應者，必彰於物也。彰，明也。氣化之應，如四時行，萬物備，故善言應者，必同天地之造化也。物生謂之化，物極謂之變，言萬物化變終始，必契於神明運爲，故言化變者，通於神明之理。聖人智周萬物，無所不通，故言必有發，動無不應之也。**廼擇良兆而藏之靈室，每旦讀之，命曰《氣交變》，非齊戒不敢發，慎傳也。**靈室，謂靈蘭室，黄帝之書府也。新校正云：詳此文與《六元正紀大論》末同。

〔1〕始：張介賓曰："始者，災眚所由。"

〔2〕氣相勝者和，不相勝者病：張介賓曰："相勝，相當也。謂人氣與歲氣相當，則爲比合而無病。不相當，則邪正相干而病生矣。"

〔3〕精光："光"有"廣"義，見《詩·敬之》傳。"精光"謂精湛廣博。

〔4〕善言應者：守校本"應"作"氣"。

按語：本篇提出"善言天者，必應於人；善言古者，必驗於今；善言氣者，必彰於物；善言應者，同天地之化，善言化、言變者，通神明之理。"指導後人研究運氣之學，當聯繫實際，識其常變，不應以"示人以規矩"之司天在泉之氣運規律，視爲一成不變。更應對其"無徵不信"之"占象"加以批判。況"言天驗人，言古合今"之明訓在經中反復論述，豈可不遵。

五常政大論篇第七十

新校正云：詳此篇統論五運有平氣、不及、太過之事，次言地理有四方、高下、陰陽之異。又言歲有不病，而藏氣不應，爲天氣制之，而氣有所從之説，仍言六氣五類相制勝，而歲有胎孕不育之理，而後明在泉六化，五味有薄厚之異，而以治法終之。此篇之大概如此，而專名《五常政大論》者，舉其所先者言也。

提要：篇中主要從氣候、物候、病候之各種表現，溯本窮源比類推理地闡發木、火、土、金、水五運之氣在天地之間的正常作用,從而分别表明其平氣、太過、不及的變化規律。

黄帝問曰:太虚寥廓〔1〕**,五運迴薄**〔2〕**,衰盛不同,損益相從**〔3〕**,願聞平氣**〔4〕**何如而名,何如而紀**〔5〕**也?岐伯對曰:昭乎哉問也!木曰敷和**,敷布和氣,物以生榮。**火曰升明**〔6〕,火氣高明。**土曰備化**〔7〕,廣被化氣,損〔8〕於群品。**金曰審平**〔9〕,金氣清,審平而定。**水曰静順**〔10〕,水體清静,順於物也。

〔1〕太虚寥廓:《文選·游天台山賦》善注:"太虚,謂天也。""寥廓,元氣未分之貌。"《文選·鵩鳥賦》善注。

〔2〕迴薄:"迴"與"回"同。《説文·口部》"回,轉也。"《書·益稷》傳:"薄,迫也。"轉迫即循環不息之意。

〔3〕損益相從:謂由於盛衰不同,故損益隨之而異。

〔4〕平氣:五運之氣,既非太過,又非不及,故曰平氣。

〔5〕紀:《廣雅·釋詁》"紀,識也。"識,標誌,辨别。

〔6〕升明:謂上升而明。

〔7〕備化:張介賓曰:"土含萬物,無所不備;土生萬物,無所不化。"

〔8〕損:讀本作"資"。

〔9〕審平:張介賓曰:"金主殺伐,和則清寧,故曰審平,無妄刑也。"

〔10〕静順:謂水性平静流順,潤澤萬物。《方言·二》注:"順,言流澤也。"

帝曰:其不及奈何?岐伯曰:木曰委和〔1〕,陽和之氣,委屈而少用也。**火曰伏明**〔2〕,明曜之氣,屈伏不申〔3〕。**土曰卑監**〔4〕,土雖卑少,猶監萬物之生化也。**金曰從革**〔5〕,從順革易,堅成萬物。**水曰涸流**〔6〕。水少,故流注乾涸。**帝曰:太過何謂?岐伯曰:木曰發生**,宣發生氣,萬物以榮。**火曰赫曦**〔7〕,盛明也。**土曰敦阜**,敦,厚也。阜,高也。土餘,故高而厚。**金曰堅成**,氣爽風勁,堅成庶物。**水曰流衍。**衍,泮衍也,溢也。

〔1〕委和:陽和之氣萎弱。"萎"與"委"古通,見《文選》"長委離兮"注。

〔2〕伏明:光明下伏。高世栻曰:"明顯不升而下伏也。"張介賓曰:"陽德不彰,光明伏也。"

〔3〕申:讀本・守校本並作"伸"。

〔4〕卑監:《説文・臥部》"監,臨下也。"《廣韻・二十七銜》"監,察也。"

〔5〕從革:俞樾曰:"從革即因革,金之性可因可革,木之性可曲可直。從革與曲直對文。"

〔6〕涸流:水盡失潤。《文選・文賦》善注,"涸,水盡也。"

〔7〕赫曦:《文選・潘岳在懷縣作詩》銑注:"赫曦,炎盛貌。"

帝曰:三[1]**氣之紀,願聞其候。岐伯曰:悉乎哉問也!**新校正云:按此論與《五運行大論》及《陰陽應象大論》、《金匱真言論》相通。**敷和之紀,木德周行**[2]**,陽舒陰布,五化宣平**[3],自當其位,不與物爭,故五氣之化,各布政令於四方,無相干犯。新校正云:按王注大過不及,各紀年辰。此平木運,注不紀年辰者,平氣之歲,不可以定紀也。或者欲補注云:謂丁巳、丁亥、壬寅、壬申歲者,是未達也。**其氣端**,端,直也,麗也。**其性隨**,順於物化。**其用**[4]**曲直**[5],曲直材幹,皆應用也。**其化生榮**,木化宣行,則物生榮而美。**其類草木**,木體堅高,草形卑下,然各[6]有堅脆剛柔、蔓結條屈者。**其政發散**,春氣發散,物禀以生,木之化也。**其候溫和**,和,春之氣也。**其令風**,木之令行以和風。**其藏肝**,五藏之氣與肝同。**肝其畏清**,清,金令也。木性暄,故畏清。《五運行大論》曰:"木,其性暄。"又曰:"燥勝風。"**其主目**,陽升明見,目與同也。**其穀麻**,色蒼也。新校正云:按《金匱真言論》云:"其穀麥"。與此不同。**其果李**,味酸也。**其實**[7]**核**,中有堅核者。**其應春**,四時之中,春化同。**其蟲毛**,木化宣行,則毛蟲生。**其畜犬**,如草木之生,無所避也。新校正云:按《金匱真言論》云:"其畜雞"。**其色蒼**,木化宣行,則物浮蒼翠。**其養筋**,酸入筋。**其病裏急支滿**,木氣所生。新校正云:按《金匱真言論》云:"是以知病之在筋也"。**其味酸**,木化敷和,則物酸味厚。**其音角**[8]調而直也。**其物中堅**,象土中之有木也。**其數八。**成數也。

〔1〕三:吴注本作"五"。

〔2〕木德周行:春謂發陳,萬物向榮,故曰"木德"。《淮南・天文訓》高注:"德,始生也。""周行"謂普遍流行。

〔3〕五化宣平:謂五行氣化,皆由木德而暢發其平和之氣。

〔4〕用:謂所宜用。見《周禮·巾車》司農注。

〔5〕曲直:《尚書·洪範》"木曰曲直"傳:"木可以揉曲直。"

〔6〕各:讀本作"名"。

〔7〕實:《禮記·祭統》鄭注:"草木之實,菱芡榛栗之属。"

〔8〕角:作"觸"解,由陽氣觸動而發生,木亦爲春陽之氣而生,故角爲木之音。《禮記·月令》:"孟春之月,其音角。"

升明之紀,正陽〔1〕**而治,德施周普,五化均衡**〔2〕,均,等也。衡,平也。**其氣高**,火炎上。**其性速**,火性躁疾。**其用燔灼**,灼,燒也。燔之與灼皆火之用。**其化蕃茂**,長氣盛,故物火〔3〕。**其類火**,五行之氣,與火類同。**其政明曜**,德合高明,火之政也。**其候炎暑**,氣之至也,以是候之。**其令熱**,熱至乃令行。**其藏心**,心氣應之。**心其畏寒**,寒,水令也。心性暑熱,故畏寒。《五運行大論》曰:"心其性暑。"又曰:"寒勝熱。"**其主舌**,火以燭幽,舌申明也。**其穀麥**,色赤也。新校正云:按《金匱真言論》云:"其穀黍"。又《藏氣法時論》云:"麥也"。**其果杏**,味苦也。**其實絡**,中有支絡者。**其應夏**,四時之氣,夏氣同。**其蟲羽**,羽,火象也。火化宣行,則羽蟲生。**其畜馬**,健决躁速,火類同。新校正云:按《金匱真言論》云:"其畜羊"。**其色赤**,色同又〔4〕明。**其養血,其病瞤瘛**〔5〕,火之性動也。新校正云:按《金匱真言論》云:"是以知病之在脈也"。**其味苦**,升明氣化,則物苦味純。**其音徵**〔6〕,和而美。**其物脈**〔7〕,中多支脈,火之化也。**其數七。**成數也。

〔1〕正陽:火主南方故曰正陽。

〔2〕均衡:即"均平","平""衡"韻通。

〔3〕火:守校本作"大"。

〔4〕又:四庫本作"火"。

〔5〕瞤(shùn 順)瘛〔qì 契〕:即肌肉跳動,肢體抽搐。

〔6〕徵:作"火"解,《吕氏春秋·孟夏》高注:"徵,火也。"陽盛而極,物盛則止,火爲盛陽之象,故"徵"爲火之宫,五音配夏。

〔7〕脈:《説文·𠂢部》:"血理分(據《廣韻·二十麥》作"之分")衺行體者。""脈"没也。謂血行體中,湛没不見於外,流别繁雜,故許訓以"衺行"。與王注"支脈"之義合。

備化之紀,氣協天休,德流四政,五化齊脩〔1〕,土之德静,分助四方,贊成金木水火之政。土之氣厚,應天休和之氣,以生長收藏,終而復始,故五化齊脩。**其氣平**,土之生也平而正。**其性順**,應順羣品,悉化成也。**其用高下**,田土高下,皆應用也。**其化豐滿**,豐滿萬物,非土化不可也。**其類土**,五行之化,土類同。**其政安静**,土體厚,土德静,故政化亦然。**其候溽蒸**,溽,濕也。蒸,熱也。**其令濕**,濕化不絶竭,則土令延長。**其藏脾**,脾氣同。**脾其畏風**,風,木令也。脾性雖四氣兼并,然其所主,猶[2]畏木也。《五運行大論》云:"脾,其性静兼。"又曰:"風勝濕。"**其主口**,上[3]體包容,口主受納。**其穀稷**,色黄也。新校正云:按《金匱真言論》作"稷"。《藏氣法時論》作"粳"。**其果棗**,味甘也。**其實肉**,中有肌肉者。**其應長夏**,長夏,謂長養之夏[4]。新校正云:按王注《藏氣法時論》云:"夏爲土母,土長于中,以長而治,故云長夏。"又注:《六節藏象論》云:"所謂長夏者,六月也。土生於火,長在夏中,既長而王,故云長夏。"**其蟲倮**,無毛羽鱗甲,土形同。**其畜牛**,成彼稼穡,土之用也。牛之應用,其緩而和。**其色黄**,土同也。**其養肉**,所養者,厚而静。**其病否**[5],土性擁礙[6]。新校正云:按《金匱真言論》云:"病在舌本,是以知病之在肉也。"**其味甘**,備化氣豐,則物味甘厚。**其音宫**[7],大而重。**其物膚**[8],物禀備化之氣,則多肌肉。**其數五。**生數也,正土不虚加故也。

〔1〕五化齊脩:張介賓曰:"生長化收藏咸得其政,而五者齊脩。"

〔2〕猶:胡本作"尤"。

〔3〕上:藏本作"土"。

〔4〕夏:讀本"夏"下並有"也六月氣同"五字。

〔5〕否(pǐ 痞):即痞隔。《廣韻·五旨》:"痞,病也。又音否。""痞"字或作"否"。《釋名·釋疾病》:"脴,否也,氣否結也。"

〔6〕礙:《素問校譌》引古抄本作"凝"。

〔7〕宫:作"中"解,土居中央,化生萬物,故宫爲土音。《禮記·樂記》鄭注:"黄鐘爲宫。"

〔8〕膚:《廣韻·十虞》:"膚·皮膚。""膚者,柔脆之物也。"見《易·噬嗑》王注。

按語:"其數五"之"五"在河圖中雖爲土之生數,也視同成數。其道理是:雖然一者數之始,十者數之終,而古人認爲先天之數只止於五,其六、七、八、九、十不過是一、二、三、四、五的下半截，是後來從"五"并一現六、并二現七、并三現八、并四現九、并五現十遞進出來的。可是天分九宫其數不可至十，至九而廻（十則進位），即如本書《三部九候論》所説："天地之至數，始於一終於九焉。"這就是終九不終十"終則有始"的妙識。也就是《玄珠密語》所説："土所以無成數者，謂土旺四季，不得正方也。"又"數至十則行，即復歸五也。"後來張介賓的："土不待十而後成"之説即本於此。

再從河圖天一生水，地六成之；地二生火，天七成之；天三生木，地八成之；地四生金，天九成之；天五生土，地十成之的錯綜之數上看：天地之數區分生成，一生一成其數爲二。以地之數二，分别乘以天之生數一、二、三、四，都不能各準其地之成數六、七、八、九，所以一、二、三、四之生數，都不能各視同其成數。五之生數能視同其成數，是即"妙合二五"的道理。就是説，只有居中央而位四方，總統六、七、八、九的四象之數（《易》演河圖之數：中五爲衍母，次十爲衍子，次一、二、三、四爲四象之位，次六、七、八、九爲四象之數）的"五"才能視同成數。所以宋·沈括在其所寫《夢溪筆談》中説：《黄帝素問》"土生數五，成數亦五。"

審平[1]**之紀，收而不争，殺而無犯，五化宣明**，犯，謂刑犯於物也。收而不争，殺而無犯，匪審平之德，何以能爲是哉。**其氣潔**[2]，金氣以潔白瑩明爲事。**其性剛**，性剛，故摧缺於物。**其用散落**[3]，金用則萬物散落。**其化堅斂**，收斂堅强，金之化也。**其類金**，審平之化，金類同。**其政勁肅**，化急速而整肅也。勁，鋭也。**其候清切**，清，大凉也。切，急也，風聲也。**其令燥**，燥，乾也。**其藏肺**，肺氣之用，同金化也。**肺其畏熱**，熱，火令也。肺性凉，故畏火熱。《五運行大論》曰："肺，其性凉"。**其主鼻**，肺藏氣，鼻通息也。**其穀稻**，色白也。新校正云：按《金匱真言論》作"稻"。《藏氣法時論》作"黄黍"。**其果桃**[4]，味辛也。**其實殼**[5]，外有堅殼者。**其應秋**，四時之化，秋氣同。**其蟲介**，外被堅甲者。**其畜雞**，性善鬬傷，象金用也。新校正云：按《金匱真言論》云："其畜馬"。**其色白**，色同也。**其養皮毛**，堅同也。**其病欬**，有聲之病，金之應也。新校正云:按《金匱真言論》云:"病在背,是以知病之在皮毛也。"**其味辛**,審平化治[6],則物辛味正。**其音商**[7],和利而揚。**其物外堅**,金化宣行,則物體外堅。**其數九。**成數也。

〔1〕審平:定平,指金氣平定。"審,定也。"見《吕覽·順民》高注"必先定民心"。

〔2〕潔:清明的金氣。張介賓曰:"潔白瑩明,金之氣也。"

〔3〕散落:即分散零落。《説文·艸部》:"落,凡艸曰零,木曰落。"

〔4〕桃:張志聰曰:"桃色白而有毛,肺之果也。"

〔5〕殼:本字作"散"。《廣韻·四覺》:"散,皮甲。"《文選·七命》注:"殼,即核也。凡物内盛者,皆謂之殼"。

〔6〕治:《素問校譌》引古抄本作"治"。

〔7〕商:作"强"解,五行之金,性最堅强,故商爲金之音。《淮南子·覽冥》高注:"商,西方金音也。"

静順之紀,藏而勿害,治而善下,五化咸整,治,化也。水之性下,所以德全。江海所以能[1]爲百谷主[2]者,以其善下之也。**其氣明**,清净明昭[3],水氣所主。**其性下**,歸流於下。**其用沃衍**[4],用非净事,故沫生而流溢。沃,沫也。衍,溢也。**其化凝堅**,藏氣布化,則水物凝堅。**其類水**,净順之化,水同類　**其政流演**,井泉不竭,河流不息,則流演之義也。**其候凝肅**,凝,寒也。肅,静也。寒來之氣候。**其令寒**水令宣行,則寒司物化。**其藏腎**,腎藏之用,同水化也。**腎其畏濕**,濕,土氣也。腎性凛,故畏土濕。《五運行大論》曰:"腎,其性凛。"**其主二陰**,流注應同。新校正云:按《金匱真言論》曰:"北方黑色,入通於腎,開竅於二陰。"**其穀豆**,色黑也。新校正云:按《金匱真言論》及《藏氣法時論》同。**其果栗**,味鹹也。**其實濡**,中有津液也。**其應冬**,四時之化,冬氣同。**其蟲鱗**,鱗,水化生。**其畜彘**,善下也。彘,豕也。**其色黑**,色同也。**其養骨髓**[5],氣入也。**其病厥**,厥,氣逆也,淩上也,倒行不順也。新校正云:按《金匱真言論》云:"病在谿,是以知病之在骨也。"**其味鹹**,味同也。**其音羽**[6],深而和也。**其物濡**[7],水化豊洽,庶物濡潤。**其數六。**成數也。**故生而勿殺,長而勿罰,化而勿制,收而勿害,藏而勿抑,是謂平氣。**生氣主歲,收氣不能縱其殺。長氣主歲,藏氣不能縱其罰。化氣主歲，生氣不能縱其制。收氣主歲，長氣不能縱其害。藏氣主歲，化氣不能縱其抑。夫如是者，皆天氣平，地氣正，五化之氣不以勝剋爲用，故謂曰平和氣也。

〔1〕所以能：讀本"所以"下無"能"字。

〔2〕主：藏本作"王"。

〔3〕昭：趙本作"照"。

〔4〕沃衍：謂溉灌流溢。《漢書·地理志下》顔注："沃，即溉也。"

〔5〕其養骨髓：吴本骨下無"髓"字。張志聰曰："腎主骨髓，故其養在骨髓。"

〔6〕羽：作"舒"解，陰盡陽生，萬物將生，冬盡春回，水能生木，故羽爲水音。

〔7〕濡（ruǎn 軟）：《管子·版法》房注："濡，古軟字。"

按語：古人相對地立陰陽説明天道，立柔剛説明地道，而陰陽有盛衰，柔剛有微甚。故篇中之其物中堅、脈、膚、外堅、濡，皆從物之"剛柔微甚"闡明地道之關係運氣化生。其中"濡"，讀作"軟"，"膚"作"脆"解，方與"堅、濡"等語義契合。王冰注"膚"爲"物稟備化之氣則多肌肉。"義雖可通，嫌未盡合。

委和之紀，是謂勝生〔1〕，丁卯、丁丑、丁亥、丁酉、丁未、丁巳之歲。**生氣不政**〔2〕**，化氣廼揚**，木少，故生氣不政。土寬，故化氣廼揚。**長氣自平，收令廼早**，火無忤犯，故長氣自平。木氣既少，故收令廼早。**凉雨時降，風雲並興**，凉，金化也。雨，濕氣也。風，木化也。雲，濕氣也。**草木晚榮，蒼乾凋落**，金氣有餘，木不能勝故也。新校正云：詳委和之紀，木不及而金氣乘之，故蒼乾凋落。非金氣有餘，木不能勝也，蓋木不足而金勝之也。**物秀而實，膚肉内充**，歲生雖晚，成者滿實，土化氣速，故如是也。**其氣斂**，收斂，兼金氣故。**其用聚**〔3〕，不布散也。**其動緛戾拘緩**〔4〕，緛，縮短也。戾，了戾也。拘，拘急也。緩，不收也。**其發驚駭**，大〔5〕屈卒伸，驚駭象也。**其藏肝**，内應肝。**其果棗李**，棗，土。李，木實也。新校正云：詳李，木實也。按火土金水不及之果，李當作桃，王注亦非。**其實核殼**，核，木。殼，金主。**其穀稷稻**，金土穀也。**其味酸辛**，味酸之物，孰〔6〕兼辛也。**其色白蒼**，蒼色之物，孰〔7〕兼白也。**其畜犬**

雞，木從金畜。**其蟲毛介**，毛從介。**其主霧露淒滄**，金之化也。**其聲角商**，角從商。**其病摇動注**[8]**恐**，木受邪也。**從金化也**，木不自攻[9]故化從金。**少角**[10]**與判商**[11]**同**，少角木不及，故半與商金化同。判，半也。新校正云：按火土金水之文判作少，則此當云少角與少商同，不云少商者，蓋少角之運共有六年，而丁巳、丁亥，上角與正角同。丁卯、丁酉，上商與正商同。丁未、丁丑，上宫與正宫同。是六年者，各有所同，與火土金水之少運不同，故不云同，少商只大約而言，半從商化也。**上角**[12]**與正角同**，上見厥陰，與敷和歲化同，謂丁亥、丁巳歲，上之所見者也。**上商與正商同**，上見陽明，則與平金歲化同，丁卯，丁酉歲，上見陽明。**其病支廢**[13]**癰腫瘡瘍**，金刑木也。**其甘蟲**，子在母中。**邪傷肝也**，雖化悉與金同，然其所傷，則歸於肝木也。**上宫與正宫同**，土蓋其木，與未出等也。木未出土，與無木同。土自用事，故與正土運歲化同也。上見太陰，是謂上宫。丁丑、丁未歲上見太陰，司天化之[14]也。**蕭飋**[15]**肅殺，則炎赫沸騰**，蕭飋肅殺，金無德也。炎赫沸騰，火之復也。**眚於三**[16]，火爲木復，故其眚在東。三，東方也。此言金之物勝也。新校正云：按《六元正紀大論》云："災三宫也。"**所謂復**[17]**也**，復，報復也。**其主飛蠹蛆雉**，飛，羽蟲也。蠹，内生蟲也。蛆，蠅之生者，此則物内自化爾。雉，鳥耗[18]也。**乃爲雷霆。**雷，謂大聲，生於太虚雲暝之中也。霆，謂迅雷，卒如火之爆[19]者，即霹靂也。

〔1〕勝生：謂生發之氣受阻。木不及而受土金之氣剋制，故曰勝生。

〔2〕生氣不政：張志聰曰："金氣勝，則木之生氣，不能章其政令矣。"

〔3〕聚：斂也。見《公羊・襄王三十年傳》"諸侯相聚"何注。

〔4〕緛戾拘緩："緛戾"謂拘攣收縮。"拘緩"謂弛緩。

〔5〕大：趙本作"木"。

〔6〕孰：柯校本作"熟"。

〔7〕孰：趙本作"熟"。

〔8〕注：于鬯曰："按注字無義，疑狂字形近之誤。"

〔9〕攻：趙本、守校本並作"政"。

〔10〕少角：木運平氣稱爲正角，委和（不及）稱爲少角，發生（太過）稱爲太角。其餘各音類推。

〔11〕判商，指少商。

〔12〕上角:"上"指司天而言,角屬木,厥陰風木司天,故稱上角。

〔13〕癈:胡本、吴本、藏本、熊本并作"發"。

〔14〕化之:胡本作"之化。"

〔15〕蕭飋(sè 色):《文選·秋興賦》濟注:"飋,秋聲。"

〔16〕三:指東方倉門宫。

〔17〕復:報復。例如木運不及,金氣克之;金氣過盛,火來報復。

〔18〕秏:趙本作"祥"。

〔19〕爆:趙本作"暴"。

伏明之紀,是謂勝長〔1〕,藏氣勝長也,謂癸酉、癸未、癸巳、癸卯、癸丑、癸亥之歲也。**長氣不宣,藏氣反布**,火之長氣,不能施化,故水之藏氣,反布於時。**收氣自政,化令迺衡**〔2〕,金土之義,與歲氣素無干犯,故金自行其政,土自平其氣也。**寒清數舉,暑令迺薄**,火氣不用故。**承化物生,生而不長**,火令不振〔3〕,故承化生之物,皆不長也。**成實而稚,遇化已老**,物實成孰〔4〕,苗尚稚短,及遇化氣,未長極而氣已老矣。**陽氣屈伏,蟄蟲早藏**,陽不用而陰勝也,若上臨癸卯、癸酉歲,則蟄反不藏。新校正云:詳癸巳、癸亥之歲,蟄亦不藏。**其氣鬱**,鬱燠不舒暢。**其用暴**,速也。**其動彰伏變易**,彰,明也。伏,隱也。變易謂不常其象見也。**其發痛**,痛由心所生。**其藏心**,歲運之氣通於心。**其果栗桃**,栗,水。桃,金果也。**其實絡濡**,絡,支脈也。濡,有汁也。**其穀豆稻**,豆,水。稻,金穀也。**其味苦鹹**,苦兼鹹也。**其色玄丹**,色丹之物,熟兼玄也。**其畜馬彘**,火從水畜。**其蟲羽鱗**,羽從鱗。**其主冰雪霜寒**,水之氣也。**其聲徵羽**,徵從羽。**其病昏惑悲忘**,火之躁動不拘常律,陰冒陽火,故昏惑不治。心氣不足,故喜悲善忘也。**從水化也**,火弱水强,故伏明之紀半從水之政化。**少徵與少羽同**,火少故,半同〔5〕水化。 新校正云:詳少徵運六年内,癸卯、癸酉、同正商。癸巳、癸亥、同歲會外,癸未癸丑二年少徵與少羽同,故不云判羽也。**上商與正商同**,歲上見陽明,則與平金歲化同也。癸卯及癸酉,歲上見陽明。新校正云:詳此不言上宫上角者,蓋宫角於火無大尅罰,故經不備云。**邪傷心也**〔6〕,受病者心。**凝慘凓冽**〔7〕,**則暴雨霖霪**,凝慘凓冽,水無德也。暴雨霖霪,土之復也。**眚於九**〔8〕,九,南方也。新校正云:按《六元正紀大論》云:"災九宫。"**其**

主驟注雷霆震驚，天地氣争，而生是變，氣交之内，害及粢盛，及傷鱗類。**沈霒[9]淫雨[10]**。沈陰淫雨，濕變所生也。霒，音陰。

〔1〕勝長：謂生長之氣受阻。火運不及，受制于水金二氣，故曰勝長。

〔2〕衡：作"平"解，見《廣韻·十二庚》。

〔3〕振：胡本、讀本並作"政"。

〔4〕埶：趙本作"熟"。

〔5〕同：讀本作"從"。

〔6〕邪傷心也："邪"上疑有脱文。如"委和"所云"其支廢癰腫瘡瘍，邪傷肝也"；"卑監"所云"其病飧泄，邪傷脾也"；"涸流"所云"其病癃閟，邪傷腎也"，惟此與"從革"兩節，當脱"其病……"句。否則，文義不相銜接。

〔7〕漂冽：金刻本、藏本"漂"並作"凓"。《廣韻·五質》："凓冽、寒風。"《玉篇》："冽，寒氣也。"

〔8〕九：指南方離宫位也。

〔9〕沈霒：金刻本、朝本"霒"并作"霧"。"沈"讀爲"霃"。《説文·雨部》："霃，久陰也。""霒，雲覆日也。""霒"原作"侌"，今通用"陰"。

〔10〕淫雨：謂久雨。《廣韻·二十一侵》："久雨曰淫。"

卑監之紀，是謂减化[1]，謂化氣减少，己巳、己卯、己丑、己亥、己酉、己未之歲也。**化氣不令，生政獨彰**，土少而木專其用。**長氣整，雨廼愆[2]，收氣平**，不相干犯，則平整。化氣减，故雨愆期。**風寒並興，草木榮美**，風，木也。寒，水也。土少故寒氣得行，生氣獨彰，故草木敷榮而端美。**秀而不實[3]，成而粃[4]也**，榮秀而美，氣生於木，化氣不滿，故物實中空，是以粃惡。**其氣散**，氣不安静，水且乘之[5]，從木之風，故施散也。**其用静定**，雖不能專政於時物，然或舉用，則終歸土德而静定。**其動瘍涌分[6]潰癰腫**，瘍，瘡也。涌，嘔吐也。分，裂也。潰，爛也。癰腫，膿瘡也。**其發濡滯[7]**，土性也濡，濕也。**其藏脾**，主藏病。**其果李栗**，李，木，栗。水果也。**其實濡核**，濡，中有汁者。核，中堅者。新校正云：詳前後濡實主水，此濡字當作肉，王注亦非。**其穀豆麻**，豆，水。麻，木穀也。**其味酸甘**，甘味之物，熟兼酸也。**其色蒼黄**，色黄之物，外兼蒼也。**其畜牛犬**，土從木畜。**其蟲倮[8]毛**，倮從毛。**其主飄怒振發**，木之氣用也。**其聲宫角**，宫從角。**其病留滿否塞**，土氣擁礙[9]

故，從木化也，不勝，故從佗化。**少宫與少角同**，土少，故半從木化也。新校正云：詳少宫之運，六年内，除己丑、己未，與正宫同，己巳、己亥，與正角同外，有己卯、己酉二年，少宫與少角同，故不云判角也。**上宫與正宫同**，上見太陰，則與平土運，生化同也。己丑、己未，其歲見也。**上角與正角同**，上見厥陰，則悉是敷和之紀也。己亥、己巳其歲見也。**其病飧泄**，風之勝也。**邪傷脾也**，縱諸氣金病，即自傷脾。新校正云：詳此不言上商者，土與金無相剋罰，故經不紀之也。又注云："縱諸氣金病，即自傷脾也。""金"字疑誤。**振拉[10]飄揚，則蒼乾散落**，振拉飄揚，木無德也。蒼乾散落，金之復也。**其眚四維**，東南、西南、東北、西北，土之位也。新校正云：按《六元正紀大論》云："災五宫。"**其主敗折虎狼**，虎狼猴豺豹鹿馬獐麃，諸四足之獸，害於粢盛及生命也。**清氣迺用，生政迺辱。**金氣行，則木氣屈。

〔1〕減化：謂化運受到減弱。土運不及，而木水之氣克侮，故曰減化。

〔2〕愆：《文選·劉越石扶風歌》善注："愆，過也。"此謂雨水過期。

〔3〕秀而不實：謂植物雖已開花，不結果實。《論語》朱註："穀之始生曰苗，吐華（花）曰秀，成穀曰實。"

〔4〕粃：子實不飽滿。《廣韻·五旨》："粃·穅秕。"

〔5〕水且乘之：讀本"水"作"木"。趙本"乘"作"疎"。

〔6〕涌分：張琦曰："肌肉之病，涌分字衍。"

〔7〕濡滯：濡濕凝滯。《説文·水部》："滯，凝。"

〔8〕倮：同"裸"，無羽毛鱗介之蟲。《禮記·月令》"中央土，其蟲倮"注："人爲倮蟲之長。"

〔9〕礙：依前"備化之紀"節"其病否"注校例，應作"凝"。

〔10〕振拉：摇動摧折。《説文·手部》"振，摇也。"《漢書·鄒陽傳》"拉，摧也。"

從革之紀，是謂折收[1]，火折金收之氣也，謂乙丑、乙亥、乙酉、乙未、乙巳、乙卯之歲也。**收氣迺後，生氣迺揚**，後，不及時也。收氣不能以時而行，則生氣自應布揚而用之也。**長化合德，火政迺宣，庶類[2]以蕃**，火土之氣，同生化也。宣，行也。**其氣揚**，順火也。**其用躁切**，少雖後用，用則切急，隨火躁也。**其動鏗禁[3]瞀厥**，鏗，欬聲也。禁，謂二陰禁止也。瞀，悶也。厥，謂氣上逆也。**其發欬喘**，欬，金之有聲。喘，肺藏氣也。**其藏肺**，主藏病。**其果李杏**，李，木。杏，火果也。**其實殼絡**，外有殼，内有支絡之實也。**其穀麻麥**[4]，麻，木。麥，火穀也。麥色赤也。**其味苦辛**，苦味勝辛，辛兼苦也。**其色白丹**，赤加白也。**其畜雞羊**，金從火土之兼化。新校正云：詳火畜馬、土畜牛、今言羊，故王注云從火土之兼化爲羊也。或者當去注中之土字，甚非。**其蟲介羽**，介從羽。**其主明曜炎爍**，火之勝也。**其聲商徵**，商從徵。**其病嚏欬鼽[5]衄**，金之病也。**從火化也**，火氣來勝，故屈己以從之。**少商與少徵同**，金少，故半同火化也。新校正云：詳少商運六年内，除乙卯、乙酉同正商、乙巳、乙亥同正角外，乙未、乙丑二年爲少商同少徵，故不云判徵也。**上商與正商同**，上見陽明，則與平金運生化同，乙卯、乙酉其歲止[6]見也。**上角與正角同**，上見厥陰，則與平木運生化同，乙巳、乙亥其歲上見也。新校正云：詳金土無相勝剋，故經不言上宫與正宫同也。**邪傷肺也**，有邪之勝則歸肺。**炎光赫烈，則冰雪霜雹**，炎光赫烈，火無[7]德也。冰雪霜雹，水之復也。水復之作，雹形如半珠。新校正云：詳注云：雹形如半珠，半字疑誤。**眚於七**，七，西方也。新校正云：按《六元正紀大論》云："災七宫。"**其主鱗伏彘鼠**，突戾潛伏，歲主縱之，以傷赤實及羽類也。**歲氣早至，廼生大寒。**水之化也。

〔1〕折收：金運不及，火來克金，木來反侮，故曰折收。

〔2〕庶類：《爾雅・釋詁》："庶，衆也。"，"類"有"種"義。衆種，是謂各種植物。

〔3〕鏗禁：張介賓曰："鏗然有聲，咳也。禁，聲不出也。"

〔4〕其穀麻麥：程瑶田曰："經、注三麥字，本皆黍字，後人因火曰升明，其穀麥，而妄改之。不知麥之色赤已見上注，此注不應重見矣。"

〔5〕鼽：病寒，鼻窒。

〔6〕止：胡本、藏本並作"上"。

〔7〕無：《素問校譌》引古抄本無"無"字。

涸流之紀，是謂反陽[1]，陰氣不及[2]，反爲陽氣代之，謂辛未、辛巳、辛卯、辛酉、辛亥、辛丑之歲也。**藏令不舉，化氣廼昌**，少水而土盛。**長氣宣布，蟄蟲不藏**，太陽在泉，經文背也。厥陰、陽明司天，乃如經謂也。**土潤水泉減，草木條茂，榮秀滿盛**，長化之氣，豐而厚也。**其氣**

滯，從土也。**其用滲泄**，不能流也。**其動堅止**，謂便寫也。水少不濡，則乾而堅止。藏氣不能固，則注下而奔速。**其發燥槁**，陰少而陽盛故爾。**其藏腎**，主藏病也。**其果棗杏**，棗，土。杏，火果也。**其實濡肉**，濡，水。肉，土化也。**其穀黍稷**，黍，火。稷，土穀也。新校正云：按本論上文，麥爲火之穀，今言黍者，疑麥字誤爲黍也。雖《金匱真言論》作黍，然本論作麥，當從本篇之文也。**其味甘鹹**，甘入於鹹，味甘美也。**其色黅玄**，黄加黑也。**其畜彘牛**，水從土畜。**其蟲鱗倮**，鱗從倮。**其主埃鬱昏翳**〔3〕，土之勝也。**其聲羽宫**，羽從宫。**其病痿厥堅下**〔4〕，水土參并，故如是。**從土化也**，不勝於土，故從他化。**少羽與少宫同**，水土各半化也。新校正云：詳少羽之運六年内，除辛丑、辛未與正宫同外，辛卯、辛酉、辛巳、辛亥四歲爲同少宫，故不言判宫也。**上宫與正宫同**，上見太陰，則與平土運生化同。辛丑、辛未歲上見之。新校正云：詳此不言上角上商者，蓋水於金木無相尅罰故也。**其病癃閟**〔5〕，癃，小便不通。閟，大便乾澀不利也。**邪傷腎也**，邪勝則歸腎。**埃昏**〔6〕**驟雨，則振拉摧拔**，埃昏驟雨，土之虐也。振拉摧拔，木之復也。**眚於一**，一，北方也。諸謂方者，國郡州縣境之方也。新校正云：按《六元正紀大論》云："災一宫。"**其主毛顯狐狢**〔7〕**，變化不藏**，毛顯，謂毛蟲：麋鹿麞麂猯兔虎狼顯見，傷於黄實，兼害倮蟲之長也。變化，謂爲魅狐狸當之。不藏，謂害粢盛，鼠猯兔狸狢當之，所謂毛顯不藏也。**故乘危而行，不速而至，暴虐無德，災反及之，微者復微，甚者復甚，氣之常也。**通言五行氣少，而有勝復之大凡也。乘彼孤危，恃乎强盛，不召而往，專肆威刑，怨禍自招，又誰咎也，假令木弱，金氣來乘，暴虐蒼〔8〕卒，是無德也。木被金害，火必讎之，金受火燔，則災及也。夫如是者，刑甚則復甚，刑微則復微，氣動之常，固其宜也，五行之理，咸迭然乎。新校正云：按五運不及之詳，具《氣交變大論》中。

〔1〕反陽：高世栻曰："反陽，火不畏水也。"

〔2〕及：《素問校譌》引古抄本作"足"。

〔3〕昏翳：即昏暗。《廣韻・十二霽》："翳，隱也。"

〔4〕堅下：指人體下部堅硬癥結一類病變。高世栻曰："水氣不注于二陰，則堅下。"

〔5〕癃閟："閟"與"閉"同。"閟""閉"雙聲。

〔6〕埃昏:謂塵霧若有所蔽。《説文·土部》:"埃,塵也。""埃"之言𥫱也,謂塵起如物也。

〔7〕狐狢(hè 賀):"狢"本作"貈",亦作"貉"。《説文·豸部》:"貈,似狐善睡獸。""貈"小於狐而毛厚,人多取其皮爲裘。《論語·鄉黨》:"狐貉之厚以居。"

〔8〕蒼:守校本作"倉"。

發生之紀,是謂啟敷〔1〕,物乘木氣以發生,而啟陳其容質也。是謂壬申、壬午、壬辰、壬寅、壬子、壬戌之六歲化也。敷,古陳字。**土疎泄,蒼氣達**,生氣上發〔2〕,故土體疎泄。木之專政,故蒼氣上達。達,通也,出也,行也。**陽和布化,陰氣迺隨**,少陽先生,發於萬物之表。厥陰次隨,營運於萬象之中也。**生氣淳化,萬物以榮**,歲木有餘,金不來勝,生令布化,故物以舒榮。**其化生,其氣美**,木化宣行,則物容端美。**其政散**〔3〕,布散生榮,無所不至。**其令條舒**,條,直也,理也。舒,啟也。端直舒啟,萬物隨之,發生之化,無非順理者也。**其動掉眩巔疾**,掉,搖動也。眩,旋轉也。巔,上首也。疾,病氣也。新校正云:詳王不解其動之義,按後敦阜之紀,其動濡積并稸。王注云:動謂變動。又堅成之紀,其動暴折瘍疰。王注云:動以生病。蓋謂氣既變,因動以生病也,則木火土金水之動義皆同也。又按王注《脈要精微論》云:巔疾,上巔疾也。又注《奇病論》云:巔,謂上巔,則頭首也。此注云:巔,上首也。疾,病氣也。氣字爲衍。**其德鳴靡啟坼**〔4〕,風氣所生。新校正云:按《六元正紀大論》云:其化鳴紊啟拆。**其變振拉摧拔**,振,謂振怒。拉,謂中折。摧,謂仆落。拔,謂出本。新校正云:按《六元正紀大論》同。**其穀麻稻**,木化齊金。**其畜雞犬**,齊雞孕〔5〕也。**其果李桃**,李齊桃實也。**其色青黄白**,青加於黄白,自正也。**其味酸甘辛**,酸入於甘辛,齊化也。**其象春**,如春之氣,布散陽和。**其經足厥陰少陽**,厥陰,肝脈。少陽,膽脈。**其藏肝脾**,肝勝脾。**其蟲毛介**,木餘,故毛齊介育。**其物中堅外堅**,中堅有核之物,齊等於皮殼之類也。**其病怒**,木餘故。**太角與上商同**,太過之木氣與金化齊等。新校正云:按太過五運,獨太角言與上商同,餘四運並不言者,疑此文爲衍。**上徵則其氣逆**〔6〕,**其病吐利**,上見少陰、少陽,則其氣逆行。壬子、壬午歲上見少陰。壬寅、壬申歲上見少陽。木餘遇火,故氣不順。新校正云：按《五運行大論》云：氣相得而病者，以下臨上，不當位也。不云上羽者，水臨木爲相得故也。**不務**[7]**其德，則收氣復，秋氣勁切，甚則肅殺，清氣大至，草木凋零，邪廼傷肝。**恃已太過，凌犯於土，土氣屯極，金爲復讎。金行殺令，故邪傷肝木也。

〔1〕啟敕："啟陳"與本書《四氣調神大論》"發陳"義同。《儀禮·士昏禮》鄭注："啟，發也。"張介賓曰："布散陽和，發生萬物之象也。"

〔2〕發：胡本、讀本並作"達"。

〔3〕散：《廣雅·釋詁三》："散，布也。"

〔4〕其德鳴靡啟坼：吴本"坼"作"折"。張介賓曰："鳴，風木聲也；靡，散也；啟坼，即啟陳之義，其德應春也。"

〔5〕雞孕：柯校本作"孕育。"

〔6〕上徵則其氣逆：張介賓曰："上徵者，司天見少陰君火、少陽相火，乃壬子、壬午、壬寅、壬申四年是也。木氣有餘而上行生火，子居母上，是爲氣逆。"

〔7〕不務：《説文·力部》："務，趣也。"張舜徽曰："務之言敄也。謂自迫促不懈怠也。""不務"即不專力勉修之意。

赫曦之紀，是謂蕃茂[1]，物遇太陽，則蕃而茂，是謂戊辰、戊寅，戊子、戊戌、戊申、戊午之歲也。新校正云：按或者云注中"太陽"當作"太徵"。詳木土金水之太過注，俱不言角宫商羽等運，而水太過注云，陰氣大行。此火太過，是物遇太陽也，安得謂之太徵乎。**陰氣内化，陽氣外榮**，陰陽之氣，得其序也。**炎暑施化，物得以昌**，長氣多故爾。**其化長，其氣高**，長化行，則物容大。高氣達，則物色明。**其政動**，革易其象不常也。**其令鳴顯**[2]，火之用而有聲，火之燔而有焰，象無所隱，則其信也。顯，露也。**其動炎灼妄擾**，妄，謬也。擾，撓也。**其德暄暑**[3]**鬱蒸**，熱化所生，長於物也。新校正云：按《六元正紀大論》云："其化暄囂鬱燠。"又作"暄曜。"**其變炎烈沸騰**，勝復之有，極於是也。**其穀麥豆**，火齊水化也。**其畜羊彘**，齊孕育也。新校正云：按本論上文馬爲火之畜。今言羊者，疑馬字誤爲羊。《金匱真言論》及《藏氣法時論》，俱作羊。然本論作馬，當從本論之文也。**其果杏栗**，等實也。**其色赤白玄**，赤色加白黑，自正也。**其味苦辛鹹**，辛物兼苦與鹹，化齊成也。**其象夏**，如夏氣之熱也。**其經手少陰太陽**，少陰，心脈。太陽，小腸脈。**手厥陰少陽，**

厥陰，心包脈。少陽，三焦脈。**其藏心肺**，心勝肺。**其蟲羽鱗**，火餘，故鱗羽齊化。**其物脈濡**，脈，火物。濡，水物。水火齊也。新校正云：詳脈，即絡也。文雖殊，而義同。**其病笑，瘧、瘡瘍、血流、狂妄、目赤**，火盛故。**上羽與正徵同**〔4〕**，其收齊，其病痓**〔5〕，上見太陽，則天氣且制，故太過之火，反與平火運生化同也。戊辰、戊戌歲上見之。若平火運同，則五常之氣無相淩犯，故金收之氣生化同等。**上徵**〔6〕**而收氣後也**，上見少陰、少陽，則其生化自政，金氣不能與之齊化。戊子、戊午歲上見少陰，戊寅、戊申歲上見少陽。火盛故收氣後化。新校正云：按《氣交變大論》云："歲火太過上臨少陰、少陽，火燔焫，水泉涸，物焦槁。"**暴烈其政，藏氣迺復，時見凝慘，甚則雨水霜雹切寒，邪傷心也。**不務其德，輕侮致之也。新校正云：按《氣交變大論》云："雨冰霜寒。"與此互文也。

〔1〕蕃茂：二字同義。《説文・艸部》："蕃・艸茂也。""茂，艸豐盛。"

〔2〕鳴顯：明緑格抄本"鳴"作"明"。張介賓曰："火之聲壯，火之光明。"

〔3〕其德暄暑：謂其施予如温如熱。

〔4〕上羽與正徵同：指戊辰、戊戌太陽寒水司天之年，火運太過，而司天之寒水可以克火運太過之火，故説上羽與正徵同。

〔5〕其收齊，其病痓：張琦曰："其收齊其病痓六字疑衍"。

〔6〕上徵：指戊子、戊午少陰君火司天之年，與戊寅、戊申少陽相火司天之年，司天與歲運同氣，則火氣更盛。

敦阜之紀，是謂廣化，土餘，故化氣廣被於物也。是謂甲子、甲戌、甲申、甲午、甲辰、甲寅之歲也。**厚德清静，順長以盈**，土性順用，無與物争，故德厚而不躁，順火之長育，使萬物化氣盈滿也。**至陰内實**〔1〕**，物化充成**，至陰，土精氣也。夫萬物所以化成者，皆以至陰之靈氣，生化於中也。**煙埃朦鬱**〔2〕**，見於厚土**〔3〕，厚土，山也。煙埃，土氣也。**大雨時行，濕氣迺用，燥政迺辟**〔4〕，濕氣用則燥政辟，自然之理爾。**其化圓，其氣豐**，化氣豐圓，以其清静故也。**其政静**，静而能久，故政常存。**其令周備**，氣緩故周備。**其動濡積并稸**〔5〕，動，謂變動。**其德柔潤重淖**〔6〕，静而柔潤，故厚德常存。新校正云：按《六元正紀大論》云："其化柔潤重澤。"**其變震驚飄驟崩潰**，震驚，雷霆之作也。飄驟，暴風雨至也。大雨暴注,則山崩土潰,隨水流注[7]。**其穀稷麻**,土木齊化。**其畜牛犬**,齊孕育也。**其果棗李**,土齊木化。**其色黅玄蒼**,黄色加黑蒼,自正也。**其味甘鹹酸**,甘入於鹹酸,齊化也。**其象長夏**,六月之氣生[8]化同。**其經足太陰陽明**,太陰,脾脈。陽明,胃脈。**其藏脾腎**,脾勝腎。**其蟲倮毛**,土餘故毛倮齊化。**其物肌核**,肌,土。核,木化也。**其病腹滿,四支不舉**,土性静,故病如是。新校正云:詳此不云上羽、上徵者,徵羽不能虧盈於土,故無他候也。**大風迅至,邪傷脾也。**木盛怒,故土脾傷。

〔1〕至陰内實:至陰之土氣有餘,則萬物得以充實於内。

〔2〕煙埃朦鬱:《説文》無"朦"字。"朦"原作"蒙。"《詩·君子偕老》傳:"蒙、覆也。"《文選·海賦》善注:"鬱、盛貌。""煙埃朦鬱"謂覆蓋之土氣甚盛。

〔3〕厚土:謂大地。《文選·宋玉九辨》"皇天淫溢而秋霖兮,厚土何時而得乾"注,"厚土,地也。"

〔4〕辟:除掉。《音義》卷二十一引《廣雅》"辟,除也。"

〔5〕濡積并稸:"稸"與"蓄"同。張志聰曰:"稸,聚也。濕則濡滯而成積聚也。"

〔6〕重淖:于鬯曰:"按淖疑澤字形近之誤。《史記·天官書》集解:澤,音澤。故《六元正紀大論》此文兩見,俱作其化柔潤重澤,是其明證。蓋澤實即澤之殊文。"

〔7〕注:趙本、藏本並作"没"。

〔8〕生:守校本作"土"。

堅成之紀,是謂收引[1],引,斂也。陽氣收,陰氣用,故萬物收斂。謂庚午、庚辰、庚寅、庚子、庚戌、庚申之歲也。**天氣潔,地氣明**,秋氣高潔,金氣同。**陽氣隨陰治化**,陽順陰而生化。**燥行其政,物以司成**,燥氣行化萬物,專司其成熟,無遺略也。**收氣繁布,化洽不終**[2],收殺氣早,土之化不得終其用也。 新校正云:詳繁字疑誤。**其化成,其氣削**,減,削也。**其政肅**,肅,清也,静也。**其令鋭切**,氣用不屈,勁而急。**其動暴折瘍疰**[3],動以病生[4]。**其德霧露蕭飋**,燥之化也。蕭飋,風聲也。静爲霧露,用則風生。新校正云:按《六元正紀大論》"德"作"化"。**其變肅殺凋零**,隕墜於物。**其穀稻黍**,金火齊化也。 新校正云:按本論上文麥爲火之穀,當言其穀稻麥。**其畜雞馬**,齊孕育也。**其果桃杏**,金火齊實。**其色白青丹**,白加於青丹,自正也。**其味辛酸苦**,辛入酸苦齊化。**其象秋**,氣爽清潔,如秋之化。**其經手太陰陽明**,太陰,肺脈。陽明,大腸脈。**其藏肺肝**,肺勝肝。**其蟲介羽**,金餘,故介羽齊育。**其物殼絡**,殼,金。絡,火化也。**其病喘喝胸憑仰息**〔5〕,金氣餘故。**上徵與正商同**〔6〕**,其生齊**〔7〕**,其病欬**,上見少陰少陽,則天氣見〔8〕抑,故其生化與平金歲同。庚子、庚午歲上見少陰,庚寅、庚申歲上見少陽。上火制金,故生氣與之齊化。火乘金肺,故病欬。新校正云:詳此不言上羽者,水與金非相勝剋故也。**政暴變則名木**〔9〕**不榮,柔脆焦首,長氣斯救,大火流,炎爍且至,蔓將槁,邪傷肺也。**變,謂太甚也。政太甚則生氣抑,故木不榮,草首焦死。政暴不已,則火氣發怒,故火流炎爍至,柔條蔓草脆之類〔10〕皆乾死也,火乘金氣,故肺〔11〕傷也。

〔1〕收引:黄元御曰:"收引者,金氣收斂,引陽氣於地下也。"

〔2〕化洽不終:吴本"洽"作"治。"謂土之化氣,不得盡其霑潤作用。《説文·水部》:"洽·霑也。"

〔3〕瘍疰:瘡病。《廣雅·釋詁一》"疰,病也。"

〔4〕病生:胡本作"生病。"

〔5〕胸憑仰息:謂胸滿呼吸困難。《廣雅·釋詁一》:"憑,滿也。"

〔6〕上徵與正商同:謂庚子、庚午少陰君火司天,與庚寅、庚申少陽相火司天之年,雖運太過,而司天之火能克之,故同。

〔7〕其生齊:火氣司天,火克金,木不受金,木之生氣與金齊化。

〔8〕見:胡本、趙本並作"且"。

〔9〕名木:大木。

〔10〕蔓草脆之類:守校本"草"下無"脆"字。

〔11〕肺:胡本、讀本"肺"下並有"氣"字。

按語:五運盛衰不同,故有平氣、不及、太過三氣之分,而名三氣之紀。三氣之紀,均各寓五行之生克,叶五音之清濁,應萬物之化生。從音聲來講:平氣的敷和之紀音角,角屬木;升明之紀音徵,徵屬火;備化之紀音宫,宫屬土;審平之紀音商,商屬金;静順之紀音羽,羽屬水。故不及之氣的委和之紀其聲角商,屬金克木;伏明之紀其聲徵羽,屬水克火;卑堅之紀其聲宫角,屬木克土;從革之紀其聲商徵,屬火克金;涸流之紀其聲羽宫,屬土克水。惟經文太過條下,但言發生之紀,太角(屬木)與上商(屬金)同;赫曦之紀,上羽(屬水)與正徵(屬火)同;堅成之紀,上徵(屬火)與正商(屬金)同。其敦阜之紀條下,不言音聲(闕土木二音);流衍之紀條下,僅言上羽(羽屬水,此下闕屬土之音)。詳勘上下文義,無論平氣、不及、太過之五運,均與分上下、别清濁之五音、各相契合,知不言音聲及僅言上羽等處,似係闕文,故特提出與新校正所指"按太過五運,獨太角與上商同,餘四運並不言者,疑此文爲衍"及張介賓因之而謂"或非衍則誤耳"共商一是。

流衍之紀,是謂封藏[1],陰氣大行,則天地封藏之化也,謂丙寅、丙子、丙戌、丙申、丙午、丙辰之歲。**寒司物化,天地嚴凝**,陰之氣也。**藏政以布,長令不揚**,藏氣用則長化止,故令不發揚。**其化凛,其氣堅**,寒氣及物則堅定。**其政謐**,謐静也,**其令流注**,水之象也。**其動漂泄沃涌**[2],沃,沫也。涌,溢也。**其德凝慘寒雰**[3],寒之化也。　新校正云:按《六元正紀大論》作"其化凝慘慄冽。"**其變冰雪霜雹**,非時而有。**其穀豆稷**,水齊土化。**其畜彘牛**,齊孕育也。**其果栗棗**,水土齊實。**其色黑丹黅**,黑加於丹黄,自正也。**其味鹹苦甘**,鹹入於苦甘,化齊焉。**其象冬**,氣序疑肅,似冬之化。**其經足少陰太陽**,少陰腎脈,太陽膀胱脈也。**其藏腎心**,腎勝心。**其蟲鱗倮**,水餘,故鱗倮齊育。**其物濡滿**[4],濡,水。滿,土化也。　新校正云:按土不及作肉,土太過作肌,此作滿,互相成也。**其病脹**,水餘也。**上羽而長氣不化也。**上見太陽,則火[5]不能布化以長養也。丙辰、丙戌之歲,上見天符水運也。　新校正云:按《氣交變大論》云:"上臨太陽,則雨、冰、雪、霜不時降。濕氣變物。"不云上徵者,運所勝也。**政過則化氣大舉,而埃昏氣交,大雨時**[6]**降,邪傷腎也。**暴寒數舉,是謂政過。火被水淩,土來仇復,故天地昏翳,土水氣交,大雨斯降,而邪傷腎也。**故曰,不恒其德**[7],**則所勝來復,政恒其理**[8],**則所勝同化,此之謂也。**不恒謂恃已有餘,淩犯不勝。恒謂守常之化不肆威刑。如是則剋己之氣,歲同治化也。新校正云:詳五運太過之説,具《氣交變大論》中。

〔1〕封藏:與"深藏"義近。《左傳》昭二年杜注:"封,厚也。""厚"有"深"義。寒則萬物深藏。張介賓曰:"水盛則陰氣大行,天地閉而萬物藏,故曰封藏。"

〔2〕漂泄沃涌:"漂泄"謂痛泄。《漢書·中山靖王勝傳》顏注:"漂,動也。"動,引申有"痛"義。"沃"沫也,"涌"作"吐"解。"沃涌"謂吐涎沫。

〔3〕寒雰:謂寒霧之氣。《廣韻·二十文》:"雰,霧氣也。"

〔4〕濡滿:汁水飽滿。

〔5〕火:胡本、讀本並作"天"。

〔6〕時:《素問校譌》引古抄本作"斯"。

〔7〕不恒其德:謂五運之氣不能正常施予而化生萬物。《禮記·玉藻》注:"德,如有予也。"

〔8〕政恒其理:謂五運之氣正常地施化萬物。《廣雅·釋詁》"理,治也。""治"有"化"義。

帝曰:天不足西北〔1〕**,左寒而右凉,地不滿東南**〔1〕**,右熱而左温,其故何也?** 面巽言也。**岐伯曰:陰陽之氣,高下之理,太少**〔2〕**之異也。** 高下,謂地形。太少〔3〕,謂陰陽之氣盛衰之異。今中原地形,西北方高,東南方下,西方凉,北方寒,東方温,南方熱,氣化猶然矣。**東南方,陽也,陽者其精降於下,故右熱而左温。** 陽精下降,故地以温〔4〕而知〔5〕之於下矣。陽氣生於東而盛於南,故東方温而南方熱,氣之多少明矣。**西北方,陰也,陰者其精奉於上,故左寒而右凉。** 陰精奉上,故地以寒而知之於上矣。陰氣生於西而盛於北,故西方凉北方寒,君面巽而言,臣面乾而對也。新校正云:詳天地不足陰陽之説,亦具《陰陽應象大論》中。**是以地有高下,氣有温凉,高者氣寒,下者氣熱,** 新校正云:按《六元正紀大論》云:至高之地,冬氣常在,至下之地,春氣常在。**故適寒凉者脹,之**〔6〕**温熱者瘡,下之則脹已,汗之則瘡已,此凑理開閉之常,太少**〔7〕**之異耳。** 西北、東南,言其大也。夫以氣候驗之,中原地形所居者,悉以居高則寒,處下則熱。嘗試觀之,高山多雪,平川多雨,高山多寒,平川多熱,則高下寒熱可徵見矣。中華之地,凡有高下之大者,東西、南北各三分也。其一者,自漢蜀江南至海也;二者,自漢江北至平遥縣也;三者,自平遥北山北至蕃界北海也。故南分大熱,中分寒熱兼半,北分大寒。南北分外,寒熱尤極。大熱之分,其寒微,大寒之分,其熱微。然其登涉[8]極高山頂,則南面北面,寒熱懸殊,榮枯倍異也。又東西高下之别亦三矣,其一者自汧源縣西至沙州,二者自開封縣西至汧源縣,三者自開封縣,東至滄海也。故東分大温,中分温凉兼半,西分大凉。大温之分,其寒五分之二,大凉之分,其熱五分之二,温凉分外,温凉尤極,變爲大暄大寒也。約其大凡如此。然九分之地,寒極於東[9]北,熱極於西[10]南。九分之地,其中有高下不同,地高處則濕[11],下處則燥[12],此一方之中小異也。若大而言之,是則高下之有一[13]也。何者?中原地形,西高北高,東下南下。今百川滿湊,東之滄海,則東南西北高下可知。一爲地形高下,故寒熱不同;二則陰陽之氣有少有多,故表温凉之異爾。今以氣候驗之,乃春氣西行,秋氣東行,冬氣南行,夏氣北行。以中分校之,自開封至汧源,氣候正與曆候同。以東行校之,自開封至滄海,每一百里,秋氣至晚一日,春氣發早一日。西行校之,自汧源縣西至蕃界磧石,其以南向及西北東南者,每四十里,春氣發晚一日,秋氣至早一日;北向及東北西南者,每一十五里,春氣發晚一日,秋氣至早一日。南行校之,川形有北向及東北西南者,每五百里,新校正云:按别本作"十五里。"陽氣行晚[14]一日,陰氣行早[15]一日;南向及東南西北川,每一十五里,熱氣至早一日,寒氣至晚一日;廣平之地,則每五[16]十里,陽氣發早一日,寒氣至晚一日。北行校之,川形有南向及東南西北者,每二十五里,陽氣行晚一日,陰氣行早一日;北向及東北西南川,每一十五里,寒氣至早一日,熱氣至晚一日。廣平之地,則每二十里,熱氣行晚一日,寒氣至早一日。大率如此。然高處峻處,冬氣常在,平處下處,夏氣常在,觀其雪零草茂,則可知矣。然地土固有弓形川,蛇行川,月形川,地勢不同,生殺榮枯,地同而天異。凡此之類,有離向丙向巽向乙向震向處,則春氣早至,秋氣晚至,早晚校十五日,有丁向坤向庚向兑向辛向乾向坎向艮向處,則秋氣早至,春氣晚至,早晚亦校二十日,是所謂帶山之地也,審觀向背,氣候可知。寒凉之地,湊理開少而閉多,閉多則陽氣不散,故適寒凉,腹必脹也。濕熱之地,湊理開多而閉少,開多則陽發散,故往温熱,皮必瘡也。下之則中氣不餘,故脹已。汗之則陽氣外泄,故瘡愈。

〔1〕天不足西北　地不滿東南:高世栻曰:"天爲陽,陽氣温熱;地爲陰,陰氣寒凉。天不足西北,則西北方之陽氣少,故左右寒凉;地不滿東南,則東南方之陰氣少,故左右温熱。"

〔2〕太少：胡本、吴本、明绿格抄本、藏本、熊本並作“大小”。

〔3〕太少：胡本作“大小”。

〔4〕地以温：趙本“地”下有“氣”字。

〔5〕知：趙本作“和”。下“地以寒而知之”句同。

〔6〕之：按：此“之”字應作“適”，屬下讀，“之温熱者瘡”，與上“適寒凉者脹”，句法相對。《太醫局諸科程文》卷一《墨義》引“之”作“適”可證，“之”與“適”同有往義。

〔7〕太少：熊本作“大小”。

〔8〕涉：趙本作“陟”。

〔9〕東：《類經》卷二十五第十六引“東”作“西”。

〔10〕西：《類經》引“西”作“東”。

〔11〕濕：《類經》引“濕”作“燥”。

〔12〕燥：《類經》引“燥”作“濕”。

〔13〕一：讀本、守校本並作“二”。

〔14〕晚：守校本作“早”。

〔15〕早：守校本作“晚”。

〔16〕五：守校本作“二”。

帝曰：其於壽夭何如？ 言土地居人之壽夭。**岐伯曰：陰精所奉其人壽，陽精所降其人夭。** 陰精所奉，高之地也；陽精所降，下之地也。陰方之地，陽不妄泄，寒氣外持，邪不數中而正氣堅守，故壽延。陽方之地，陽氣耗散，發泄無度，風濕數中，真氣傾竭，故夭折。即事驗之，今中原之境，西北方衆人壽，東南方衆人夭，其中猶各有微甚爾，此壽夭之大異也，方[1]者審之乎！**帝曰：善。其病也[2]，治之奈何？岐伯曰：西北之氣散而寒之，東南之氣收而温之，所謂同病異治[3]也。** 西方北方人皮膚[4]腠理密，人皆食熱，故宜散宜寒。東方南方人皮膚[4]踈，腠理開，人皆食冷，故宜收宜温。散，謂温浴，使中外條達。收，謂温中，不解表也。今土俗皆反之，依而療之則反甚矣。新校正云：詳分方爲治，亦具《異法方宜論》中。**故曰：氣寒氣[5]凉，治以寒凉，行水漬之[6]。氣温氣[7]熱，治以温熱，强其内守。必同其氣，可使平也[8]，假者反之[9]。** 寒方以寒，熱方以熱，温方以温，凉方以凉，是正法也，是同氣也。行水漬之，是湯漫漬也[10]。平，謂平調也。若西方北方有冷病，假熱方温方以除之,東方南方有熱疾,須涼方寒方以療者,則反上正法以取之。**帝曰:善。一州之氣,生化壽夭不同,其故何也?岐伯曰:高下之理,地勢使然也。崇高則陰氣治〔11〕之,污下則陽氣治之,陽勝者先天,陰勝者後天,**先天,謂先天時也。後天,謂後天時也。悉言土地生榮枯落〔12〕之先後也。物既有之,人亦如〔13〕然。**此地理之常,生化之道也。帝曰:其有壽夭乎?岐伯曰:高者其氣壽,下者其氣夭,地之小大異也,小者小異,大者大異。**大,謂東南西北相遠萬里許也。小,謂居所高下相近二十〔14〕三十里或百里許也。地形高下懸倍不相計者,以近爲小,則十里二十里。高下平慢〔15〕氣相接者,以遠爲小,則三百里二百里。地氣不同乃異〔16〕也。**故治病者,必明天道地理,陰陽更勝,氣之先後,人之壽夭,生化之期,乃可以知人之形氣矣。**不明天地之氣,又昧陰陽之候,則以壽爲夭,以夭爲壽,雖盡上聖救生之道,畢經脈藥石之妙,猶未免世中之誣斥也。

〔1〕方:趙本"方"上有"異"字。

〔2〕也:道藏本、朝鮮本均作"者"。

〔3〕同病異治:張志聰曰:"西北氣寒,寒固於外,則熱鬱於内,故宜散其外寒,凉其内熱。東南氣熱,則陽氣外泄,裏氣虚寒,故宜收其元陽,温其中冷。所謂爲病雖同,而治法則異也。"

〔4〕膚:胡本、趙本"膚"下並有"閉"字。

〔5〕寒氣:《素問校譌》引古抄本"寒"下無"氣"字。

〔6〕行水漬之:《周禮 · 司爟》鄭注:"行,猶用。"即用熱湯浸漬以散寒。

〔7〕温氣:《素問校譌》引古抄本"温"下無"氣"字。

〔8〕必同其氣,可使平也:張介賓曰:"天氣地氣有陰陽升降,病治亦有陰陽升降,用合氣宜,是同其氣而病可平矣。"

〔9〕假者反之:謂假寒或假熱証,應以相反之法治之。張介賓曰:"西北未必無假熱,東南未必無假寒,假者當反治。"

〔10〕是湯漫漬也:《素問校譌》引古抄本"是"作"謂"。胡本、趙本"漫"並作"浸"。

〔11〕治:明緑格抄本作"居"。

〔12〕土地生榮枯落:藏本作"天地生化榮枯零落"。

〔13〕如:趙本作“宜”。

〔14〕二十:胡本、趙本“二十”下並有“里”字。

〔15〕慢:趙本作“漫”。

〔16〕不同乃異:趙本“同”下有“生”字。

帝曰:善。其歲有不病,而藏氣不應不用者,何也?岐伯曰:天氣制之,氣有所從也〔1〕**。**從,謂從事於彼,不及營於私應用之。**帝曰:願卒聞之。岐伯曰:少陽司天,火氣下臨**〔2〕**,肺氣上從,白起金用**〔3〕**,草木眚,火見燔焫,革金且耗,大暑以行,欬嚏鼽衄鼻窒,曰**〔4〕**瘍,寒熱胕腫。**寅申之歲候也。臨,謂御於下〔5〕。從,謂從事於上。起,謂價高於市。用,謂用行刑罰也,臨從起用同之。革,謂皮革,亦謂革易也。金,謂器屬也。耗,謂費用也。火氣燔灼,故曰生瘡。瘡,身瘡也。瘍,頭瘡也。寒、熱,謂先寒而後熱,則瘧疾也。肺爲熱害,水且救之,水守肺中,故爲胕腫。胕腫,謂腫滿,按之不起,此天氣之所生也。新校正云:詳注云:“故曰生瘡,瘡,身瘡也。瘍,頭瘡也。”今經只言曰瘍,疑經脱一瘡字,别本“曰”字作“口。”**風行於地,塵沙飛揚,心痛胃脘痛,厥逆鬲不通,其主暴速。**厥陰在泉,故風行於地。風淫所勝,故是病生焉。少陽厥陰,其化急速,故病氣起發,疾速而爲,故云其主暴速。此也氣〔6〕不順而生是也。新校正云:詳厥陰與少陽在泉,言其主暴速,其發機速,故不言甚則某病也。

〔1〕天氣制之,氣有所從也:張志聰曰:“此論天有五運,地有五方,而又有司天在泉之六氣,交相承制者也。歲有不病者,不因天之五運地之五方而爲病也。藏氣者,五藏之氣應合五運五行。不應用者,不應五行之用也。此因司天之氣制之,而人之藏氣從之也。”

〔2〕少陽司天,火氣下臨:謂寅申之歲,少陽相火司天,而火氣下臨於地則氣候偏熱。

〔3〕肺氣上從,白起金用:謂由於火性剋金而金爲火用,則五色屬白,五行屬金之肺,上從司天相火而用事發動火鬱之疾。

〔4〕曰:明緑格抄本作“瘡”。林校引别本作“口”。按:本書《六元正紀大論》有“少陽司天之政,民病有外發瘡瘍”句,可證作“瘡”是。

〔5〕謂御於下:“謂”下脱“臨”字。

〔6〕也氣:《素問校譌》引古抄本作“地氣”。

陽明司天，燥氣下臨，肝氣上從，蒼起木用而立[1]**，土廼眚，淒滄**[2]**數至，木伐草萎，脇痛目赤，掉振**[3]**鼓慄**[4]**，筋痿不能久立。**卯酉之歲候也。木用，亦謂木功也。淒滄，大凉也。此病之起，天氣生焉。**暴熱至，土廼暑，陽氣鬱發，小便變，寒熱如瘧**[5]**，甚則心痛，火行于**[6]**稿**[7]**，流水不冰，蟄蟲廼見。**少陰在泉，熱監[8]于地，而爲是也，病之所有，地氣生焉。

〔1〕蒼起木用而立：張介賓曰："燥氣下臨，肝之所畏。故肝氣應而上從，木應則蒼色起，而木爲金用。"按："而立"二字無義，疑涉下文"久立"誤衍。

〔2〕淒滄：大凉。《文選·聖主得賢臣頌》翰注："淒滄，寒之甚也。"

〔3〕掉振：似誤倒，應乙作"振掉。"本書《脈要精微論》："行則振掉。""振掉"動摇也。《廣雅·釋詁一》："振，動也。"《説文·手部》"掉，摇也。"

〔4〕鼓慄：即戰動，較上"振掉"尤甚。《漢書·楊雄傳下》：顔注引鄧展云："鼓亦動也。"《廣雅，釋言》："慄，戰也。"

〔5〕寒熱如瘧：謂寒熱一日二三度發，似瘧非瘧之病。

〔6〕于：于鬯曰："于乃干誤，干，讀爲旱。"

〔7〕稿：胡本作"槁"。

〔8〕監：守校本作"盛"。

太陽司天，寒氣下臨，心氣上從，而火且明[1]，新校正云：詳火且明三字，當作火用二字。**丹起，金廼眚**[2]**，寒清時舉**[3]**，勝則水冰，火氣高明，心熱煩，嗌乾善渴，鼽嚏，喜悲數欠**[4]**，熱氣妄行，寒廼復，霜不時降，善忘，甚則心痛。**辰戌之歲候也。寒清時舉，太陽之令也。火氣高明，謂燔焫於物也。不時，謂太早及偏害，不循時令，不普及於物也。病之所起，天氣生焉。**土廼潤，水豐衍，寒客至，沉陰化濕，氣變物**[5]**，水飲内稸，中滿不食，皮𤸷**[6]**肉苛**[7]**，筋脈不利，甚則胕腫**[8]**身後癰**[9]。太陰在泉。濕監[10]于地而爲是也，病之源始，地氣生焉。　新校正云：詳"身後癰"，當作"身後難"。

〔1〕心氣上從，而火且明：謂心氣上從太陽司天之氣，而火用乃明。《吕氏春秋·音律》高注："且，將也。"

〔2〕丹起，金廼眚：丹爲火色，丹火起用而火剋金，則金氣受災。

〔3〕寒清時舉：張志聰曰："火氣妄行於上，故霜寒以復之。"

〔4〕數欠:"數"屢也。"欠"呵欠。《儀禮·士相見》鄭注:"志倦則欠。"

〔5〕沉陰化濕,氣變物:按:本句當作"沉陰化濕,濕氣變物","濕"字在此爲重讀。蓋古書有一字重讀之例,如《古書疑義舉例》引《孟子·告子》"異於白馬之白也。"上"白"字當重讀之例。而本句"濕"字應重讀,亦其例也。

〔6〕皮痛(wán 頑):《廣韻·二十七删》:"痛,痺。"

〔7〕肉苛:張介賓曰:"肉苛,不仁、不用也。"

〔8〕胕腫:即浮腫。

〔9〕身後癰:謂背爲太陽經循行之通位,其經病,癰在後背。

〔10〕監:胡本、守校本並作"盛。"

厥陰司天,風氣下臨,脾氣上從,而土且隆,黄起水廼眚,土用革,體重,肌肉萎,食減口爽[1],風行太虚,雲物摇動,目轉耳鳴。巳亥之歲候也。土隆、土用革,謂土氣有用而革易其體,亦謂土功土[2]也,雲物摇動,是謂風高。此病所生,天之氣也。**火縱其暴,地廼暑,大熱消爍,赤沃下[3],蟄蟲數見,流水不冰,**少陽在泉,火監[4]於地而爲是也。病之宗兆,地氣生焉。**其發機速。**少陽厥陰之氣,變化卒急,其爲疾病,速若發機,故曰其發機速。

〔1〕爽:作"退"解。《廣雅·釋詁》:"爽,減也。"

〔2〕土:趙本、胡本並作"事。"

〔3〕赤沃下:張介賓曰:"赤沃下者,霖雨多熱,受赤氣也。"張志聰曰:"赤沃下者,雖沃若之木葉,亦焦赤而下落矣。"

〔4〕監:守校本作"盛"。

少陰司天,熱氣下臨,肺氣上從,白起金用[1],草木眚,喘嘔寒熱,嚏鼽衄鼻窒,大暑流行,子午之歲候也。熱司天氣,故是病生,天氣之作也。**甚則瘡瘍燔灼,金爍石流[2]。**天之交也。**地廼燥清[3],淒滄數至,脇痛善太息,肅殺行,草木變。**變,謂變易客[4]質也。脇痛太息,地氣生也。

〔1〕肺氣上從,白起金用:謂肺氣上從司天之氣,金氣起而爲用。

〔2〕金爍石流:謂火炎過甚,則能熔化金石。

〔3〕燥清:讀本、趙本、吴本、明緑格抄本、朝本、藏本、熊本"燥"下並

無"清"字。

〔4〕客：胡本、趙本並作"容"。

太陰司天，濕氣下臨，腎氣上從，黑起水變，新校正云：詳前後文，此少火廼眚三字。**埃冒[1]雲雨，胷中不利，陰痿氣大衰而不起不用。**新校正云：詳"不用"二字當作"水用"。**當其時[2]反腰脽[3]痛，動轉不便也，**丑未之歲候也。水變，謂甘泉變鹹也。埃，土霧也。冒，不分遠也。雲雨，土化也。脽，謂臀肉也。病之有者，天氣生焉。**厥逆。**新校正云：詳"厥逆"二字，疑當連上文。**地廼藏陰，大寒且至，蟄蟲早附[4]，心下否痛，地裂冰堅，少腹痛，時害於食，乘金則止水增，味廼鹹，行水減也。**止水，井泉也。行水，河渠[5]流注者也。止水雖長，廼變常甘美而爲鹹味也。病之有者，地氣生焉。新校正云：詳太陰司天之化，不言甚則病某，而云"當其時"，又云"乘金"則云云者，與前條互相發明也。

〔1〕埃冒：謂塵埃覆蓋。

〔2〕當其時：謂當其土旺之時。

〔3〕脽（shuí 誰）：《廣雅·釋親》："臀謂之脽。"

〔4〕附：《廣雅·釋詁三》："附，近也。""早附"謂早就貼近土裏伏藏。

〔5〕渠：趙本作"津"。

帝曰：歲有胎孕不育，治[1]之不全，何氣使然？岐伯曰：六氣五類[2]，有相勝制也，同者盛之，異者衰之[3]，此天地之道，生化之常也，故厥陰司天，毛蟲静[4]，羽蟲育[5]，介蟲不成[6]；謂乙巳、丁巳、己巳、辛巳、癸巳、乙亥、丁亥、己亥、辛亥、癸亥之歲也。静，無聲也。亦謂静退，不先用事也。羽爲火蟲，氣同地也。火制金化，故介蟲不成，謂白色有甲之蟲少孕育也。**在泉，毛蟲育，倮蟲耗[7]，羽蟲不育。**地氣制土，黄倮耗損，歲乘木運，其又甚也。羽蟲不育，少陽自抑之，是則五寅五申歲也。凡稱不育不成，皆謂少，非悉無也。**少陰司天，羽蟲静，介蟲育，毛蟲不成；**謂甲子、丙子、戊子、庚子、壬子、甲午、丙午、戊午、庚午、壬午之歲也。静，謂胡越鷰、百舌鳥之類也。是歲黑色毛蟲孕育少成。**在泉，羽蟲育，介蟲耗不育。**地氣制金，白介蟲不育，歲乘火運，斯復甚焉，是則五卯五酉歲也。　新校正云：詳介蟲耗，以少陰在泉，火尅金也。介蟲不育，以陽明在天自抑之也。**太陰司天，倮蟲静，鱗蟲育，羽蟲不**

成;謂乙丑、丁丑、己丑、辛丑、癸丑、乙未、丁未、己未、辛未、癸未之歲也。倮蟲,謂人及蝦蟇之類也。羽蟲,謂青緑色者,則鸚鵡翌鳥翠碧鳥之類,諸青緑色之有羽者也。歲乘金運,其復甚焉。**在泉,倮蟲育,鱗蟲**,新校正云:詳此少一"耗"字。**不成。**地氣制水,黑鱗不育,歲乘土運而又甚乎[8],是則五辰五戌歲也。**少陽司天,羽蟲静,毛蟲育,倮蟲不成**;謂甲寅、丙寅、戊寅、庚寅、壬寅、甲申、丙申、戊申、庚申、壬申之歲也。倮蟲,謂青緑色者也。羽蟲,謂黑色諸有羽翼者,則越鷰、百舌鳥之類是也。**在泉,羽蟲育,介蟲耗,毛蟲不育。**地氣制金,白介耗損,歲乘火運,其又甚也。毛蟲不育,天氣制之。是則五巳五亥歲也。**陽明司天,介蟲静,羽蟲育,介蟲不成**;謂乙卯、丁卯、己卯、辛卯、癸卯、乙酉、丁酉、己酉、辛酉、癸酉歲也。羽爲火蟲,故蕃育也。介蟲,諸有赤色甲殻者也。赤介不育,天氣制之也。**在泉,介蟲育,毛蟲耗,羽蟲不成。**地氣制木,黑毛蟲耗,歲乘金運,損復甚焉,是則五子五午歲也。羽蟲不就[9],以上見少陰也。**太陽司天,鱗蟲静,倮蟲育**;謂甲辰、丙辰、戊辰、庚辰、壬辰、甲戌、丙戌、戊戌、庚戌、壬戌之歲也。倮蟲育,地氣同也。鱗蟲静,謂黄鱗不用也。是歲雷霆少舉,以天氣抑之也。新校正云:詳此當云"鱗蟲不成。"**在泉,鱗蟲耗,倮蟲不育**,天氣制勝,黄黑鱗耗,是則五丑五未歲也。新校正云:詳此當爲"鱗蟲育,羽蟲耗,倮蟲不育。"注中,"鱗"字亦當作"羽"。**諸乘所不成之運,則甚也[10]。**乘水[11]之運,倮蟲不成。乘火之運,介蟲不成。乘土之運,鱗蟲不成。乘金之運,毛蟲不成。乘水之運,羽蟲不成。當是歲者,與上文同,悉少能孕育也。斯並運與氣同者,運乘其勝,復遇天符及歲會者,十孕不全一二也。**故氣主[12]有所制,歲立有所生,地氣制己勝[13],天氣制勝己[14],天制色,地制形**,天氣隨己不勝者制之,謂制其色也,地氣隨己所勝者制之,謂制其形也。故又曰天制色,地制形焉,是以天地之間,五類生化,互有所勝,互有所化,互有所生,互有所制矣。**五類衰盛,各隨其氣之所宜也。**宜則蕃息。**故有胎孕不育,治之不全,此氣之常也**,天地之間,有生之物,凡此五類也。五,謂毛羽倮鱗介也。故曰:毛蟲三百六十,麟爲之長。羽蟲三百六十,鳳爲之長。倮蟲三百六十,人爲之長。鱗蟲三百六十,龍爲之長。介蟲三百六十,龜爲之長。凡諸有形,跂行飛走,喘息胎息,大小高下,青黄赤白黑,身被毛羽鱗介者,通而言之,皆謂之蟲矣。不具是四者,皆謂倮蟲。凡此五物,皆有胎生、卵生、濕生、化生也。因人致問,言及五類也。**所謂中根**〔15〕**也。**生氣之根本,發自身形之中。中,根也。非是五類,則生氣根系,悉因外物以成立,去之則生氣絶矣。**根于外者亦五**,謂五味五色類也。然木火土金水之形類,悉假外物色藏,乃能生化。外物既去,則生氣離絶,故皆是根於外也。新校正云:詳注中"色藏"二字當作"已成"。**故生化之别,有五氣、五味、五色、五類、五宜**〔16〕**也。**然是二十五者,根中〔17〕根外悉有之。五氣,謂臊焦香腥腐也。五味,謂酸苦辛鹹甘也。五色,謂青黄赤白黑也。五類有二矣,其一者,謂毛羽倮鱗介,其二者謂燥濕液堅耎也。夫如是等,於萬物之中互有所宜。**帝曰:何謂也?岐伯曰:根于中者,命曰神機,神去則機息。根于外者,命曰氣立,氣止則化絶。**諸有形之類,根於中者,生源繫天,其所動静,皆神氣爲機發之主,故其所爲也,物莫之知,是以神捨去,則機發動用之道息矣。根于外者,生源繫地,故其所生長化成收藏,皆爲造化之氣所成立,故其所出也,亦物〔18〕莫之知,是以氣止息,則生化結成之道絶滅矣。其木火土金水,燥濕液堅柔,雖常性不易,及乎外物去,生氣離,根化絶止,則其常體性顔色,皆必小變移其舊也。新校正云:按《六元微旨大論》云:"出入廢,則神機化滅。升降息,則氣立孤危。故非出入,則無以生長壯老已,非升降,則無以生長化收藏。**故各有制,各有勝,各有生,各有成。**根中根外悉如是。**故曰:不知年之所加,氣之同異,不足以言生化。此之謂也。**新校正云:按《六節藏象論》云:"不知年之所加,氣之盛衰,虚實之所起,不可以爲工矣。"

〔1〕治:張介賓曰:"治,謂治歲之氣。"

〔2〕五類:謂毛、羽、倮、鱗、介五蟲類。張介賓曰:"五類者,五行所化,各有其類。如毛蟲三百六十,麟爲之長;羽蟲三百六十,鳳爲之長,倮蟲三百六十,人爲之長,介蟲三百六十,龜爲之長;鱗蟲三百六十,龍爲之長。凡諸有形動物,其大小高下五色之異,各有其類,通謂之蟲也。然毛蟲屬木,羽蟲屬火,倮蟲屬土,介蟲屬金,鱗蟲屬水。"

〔3〕同者盛之,異者衰之:"同"指五類之五行屬性與六氣之五行屬性相同;"異"指五類之五行屬性與六氣之五行屬性不相同。張介賓曰:"六氣五類,各有相生相制。"同"者同其氣,故盛;"異"者異其氣,故衰。"

〔4〕静:謂不動。

〔5〕育:謂生育。

〔6〕不成:謂不能生成。

〔7〕耗:謂生育受到減損。《廣韻·三十七號》:"秏,减也。俗作耗。"

〔8〕乎:胡本作"焉"。

〔9〕就:四庫本作"成"。

〔10〕諸乘所不成之運,則甚也:"運"指五運。此謂凡運氣被六氣所乘之時,其不成者,更不能孕育。

〔11〕水:讀本作"木"。

〔12〕主;吴本、藏本並作"生"。

〔13〕地氣制己勝:張介賓曰:"謂以己之勝,制彼之不勝,如以我之木,制彼之土。"

〔14〕天氣制勝己:張介賓曰:"謂司天之氣,能制夫勝己者也。如木運不及,而上見太陰,則土齊木化。"

〔15〕中根:高世栻曰:"五運在中,萬物生化,所謂中根。"

〔16〕五宜,朝本作"互宜"。按:作"互宜"是,與王注合。

〔17〕根中:讀本作"皆中"。

〔18〕亦物:趙本作"物亦"。

帝曰:氣[1]**始而生化,氣散而有形,氣布而蕃育,氣終而象變,其致一也。**始,謂始發動。散,謂流散於物中。布,謂布化於結成之形。所終[2]亟於收藏之用也。故始動而生化,流散而有形,布化而成結,終極而萬象皆變也。即事驗之,天地之間,有形之類,其生也柔弱,其死也堅强。凡如此類,皆謂變易生死之時形質,是謂氣之終極。新校正云:按《天元紀大論》云:"物生謂之化,物極謂之變。"又《六微旨大論》云:"物之生,從於化,物之極,由乎變,變化相薄,成敗之所由也。"**然而五味所資**[3]**,生化有薄厚,成熟有少多,終始不同,其故何也?岐伯曰:地氣制之也,非天不生**[4]**,地不長也。**天地雖無情於生化,而生化之氣自有異同爾。何者,以地體之中有六入故也。氣有同異,故有生有化,有不生有不化,有少生少化,有廣生廣化矣。故天地之間,無必生必化,必不生必不化,必少生少化也[5],必廣生廣化,各隨其氣分所好所惡所異所同也。**帝曰:願聞其道。岐伯曰:寒熱燥濕,不同其化也。**舉寒熱燥濕四氣不同,則温清異化可知之矣。**故少陽在泉,寒毒不生,其味**

辛，其治苦酸，其穀蒼丹。巳亥歲氣化也。夫毒者皆五行標[6]盛暴烈之氣所爲也。今火在地中，其氣正熱，寒毒之物，氣與地殊，生死不同，故生少也。火制金氣，故味辛者不化也。少陽之氣上奉厥陰，故其歲化苦與酸也。六氣主歲，唯此歲通和，木火相承，故無間氣也。苦丹地氣所化，酸蒼天氣所生矣。餘所生化，悉有上下勝剋，故皆有間氣矣。**陽明在泉，濕毒不生，其味酸，其氣濕，**新校正云：詳在泉六：唯陽明與太陰在泉之歲，云其氣濕、其氣熱，蓋以濕燥未見寒温之氣，故再云其氣也。**其治辛苦甘，其穀丹素。**子午歲氣化也。燥在地中，其氣凉清，故濕温毒蘗少生化也。金木相制，故味酸者少化也。陽明之氣上奉少陰，故其歲化辛與苦也。辛素，地氣也。苦丹，天氣也。甘，間氣也。所以間金火之勝剋，故兼治甘。**太陽在泉，熱毒不生，其味苦，其治淡鹹，其穀黅秬[7]。**丑未歲氣化也。寒在地中與熱味[8]化，故其歲物熱毒不生。木[9]勝火，味故當苦也。太陽之氣上奉太陰，故其歲[10]化生淡鹹也。太陰土氣上生[11]於天，氣遠而高，故甘之化薄而爲淡也。味[12]以淡亦屬甘，甘之類也。淡黅，天化也。鹹秬，地化也。黅，黄也。新校正云：詳注云"味故當苦，"當作"故味苦者不化，"傳寫誤也。**厥陰在泉，清毒不生，其味甘，其治酸苦，其穀蒼赤。**寅申歲氣化也。温在地中與清殊性，故其歲物清毒不生。木勝其土，故味甘少化也。厥陰之氣上合少陽，所合之氣既無乖忤，故其治化酸與苦也。酸蒼，地化也。苦赤，天化也。氣無勝剋，故不間氣以甘化也。**其氣專，其味正。**厥陰少陽在泉之歲，皆氣化專一，其味純正。然餘歲悉上下有勝剋之氣，故皆有間氣間味矣。**少陰在泉，寒毒不生，其味辛，其治辛苦甘，其穀白丹。**卯酉歲氣化也。熱在地中與寒殊化，故其歲蘗寒毒甚微。火氣爍[13]金，故味辛少化也。故[14]少陰陽明主天主地，故其所治苦與辛焉。苦丹爲地氣所育，辛白爲天氣所生，甘，間氣也。所以間止剋伐也。**太陰在泉，燥毒不生，其味鹹，其其[15]氣熱，其治甘鹹，其穀黅秬。**辰戌歲氣化也。地中有濕，與燥不同，故乾毒之物不生化也。土制於水，故味鹹少化也。太陰之氣上承太陽，故其歲化甘與鹹也。甘黅，地化也。鹹秬，天化也。寒濕不爲大忤，故間氣同而氣熱者應之。**化淳則鹹守，氣專則辛化而俱治。**淳，和也，化淳，謂少陽在泉之歲也，火來居水而反能化育，是水鹹自守不與火争化也。氣專謂厥陰在泉之氣[16]也，木居于水而復下化，金不受害，故辛復生化，與鹹俱王也。唯此兩歲,上下之氣無剋伐之嫌,故辛得與鹹同應王而生化也。餘歲皆上下有勝剋之變,故其中間甘味兼化以緩其制抑,餘苦鹹酸三味不同其生化也,故天地之閒,藥物辛甘者多也。

〔1〕氣:張志聰曰:"氣謂五運之化氣。"

〔2〕所終:守校本無"所"字。"終"上有"終謂"二字。

〔3〕資:作"稟受"解,見《國語·晉語》韋解。

〔4〕不生:趙本、吴本、朝本,"生"下並有"而"字。

〔5〕也:按:"也"字誤竄,應置於下文"廣生廣化"句下。

〔6〕標:趙本作"慓"。

〔7〕秬:即黑黍,見《爾雅·釋草》。

〔8〕味:守校本作"殊"。

〔9〕木:讀本、藏本並作"水"。

〔10〕歲:胡本、趙本並作"氣"。

〔11〕生:讀本作"主"。

〔12〕味:胡本、趙本並作"所"。

〔13〕爍:趙本作"燥"。

〔14〕故:守校本無"故"字。

〔15〕其其:吴本"其"下不重"其"字。

〔16〕氣:胡本、讀本並作"歲"。

故曰:補上下者從之〔1〕,治上下者逆之〔2〕,以所在寒熱盛衰而調之。上,謂司天。下,謂在泉也。司天地氣太過,則逆其味以治之。司天地氣不及,則順其味以和之。從,順也。**故曰:上取下取,内取外取〔3〕,以求其過。能毒〔4〕者以厚藥,不勝〔5〕毒者以薄藥,此之謂也。**上取,謂以藥制有過之氣也,制而不順,則吐之。下取,謂以迅疾之藥除下病,攻之不去,則下之。内取,謂食及以藥内之,審其寒熱而調之。外取,謂藥熨令所病氣調適也。當寒反熱,以冷調之,當熱反寒,以温和之。上盛不已,吐而脱之,下盛不已,下而奪之,謂求得氣過之道也。藥厚薄,謂氣味厚薄者也。新校正云:按《甲乙經》云:胃厚色黑大骨肉肥者,皆勝毒。其瘦而薄胃者,皆不勝毒。又按《異法方宜論》云,西方之民,陵居而多風,水土剛强,不衣而褐,薦華食而脂肥,故邪不能傷其形體,其病生於内,其治宜毒藥。**氣反者〔6〕,病在上,取之下;病在下,取之上;病在中,傍取之。**下取,謂寒逆於下,而熱攻於上,不利於下,氣盈於上,則温下以調之。上取謂寒積於下，温之不去，陽藏不足，則補其陽也。傍取，謂氣并於左，則藥熨其右，氣并於右則[7]熨其左以和之，必隨寒熱爲適。凡是七者，皆病無所逃，動而必中，斯爲妙用矣。**治熱以寒，温而行之；治寒以熱，凉而行之；治温以清，冷而行之；治清以温，熱而行之。**氣性有剛柔，形證有輕重，方用有大小，調制有寒温。盛大則順氣性以取之，小耎則逆氣性以伐之，氣殊則主必不容，力倍則攻之必勝，是則謂湯飲調氣之制也。新校正云：按《至真要大論》云："熱因寒用，寒因熱用，必伏其所主，而先其所因，其始則同，其終則異，可使破積，可使潰堅，可使氣和，可使必已者也。"**故消之削[8]之，吐之下之，補之寫之，久新同法。**量氣盛虚而行其法，病之新久無異道也。

〔1〕補上下者從之：張志聰曰："補，助。如少陽在泉，則厥陰司天，當用苦酸之味以補之。蓋助其上下之氣也。"

〔2〕治上下者逆之：張志聰曰："治，平治也。逆，反也。如司天之氣，風淫所勝，平以辛凉；熱淫所勝，平以鹹寒。如諸氣在泉，寒淫於内，治以甘熱；火淫於内，治以鹹冷，謂淫勝之氣，又當反逆以平之。"

〔3〕上取下取，内取外取：張介賓曰："上取下取，察其病之在上在下也。内取外取，察其病之在表在裏也。於此四者而求其過之所在。"

〔4〕能毒："能"同"耐"。"毒"指氣味厚性猛之藥。

〔5〕勝：明緑格抄本作"能"。

〔6〕氣反者：張志聰曰："氣反者，謂上下外内之病氣相反也。"

〔7〕趙本"則"下有"藥"字。

〔8〕削：吴本作"制"。

按語：《沈括良方》自序云："古之飲藥者，煑煉有節，飲啜有宜。藥有可以久煑，有不可以久煑者；有宜熾火，有宜温火者。此煑煉之節也。宜温宜寒，或緩或速；或乘飲食喜怒，而飲食喜怒爲用者，有違飲食喜怒，而飲食喜怒爲敵者。此飲啜之宜也。而水泉有美惡，操藥之人有勤惰，如此而責藥之不效者，非藥之罪也。此服藥之難。"可見，"飲啜有宜"也是影響臨床療效的一個方面。本節所論"治熱以寒，温而行之；治寒以熱，凉而行之，治温以清，冷而行之；治清以温，熱而行之。"即指出服藥必須注意方法。《續名醫類案》載李士材治"一人傷寒，煩躁面赤，亂悶欲絶,時索冷水,手揚足踢,難以候脈,五、六人制之方得就診,洪大無倫,按之如絲。李曰:浮大沉小,陰證似陽也。與理中湯,當有生理。其弟駭曰:醫者十輩至,不曰柴胡承氣,則曰竹葉石膏。今反用此熱劑,烏乎敢?李曰:温劑猶生,凉劑立斃矣。卜之吉,遂用理中湯加人參四錢,附子一錢,煎成,入井水冷,與飲。甫及一時,狂躁定矣。再劑而神爽。服參至五斤而安。"本例是内真寒外假熱證,故士材投以附子理中湯,并且冷服。即遵"治寒以熱,凉而行之"之旨,故效如桴鼓。誠如魏之琇云:"得力在入井水冷服。"可謂一言中的。

帝曰:病在中而不實不堅,且聚且散,奈何?岐伯曰:悉乎哉問也!無積者求其藏,虚則補之,隨病所在,命其藏以補之。**藥以袪之,食以隨之,**食以無毒之藥,隨湯、丸以迫逐之,使其盡也。**行水漬之,和其中外,可使畢已**〔1〕**。**中外通和,氣無流〔2〕礙,則釋然消散,真氣自平。

〔1〕畢已:謂病竟痊癒。《廣韻·五質》:"畢,竟也。"

〔2〕流:柯校云:疑作"留"。

帝曰:有毒無毒,服有約乎?岐伯曰:病有久新,方有大小,有毒無毒,固宜常制矣。大毒治病,十去其六,下品藥毒,毒之大也。**常**〔1〕**毒治病,十去其七,**中品藥毒,次於下也。**小**〔2〕**毒治病,十去其八,**上品藥毒,毒之小也。**無毒治病,十去其九,**上品中品下品無毒藥,悉謂之平。**穀肉果菜,食養盡之**〔3〕**,無使過之**〔4〕**,傷其正也。**大毒之性烈,其爲傷也多。少〔5〕毒之性和,其爲傷也少。常毒之性,減大毒之性一等,加小毒之性一等,所傷可知也。故至約必止之,以待來證爾。然無毒之藥,性雖平和,久而多之,則氣有偏勝,則有〔6〕偏絶,久攻之則藏氣偏弱,既弱且困,不可畏〔7〕也,故十去其九而止。服至約已,則以五穀五肉五果五菜,隨五藏宜者食之,已盡其餘病,藥食兼行亦通也。新校正云:按《藏氣法時論》云:"毒藥攻邪,五穀爲養,五果爲肋,五畜爲益,五菜爲充。"**不盡,行復如法。**法,謂前四約也。餘病不盡,然再行之,毒之大小,至約而止,必無過也。**必先歲氣,無伐天和,**歲有六氣分主,有南面北面之政,先知此六氣所在,人脈至尺寸應之。太陰所在其脈沈,少陰所在其脈鉤,厥陰所在其脈弦,太陽所在其脈大而長,陽明所在其脈短而濇,少陽所在其脈大而浮。如是六脈,則謂天和,不識不知,呼爲寒熱。攻寒令熱,脈不變而熱疾已生,制熱令寒,脈如故而寒病又起,欲求其適,安可得乎?夭枉之來,率由於此。**無盛盛**[8]**,無虚虚,而遺人夭殃**[9],不察虚實,但思攻擊,而盛者轉盛,虚者轉虚,萬端之病,從兹而甚,真氣日消,病勢日侵,殃咎之來,苦夭[10]之興,難可逃也,悲夫!**無致邪,無失正,絶人長命。**所謂代[11]天和也。攻虚謂實,是則致邪。不識藏之虚,斯爲失正。氣[12]既失,則爲死之由矣。**帝曰:其久病者,有氣從**[13]**不康,病去而瘠,奈何?**從謂順也。**岐伯曰:昭乎哉聖人之問也!化不可代,時不可違。**化,謂造化也。代大匠斵,猶傷其手,况造化之氣,人能以力代之乎。夫生長收藏,各應四時之化,雖巧智者亦無能先時而致之,明非人力所及。由是觀之,則物之生長收藏化,必待其時也。物之成敗理亂,亦待其時也。物既有之,人亦宜然。或言力必可致,而能代造化、違四時者,妄也。**夫經絡以通,血氣以從**[14]**,復其不足,與衆齊同,養之和之,静以待時**[15]**,謹守其氣,無使傾移,其形廼彰,生氣以長,命曰聖王。故《大要》曰:無代化,無違時,必養必和,待其來復。此之謂也。帝曰:善。**《大要》,上古經法也。引古之要旨,以明時化之不可違,不可以力代也。

〔1〕常:《素問玄機原病式·火》引"常"作"小"。《蘭室秘藏》卷上、《衛生寳鑑》卷一引並同。

〔2〕小:《素問玄機原病式·火》引"小"作"常"。

〔3〕食養盡之:謂以食養之品除去其病。《小爾雅·廣言》:"盡,止也。《吕氏春秋·制藥》高注:"止,除也。"

〔4〕無使過之:《素問玄機原病式·火》引作"勿令過度。"

〔5〕少:讀本:守校本並作"小"。

〔6〕則有;《類經》卷十二第十一引作"必有"。

〔7〕畏:讀本、藏本並作"長"。

〔8〕無盛盛:《素問玄機原病式·火》引"盛盛"作"實實"。

〔9〕而遺人夭殃:金刻本、吴本、明緑格抄本、朝本、藏本"夭"並作"天"。《素問玄機原病式·火》引"遺"下無"人"字。

〔10〕夭:趙本、藏本並作"天"。

〔11〕代:趙本、守校本並作“伐”。

〔12〕氣:守校本“氣”上有“正”字。

〔13〕氣從:《素問玄機原病式·火》引“從”作“復”。

〔14〕以從:《素問玄機原病式·火》引“從”作“復”。

〔15〕静以待時:《素問玄機原病式·火》引“待時”作“時之”。

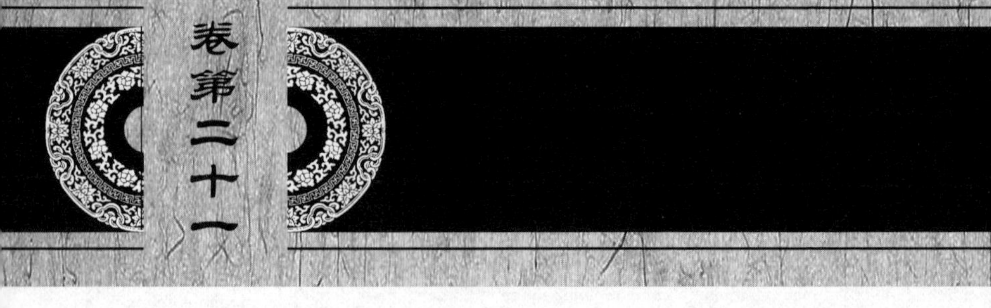

六元正紀大論篇第七十一

提要：本篇主要闡述風、熱、火、濕、燥、寒六氣發政，並與木、火、土、金、水五運之理數相推數，而合論六十年司天、在泉、中運之氣的現象，亦即明證五運值年中的各類氣象、物候、災害之變化規律，並提出因病而施的治療原則。

黄帝問曰：六化六變〔1〕**勝復淫治**〔2〕**，甘苦辛鹹酸淡，先後余知之矣。夫五運之化**〔3〕**，或從五氣**〔4〕，新校正云：詳"五氣"疑作"天氣"，則與下文相協。**或逆天氣**〔5〕**，或從天氣而逆地氣，或從地氣而逆天氣，或相得，或不相得，余未能明其事。欲通天之紀、從地之理，和其運，調其化，使上下合德**〔6〕**，無相奪倫，天地升降，不失其宜，五運宣行，勿乖其政，調之正味，從逆奈何？**氣同謂之從，氣異謂之逆，勝制爲不相得，相生爲相得。司〔7〕天地之氣更淫〔8〕勝復，各有主治法則。欲令平調氣性，不違忤天地之氣，以致清静和平也。**岐伯稽首再拜對曰：昭乎哉問也，此天地之綱紀，變化之淵源，非聖帝**〔9〕**孰能窮其至理歟！臣雖不敏，請陳其道，令終不滅，久而不易。**氣主循環，同於天地、太過不及，氣序常然。不言永定之制，則久而更易，去聖遼遠，何以明之。

〔1〕六化六變：六化，指六氣正常生化，六變，指其異常變化。張志聰説："六化謂司天在泉各有六氣之化。六變爲勝制之變。"

〔2〕勝復淫治：謂勝氣、復氣、偏勝淫氣，正常平治之氣。

〔3〕五運之化：五運之氣的變化。

〔4〕從五氣:謂五運值年之氣,與司天之氣相順從。

〔5〕逆天氣:謂五運值年之氣,與司天之氣相背逆。

〔6〕上下合德:謂天地之氣生化合同。"德者,道之用,氣者,生之母。"見《寶命全形論》"天地合氣"句王註。

〔7〕司:趙本作"同"。

〔8〕淫:趙本作"注"。

〔9〕聖帝:謂聖智之帝王。《詩·小宛》:"通知謂聖。"

帝曰:願夫子推而次之,從其類序[1]**,分其部主,別其宗司,昭其氣數,明其正化,可得聞乎?**部主,謂分六氣所部主者也。宗司,謂配五氣運行之位也。氣數、謂天地五運氣更用之正數也。正化,謂歲直氣味所宜、酸苦甘辛鹹、寒温冷熱也。**岐伯曰:先立其年,以明其氣**[2]**,金木水火土,運行之數,寒暑燥濕風火,臨御之化**[3]**,則天道可見,民氣可調,陰陽卷舒**[4]**,近而無惑,數之可數者,請遂言之。**遂,盡也。

〔1〕類序:謂類屬及次序。如甲乙類天干,子午屬地支,甲爲天干之始,子爲地支之始,各有次序。

〔2〕先立其年,以明其氣:張介賓曰:"先立其年,如甲子、乙丑之類是,年辰立,歲氣可明。"

〔3〕臨御之化:主制爲來臨,從侍爲駕御,此謂陰陽兩方面之一主一從,兩相激動而發生寒暑燥濕風火六氣。

〔4〕陰陽卷舒:卷舒猶屈伸,引申作開闔解,"陰陽卷舒"謂掌握陰陽開闔。《淮南子》原道訓:高註:"卷舒,猶屈伸也。"

帝曰:太陽之政奈何?岐伯曰:辰戌之紀也。

太陽　太角　太陰　壬辰　壬戌　其運風,其化鳴紊啓拆[1],新校正云:按《五常政大論》云:"其德鳴靡啓拆[2]"。**其變振拉摧拔**[3],新校正云:詳此其運其化其變從太角等運起。**其病眩掉目瞑。**新校正云:詳此病證,以運加同天地爲言。

太角初正　**少徵　太宮　少商　太羽**終[4]

太陽　太徵　太陰　戊辰　戊戌　同正徵[5]新校正云:按《五常政大論》云:"赫曦之紀,上羽與正徵同。"**其運熱,其化暄暑鬱燠**[6]**。**新校正云:按《五常政大論》"燠作蒸。"**其變炎烈沸騰,其病**

熱鬱。

太徵　少宫　太商　少羽終　**少角**初

太陽　太宫　太陰　甲辰歲會[7]同大符[8]**甲戌歲會**同天符新校正云:按《天元紀大論》云:"承歲爲歲直。"又《六微旨大論》云:"木運臨卯,火運臨午,土運臨四季,金運臨酉,水運臨子,所謂歲會氣之平也。"王冰云:"歲直亦曰歲會,此甲爲太宫,辰戌爲四季,故曰歲會。"又云:同天符者,按本論下文云:太過而加同天符。是此歲一爲歲會,又爲同天符也。**其運陰埃**,新校正云:詳太宫三運,兩曰陰雨,獨此曰陰埃,埃,疑作雨。**其化柔潤重澤**,新校正云:按《五常政大論》"澤,作淖。"**其變震驚飄驟,其病濕下重。**

太宫　少商　太羽終　**太角**初　**少徵**

太陽　太商　太陰　庚辰　庚戌　其運涼,其化霧露蕭飋[9]**,其變肅殺凋零,其病燥、背瞀、胸滿**[10]**。**

太商　少羽終　**少角**初　**太徵　少宫**

太陽　太羽　新校正云:按《五常政大論》云:"上羽而長氣不化。"**太陰　丙辰天符　丙戌天符**新校正云:按《天元紀大論》云:"應天爲天符。"又《六微旨大論》云:"土運之歲上見太陰;火運之歲上見少陽、少陰;金運之歲,上見陽明;木運之歲,上見厥陰;水運之歲,上見太陽,曰天與之會,"故曰天符。又本論下文云:"五運同行天化者,命曰天符。"又云:"臨者太過不及,皆曰天符。"**其運寒**,新校正云:詳太羽三運,此爲上羽,少陽少陰司天爲太徵。而少陽司天運言寒肅,此與少陰司天運言其運寒者,疑此太陽司天運合太羽,當言其運寒肅。少陽少陰司天運,當云其運寒也。**其化凝慘凓冽**[11],新校正云:按《五常政大論作"凝慘寒雰。"**其變冰雪霜雹,其病大寒留於谿谷。**

太羽終　**太角**初　**少徵　太宫　少商**

〔1〕其化鳴紊起拆:按:"拆"誤,應作"坼"。"其化"指壬辰、壬戌木氣之化。"鳴紊起坼"謂木運太過之歲,其風發聲紊亂,開啟閉藏之物因破裂。

〔2〕啟拆:按:"拆"誤,應作"坼"。

〔3〕振拉摧拔:謂草木被風摇動折斷。

〔4〕太角初正、少徵、太宫、少商、太羽終:按角、徵、宫、商、羽五音,生

於木、火、土、金、水五行之氣,並分别建於五運十干之中,如角建於木運,而丁壬化木,在十干爲丁壬。徵建於火運,而戊癸化火,在十干爲戊癸。宫建於土運,而甲己化土,在十干爲甲己。商建於金運,而乙庚化金,在十干爲乙庚。羽建於水運,而丙辛化水,在十干爲丙辛。十干以甲丙戊庚壬爲陽,乙丁己辛癸爲陰,在陽干則屬"太",在陰干則屬"少"。"初",係指每年主運之初運,故注在角。"終"係指每年主運之終運,故注在羽。"正"謂四時之正,只壬年太角和丁年少角如此。

〔5〕同正徵:張介賓曰:"火運太過,得司天寒水制之,則火得其平,故云同正徵。"按:"徵"音旨,戊之歲,火運太過,中運爲太徵,辰戌太陽寒水,司天之寒水剋中運之火,而太過被抑制,則中運之火類同於平氣,故曰"同正徵"。

〔6〕暄暑鬱燠(yù玉):"燠"《廣韻·一屋》:"燠,熱也。"張介賓曰:"火之化也,即氣候温暖漸漸暑熱熏蒸。"

〔7〕歲會:《類經圖翼》二卷中云:"歲會者,《天元紀大論》曰:承歲爲歲值。乃中運之氣,與歲支相同者是也。《六微旨大論》曰:木運臨卯,火運臨午,土運臨四季,金運臨酉,水運臨子,所謂歲會之平也。"又"同天符,同歲會者,中運與在泉合其氣化也,陽年曰同天符,陰年曰同歲會。"

〔8〕大符:當作"天符"。

〔9〕蕭飋:飋"蕭條清涼之貌"見《文選·魯靈光殿賦》善註。

〔10〕背瞀胸滿:謂肺金受病,故背悶重而胸脹滿。本書《氣交變大論》:"民病肩背瞀重"。王註:"瞀,悶也。"

〔11〕凝慘凓冽:"凓冽"謂凝結慘烈,寒氣過甚。《玉篇·冫部》:"凓冽,寒貌。"

凡此太陽司天之政、氣化運行先天〔1〕。六步之氣,生長化成收藏,皆先天時而應至也。餘歲先天同之也。**天氣肅,地氣静,寒臨太虚,陽氣不令,水土合德,上應辰星鎮星**〔2〕,明而大也。**其穀玄黅**〔3〕,天地正氣之所生長化成也。黅,黄也。**其政肅,其令徐。寒政大舉,澤無陽焰**〔4〕**,則火發待時**〔5〕**。**寒甚則火鬱,待四時乃發,暴爲炎熱也。**少陽中治**〔6〕**,時雨廼涯**〔7〕**,止極雨散,還於太陰,雲朝北極,濕化廼布**、北極,雨府也。**澤流萬物,寒敷於上、雷動於下,寒濕之氣,持於氣交。**歲氣之大體也。**民病寒濕、發肌肉萎、足痿不**

收，濡寫血溢。新校正云：詳血溢者，火發待時，所爲之病也。**初之氣，地氣遷**[8]**，氣廼大温，**畏火致之。**草廼早榮，民廼厲**[9]**，温病廼作，身熱頭痛嘔吐，肌腠瘡瘍。**赤班[10]也，是爲膚腠中瘡，在皮内也。**二之氣，大凉反至**[11]**，民廼慘**[12]**，草廼遇寒，火氣遂抑，民病氣鬱中滿，寒廼始。**因涼而又之於寒氣[13]，故寒氣始來近人也。**三之氣，天政布**[14]**，寒氣行、雨廼降。民病寒反熱中，癰疽注下，心熱瞀悶，不治者死。**當寒反熱、是反天常，熱起於心，則神之危亟，不急扶救，神必消亡，故治者則生，不治者死。**四之氣、風濕交争、風化爲雨，廼長廼化廼成。民病大熱，少氣、肌肉萎、足痿，注下赤白。五之氣，陽復**[15]**化，草廼長，廼化廼成，民廼舒**[16]**。**大火臨御，故萬物舒榮。**終之氣，地氣正，濕令行，陰凝太虚、埃昏郊野，民廼慘悽，寒風以至，反者孕廼死**[17]**。故歲宜苦以燥之温之，**新校正云：詳"故歲宜苦以燥之温之"九字，當在"避虚邪以安其正"下，錯簡在此。**必折其鬱氣**[18]**，先資其化源**[19]**，**化源，謂九月迎而取之，以補心火。新校正云：詳水將勝也，先於九月迎取其化源，先寫腎之源也。蓋以水王十月，故先於九月迎而取之，瀉水所以補火也。**抑其運氣，扶其不勝，**太角歲脾不勝，太徵歲肺不勝，太宫歲腎不勝，太商歲肝不勝，太羽歲心不勝，歲之宜也如此。然太陽司天五歲之氣，通宜先助心，後扶腎氣。**無使暴過而生其疾，食歲穀以全其真，避虚邪以安其正。**木過則脾病生，火過則肺病生，土過則腎病生，金過則肝病生，水過則心病生，天地之氣過亦然也。歲穀，謂黄色、黑色[20]。虚邪謂從衝後來之風也。**適氣同異**[21]**，多少制之，同寒濕者燥熱化，異寒濕者燥濕化，**太宫太商太羽，歲同寒濕，宜治以燥熱化。太角太徵，歲異寒濕，宜治以燥濕化也。**故同者多之，異者少之**[22]**，**多，謂燥熱。少，謂燥濕。氣用少多，隨其歲也。**用寒遠**[23]**寒，用涼遠涼，用温遠温，用熱遠熱，食宜同法。有假者反常**[24]**，反是者病，所謂時也。**時，謂春夏秋冬及間氣所在，同則遠之，即雖其時。若六氣臨御，假寒熱温涼以除疾病者，則勿遠之。如太陽司天，寒爲病者，假熱以療，則熱用不遠夏，餘氣例同，故曰：有假反常也。食同藥法爾。若無假反法，則爲病之媒，非方制養生之道。新校正云：按用寒遠寒，及有假者、反常等事，下文備矣。

〔1〕運行先天:謂氣化運行先天時而至。

〔2〕水土合德,上應辰星鎮星:謂太陽司天之寒水,與太陰在泉之濕土相互協濟,乃上則水應於辰星,土應於鎮星。餘此類推。

〔3〕玄黅:玄,黑色。黅,黄色。黑黄相間並稱玄黅。《説文·玄部》:"黑而有赤色者爲玄。"

〔4〕澤無陽燄:謂川澤中被司天寒水抑制,陽氣不得炎上。

〔5〕火發待時:張介賓曰:"寒盛則火鬱,鬱極必發,待王時而至也。"

〔6〕少陽中治:吴註本"陽"作"陰"。中治,指主氣。馬蒔曰:"少陽爲三之氣,乃中治也。"

〔7〕涯:謂水際,引申作"終盡"解。

〔8〕地氣遷:"地氣"指在泉之氣。張介賓曰:"本年初之氣,少陽用事,上年在泉之氣,至此遷移。"

〔9〕民廼厲:慧琳《音義》卷八十七。"廼眷"下云:"廼音乃。古乃字也。""厲"謂疫癘。

〔10〕赤班:按:"班"誤,應作"斑"。

〔11〕大涼反至:《聖濟總録》卷一中引"涼"下無"反"字。

〔12〕慘:意謂寒冷淒慘。

〔13〕因涼而又之於寒氣:讀本、藏本"因"並作"自"。趙本"又"作"反"。

〔14〕天政布:司天之氣當令布行。

〔15〕陽復:張琦曰:"陽復句疑有誤。客氣外加,君火被抑,不當云復化,復疑不字之訛。"

〔16〕民廼舒:《三因方》卷五《六氣時行民病證治》引"民"下有"氣"字。

〔17〕反者孕廼死:吴崑曰:"人爲倮蟲,從土化也,風木非時淫勝,則土化不育也。"

〔18〕折其鬱氣:謂司天在泉之氣被鬱,當折去之。吴崑曰:"鬱氣者,如以上太陽寒水司天,則火不得升明而自鬱。太陰濕土在泉,則水不得流衍而自鬱則病生矣。折,去也。"按折鬱之法參閱本書《刺法論》。

〔19〕化源:謂化生之源,如木能生火,火失養則當資木,從其母氣以資養之。

〔20〕黑色:讀本、守校本"黑色"下並有"穀也"二字。

〔21〕適氣同異:張介賓曰:"適,酌所宜也。氣,司天在泉之氣也。同異,運與氣會有異同也。"

〔22〕同者多之、異者少之:張介賓曰:"氣運同者其氣甚,非多不足以制之;異者其氣微,當少用以調之耳。"

〔23〕遠:《國語·吴語》韋解:"遠,疏也。""疏"引申有"避"意。

〔24〕假者反常:張介賓曰:"假者反常,謂氣有假借而反乎常也,如夏當熱而反寒,冬當寒而反熱,春秋亦然。"

帝曰:善。陽明之政奈何?岐伯曰:卯酉之紀[1]也。

陽明　少角　少陰　清熱勝復同[2],同正商[3]。清勝少角,熱復清氣,故曰清熱勝復同也。餘少運皆同也。同正商者,上見陽明,上商與正商同,言歲木不及也。餘準此。新校正云:按《五常政大論》云:"委和之紀,上商與正商同。"**丁卯歲會　丁酉,其運風清熱[4]。**不及之運,常兼勝復之氣言之。風,運氣也。清,勝氣也。熱,復氣也。餘少運悉同。

少角初正　**太徵　少宫　太商　少羽**終

陽明　少徵　少陰　寒雨勝復[5]同,同正商。新校正云:按伏明之紀,上商與正商同。**癸卯**同歲會　**癸酉**同歲會。新校正云:按本論下文云不及而加同歲會。此運少徵爲不及,下加少陰,故云同歲會。**其運熱寒雨[6]。**

少徵　太宫　少商　太羽終　**太角**初

陽明　少宫　少陰　風涼勝復[7]同。己卯　己酉　其運雨風涼[8]。

少宫　太商　少羽終　**少角**初　**太徵**

陽明　少商　少陰　熱寒勝復[9]同,同正商。新校正云:按《五常政大論》云:"從革之紀,上商與正商同。"**乙卯天符　乙酉歲會　太一天符[10]**新校正云:按《天元紀大論》云:"三合爲治。"又《六微旨大論》云:"天符歲會,曰太一天符。"王冰云:"是謂三合,一者天會,二者歲會,三者運會。"或云此歲三合,曰太一天符,不當更曰歲會者,甚不然也。乙酉本爲歲會,又爲太一天符,歲會之名不可去也。或云,己丑、己未、戊午何以不連言歲會,而單言太一天符,曰舉一隅不以三隅反,舉一則三者可知,去之則亦太一天符,不爲歲會。故曰:不可去也。**其運涼**

熱寒[11]。

少商　太羽終　太角初　少徵　太宫

陽明　少羽　少陰　雨風勝復[12]同,辛卯　少宫同[13]新校正云:按《五常政大論》云:五運不及,除同正角、正商、正宫外、癸丑、癸未,當云少徵與少羽同。己卯、乙酉,少宫與少角同。乙丑、乙未,少商與少徵同。辛卯、辛酉、辛巳、辛亥,少羽與少宫同。合有十年。今此論獨於此言少宫同者,蓋以癸丑、癸未、丑未爲土,故不更同少羽,己卯、己酉爲金,故不更同少角,辛巳、辛亥爲太徵,不更同少宫,乙丑、乙未,下見太陽爲水,故不更同少徵。又除此八年外,只有辛卯、辛酉二年爲少羽同少宫也。辛酉　辛卯　其運寒雨風[14]。

少羽終　少角初　太徵　太宫　太商

〔1〕卯酉之紀:馬蒔曰:"卯酉屬陽明燥金,故以五卯五酉之年爲陽明之政。"按:馬蒔所云五卯五酉係指乙卯、丁卯、己卯、辛卯、癸卯,及乙酉、丁酉、己酉、辛酉、癸酉。

〔2〕清熱勝復同:張志聰曰:"丁主少角,則木運不及,故金之清氣勝之,有勝必有復,火來復之,故爲清熱勝負同。"五運之氣:木爲風氣,火爲熱氣,土爲雨氣,金爲清氣或涼氣,水爲寒氣。

〔3〕同正商:張志聰曰:"歲木不及,而上臨陽明,所謂上商與正商同。"

〔4〕其運風清熱:馬蒔曰:"不及之運常兼勝復之氣。風,運氣也;清,勝氣也,熱,復氣也。"

〔5〕寒雨勝復:張志聰曰:"寒者寒水之氣,雨者濕土之氣。寒勝少徵,土來復之。"

〔6〕其運熱寒雨:馬蒔曰:"運氣爲熱,勝氣爲寒,復氣爲雨。"

〔7〕風涼勝負:謂土運不及,風爲勝氣,涼爲復氣。馬蒔曰:"木勝土爲風,金勝木爲涼。"

〔8〕其運雨風涼:運氣爲雨,勝氣爲風,復氣爲涼。張志聰曰:"甲主土運太過,己主土運不及,太陰所至爲雨,雨及土之運氣,風爲勝氣,涼爲復氣。"

〔9〕寒熱勝復:張志聰曰:"熱勝少商,寒氣來復,因此金運不及,熱爲勝氣,寒爲復氣。"

〔10〕太一天符:既爲天符,又爲歲會,謂之太一天符。按:"太一"或

作“大一、太乙”。“大”古通“太”，“一”隸變作“乙”，故北魏少數民族有複姓“一弗”者，亦或作“乙弗”，則“太一”即“大一、太乙”也。《禮記·禮運》孔疏謂“天地未分混沌之氣也，極大曰天，未分曰一，其氣既極大而未分，故曰大一也。”

〔11〕其運涼熱寒：運氣爲涼，勝氣爲熱，復氣爲寒。

〔12〕雨風勝負：雨(土)，勝氣。風，復氣。按：雨濕之氣屬土。

〔13〕少宮同：張介賓曰：“辛爲水運不及，土得乘之，故與少宮同也。”

〔14〕其運寒雨風：寒，運氣。雨，勝氣。風，復氣。

凡此陽明司天之政，氣化運行後天，六步之氣，生長化成，庶務動静，皆後天時而應，餘少歲同。**天氣急**〔1〕**，地氣明**〔2〕**、陽專其令、炎暑大行、物燥以堅，淳風迺治**〔3〕**，風燥横運**〔4〕**，流於氣交、多陽少陰**〔5〕**，雲趨雨府，濕化迺敷。**雨府，太陰之所在也。**燥極而澤**，燥氣欲終，則化爲雨澤，是謂〔6〕三氣之分也。**其穀白丹**，天地正氣所化生也。**間穀命太者**〔7〕，命太者，謂前文太角商等氣之化者，間氣化生，故云間穀也。新校正云：按《玄珠》云：“歲穀與間穀者何？即在泉爲歲穀，及在泉之左右間者皆爲歲穀。其司天及運間而化者，名間穀。又别有一名間穀者，是地化不及，即反有所勝而生者，故名間穀。即邪氣之化，又名並化之穀也，亦名間穀。與王註頗異。**其耗白甲品羽**〔8〕，白色甲蟲，多品羽類，有羽翼者耗散粢盛、蟲鳥甲兵、歲〔9〕爲災，以耗竭物類。**金火合德，上應太白**〔10〕**熒惑**〔11〕**。**見大而明**其政切，其令暴，蟄蟲迺**〔12〕**見，流水不冰，民病欬嗌塞，寒熱發，暴振凓**〔13〕**癃閟，清先而勁**〔14〕**，毛蟲迺死，熱後而暴，介蟲迺殃，其發躁，勝復之作，擾而大亂**，金先勝，木已承害，故毛蟲死，火後勝，金不勝，故介蟲復殃。勝而行殺，羽〔15〕者已亡，復者後來，强者又死〔16〕，非大亂氣，其何謂〔17〕也？**清熱之氣，持於氣交。初之氣，地氣遷，陰始凝**〔18〕**，氣始肅**〔19〕**，水迺冰，寒雨化。其**〔20〕**病中熱脹，面目浮腫，善眠、鼽衄、嚏、欠、嘔**〔21〕**，小便黄赤，甚則淋。**太陰之化。新校正云：詳氣肅水冰凝，非太陰之化。**二之氣，陽迺布，民迺舒，物迺生榮。厲大至，民善暴死。**臣位君故爾。**三之氣，天政布，涼迺行，燥熱交合，燥極而澤，民病寒熱。**寒熱瘧也。**四之氣，寒雨降。病**〔22〕**暴仆，振慄譫妄，少氣嗌乾引飲，及**

爲心痛癰腫瘡瘍瘧寒之疾,骨痿血便。骨痿無力。**五之氣,春令反行,草迺生榮,民氣和**[23]**。終之氣,陽氣布,候反温,蟄蟲來見,流水不冰,民迺康平,其病温。**君之化也。**故食歲穀以安其氣,食間穀以去其邪,歲宜以鹹以苦以辛,汗之清之散之,安其運氣,無使受邪,折其鬱氣,資其化源。**化源謂六月迎而取之也。新校正云:按金王七月,故逆於六月寫金氣。**以寒熱輕重少多其制,同熱者多天化**[24]**,同清者多地化**[25],少角少徵歲同熱,用方多以天清之化治之。少宫少商少羽歲同清,用方多以地熱之化治之。火在地,故同清者多地化。金在天,故同熱者多天化。**用涼遠涼,用熱遠熱,用寒遠寒,用温遠温,食宜同法。有假者反之,此其道也。反是者,亂天地之經,擾陰陽之紀也。**

〔1〕天氣急:謂天之風聲急切。

〔2〕地氣明:謂地面上萬物之色由暗淡而變得光明。

〔3〕淳風迺治:張介賓曰:“金氣不足,木亦無畏。”故和淳之風得以施化。

〔4〕風燥横運:謂風燥之氣横於歲運。馬蒔曰:“風燥横運,流於氣交。”

〔5〕多陽少陰:謂火氣勝。

〔6〕是謂:藏本作“是爲”。

〔7〕間穀命太者:張介賓曰:“間穀,間氣所化之穀,命,天賦也;太,氣之有餘。”

〔8〕其耗白甲品羽:此與“厥陰司天”同,俱有“其耗”云云,余皆未有,張介賓以爲其義未詳不必强解。

〔9〕歲:《素问校譌》引古抄本作“大”。

〔10〕太白:金星。

〔11〕熒惑:火星。

〔12〕迺:《聖濟總録》卷一上引作“出”。

〔13〕凓:《聖濟總録》卷一上引作“慄”。

〔14〕清先而勁;張景岳曰:“司天金氣在先,木受其克。”

〔15〕羽:胡本作“弱”。

〔16〕死:藏本作“反”。

〔17〕何謂:四庫本作"謂何"。

〔18〕陰始凝:張志聰曰:"夫卯酉歲初之客氣,乃太陰濕土,故陰凝而雨化,陽明司天之年,初之氣爲濕土,太陰即濕土之氣,凝聚收藏。"

〔19〕氣始肅:謂氣始肅殺。

〔20〕其:《三因方》卷五、《聖濟總録》卷一上引"其"並作"民"。

〔21〕嘔:《三因方》卷五《六氣時行民病證治》引"嘔"下有"吐"字。

〔22〕病:《三因方》卷五《六氣時行民病證治》、《聖濟總録》卷一上引"病"上並有"民"字。

〔23〕民氣和:《聖濟總録》卷一上引"氣"作"廼"。

〔24〕同熱者多天化:張介賓曰:"凡運與在泉少陰同熱者,則當多用司天陽明清肅之化以治之,故曰同熱者多天化。"天化指陽明燥金清涼之氣。

〔25〕同清者多地化:張介賓曰:"運與司天陽明同清者,則當多用在泉少陰温熱之化以治之,故曰同清者多地化。"地化指在泉火熱之氣。

帝曰:善。少陽之政奈何?岐伯曰:寅申之紀也。

少陽　太角　新校正云:按《五常政大論》云:"上徵則其氣逆。"**厥陰　壬寅**同天符　**壬申**同天符**其運風鼓**〔1〕,新校正云:詳風火合勢,故其運風鼓。少陰司天,太角運亦同。**其化鳴紊啟坼**,新校正云:按《五常政大論》云:"其德鳴靡啟坼。"**其變振拉摧拔,其病掉眩支脇驚駭。**

太角初正　**少徵　太宫　少商　太羽**終

少陽　太徵　新校正云:按《五常政大論》云:"上徵而收氣後。"**厥陰　戊寅天符　戊申天符　其運暑,其化暄囂鬱燠**,新校正云:按《五常政大論》作"暄暑鬱燠"。此變暑爲囂者,以上臨少陽故也。**其變炎烈沸騰,其病上熱鬱、血溢、血泄、心痛。**

太徵　少宫　太商　少羽終　**少角**初

少陽　太宫　厥陰　甲寅　甲申　其運陰雨,其化柔潤重澤,其變震驚飄驟,其病體重、胕腫、痞飲〔2〕**。**

太宫　少商　太羽終　**太角**初　**少徵**

少陽　太商　厥陰　庚寅　庚申　同正商　新校正云:按《五常政大論》云:"堅成之紀,上徵與正商同。"**其運涼,其化霧露清切**,新校正云:按《五常政大論》云:"霧露蕭飋。"又大商三運,兩言蕭飋,獨此言清切。詳此下加厥陰,當此〔3〕蕭飂。**其變肅殺凋零,其病肩背胸中。**

太商　少羽終　**少角**初　**太徵　少宫**

少陽　太羽　厥陰　丙寅　丙申　其運寒肅　新校正云:詳此運不當言寒肅,已注太陽司天太羽運中。**其化凝慘凓冽**,新校正云:按《五常政大論》云:"作凝慘寒雰。"**其變冰雪霜雹,其病寒浮腫。**

太羽終　**太角**初　**少徵　太宫　少商**

〔1〕其運風鼓:"鼓"作"動"解。

〔2〕痞飲:水濕停聚,發爲痞飲。

〔3〕此:似應作"云"。

凡此少陽司天之政,氣化運行先天,天氣正,新校正云:詳少陽司天,太陰司地,正得天地之正。又厥陰少陽司地,各云得其正者,以地主生榮爲言也。本或作天氣止者,少陽火之性用動躁,云止義不通也。**地氣擾,風迺暴舉,木偃沙飛,炎火迺流,陰行陽化,雨迺時應,火木同德,上應熒惑歲星。**見明而大。新校正云:詳六氣惟少陽厥陰司天司地爲上下通和,無相勝剋,故言火木同德。餘氣皆有勝剋,故言合德。**其穀丹蒼〔1〕,其政嚴,其令擾〔2〕,故風熱参布〔3〕,雲物沸騰,太陰横流,寒迺時至,涼雨並起。民病寒中,外發瘡瘍,内爲泄滿。故聖人〔4〕遇之,和而不争。往復之作,民病寒熱瘧泄,聾瞑〔5〕嘔吐,上怫〔6〕、腫、色變。初之氣,地氣遷,風勝迺摇,寒迺去,候迺大温,草木早榮。寒來不殺〔7〕,温病迺起。其病氣怫於上,血溢目赤,欬逆頭痛血崩〔8〕**,今詳朋字當作崩。**脇滿,膚腠中瘡。**少陰之化。**二之氣,火反鬱**,太陰分故爾。**白埃四起,雲趨雨府,風不勝濕,雨迺零,民迺康。其病熱鬱於上,欬逆嘔吐,瘡發於中,胸嗌〔9〕不利,頭痛身熱,昏憒膿瘡。三之氣,天政布,炎暑至,少陽臨上,雨迺涯。民病熱中,聾瞑血溢,膿瘡欬嘔、鼽衄、渴〔10〕、嚏欠、喉痺目赤,善暴死。四之氣,涼迺至,炎暑間化〔11〕,白露降,民氣和平。其病滿身重。五之氣,陽迺去,寒迺來,雨迺降,氣門迺閉〔12〕**,新校正云:按王註《生氣通天論》:"氣門,玄府也。所以發泄經脈榮衛之氣,故謂之氣門。"**剛木早凋,民避寒邪,君子周密〔13〕。終之氣,地氣正,風迺至,萬物反生,霿〔14〕霧以行,其病關閉不禁,**

心痛,陽氣不藏而欬。抑其運氣,贊所不勝,必折其鬱氣,先取化源,化源,年之前十二月,迎而取之。新校正云:詳王注資取化源,俱注云取,其意有四等:太陽司天取九月,陽明司天取六月,是二者,先取在天之氣也。少陽司天取年前十二月,太陰司天取九月,是二者,乃先時取在地之氣也。少陰司天取年前十二月,厥陰司天取四月,義不可解。按《玄珠》之説則不然,太陽陽明之月與王注合,少陽少陰俱取三月,太陰取五月,厥陰取年前十二月。《玄珠》之義可解。王注之月疑有誤也。**暴過不生,苛疾不起。**苛,重也。新校正云:詳此不言食歲穀間穀者,蓋此歲天地氣正,上下通和,故不言也。**故歲宜鹹〔15〕辛宜酸,滲之泄之,漬之發之,觀氣寒温,以調其過,同風熱者多寒化,異風熱者少寒化,**太角太徵歲同風熱,以寒化多之。太宫太商太羽歲異風熱,以涼調其過也。**用熱遠熱,用温遠温,用寒遠寒,用涼遠涼,食宜此法,此其道也〔16〕。有假者反之,反是者病之階也。**

〔1〕其穀丹蒼:馬蒔曰:"丹爲火而蒼爲木。"

〔2〕擾:《聖濟總録》卷一上引作"撓"。

〔3〕風熱參布:張志聰曰:"少陽厥陰之氣交相參合,而布於氣交之中。"

〔4〕故聖人:《聖濟總録》卷一上引"聖"上無"故"字。

〔5〕瞑:《聖濟總録》卷一上引作"瞑"。

〔6〕上怫:謂心肺鬱結。

〔7〕寒來不殺:《廣雅·釋詁二》:"殺,減也。"此謂寒氣來,并不能稍減其榮。

〔8〕崩:《聖濟總録》卷一上引作"傷"。

〔9〕嗌:《三因方》卷五《六氣時行民病證治》引作"臆"。

〔10〕渴:《聖濟總録》卷一上引無"渴"字。

〔11〕炎暑間化:張介賓曰:"燥金之客,加於濕土之主,故涼氣至而炎暑間化。間者,時作時止之謂。"

〔12〕氣門廼閉:張介賓曰:"氣門,腠理,空竅也。所以發泄營衛之氣,故曰氣門。"

〔13〕周密:按:"周"疑作"固","周""固"形近致誤。本書《熱論》王注"君子固密,不傷於寒。"

〔14〕霿(méng 蒙):《說文·雨部》:"天氣下,地不應曰霿。霿,晦也。"

〔15〕鹹:吴注本"鹹"下有"宜"字。

〔16〕此其道也。按:此四字,與下文"有假者反之"句誤倒。應據本篇"太陰、少陰、厥陰"各節文例,改作"有假者反之,此其道也"方合。

按語:本天地運氣之所司,查人體疾病證候之變化固屬常法,而王肯堂舉欠嚏應運氣曰:"運氣欠嚏有三:一曰寒,經云:太陽司天,寒氣下臨,心氣上從,寒清時舉,鼽嚏喜悲數欠是也。二曰火,經云:少陽司天之政,三之氣,炎暑至,民病嚏欠是也。三曰濕鬱其火,經云:陽明司天之政,初之氣,陰始凝,民病中熱嚏欠是也。"各類證候似此者,在《證治準繩》中例舉甚多,兹不一一贅述。

帝曰:善。太陰之政奈何?岐伯曰:丑未之紀也。

太陰　少角　太陽　清熱勝復同,同正宫〔1〕。新校正云:按《五常政大論》云:"委和之紀,上宫與正宫同。"**丁丑　丁未　其運風清熱。**

少角初正　**太徵　少宫　太商　少羽**終

太陰　少徵　太陽　寒雨勝復同。癸丑　癸未　其運熱寒雨。

少徵　太宫　少商　太羽終　**太角**

太陰　少宫　太陽,風清勝復同,同正宫〔2〕。新校正云:按《五常政大論》云:"卑監之紀,上宫與正宫同。"**己丑太一天符　己未太一天符　其運雨風清。**

少宫　太商　少羽終　**少角**初　**太徵**

太陰　少商　太陽　熱寒勝復同。乙丑　乙未　其運涼熱寒。

少商　太羽終　**太角**初　**少徵　太宫**

太陰　少羽　太陽　雨風勝復同,同正宫〔3〕。新校正云:按《五常政大論》云:"涸流之紀,上宫與正宫同。"或以此二歲爲同歲會,爲平水運,欲去同正宫三字者,非也。蓋此歲有二義,而輒去其一,甚不可也。

辛丑同歲會　辛未同歲會　其運寒雨風。

少羽終　少角初　太徵　少宫　太商

〔1〕同正宫：張介賓曰："本年木運不及，則土得其政，所謂委和之紀，上宫與正宫同也。

〔2〕同正宫：張介賓曰："本年土運不及，得司天濕土之助，所謂卑監之紀，上宫與正宫同也。"

〔3〕同正宫：張介賓曰；"辛年水運不及，而濕土司天勝之，所謂涸流之紀，上宫與正宫同也。"

凡此太陰司天之政，氣化運行後天，萬物生長化成，皆後天時而生成也。**陰專其政，陽氣退辟**[1]**，大風時起，**新校正云：詳此太陰之政，但以言大風時起，蓋厥陰爲初氣，居木位，春氣正，風迺來，故言大風時起。**天氣下降，地氣上騰，原野昏霧**[2]**，白埃四起，雲奔南極，寒雨數至，物成於差夏。**南極，雨府也。差夏，謂立秋之後一十日[3]也。**民病寒濕，腹滿、身䐜憤**[4]**、胕腫、痞逆、寒厥、拘急。濕寒合德，黄黑埃昏，流行氣交，上應鎮星辰星。**見而大[5]明。**其政肅，其令寂，其穀黅玄。**正氣所生成也。**故陰凝於上，寒積於下，寒水勝火，則爲冰雹，陽光不治，殺氣迺行。**黄黑昏埃，是謂殺氣，自北及西，流行於東及南也。**故有餘宜高，不及宜下，有餘宜晚，不及宜早，土之利，氣之化也。民氣亦從之，間穀命其太也。**以間氣之大者，言其穀也。**初之氣，地氣遷，寒迺去，春氣正**[6]**，風迺來，生布萬物以榮，民氣條舒，風濕相薄，雨迺後。民病血溢，筋絡拘强，關節不利，身重筋痿。二之氣，大火正，物承**[7]**化，民迺和。其病温厲大行**[8]**，遠近咸若，濕蒸相薄，雨迺時降。**應順天常，不愆時候，謂之時雨。新校正云：詳此以少陰居君火之位，故言大火正也。**三之氣，天政布，濕氣降，地氣騰，雨迺時降，寒迺隨之。感於寒濕，則民病**[9]**身重胕腫、胸腹滿。四之氣，畏火**[10]**臨，溽**[11]**蒸化，地氣騰，天氣否隔，寒風曉暮，蒸熱相薄，草木凝煙，濕化不流，則白露陰布，以成秋令。**萬物得之以成。**民病腠理熱，血暴溢瘧，心腹滿熱，臚**[12]**脹，甚則胕腫。五之氣，慘令已行**[13]**，寒露下，霜迺早降，草木黄落，寒氣及體，君子周密，民病皮腠。終之氣，寒大舉，**

濕大化，霜迺積，陰迺凝，水堅冰，陽光不治。感〔14〕於寒，則病人〔15〕關節禁固，腰脽〔16〕痛，寒濕推〔17〕於氣交而爲疾也。必折其鬱氣，而取化源，九月化源，迎而取之，以補益也。益〔18〕其歲氣，無使邪勝，食歲穀以全其真，食間穀以保其精。故歲宜以苦燥之溫之，甚者發之泄之。不發不泄，則濕氣外溢，肉潰皮拆而水血交流。必贊其陽火，令禦甚寒，冬之分，其用五步，量氣用之也。從氣異同，少多其判〔19〕也，通言歲運之同異也。同寒者以熱化，同濕者以燥化，少宮、少商、少羽歲同寒。少宮歲又同濕，濕過故宜燥，寒過故宜熱，少角少徵歲平和處之也。異者少之，同者多之，用涼遠涼，用寒遠寒，用溫遠溫，用熱遠熱，食宜同法。假者反之，此其道也，反是者病也。

〔1〕陰專其政，陽氣退辟：指太陰濕土之年，太陽寒水在泉之氣候變化，既寒且濕，均屬於陰。

〔2〕原野昏(同昏)霿：謂大地昏晦。

〔3〕一十日：守校本作“三十日”。

〔4〕瞋(chēn 琛)憤：《聖濟總録》卷一上引“憤”作“膹”。“瞋憤”謂脹悶。

〔5〕而大：胡本作“大而”。

〔6〕春氣正：《類經》卷二十六“正”作“至”。

〔7〕承：《説文·手部》：“承，受也。”

〔8〕大行：《聖濟總録》卷一上引“行”作“至”。

〔9〕則民病：《三因方》卷五、《六氣時行民病證治》、《聖濟總録》卷一上引並無“則”字。

〔10〕畏火：張介賓曰：“少陽相火用事，故氣尤烈，故曰畏火。”

〔11〕溽：作“濕”解。見《禮記·月令·季夏》釋文。

〔12〕臚脹：《三因方》卷五《六氣時行民病證治》“臚”作“瞋”。

〔13〕慘令已行：張琦曰：“五氣主客燥金，慘，疑作燥，肺主皮毛，燥反自傷也。”

〔14〕感：《聖濟總録》卷一上引“感”上有“民”字。

〔15〕病人：按：“人”字似衍。

〔16〕腰脽：《素問病機氣宜保命集》卷上七引“脽”作“腿”。按：《説文》無“腿”字，“腿”本作“骽”。檢本書無“骽”字，此疑係臆改，不可據。

〔17〕推:吴注本作“持”。按:《聖濟總録》引亦作“持”,與吴注本合。

〔18〕益其歲氣:趙本“益”作“抑”。

〔19〕少多其判:吴注本“判”作“制”。

按語:全篇於“先立其年,以明其氣”地在六十年中,各以風、熱、火、濕、燥、寒六氣之變化,每年從初之氣至終之氣劃分六步,不僅各明節令,且亦皆合《易》旨。但於經文有直指者,有暗合者。“天氣否隔……白露陰布,以成秋令”句,即於卦氣明指由“否”及“觀”,於節氣明指“白露”秋令。分明陰氣漸盛,陽氣漸衰。製圖於後,以備詳明類推。

氣分六步與卦氣節氣圖

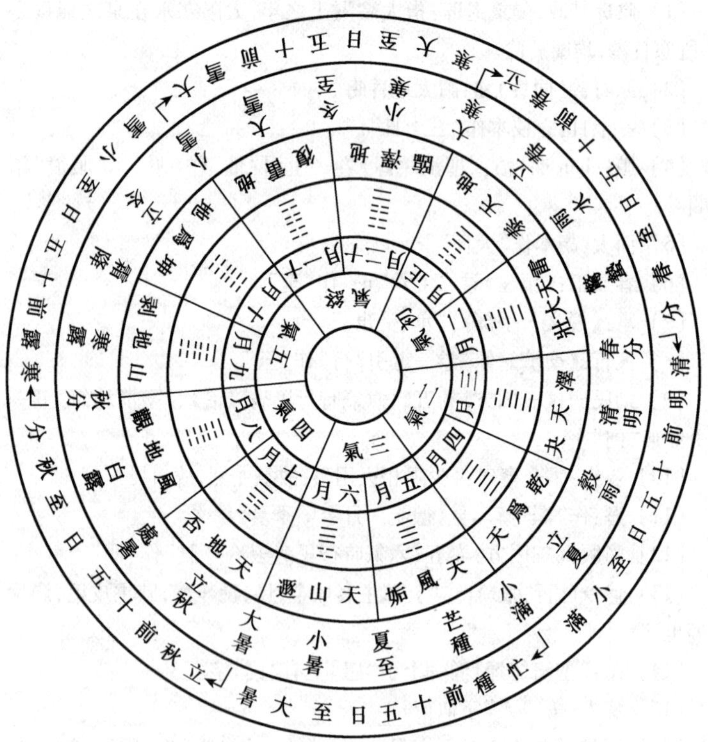

帝曰:善。少陰之政奈何?岐伯曰:子午之紀也。

少陰　太角新校正云:按《五常政大論》云:"上徵則其氣逆。"陽明　壬子　壬午　其運風鼓,其化鳴紊啟拆。新校正云:按《五常政大論》云:"其德鳴靡啟拆。"其變振拉摧拔,其病支滿。

太角初正　少徵　太宮　少商　太羽終

少陰　太徵　新校正云:按《五常政大論》云:"上徵而收氣後。"陽明　戊子天符　戊午太一天符　其運炎暑,新校正云:詳太徵運太陽司天日熱,少陽司天日暑,少陰司天日炎暑,兼司天之氣而言運也。其化暄曜鬱燠,新校正云:按《五常政大論》作"暄暑鬱燠",此變暑爲曜者,以上臨少陰故也。其變炎烈沸騰,其病上熱血溢。

太徵　少宮　太商　少羽終　少角初

少陰　太宮　陽明　甲子　甲午　其運陰雨,其化柔潤時雨,新校正云:按《五常政大論》云:"柔潤重淖",又太宮三運,兩,作"柔潤重澤",此時雨二字疑誤。其變震驚飄驟,其病中滿、身重。

太宮　少商　太羽終　太角初　少徵

少陰　太商　陽明　庚子同天符　庚午同天符　同正商　新校正云:按《五常政大論》云:"堅成之紀。上徵與正商同。"其運涼勁[1],新校正云:詳此以運合在泉,故云涼勁。其化霧露蕭飋,其變肅殺凋零,其病下清[2]。

太商　少羽終　少角初　太徵　少宮

少陰　太羽　陽明　丙子歲會　丙午　其運寒,其化凝慘凓冽,新校正云:按《五常政大論》作"凝慘寒雰"。其變冰雪霜雹,其病寒下[3]。

太羽終　太角初　少徵　太宮　少商

〔1〕其運涼勁:金運與陽明在泉之令相合,故曰涼勁。

〔2〕下清:張介賓曰:"二便清泄,及下體清冷。"

〔3〕寒下:張介賓曰:"中寒下利,腹足清冷。"

凡此少陰司天之政,氣化運行先天,地氣肅,天氣明,寒交暑,熱加燥,新校正云:詳此云寒交暑者,謂前歲終之氣少陽,今歲初之氣太陽,太陽寒交前歲少陽之暑也。熱加燥者,少陰在上而陽明在下也。雲

馳雨府，濕化迺行，時雨迺降[1]**，金火合德，上應熒惑太白**[2]**。**見而明大。**其政明，其令切**[3]**，其穀丹白。水火寒熱持於氣交而爲病始也。熱病生於上，清病生於下，寒熱凌犯**[4]**而争於中，民病欬喘，血溢血泄**[5]**鼽嚏，目赤眥瘍，寒厥入胃**[6]**，心痛、腰痛、腹大，嗌乾腫上。初之氣，地氣遷，燥將去，**新校正云：按陽明在泉之前歲爲少陽，少陽者暑，暑往而陽明在地。太陽初之氣，故上文寒交暑，是暑去而寒始也。此燥字乃是暑字之誤也。**寒迺始，蟄復藏，水迺冰，霜復降，風迺至，**新校正云：按王注《六微旨大論》云："太陽居木位，爲寒風切列。此風迺至當作風迺列。"**陽氣鬱，民反周密。關節禁固**[7]**，腰脽痛，炎暑將起，中外瘡瘍**[8]**。二之氣，陽氣布，風迺行，春氣以正，萬物應榮，寒氣時至，民迺和。其病淋，目瞑**[9]**目赤，氣鬱於上而熱。三之氣，天政布，大火行，庶類蕃鮮，寒氣時至。民病氣厥**[10]**心痛，寒熱更作，欬喘目赤。四之氣，溽暑至，大雨時行，寒熱互至**[11]**。民病寒熱，嗌乾黄癉，鼽衄飲發。五之氣，畏火臨，暑反至，陽迺化，萬物迺生迺長榮**[12]**，民迺康，其病温。終之氣，燥令行，餘火内格。腫於上**[13]**欬喘，甚則血溢。寒氣數舉，則霿霧翳**[14]**。病生皮腠，内舍於脇，下連少腹而作寒中，地將易也。**氣終則遷，何可長也。**必抑其運氣，資其歲勝，折其鬱發**[15]**，先取化源，**先於年前十二月迎而取之。**無使暴過而生其病也。食歲穀，以全真氣。食間穀，以辟虚邪。歲宜鹹以耎之，而調其上，甚則以苦發之**[16]**，以酸收之，而安其下，甚則以苦泄之，適氣同異而多少之，同天氣者，以寒清化，同地氣者，以温熱化。**太角太徵歲同天氣，宜以寒清治之。太宫太商太羽歲同地氣，宜以温熱治之。化，治也。**用熱遠熱，用涼遠涼，用温遠温，用寒遠寒，食宜同法。有假則反，此其道也。反是者病作矣。**

〔1〕雲馳雨府，濕化迺行，時雨迺降：張琦曰："上熱下燥，無濕化流行之理，雲馳雨府，濕化迺行，時雨迺降十二字必誤衍也。"高世栻曰："四之客氣，太陰濕土，故又曰雲馳雨府，濕化迺行。"

〔2〕金火合德，上應熒惑太白：謂少陰君火司天之氣與陽明燥金在泉之氣同行，則上應天之火星及金星變化運行。

〔3〕其政明,其令切:謂少陰君火司天火性光明,陽明燥金在在泉金性急切之年,上半年氣候偏熱,下半年氣候偏凉。《説文·刀部》"切,刌也。"有肅殺涵義。

〔4〕凌犯:《聖濟總録》卷一中引"凌"作"相"。

〔5〕血溢血泄:血溢,指血病上干或外滲,如吐血、衄血、嘔血等。血泄,指血病下泄,如便血、尿血、血崩等。

〔6〕寒厥入胃:謂寒邪入胃致使胃陰失降,脾陽失升而陰陽悖逆。

〔7〕關節禁固:《三因方》卷五《六氣時行民病證治》引"關節"上有"民病"二字。

〔8〕炎暑將起,中外瘡瘍:張琦曰:"上年終氣相火,本年初氣寒水,故寒甚而火鬱,關節腰脽、皆寒水爲病,炎暑二句不倫,必誤衍。"

〔9〕目瞑:《三因方》卷五《六氣時行民病證治》引無"目瞑"二字。

〔10〕民病氣厥:《三因方》卷五《六氣時行民病證治》引"氣"作"熱"。

〔11〕寒熱互至:《聖濟總録》卷一中引"至"作"作"。

〔12〕萬物迺生迺長榮:《聖濟總録》卷一中引作"物乃生榮"。

〔13〕腫於上:《聖濟總録》卷一中引"腫"上有"民病"二字。

〔14〕則霿霧翳:《聖濟總録》卷一中引"霿霧"作"霧霿"。按:"霧翳"謂霧氣太重,則地面昏暗遮蓋,視物不清。

〔15〕折其鬱發:"發"誤,疑作"氣",以本篇太陽各節律之,可證。

〔16〕甚則以苦發之:"發"誤,應作"泄"。下文"甚則以苦泄之"句當爲衍文。

帝曰:善。厥陰之政奈何?岐伯曰:巳亥之紀也。

厥陰　少角　少陽　清熱勝復同,同正角[1]**。**新校正云:按《五常政大論》云:"委和之紀,上角與正角同。"**丁巳天符　丁亥天符　其運風清熱。**

少角初正　**太徵　少宫　太商　少羽**終

厥陰　少徵　少陽　寒雨勝復同。癸巳同歲會　**癸亥**同歲會　**其運熱寒雨。**

少徵　太宫　少商　太羽終　**太角**初

厥陰　少宫　少陽　風清勝復同,同正角[2]**。**新校正云:按《五常政大論》云:"卑監之紀,上角與正角同。"**己巳　己亥　其運雨**

風清。

少宫　太商　少羽終　少角初　太徵

厥陰　少商　少陽　熱寒勝復同，同正角[3]。新校正云：按：《五常政大論》云："從革之紀，上角與正角同。"乙巳　乙亥　其運涼熱寒。

少商　太羽終　太角初　少徵　太宫

厥陰　少羽　少陽　雨風勝復同。辛巳　辛亥　其運寒雨風。

少羽終　少角初　太徵　少宫　太商

〔1〕同正角：木運不及，得司天厥陰之助，而成爲正角（平氣）。

〔2〕同正角：張介賓曰："土運不及，風木司天勝之，則木兼土化，所謂卑監之紀，上角與正角同也。"

〔3〕同正角：張介賓曰："金運不及，而厥陰司天，木無所制，則木得其政，所謂從革之紀，上角與正角同。"

凡此厥陰司天之政，氣化運行後天，諸同正歲[1]，氣化運行同天[2]，太過歲運化氣行先天時，不及歲化生成後天時，同正歲化生成與天二十四氣遲速同，無先後也。新校正云：詳此注云同正歲與二十四氣同，疑非。恐是與大寒日交同氣候同。天氣擾，地氣正[3]，風生高遠，炎熱從之[4]，雲趨雨府，濕化迺行[5]，風火同德，上應歲星熒惑[6]。其政撓，其令速[7]，其穀蒼丹，間穀言太者，其耗文角品羽[8]。風燥火熱，勝復更作[9]，蟄蟲來見，流水不冰，熱病行於下，風病行於上，風燥勝復形於中。初之氣，寒始肅，殺氣方至，民病寒於右之下[10]。二之氣，寒不去，華雪[11]水冰，殺氣施化，霜迺降，名草上焦，寒雨數至，陽復化[12]，民病熱於中[13]。三之氣，天政布，風迺時舉，民病泣出[14]耳鳴掉眩。四之氣，溽暑[15]濕熱相薄，争於左之上[16]，民病黄癉而爲胕腫。五之氣，燥濕更勝，沉陰[17]迺布，寒氣及體，風雨迺行。終之氣，畏火司令，陽迺大化，蟄蟲出見，流水不冰，地氣大發，草迺生，人迺舒，其病温厲。必折其鬱氣，資其化源，化源，四月也，迎而取之。贊其運氣，無使邪勝。歲宜以辛調上，以鹹調下，畏火之氣，無妄犯之。新校正云:詳此運何以不言適氣同異少多之制者,蓋厥陰之政與少陽之政同,六氣分政,惟厥陰與少陽之政,上下無剋罰之異,治化惟一,故不再言同風熱者多寒化,異風熱者少寒化也。**用温遠温,用熱遠熱,用涼遠涼,用寒遠寒,食宜同法。有假反常,此之道也,反是者病。**

〔1〕諸同正歲:"正歲"指無過,無不及平氣之歲。

〔2〕氣化運行同天:張介賓曰:"生長化收藏,皆與天氣相合,故曰運行同天。"

〔3〕天氣擾,地氣正:高世栻曰:"擾,風動也。正,陽和也。"

〔4〕風生高遠,炎熱從之:張介賓曰:"木在上,故風生高遠,火在下,故炎熱從之。"

〔5〕雲趨雨府,濕化迺行:高世栻曰:"地氣上升,迺爲雲雨,故云雲趨雨府,濕化迺行。"張介賓曰:"上氣得温,故雲雨作,濕化行。"馬蒔曰:"至於雲趨雨府,濕化迺行,此風火合德,上之所應者,歲星與熒惑也。"

〔6〕風火同德,上應歲星熒惑:謂厥陰風木司天,少陽相火在泉之年,風火同德,氣候主風熱,與在天之木星(歲星)、火星(熒惑)相關。

〔7〕其政撓,其令速:張介賓曰:"風政撓,火令速。"

〔8〕其耗文角品羽:張介賓以爲義未詳。應闕疑。

〔9〕風燥火熱,勝復更作:張介賓曰:"風甚則燥勝,燥勝則熱復,故勝復更作如是。"

〔10〕寒於右之下:按:"右"下脱"脇"字,應據《三因方》卷五《六氣時行民病證治》補。

〔11〕華雪:即白雪。"華"作"白"解,見《後漢書·崔駰傳》賢注。

〔12〕陽復化:張介賓曰:"太陽用事,故其氣候如此。然以寒水之客,加以君火之主,其氣必應,故陽復化。"

〔13〕民病熱於中:按:"熱"下衍"於"字,應據《三因方》卷五删。

〔14〕泣出:謂淚流。

〔15〕溽暑:《聖濟總録》卷一引"暑"下有"至"字。

〔16〕争於左之上:張介賓曰:"四氣爲天之左間,故濕熱争於左之上。"

〔17〕沉陰:"沉"讀爲"霃"。《説文·雨部》:"霃,久陰也。"『陰』讀爲"霒"。《雨部》:"霒,雲覆日也。"

帝曰:善。夫子言[1]可謂悉矣,然何以明其應乎?岐伯曰:

昭乎哉問也！夫六氣者，行有次，止有位〔2〕**，故常以正月朔日平旦**〔3〕**視之，覩其位而知其所在矣。**陰之所在，天應以雲，陽之所在，天應以清淨，自然分布，象見不差。**運有餘，其至先，運不及，其至後，**先後，皆寅時之先後也，先則丑後，後則卯初。**此天之道，氣之常也。**天道昭然，當期必應，見無差失，是氣之常。**運非有餘非不足，是謂正歲**〔4〕**，其至當其時也。**當時謂當寅之正也。**帝曰：勝復之氣，其常在也。災眚**〔5〕**時至，候也柰何？岐伯曰：非氣化者，是謂災也。**十二變備矣。

〔1〕夫子言：守校本"子"下有"之"字。

〔2〕行有次，止有位：張介賓曰："凡主客六氣，各有次序，亦各有方位。"

〔3〕平旦：謂天正亮。《周禮·夏官·大司馬》鄭注，"平，正也。"《説文·部首》："旦，明也。"

〔4〕正歲：張介賓曰："和平之歲，時至氣亦至也。"

〔5〕眚：與"災"義同。《楚語·下》韋解："眚，猶災也。"

帝曰：天地之數〔1〕**終始**〔2〕**柰何？岐伯曰：悉乎哉問也！是明道也。數之始，起於上而終於下**〔3〕**，歲半之前**〔4〕**，天氣主之，歲半之後**〔4〕**，地氣主之，**歲半謂立秋之日也。新校正云：詳初氣交司在前歲大寒日，歲半當在立秋前一氣十五日，不得云立秋日也。**上下交互，氣交主之，歲紀畢矣。**交互，互體也。上體下體之中，有二互體也。**故曰：位明氣月可知乎**〔5〕**，所謂氣**〔6〕**也。**大凡一氣，主六十日而有奇，以立位數之〔7〕，位同一氣則月之節氣中氣可知也。故言天地氣者以上下體，言勝復者以氣交，言横運者以上下互，皆以節氣準之，候之災眚，變復可期矣。**帝曰：余司其事，則而行之，不合其數何也？岐伯曰：氣用有多少，化洽**〔8〕**有盛衰，衰盛多少，同其化也。帝曰：願聞同化何如？岐伯曰：風温春化同，熱曛昏**〔9〕**火夏化同，勝與復同，燥清煙露秋化同，雲雨昏暝埃長夏化同，寒氣霜雪冰冬化同，此天地五運六氣之化，更用盛衰之常也。**

〔1〕天地之數：張介賓曰："司天在泉，各有所主之數。"

〔2〕終始：謂天地之氣如環無端，終而復始，即《易》"大哉乾元乃統

天”之“終始”,與“始終”有别。

〔3〕起於上而終於下:張介賓曰:“司天在前,在泉在后,司天主上,在泉主下,故起於上而終於下。”

〔4〕歲半之前　歲半之後:《素問入式運氣論奥》卷中第十六引“之”俱作“已”。大寒至小暑爲歲半以前,所謂“初氣終三氣,天氣主之”,大暑至小寒,爲歲半以後,所謂“四氣盡終氣,地氣主之”。

〔5〕氣月可知乎:張介賓曰:“上下左右之位既明,則氣之有六,月之有十二,其終始移易之數,皆可知矣。”

〔6〕所謂氣:馬蒔曰:“此正天氣地氣氣交之謂。”

〔7〕以立位數之:守校本“立”作“六”。

〔8〕化洽:六氣與五運相合之化。

〔9〕昬:與“昏”同。見《書·盤庚》釋文。《説文·日部》“昏”:段注:“蓋隸書淆亂,乃有從民作昬者。”

帝曰:五運行同天化〔1〕者,命曰天符,余知之矣。願聞同地化〔2〕者,何謂也?岐伯曰:太過而同天化者三,不及而同天化者亦三,太過而同地化者三,不及而同地化者亦三,此凡二十四歲也。六十年中,同天地之化者,凡二十四歲,餘悉隨已多少。**帝曰:願聞其所謂也。岐伯曰:甲辰、甲戌、太宫下加〔3〕太陰,壬寅、壬申、太角下加厥陰,庚子、庚午、太商下加陽明,如是者三。癸巳、癸亥、少徵下加少陽,辛丑、辛未、少羽下加太陽,癸卯、癸酉、少徵下加少陰,如是者三。戊子、戊午、太徵上臨〔4〕少陰,戊寅、戊申、太徵上臨少陽,丙辰、丙戌、太羽上臨太陽,如是者三。丁巳、丁亥、少角上臨厥陰,乙卯、乙酉、少商上臨陽明,己丑、己未、少宫上臨太陰,如是者三。除此二十四歲,則不加不臨〔5〕也。帝曰:加者何謂?岐伯曰:太過而加同天符,不及而加同歲會也。帝曰:臨者何謂?岐伯曰:太過不及皆曰天符,而變行有多少,病形有微甚,生死有早晏耳。**

〔1〕同天化:謂歲運與司天之氣一致。

〔2〕同地化:謂歲運與在泉之氣一致。

〔3〕下加:下加於上爲加,運與在泉同化,謂之“下加”。

〔4〕上臨:上臨於下爲臨,運與司天同化,謂之“上臨”。

〔5〕不加不臨:“不加”指在泉與歲運不同,“不臨”指司天與歲運不同。張介賓曰:“天符十二年,太乙天符四年,歲會八年,同天符六年,同歲會六年,五者分而言之共三十六年。然太乙天符四年,已同在天符十二年中矣,歲會八年,亦有四年在天符中矣,故合而言之,六十年中,止得二十八年也。《六元正紀大論》曰:凡二十四歲者,蓋止合天符十二年,同天符同歲會共十二年,總爲二十四年,而不言歲會及太乙天符也。”

帝曰:夫子言用寒遠寒,用熱遠熱,余未知其然也,願聞何謂遠?岐伯曰:熱無犯熱,寒無犯寒,從者和,逆者病〔1〕**,不可不敬畏而遠之,所謂時興六位**〔2〕**也。**四時氣王之月,藥及食衣寒熱溫涼同者,皆宜避之。差〔3〕四時同犯,則以水濟水、以火助火,病必生也。**帝曰:溫涼何如?**溫涼減於寒熱,可輕犯之乎?**岐伯曰:司氣**〔4〕**以熱,用熱無犯,司氣以寒,用寒無犯,司氣以涼,用涼無犯,司氣以溫,用溫無犯,閒氣同其主**〔5〕**無犯,異其主則小犯之,是謂四畏**〔6〕**,必謹察之。帝曰:善。其犯者何如?**須犯者。**岐伯曰:天氣反時**〔7〕**,則可依則**〔8〕,反甚爲病,則可依時。**及勝其主**〔9〕**,則可犯,**夏熱甚〔10〕,則可以熱犯熱,寒氣不甚,則不可犯之。**以平爲期,而不可過,**氣平則止過則病生,過而病生,與犯同也。**是謂邪氣反勝者。**氣動有勝是謂邪,客勝於主,不可不禦也。六步之氣,於六位中應寒反熱,應熱反寒,應溫反涼,應涼反溫,是謂六步之邪勝也。差〔3〕冬反溫,差〔3〕夏反冷,差〔3〕秋反熱,差〔3〕春反涼,是謂四時之邪勝也。勝則反其氣以平之。**故曰:無失天信**〔11〕**,無逆氣宜**〔12〕**,無翼**〔13〕**其勝,無贊其復,是謂至治。**天信,謂至時必定。翼贊,皆佐之。謹守天信,是謂至真妙理也。

〔1〕從者和,逆者病:張介賓曰:“不犯爲從,犯則爲逆。”

〔2〕時興六位:《素問校譌》引古抄本“興”作“與”。張志聰曰:“興,起也,此總言一歲之中,有應時而起之六位,各主六十日零八十七刻半,各有寒熱溫涼之四氣,皆宜遠而無犯之,如初之氣,天氣尚寒,是宜用熱,時值少陽相火司令,又當遠此一位而(無)用涼也。每歲之六氣皆然。”

〔3〕差:四庫本,守校本並作“若”。

〔4〕司氣:張介賓曰:“司天司地之氣也。”

〔5〕閒氣同其主:張介賓曰:“閒氣,左右四閒之客氣也。主,主氣也。同者,同熱同寒,其氣甚,故不可犯。”

〔6〕四畏：指寒熱温涼。

〔7〕天氣反時：張介賓曰："天氣即客氣，時即主氣，客不合主，是謂反時，反時者，則可依時。"

〔8〕則可依則：按：據王注"依則"似應作"依時"。

〔9〕及勝其主：張介賓曰："勝其主者，客氣太過也。如夏而寒甚，冬而熱甚，故可以熱犯熱，以寒犯寒，而從其變，乃所謂從治。"

〔10〕夏熱甚：讀本"熱"作"寒"。

〔11〕天信：客主氣運，至必應時，謂之天信。

〔12〕氣宜：張介賓曰："寒熱温涼，用之必當，氣之宜也。"

〔13〕翼：有"助"義，見《詩·卷阿》鄭箋。

帝曰：善。五運氣行主歲之紀，其有常數〔1〕乎？岐伯曰：臣請次之。

甲子　甲午歲〔2〕

上少陰火，中太宫土運，下陽明金〔3〕，熱化二〔4〕，新校正云：詳對化從標成數，正化從本生數，甲子之年熱化七，燥化九。甲午之年熱化二，燥化四。**雨化五〔5〕**，新校正云：按本論正文云，"太過不及其數何始，太過者，其數成，不及者其數生，土常以生也，"甲年太宫土運太過，故言雨化五，五，土數也。**燥化四〔6〕，所謂正化日也〔7〕**。正氣化也。**其化〔8〕上鹹寒，中苦熱，下酸熱〔9〕，所謂藥食宜也。**新校正云：按《玄珠》云："下苦熱"。又按《至真要大論》云："熱淫所勝，平以鹹寒。燥淫于内，治以苦温。"此云下酸熱，疑誤也。

乙丑　乙未歲

上太陰土，中少商金運，下太陽水〔10〕，熱化寒化勝復同〔11〕，所謂邪氣化日也。災七宫〔12〕。新校正云：詳七宫、西室兑位，天柱司也。災之方，以運之當方言。**濕化五〔13〕**新校正云：詳太陰正司於未，對司於丑，其化皆五，以生數也。不以成數者，土王四季，不得正方，又天有九宫，不可至十。**清化四〔14〕**新校正云：按本論下文云，不及者，其數生。乙年少商，金運不及，故言清化四。四，金生數也。**寒化六〔15〕**新校正云：詳乙丑寒化六，乙未寒化一。**所謂正化日也。其化上苦熱，中酸和，下甘熱〔16〕，所謂藥食宜也。**新校正云：按《玄珠》云：上酸平，下甘温。又按《至真要大論》云："濕淫所勝，平以苦熱。寒淫于内，治以甘熱。"

〔1〕常數:"數"即下文熱化二、雨化五等。按:常數雖指天地生成數,而亦概括終始移易之曆數,故篇中有正月朔日、春化、夏化等講究,可見"常"即《易·繫辭》"動静有常"之"常";"數"即《書·大禹謨》"天之曆數在爾躬"之數。

〔2〕甲子、甲午歲:謂甲子、甲午年。從甲子、乙丑順行至癸巳三十歲爲一紀,復從甲午、乙未順行至癸亥六十歲共爲一週。

〔3〕上少陰火,中太宫土運,下陽明金:謂主行天令之少陰君火司天行乎上,主生化運動之土運太過行乎中,主行地令之陽明燥金在泉行乎下。

〔4〕熱化二:少陰君火司天,在天爲熱化,二爲火之生數,故云"熱化二"。

〔5〕雨化五:中運土濕,土化雨濕,雨濕之氣太過,土之成數爲五(土之生數亦五),故云"雨化五"。

〔6〕燥化四:陽明燥金在泉,四爲金之生數,故云"燥化四"。

〔7〕所謂正化日也:張介賓曰:"結上文三句,乃本年上中下正氣之所化也。"以下凡言"正化日"皆準此。

〔8〕其化:張介賓曰:"言化氣治病之宜。"

〔9〕上鹹寒,中苦熱,下酸熱:謂上半年少陰君火司天,氣候偏熱,藥食均宜味鹹性寒之品,中屬土運太過,宜味苦性熱之品,下半年陽明在泉,氣候偏凉,宜味酸性熱之品。

〔10〕上太陰土、中少商金運,下太陽寒水:謂主行天令之太陰濕土司天行乎上,主生化運動之金運不及行乎中,主行地令之太陽寒水在泉行乎下。

〔11〕熱化寒化勝復同:金運不及,故有火氣來勝之熱化,有熱化,必然招致水氣來復之寒化,故云"熱化寒化勝復同。"

〔12〕災七宫:張介賓曰:"七,西方兑宫也,金不及,故災及之。"

〔13〕濕化五:乙丑、乙未年太陰濕土司天,五爲土之生數(亦爲土之成數),故云"濕化五"。

〔14〕清化四:陽明燥金之氣在天爲清化,四爲金之生數,故云"清化四"。

〔15〕寒化六:太陽寒水在泉,六爲水之成數,故云"寒化六"。

〔16〕上苦熱,中酸和,下甘熱:謂上半年太陰濕土司天,氣候偏濕,藥

食均宜味苦性熱之品，中屬金運不及，宜味酸性和之品，下半年太陽寒水在泉，氣候偏寒，宜味甘性熱之品。

丙寅　丙申歲　新校正云：詳丙申之歲，申金生水，水化之令轉盛，司天相火爲病減半。

上少陽相火，中太羽水運，下厥陰木〔1〕，火化二〔2〕，新校正云：詳丙寅火化二，丙申火化七。**寒化六，風化三〔3〕**，新校正云：詳丙寅風化八，丙申風化三。**所謂正化日也。其化上鹹寒，中鹹温，下辛温〔4〕，所謂藥食宜也。**新校正云：按《玄珠》云："下辛涼。"又按《至真要大論》云："火淫所勝，平以鹹冷。風淫于内，治以辛涼。"

丁卯歲會　**丁酉歲**　新校正云：詳丁年正月壬寅爲干德符，便爲平氣，勝復不至，運同正角，金不勝木，木亦不災土。又丁卯年，得卯木佐之，即上陽明不能災之。

上陽明金，中少角木運，下少陰火〔5〕，清化熱化勝復同〔6〕，所謂邪氣化日也。災三宫〔7〕。新校正云：詳三宫，東室震位，天衝司。**燥化九〔8〕**，新校正云：詳丁卯，燥化九。丁酉，燥化四。**風化三，熱化七〔9〕**，新校正云：詳丁卯，熱化二。丁酉，熱化七。**所謂正化日也。其化上苦小温，中辛和，下鹹寒〔10〕，所謂藥食宜也。**新校正云：按《至真要大論》云："燥淫所勝，平以苦温。熱淫于内治，以鹹寒。"又《玄珠》云："上苦熱也。"

〔1〕上少陽相火，中太羽水運，下厥陰木：謂主行天令之少陽相火司天行乎上，主生化運動之水運太過行乎中，主行地令之厥陰風木在泉行乎下。

〔2〕火化二：謂少陽相火司天，"二"爲火之生數，故云"火化二"。

〔3〕風化三：厥陰風木在泉，風生木，"三"爲木之生數，故云"風化三"。

〔4〕上鹹寒，中鹹温，下辛温：謂上半年相火司天，氣候偏火熱，藥食均宜味鹹性寒之品，中屬水運太過宜味鹹性温之品，下半年風木在泉宜味辛性温之品。

〔5〕上陽明金，中少角木運，下少陰火：謂主行天令之陽明燥金司天行乎上，主生化運動之木運不及行乎中，主行地令之少陰君火在泉行乎下。

〔6〕清化熱化勝復同:謂木運不及,故有燥金來勝之清化,有清化,必然招致火氣來復之熱化,故云"清化熱化勝復同"。

〔7〕災三宫:張介賓曰:"災,傷也,三宫,東方震宫,木正之方也,木運不及,故本方受災。"

〔8〕燥化九:陽明主燥金,"九"爲金之成數,故云"燥化九"。

〔9〕熱化七:七爲火之成數,火生熱,故云"熱化七"。

〔10〕上苦小温,中辛和,下鹹寒:謂上半年陽明燥金司天,藥食性味宜苦温,中屬木運不及宜温和,下半年少陰君火在泉宜鹹寒。

戊辰　戊戌歲

上太陽水,中太徵火運,新校正云:詳此上見太陽,火化減半。**下太陰土**[1]**,寒化六,**新校正云:詳戊辰,寒化六。戊戌,寒化一。**熱化七,濕化五,所謂正化日也。其化上苦温,中甘和,下甘温**[2]**,所謂藥食宜也。**新校正云:按《至真要大論》云:"寒淫所勝,平以辛熱。濕淫于内,治以苦熱。"又《玄珠》云:"上甘温,下酸平"。

己巳　己亥歲

上厥陰木,中少宫土運,新校正云:詳至九月甲戌月,己得甲戌,方還正宫。**下少陽相火**[3]**,風化清化勝復同**[4]**,所謂邪氣化日也。災五宫**[5]**。**新校正云:按《五常政大論》云:"其眚四維。"又按《天元玉册》云:"中室天禽司,非維宫,同正宫寄位二宫坤位。"**風化三,**新校正云:詳己巳風化八,己亥風化三。**濕化五,火化七**[6]**,**新校正云:詳己巳熱化七,己亥熱化二。**所謂正化日也。其化上辛涼,中甘和,下鹹寒**[7]**,所謂藥食宜也。**新校正云:按《至真要大論》云:"風淫所勝,平以辛涼。火淫于内,治以鹹冷。"

〔1〕上太陽水,中太徵火運,下太陰土:謂主行天令之太陽寒水司天行乎上,主生化運動之火運太過行乎中,主行地令之太陰濕土在泉行乎下。

〔2〕上苦温,中甘和,下甘温:謂上半年太陽寒水司天,氣候偏寒,藥食性味宜苦温,不宜苦寒。中屬火運太過,宜甘和。下半年太陰濕土在泉,宜甘温。

〔3〕上厥陰木,中少宫土運,下少陽相火:謂主行天令之厥陰風木司天行乎上,主生化運動之土運不及行乎中,主行地令之少陽相火在泉行

乎下。

〔4〕風化清化勝復同:土運不及,故有木氣來勝之風化,有風化,必然招致燥氣來復之清化,故云“風化清化勝復同”。

〔5〕災五宫:五指中央位,中央有災,故云“災五宫”。

〔6〕火化七:謂少陽主火,七爲火之成數。

〔7〕上辛涼,中甘和,下鹹寒:謂上半年厥陰風木司天,氣候偏温,藥食宜辛涼,中屬土運不及,宜甘和,下半年少陽相火在泉,宜鹹寒。

庚午同天符　**庚子歲**同天符

上少陰火,中太商金運,新校正云:詳庚午年金令減半,以上見少陰君火,年午亦爲火故也。庚子年,子是水,金氣相得,與庚午年又異。**下陽明金**[1]**,熱化七**,新校正云:詳庚午年熱化二,燥化四。庚子年,熱化七,燥化九。**清化九**[2]**,燥化九,所謂正化日也。其化上鹹寒,中辛温,下酸温,所謂藥食宜也。**新校正云:按《玄珠》云:“下苦熱”。又按《至真要大論》云:“燥淫于内,治以苦熱”。

辛未同歲會　**辛丑歲**同歲會。

上太陰土,中少羽水運,新校正云:詳此至七月丙申月,水還正羽。**下太陽水**[3]**,雨化風化勝復同**[4]**,所謂邪氣化日也。災一宫**[5]**。**新校正云:詳一宫,北室坎位,天玄司。**雨化五,寒化一**[6],新校正云:詳此以運與在泉俱水,故只言寒化一。寒化一者,少羽之化氣也。若太陽在泉之化,則辛未寒化一,辛丑寒化六。**所謂正化日也。其化上苦熱,中苦和,下苦熱**[7]**,所謂藥食宜也。**新校正云:按《玄珠》云:“上酸和,下甘温。”又按《至真要大論》云:“濕淫所勝,平以苦熱。寒淫于内,治以甘熱。”

〔1〕上少陰火,中太商金運,下陽明金:謂主行天令之少陰君火司天行乎上,主生化運動之金運太過行乎中,主行地令之陽明燥金在泉行乎下。

〔2〕清化九:中太商金運,燥金屬清化,九爲金之成數,故云“清化九”。

〔3〕上太陰土,中少羽水運,下太陽水:謂主行天令之太陰濕土司天行乎上,主生化運動之水運不及行乎中,主行地之太陽水在泉行乎下。

〔4〕雨化風化勝復同:水運不及,故有土氣來勝之雨化,有雨化必然

招致木氣來復之風化,故云"雨化風比勝復同"。

〔5〕災一宫:一宫位北方,北方受災害,故云"災一宫"。

〔6〕寒化一:太陽在泉,太陽主水,水屬寒,一爲水之生數,故云"寒化一"。

〔7〕上苦熱,中苦和,下苦熱:謂上半年太陰濕土司天氣候偏濕,藥食宜味苦性熱之品,中屬水運不及,水運不及,寒水之氣斡旋上下失利,又可以用味苦性平和之品,下半年寒水在泉,亦因水運不及,權用味苦性熱之品。

按語:經文每年中運之氣,皆明示納音及常數。此常數與其天令或地令之常數同者,例不並詳。只有庚午、庚子歲中太商金之清化"九",與陽明金之燥化"九"並詳,及乙酉、乙卯歲中少商金之清化"四",與其上陽明金之燥化"四"亦並詳,是皆舉一而知其餘之意,此並詳之音獨舉商金者,音始於金(氣始於木),"物有本末,事有終始",凡事必明其始也。故舉天干乙庚,乙庚化金,契合金運,即書《天元紀大論》所云"乙庚之歲,金運統之。"又地支子、午、卯、酉四正,每正各曆十五年,即由庚午、庚子至甲申、甲寅三十年一紀,由乙酉、乙卯至己巳、己亥三十年一紀,合計六十年花甲一週,舉凡干支之陰陽,納音之太少,運行之上下,用數之生成,週甲之劃分,無不兩兩相對一一契合,足證此經文非衍,至於有謂中運與在泉氣同者,言一即可,今既言清化九,又言燥化九,疑此三字衍似尚可商。

壬申同天符　**壬寅歲**同天符

上少陽相火,中太角木運,下厥陰木〔1〕**,火化二**〔2〕,新校正云:詳壬申熱化七,壬寅熱化二。**風化八**〔3〕,新校正云:詳此以運與在泉俱木,故只言風化八。風化八,乃太角之運化也。若厥陰在泉之化,則壬申風化三,壬寅風化八。**所謂正化日也。其化上鹹寒,中酸和,下辛涼**〔4〕**,所謂藥食宜也。**

癸酉同歲會　**癸卯歲**同歲會

上陽明金,中少徵火運,新校正云:詳此五月遇戊午月,火還正徵。**下少陰火**〔5〕**,寒化雨化勝復同**〔6〕**,所謂邪氣化日也。災九**

宫[7]**。**新校正云:詳九宫,離位南室,天英司也。**燥化九**,新校正云:詳癸酉燥化四,癸卯燥化九。**熱化二**,新校正云:詳此以運與在泉俱火,故只言熱化二。熱化二者,少徵之運化也。若少陰在泉之化,癸酉熱化七,癸卯熱化二。**所謂正化日也。其化上苦小温,中鹹温,下鹹寒**[8]**,所謂藥食宜也。**新校正云:按《玄珠》云:"上苦熱"。

〔1〕上少陽相火,中太角木運,下厥陰木:謂主行天令之少陽相火司天行乎上,主生化運動之木運太過行乎中,主行地令之厥陰風木在泉行乎下。

〔2〕火化二:少陽主相火,火之生數二,故云"火化二"。

〔3〕風化八:厥陰主風木,木之成數八,故云"風化八"。

〔4〕上鹹寒,中酸和,下辛涼:謂上半年少陽相火司天,藥食宜味鹹性寒之品,中屬木運太過,宜味酸性和平之品,下半年厥陰風木在泉宜味辛性涼之品。

〔5〕上陽明金,中少徵火運,下少陰火:謂主行天令之陽明燥金司天行乎上,主生化運動之火運不及行乎中,主行地令之少陰君火在泉行乎下。

〔6〕寒化雨化勝復同:火運不及,故有水氣來勝之寒化,有寒化,必然招致土氣來復之雨化,故云"寒化雨化勝復同"。

〔7〕災九宫:九宫位南方,南方受災,故云"災九宫"。

〔8〕上苦小温,中鹹温,下鹹寒:謂上半年陽明燥金司天,氣候偏清涼,藥食宜小温之品,中屬火運不及,宜味鹹性温之品,下半年少陰君火在泉,宜味鹹性寒之品。

甲戌歲會　同天符　**甲辰歲**歲會　同天符

上太陽水,中太宫土運,下太陰土[1]**。寒化六**,新校正云:詳甲戌寒化一,甲辰寒化六。**濕化五**,新校正云:詳此以運與在泉俱土,故只言濕化五。**正化日也**[2]**。其化上苦熱,中苦温,下苦温**[3]**,藥食宜也。**新校正云:按《玄珠》云:"上甘温,下酸平。"又按《至真要大論》云:"寒淫所勝,平以辛熱。濕熱于内,治以苦熱。

乙亥　乙巳歲

上厥陰木,中少商金運,新校正云:詳乙亥年三月得庚辰月,早見干德符,即氣還正商,火未得王而先平,火不勝則水不復,又亥是水得力年，故火不勝也。乙巳歲火來小勝，巳爲火，佐於勝也。即於二月中氣君火時化日，火來行勝，不待水復，遇三月庚辰月，乙見庚而氣自全，金還正商。**下少陽相火**[4]**，熱化寒化勝復同**[5]**，邪氣化日也。災七宫。風化八**，新校正云：詳乙亥風化三，乙巳風化八。**清化四，火化二**新校正云：詳乙亥熱化二。乙巳熱化七。**正化度也。**度，謂日也。**其化上辛涼，中酸和，下鹹寒**[6]**，藥食宜也。**

〔1〕上太陽水，中太宫土運，下太陰土：謂主行天令之太陽寒水司天行乎上，主生化運動之土運太過行乎中，主行地令之太陰濕土在泉行乎下。

〔2〕正化日也：《素問校譌》引古抄本，"正"上有"所謂"二字。

〔3〕上苦熱，中苦温，下苦温：謂上半年太陽寒水司天氣候偏寒，藥食宜味苦性熱之品，中屬土運太過，宜味苦性温之品，下半年太陰濕土在泉，宜味苦性温之品。

〔4〕上厥陰木，中少商金運，下少陽相火：謂主行天令之厥陰風木司天行乎上，主生化運動之金運不及行乎中，主行地令之少陽相火在泉行乎下。

〔5〕熱化寒化勝復同：金運不及，故有火氣來勝之熱化，有熱化，必然招致水氣來復之寒化，故云熱化寒化勝復同。

〔6〕上辛涼，中酸和，下鹹寒：謂上半年厥陰風木司天氣候偏温，藥食均宜辛涼之品，中屬金運不及宜味酸性和平之品，下半年相火在泉，宜味鹹性寒之品。

丙子歲會　**丙午歲**

上少陰火，中太羽水運，下陽明金[1]**，熱化二**，新校正云：詳丙子歲熱化七，金之災得其半，以運水太過，勝於天令，天令減半。丙午熱化二，午爲火，少陰君火司天，運雖水，一水不能勝二火，故異於丙子歲。**寒化六，清化四**，新校正云：詳丙子燥化九，丙午燥化四。**正化度也。其化上鹹寒，中鹹熱，下酸温**[2]**，藥食宜也。**新校正云：按《玄珠》云："下苦熱。"又按《至真要大論》云："燥淫于内，治以酸温。"

丁丑　丁未歲

上太陰土，新校正云：詳此木運平氣上刑，天令減半。**中少角木運**，新校正云：詳丁年正月壬寅爲干德符，爲正角。**下太陽水**[3]**，清化**

熱化勝復同[4]**，邪氣化度也。災三宮。雨化五，風化三，寒化一，**新校正云：詳丁丑寒化六，丁未寒化一。**正化度也。其化上苦温，中辛温，下甘熱**[5]**，藥食宜也。**新校正云：按《玄珠》云："上酸平，下甘温，"又按《至真要大論》云："濕淫所勝，平以苦熱。寒淫于內，治以甘熱。"

〔1〕上少陰火，中太羽水運，下陽明金：謂主行天令之少陰君火司天行乎上，主生化運動之水運太過行乎中，主行地令之陽明燥金在泉行乎下。

〔2〕上鹹寒，中鹹熱，下酸温：謂上半年少陰君火司天，氣候偏熱，藥食均宜味鹹性寒之品，中屬水運太過，宜味鹹性熱之品，下半年陽明燥金在泉，宜味酸性温之品。

〔3〕上太陰土，中少角木運，下太陽水：謂主行天令之太陰濕土司天行乎上，主生化運動之木運不及行乎中，主行地令之太陽寒水在泉行乎下。

〔4〕清化熱化勝復同：木運不及，故有金氣來勝之清化，有清化，必然招致火氣來復之熱化，故云清化熱化勝復同。

〔5〕上苦温，中辛温，下甘熱：謂上半年太陰濕土司天，氣候偏濕，藥食均宜味苦性温之品，中屬木運不及，宜味辛性温之品，下半年太陽寒水在泉，氣候偏寒，宜味甘性熱之品。

戊寅　戊申歲天符　新校正云：詳戊申年與戊寅年小異，申爲金，佐於肺，肺受火刑，其氣稍實，民病得半。

上少陽相火，中太徵火運，下厥陰木[1]**，火化七，**新校正云：詳天符，司天與運合，故只言火化七。火化七者，太徵之運氣也。若少陽司天之氣，則戊寅火化二，戊申火化七。**風化三，**新校正云：詳戊寅風化八，戊申風化三。**正化度也。其化上鹹寒，中甘和，下辛涼**[2]**，藥食宜也。**

己卯新校正云：詳己卯金與運土相得，子臨父位，爲逆。**己酉歲**

上陽明金，中少宫土運，新校正云：詳復罷，土氣未正，後九月甲戌月土還正宫。己酉之年，木勝火微。**下少陰火**[3]**，風化清化勝復同**[4]**，邪氣化度也。災五宫。清化九，**新校正云：詳己卯燥化九，己酉燥化四。**雨化五，熱化七，**新校正云：詳己卯熱化二，己酉熱化七。**正化度也。其化上苦小温，中甘和，下鹹寒**[5]**，藥食宜也。**

〔1〕上少陽相火，中太徵火運，下厥陰木：謂主行天令之少陽相火司天行乎上，主生化運動之太徵火運行乎中，主行地令之厥陰風木在泉行乎下。

〔2〕上鹹寒，中甘和，下辛涼：謂上半年少陽相火司天，氣候偏熱，藥食均宜味鹹性寒之品，中屬火太過，宜味甘性和平之品，下半年厥陰風木在泉，氣候偏温，宜味辛性涼之品。按：甘爲中央之味，能和諸味，其性和平，並稱甘和。故此"中甘和"句，係意在言外，謂藥食之宜，當本中和之氣之味而行權變，不得以爲"中太徵火運"，而拘泥必用苦寒。《禮記·禮器》"甘受和"注："甘於五味屬土，土無專氣，而四時皆王，故惟甘味能受諸味之和。"又《淮南·原道》"甘者，中央也"高注："味者，甘立而五味亭矣。"

〔3〕上陽明金，中少宫土運，下少陰火：謂主行天令之陽明燥金司天行乎上，主生化運動之土運不及行乎中，主行地令之少陰君火在泉行乎下。

〔4〕風化清化勝復同：土運不及，故有木氣來勝之風化，有風化，必然招致金氣來復之清化，故云風化清化勝復同。

〔5〕上苦小温，中甘和，下鹹寒：謂上半年陽明燥金司天，氣候偏涼，藥食均宜味苦性小温之品，中屬土運不及，均宜味甘性和平之品，下半年少陰君火在泉，均宜味鹹性寒之品。

庚辰　庚戌歲

上太陽水，中太商金運，下太陰土〔1〕**，寒化一**，新校正云：詳庚辰寒化六，庚戌寒化一。**清化九，雨化五，正化度也。其化上苦熱，中辛温，下甘熱**〔2〕**，藥食宜也。**新校正云：按《玄珠》云："上甘温，下酸平。"又按《至真要大論》云："寒淫所勝，平以辛熱。濕淫于內，治以苦熱。"

辛巳　辛亥歲

上厥陰木，中少羽水運，新校正云：詳辛巳年木復土罷，至七月丙申月，水還正羽。辛亥年爲水平氣，以亥爲水，相佐爲正羽，與辛巳年小異。**下少陽相火**〔3〕**，雨化風化勝復同**〔4〕**，邪氣化度也。災一宫。風化三**，新校正云：詳辛巳風化八，辛亥風化三。**寒化一，火化七**，新校正云：詳辛巳熱化七，辛亥熱化二。**正化度也。其化上辛涼，中苦和，下鹹寒**〔5〕**，藥食宜也。**

〔1〕上太陽水，中太商金運，下太陰土：謂主行天令之太陽寒水司天

行乎上,主生化運動之金運太過行乎中,主行地令之太陰濕土在泉行乎下。

〔2〕上苦熱,中辛温,下甘熱:謂上半年太陽寒水司天,氣候偏寒,藥食均宜味苦性熱之品,中屬金運太過,宜味辛性温之品,下半年太陰濕土在泉,宜味甘性熱之品。

〔3〕上厥陰木,中少羽水運,下少陽相火:謂主行天令之厥陰風木司天行乎上,主生化運動之水運不及行乎中,主行地令之少陽相火在泉行乎下。

〔4〕雨化風化勝復同:謂水運不及,故有土氣來勝之雨化,有雨化,必然招致木氣來復之風化,故云"雨化風化勝復同"。

〔5〕上辛涼,中苦和,下鹹寒:謂上半年厥陰風木司天,氣候偏温,藥食均宜味辛性涼之品,中屬水運不及,宜味苦性和平之品,下半年少陽相火在泉,宜味鹹性寒之品。

壬午　壬子歲

上少陰火,中太角木運,下陽明金〔1〕**,熱化二**,新校正云:詳壬午熱化二,壬子熱化七。**風化八,清化四**,新校正云:詳壬午燥化四,壬子燥化九,**正化度也。其化上鹹寒,中酸涼,下酸温**〔2〕**,藥食宜也。**新校正云:按《玄珠》云:"下苦熱"。又按《至真要大論》云:"燥淫于内,治以苦熱。"

癸未　癸丑歲

上太陰土,中少徵火運,新校正云:詳癸未,癸丑左右二火爲間相佐,又五月戊午干德符,癸見戊而氣全,水未行勝,爲正徵。**下太陽水**〔3〕**,寒化雨化勝復同**〔4〕**,邪氣化度也。災九宫。雨化五,火化二,寒化一**,新校正云:詳癸未寒化一,癸丑寒化六。**正化度也。其化上苦温,中鹹温,下甘熱**〔5〕**,藥食宜也。**新校正云:按《玄珠》云:"上酸和,下甘温。"又按《至真要大論》云:"濕淫所勝,平以苦熱。寒淫于内,治以甘熱。"

〔1〕上少陰火,中太角木運,下陽明金:謂主行天令之少陰君火司天行乎上,主生化運動之木運太過行乎中,主行地令之陽明燥金在泉行乎下。

〔2〕上鹹寒,中酸涼,下酸温:謂上半年少陰君火司天,藥食均宜味鹹

性寒之品，中屬木運太過，宜味酸性涼之品，下半年陽明燥金在泉，宜味酸性溫之品。

〔3〕上太陰土，中少徵火運，下太陽水：謂主行天令之太陰濕土司天行乎上，主生化運動之火運不及行乎中，主行地令之太陽寒水在泉行乎下。

〔4〕寒化雨化勝復同：火運不及，故有水氣來勝之寒化，有寒化，必然招致土氣來復之雨化，故云寒化雨化勝復同。

〔5〕上苦溫，中鹹溫，下甘熱：謂上半年太陰濕土司天，藥食均宜味苦性溫之品，中屬火運不及，宜味鹹性溫之品，下半年太陽寒水在泉，宜味甘性熱之品。

甲申　甲寅歲

上少陽相火，中太宮土運，新校正云：詳甲寅之歲，小異於甲申，以寅木可刑土氣之平也。**下厥陰木**[1]**，火化二，**新校正云：詳甲申火化七，甲寅火化二。**雨化五，風化八，**新校正云：詳甲申風化三，甲寅風化八。**正化度也。其化上鹹寒，中鹹和，下辛涼**[2]**，藥食宜也。**

乙酉太一天符　**乙卯歲**天符

上陽明金，中少商金運，新校正云：按乙酉爲正商，以酉金相佐，故得平氣。乙卯之年，二之氣君火分中，火來行勝，水未行復，其氣以平，以三月庚辰，乙得庚合，金運正商，其氣乃平。**下少陰火**[3]**，熱化寒化勝復同**[4]**，邪氣化度也。災七宫。燥化四，**新校正云：詳乙酉燥化四，乙卯燥化九。**清化四，熱化二，**新校正云：詳乙酉熱化七，乙卯熱化二。**正化度也。其化上苦小溫，中苦和，下鹹寒**[5]**，藥食宜也。**

〔1〕上少陽相火，中太宮土運，下厥陰木：謂主行天令之少陽相火司天行乎上，主生化運動之土運太過行乎中，主行地令之厥陰風木在泉行乎下。

〔2〕上鹹寒，中鹹和，下辛涼：謂上半年少陽相火司天，氣候偏熱，藥食均宜味鹹性寒之品，中屬土運太過，宜味鹹性和平之品，下半年厥陰風木在泉，宜味辛性涼之品。

〔3〕上陽明金，中少商金運，下少陰火：謂主行天令之陽明燥金司天行乎上，主生化運動之金運不及行乎中，主行地令之少陰君火在泉行乎下。

〔4〕熱化寒化勝復同:金運不及,故有火氣來勝之熱化,有熱化,必然招致水氣來復之寒化,故云"熱化寒化勝復同"。

〔5〕上苦小温,中苦和,下鹹寒。謂上半年陽明燥金司天,氣候偏凉,藥食均宜味苦性小温之品,中屬金運不及,宜味苦性和平之品,下半年少陰君火在泉,宜味鹹性寒之品。

丙戊[1]天符　**丙辰歲**天符

上太陽水,中太羽水運,下太陰土[2]**,寒化六**,新校正云:詳此以運與司天俱水運,故只言寒化六。寒化六者,太羽之運化也。若太陽司天之化,則丙戌寒化一,丙辰寒化六。**雨化五,正化度也。其化上苦熱,中鹹温,下甘熱**[3]**,藥食宜也。**新校正云:按《玄珠》云:"上甘温,下酸平。"又按《至真要大論》云:"寒淫所勝,平以辛熱。濕淫于内,治以苦熱。"

丁亥天符　**丁巳歲**天符

上厥陰木,中少角木運,新校正云:詳丁年正月壬寅,丁得壬合,爲干德符,爲正角平氣。**下少陽相火**[4]**,清化熱化勝復同**[5]**,邪氣化度也。災三宫。風化三**,新校正云:詳此運與司天俱木,故只言風化三。風化三者,少角之運化也。若厥陰司天之化,則丁亥風化三,丁巳風化八。**火化七**,新校正云:詳丁亥熱化二,丁巳熱化七。**正化度也。其化上辛凉,中辛和,下鹹寒**[6]**,藥食宜也。**

〔1〕戊:吴本、守校本並作"戌"。

〔2〕上太陽水,中太羽水運,下太陰土:謂主行天令之太陽寒水司天行乎上,主生化運動之水運太過行乎中,主行地令之太陰濕土在泉行乎下。

〔3〕上苦熱,中鹹温,下甘熱:謂上半年太陽寒水司天,氣候偏寒,藥食均宜味苦性熱之品,中屬水運太過,宜味鹹性温之品,下半年太陰濕土在泉,宜味甘性熱之品。

〔4〕上厥陰木,中少角木運,下少陽相火:謂主行天令之厥陰風木司天行乎上,主生化運動之木運不及行乎中,主行地令之少陽相火行乎下。

〔5〕清化熱化勝復同:木運不及,故有金氣來勝之清化,有清化,必然招致火氣來復之熱化,故云"清化熱化勝復同"。

〔6〕上辛凉,中辛和,下鹹寒:謂上半年厥陰風木司天,氣候偏温,藥

食均宜味辛性涼之品，中屬木運不及，宜味辛性和平之品，下半年少陽相火在泉，氣候偏熱，宜味鹹性寒之品。

戊子天符　**戊午歲**太一天符

上少陰火，中太徵火運，下陽明金[1]**，熱化七**，新校正云：詳此運與司天俱火，故只言熱化七。熱化七者，太徵之運化也。若少陰司天之化，則戊子熱化七，戊午熱化二。**清化九**，新校正云：詳戊子清化九，戊午清化四。**正化度也。其化上鹹寒，中甘寒，下酸温**[2]**，藥食宜也。**新校正云：按《玄珠》云："下苦熱。"又按《至真要大論》云："燥淫于内，治以苦温。"

己丑太一天符　**己未歲**太一天符

上太陰土，中少宫土運，新校正云：詳是歲木得初氣而來勝，脾乃病久，土至危，金乃來復，至九月甲戌月，己得甲合，土還正宫。**下太陽水**[3]**，風化清化勝復同**[4]**，邪氣化度也。災五宫。雨化五**，新校正云：詳此運與司天俱土，故只言雨化五。**寒化一**，新校正云：詳己丑寒化六，己未寒化一。**正化度也。其化上苦熱，中甘和，下甘熱**[5]**，藥食宜也。**新校正云：按《玄珠》云："上酸平。"又按《至真要大論》云："濕淫所勝，平以苦熱。"

〔1〕上少陰火，中太徵火運，下陽明金：謂主行天令之少陰君火司天行乎上，主生化運動之太徵火運行乎中，主行地令之陽明燥金在泉行乎下。

〔2〕上鹹寒，中甘寒，下酸温：謂上半年少陰君火司天，氣候偏熱，藥食均宜味鹹性寒之品，中屬火運太過，宜味甘性寒之品，下半年陽明燥金在泉，氣候偏涼，宜味酸性温之品。

〔3〕上太陰土，中少宫土運，下太陽水：謂主行天令之太陰濕土司天行乎上，主生化運動之土運不及行乎中，主行地令之太陽寒水行乎下。

〔4〕風化清化勝復同：土運不及，故有木氣來勝之風化，有風化，必然招致水氣來復之寒化，故云"風化清化勝復同"。

〔5〕上苦熱，中甘和，下甘熱：謂上半年太陰濕土司天，氣候偏濕，藥食均宜味苦性熱之品，中屬土運不及，宜味甘性和平之品，下半年太陽寒水在泉，氣候偏寒，宜味甘性熱之品。

庚寅　庚申歲

上少陽相火，中太商金運，新校正云：詳庚寅歲爲正商，得平氣，以上見少陽相火，下剋於金運，不能太過。庚申之歲，申金佐之，乃爲太商。**下厥陰木**〔1〕**，火化七**，新校正云：詳庚寅熱化二，庚申熱化七。**清化九，風化三**，新校正云：詳庚寅風化八，庚申風化三。**正化度也。其化上鹹寒，中辛温，下辛涼**〔2〕**，藥食宜也。**

辛卯　辛酉歲

上陽明金，中少羽水運，新校正云：詳此歲七月丙申，水還正羽。**下少陰火**〔3〕**，雨化風化勝復同**〔4〕**，邪氣化度也。災一宫。清化九**，新校正云：詳辛卯燥化九，辛酉燥化四。**寒化一，熱化七**，新校正云：詳辛卯熱化二，辛酉熱化七。**正化度也。其化上苦小温，中苦和，下鹹寒**〔5〕**，藥食宜也。**

〔1〕上少陽相火，中太商金運，下厥陰木：謂主行天令之少陽相火司天行乎上，主生化運動之太商金運太過行乎中，主行地令之厥陰風木在泉行乎下。

〔2〕上鹹寒，中辛温，下辛涼：謂上半年少陽相火司天，氣候偏於火熱，藥食均宜味鹹性寒之品，中屬金運太過，宜味辛性温之品，下半年厥陰風木在泉，宜味辛性涼之品。

〔3〕上陽明金，中少羽水運，下少陰火：謂主行天令之陽明燥金司天行乎上，主生化運動之水運不及行乎中，主行地令之少陰君火在泉行乎下。

〔4〕雨化風化勝復同：水運不及，故有土氣來勝之雨化，有雨化，必然招致木氣來復之風化，故云“雨化風化勝復同”。

〔5〕上苦小温，中苦和，下鹹寒：謂上半年陽明燥金司天，氣候偏涼，藥食均宜味苦性小温之品，中屬水運不及，宜味苦性平之品，下半年少陰君火在泉，宜味鹹性寒之品。

壬辰　壬戌歲

上太陽水，中太角木運，下太陰土〔1〕**，寒化六**，新校正云：詳壬辰寒化六，壬戌寒化一。**風化八，雨化五，正化度也。其化上苦温，中酸和，下甘温**〔2〕**，藥食宜也。**新校正云：按《玄珠》云：“上甘温，下酸平。”又按《至真要大論》云：“寒淫所勝，平以辛熱。濕淫于内，治以苦熱。”

癸巳同歲會　**癸亥**〔3〕同歲會

上厥陰木，中少徵火運，新校正云：詳癸巳正徵火氣平，一謂巳爲火，亦名歲會，二謂水未得化，三謂五月戊午月，癸得戊合，故得平氣。癸亥之歲，亥爲水，水得年力，便來行勝，至五月戊午，火還正徵，其氣始平。**下少陽相火**[4]，**寒化雨化勝復同**[5]，**邪氣化度也。災九宫。風化八**，新校正云：詳癸巳風化八，癸亥風化三。**火化二**，新校正云：詳此運與在泉俱火，故只言火化二。火化二者，少徵火運之化也。若少陽在泉之化，則癸巳熱化七，癸亥熱化二。**正化度也。其化上辛涼，中鹹和，下鹹寒**[6]，**藥食宜也。**

〔1〕上太陽水，中太角木運，下太陰土：謂主行天令之太陽寒水司天行乎上，主生化運動之木運太過行乎中，主行地令之太陰濕土在泉行乎下。

〔2〕上苦温，中酸和，下甘温：謂上半年太陽寒水司天，氣候偏寒，藥食均宜味苦性温之品，中屬木運太過，宜味酸性和平之品，下半年太陰濕土在泉，氣候偏濕，宜味甘性温之品。

〔3〕癸亥：明緑格抄本、四庫本"亥"下並有"歲"字。

〔4〕上厥陰木，中少徵火運，下少陽相火：謂主行天令之厥陰風木司天行乎上，主生化運動之火運不及行乎中，主行地令之少陽相火在泉行乎下。

〔5〕寒化雨化勝復同：火運不及，故有水氣來勝之寒化，有寒化，必然招致土氣來復之雨化，故云"寒化雨化勝復同"。

〔6〕上辛涼，中鹹和，下鹹寒：謂上半年厥陰風木司天，氣候偏温，藥食均宜味辛性涼之品，中屬火運不及，宜味鹹性和之品，下半年少陽相火在泉，氣候偏熱，宜味鹹性寒之品。

凡此定期之紀[1]，**勝復正化，皆有常數，不可不察。故知其要者，一言而終，不知其要，流散無窮，此之謂也。**

〔1〕定期之紀：張志聰曰："謂天干始於甲，地支始於子，子甲相合，三十歲而爲一紀，六十年而成一周。"

帝曰：善。五運之氣，亦復歲乎[1]？復，報也。先有勝制，則後必復也。**岐伯曰：鬱極迺發，待時而作也。**待，謂五及差分位也。大温發於辰巳，大熱發於申未[2]，大涼發於戌亥，大寒發於丑寅。上件所勝臨之，亦待間氣而發，故曰待時也。新校正云：詳注及字疑作氣。**帝曰：**

請問其所謂也？岐伯曰：五常之氣，太過不及，其發異也。歲太過其發早，歲不及其發晚。**帝曰：願卒聞之。岐伯曰：太過者暴，不及者徐，暴者爲病甚，徐者爲病持**〔3〕。持，謂相執持也。**帝曰：太過不及，其數何如？岐伯曰：太過者其數成**〔4〕**，不及者其數生**〔4〕**，土常以生也。**數，謂五常化行之數也。水數一，火數二，木數三、金數四、土數五。成數，謂水數六，火數七，木數八，金數九，土數五〔5〕也。故曰，土常以生也。數生者，各取其生數多少以占，故政令德化勝復之休作日，及尺寸分毫，並以準之，此蓋都明諸用者也。

〔1〕亦復歲乎：張介賓曰："復，報復也。此問五運之氣，亦如六氣之勝復而歲見否。"

〔2〕申未：胡本、讀本並作"未申"。按文例及干支次序，作"未申"是。

〔3〕持：持續。

〔4〕成　生："成"謂氣之盛，"生"謂氣之微。

〔5〕五：趙本、四庫本並作"十"。按文例及土常以生，作"五"是。

帝曰：其發也何如？岐伯曰：土鬱之發，巖谷震驚，雷殷〔1〕**氣交，埃昏**〔2〕**黄黑，化爲白**〔3〕**氣，飄驟高深**〔4〕，鬱，謂鬱抑，天氣之甚也。故雖天氣，亦有涯也。分〔5〕終則衰，故雖鬱者怒發也。土化不行，炎亢無雨，木盛過極，故鬱怒發焉。土性靜定，至動也，雷雨大作，而木土相持之氣乃休解也。《易》曰："雷雨作，解。"此之謂也。土雖獨怒，木尚制之，故但震驚於氣交之中，而聲尚不能高遠也。故曰：雷殷氣交。氣交，謂土之上，盡山之高也。詩云："殷其雷也。"所謂雷雨生於山中者，土既〔6〕鬱抑，天木制之，平川土薄，氣常乾燥故，不能先發也；山原土厚，濕化豐深，土厚氣深，故先怒發也。**擊石飛空，洪水廼從，川流漫衍，田牧土駒。**疾氣驟雨，岸落山化，大水横流，石进勢〔7〕急，高山空谷，擊石先飛，而洪水隨至也。洪，大也。巨川衍溢，流漫平陸，漂蕩瘞没於粢盛。大水去已，石土危然，若群駒散牧於田野。凡言土者沙石同也。**化氣廼敷，善爲時雨，始生始長，始化始成。**化，土化也。土被制，化氣不敷，否極則泰，屈極則伸，處怫之時，化氣因之，乃能敷布於庶類，以時而雨，滋澤草木而成也。善，謂應時也。化氣既少，長氣已過，故萬物始生始長，始化始成。言是四始者，明萬物化成之晚也。**故民病心腹脹，腸鳴而爲數**

後，甚則心痛脇䐜，嘔吐[8]**霍亂，飲發注下，胕腫身重。**脾熱之生。**雲奔雨府，霞擁朝陽，山澤埃昏，其廼發也，以其四氣。**雨府太陰之所在也。埃，白氣似雲而薄也。埃固有微甚，微者如紗縠之騰，甚者如薄雲霧也。甚者發近，微者發遠。四氣，謂夏至後三十一日起，盡至秋分日也。**雲横天山，浮游生滅，怫**[9]**之先兆。**天際雲横，山猶冠帶，巖谷叢薄，乍滅乍生，有土之見，怫兆已彰，皆平明占之。浮游，以午前候望也。

〔1〕雷殷：隆隆雷聲，見《詩·雲漢》鄭箋。

〔2〕埃昏：風揚土如霧，天地昏暗。玄應《音義》："埃，風揚物也。"

〔3〕白：張琦曰："白"或當作"雨"，字之訛也。

〔4〕高深：張志聰曰："高深，高山深谷之間。"

〔5〕分：藏本作"氣"。

〔6〕既：藏本作"氣"。

〔7〕石迸勢急：讀本"迸勢"作"勢迸"。

〔8〕嘔吐：《儒門事親》卷十引"吐"作"逆"。

〔9〕怫(fú 弗)：藴積將發。

金鬱之發，天潔地明，風清氣切[1]**，大涼廼舉，草樹浮煙，燥氣以行，霿**[2]**霧數起，殺氣來至，草木蒼乾，金廼有聲。**大涼，次寒也。舉，用事也。浮煙，燥氣也。殺氣，霜氛。正殺氣者，以丑時至，長者亦卯時辰時也。其氣之來，色黄赤黑雜而至也。物不勝殺，故草木蒼乾。蒼，薄青色也。**故民病欬逆，心脇滿引少腹，善暴痛，不可反側，嗌乾面塵色惡**[3]**。**金勝而木病也。**山澤焦枯，土凝霜鹵，怫廼發也。其氣五。**夏火炎亢，時雨既愆，故山澤焦枯，土上凝白，鹹鹵狀如霜也。五氣，謂秋分後至立冬後十五[4]日内也。**夜零**[5]**白露，林莽聲悽，怫之兆也。**夜濡白露，曉聽風悽。有是，乃爲金發徵也。

〔1〕風清氣切：胡本、趙本、吳本"風"並作"氣"。

〔2〕霿：吳本作"霜"。

〔3〕面塵色惡：吳本、明緑格抄本"塵"並作"陳"。四庫本"色"下無"惡"字。

〔4〕十五：讀本、趙本並作"五十四"三字。

〔5〕零：作"降"解，見《大戴·夏小正》傳。

水鬱之發，陽氣迺辟〔1〕**，陰氣暴舉，大寒迺至，川澤嚴凝，寒雰結爲霜雪**，雰，音紛。寒雰，白氣也。其狀如霧，而不流行，墜地如霜雪，得日晞也。**甚則黄黑昏翳、流行氣交，迺爲霜殺，水迺見祥。**黄黑，亦濁惡氣。水，氣也。祥，妧〔2〕祥，亦謂泉出平地。**故民病寒客心痛，腰脽痛，大關節不利，屈伸不便，善厥逆**〔3〕**，痞堅腹滿。**陰勝陽故。**陽光不治，空積沈陰，白埃昏暝，而迺發也。其氣二火前後**〔4〕**。**陰精與，水皆上承火，故其發也，在君相二火之前後，亦猶辰星迎隨日也。**太虚深玄，氣猶麻散，微見而隱，色黑微黄，怫之先兆也。**深玄，言高遠而黯黑也。氣似散麻，薄微可見之也。寅後卯時候之，夏月兼辰前之時，亦可候也。

〔1〕辟：通避。《漢書·五行志》中之下 注："辟，讀曰避。"

〔2〕妧：四庫本、柯校本並作"妖"。

〔3〕厥逆：《儒門事親》卷十引"厥"下無"逆"字。

〔4〕二火前後：馬蒔曰："二月中氣，春分日交君火之二氣，四月中氣，小滿日交相火之三氣，君火之後，相火之前，大約六十日之内，乃水鬱之所發也。"

木鬱之發，太虚埃昏，雲物以擾，大風迺至，屋發〔1〕**折木，木有變。**屋發，謂發鴟吻。折木，謂大樹摧拔摺〔2〕落，懸辛〔3〕中拉也。變，謂土生異木奇狀也。**故民病胃脘當心而痛，上支兩脇，鬲咽不通，食飲不下，甚則耳鳴眩轉，目不識人，善暴僵仆**〔4〕**。**筋骨强直而不用，卒倒而無所知也。**太虚蒼埃**〔5〕**，天山一色，或氣**〔6〕**濁色，黄黑鬱若**〔7〕**，横雲不起，雨而迺發也，其氣無常**〔8〕**。**氣如塵如雲，或黄黑鬱然，猶在太虚之間而特異於常，乃其候也。**長川草偃**〔9〕**，柔葉呈陰**〔10〕**，松吟高山，虎嘯巖岫，怫之先兆也。**草偃，謂無風而自低。柔葉，謂白楊葉也。無風而葉皆背見，是謂呈陰。如是皆通微甚，甚者發速，微者發徐也。山行之候，則以松虎期之，原〔11〕行亦以麻黄爲候，秋冬則以梧桐蟬葉候之。

〔1〕屋發：謂屋上角之飾物墮落。

〔2〕摺：趙本作"摇"。

〔3〕辛：趙本作"竿"。

〔4〕善暴僵仆：張介賓曰："此皆風木肝邪之爲病，厥陰之脈，挾胃貫

膈，故胃脘當心而痛，鬲咽不通，食飲不下也。上支兩脇，肝氣自逆也。肝經循喉嚨入頏顙，連目系，上會于巔，故爲耳鳴眩轉，目不識人等症，風木堅强，最傷胃氣，故令人善暴僵仆。”

〔5〕太虚蒼埃：謂天空蒼茫如塵霧。

〔6〕或氣：趙本、吴本、朝本、熊本“氣”並作“爲”。《素問校譌》引古抄本“或”下有“爲”字。

〔7〕若：語末助辭。

〔8〕其氣無常：張介賓曰：“風氣之至，動變不定，故其發也，亦無常期。”

〔9〕草偃：謂野草被風吹倒。《説文·人部》：“偃，僵也。”“僵，僨也。”“僨”與“仆”雙聲，故“偃”可訓爲倒在地上。

〔10〕柔葉呈陰：張介賓曰：“凡柔葉皆垂，因風翻動而葉見底也。”

〔11〕原：藏本作“涼”。

火鬱之發，太虚腫翳〔1〕**，大明不彰，**腫翳，謂赤氣也。大明，日也。新校正云：詳經注中腫字疑誤。**炎火行，大暑至，山澤燔燎，材木流津**〔2〕**，廣厦騰煙，土浮霜鹵**〔3〕**，止水**〔4〕**迺減，蔓草焦黄，風行惑言**〔5〕**，濕化迺後。**太陰太陽在上，寒濕流於太虚，心火應天，鬱抑而莫能彰顯，寒濕盛已，火迺與行，陽氣火光，故曰〔6〕澤燔燎，井水減少，妄作訛言，雨已愆期也。濕化迺後，謂陽亢主時，氣不争長，故先旱而後雨也。**故民病少氣，瘡瘍癰腫，脇腹胸背，面首四支，䐜憤、臚**〔7〕**脹，瘍疿，嘔逆，瘛瘲骨痛，節迺有動，注下温瘧，腹中暴痛，血溢流注，精液迺少，目赤心熱，甚則瞀悶懊憹，善暴死。**火鬱而怒，爲土水相持，客主皆然，悉無深犯，則無咎也。但熱已勝寒，則爲摧敵，而熱從心起，是神氣孤危，不速救之，天真將竭，故死。火之用速，故善暴死。**刻終大温**〔8〕**，汗濡玄府，其迺發也，其氣四。**刻終，謂晝夜水刻之終盡〔9〕時也。大温，次熱也。玄府〔10〕，汗空也。汗濡玄府，謂早行而身蒸熱也。刻盡之時，陰盛於此，反無涼气，是陰不勝陽，熱既已萌，故當怒發也。新校正云：詳二火俱發四氣者何？蓋火有二位，爲水發之所，又大熱發於申未，故火鬱之發，在四氣也。**動復則静，陽極反陰，濕令迺化迺成**〔11〕**。**火怒爍金，陽極過亢，畏火求救土中，土救熱金，發爲飄驟，繼爲時雨，氣迺和平，故萬物由是迺生長化成。壯極則反，盛亦何長也。**華發水凝，山**

川冰雪，焰陽午澤〔12〕**，怫之先兆也。** 謂君火王時，有寒至也，故歲君火發，亦待時也。**有怫之應而後報也，皆觀其極而廼發也，木**〔13〕**發無時，水隨火也。** 應爲先兆，發必後至，故先有〔14〕應而後發也。物不可以終壯，觀其壯極，則怫氣作焉，有鬱則發，氣之常。**謹候其時，病可與期，失時反歲，五氣不行，生化收藏，政無恒也。** 人失其時，則候無期準也。

〔1〕 腫翳：明緑格抄本"腫"作"曛"。張介賓曰："腫字誤，當作曛。蓋火鬱而發，熱化大行，故太虚曛翳昏昧，大明反不彰也。"顧觀光曰："《音釋》出曚字，疑經注腫字，皆曚之誤也。"

〔2〕 流津：高世栻曰："山澤燔燎，則材木之在山澤者，津汁外流。"

〔3〕 土浮霜鹵：謂地面起鹼，其形如霜。

〔4〕 止水：指非急流之水，如井水、池水。

〔5〕 風行惑言：張介賓曰："言熱極生風，風熱交熾。"

〔6〕 曰：趙本、藏本並作"山"。

〔7〕 臚：《説文·肉部》："臚，皮也。"

〔8〕 刻終大温：張介賓曰："刻終者，百刻之終也。日之刻數，始於寅初，終於丑末，此陰極之時也，故一日之氣，惟此最凉。刻終大温而汗濡玄府，他熱可知矣。玄府，汗空也。"

〔9〕 之終盡：胡本作"終盡之"。

〔10〕 玄府：胡本、讀本"玄府"下並有"謂"字。

〔11〕 濕令廼化廼成：張介賓曰："動復則静，陽極反陰，土氣得行，濕令復至，故萬物得以化成也。"

〔12〕 午澤：謂南方之沼澤。

〔13〕 木：吴本作"本"。藏本作"大"。

〔14〕 先有：胡本、趙本"先"下並無"有"字。

帝曰：水發而雹雪，土發而飄驟，木發而毁折，金發而清明，火發而曛昧〔1〕**，何氣使然？岐伯曰：氣有多少，發有微甚，微者當其氣，甚者兼其下**〔2〕**，徵其下氣而見可知也。** 六氣之下各有承氣也，則如火位之下水氣承之，水位之下土氣承之，土位之下木氣承之，木位之下金氣承之，金位之下火氣承之，君位之下陰清〔3〕承之，各徵其下，則象可見矣。故發兼其下，則與本氣殊異。

〔1〕嚏昧:猶昏昧。“嚏、昏”音同相假。

〔2〕其下:指下承之氣。

〔3〕清:藏本作“精”。

帝曰:善。五氣之發,不當位者何也?言不當其正月也。**岐伯曰:命其差。**謂差四時之正月位也。新校正云:按《至真要大論》云:“勝復之作,動不當位,或後時而至,其故何也?岐伯曰:夫氣之生化,與其衰盛異也。寒暑温涼,盛衰之用,其在四維。故陽之動始於温,盛於暑,陰之動始於清,盛於寒,春夏秋冬各差其分。故《大要》曰:彼春之暖,爲夏之暑,彼秋之忿,爲冬之怒,謹按四維,斥候皆歸,其終可見,其始可知。”彼論勝復之不當位,此論五氣之發不當位,所論勝復五發之事則異,而命其差之義則同也。**帝曰:差有數乎?**言日數也。**岐伯曰:後皆三十度而有奇也**〔1〕。後,謂四時之後也。差三十日餘八十七刻半,氣猶來去而甚盛也。度,日也。四時之後今常〔2〕爾。新校正云:詳注云,八十七刻半,當作四十三刻又四十分刻之三十。

〔1〕後皆三十度而有奇也:張介賓曰:“後者,自始及終也。度,日也。三十度而有奇,一月之數也。奇,謂四十三刻七分半也。”

〔2〕今常:讀本、趙本“今”並作“令”。胡本“常”作“當”。

帝曰:氣至而先後者何?謂未應至而至太早,應至而至反太遲之類也。正謂氣至在期前〔1〕後。**岐伯曰:運太過則其至先,運不及則其至後,此候之常也。帝曰:當時而至者何也?岐伯曰:非太過,非不及,則至當時**〔2〕**,非是者眚也。**當時,謂應日刻之期也。非應先後至而有先後至者,皆爲災。眚,災也。

〔1〕前:讀本作“先”。

〔2〕當時:吴本“當”下有“其”字。

帝曰:善。氣有非時而化〔1〕**者何也?岐伯曰:太過者,當其時;不及者歸其已勝也。**冬雨、春涼、秋熱、冬〔2〕寒之類,皆爲歸已勝也。

〔1〕氣有非時而化:張志聰曰:“如清肅之氣行於春,炎熱之氣行於秋,凝寒之氣行於夏,溽蒸之氣行於冬,是謂非時而化也。”

〔2〕冬:守校本作“夏”。

帝曰:四時之氣,至有早晏高下左右,其候何如?岐伯曰:行

有逆順，至有遲速，故太過者化先天，不及者化後天。氣有餘故化先，氣不足故化後。

帝曰：願聞其行，何謂也？岐伯曰：春氣西行，夏氣北行，秋氣東行，冬氣南行，觀萬物生長收藏如斯言。**故春氣始於下，秋氣始於上，夏氣始於中，冬氣始於標[1]。春氣始於左，秋氣始於右，冬氣始於後，夏氣始於前。此四時正化之常。**察物以明之，可知也。**故至高之地冬氣常在，至下之地春氣常在。**高山之巔，盛夏冰雪，污下川澤，嚴冬草生，長在之義足明矣。新校正云：按《五常政大論》云："地有高下，氣有温涼，高者氣寒，下者氣暑。"**必謹察之。帝曰：善。**天地陰陽視而可見，何必思諸冥昧，演法推求，智極心勞而無所得邪。

〔1〕標：《廣雅·釋詁一》："標，表也。"

黄帝問曰：五運六氣之應見[1]，六化之正，六變之紀何如？岐伯對曰：夫六氣正紀[2]，有化有變，有勝有復，有用有病，不同其候[3]，帝欲何乎[4]？帝曰：願盡聞之。岐伯曰：請遂言之，遂，盡也。**夫氣之所至[5]也，厥陰所至爲和平[6]，**初之氣，木之化。**少陰所至爲暄[7]，**二之氣，君火也。**太陰所至爲埃溽[8]，**四之氣，土之化。**少陽所至爲炎暑[9]，**三之氣，相火也。**陽明所至爲清勁[10]，**五之氣，金之化。**太陽所至爲寒雰[11]。**終之氣，水之化。**時化之常也。**四時氣正化之常候。

〔1〕應見：趙本"應"作"運"。張志聰曰："此論五運六氣之主時，而各有德化政令勝復病變之常。"

〔2〕正紀：張介賓曰："凡六氣應化之紀，皆曰正紀。"

〔3〕候：察驗。

〔4〕何乎：四庫本"乎"作"問"。

〔5〕氣之所至：明緑格抄本、吴注本"之"下並無"所"字。

〔6〕和平：高世栻曰："和平，舒遲也。"

〔7〕暄：高世栻曰："暄，温熱也。"

〔8〕埃溽：高世栻曰："溽，濕熱也。"

〔9〕炎暑：高世栻曰："炎暑，火氣也。"

〔10〕清勁：高世栻曰："秋末冬初，清且勁也。"

〔11〕寒雰:高世栻曰:"寒雰,結爲霜雪也。"

按語:每年六氣之漸次變化,從初之氣至終之氣分和平、暄、炎暑、埃溽、清勁、寒雰,各應其時;各現其氣。即正月、二月初之氣,其氣"和平",於卦氣爲"泰、大壯",於節氣爲"立春、雨水、驚蟄",三月、四月其氣"暄",於卦氣爲"夬、乾",於節气爲"清明、穀雨、立夏"。餘此類推,詳見本篇"氣分六步與卦氣節氣圖"。

厥陰所至爲風府,爲璺啟[1];璺,微裂也。啟,開坼也。**少陰所至爲火府**[2],**爲舒榮;太陰所至爲雨府,爲員盈**;物承土化,質員盈滿。又雨界地緑,文見如環,爲員化明矣。**少陽所至爲熱府,爲行出**[3];藏熱者,出行也。**陽明所至爲司殺府,爲庚蒼**[4],庚,更也。更,代也,易也。**太陽所至爲寒府,爲歸藏**;物寒故歸藏也。**司化**[5]**之常也。**

〔1〕璺(wèn 問)啟:謂草木萌芽。

〔2〕爲火府:胡本、讀本、趙本、吴本、熊本"爲"下有"大"字。

〔3〕行出:謂陽氣盛極,由中而達於外。

〔4〕庚蒼:張介賓曰:"庚,更也;蒼,木化也。"

〔5〕司化:張介賓曰:"司,主也。六氣各有所主,乃正化之常也。"

厥陰所至爲生,爲風摇;木之化也。**少陰所至爲榮,爲形見**[1];火之化也。**太陰所至爲化,爲雲雨**;土之化也。**少陽所至爲長,爲蕃鮮**[2];火之化也。**陽明所至爲收,爲霧露**;金之化也。**太陽所至爲藏,爲周密。**水之化也。**氣化之常也。**

〔1〕形見:張介賓曰:"陽氣方盛,故物榮而形顯。"

〔2〕蕃鮮:《易·説卦》:"震爲蕃鮮。"正義:"鮮。明也,草木蕃育而鮮明。"

厥陰所至爲風生,終爲肅;風化以生,則風生也。肅,静也。新校正云:按《六微旨大論》云:"風位之下,金氣承之。"故厥陰爲風生,而終爲肅也。**少陰所至爲熱生,中爲寒**;熱化以生,則熱生也。陰精承上,故中爲寒也。新校正云:按《六微旨大論》云:"少陰之上,熱氣治之,中見太陽。"故爲熱生,而中爲寒也。又云:"君位之下,陰精承之。"亦爲寒之義也。**太陰所至爲濕生，終爲注雨**；濕化以生，則濕生也。太陰在上，故終爲注雨。新校正云：按《六微旨大論》云："土位之下，風氣承之。"王注云："疾風之後，雨乃零，濕爲風吹，化而爲雨。故太陰爲濕生，而終爲注雨也矣。"**少陽所至爲火生，終爲蒸溽**〔1〕；火化以生，則火生也。陽在上，故終爲蒸溽。新校正云：按《六微旨大論》云："相火之下，水氣承之。"故少陽爲火生，而終爲蒸溽也矣。**陽明所至爲燥**〔2〕**生，終爲涼**〔2〕；燥化以生，則燥生也。陰在上，故終爲涼。新校正云：詳此六氣俱先言本化，次言所反之氣，而獨陽明之化，言燥生，終爲涼，未見所反之氣。再尋上下文義，當云陽明所至爲涼生，終爲燥，方與諸氣之義同貫。蓋以金位之下，火氣承之，故陽明爲清生，而終爲燥也。**太陽所至爲寒生，中爲温**；寒化以生，則寒生也。陽在内，故中爲温。新校正云：按《五運行大論》云："太陽之上，寒氣治之，中見少陰。"故爲寒生而中爲温。**德化之常也。**風生毛形，熱生翮形，濕生倮形，火生羽形，燥生介形，寒生鱗形，六化皆爲主歲及間氣所在，而各化生常無替也。非德化，則無能化生也。

〔1〕蒸溽：濕熱。

〔2〕燥　涼：張介賓曰："燥、涼二字，當互更用之爲是，蓋金位之下，火氣承之，故陽明涼生，而終爲燥。"

厥陰所至爲毛化，形之有毛者。**少陰所至爲羽**〔1〕**化**，有羽翼〔2〕飛行之類也。**太陰所至爲倮化**，無毛羽鱗甲之類也。**少陽所至爲羽化**，薄明羽翼，蜂蟬之類，非翎羽之羽也。**陽明所至爲介化**，有甲之類。**太陽所至爲鱗化**，身有鱗也。**德化**〔3〕**之常也。**

〔1〕羽：明緑格抄本作"翮"。

〔2〕翼：趙本作"翮"。

〔3〕德化：謂天地生生之化。張介賓曰："此動物賴之以生，所謂德化之常也。"

厥陰所至爲生化，温化也。**少陰所至爲榮化**，暄化也。**太陰所至爲濡化**，濕化也。**少陽所至爲茂化**，熱化也。**陽明所至爲堅化**，涼化也。**太陽所至爲藏化**，寒化也。**布政**〔1〕**之常也。**

〔1〕布政：張介賓曰："氣布則物從其化，故謂之政。"

厥陰所至爲飄怒太涼，飄怒，木也。大涼，下承之金氣也。**少陰**

所至爲太暄寒，太暄，君火也。寒，下承之陰精也。**太陰所至爲雷霆驟注烈風**，雷霆驟注，土也。烈風，下承之水[1]氣也。**少陽所至爲飄風燔燎霜凝**，飄風，旋轉風也。霜凝，下承之水氣也。**陽明所至爲散落温**[2]，散落，金也。温，下承之火氣也。**太陽所至爲寒雪冰雹白埃**，霜雪冰雹，水也。白埃，下承之土氣也。**氣變之常也。**變，謂變常平之氣而爲甚用也。用甚不已，則下承之氣兼行，故皆非本氣也。

〔1〕水：胡本作"木"。

〔2〕散落温：馬蒔曰："金氣爲散落，火氣爲温也。"

厥陰所至爲撓動，爲迎隨[1]；風之性也。**少陰所至爲高明焰，爲曛**[2]；焰，陽焰也。曛，赤黄色也。**太陰所至爲沉陰，爲白埃**[3]，**爲晦暝**[4]；暗蔽不明也。**少陽所至爲光顯，爲彤雲**[5]，**爲曛**；光顯，電也，流光也，明也。彤，赤色也。少陰氣同。**陽明所至爲煙埃，爲霜，爲勁切**[6]，**爲悽鳴**[7]；殺氣也。**太陽所至爲剛固，爲堅芒**[8]，**爲立**[9]。寒化也。**令行**[10]**之常也。**令行則庶物無違。

〔1〕爲撓動，爲迎隨：張介賓曰："撓動，風之性，迎隨，木之性。"

〔2〕爲高明焰，爲曛：張介賓曰："高明焰，陽光也。曛，熱氣也。"于鬯曰："按焰、爲二字當乙。"

〔3〕白埃：謂白氣似雲而薄。

〔4〕晦暝：張介賓曰："晦暝，昏黑色也。"

〔5〕爲光顯，爲彤雲：張介賓曰："光顯，虹電火光之屬也，彤雲，赤雲也。"

〔6〕勁切，謂秋風急切。

〔7〕悽鳴：謂秋聲悽凉。張志聰曰："金有聲也。"

〔8〕爲剛固，爲堅芒：張志聰曰："剛固、堅芒，乃寒凝冰堅之象。"

〔9〕立：作"成"解，見《廣雅·釋詁三》。

〔10〕令行：張介賓曰："氣行而物無敢違，故謂之令。"

厥陰所至爲裏急，筋緩[1]縮故急。**少陰所至爲瘍胗**[2]**身熱**，火氣生也。**太陰所至爲積飲否**[3]**隔**，土凝[4]也。**少陽所至爲嚏嘔，爲瘡瘍**，火氣生也。**陽明所至爲浮虚**，浮虚薄腫，按之復起也。**太陽**

所至爲屈伸不利。病之常也。

〔1〕緩:趙本作"緛"。

〔2〕胗:明緑格抄本作"疹"。按"胗""疹"古今字。

〔3〕否:《素問入式運氣論奥》卷下第二十八引作"痞"。

〔4〕礙:讀本、趙本並作"氣"。

厥陰所至爲支痛〔1〕;支,柱妨也〔2〕。**少陰所至爲驚**〔3〕**惑,惡寒,戰慄**〔4〕**,譫妄**;譫,亂言也,今詳慄字當作慄〔5〕字。**太陰所至爲稸滿**〔6〕**;少陽所至爲驚躁,瞀昧暴病**〔7〕**;陽明所至爲鼽**〔8〕**尻陰股膝髀腨䯒足病;太陽所至爲腰痛。病之常也。**

〔1〕支痛:謂兩脇疼痛,如有物支撑其中。

〔2〕支,柱妨也:胡本、讀本並無此四字。

〔3〕驚:張琦曰:"驚爲木病,與少陰不合,疑誤。"

〔4〕慄:趙本、藏本"慄"並作"慄"。

〔5〕作慄:"慄"乃"慄"之誤字。

〔6〕稸滿:《素問入式運氣論奥》卷下第二十八引作"中滿"。

〔7〕瞀昧暴病:《素問入式運氣論奥》卷下第二十八引"瞀昧"下無"暴病"二字。

〔8〕鼽:《素問入式運氣論奥》卷下第二十八引"鼽"下有"嚏"字。

厥陰所至爲緛戾〔1〕**,少陰所至爲悲妄衄衊**,衊,污血,亦脂也〔2〕。**太陰所至爲中滿**〔3〕**霍亂吐下,少陽所至爲喉痺耳鳴嘔涌,**涌,謂溢食不下也。**陽明所至**〔4〕**皴揭**〔5〕**,身皮𤸇象。太陽所至爲寢汗痙。**寢汗,謂睡中汗發於胸嗌頸掖之間也。俗誤呼爲盜汗。**病之常也。**

〔1〕緛戾:張介賓曰:"厥陰木病在筋,故令支體緛縮,乖戾不支。"

〔2〕衊,污血,亦脂也:藏本無此六字。《素問入式運氣論奥》卷下第二十八引"脂"作"汗"。

〔3〕中滿:按:"中滿"二字蒙前"稸滿"衍,似應删。

〔4〕陽明所至:胡本、趙本、吴本、朝本、藏本、熊本"至"下並有"爲脇痛"三字。

〔5〕皴揭:由於皮膚甲錯,肌膚粗糙如麩。

厥陰所至爲脇痛嘔泄，泄，謂利也。**少陰所至爲語笑**〔1〕**，太陰所至爲重胕腫**〔2〕，胕腫，謂肉泥，按之不起也。**少陽所至爲暴注、瞤瘛、暴死，陽明所至爲鼽嚏，太陽所至爲流泄禁止**〔3〕**。病之常也。**

〔1〕語笑：《素問入式運氣論奥》卷下第二十八引作"血汗"。

〔2〕爲重胕腫：明抄本"爲"下有"身"字。按：《素問入式運氣論奥》卷下第二十八引有"身"字，與明抄本合。

〔3〕流泄禁止：張介賓曰："寒氣下行，能爲瀉利，故曰流泄；陰寒凝結，陽氣不化，能使二便不通，汗竅不解，故曰禁止。"按："流泄禁止"句，舊注説異，兹從張注。蓋寒氣關腎，腎合三焦、膀胱，開竅於二陰。而三焦膀胱者，腠理毫毛其應。寒氣所至之時，人失攝養，則腎病，而三焦氣化失宣，故其病或瀉利，或二便不通，或汗竅不解。

凡此十二變者，報德〔1〕**以德，報化**〔1〕**以化，報政**〔1〕**以政，報令**〔1〕**以令，氣高則高**〔2〕**，氣下則下，氣後則後，氣前則前，氣中則中，氣外則外，位之常也。**氣報德報化，謂天地氣也。高下前後中外，謂生病所也。手之陰陽其氣高，足之陰陽其氣下，足太陽氣在身後，足陽明氣在身前，足太陰、少陰、厥陰氣在身中，足少陽氣在身側，各隨所在言之〔3〕，氣變生病象也。**故風勝則動**〔4〕，動，不寧也。新校正云：詳風勝則動至濕勝則濡泄五句，與《陰陽應象大論》文重，而兩注不同。**熱勝則腫**，熱勝氣則爲丹熛，勝血則爲癰膿〔5〕，勝骨肉則爲胕腫，按之不起。**燥勝則乾**，乾於外，則皮膚皴拆〔6〕，乾於内則精血枯涸；乾於氣及津液，則肉乾而皮著於骨。**寒勝則浮**〔7〕，浮，謂浮起，按之處〔8〕見也。**濕勝則濡泄，甚則水閉胕腫**，濡泄，水利也。胕腫，肉泥，按之陷而不起也。水閉，則逸於皮中也。**隨氣所在，以言其變耳。**

〔1〕報德　報化　報政　報令："報"謂回答。"德、化、政、令"見本書《五常政大論》。所謂德、化、政、令，即六氣對于萬物之作用，而所謂報者，即萬物對於六氣所與之德、化、政、令，而表現之變化。

〔2〕氣高則高：氣至有高下、前後、中外之不同，在人應之。

〔3〕言之：趙本"言"下無"之"字。

〔4〕風勝則動："動"應作"痛"解，見本書《陰陽應象大論》注。

〔5〕膿：趙本作"腫"。

〔6〕拆:趙本、藏本並作"揭"。

〔7〕浮:應作疠痛解,見本書《陰陽應象大論》注。

〔8〕處:讀本、藏本並作"起"。

帝曰:願聞其用也。岐伯曰:夫六氣之用,各歸不勝而爲化,用謂施其化氣。**故太陰雨化**[1]**,施於太陽;太陽寒化,施於少陰;**新校正云:詳此當云少陰少陽。**少陰熱化,施於陽明;陽明燥化,施於厥陰;厥陰風化,施於太陰。各命其所在以徵之也。帝曰:自得其位何如?岐伯曰:自得其位,常化也。帝曰:願聞所在**[2]**也。岐伯曰:命其位**[3]**,而方、月**[4]**可知也。**隨氣所在以定其方,六分占之,則日及地分無差矣。

〔1〕雨化:張琦曰:"按雨化當作濕化"。

〔2〕聞所在:明緑格抄本"聞"下有"其"字。

〔3〕命其位:張介賓曰:"命,命其名也,位,即上下應有之位也。"

〔4〕方月:"方"指方位,"月"指月時。

帝曰:六位之氣[1]**盈虛何如?岐伯曰:太少**[2]**異也。太者之至徐而常,少者暴而亡**[3]**。**力强而作,不能久長,故暴而無也。亡,無也。**帝曰:天地之氣,盈虛何如?岐伯曰:天氣不足,地氣隨之,地氣不足,天氣從之,運居其中而常先也。**運,謂木火土金水,各主歲者也。地氣勝,則歲運上升;天氣勝,則歲氣[4]下降;上升下降,運氣常先遷降也。**惡所不胜**[5]**,歸所同和**[6]**,隨運歸從而生其病也。**非其位則變生,變生則病作。**故上勝則天氣降而下,下勝則地氣遷而上。**勝,謂多也。上多則自降,下多則自遷,多少相移,氣之常也。新校正云:按《六微旨大論》云:"升已而降,降者謂天,降已而升,升者謂地。天氣下降,氣流於地,地氣上升,氣騰於天。故高下相召,升降相因,而變作矣。"此亦升降之義也矣。**多少**[7]**而差其分,**多則遷降多,少則遷降少,多少之應,有微有甚異之[8]也。**微者小差,甚者大差。甚則位易,氣交易,則大變生而病作矣。大要曰:甚紀五**[9]**分,微紀七**[10]**分,其差可見。此之謂也。**以其五分七分之[11],所以知天地陰陽過差矣。

〔1〕六位之氣:明緑格抄本作"六氣之位"。指主時之六氣,有六個

定位。

〔2〕太少:太過爲“太”不及爲“少”。張介賓曰:“六陽年謂之太,六陰年謂之少。”

〔3〕太者之至徐而常,少者暴而亡:張琦曰:“詳此與上太過者暴,不及者徐正反,疑誤。”按:王注:“力强而作,不能久長,故暴而亡也。”似王所據本作“太者之至暴而亡,少者徐而長。”

〔4〕歲氣:趙本、藏本並作“歲運”。

〔5〕惡所不勝:謂厭惡己所不勝之氣,不勝之氣,指司天在泉之氣。

〔6〕歸所同和:謂司天與在泉之氣相同。

〔7〕多少:讀本、趙本、吴本、明抄本、朝本、藏本、熊本“多”上並有“勝”字。

〔8〕異之;胡本、讀本並作“之異”。

〔9〕五:朝本作“七”。

〔10〕七:朝本作“五”。

〔11〕以其五分七分之:按:準經文“之”下脱“紀”字,似應補。

帝曰:善。論言熱無犯熱,寒無犯寒。余欲不遠寒,不遠熱奈何?岐伯曰:悉乎哉問也!發表不遠熱,攻裏不遠寒。汗泄,故用熱不遠熱;下利,故用寒不遠寒;皆以其不住於中也。如是則夏可用熱,冬可用寒;不發不泄,而無畏忌,是謂妄遠[1],法所禁也。皆謂不獲已而用之也。秋冬亦同[2]。新校正云:按《至真要大論》云:“發不遠熱,無犯温涼。”**帝曰:不發不攻而犯寒犯熱何如?岐伯曰:寒熱内賊,其病益甚。**以水濟水,以火濟火,適足以更生病,豈唯本病之益甚乎。**帝曰:願聞無病者何如?岐伯曰:無者生之,有者甚之。**無病者犯禁,猶能生病,况有病者,而未[3]輕減,不亦難乎。**帝曰:生者何如?岐伯曰:不遠熱則熱至,不遠寒則寒至。寒至則堅否腹滿,痛急下利之病生矣;**食已不飢,吐利腥穢,亦寒之疾也。**熱至則身熱,吐下霍亂,癰疽瘡瘍,瞀鬱注下,瞤瘛腫脹,嘔,鼽衄頭痛,骨節變,肉痛,血溢血泄,淋閟之病生矣。**暴瘖冒昧[4],目不識人,躁擾狂越,妄見妄聞,駡詈驚癇,亦熱之病。**帝曰:治之奈何?岐伯曰:時必順之,犯者治以勝也。**春宜涼,夏宜寒,秋宜温,冬宜熱,此時之宜[5],不可不順。然犯熱治以寒，犯寒治以熱，犯春宜用涼，犯秋宜用温，是以勝也。犯熱治以鹹寒，犯寒治以甘熱，犯涼治以苦温，犯温治以辛涼，亦勝之道也。

〔1〕遠：藏本作“造”。

〔2〕秋冬亦同：讀本作“若秋冬亦同法”。

〔3〕未：趙本、藏本並作“求”。

〔4〕味：藏本作“昧”。

〔5〕此時之宜：胡本、趙本“宜”下並有“用”字。

黄帝問曰：婦人重身〔1〕**，毒之**〔2〕**何如？岐伯曰：有故無殞**〔3〕**，亦無殞也。**故，謂有大堅癥瘕，痛甚不堪，則治以破積愈癥〔4〕之藥；是謂不救，必廼盡死；救之蓋存其大也，雖服毒不死也。上無殞，言母必全，亦無殞，言子亦不死也。**帝曰：願聞其故何謂也？岐伯曰：大積大聚，其可犯也，衰其太半而止，過者死。**衰其太半，不足以害生，故衰〔5〕太半則止其藥；若過禁待盡，毒氣内餘，無病可攻，以當毒藥，毒攻不已，則敗損中和，故過則死。新校正云：詳此婦人身重一節，與上下文義不接，疑他卷脱簡於此。

〔1〕重(chóng 蟲)身：指孕婦。《奇病論》王注：“重身，謂身中有身。”

〔2〕毒之：張介賓曰：“毒之，謂峻利藥也。”

〔3〕無殞(yǔn 允)：“殞”與“隕”同，並從員聲。“隕”有“失”義，見《孟子·盡心下》“亦不隕厥問”趙注。“無殞”蓋謂孕婦服峻利藥，當其病則無失，即於胎亦無失。

〔4〕癥：胡本作“痛”。

〔5〕衰：藏本作“雖”。

帝曰：善。鬱〔1〕**之甚者治之奈何？**天地五行應運，有鬱抑不申〔2〕甚者也。**岐伯曰：木鬱達**〔3〕**之，火鬱發**〔4〕**之，土鬱奪**〔5〕**之，金鬱泄**〔6〕**之，水鬱折**〔7〕**之，然調其氣，**達，謂吐之，令其條達也。發，謂汗之，令其疏散也。奪，謂下之，令無擁〔8〕礙也。泄，謂滲泄之〔9〕，解表利小便也。折，謂抑之，制其衝逆也。通是五法，乃氣可平調，後乃觀其虚盛而調理之也。**過者折之以其畏也，所謂寫之。**過，太過也。太過者，以其味寫之。以鹹寫腎，酸寫肝，辛寫肺，甘寫脾，苦寫心。過者畏寫，故謂寫爲畏也。**帝曰：假**〔10〕**者何如？岐伯曰：有假其氣，則無禁**〔11〕

也。正氣不足，臨氣勝之，假寒熱温涼，以資四正之氣，則可以熱犯熱，以寒犯寒，以温犯温，以涼犯涼也。**所謂主氣不足，客氣勝也。**客氣，謂六氣更臨之氣。主氣，謂五藏應四時，正王春夏秋冬也。**帝曰：至哉聖人之道，天地大化運行之節，臨御之紀，陰陽之政，寒暑之今〔12〕，非夫子孰能通之！請藏之靈蘭之室，署曰《六元正紀》，非齋戒不敢示，慎傳也。**新校正云：詳此與《氣交變大論》末文同。

〔1〕鬱：趙養葵曰："鬱者，抑而不通之義。《内經》五法，爲因五氣所乘而致鬱，不必作憂鬱之鬱。"

〔2〕申：胡本藏本俱作"伸"。藏本"伸"下有"之"字。

〔3〕達：張璐曰："達者，通暢之也，當以清揚之劑舉而達之。"張介賓曰："但使氣得通行皆謂之達，諸家以吐爲達者，又安足以盡之。"

〔4〕發：張璐曰"發者，升發之也，當以升發之劑，汗而發之。"張介賓曰："發，發越也。凡火鬱之病，爲陽爲熱之屬也。其藏應心主，小腸，三焦，其主在脈絡，其傷在陰分。凡火所居，其有結聚斂伏者，不宜蔽遏，故当因其勢而解之，散之、升之、揚之，如開其窗，如揭其被，皆謂之發，非獨止於汗也。"

〔5〕奪：張介賓曰："奪，直取之也。凡土鬱之病，濕滯之屬也。其藏應脾胃，其主在肌肉四肢，其傷在胸腹。土畏壅滯，凡滯在上者，奪其上，吐之可也。滯在中者，奪其中，伐之可也。滯在下者，奪其下，瀉之可也。凡此皆謂之奪，非獨止於下也。"

〔6〕泄：張璐曰："泄者開發之也。"張介賓曰："泄，疏利也。凡金鬱之病，爲斂爲閉，爲燥爲塞之屬也。其藏應肺大腸，其主在皮毛聲息，其傷在氣分。故或解其表，或破其氣，或通其便，凡在表在裏，在上在下，皆可謂之泄也。"

〔7〕折：張介賓曰："折，調制也。凡水鬱之病，爲寒爲水之屬也。水之本在腎，水之標在肺，其傷在陽分，其反克在脾胃。水性善流，宜防泛溢，凡折之之法，如養氣可以化水，治在腎也；分利可以泄水，治在膀胱也；凡此皆謂之折，豈獨抑之而已哉。"

〔8〕擁：藏本作"壅"。

〔9〕泄之：讀本"泄"下無"之"字。

〔10〕假:謂春反涼,秋反温,夏反寒,冬反熱之類。

〔11〕禁:指用寒遠寒,用熱遠熱之禁忌。

〔12〕今:趙本、吴本、朝本、四庫本並作"令"。

按語:古之治法,應靈活運用,不可拘於一端。例如《古今醫案按》載:"姑蘇朱子明婦,病長號,數十聲暫止,復如前。人以爲厲所憑,莫能療。戴元禮曰:此鬱病也,痰閉於上,火鬱於下,故長號則氣少舒。經云:火鬱則發之是已。遂用重劑涌之,吐痰如膠者無算,乃愈。"查平鬱五法:泄、折、達、發、奪,能與人規矩,不能與人巧。例如"發之"一法,王冰注"發汗令其疏散也。"而此案戴氏以"涌吐"爲"發之",則知同一平火鬱,有汗、吐之不同,要在運用得當。況戴氏於此運氣論中,但論火鬱,未及歲氣,知於運氣考究,亦要隨機應變而或取或舍也。

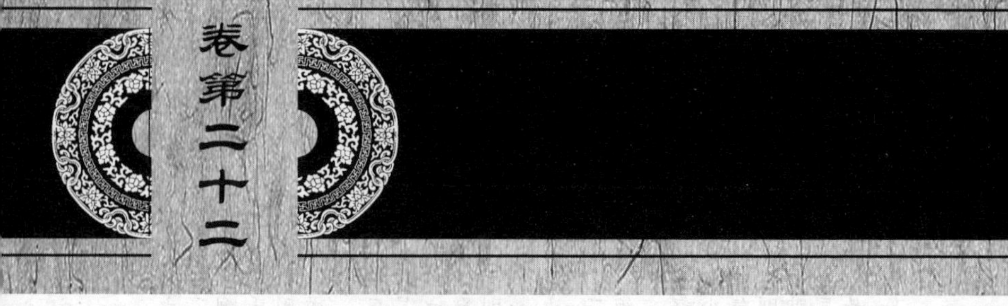

至真要大論篇第七十四

提要：篇中闡述了五運六氣之司天、在泉、勝復、主客爲病的證狀，及其治療原則、用藥規律、製方大法等。其以《至真要大論》名篇者，至者極也。真者精也，要者會也。即可知其義深旨奥。

黄帝問曰：五氣交合，盈虚更作[1]**，余知之矣。六氣分治，司天地者其至**[2]**何如？**五行主歲，歲有少多，故曰盈虚更作也。《天元紀大論》曰："其始也，有餘而往，不足隨之，不足而往，有餘從之。"則其義也。天分六氣，散生[3]太虚，三之氣司天，終之氣監地，天地生化，是爲大紀，故言司天地者，餘四可知矣。**岐伯再拜對曰：明乎哉問也！天地之大紀，人神之通應也。**天地變化，人神運爲，中外雖殊，然其通應則一也。**帝曰：願聞上合昭昭**[4]**，下合冥冥**[5]**，奈何？岐伯曰：此道之所主，工之所疑**[6]**也。**不知其要，流散無窮。

〔1〕五氣交合，盈虚更作：馬蒔曰："五運分爲五氣，以太過不及而有盈有虚也。《天元紀大論》：其始也，有餘而往，不足隨之，不足而往，有餘隨之，正盈虚更作之義也。"

〔2〕至：張介賓曰："至者，言當其位也。"

〔3〕生：趙本、守校本"生"並作"主"。

〔4〕昭昭：張志聰曰："昭昭合天道之明顯。"

〔5〕冥冥：張志聰曰："冥冥合在泉之幽深。"

〔6〕道之所主，工之所疑：張介賓曰："道之所生，其生惟一，工不知

要,則流散無窮,故多疑也。”

帝曰:願聞其道也。岐伯曰:厥陰司天,其化以風〔1〕;飛揚鼓拆,和氣發生,萬物榮枯,皆因而化變成敗也。**少陰司天,其化以熱**〔2〕;炎蒸鬱燠,故庶類蕃茂。**太陰司天,其化以濕**〔3〕;雲雨潤澤,津液生成。**少陽司天,其化以火**〔4〕;炎熾赫烈,以爍寒災。**陽明司天,其化以燥**〔5〕;乾化以行,物無濕敗。**太陽司天,其化以寒**〔6〕。對陽之化也。新校正云:詳注云:“對陽之化。”陽字疑誤。**以所臨藏位**〔7〕**,命其病者也。**肝木位東方,心火位南方,脾土位西南方及四維〔8〕,肺金位西方,腎水位北方,是五藏定位。然六氣御〔9〕、五運所至,氣不相得則病,相得則和,故先以六氣所臨,後言五藏之病也。

〔1〕厥陰司天,其化以風:張介賓曰:“厥陰屬木,其化以風。凡和氣升陽,發生萬物,皆風之化。”

〔2〕少陰司天,其化以熱:吴崑曰:“少陰君火也,君火化熱。”

〔3〕太陰司天,其化以濕。張介賓曰:“太陰濕土,其化以濕。凡雲雨滋澤,津液充實,皆土之化。”

〔4〕少陽司天,其化以火:吴崑曰:“少陽,相火也,其化畏火。”

〔5〕陽明司天,其化以燥:張介賓曰:“陽明屬金,其化燥。凡清明乾肅,萬物堅剛,皆金之化。”

〔6〕太陽司天,其化以寒:張介賓曰:“太陽屬水,其化以寒。凡陰凝凓冽,萬物閉藏,皆水之化。”

〔7〕所臨藏位:張志聰曰:“天氣上臨而下合,人之藏位臨六氣之所傷而命其病也。”

〔8〕西南方及四維:藏本作“中央”。顧觀光曰:“藏本脾土位中央似與此文並有脱誤,當云脾土位中央及四維。”

〔9〕然六氣御:按:“六氣”下脱“所”字。

帝曰:地化〔1〕**奈何?岐伯曰:司天同候,間氣皆然**〔2〕。六氣之本,自有常性,故雖位易,而化治皆同。**帝曰:間氣何謂?岐伯曰:司左右者,是謂間氣**〔3〕**也。**六氣分化,常以二氣司天地,爲上下吉凶勝復客主之事〔4〕,歲中悔吝從而明之,餘四氣散居左右也。故《陰陽應象大論》曰:“天地者,萬物之上下,左右者,陰陽之道路。”此之謂也。**帝曰:何以異之?岐伯曰:主歲者紀歲,間氣者紀步**〔5〕**也。**歲三百六十五日四分日之一,步六十日餘八十七刻半也。積步之日而成歲也。**帝曰:善。歲主奈何?岐伯曰:厥陰司天爲風化**,巳亥之歲,風高氣遠,雲飛物揚,風之化也。**在泉爲酸化**,寅申之歲,木司地氣,故物化從酸。**司氣**[6]**爲蒼化**,木運之氣,丁壬之歲化。蒼,青也。**間氣爲動化。**徧[7]主六十日餘八十七刻半也。新校正云:詳丑未之歲,厥陰爲初之氣,子午之歲爲二之氣,辰戌之歲爲四之氣,卯酉之歲爲五之氣。**少陰司天爲熱化**,子午之歲陽光熠燿,暄暑流行,熱之化也。**在泉爲苦化**,卯酉之歲,火司地氣,故物以苦生。**不司氣化**,君不主運。新校正云:按《天元紀大論》云:"君火以名,相火以位。"謂君火不主運也。**居氣爲灼化。**六十日餘八十七刻半也。居本位君火爲居,不當間之也。新校正云:詳少陰不曰間氣,而云居氣者,蓋尊君火無所不居,不當間之也。王注云:"居本位爲居,不當間之。"則居他位不爲居,而可間也。寅申之歲爲初之氣,丑未之歲爲二之氣,巳亥之歲爲四之氣,辰戌之歲爲五之氣也。**太陰司天爲濕化**,丑未之歲,埃鬱曚昧,雲雨潤濕之化[8]也。**在泉爲甘化**,辰戌之歲也,土司地氣,故甘化先焉。**司氣爲黅**[9]**化**,土運之氣,甲己之歲。黅,黄也。**間氣爲柔化**[10]**。**濕化行,則庶物柔耎。新校正云:詳太陰卯酉之歲爲初之氣,寅申之歲爲二之氣,子午之歲爲四之氣,巳亥之歲爲五之氣。**少陽司天爲火化**,寅申之歲也,炎光赫烈,燔灼焦然,火之化也。**在泉爲苦化**,巳亥之歲也,火司地氣,故苦化先焉。**司氣爲丹化**,火運之氣,戊癸歲也。**間氣爲明化**[11]**。**明,炳明也。亦謂霞燒。新校正云:詳少陽辰戌之歲爲初之氣,卯酉之歲爲二之氣,寅申之歲爲四之氣,丑未之歲爲五之氣。**陽明司天爲燥化**,卯酉之歲,清切高明[12],霧露蕭瑟,燥之化也。**在泉爲辛化**[13],子午之歲也,金司地氣,故辛化先焉。**司氣爲素化**[14],金運之氣,乙庚歲也。**間氣爲清化。**風生高勁,草木清冷[15],清之化也。新校正云:詳陽明巳亥之歲爲初之氣,辰戌之歲爲二之氣,寅申之歲爲四之氣,丑未之歲爲五之氣。**太陽司天爲寒化**,辰戌之歲,嚴肅峻整,慘慄凝堅,寒之化也。**在泉爲鹹化**,丑未之歲,水司地氣,故化從鹹。**司氣爲玄化**,水運之氣,丙辛歲也。**間氣爲藏化。**陰凝而冷,庶物斂容,歲之化也。新校正云:詳子午之歲太陽爲初之氣,巳亥之歲爲二之氣,卯酉之歲爲四之氣,寅申之歲爲五之氣也。**故治病者,必明**

六化分治，五味五色所生，五藏所宜，迺可以言盈虚病生之緒[16]也。學不厭備習也。

〔1〕地化：謂在泉之化。

〔2〕司天同候，間氣皆然：吴崑云："司天同候者，言天氣既遷，地氣用事，因藏位而命其病，與司天候法同也。間氣皆然者，間氣用事，因藏位而命其病，皆與司天候法同也。"

〔3〕司左右者，是謂間氣：張介賓曰："六氣分主六步，上謂司天，下謂在泉，餘四者謂之間氣。在上者，爲司天左間，司天右間；在下者，爲在泉左間，在泉右間。"

〔4〕客主之事：胡本、讀本"事"並作"理"。

〔5〕步：謂六氣分步。

〔6〕司氣：謂司六气與歲運之氣化。

〔7〕徧：趙本"徧"作"偏"。

〔8〕雲雨潤溼之化：《素問校譌》曰："潤"下似脱"澤"字。

〔9〕黅(jin 今)：黄色。張介賓曰："土運司氣，則氣化黅黄，甲己是也。"

〔10〕柔化：張介賓曰："太陰所臨之位，溼化行則庶物柔耎也。"

〔11〕明化；張介賓曰："火運司氣則色丹赤，戊癸年是也。少陽所臨之位，火化行則庶物明燦也。"

〔12〕清切高明：四庫本"切"作"潔"。

〔13〕辛化：張介賓曰："金氣在地則味爲辛化，如子午歲，陽明在泉是也。"

〔14〕素化：吴崑曰："主運爲素白，清潔不塵。"

〔15〕草木清冷：趙本"冷"作"泠"。

〔16〕盈虚病生之緒：張介賓曰："凡治病者必求其本，六化是也；必察其形，五色是也；必分其主治，五味是也；必辨其宜否，五藏是也。明此數者，而后孰爲氣之盛，孰爲氣之衰，乃可以言盈虚病生之端緒，而治之無失矣。"

帝曰：厥陰在泉而酸化，先余知之矣，風化之行也何如[1]？岐伯曰：風行於地，所謂本也[2]，餘氣同法。厥陰在泉，風行於地。少陰在泉，熱行於地。太陰在泉，溼行於地。少陽在泉，火行於地。陽明在泉，燥行於地。太陽在泉，寒行於地。故曰餘氣同法也。本，謂六氣之上元氣也。**本乎天**〔3〕**者,天之氣也,本乎地**〔3〕**者,地之氣也**,化於天者,爲天氣,化於地者,爲地氣。新校正云:按《易》曰:"本乎天者,親上。本乎地者,親下。"此之謂也。**天地合氣,六節**〔4〕**分,而萬物化生矣。**萬物居天地之間,悉爲六氣所生化,陰陽之用,未嘗有逃生化、出陰陽也。**故曰:謹候氣宜**〔5〕**,無失病機。此之謂也。**病機,下文具矣。

〔1〕風化之行也何如:張介賓曰:"此問厥陰在泉酸化,而上文之言地化者,曰司天同候,則厥陰在泉亦曰風化,然則酸之與風,其辨爲何也?"

〔2〕風行於地,所謂本也:馬蒔曰:"司天則風行於天,在泉則風行於地。乃本於地之氣,而爲風之化;若本乎司天,則本乎天之氣而亦爲風化矣。"

〔3〕本乎天 本乎地:張介賓曰:"六氣之在天,則爲天之氣,六氣之在地,則爲地之氣,上下之位不同,而氣化之本則一。"《易經·乾卦》曰:"本乎天者親上,本乎地者親下。"

〔4〕六節:即六步。

〔5〕氣宜:吴崑曰:"氣宜,氣之所宜。如用寒遠寒,用熱遠熱,用温遠温,用凉遠凉。飲食居處,亦復如是。謹候氣宜之謂也。"

帝曰:其主病〔1〕**何如?**言采药之歲也。**岐伯曰:司歲備物**〔2〕**,則無遺主矣。**謹候司天地所主化者,則其味正當其歲也。故彼藥工專司歲氣,所收藥物,則一歲二歲,其所主用無遺略也。今詳前字當作則〔3〕。**帝曰:先歲物何也?岐伯曰:天地之專精**〔4〕**也。**專精之氣,藥物肥膿〔5〕又於使用當其正氣味也。新校正云:詳先歲疑作司歲。**帝曰:司氣者何如?**司運氣也。**岐伯曰:司氣者主歲同,然有餘不足也。**五運主歲者,有餘不足,比之歲物〔6〕,恐有薄,有餘之歲,藥專精也。**帝曰:非司歲物何謂也?岐伯曰:散也**,非專精則散氣,散氣則物不純也。**故質同而異等也**,形質雖同,力用則異,故不尚之。**氣味有薄厚,性用有躁静,治保有多少**〔7〕**,力化**〔8〕**有淺深,此之謂也。**物與歲不同者何?以此爾。

〔1〕主病:張志聰曰:"主病,謂主治病之藥物。"

〔2〕司歲備物:張介賓曰:"天地之氣,每歲各有所司,因司氣以備

藥物。"

〔3〕今詳前字當作則:守校本作"今詳則字當作用。"

〔4〕天地之專精:張介賓曰:"歲物者,得天地精專之化,氣全力厚。"

〔5〕膿:藏本作"濃"。

〔6〕比之歲物:按:準上下文義,"物"下似脱"然不足之歲"五字。

〔7〕治保有多少:張志聰曰:"謂治病保真之藥食,或宜多用,或宜少用也。"

〔8〕力化:謂葉食之作用。

帝曰:歲主藏害〔1〕**何謂?岐伯曰:以所不勝**〔2〕**命之,則其要也。**木不勝金,金不勝火之類是也。**帝曰:治之奈何?岐伯曰:上淫於下,所勝平之,外淫於内**〔3〕**,所勝治之。**淫,謂行所不勝己者也。上淫於下,天之氣也。外淫於内,地之氣也。隨所制勝而以平治之也。制勝,謂五味寒熱温涼隨勝用之,下文備矣。新校正云:詳天氣主歲,雖有淫勝,但當平調之,故不曰治,而曰平也。**帝曰:善。平氣何如?**平,謂診平和之氣。**岐伯曰:謹察陰陽所在而調之,以平爲期**〔4〕**,正者正治,反者反治**〔5〕**。**知陰陽所在,則知尺寸應與不應。不知陰陽所在,則以得爲失,以逆爲從。故謹察之也。陰病陽不病,陽病陰不病,是爲正病,則正治之,謂以寒治熱,以熱治寒也。陰位已見陽脈,陽位又見陰脈,是謂反病,則反治之,謂以寒治寒,以熱治熱也。諸方之制,咸悉不然〔6〕,故曰〔7〕反者反治也。

〔1〕歲主藏害:張志聰曰:"歲主者,謂六氣之主歲。藏,五藏也。蓋言五藏内屬五行即外合五運,五運之氣受勝制之所傷,則病入五藏而爲害矣。"

〔2〕不勝:張介賓曰:"此言天有歲氣,人有藏氣,而歲主有害于五藏者,在所不勝者也。如木氣淫則脾不勝,土氣淫則腎不勝,金氣淫則肝不勝,水氣淫則心不勝,是皆藏害之要。"

〔3〕外淫於内:張琦曰:"按地氣不可云外淫於内。疑是内淫於外,上下互易也,在泉之氣,當可云内矣。"

〔4〕以平爲期:張介賓曰:"以平爲期,無令過也。"

〔5〕正者正治,反者反治;張介賓曰:"若陽經陽證而得陽脈,陰經陰證而得陰脈,是爲正病,正者正治,謂當以寒治熱,以熱治寒,治之正也。若陽經陽證而得陰脈,陰經陰證而得陽脈,是爲反病,反者反治,謂當以熱

治熱,以寒治寒,治之反也。”

〔6〕咸悉不然:四庫本“悉”下無“不然”二字。

〔7〕故曰:四庫本“故曰”下有“正者正治”四字。

帝曰:夫子言察陰陽所在而調之,論言人迎與寸口相應,若引繩小大齊等〔1〕**,命曰平。**新校正云:詳論言至曰平,本《靈樞經》之文,今出《甲乙經》云寸口主中,人迎主外,兩者相應,俱往俱來,若引繩小大齊等,春夏人迎微大,秋冬寸口微大者,故名曰平也。**陰之所在**〔2〕**寸口何如?**陰之所在,脈沉不應,引繩齊等,其候頗乖,故問以明之。**岐伯曰:視歲南北**〔3〕**,可知之矣**〔4〕**。帝曰:願卒聞之?岐伯曰:北政之歲,少陰在泉,則寸口不應**〔5〕,木火金水運,面北受氣,凡氣之在泉者,脈悉不見,唯其左右之氣脈可見之。在泉之氣,善則不見,惡者可見,病以氣及客主淫勝名之。在天之氣,其亦然矣。**厥陰在泉,則右不應;**少陰在右故。**太陰在泉,則左不應。**少陰在左故。**南政之歲,少陰司天,則寸口不應;**土運之歲,面南行令,故少陰司天,則二手寸口不應也。**厥陰司天,則右不應;太陰司天,則左不應。**亦左右義也。**諸不應者,反其診則見矣**〔6〕**。**不應皆爲脈沉,脈沉下者,仰手而沉,覆其手,則沉爲浮,細爲大也。**帝曰:尺候何如?岐伯曰:北政之歲,三陰在下,則寸不應;三陰在上,則尺不應。**司天曰上,在泉曰下。**南政之歲,三陰在天,則寸不應;三陰在泉,則尺不應。左右同。**天不應寸〔7〕,左右悉與寸不應義同。**故曰:知其要者,一言而終,不知其要,流散無窮。此之謂也。**要,謂知陰陽所在也。知則用之不惑,不知則尺寸之氣,沉浮大小,常三歲一差。欲求其意,猶遶樹問枝,雖白首區區,尚未知所詣,況其旬月而可知乎!

〔1〕論言人迎與寸口相應,若引繩小大齊等:論言,謂古醫論之言。似與《靈樞》禁服篇論寸口人迎,之“若引繩大小齊等”句,同引古論。

〔2〕陰之所在:張介賓曰:“陰,少陰也。少陰所在,脈不當應於寸口,有不可不察也。”

〔3〕視歲南北:“南北”即下文之南政北政。張介賓曰:“甲己二歲爲南政,乙庚丙辛丁壬戊癸八年爲北政。”

〔4〕可知之矣:明緑格抄本“知”下無“之”字。

〔5〕北政之歲,少陰在泉,則寸口不應:張介賓曰:“不應者,脈來沉細

而伏,不應於指也。北政之歲,其氣居北以定上下,則尺主司天,寸主在泉。故少陰在泉居北之中,則兩手寸口不應,乙丁辛癸卯酉年是也。"

〔6〕諸不應者,反其診則見矣;張介賓曰:"凡南政之應在寸者,則北政應在尺,北政之應在寸者,則南政應在尺,以南北相反而診之,則或寸或尺之不應者,皆可見矣。"

〔7〕天不應寸:胡本、趙本"天"並作"尺"。

按語:《古今醫案按》載:"李士材曰:南部許輪所孫女,吐血痰嗽。六月診之,兩尺如爛綿,兩寸大而數。余謂金以火爲仇,肺不浮濇反得洪大,賊脈見矣,秋令可憂。八月初五復診之,肺之洪者變細數;腎軟者變爲疾勁。余曰:歲在戊午,少陰司天,兩尺不應,今尺當不應而反大;寸當浮大而反沉細,尺寸反者死。肺至懸絶,十二日死,計其期當死于十六日,然能食過期,況十六、十七二日皆金未遽絶也。十八日交寒露,又值火日,經曰:手太陰氣絶,丙日篤,丁日死,言火日也。寅時乃氣血注肺之時,不能注則絶,必死于十八日寅時矣。輪所以其能食,未深信也。至十八,果未曉而終。"查戊午乃北政之歲,是歲少陰司天(在上)則尺不應。此患者尺當不應,脈當沉細,今反浮大;寸不浮大而反沉細,是爲尺寸反,死症脈也。經云:"肺至懸絶,十二日死"。屆期不死,因能食,胃氣未絶也。十八日交寒露節而天地之氣陰盛陽衰,一陽剝之,金氣衰極故死也。由是觀之,運氣之説乃活潑學問,其中五行、干支、日時等講究,皆屬陰陽之妙用,故學者當靈活運用,全面掌握,不可死於句下也。

帝曰:善。天地之氣,内淫而病何如?岐伯曰:歲厥陰在泉,風淫所勝〔1〕,則地氣不明,平野昧,草迺早秀。民病洒洒振寒〔2〕,善伸〔3〕數欠,心痛支滿,兩脇裏急,飲食不下,鬲咽不通,食則嘔,腹脹善噫,得後與氣,則快然如衰〔4〕,身體皆重。謂甲寅、丙寅、戊寅、庚寅、壬寅、甲申、丙申、戊申、庚申、壬申歲也。氣不明〔5〕,謂天圍之際,氣色昏暗,風行地上,故平野皆然。昧,謂暗也。脅,謂兩乳之下及肱外也。伸,謂以欲伸努筋骨也。新校正云:按《甲乙經》洒洒振寒,善伸數欠,爲胃病。食則嘔,腹脹善噫,得後與氣,則快然如衰,身體皆重,爲脾病。飲食不下，鬲咽不通，邪在胃脘也。蓋厥陰在泉之歲，木王而剋脾胃，故病如是。又按《脈解》云：所謂食則嘔者，物盛滿而上溢，故嘔也。所謂得後與氣則快然如衰者，十二月陰氣下衰而陽氣且出，故曰得後與氣則快然如衰也。

〔1〕風淫所勝：司天在泉之氣病，均曰淫勝。

〔2〕洒洒振寒：《史載之方》卷上引作"洒洒寒如瘧。"

〔3〕善伸：趙本、明緑格抄本"伸"並引作"呻"。

〔4〕快然如衰：《史載之方》引"快"作"怏"。按：作"怏"是。"怏"有憂挹不快之意，與"如衰"義合。

〔5〕氣不明：藏本"氣"上有"地"字。

歲少陰在泉，熱淫所勝，則焰浮川澤[1]，陰處反明。民病腹中常鳴，氣上衝胷，喘不能久立，寒熱皮膚痛，目瞑齒痛𩑰[2]腫，惡寒發熱如瘧，少腹中痛腹大，蟄蟲不藏[3]。謂乙卯、丁卯、己卯、辛卯、癸卯、乙酉、丁酉、己酉、辛酉、癸酉歲也。陰處，北方也。不能久立，足無力也。腹大，謂心氣不足也。金火相薄而爲是也。新校正云：按《甲乙經》齒痛𩑰腫，爲大腸病；腹中雷鳴，氣常衝胷，喘不能久立，邪在大腸也。蓋少陰在泉之歲，火剋金，故大腸病也。

〔1〕焰浮川澤：四庫本"焰"作"氣"。明抄本"浮"作"游"。

〔2〕𩑰(zhuō 拙)：吴本、藏本並作"項"。《史載之方》卷上《少陰地勝》引"𩑰"作"頬"。張介賓曰："目下稱𩑰。"

〔3〕蟄蟲不藏：按：《類經》卷二十七將本句移於"陰處反明"句下，似較合。

歲太陰在泉，草乃早榮，新校正云：詳此四字疑衍。**濕淫所勝，則埃昬巖谷，黄反見黑[1]，至陰之交[2]。民病飲積心痛耳聾，渾渾焞焞[3]，嗌腫喉痹，陰病血見，少腹痛腫，不得小便，病衝頭痛，目似脱，項似拔，腰似折，髀不可以回，膕如結，腨如别[4]。**謂甲辰、丙辰、戊辰、庚辰、壬辰、甲戌、丙戌、戊戌、庚戌、壬戌歲也。太陰爲土，色見應黄於天中，而反見於北方黑處也。水土同見，故曰至陰之交，合其氣色也。衝頭痛，謂腦後眉間痛也。膕，謂膝後曲脚之中也。腨，箭後軟肉處也。新校正云：按《甲乙經》耳聾渾渾焞焞，嗌腫喉痹，爲三焦病。爲病衝頭痛，目似脱，項似拔，腰似折，髀不可以回，膕如結，腨如列，爲膀胱足太陽病。又少腹腫痛，不得小便，邪在三焦。蓋太陰在泉之歲，土正尅太陽，故病如是也。

〔1〕黄反見黑：張志聰曰："黄乃土色，黑乃水色，土勝浸淫，故黄反見黑。"

〔2〕至陰之交：張志聰曰："乃三氣四氣之交，土司令也。"

〔3〕渾渾焞(tún 屯)焞："焞"與"沌"韻同義通。《廣雅·釋訓》："沌沌，無所分别。""渾渾沌沌"，對於事理，模糊不清，由於耳聾，所以有如無知。

〔4〕病衝頭痛，目似脱，項似拔，腰似折，髀不可以回，膕如結，腨如别：《靈樞經》作"是動則病衝頭痛，目似脱，項如拔，脊痛，腰似折，髀不可以曲，膕如結，踹如裂，是謂踝厥。"《甲乙經》卷二第一引此文除作"脊腰似折"句略異外，餘皆與《靈樞經》所載同。

歲少陽在泉，火淫所勝，則焰明郊野，寒熱更至。民病注泄赤白，少腹痛溺赤，甚則血便。少陰同候。謂乙巳、丁巳、己巳、辛巳、癸巳、乙亥、丁亥、己亥、卒亥、癸亥歲也。處寒之時，熱更其氣，熱氣既往，寒氣後來，故云更至也。餘候與少陰在泉正同[1]。

〔1〕正同：胡本"正"作"證"。

歲陽明在泉，燥淫所勝，則霿霧清暝。民病喜嘔，嘔有苦，善大息，心脅痛不能反側，甚則嗌乾面塵，身無膏澤，足外反熱。謂甲子、丙子、戊子、庚子、壬子、甲午、丙午、戊午、庚午、壬午歲也。霿霧，謂霧暗[1]不分，似霧也。清，薄寒也。言霧起霿暗，不辨物形而薄寒也。心脅痛，謂心之傍，脇中痛也。面塵，謂面上如有觸冒塵土之色也。新校正云：按《甲乙經》病喜嘔，嘔有苦，善大息，心脅痛，不能反側，甚則面塵，身無膏澤，足外反熱，爲膽病。嗌乾面塵，爲肝病。蓋陽明在泉之歲，金王尅木，故病如是。又按《脈解》云："少陽所謂心脅痛者，言少陽盛也，盛者心之所表也，九月陽氣盡而陰氣盛，故心脅痛。所謂不可反側者，陰氣藏物也，物藏則不動，故不可反側也。"

〔1〕霧暗：藏本作"霿暗"。

歲太陽在泉，寒淫所勝，則凝肅慘慄。民病少腹控睾，引腰脊，上衝心痛，血見，嗌痛頷腫。謂乙丑、丁丑、己丑、辛丑、癸丑、乙未、丁未、己未、辛未、癸未歲也。凝肅，謂寒氣靄空，凝而不動，萬物靜肅其儀形也。慘慄,寒甚也。控,引也。睾,陰丸也。頷,頰車[1]前牙之下也。新校正云:按《甲乙經》嗌痛頷腫,爲小腸病。又少腹控睾,引腰脊,上衝心肺,邪在小腸也。蓋太陽在泉之歲,水剋火,故病如是。

〔1〕頰車:四庫本"頰"下無"車"字。

帝曰:善。治之奈何?岐伯曰:諸氣在泉,風淫於内,治以辛涼,佐以苦[1],以甘緩之,以辛散之。風性喜温而惡清,故治之涼[2],是以勝氣治之也。佐以苦,隨其所利也。木苦急,則以甘緩之。苦抑,則以辛散之。《藏氣法時論》曰:"肝苦急,急食甘以緩之。肝欲散,急食辛以散之。"此之謂也。食亦音飼,己曰食,他曰飼也。大法正味如此,諸爲方者不必盡用之,但一佐二佐,病已則止,餘氣皆然。**熱淫於内,治以鹹寒,佐以甘苦,以酸收之,以苦發之。**熱性惡寒,故治以寒也。熱之大盛甚於表者,以苦發之;不盡,復寒制之;寒制不盡,復苦發之;以酸收之。甚者再方,微者一方,可使必已。時發時止,亦以酸收之。**濕淫於内,治以苦熱,佐以酸淡,以苦燥之,以淡泄之。**濕與燥反,故治以苦熱,佐以酸淡也。燥除濕,故以苦燥其濕也。淡利竅,故以淡滲泄也。《藏氣法時論》曰:"脾苦濕,急食苦以燥之。"《靈樞經》曰:"淡利竅也。"《生氣通天論》曰:"味過於苦,脾氣不濡,胃氣乃厚。明苦燥也。"新校正云:按《六元正紀大論》曰:"下太陰,其化下甘温。"**火淫於内,治以鹹冷,佐以苦辛,以酸收之,以苦發之。**火氣大行心腹,心怒之所生也,鹹性柔耎,故以治之,以酸收之。大法候其須汗者,以辛佐之,不必要資苦味令其汗也。欲柔耎者,以鹹治之。《藏氣法時論》曰:"心欲耎,急食鹹以耎之。心苦緩,急食酸以收之。"此之謂也。**燥淫於内,治以苦温,佐以甘辛,以苦下之[3]。**温利涼性,故以苦治之。下,謂利之使不得[4]也。新校正云:按《藏氣法時論》曰:"肺苦氣上逆,急食苦以泄之。"用辛寫之,酸補之。又按下文司天燥淫所勝,佐以酸辛。此云甘辛者,甘字疑當作酸。《六元正紀大論》云:"下酸熱。"與苦温之治又異。又云:以酸收之而安其下,甚則以苦泄之也。**寒淫於内,治以甘熱,佐以苦辛,以鹹寫之,以辛潤之,以苦堅之。**以熱治寒,是爲摧勝,折其氣用,令不滋蘩也。苦辛之佐,通事行之。新校正云:按《藏氣法時論》曰:"腎苦燥,急食辛以潤之。腎欲堅,急食苦以堅之。用苦補之,鹹寫之。"舊注引此在濕淫於内之下,無義,今移於此矣。

〔1〕佐以苦:明緑格抄本“苦”下有“甘”字。

〔2〕故治之凉:《素問校譌》引古抄本“之”作“以”。

〔3〕以苦下之:按“下之”下似脱一句。下文的“以鹹寫之”句,似應移於此。

〔4〕不得:四庫本“得”作“復”。

帝曰:善。天氣之變何如?岐伯曰:厥陰司天,風淫所勝,則太虚埃昏,雲物以擾,寒生春氣,流水不冰。民病胃脘當心而痛,上支兩脅,鬲咽不通,飲食不下,舌本强、食則嘔,冷泄腹脹,溏泄瘕水閉,蟄蟲不去[1],病本於脾。謂乙巳、丁巳、己巳、辛巳、癸巳、乙亥、丁亥、己亥、辛亥、癸亥歲也。是歲民病集於中也。風自天行,故太虚埃起。風動飄蕩[2],故雲物擾也。埃,青塵也。不分遠物是爲埃昏。土之爲病,其善泄利。若病水,則小便閉而不下。若大泄利,則經水亦多閉絶也。新校正云:按《甲乙經》舌本强,食則嘔,腹脹溏泄,瘕水閉,爲脾病。又胃病者,腹脾脹,胃脘當心而痛,上支兩脇隔咽不通,食飲不下。蓋厥陰司天之歲,木勝土,故病如是也。**衝陽絶,死不治。**衝陽在足跗上,動脈應手,胃之氣也。衝陽脈微則食飲減少,絶則藥食不入,亦下嗌還出也。攻之不入,養之不生,邪氣日强,真氣内絶,故其必死,不可復也。

〔1〕蟄蟲不去:吴本、明緑格抄本、熊本“去”並作“出”。

〔2〕風動飄蕩:四庫本“蕩”作“揚”。

少陰司天,熱淫所勝,怫熱至[1],火行其政。民病胷中煩熱,嗌乾,右胠滿,皮膚痛,寒熱欬喘,大雨且至,唾血血泄,鼽衄嚏嘔,溺色變,甚則瘡瘍[2]胕腫,肩背臂臑及缺盆中痛,心痛肺膜,腹大滿,膨膨而喘欬,病本於肺。謂甲子、丙子、戊子、庚子、壬子、甲午、丙午、戊午、庚午、壬午歲也。怫熱至,是火行其政乃爾。是歲民病集於右,蓋以小腸通心故也。病自肺生,故曰病本於肺也。新校正云:按《甲乙經》溺色變,肩背臂臑及缺盆中痛,肺脹滿膨膨而喘欬,爲肺病。鼽衄,爲大腸病。蓋少陰司天之歲,火剋金,故病如是。又王注民病集於右,以小腸通心故。按《甲乙經》小腸附脊左環,回腸附脊右環。所説不應,得非火勝剋金,而大腸病歟。**尺澤絶,死不治。**尺澤在肘内廉大文中,動脈應手,肺之氣也。火爍於金,承大之命[3],金氣内絶[4],故必危亡,尺澤不至,肺氣已絶,榮衛之氣,宣行無主,真氣内竭,生之何有哉。

〔1〕佛熱至:吴注本“熱”下無“至”字。後“大雨且至”四字,移“熱”字下,作“佛熱,大雨且至,火行其政。”按:《説文·心部》:“佛,鬱也。”“鬱”有“悶”義。律以上下各節文例“佛”上似脱“則”字。

〔2〕瘡瘍:《素問病機氣宜保命集》卷上引“瘍”作“痒”。

〔3〕承大之命:胡本“大”作“天”。

〔4〕金氣内絶:守校本“絶”作“竭”。

太陰司天,濕淫所勝,則沉陰且布,雨變枯槁。胕腫骨痛陰痺〔1〕**,陰痺者按之不得**〔2〕**,腰脊頭項痛**〔3〕**,時眩,大便難,陰氣不用,飢不欲食,欬唾則有血,心如懸,病本于腎。**謂乙丑、丁丑、己丑、辛丑、癸丑、乙未、丁未、己未、辛未、癸未歲也。沉,久也。腎氣受邪,水無能潤、下焦枯涸,故大便難也。新校正云:按《甲乙經》飢不用食,欬唾則有血,心懸如飢狀,爲腎病。又邪在腎,則骨痛陰痺,陰痺者,按之而不得,腹脹腰痛,大便難,肩背頸項强痛,時眩。蓋太陰司天之歲,土剋水,故病如是矣。**太谿絶,死不治。**太谿在足内踝後跟骨上,動脈應手,腎之氣也。土邪勝水而腎氣内絶,邪甚正微,故方無所用矣。

〔1〕胕腫骨痛陰痺:明緑格抄本“胕”上有“民病”二字。按:《聖濟總録》卷一上亦引有“民病”二字,與明 抄合。《素問病機氣宜保命集》卷上引“痺”作“淖”。

〔2〕陰痺者按之不得:《素問病機氣宜保命集》引無“陰痺者”三字。

〔3〕頭項痛:《素問病機氣宜保命集》引“項”作“頸”。

少陽司天,火淫所勝,則温氣流行,金政不平。民病頭痛發熱惡寒而瘧,熱上皮膚痛,色變黄赤,傳而爲水,身面胕腫,腹滿仰息,泄注赤白,瘡瘍欬唾血〔1〕**,煩心胷中熱甚則鼽衄,病本於肺。**謂甲寅、丙寅、戊寅、庚寅、壬寅、甲申、丙申、戊申、庚申、壬申歲也。火來用事,則金氣受邪,故曰金政不平也。火炎於上,金肺受邪,客熱内燔,水無能救,故化生諸病也。制火之客則已矣。新校正云:按《甲乙經》邪在肺,則皮膚痛,發寒熱。蓋少陽司天之歲,火剋金,故病如是也。**天府絶,死不治。**天府在肘後彼側上〔2〕,掖下同身寸之三寸,動脈應手,肺之氣也。火勝而金脈絶,故死。

〔1〕瘡瘍欬唾血:四庫本“瘍”下無“欬”字。

〔2〕肘後彼側上：胡本、讀本“彼”並作“内”。

陽明司天，燥淫所勝，則木迺晚榮，草迺晚生，筋骨内變[1]**。民病左胠脇痛，寒清於中，感而瘧，大涼革候，欬，腹中鳴，注泄鶩溏，名木斂，生菀於下，草焦上首，心脅暴痛，不可反側，嗌乾面塵腰痛，丈夫㿗疝，婦人少腹痛，目昧眥**[2]**，瘍瘡痤癰，蟄蟲來見，病本於肝。**謂乙卯、丁卯、己卯、辛卯、癸卯、乙酉、丁酉、己酉、辛酉、癸酉歲也。金勝，故草木晚生榮也。配於人身，則筋骨内應而不用也。大涼之氣，變易時候，則人寒清發於中，内感寒氣，則爲痎瘧也。大腸居右，肺氣通之，今肺氣内淫，肝居于左，故左胠脇痛如刺割也。其歲民自注泄，則無淫勝之疾也。大涼，次寒也。大涼且甚，陽氣不行，故木容收斂，草榮悉晚。生氣已升，陽不布令，故閉積生氣而稸於下也。在人之應，則少腹之内，痛氣居之。發疾於仲夏，瘡瘍之疾猶及秋中，瘡痤之類[3]生於上，癰腫之患[4]生於下，瘡色雖赤，中心正白，物氣之常也。新校正云：按《甲乙經》“腰痛不可以俛仰，丈夫㿗疝，婦人少腹腫，甚則嗌乾面塵，爲肝病。又胷滿洞泄，爲肝病。又心脅痛不能反側，目鋭眥痛，缺盆中腫痛，掖下腫馬刀挾癭，汗出振寒瘧，爲膽病。”蓋陽明司天之歲，金剋木，故病如是。又按《脈解》云：“厥陽所謂㿗疝婦人少腹腫者，厥陰者辰也。三月陽中之陰，邪在中，故曰㿗疝少腹腫也。”**太衝絶，死不治。**太衝在足大指本節後二寸，脈動應手，肝之氣也。金來伐木，肝氣内絶，真不勝邪，死其宜也[5]。

〔1〕筋骨内變：《素問病機氣宜保命集》引“筋骨”作“骨節”。

〔2〕目昧眥：吴本“昧”作“眛”。

〔3〕瘡痤之類：讀本“類”作“患”。

〔4〕癰腫之患：讀本“患”作“類”。

〔5〕死其宜也：胡本“死其”作“其死”。

按語：新校正解陰陽消長引《脈解》曰：“三月陽中之陰”係本於《易》之卦氣在三月爲澤天夬䷪，即乾内兑外，五陽在下，一陰居上，“陽中之陰”。詳見本書《六元政紀大論》卦氣表。

太陽司天，寒淫所勝，則寒氣反至，水且冰。血變於中，發爲癰瘍，民病[1]**厥心痛，嘔血血泄鼽衄，善悲時眩仆。運火炎烈，雨暴迺雹**[2]**，胷腹滿，手熱肘攣掖衝**[3]**，心澹澹大動，胷脇胃脘**

不安，面赤目黄，善噫嗌乾，甚則色炲，渴而欲飲，病本於心。謂甲辰、丙辰、戊辰、庚辰、壬辰、甲戌、丙戌、戊戌、庚戌、壬戌歲也。太陽司天，寒氣布化[4]，故水且冰，而血凝皮膚之間，衛氣結聚，故爲癰也。若乘火運而火熱炎烈[5]，與水交戰[6]，故暴雨半珠形雹也。心氣爲噫，故善噫。是歲民病集於心脅之中也。陽氣内鬱[7]，濕氣下蒸，故心厥痛而嘔血血泄鼽衄，面赤目黄，善噫，手熱肘攣掖腫，嗌乾。甚則寒氣勝陽，水行凌火，火氣内鬱，故渴而欲飲也。病始心生，爲陰凌犯，故云病本手心也[8]。新校正云：按《甲乙經》手熱肘攣掖腫，甚則胷脇支滿，心澹澹大動，面赤目黄，爲手心主病。又邪在心，則病心痛善悲，時眩仆。蓋太陽司天之歲，水剋火，故病如是。**神門絶，死不治。**神門，在手之掌後，鋭骨之端，動脈應手，真心氣也。水行乘火[9]，而心氣内結[10]，神氣已亡，不死何待，善知其診，故不治也。**所謂動氣知其藏也。**所以診視而知死者何？以皆是藏之經脈動氣，知神藏之存亡爾。

〔1〕民病：據《類經》卷二十七"民病"二字應移在前文的"血變於中"句上。

〔2〕運火炎烈，雨暴乃雹：據《類經》卷二十七"運火"八字，應移於上"水且冰"句下。

〔3〕掖衝：胡本、趙本、吴本、熊本、四庫本"衝"並作"腫"。按：王注作"腫"。《聖濟總録》卷上引亦作"腫"，俱與胡本等合。

〔4〕寒氣布化：四庫本"化"作"漫"。

〔5〕火熱炎烈：胡本、讀本"火"下並無"熱"字。

〔6〕與水交戰：胡本、讀本"水"下並無"交"字。

〔7〕陽氣内鬱：四庫本"鬱"作"藏"。

〔8〕病本手心也：胡本"手"作"于"。

〔9〕水行乘火：讀本"乘"作"勝"。

〔10〕心氣内結：讀本"結"作"絶"。

帝曰：善。治之奈何？謂可攻治者。**岐伯曰：司天之氣，風淫所勝，平以辛涼，佐以苦甘，以甘緩之，以酸寫之。**厥陰之氣，未爲盛熱，故曰[1]涼藥平之。夫氣之用也，積涼爲寒，積温爲熱。以熱少之，其則温也。以寒少之，其則涼也。以温多之，其則熱也。以涼多之，其則寒也。各當其分，則寒寒也，温温也，熱熱也，涼涼也，方書之用，可不務乎。故寒熱温涼，啇降多少[2]，善爲方者，意必精通，餘氣皆然，從其制也。新校正云:按本論上文云:上淫於下,所勝平之。外淫於内,所勝治之。故在泉曰治,司天曰平也。**熱淫所勝,平以鹹寒,佐以苦甘,以酸收之。**熱氣已退,時發動者,是爲心虚,氣散不斂,以酸收之。雖以酸收,亦兼寒助,乃能殄除其源本矣。熱見太甚,則以苦發之。汗已便凉,是邪氣盡,勿寒水之[3]。汗已猶熱,是邪氣未盡,則以酸收之。已又熱,則復汗之。已汗復熱,是藏虚也,則補其心可矣。法則合爾,諸治熱者,亦未必得再三發三治,況四變而反覆者乎。**濕淫所勝,平以苦熱,佐以酸辛,以苦燥之,以淡泄之。**濕氣所淫,皆爲腫滿,但除其濕,腫滿自衰。因濕生病不腫不滿者,亦爾治之。濕氣在上,以苦吐之,濕氣在下,以苦泄之,以淡滲之,則皆燥也。泄謂滲泄,以利水道下小便爲法。然酸雖熱,亦用利小便,去伏水也[4]。治濕之病,不下小便,非其法也。新校正云:按濕淫於内,佐以酸淡。此云酸辛者,辛疑當作淡。**濕上甚而熱[5],治以苦温,佐以甘辛,以汗爲故而止。**身半以上,濕氣餘,火氣復鬱,鬱濕相薄[6],則以苦温甘辛之藥,解表流汗而袪之,故云以汗爲除病之故而已也。**火淫所勝,平以酸冷[7],佐以苦甘,以酸收之,以苦發之,以酸復之。熱淫同。**同熱淫義,熱亦如此法,以酸復其本氣[8]也。不復其氣,則淫氣空虚,招其損。**燥淫所勝,平以苦濕,佐以酸辛,以苦下之。**制燥之勝,必以苦濕,是以[9]火之氣味也。宜下必以苦,宜補必以酸,宜寫必以辛。清甚生寒,留而不去,則以苦濕下之。氣有餘,則以辛寫之。諸氣同。新校正云:按上文燥淫於内,治以苦温。此云苦濕者,濕當爲温,文注中濕字三並當作温。又按《六元正紀大論》亦作苦小温。**寒淫所勝,平以辛熱,佐以甘苦,以鹹寫之。**淫散止之,不可過也。新校正云:按上文寒淫於内,治以甘熱,佐以苦辛。此云平以辛熱,佐以甘苦者,此文爲誤。又按《六元正紀大論》云:"太陽之政,歲宜苦以燥之也。"

〔1〕故曰:讀本"曰"作"以"。

〔2〕商降多少:胡本、讀本"商"並作"遷"。

〔3〕勿寒水之:讀本"水"作"冰"。四庫本"寒水"作"酸收"。

〔4〕伏水也:四庫本"伏"作"其"。

〔5〕濕上甚而熱:張介賓曰,"謂濕鬱於上而成熱也。"

〔6〕鬱濕相薄:守校本"薄"作"搏"。

〔7〕平以酸冷:明緑格抄本、熊本"酸"並作"鹹"。

〔8〕本氣：四庫本"本"作"木"。

〔9〕是以：胡本、讀本"是"下並無"以"字。

帝曰：善。邪氣反勝[1]**，治之奈何？**不能淫勝於他氣，反爲不勝之氣爲邪以勝之。**岐伯曰：風司於地，清反勝之**[2]**，治以酸温，佐以苦甘，以辛平之。**厥陰在泉，則風司於地，謂五寅歲、五申歲。邪氣勝盛，故先以酸寫，佐以苦甘。邪氣退則正氣虚，故以辛補養而平之。**熱司於地，寒反勝之，治以甘熱，佐以苦辛，以鹹平之。**少陰在泉，則熱司於地，謂五卯、五酉之歲也。先寫其邪，而後平其正氣也。**濕司於地，熱反勝之，治以苦冷，佐以鹹甘，以苦平之。**太陰在泉，則濕司於地，謂五辰、五戌歲也。補寫之義，餘氣皆同。**火司於地，寒反勝之，治以甘熱，佐以苦辛，以鹹平之。**少陽在泉，則火司於地，謂五巳、五亥歲也。**燥司於地，熱反勝之，治以平寒**[3]**，佐以苦甘，以酸平之，以和爲利。**陽明在泉，則燥司於地，謂五子、五午歲也。燥之性，惡熱亦畏寒[4]，故以冷熱和平爲制[5]也。**寒司於地，熱反勝之，治以鹹冷，佐以甘辛，以苦平之。**太陽在泉，則寒司於地，謂五丑、五未歲也。此六氣方治，與前淫勝法殊貫[6]。云治者，寫客邪之勝氣也。云佐者，皆所利所宜也。云平者，補已弱之正氣也。

〔1〕反勝：司天在泉之氣不足，間氣乘虚爲邪，而反勝天地之藏位，均曰反勝。

〔2〕清反勝之：張介賓曰："凡寅申歲，厥陰風木在泉，而或氣有不及，則金之清氣反勝之。"餘可類推。

〔3〕治以平寒：《素問校譌》引古抄本"平"作"辛"。

〔4〕熱亦畏寒：胡本"亦"作"而"。

〔5〕制：趙本"制"作"治"。

〔6〕與前淫勝法殊貫：藏本"前"下無"淫"字，"貫"作"别"。讀本"貫"下有"其"字，屬下讀。

帝曰：其司天邪勝何如？岐伯曰：風化於天，清反勝之，治以酸温，佐以甘苦。亥巳[1]歲也。**熱化於天，寒反勝之，治以甘温，佐以苦酸辛。**子午歲也。**濕化於天，熱反勝之，治以苦寒，佐以苦酸。**丑未歲也。**火化於天，寒反勝之，治以甘熱，佐以苦辛。**寅申歲也。**燥化於天,熱反勝之,治以辛寒,佐以苦甘。**卯酉歲也。**寒化於天,熱反勝之,治以鹹冷,佐以苦辛。**辰戌歲也。

〔1〕亥巳:胡本作“巳亥”。按:依地支相冲次序,“巳亥”是。

帝曰:六氣相勝[1]奈何?先舉其用爲勝。**岐伯曰:厥陰之勝,耳鳴頭眩,憒憒[2]欲吐,胃鬲如寒,大風數舉,倮蟲不滋,胠脇氣并[3],化而爲熱,小便黄赤,胃脘當心而痛,上支兩脇,腸鳴飧泄,少腹痛,注下赤白,甚則嘔吐,鬲咽不通。**五巳、五亥歲也。心下齊上,胃之分。胃鬲,謂胃脘之上及大鬲之下,風寒氣生[4]也。氣并,謂偏著一邊。鬲咽,謂食飲入而復出也。新校正云:按《甲乙經》胃病者,胃脘當心而痛,上支兩脇,鬲咽不通也。

〔1〕相勝:六氣互有勝弱,相互乘虚爲病者,曰相勝。

〔2〕憒憒:煩亂,見《莊子·大宗師》疏。

〔3〕氣并:謂氣偏著一邊。

〔4〕氣生:藏本“氣”下有“所”字。

少陰之勝,心下熱善飢[1],齊[2]下反動[3],氣遊三焦,炎暑至,木廼津,草廼萎,嘔逆躁煩,腹滿痛溏泄,傳爲赤沃。五子、五午歲也。沃,洙[4]也。

〔1〕善飢:藏本“善”作“苦”。

〔2〕齊:通“臍”。《説文·齊部》段注:“一齊,古假爲臍字。”《左傳》莊公六年“後君噬齊。”

〔3〕動:讀本、吴本並作“痛”。

〔4〕洙:趙本作“沫”。

太陰之勝,火氣内鬱,瘡瘍於中,流散於外,病在胠脇,甚則心痛熱格[1],頭痛喉痺項强,獨勝則濕氣内鬱,寒迫下焦,痛留頂[2],互引眉間,胃滿,雨數至,燥化廼見[3],少腹滿,腰脽重强,内不便,善注泄,足下温,頭重足脛胕腫[4],飲發於中,胕腫於上。五丑、五未歲也。濕勝於上,則火氣内鬱。勝於中,則寒迫下焦。水溢河渠,則鱗蟲離水也。脽,謂臀肉也。不便,謂腰重内强直,屈伸不利也。獨勝,謂不兼鬱火也。胕腫於上,謂首面也。足脛腫,是火鬱所生也。新校正云:詳注云:水溢河渠,則鱗蟲離水也。王作此注,於經文無所解。又按太陰之復云:大雨時行,鱗見於陸。則此文於雨數至下,脱少鱗見於陸四字。不然則王注無因爲解也。

〔1〕熱格：即熱氣阻格於上。

〔2〕痛留頂：于鬯曰："按留字於義可疑，或當囟字之形誤。痛囟頂，猶下文言頭項囟頂腦户中痛也。"

〔3〕燥化迺見：張介賓曰："燥當作濕。"按："見"當讀若"現"。

〔4〕足脛胕腫：按："胕"字當涉下誤衍，王注無"胕"字。

少陽之勝，熱客於胃，煩心心痛，目赤欲嘔，嘔酸善飢，耳痛溺赤，善瘛[1]譫妄。暴熱消爍，草萎水涸，介蟲迺屈，少腹痛，下沃赤白。五寅、五申歲也。熱暴甚，故草萎水涸，陰氣消爍。介蟲，金化也。火氣大勝，故介蟲屈伏。酸，醋水也。

〔1〕善瘛（jīng 京）：胡本、讀本、趙本、吴本"瘛"並作"驚"。

陽明之勝，清發於中，左胠脇痛溏泄[1]，内爲嗌塞，外發㿗疝，大涼肅殺，華英改容，毛蟲迺殃，胷中不便，嗌塞而欬。五卯、五酉歲也。大涼肅殺，金氣勝木，故草木華英，爲殺氣損削，改易形容，而焦其上首也。毛蟲木化，氣不宜金，故金政大行，而毛蟲死耗也。肝木之氣[2]，下主於陰[3]，故大涼行而㿗疝發也。胷中不便，謂呼吸回轉，或痛或緩急，而不利便也。氣太盛，故嗌塞而欬也。嗌，謂喉之下，接連胷中，肺兩葉之間者也。

〔1〕左胠脇痛溏泄：四庫本"痛"下無"溏"字。

〔2〕肝木之氣：四庫本"肝木"作"木化"。

〔3〕下主於陰：四庫本"主"作"生"。

太陽之勝，凝凓且至，非時水冰，羽迺後化[1]，痔瘧發，寒厥入胃，則内生心痛，陰中迺瘍[2]，隱曲不利[3]，互引陰股，筋肉拘苛，血脈凝泣，絡滿色變，或爲血泄，皮膚否腫，腹滿食減，熱反上行，頭項囟頂[4]腦户中痛，目如脱，寒入下焦，傳爲濡寫。五辰、五戌歲也。寒氣凌逼，陽不勝之，故非寒時而止水冰結也。水氣大勝，陽火不行，故諸羽蟲生化而後也。拘，急也。苛，重也。絡，絡脈也。太陽之氣，標在於巔，故熱反上行於頭也。以其脈起於目内眥，上額交巔上，入絡腦，還出別下項，故囟頂及腦户中痛，目如欲脱也。濡，謂水利也。新校正云：按《甲乙經》痔瘧，頭項囟頂腦户中痛，目如脱，爲太陽經病。

〔1〕羽廼後化：四庫本"後"作"多"。

〔2〕陰中廼瘍：即陰部生瘡瘍。張介賓曰："太陽之脈，絡腎屬膀胱，故爲陰瘍。"

〔3〕隱曲不利：隱，不顯也。曲，不直也。隱曲指男女屈曲不可明見之處。此"隱曲不利"，係指小便不利或男子遺精，女子月經不調等病。可與本書《陰陽别論》之"隱曲"互參。

〔4〕囟頂：明緑格抄本"囟"作"巔"。

帝曰：治之奈何？岐伯曰：厥陰之勝，治以甘清，佐以苦辛，以酸寫之。少陰之勝，治以辛寒，佐以苦鹹，以甘寫之。太陰之勝，治以鹹熱，佐以辛甘，以苦寫之。少陽之勝，治以辛寒，佐以甘鹹，以甘寫之。陽明之勝，治以酸温，佐以辛甘，以苦泄之。太陽之勝，治以甘熱，佐以辛酸，以鹹寫之。六勝之至，皆先歸其不勝己者，之[1]故不勝者，當先寫之，以通其道，次寫所勝之氣令其退釋也。治諸勝而不寫遣之，則勝氣浸盛而内生諸病也。新校正云：詳此爲治，皆先寫其不勝，而後寫其來勝，獨太陽之勝治以甘熱爲異，疑甘字苦之誤也。若云治以苦熱，則六勝之治皆一貫也。

〔1〕之：顧觀光曰："之"字衍。

帝曰：六氣之復[1]何如？復，謂報復，報其勝也。凡先有勝，後必有復[2]。新校正云：按《玄珠》云：六氣分正化對化，厥陰正司於亥，對化於巳。少陰正司於午，對化於子。太陰正司於未，對化於丑。少陽正司於寅，對化於申。陽明正司於酉，對化於卯。太陽正司於戌，對化於辰。正司化令之實，對司化令之虚。對化勝而有復，正化勝而不復。此注云：凡先有勝，後必有復，似未然。**岐伯曰：悉乎哉問也！厥陰之復，少腹堅滿，裏急暴痛[3]，偃[4]木飛沙，倮蟲不榮，厥心痛，汗發嘔吐，飲食不入，入而復出，筋骨掉眩清厥，甚則入脾，食痺而吐。**裏，腹脇之内也。木偃沙飛，風之大也。風爲木勝，故土不榮。氣厥，謂氣衝胷脇而凌及心也，胃受逆氣而上攻心痛也。痛甚，則汗發泄。掉，謂肉中動也。清厥，手足冷也。食痺，謂食已心下痛，陰陰然不可名也，不可忍也，吐出乃止，此爲胃氣逆而不下流也。食飲不入，入而復出，肝乘脾胃，故令爾也。**衝陽絶[5]，死不治。**衝陽，胃脈氣也。

〔1〕復:張介賓曰:“復者,報復之義,六氣盛衰不常,有所勝,則有所復。”

〔2〕後必有復:胡本“必”下無“有”字。

〔3〕裏急暴痛:張介賓曰:“厥陰風木之復,内應肝氣。少腹堅滿,肝邪實也。裏急暴痛,肝主筋膜,其氣急也。”

〔4〕偃:有“伏”義,見《孟子·滕文公上》趙注。

〔5〕衝陽絶:張介賓曰:“衝陽,胃脈也,胃絶則脾亦絶矣。”

少陰之復,燠熱[1]内作[2],煩躁鼽嚏,少腹絞痛,火見燔焫,嗌燥,分注時止,氣動於左,上行於右[3]。欬,皮膚痛,暴瘖心痛,鬱冒不知人,乃洒淅惡寒[4],振慄譫妄,寒已而熱,渴而欲飲,少氣骨痿[5],隔腸不便[6],外爲浮腫,噦噫,赤氣後化[7],流水不冰,熱氣大行,介蟲不復[8],病痱胗瘡瘍,癰疽痤痔,甚則入肺,欬而鼻淵。火熱之氣,自小腸從齊下之左入大腸,上行至左脇,甚則上行於右而入肺,故動於左,上行於右,皮膚痛也。分注,謂大小俱下也。骨痿,言骨弱而無力也。隔腸,謂腸如隔絶而不便寫也,寒熱甚則然。陽明先勝,故赤氣後化。流水不冰,少陰之本司於地也。在人之應,則冬脈不凝。若高山窮谷,已是至高之處,水亦當冰,平下川流,則如經矣。火氣内蒸,金氣外拒,陽熱内鬱,故爲痱胗瘡瘍。胗甚,亦爲瘡也。熱少則外生痱胗,熱多則肉結癰痤,小腸有熱則中外爲痔[9],其復熱之變,皆病於身後及外側也。瘡瘍痱胗生於上,癰疽痤痔生於下,反其處者皆爲逆也。**天府絶,死不治。**天府,肺脈氣也。新校正云:按上文少陰司天,熱淫所勝,尺澤絶,死不治。少陽司天,火淫所勝,天府絶,死不治。此云少陰之復,天府絶,死不治。下文少陽之復,尺澤絶,死不治。文如相反者,蓋尺澤天府俱手太陰脈之所發動,故此互文也。

〔1〕燠(yù 欲)熱:即煩悶發熱。《説文·火部》:“燠,熱在中也。”

〔2〕内作:四庫本“内”作“外”。按:《説文約注》卷十九云:“湖湘間稱人意煩躁者爲燠熱。”即“熱在中”之意,則作“外”不合。

〔3〕氣動於左,上行於右:吴崑曰:“心氣左行,故氣動於左,火氣傳其所勝,則肺金也。肺氣右行,故上行於右。”張介賓曰:“氣動於左,陽升在東也;上行於右,火必乘金也。”此據天地陰陽之氣左升右降,而關係人體五臟氣化升降之整體立論,詳見下列五臟氣化升降圖。

五臟氣化升降圖

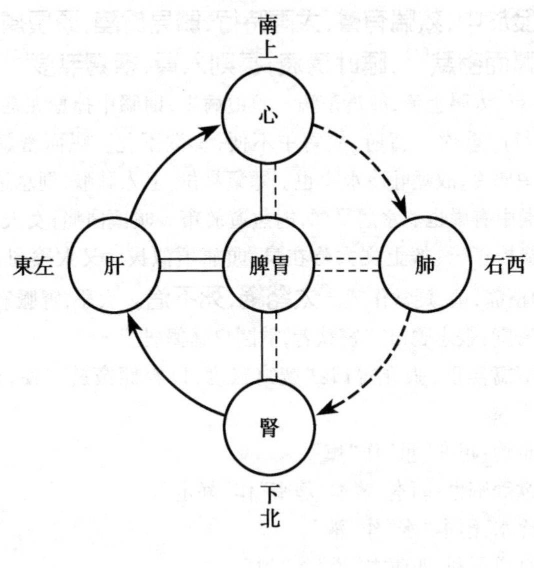

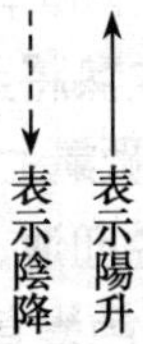

圖解

胃雖爲腑,取其便於領會五臟氣化、升降之全體大用,特與屬臟之脾並列圖中。因脾爲陰土,胃爲陽土。胃,體陽用陰。脾,體陰用陽。陰陽之土位,中央合四方,會通木、火、金、水五臟之氣,左轉右旋而陽升、陰降。

上下者,陰陽之極至也。左右者,陰陽之道路也。

〔4〕迺洒淅惡寒:吴本"淅"作"淅"。

〔5〕骨痿:趙本、吴本"痿"並作"萎"。

〔6〕隔腸不便:《史載之方》卷上《少陰之復》引"隔"作"膈"。

〔7〕赤氣後化:張介賓曰:"陽明先勝,少陰後復。"

〔8〕介蟲不復:胡本、讀本、吴本、吴抄本"復"並作"福"。

〔9〕中外爲痔:讀本、趙本"中"並作"户"。

太陰之復，濕變迺舉，體重中滿，食飲不化，陰氣上厥，胷中不便，飲發於中，欬喘有聲，大雨時行，鱗見於陸，頭頂痛重，而掉瘛尤甚，嘔而密默〔1〕**，唾吐清液，甚則入腎，竅寫無度**〔2〕**。**濕氣内逆，寒氣不行，太陽上流，故爲是病。頭頂病重，則腦中掉瘛尤甚。腸胃寒濕，熱無所行，重灼〔3〕胷府，故胷中不便，食欲不化。嘔而密默，欲静密也〔4〕。喉中惡冷，故唾吐冷水〔5〕也。寒氣易位，上入肺喉，則息道不利〔6〕，故欬喘而喉中有聲也。水居平澤，則魚遊於市。頭頂囟痛，女人亦兼痛於眉間也。新校正云：按上文太陰在泉：頭痛項似拔。又太陰司天云頭項痛，此云頭頂痛，頂，疑當作項。**太谿絶，死不治。**太谿，腎脈氣也。

〔1〕密默：張志聰曰："密默者，欲閉户牖獨居。"

〔2〕竅寫無度：張介賓曰："竅寫無度，以腎開竅於二便，而門户不要也。"

〔3〕重灼：趙本"重"作"熏"。

〔4〕欲静密也：胡本、讀本"静密"作"静定"。

〔5〕冷水：讀本"水"作"液"。

〔6〕息道不利：四庫本"道"作"迫"。

少陽之復，大熱將至，枯燥燔爇，介蟲迺耗，驚瘛欬衄，心熱煩躁，便數憎風，厥氣上行，面如浮埃，目乃瞤瘛，火氣内發，上爲口糜〔1〕**嘔逆，血溢血泄，發而爲瘧，惡寒鼓慄，寒極反熱，嗌絡焦槁，渴引水漿**〔2〕**，色變黄赤，少氣脈萎，化而爲水，傳爲胕腫，甚則入肺，欬而血泄。**火氣專暴，枯燥草木，燔焰自生，故燔爇也。爇，音焫。火内熾，故驚瘛欬衄，心熱煩躁，便數憎風也。火炎於上，則庶物失色，故如塵埃浮於面，而目瞤動也。火爍於内，則口舌糜爛嘔逆，及爲血溢血泄。風火相薄，則爲温瘧。氣蒸熱化，則爲水病，傳爲胕腫。胕，謂皮肉俱腫，按之陷下，泥而不起也〔3〕。如是之證，皆火氣所生也。**尺澤絶，死不治。**尺澤，肺脈氣也。

〔1〕上爲口糜：趙本、吴本、藏本"糜"並作"麋"。《傷寒論》成註卷三第六引"糜"作"乾"。口糜，謂口瘡糜爛。

〔2〕渴引水漿：明緑格抄本"引"作"飲"。

〔3〕泥而不起也：守校本"泥"作"注"。

陽明之復，清氣大舉，森木蒼乾，毛蟲迺厲〔1〕**，病生胠脇，氣**

歸於左，善太息，甚則心痛否滿，腹脹而泄，嘔苦〔2〕**欬噦煩心，病在鬲中頭痛，甚則入肝，驚駭筋攣。**殺氣大舉，木不勝之，故蒼清之葉〔3〕，不及黄而乾燥也。厲謂疵厲，疾疫死也。清甚於内，熱鬱於外故也。**太衝絶，死不治。**太衝，肝脈氣也。

〔1〕毛蟲迺厲："厲"謂疫死。見《管子·五行》房注。

〔2〕嘔苦：趙本"苦"作"吐"。

〔3〕蒼清之葉：趙本"清"作"青"。

太陽之復，厥氣上行，水凝雨冰，羽蟲迺死，心胃生寒，胷膈〔1〕**不利，心痛否滿，頭痛善悲**〔2〕**，時眩仆，食減，腰脽反痛，屈伸不便，地裂冰堅，陽光不治，少腹控睾，引腰脊，上衝心，唾出清水，及爲噦噫，甚則入心，善忘善悲。**雨冰，謂雹也。寒而遇雹，死亦其宜。寒化於地，其上復土，故地體分裂，水積冰堅。久而不釋，是陽光之氣不治寒凝之物也。太陽之復，與不根持，上濕下寒，火無所往，心氣内鬱，熱由是生，火熱内燔，故生斯病。新校正云：詳注云，與不相持，不字疑作土。**神門絶，死不治。**神門，真心脈氣。

〔1〕胸膈：胡本、趙本、吴本、藏本、熊本"膈"並作"中"。按：《史載之方》卷上《太陽之復》引"膈"亦作"中"，與胡本合。

〔2〕善悲：按："悲"字似誤，與下"善忘善悲"重複。《史載之方》引"悲"作"恐"。當據改。

帝曰：善。治之奈何？復氣倍勝，故先問以治之。**岐伯曰：厥陰之復，治以酸寒，佐以甘辛，以酸寫之，以甘緩之。**不太緩之，复猶不已，復重於勝，故治以辛寒也。新校正云：按别本治以酸寒，作治以辛寒也。**少陰之復，治以鹹寒，佐以苦辛，以甘寫之，以酸收之，辛苦發之**〔1〕**，以鹹耎之。**不大發汗，以寒攻之，持至仲秋，熱内伏結而爲心熱，少氣少力而不能起矣。熱伏不散，歸於骨矣。**太陰之復，治以苦熱，佐以酸辛，以苦寫之，燥之，泄之。**不燥泄之，久而爲身腫腹滿，關節不利，腨及伏兔怫滿内作，膝腰胻内側胕腫病。**少陽之復，治以鹹冷，佐以苦辛，以鹹耎之，以酸收之，辛苦發之。發不遠熱，無犯温凉。少陰同法。**不發汗以奪盛陽，則熱内淫於四支，而爲解㑊，不可名也。謂熱不甚，謂寒不甚，謂强不甚，謂弱不甚，不可以名言，故謂之解㑊。粗醫呼爲鬼氣惡病也。久久不已,則骨熱髓涸齒乾,乃爲骨熱病也。發汗奪陽,故無留熱。故發汗者,雖熱生病夏月,及差亦用熱藥以發之。當春秋時,縱火熱勝〔2〕,亦不得以熱藥發汗,汗不發而藥熱内甚,助病爲瘧〔3〕,逆伐神靈〔4〕故曰無犯温涼。少陰氣熱,爲療則同,故云與少陰同法也。數奪其汗,則津竭涸〔5〕,故以酸收,以鹹潤也。新校正云:按《六元正紀大論》云:發表不遠熱。**陽明之復,治以辛温,佐以苦甘,以苦泄之,以苦下之〔6〕,以酸補之。**泄謂滲泄,汗及小便、湯浴皆是也。秋分前後則亦發之,春有勝則依勝法,或不已,亦湯漬和其中外也。怒復之後,其氣皆虚,故補之以安全其氣。餘復治同。**太陽之復,治以鹹熱,佐以甘辛,以苦堅之〔7〕。**不堅則寒氣内變,止而復發,發而復止,綿歷年歲,生大寒疾。**治諸勝復,寒者熱之,熱者寒之,温者清之,清者温之,散者收之,抑者散之,燥者潤之,急者緩之,堅者耎之,脆者堅之,衰者補之,强者寫之,各安其氣,必清必静,則病氣衰去,歸其所宗,此治之大體也。**太陽氣寒,少陰、少陽氣熱,厥陰氣温,陽明氣清,太陰氣濕,有勝復則各倍其氣以調之,故可使平也。宗,屬也。調不失理,則餘之氣自歸其所屬,少之氣自安其所居。勝復衰已,則各補養而平定之,必清必静,無妄撓之,則六氣循環,五神安泰。若運氣之寒熱,治之平之,亦各歸司天地氣也。

〔1〕辛苦發之:吴本、明抄本、藏本、熊本"辛"並作"以"。

〔2〕縱火熱勝:趙本"勝"作"盛"。

〔3〕助病爲瘧,按:"瘧"應作"虐"。

〔4〕逆伐神靈:胡本"伐"作"犯"。

〔5〕則津竭涸:胡本、趙本"津"下並有"液"字。

〔6〕以苦下之:四庫本作"以甘發之"。

〔7〕以苦堅之:張介賓曰:"寒水通於腎,腎不堅則寒易起。故《藏氣法時論》曰:腎苦堅,急食苦以堅之也。"

帝曰:善。氣之上下〔1〕,何謂也?岐伯曰:身半以上〔2〕,其氣三矣,天之分也,天氣主之。身半以下〔2〕,其氣三矣,地之分也,地氣主之。以名命氣,以氣命處,而言其病。半,所謂天樞也〔3〕。身之半,正謂齊中也〔4〕。或以腰爲身半,是以居中爲義,過天中也。中原之人悉如此矣。當伸臂指天,舒足指地,以繩量之,中正當齊也,故又曰半[5]，所謂天樞也。天樞，正當[6]齊兩傍，同身寸之二寸也。其氣三者，假如少陰司天，則上有熱中有太陽兼之三也。六氣皆然。司天者其氣三，司地者其氣三，故身半以上三氣，身半以下三氣也。以名言其氣，以氣言其處，以氣處寒熱，而言其病之形證也。則如足厥陰氣，居足及股脛之内側，上行於少腹循脅。足陽明氣，在足之上，胻之外，股之前，上行腹齊之傍，循胷乳上面。足太陽氣，起於目，上額絡頭，下項背過腰，横過髀樞股後，下行入膕貫腨，出外踝之後，足小指外側。足太陰氣，循足及股脛之内側，上行腹脇之前。足少陰同之。足少陽氣，循脛外側，上行腹脇之側，循頰耳至目鋭眥，在首之側。此足六氣之部主也。手厥陰少陰太陰氣，從心胷横出，循臂内側，至中指小指大指之端。手陽明少陽太陽氣，並起手表，循臂外側，上肩及甲上頭。此手六氣之部主也。欲知病診，當隨氣所在以言之，當陰之分，冷病[7]歸之，當陽之分，熱病歸之，故勝復之作，先言病生寒熱者，必依此物理也。新校正云：按《六微旨大論》云：天樞之上，天氣主之，天樞之下，地氣主之，氣交之分，人氣從之也。**故上勝而下俱病者，以地名之[8]，下勝而上俱病者，以天名之[9]。**彼氣既勝，此未能復，抑鬱不暢，而無所行，進則困於讎嫌，退則窮於佛塞，故上勝至則下與俱病，下勝至則上與俱病。上勝下病，地氣鬱也，故從地鬱以名地病。下勝上病，天氣塞也，故從天塞以名天病。夫以天名者，方順天氣爲制，逆地氣而攻之。以地名者，方從天氣爲制則可。假如陽明司天，少陰在泉，上勝而下俱病者，是佛於下[10]而生也。天氣正勝，天可逆之[11]，故順天之氣，方同清也。少陰等司天，上下勝同法。新校正云：按《六元正紀大論》云："上勝則天氣降而下，下勝則地氣遷而上，此之謂也。"**所謂勝至，報氣屈伏而未發也。復至則不以天地異名，皆如復氣爲法也。**勝至未復而病生，以天地異名爲式。復氣以發，則所生無問上勝下勝，悉皆依復氣爲病，寒熱之主也。**帝曰：勝復之動，時有常乎，氣有必乎？岐伯曰：時有常位，而氣無必也[12]。**雖位有常，而發動有無，不必定之也。**帝曰：願聞其道也。岐伯曰：初氣終三氣，天氣主之，勝之常也。四氣盡終氣，地氣主之，復之常也。有勝則復，無勝則否。帝曰：善。復已而勝何如？岐伯曰：勝至則復，無常數也，衰迺止耳。**勝微則復微，故復已而又勝。勝甚則復甚，故復已則少有再勝者也，假有勝者，亦隨微甚而復之爾。然勝復之道，雖無常數，至其衰謝,則勝復皆自止也。**復已而勝,不復則害,此傷生也。**有勝無復,是復氣已衰,衰不能復,是天真之氣已傷敗甚,而生意盡。**帝曰:復而反病何也?岐伯曰:居非其位,不相得也**〔13〕**。大復其勝則主勝之,故反病也。**捨己宫觀,適於他邦,己力已衰,主不相得,怨隨其後,唯便是求,故力極而復,主反襲之,反自病者也。**所謂火燥熱也。**少陽,火也。陽明,燥也。少陰,熱也。少陰少陽在泉,爲火居水位。陽明司天,爲金居火位。金復其勝,則火主勝之。火復其勝,則水主勝之。餘氣勝復,則無主勝之病氣也。故又曰所謂火燥熱也。

〔1〕氣之上下:謂司天在泉之氣上下關聯。

〔2〕身半以上　身半以下:謂人與天地相應,即身半以上應司天之氣,身半以下應在泉之氣。

〔3〕半,所謂天樞也:張志聰曰:"夫所謂樞者,上下交互而旋轉也。故在天地,乃上下氣交之中名天樞。在人身,以身半之中名天樞也。"

〔4〕身之半,正謂齊中也:守校本"半"下無"正"字。

〔5〕日半:讀本"日"作"曰"。

〔6〕正當:守校本"正"作"止"。

〔7〕冷病:守校本"冷"作"寒"。

〔8〕以地名之:張志聰曰:"如身半以上之木火氣勝,而身半以下之土金水三氣俱病,以地名之,謂病之在地也。"

〔9〕以天名之:張志聰曰:"如身半以下之土金水勝,而身半以上之木火氣病者,以天名之,謂病之在天也。"

〔10〕是佛於下:"是"下疑脱"熱"字。

〔11〕天可逆之:《素問校譌》引古抄本"天"作"未"。

〔12〕時有常位,而氣無必也:張志聰曰:"木火土金水,四時有定位,而勝復之氣,不隨所主之本位而發,故氣不可必也。"

〔13〕居非其位,不相得也:張志聰曰:"如火氣復而乘於金位,金氣復而乘於火位,皆居非其位,不相得也。"

帝曰:治之何如?岐伯曰:夫氣之勝也,微者隨之,甚者制之〔1〕**。氣之復也,和者平之,暴者奪之**〔2〕**。皆隨勝氣,安其屈伏,無問其數**〔3〕**,以平爲期,此其道也。**隨,謂隨之。安,謂順勝氣以和之也。制,謂制止。平,謂平調。奪,謂奪其盛氣也。治此者,不以數之多少，但以氣平和爲準度爾。

〔1〕微者隨之，甚者制之：謂氣雖微勝，當因其自然而隨之消失，只有甚勝、斯可加以制約。

〔2〕和者平之，暴者奪之：謂復氣不甚，當因其自然而和平處之，只有暴烈者斯可加以制約而奪去其暴烈。

〔3〕無問其數：謂但隨氣之勝復微甚之象"以平爲期"而隨之、制之、平之、奪之，不拘數之多少。此亦本書《五運行大論》所謂"天地陰陽不以數推，以象之謂也"之意義。

帝曰：善。客主之勝復奈何？客，謂天之六氣。主，謂五行之位也。氣有宜否，故各有勝復之者。**岐伯曰：客主之氣，勝而無復也。**客主自有多少，以其爲勝與常勝殊。**帝曰：其逆從何如？岐伯曰：主勝逆，客勝從，天之道也。**客承天命，部統其方，主爲之下，固宜祇奉天命。不順而勝，則天命不行，故爲逆也。客勝於主，承天而行，理之道，故爲順也。

帝曰：其生病何如？岐伯曰：厥陰司天，客勝則耳鳴掉眩，甚則欬；主勝則胷脇痛，舌難以言。五巳、五亥歲也。**少陰司天，客勝則鼽嚏頸項强，肩背瞀熱，頭痛少氣，發熱耳聾目瞑，甚則胕腫血溢，瘡瘍欬喘；主勝則心熱煩躁，甚則脇痛支滿。**五子、五午歲也。**太陰司天，客勝則首面胕腫，呼吸氣喘；主勝則胷腹滿，食已而瞀[1]。**五丑、五未歲也。**少陽司天，客勝則丹胗外發[2]，及爲丹熛[3]瘡瘍，嘔逆喉痺，頭痛嗌腫，耳聾血溢，内爲瘛瘲；主勝則胷滿欬仰息，甚而有血，手熱。**五寅、五甲[4]歲也。**陽明司天，清復内餘[5]，則欬衄嗌[6]塞，心鬲中熱，欬不止而白血出者死[7]。**復，謂復舊居也。白血，謂欬出淺紅色血，似肉似肺者。五卯、五酉歲也。新校正云：詳此不言客勝主勝者，以金居火位，無客勝之理，故不言也。**太陽司天，客勝則胷中不利，出清涕，感寒則欬；主勝則喉嗌中鳴。**五辰、五戌歲也。

〔1〕瞀（mào 貿）：精神昏亂。《楚辭·九辨》："中瞀亂兮迷惑。"

〔2〕丹胗外發：《儒門事親》卷一第五引"胗"作"疹"。按《説文·肉部》"胗，籀文從疹。"

〔3〕丹熛（biāo 標）：病名，丹毒之類。

〔4〕五甲：藏本“甲”作“申”。按：文中地支皆應以“六衝”爲序，此“甲”字於此無義，而作“申”是。

〔5〕清復内餘：張志聰曰：“清肅之客氣入於内，而復有餘於内也。”陽明屬金，金居火位，金不能勝火，故不言客勝。

〔6〕衄嗌：四庫本“嗌”作“滿”。

〔7〕而白血出者死：于鬯曰：“按而字疑隸書面字之壞文。欬不止爲句，面白爲句，血出者死爲句。舊以白血連讀，則血未見有白者矣。”按：“而”小篆作“而”，“而”、“面”形近，似因此致誤。

厥陰在泉，客勝則大關節不利，内爲痙强拘瘛，外爲不便；主勝則筋骨繇併[1]**，腰腹時痛。**五寅、五申歲也。大關節，腰膝也。**少陰在泉，客勝則腰痛，尻股膝髀腨骱足病，瞀熱以酸，胕腫不能久立，溲便變；主勝則厥氣上行，心痛發熱，鬲中，衆痺皆作，發於胠脇，魄汗**[2]**不藏，四逆而起。**五卯、五酉歲也。**太陰在泉，客勝則足痿下重，便溲不時，濕客下焦，發而濡寫，及爲腫隱曲之疾；主勝則寒氣逆滿，食飲不下，甚則爲疝。**五辰、五戌歲也。隱曲之疾，謂隱蔽委曲之處病也。**少陽在泉，客勝則腰腹痛而反惡寒，甚則下白溺白**[3]**；主勝則熱反上行而客於心，心痛發熱，格中而嘔。少陰同候。**五巳、五亥歲也。**陽明在泉，客勝則清氣動下，少腹堅滿而數便寫；主勝則腰重腹痛，少腹生寒，下爲鶩溏，則寒厥於腸，上衝胷中，甚則喘不能久立。**五子、五午歲也。鶩，鴨也。言如鴨之後也。**太陽在泉，寒復内餘**[4]**，則腰尻痛，屈伸不利，股脛足膝中痛。**五丑、五未歲也。新校正云：詳此不言客主勝者，蓋太陽以水居水位，故不言也。

〔1〕筋骨繇併：張介賓曰：“繇，同摇。併，攣束不開也。”

〔2〕魄汗：吴崑曰：“魄汗，陰汗也。”

〔3〕下白溺白：馬蒔曰：“大便下白而溺亦下白。”

〔4〕寒復内餘：太陰在泉，爲水居水位，無主勝客勝之分，故不復云主勝或客勝，而統以寒復内餘概之。

帝曰：善。治之奈何？岐伯曰：高者抑之，下者舉之[1]**，有餘折之，不足補之**[2]**，佐以所利，和以所宜，必安其主客，適其寒温，同者逆之，異者從之。**高者抑之，制其勝也。下者舉之，濟其弱也。

有餘折之，屈其鋭也[3]。不足補之，全其氣也。雖制勝扶弱，而客主須安，一氣失所，則矛循更作[4]，榛棘互興，各伺其便，不相得志，内淫外併，而危敗之由作矣。同，謂寒熱温清，氣相比和者。異，謂水火金木土，不比和者。氣相得者，則逆所勝之氣以治之。不相得者，則順所不勝氣以治之。治火勝負，欲益者以其味，欲寫者亦以其味，勝與不勝，皆折其氣也。何者？以其性躁動也[5]。治熱亦然。

〔1〕高者抑之，下者舉之："高"指上衝。張介賓曰："高者抑之，欲其降也；下者舉之，欲其升也。"

〔2〕有餘折之，不足補之：讀本、趙本、吴本、藏本"有餘、不足"下并有"者"字。沈祖綿曰："折當爲泄，或作寫。"

〔3〕屈其鋭也：四庫本"鋭"作"勢"。

〔4〕矛循更作：按："循"誤，應作"楯"。

〔5〕性躁動也：四庫本"躁"作"之"。

帝曰：治寒以熱，治熱以寒，氣相得者逆之，不相得者從之，余以知之矣[1]。其於正味[2]何如？岐伯曰：木位之主[3]，其寫以酸，其補以辛。木位春分前六十一日，初之氣也。**火位之主，其寫以甘，其補以鹹。**君火之位，春分之後六十一日，二之氣也。相火之位，夏至前後各三十日，三之氣也。二火之氣則殊，然其氣用則一矣。**土位之主，其寫以苦，其補以甘。**土之位，秋分前六十一日，四之氣也。**金位之主，其寫以辛，其補以酸。**金之位，秋分後六十一日，五之氣也。**水位之主，其寫以鹹，其補以苦。**水之位，冬至前後各三十日，終之氣也。**厥陰之客，以辛補之，以酸寫之，以甘緩之[4]。少陰之客，以鹹補之，以甘寫之，以鹹收之[5]。**新校正云：按《藏氣法時論》云：心苦緩，急食酸以收之。心欲耎，急食鹹以耎之。此云以鹹收之者誤也。**太陰之客，以甘補之，以苦寫之，以甘緩之。少陽之客，以鹹補之，以甘寫之，以鹹耎之。陽明之客，以酸補之，以辛寫之，以苦泄之。太陽之客，以苦補之，以鹹寫之，以苦堅之，以辛潤之。開發腠理[6]，致津液通氣也。**客之部主，各六十一日，居無常所，隨歲遷移。客勝則寫客而補主，主勝則寫主而補客，應隨當緩當急以治之。

〔1〕余以知之矣：胡本、趙本、藏本"以"並作"已"。

〔2〕正味：張介賓曰："五行氣化補寫之味，各有專主，故曰正味。"

〔3〕木位之主:“木位”是厥陰風木之位。“主”是主氣。

〔4〕以甘緩之:四庫本“緩”作“發”。

〔5〕以鹹收之:明抄本“鹹”作“酸”。

〔6〕腠理:四庫本“腠”作“其”。

按語:本篇所闡述的理論,歷代醫家皆本之取法立方。例如《古今醫案按》載:“羅謙甫治建康道周卿子,年二十三。至元戊寅病發熱,肌肉消瘦,四肢困倦,嗜卧,盜汗,大便溏多,腸鳴,不思飲食,舌不知味,懶言,時來時去約半載餘。羅診脈浮數,按之無力,正應浮脈歌云:藏中積冷營中熱,欲得生津要補虚。先灸中脘,乃胃之紀也,使引清氣上行肥腠理。又灸氣海使生發元氣,滋營百脈,長養肌肉。又灸三里乃胃之合穴,亦助胃氣,撤上熱使下於陰分。以甘寒之劑瀉火熱,佐以甘温養其中氣。又食粳米羊肉之類,固其胃氣。戒以慎言語,節飲食,懲忿窒欲。病日減,數月後氣得平復,逮二年肥甚倍常。或曰:世醫治虚勞病多用苦寒之劑,君用甘寒羊肉助發熱,人皆忌之,而君反令食何也?羅曰:《内經》云:火位之主,其瀉以甘。《藏氣法時論》云:心苦緩,急食酸以收之,以甘瀉之。瀉熱補氣非甘不可,若以苦寒瀉其土,使脾土愈虚,火邪愈甚矣。”查此案羅氏本《至真要大論》“火位之主,其瀉以甘”之經義,又旁引《藏氣法時論》“以甘瀉之”之法立方,應手取效。雖但明歲次戊寅,未論運氣之所司,而戊寅年少陽相火司天,況戊火統全年大運,則論在其中矣。此古人“篤行”、“默識”之功,取法用藥“必先歲氣”,而不滿口司天在泉也。

帝曰:善。願聞陰陽之三也何謂?岐伯曰:氣有多少,異用也。太陰爲正陰,太陽爲正陽,次少者爲少陰,次少者爲少陽,又次爲陽明,又次爲厥陰,厥陰爲盡,義具《靈樞·繫日月論》中。新校正云:按《六元紀大論》云:何謂氣有多少,鬼臾區曰:陰陽之氣各有多少,故曰三陰三陽也。**帝曰:陽明何謂也?岐伯曰:兩陽合明〔1〕也。**《靈樞·繫日月論》曰:辰者三月,主左足之陽明,巳者四月,主右足之陽明,兩陽合於前,故曰陽明也。**帝曰:厥陰何也?岐伯曰:兩陰交盡〔2〕也。**《靈樞·繫日月論》曰:戌者九月,主右足之厥陰,亥者十月,主左足之厥陰,兩陰交盡,故曰厥陰也。

〔1〕兩陽合明:高世栻曰:"有少陽之陽,有太陽之陽,兩陽相合而明,其中有陽明也。"

〔2〕兩陰交盡:高世栻曰:"由太而少,則終有厥陰,有太陰之陰,少陰之陰,兩陰交盡,故曰厥陰。"

帝曰:氣有多少,病有盛衰,新校正云:按《六元紀大論》曰:"形有盛衰。**治有緩急,方有大小,願聞其約奈何?岐伯曰:氣有高下,病有遠近,證有中外,治有輕重,適其至所爲**[1]**故也。**藏位有高下,府氣有遠近,病證有表裏,藥用有輕重,調其多少,和其緊慢,令藥氣至病所爲故,勿太過與不及也。**《大要》曰:君一臣二,奇之制也;君二臣四,偶之制也;君二臣三,奇之制也;君二**[2]**臣六,偶之制也。**奇,謂古之單方。偶,謂古之複方也。單複一制皆有小大,故奇方云君一臣二,君二臣三;偶方云君二臣四,君二臣六也。病有小大,氣有遠近,治有輕重所宜,故云之制也。**故曰:近者奇之,遠者偶之,汗者不以奇**[3]**,下者不以偶**[4]**,補上治上制以緩,補下治下制以急,急則氣味厚,緩則氣味薄,適其至所**[5]**,此之謂也。**汗藥不以偶方,氣不足以外發泄;下藥不以奇制,藥毒攻而致過。治上補上,方迅急則止不住而迫下;治下補下,方緩慢則滋道路而力又微;制急方而氣味薄,則力與緩等。制緩方而氣味厚,則勢與急同。如是爲緩不能緩,急不能急,厚而不厚,薄而不薄,則大小非制。輕重無度。則虚實寒熱,藏府紛撓,無由致理。豈神靈而可望安哉!**病所遠**[6]**,而中道氣味之者**[7]**,食而過之,無越其制度也。**假如病在腎而心之氣味[8],飼而冷足[9],仍急過之。不飼以氣味,腎藥凌心,心復益衰。餘上下遠近例同。**是故平氣之道,近而奇偶,制小其服**[10]**也。遠而奇偶,制大其服**[10]**也。大則數少,小則數多。多則九之,少則二之**[11]**。**湯丸多少,凡如此也。近遠,謂府藏之位也。心肺爲近,腎肝爲遠,脾胃居中。三陽胞膻膽亦有遠近,身三分之上爲近,下爲遠也。或識見高遠,權以合宜,方奇而分兩偶,方偶而分兩奇,如是者近而偶制,多數服之,遠而奇制,少數服之,則肺服九,心服七,脾服五,肝服三,腎服二[12]爲常制矣。故曰小則數多,大則數少。新校正云:詳注云:三陽胞膻膽,一本作三腸胞膻膽。再詳三陽無義,三腸亦未爲得。腸有大小,并脏腸爲三,今已云胞脏,則不得云三腸,三當作二。**奇之不去,則偶之,是謂重方**〔13〕**。偶之不去,則反佐**〔14〕**以取之,所謂寒熱温涼,反從其病也。**方與其重也寧輕,與其毒也寧善,與其大也寧小。是以奇方不去,偶方主之,偶方病在,則反一佐,以同病〔15〕之氣而取之也。夫熱與寒背,寒與熱違。微小之熱,爲寒所折,微小之冷,爲熱所消。甚大寒熱,則必能與違性者争雄,能與異氣者相格,聲不同不相應,氣不同不相合,如是則且憚而不敢攻之,攻之則病氣與聲氣抗行〔16〕,而自爲寒熱以開閉固守矣〔17〕。是以聖人反其佐以同其氣〔18〕,令聲氣應合,復令寒熱參合,使其終異始同,燥潤而敗〔19〕,堅剛必折,柔脆自消爾〔20〕。

〔1〕爲:吴本作“謂”。

〔2〕君二:趙本、吴本、藏本、熊本、四庫本、滑抄本“二”并作“三”。

〔3〕汗者不以奇:明緑格抄本“奇”作“偶”。按:依王注,明抄是。《素問入式運氣論奥》引“不”下有“可”字,下文“下者不以偶”句同。

〔4〕下者不以偶:明緑格抄本“偶”作“奇”。

〔5〕適其至所:《素問入式運氣論奥》引作“各適其主。”

〔6〕病所遠:高士宗曰:“病所遠者,在上在下之病,而遠於中道也。”

〔7〕氣味之者:按“之”疑爲“乏”之壞字。

〔8〕心之氣味:按“之”亦應作“乏”。

〔9〕飼而冷足:守校本“冷”作“令”。

〔10〕制小其服　制大其服:張志聰曰:“大服小服者,謂分兩之輕重也。大則宜於數少而分兩多,蓋氣味專而能遠也。小則宜於數多而分兩少,蓋分則力薄而不能遠達矣。”

〔11〕多則九之,少則二之:謂組方之藥多則九味,少則二味。按:數,多則“九之”約之以“九”;少則“二之”約之以“二”者,蓋一者數之始,十者數之終,即一不成數,十則進位而見一。故《易緯乾坤鑿度》鄭注:“一者無也。”《三部九候論》曰:“天地之數,始於一而終於九焉。”《易緯乾坤鑿度》蒼注曰:“九言氣變之究也,二言形之始。”

〔12〕腎服二:守校本“二”作“一”。

〔13〕是謂重方:四庫本“謂”下無“重”字。

〔14〕反佐:李時珍曰:“反佐即從治也。謂熱在下而上有寒邪拒格,則寒藥中入熱藥爲佐;寒在下而上有浮火拒格,則熱藥中入寒藥爲佐,此

寒因熱用，熱因寒用之妙，温涼仿此。”

〔15〕以同病：藏本“同”作“伺”。

〔16〕聲氣抗行：守校本“聲”作“藥”。

〔17〕開閉固守矣：顧觀光曰：“開當作關。”

〔18〕以同其氣：藏本“同”作“伺”。

〔19〕燥潤而敗：趙本“燥”作“凌”。

〔20〕自消爾：趙本“自”作“同”。

帝曰：善。病生於本[1]**，余知之矣。生於標者**[2]**，治之奈何？岐伯曰：病反其本，得標之病，治反其本，得標之方。**言少陰太陽之二氣，餘四氣標本同。

〔1〕病生於本：張志聰曰：“本者，生於風熱濕火燥寒六氣。”

〔2〕生於標者：張志聰曰：“標者，生於三陰三陽之氣也。”

帝曰：善。六氣之勝，何以候之？岐伯曰：乘其至也[1]**，清氣大來，燥之勝也，風木受邪，肝病生焉。**流於瞻也[2]。**熱氣大來，火之勝也，金燥受邪，肺病生焉。**流於廻腸大腸。新校正云：詳注云：廻腸、大腸，按《甲乙經》廻腸即大腸。**寒氣大來，水之勝也，火熱受邪，心病生焉。**流於三焦小腸。**濕氣大來，土之勝也，寒水受邪，腎病生焉。**流於膀胱。**風氣大來，木之勝也，土濕受邪，脾病生焉。**流於胃。**所謂感邪而生病也。**外有其氣，而内惡之，中外不喜，因而遂病，是謂感也。**乘年之虚**[3]**，則邪甚也。**年木不足，外有清邪。年火不足，外有寒邪。年土不足，外有風邪。年金不足，外有熱邪。年水不足，外有濕邪。是年之虚也。歲氣不足，外邪湊甚。**失時之和**[4]**，亦邪甚也。**六氣臨統，與位氣相剋，感之而病，亦隨所不勝而與内藏相應，邪復甚也。**遇月之空**[5]**，亦邪甚也。**謂上弦前，下弦後，月輪中空也。**重感於邪，則病危矣。**年已不足，邪氣大至，是一感也。年已不足，天氣剋之，此時感邪，是重感也。内氣召邪，天氣不祐，病不危可乎[6]？**有勝之氣，其必來復也。**天地之氣不能相無，故有勝之氣，其必來復也。

〔1〕乘其至也：張琦曰：“至”當作“虚”。

〔2〕流於瞻也：讀本“瞻”作“膽”，爲是。

〔3〕乘年之虚：張志聰曰：“主歲之氣不及也。”

〔4〕失時之和：張志聰曰：“四時之氣衰也。”

〔5〕遇月之空:按:王注謂“上弦前,下弦後,月輪中空。”弦者,月半之名也,其形一旁曲,一旁直,若張弓弦。所謂上弦前,于日係月之初七;下弦後,係月之二十三,因上弦在初七、初八,下弦則在二十二、二十三也。

〔6〕病不危可乎:讀本“病”上有“欲”字。胡本“病”下有“之”字。

帝曰:其脈至何如?岐伯曰:厥陰之至其脈弦,耎虚而滑,端直以長,是謂弦。實而强[1]則病,不實而微亦病,不端直長亦病,不當其位亦病,位不能弦亦病。**少陰之至其脈鈎**,來盛去衰,如偃帶鈎,是謂鈎。來不盛去反盛則病,來盛去盛亦病,來不盛去不盛亦病,不偃帶鈎亦病[2],不當其位亦病,位不能鈎亦病。**太陰之至其脈沉**,沉,下也。按之乃得,下諸位脈也。沉甚則病,不沉亦病,不當其位亦病,位不能沉亦病。**少陽之至大而浮**[3],浮,高也。大,謂稍大諸位脈也。大浮甚則病,浮而不大亦病,大而不浮亦病,不大不浮亦病,不當其位亦病,位不能大浮亦病。**陽明之至短而濇**,往來不利,是謂濇也。往來不遠,是謂短也。短甚則病,濇甚則病,不短不濇亦病。不當其位亦病,位不能短濇亦病。**太陽之至大而長。**往來遠是謂長。大甚則病,長甚則病,長而不大亦病,大而不長亦病,不當其位亦病,位不能長大亦病。**至而和則平**,去太甚[4],則爲平調。不弱不强,是爲和也。**至而甚則病**,弦似張弓弦,滑如連珠,沉而附骨,浮高於皮,濇而止住,短如麻黍,大如帽簪,長如引繩,皆謂至而太甚也。**至而反者病**,應弦反濇,應大反細,應沉反浮,應浮反沉,應短濇反長滑,應耎虚反强實,應細反大,是皆爲氣反常平之候,有病乃如此見也。**至而不至者病**,氣位已至,而脈氣不應也。**未至而至者病。**按曆占之,凡得節氣,當年六位之分,當如南北之歲,脈象改易而應之。氣序未移而脈先變易,是先天而至,故病。**陰陽易者危。**不應天常,氣見交錯,失其恒位,更易見之,陰位見陽脈,陽位見陰脈,是易位而見也,二氣之亂故氣危[5]。新校正云:按《六微旨大論》云:帝曰:其有至而至,有至而不至,有至而太過何也?岐伯曰:至而至者和,至而不至來氣不及也,未至而至來氣有餘也。帝曰:至而不至,未至而至何如?岐伯曰:應則順,否則逆,逆則變生,變生則病。帝曰:請言其應。岐伯曰:物生其應也,氣脈其應也,所謂脈應,即此脈應也。

〔1〕實而强:《素問校譌》引古抄本“强”作“弦”。

〔2〕不偃帶鈎亦病:胡本、趙本並無此六字。

〔3〕少陽之至大而浮:《素問入式運氣論奥》引“之至”下有“其脈”二字。按:以上文律之,應據補。下“陽明、太陽”句同。

〔4〕去太甚:藏本“去”作“不”。

〔5〕二氣之亂故氣危:趙本“之亂”作“錯亂”。顧觀光曰:“藏本無下氣字,當删。”

帝曰:六氣標本,所從不同,奈何?岐伯曰:氣有從本者,有從標本者,有不從標本者也。帝曰:願卒聞之。岐伯曰:少陽太陰從本[1],少陰太陽從本從標[2],陽明厥陰不從標本從乎中[3]也。少陽之本火,太陰之本濕,本末同,故從本也。少陰之本熱,其標陰,太陽之本寒,其標陽,本末異,故從本從標。陽明之中太陰,厥陰之中少陽,本末與中不同,故不從標本從乎中也。從本從標從中,皆以其爲化主之用[4]也。**故從本者,化生於本;從標本者,有標本之化;從中者,以中氣爲化也。**化,謂氣化之元主也。有病以元主氣用寒熱治之。新校正云:按《六微旨大論》云:少陽之上,火氣治之,中見厥陰。陽明之上,燥氣治之,中見太陰。太陽之上,寒氣治之,中見少陰。厥陰之上,風氣治之,中見少陽。少陰之上,熱氣治之,中見太陽。太陰之上,濕氣治之,中見陽明。所謂本也,本之下,中之見也,見之下,氣之標也,本標不同,氣應異象,此之謂也。**帝曰:脈從而病反者,其診何如?岐伯曰:脈至而從,按之不鼓,諸陽皆然。**言病熱而脈數,按之不動,乃寒盛格陽而致之,非熱也。**帝曰:諸陰之反[5],其脈何如?岐伯曰:脈至而從,按之鼓甚而盛也。**形證是寒,按之而脈氣鼓擊於手下盛者,此爲熱盛拒陰而生病,非寒也。

〔1〕少陽太陰從本:少陽本火標陽,太陰本濕標陰,二者均屬標本同氣,故兩經經病之化,皆從乎本。

〔2〕少陰太陽從本從標:少陰本熱標陰,而中見爲太陽寒氣,太陽本寒標陽,中見少陰熱氣。二者均爲標本異氣,且互爲中見,而水火陰陽之懸殊,本標不得同化,故兩經經病之化,或從標或從本。

〔3〕陽明厥陰,不從標本從乎中:陽明之中見太陰濕氣,厥陰之中見少陽火氣。燥從濕化,木從火化,故二者均不從標本,而從中見之氣。

〔4〕化主之用:趙本“主”作“生”。

〔5〕諸陰之反:謂諸陰之脈從病反者。

按語：六經之氣，以風寒熱濕火燥爲本，三陰三陽爲標，本標之中見者爲中氣，中氣如少陽厥陰爲表裏，陽明太陰爲表裏，太陽少陰爲表裏，表裏相通則彼此互爲中氣，義詳本書《六微旨大論》。

是故百病之起，有生於本者，有生於標者，有生於中氣者，有取本而得者，有取標而得者，有取中氣而得者，有取標本而得者，有逆取而得者，有從取而得者。反佐取之，是爲逆取。奇偶取之，是爲從取。寒病治以寒，熱病治以熱，是爲逆取。從，順也。**逆，正順也；若順，逆也**[1]**。**寒盛格陽，治熱以熱，熱盛拒陰，治寒以寒之類，皆時謂之逆，外雖用逆，中乃順也，此逆乃正順也。若寒格陽而治以寒，熱拒寒而治以熱，外則雖順，中氣乃逆，故方若順，是逆也。**故曰：知標與本**[2]**，用之不殆，明知逆順，正行無問**[3]**，此之謂也。不知是者，不足以言診，足以亂經**[4]**。故《大要》曰：粗工嘻嘻**[5]**，以爲可知，言熱未已，寒病復始，同氣異形，迷診亂經，此之謂也。**嘻嘻，悦也。言心意怡悦，以爲知道終盡也。六氣之用，粗之與工，得其半也。厥陰之化，粗以爲寒，其乃是温。太陽之化，粗以爲熱，其乃是寒。由此差互，用失其道，故其學問識用不達，工之道半矣。夫太陽少陰，各有寒化熱，量其標本應用則正反矣。何以言之？太陽本爲寒，標爲熱，少陰本爲熱，標爲寒，方之用亦如是也。厥陰陽明，中氣亦爾。厥陰之中氣爲熱，陽明之中氣爲濕，此二氣亦反，其類太陽少陰也。然太陽與少陰有標本，用與諸氣不同，故曰同氣異形也。夫一經之標本，寒熱既殊，言本當究其標，論標合尋其本。言氣不窮其標本，論病未辨其陰陽，雖同一氣而生，且阻寒温之候，故心迷正理，治益亂經[6]，呼曰粗工，允膺其稱爾。**夫標本之道，要而博，小而大，可以言一而知百病之害；言標與本，易而勿損，察本與標，氣可令調，明知勝復，爲萬民式，天之道畢矣。**天地變化，尚可盡知，況一人之診，而云冥昧，得經之要，持法之宗，爲天下師，尚卑其道[7]，萬民之式，豈曰大哉。新校正云：按《標本病傳論》云："有其在標而求之於標，有其在本而求之於本，有其在本而求之於標，有其在標而求之於本。故治有取標而得者，有取本而得者，有逆取而得者，有從取而得者。故知逆與從，正行無問，知標本者，萬舉萬當，不知標本，是爲妄行。夫陰陽逆從標本之爲道也，小而大，言一而知百病之害；少而多，淺而博，可以言一而知百也。以淺而知深，察近而知遠，言標與本，易而勿及。治反爲逆，治得爲從。先病而後逆者，治其本；先逆而後病者，治其本；先寒而後生病者，治其本；先熱而後生病者，治其本；先熱而後生中滿者，治其標；先病而後泄者，治其本；先泄而後生他病者，治其本。必且調之，乃治其他病。先病而後生中滿者，治其標；先中滿而後煩心者，治其本。人有客氣，有同氣。小大不利治其標，小大利治其本。病發而有餘，本而標之，先治其本後治其標；病發而不足，標而本之，先治其標後治其本。謹察間甚，以意調之，間者并行，甚者獨行。先小大不利而後生病者，治其本。此經論標本尤詳。"

〔1〕逆，正順也；若順，逆也：張介賓曰："病熱而治以寒，病寒而治以熱，於病似逆，於治爲順，故曰逆，正順也。病熱而治以熱，病寒而治以寒，於病若順，於治爲反，故曰若順，逆也。"

〔2〕知標與本：《儒門事親》卷十引"與"作"知"。

〔3〕正行無問：吴本、藏本、四庫本"問"並作"間"。

〔4〕足以亂經：《儒門事親》引"足"上有"適"字。

〔5〕嘻嘻：喜笑。《漢書・灌夫傳》顔注："嘻，强笑也。"按：《易・家人》有"婦子嘻嘻，終吝"句。此"嘻嘻"者，謂粗工審證不明，其笑非當也。

〔6〕治益亂經：藏本"益"作"亦"。

〔7〕尚卑其道："卑"依上經文當作"畢"。

帝曰：勝復之變，早晏何如？岐伯曰：夫〔1〕**所勝者，勝至已病，病已慍慍**〔2〕**，而復已萌也。**復心之慍，不遠而有。**夫所復者，勝盡而起，得位而甚，勝有微甚，復有少多，勝和而和，勝虚而虚，天之常也。帝曰：勝復之作，動不當位，或後時而至，其故何也？**言陽盛於夏，陰盛於冬，清盛於秋，温盛於春，天之常候。然其勝復氣用，四序不同，其何由哉。**岐伯曰：夫氣之生，與其化衰盛異也**〔3〕**。寒暑温涼盛衰之用**〔4〕**，其在四維**〔5〕**。故陽之動，始於温，盛於暑；陰之動，始於清，盛於寒。春夏秋冬，各差其分。**言春夏秋冬四正之氣，在於四維之分也。即事驗之，春之温正在辰巳之月，夏之暑正在午未之月〔6〕，秋之涼正在戌亥之月，冬之寒正在寅丑之月〔7〕。春始於仲春，夏始於仲夏，秋始於仲秋，冬始於仲冬。故丑之月，陰結層冰於厚地；未之月，陽焰電掣於天垂；戌之月，霜清肅殺而庶物堅〔8〕；辰之月，風扇和舒而陳柯榮秀。此則氣差其分,昭然而不可蔽也。然陰陽之氣,生發收藏,與常法相會,徵其氣化及在人之應,則四時每差其日數,與常法相違。從差法,乃正當之也。**故《大要》曰:彼春之暖,爲夏之暑,彼秋之忿,爲冬之怒,謹按四維,斥候[9]皆歸,其終可見,其始可知。此之謂也。**言氣之少壯也。陽之少爲暖,其壯也爲暑;陰之少爲忿,其壯也爲怒。此悉謂少壯之異氣,證用之盛衰,但立盛衰於四維之位,則陰陽終始應用皆可知矣。**帝曰:差有數乎?岐伯曰:又凡三十度也。**度者,日也。新校正云:按《六元正紀大論》曰:差有數乎?曰:後皆三十度而有奇也。此云三十度也者,此文爲略。**帝曰:其脈應皆何如?岐伯曰:差同正法,待時而去也。**脈亦差,以隨氣應也。待差日足,應王氣至而乃去也。**《脈要》曰:春不沉,夏不弦,冬不濇[10],秋不數,是謂四塞。**天地四時之氣,閉塞而無所運行也。**沉甚曰病,弦甚曰病,濇甚曰病,數甚曰病。**但應天和氣,是則爲平。形見太甚,則爲力致,以力而至,安能久乎!故甚皆病。**參見[11]曰病,復見曰病,未去而去曰病,去而不去曰病,**參[12],謂參和諸氣來見。復見,謂再見已衰已死之氣也。去,謂王已而去者也。日行之度未出於差,是爲天氣未出[13]。日度過差,是謂天氣已去[14],而脈尚在,既非得應,故曰病也。**反者死。**夏見沉,秋見數,冬見緩,春見濇,是謂反也。犯違天命,生其能久乎!新校正云:詳上文秋不數,是謂四塞,此注云秋見數,是謂反,蓋以脈差只在仲月,差之度盡而數不去,謂秋之季月而脈尚數,則爲反也。**故曰:氣之相守司也,如權衡之不得相失也。**權衡,秤也。天地之氣寒暑相對,温清相望,如持秤也。高者否,下者否,兩者齊等,無相奪倫,則清静而生化各得其分也。**夫陰陽之氣,清静則生化治,動則苛疾起,此之謂也。**動,謂變動常平之候,而爲災眚也。苛,重也。新校正云:按《六微旨大論》云:成敗倚伏生乎動,動而不已則變作矣。

〔1〕夫:四庫本作"天"。

〔2〕慍(yùn 運)慍:"慍慍"即蓄積之意。《類篇·心部》:"慍,心所蘊積也。"

〔3〕與其化勝衰異也:按《六元正紀大論》"五氣之發"節林校引"與其化"作"化,與其。""化"字屬上讀,於義較勝。

〔4〕寒暑温涼盛衰之用:《素問入式運氣論奥》卷上第五引"寒暑温

涼”作“氣令”。

〔5〕四維：張介賓曰：“辰戌丑未之月。”

〔6〕午未之月：胡本“午未”作“未申”。按：“午未”不與春“辰巳”、秋“戌亥”、冬“寅丑（丑寅）”之序合。胡本作“未申”是。

〔7〕寅丑之月：讀本“寅丑”作“丑寅”。

〔8〕庶物堅：顧觀光曰：“堅下似脱成字。”

〔9〕斥候：《淮南·兵略訓》高注：“斥度，候視也。”即偵察之意。

〔10〕冬不濇：趙本“冬不濇”三字在“秋不數”下。

〔11〕參見（xiàn 現）：謂脈氣出現雜亂。

〔12〕參：“參”下疑脱“見”字。以下文“復見”句例可證。

〔13〕天氣未出：讀本“天”作“大”。

〔14〕是謂天氣已去：趙本“謂”作“爲”。按：準注〔13〕，“天”字亦應作“大”。

帝曰：幽明何如？岐伯曰：兩陰〔1〕交盡故曰幽，兩陽〔2〕合明故曰明，幽明之配，寒暑之異也。兩陰交盡於戌亥，兩陽合明於辰巳，《靈樞·繫日月論》云：亥，十月，左足之厥陰。戌，九月，右足之厥陰。此兩陰交盡，故曰厥陰。辰，三月，左足之陽明。巳，四月，右足之陽明。此兩陽合於前，故曰陽明。然陰交則幽，陽合則明，幽明之象，當由是也。寒暑位西南、東北，幽明位西北、東南。幽明之配，寒暑之位，誠斯異也。新校正云：按《太始天元册文》云：“幽明既位，寒暑弛張。”**帝曰：分至〔3〕何如？岐伯曰：氣至之謂至，氣分之謂分，至則氣同，分則氣異，所謂天地之正紀也。**因幽明之問，而形斯義也。言冬夏二至是天地氣主歲至其所在也。春秋二分，是間氣初二四五，四氣各分其政於主歲左右也。故曰至則氣同，分則氣異也。所言二至二分之氣配者，此所謂是天地氣之正紀也。

〔1〕兩陰：指太陰與少陰。

〔2〕兩陽：指太陽與少陽。

〔3〕分至：《左傳》僖五年“凡分至啟閉必書雲物。”杜注：“分，春秋分也。至，冬夏至也。啟，立春立夏也。閉，立秋立冬也。雲物，氣色災變也。”

帝曰：夫子言春秋氣始於前，冬夏氣始於後，余已知之矣。然六氣往復，主歲不常也，其補寫奈何？以分至明六氣分位，則初氣四氣,始於立春立秋前各一十五日爲紀法。三氣六氣,始於立夏立冬後各一十五日爲紀法。由是四氣前後之紀,則三氣六氣之中,正當二至日也。故曰春秋氣始於前,冬夏氣始於後也。然以三百六十五日易一氣,一歲已往,氣則改新[1],新氣既來,舊氣復去,所宜之味,天地不同,補寫之方,應知先後,故復以問之也。**岐伯曰:上下所主[2],隨其攸利[3],正其味,則其要也,左右同法。《大要》曰:少陽之主,先甘後鹹;陽明之主,先辛後酸;太陽之主,先鹹後苦;厥陰之主,先酸後辛;少陰之主,先甘後鹹;太陰之主,先苦後甘。佐以所利,資以所生,是謂得氣。**主,謂主歲。得,謂得其性用也。得其性用,則舒卷由人,不得性用,則動生乖忤,豈袪邪之可望乎!適足以伐天真之妙氣爾。如是先後之味,皆謂有病先寫之而後補之也。

〔1〕氣則改新:四庫本"改"作"更"。

〔2〕上下所主:張介賓曰:"司天在泉,上下各有所主。"

〔3〕攸利:"攸"有"所"義。

帝曰:善。夫百病之生也,皆生於風寒暑濕燥火,以之化之變也[1]。風寒暑濕燥火,天之六氣也。静而順者爲化,動而變者爲變,故曰之化之變也。**經言盛者寫之,虛者補之,余錫[2]以方士,而方士用之,尚未能十全。余欲令要道必行,桴[3]鼓相應,猶拔刺雪汙[4],工巧神聖,可得聞乎?**鍼曰工巧,藥曰神聖。新校正云:按《難經》云:望而知之謂之神,聞而知之謂之聖,問而知之謂之工,切脈而知之謂之巧,以外知之曰聖,以内知之曰神。**岐伯曰:審察病機,無失氣宜,此之謂也。**得其機要,則動小而功大,用淺而功深也。**帝曰:願聞病機何如?岐伯曰:諸風掉眩,皆屬於肝[5]。**風性動,木氣同之。**諸寒收引,皆屬於腎[6]。**收,謂斂也。引,謂急也。寒物收縮,水氣同也。**諸氣膹鬱,皆屬於肺[7]。**高秋氣凉,霧氣煙集[8],凉至則氣熱,復甚則氣殫,徵其物象,屬可知也。膹,謂膹滿。鬱,謂奔迫也。氣之爲用,金氣同之。**諸濕腫滿,皆屬於脾[9]。**土薄則水淺,土厚則水深,土平則乾,土高則濕,濕氣之有[10],土氣同之。**諸熱瞀瘛,皆屬於火[11]。**火象徵。**諸痛癢瘡,皆屬於心[12]。**心寂則痛微,心躁則痛甚,百端之起,皆自心生,痛癢瘡瘍生於心也。**諸厥固泄,皆屬於下[13]。**下,謂下焦肝腎氣也。夫守司於下,腎之氣也,門户束要,肝之氣也,故厥固泄[14],皆屬下也。厥,謂氣逆也。固,謂禁固也。諸有氣逆上行,及固不禁,出入無度,燥濕不恒,皆由下焦之主守也。**諸痿喘嘔,皆屬於上**[15]**。**上,謂上焦心肺氣也。炎熱薄爍,心之氣也,承熱分化,肺之氣也。熱鬱化上,故病屬上焦。新校正云:詳痿之爲病,似非上病,王注不解所以屬上之由,使後人疑議。今按《痿論》云:五藏使人痿者,因肺熱葉焦,發爲痿躄,故云屬於上也。痿,又謂肺痿也。**諸禁鼓慄,如喪神守,皆屬於火**[16]**。**熱之内作。**諸痙項强,皆屬於濕**[17]**。**太陽傷濕。**諸逆衝上,皆屬於火**[18]**。**炎上之性用也。**諸脹腹大,皆屬於熱**[19]**。**熱鬱於内,肺脹所生。**諸躁狂越,皆屬於火**[20]**。**熱盛於胃,及四末也[21]。**諸暴强直,皆屬於風**[22]**。**陽内鬱而陰行於外。**諸病有聲,鼓之如鼓,皆屬於熱**[23]**。**謂有聲也。**諸病胕腫疼酸驚駭,皆屬於火**[24]**。**熱氣多也。**諸轉反戾,水液渾濁,皆屬於熱**[25]**。**反戾,筋轉也。水液,小便也。**諸病水液,澄澈清冷,皆屬於寒**[26]**。**上下所出,及[27]吐出溺出也。**諸嘔吐酸,暴注下迫,皆屬於熱**[28]**。**酸,酸水及味也。**故《大要》曰:謹守病機,各司其屬,有者求之,無者求之,盛者責之,虚者責之**[29]**,必先五勝,疎其血氣,令其調達,而致和平**[30]**,此之謂也。**深乎聖人之言,理宜然也。有無求之,虚盛責之,言悉由也。夫如大寒而甚,熱之不熱,是無火也;熱來復去,晝見夜伏,夜發晝止,時節而動,是無火也,當助其心。又如大熱而甚,寒之不寒,是無水也;熱動復止,倏忽往來,時動時止,是無水也,當助其腎。内格嘔逆,食不得入,是有火也。病嘔而吐,食久反出[31],是無火也。暴速注下,食不及化,是無水也。溏泄而久,止發無恒,是無水也[32]。故心盛則生熱,腎盛則生寒。腎虚則寒動於中,心虚則熱收於内。又熱不得寒,是無火也[33]。寒不得熱,是無水也。夫寒之不寒,責其無水。熱之不熱,責其無火。熱之不久,責心之虚。寒之不久,責腎之少。有者寫之,無者補之,虚者補之,盛者寫之,居其中間[34],疎者壅塞[35],令上下無礙,氣血通調,則寒熱自和,陰陽調達矣。是以方有治熱以寒,寒之而水食不入,攻寒以熱,熱之而昏躁以生,此則氣不疎通,壅而爲是也。紀於水火,餘氣可知。故曰有者求之,無者求之,盛者責之,虚者責之,令氣通調,妙之道也。五勝,謂五行更勝也。先以五行寒暑温涼濕,酸鹹甘辛苦相勝爲法也。

〔1〕以之化之變也:物生謂之化,氣之正者爲化;物極謂之變,邪者爲變,氣之邪正,皆由風寒暑濕燥火,故曰“以之”,“之”猶“其”也。

〔2〕錫:《爾雅·釋詁》“錫,賜也。”

〔3〕桴:“擊鼓杖也。”見《後漢書·第五倫曾孫種傳》賢注。

〔4〕雪汗:《廣雅·釋詁三》“雪,除也。”“汗”胡本、趙本、吴本、藏本、熊本並作“汙”。“汙”謂汙穢不淨。

〔5〕諸風掉眩,皆屬於肝:趙本“眩”作“眩”。張介賓曰:“風類不一,故曰諸風。掉,摇也。眩,運也。風主動摇,木之化也,故屬於肝。其虚其實皆能致此。如發生之紀,其動掉眩巔疾;厥陰之復,筋骨掉眩之類者,肝之實也。又如陽明司天,掉振鼓慄,筋痿不能久立者,燥金之盛,肝受邪也。太陰之復,頭項痛重而掉瘛尤甚者,木不制土,濕氣反盛,皆肝之虚也。故《衛氣篇》曰:下虚則厥,上虚則眩,亦此之謂。凡實者宜涼宜瀉,虚則宜補宜温,反而爲之,禍不旋踵矣。餘治仿此。”

〔6〕諸寒收引,皆屬於腎:張介賓曰:“收,斂也。引,急也。腎屬水,其化寒,凡陽氣不達,則營衛凝聚,形體拘攣,皆收引之謂。如太陽之勝爲筋肉拘苛血脈凝泣,歲水太過爲陰厥、爲上下中寒,水之實也。歲水不及爲足痿清厥,涸流之紀其病癃閉,水之虚也。水之虚實皆本於腎。”

〔7〕諸氣膹鬱,皆屬於肺:《醫壘元戎》卷三引“膹”作“憤”。沈祖綿曰:“忿”本或作“膹”,字當爲“憤”。憤鬱:即煩滿鬱悶。《説文·心部》:“憤,懣也。”張介賓曰:“膹,喘急也。鬱,否悶也。肺屬金,其化燥,燥金盛則清邪在肺而肺病有餘,如歲金太過,甚則喘咳逆氣之類是也。金氣衰則火邪勝之而肺病不足,如從革之紀其發喘咳之類是也。肺主氣,故諸氣膹鬱者,其虚其實,皆屬於肺。”

〔8〕霧氣煙集:趙本“霧”作“露”。

〔9〕諸濕腫滿,皆屬於脾:脾屬土,其化濕,土氣實則濕邪盛行,如歲土太過,則飲發中滿食減,四肢不舉之類是也。土氣虚則風木乘之,寒水侮之,如歲木太過,脾土受邪,民病腸鳴腹支滿;卑監之紀,其病留滿否塞;歲水太過,甚則腹大脛腫之類是也。脾主肌肉,故諸濕腫滿等證,虚實皆屬於脾。

〔10〕濕氣之有:柯本“有”作“用”。

〔11〕諸熱瞀瘛,皆屬於火:瞀,昏悶也。瘛,抽掣也。邪熱傷神則瞀,亢陽傷血則瘛,故皆屬於火。然歲火不及,則民病兩臂内痛,鬱冒朦昧;歲

水太過，則民病身熱煩心躁悸，渴而妄冒。此又火之所以有虚實也。

〔12〕諸痛癢瘡，皆屬於心：《儒門事親》卷一第五引“瘡”下有“瘍”字。按：有“瘍”字與王注合。《素問直解》“心”作“火”。張介賓曰：“熱甚則瘡痛，熱微則瘡癢。心屬火，其化熱，故瘡瘍皆屬於心也。然赫曦之紀，其病瘡瘍，心邪盛也。太陽司天，亦發爲癰瘍，寒水勝也。火盛則心實，水盛則心虚，於此可見。”按“諸痛癢瘡，皆屬於心。”心既主火，自當從熱而論，則《素問直解》之“心”作“火”義故能通。但本書《舉痛論》中之論痛凡十四條，惟熱留小腸一條主熱，其餘皆主寒，似痛因於寒者偏多，因於熱者較少。由是觀之，則此“諸痛癢瘡，皆屬於心”句，顯似專指瘡瘍而言，然在臨證上，除瘡瘍外，“諸痛癢”之屬於熱者，實不爲少，況化寒變熱者更多，如痺病等。足見兩處經文各有發明，應互參。

〔13〕諸厥固泄，皆屬於下：滑抄本“下”作“邪”。張介賓曰：“厥，逆也。厥有陰陽二證：陽衰於下則爲寒厥，陰衰於下則爲熱厥。固，前後不通也。陰虚則無氣，無氣則陰濁不化，寒閉也。火盛則水虧，水虧則津液乾涸，熱結也。泄，二陰不固也。命門火衰則陽虚失禁，寒泄也；命門水衰則火迫注遺，熱泄也。下言腎氣，蓋腎居五藏之下，爲水火陰陽之宅，開竅於二陰，故諸厥固泄，皆屬於下。”

〔14〕故厥固泄：趙本“故”下有“諸”字。

〔15〕諸痿喘嘔，皆屬於上：《素問玄機原病式・熱類》引“痿”作“病”。《醫壘元戎》卷七引同。張介賓曰：“痿有筋痿、肉痿、脈痿、骨痿之辨，故曰諸痿。凡肢體痿弱多在下部，而曰屬於上者，如《痿論》云：五藏使人痿者，因肺熱葉焦，發爲痿躄也。肺居上焦，故屬於上。氣急曰喘，病在肺也。吐而有物有聲曰嘔，病在胃口也。逆而不降，是皆上焦之病。”

〔16〕諸禁鼓慄，如喪神守，皆屬於火：張介賓曰：“禁，噤也，寒厥咬牙曰噤。鼓，鼓頷也。慄，戰也。凡病寒戰而精神不能主持，如喪失神守者，皆火之病也。然火有虚實之辨，若表裏熱甚而外生寒慄者，如《陰陽應象大論》所謂熱極生寒，重陽必陰也。河間曰：心火熱甚，亢極而戰，反兼水化制之，故爲寒慄者，皆言火之實也，若陰盛陽虚而生寒慄者，如《調經論》曰：陽虚畏外寒。《刺節真邪論》曰：陰勝則爲寒，寒則真氣去，去則虚，皆言火之虚也。有傷寒將解而爲戰汗者，如仲景曰：其人本虚，是以作戰。成無己曰：戰慄者，皆陰陽之争也。有痎瘧之爲寒慄者，如《瘧論》曰：瘧之始發也，陽氣并於陰，當是之時，陽虚而陰盛，外無氣，故先寒慄也。夫瘧

氣者,并於陽則陽勝,并於陰則陰勝,陰勝則寒,陽勝則熱。又曰:陽并於陰則陰實而陽虚,陽明虚則寒慄鼓頷也。”由此觀之,可見諸禁鼓慄雖皆屬火,但火實者少,火虚者多耳。

〔17〕諸痙項强,皆屬於濕:張介賓曰:“痙,風强病也,項爲足之太陽,濕兼風化而侵寒水之經,濕之極也。然太陽所至,爲屈伸不利,太陽之復,爲腰脽反痛,屈伸不便者,是又爲寒水反勝之虚邪矣。”

〔18〕諸逆衝上,皆屬於火:張介賓曰:“火性炎上,故諸逆衝上者,皆屬於火。然諸藏諸經,皆有逆氣,則其陰陽虚實有不同矣。其在心脾胃者,如《脈解篇》曰:太陰所謂上走心爲噫者,陰盛而上走於陽明,陽明絡屬心,故曰上走心爲噫也。有在肺者,如《藏氣法時論》曰:肺苦氣上逆也。有在脾者,如《經脈篇》曰:足太陰厥陰上逆則霍亂也。有在肝者,如《脈要精微論》曰:肝脈若搏,令人喘逆也。有在腎者,如《脈解篇》曰:少陰所謂嘔欬上氣喘者,陰氣在下,陽氣在上,諸陽氣浮,無所依從也。又《繆刺篇》曰:邪客於足少陰之絡,令人無故善怒,氣上走賁上也。又《示從容論》曰:欬喘煩冤者,是腎氣之逆也。又《邪氣藏府病形篇》曰:腎脈微緩爲洞,洞者食不化,下咽還出也。有在胃者,如《宣明五氣篇》曰:胃爲氣逆爲噦也。又《陰陽别論》曰:二陽之病發心脾,其傳爲息奔也。有在膽胃者,如《四時氣篇》曰:善嘔,嘔有苦,長太息,心中憺憺,恐人將捕之,邪在膽,逆在胃也。有在小腸者,曰:少腹控睾引腰脊,上衝心也。有在大腸者,曰:腹中常鳴,氣上衝胸,喘不能久立也。又《繆刺篇》曰:邪客於手陽明之絡,令人氣滿,胸中喘息也。有在膀胱者,如《經脈别論》曰:太陽藏獨至,厥喘,虚氣逆,是陰不足,陽有餘也。有在衝督者,如《骨空論》曰:衝脈爲病,逆氣裏急;督脈生病,從少腹上衝心而痛,不得前後爲衝疝也。凡此者,皆諸逆衝上之病。雖諸衝上,皆屬於火,但陽盛者,火之實;陽衰者,火之虚。治分補瀉,當於此詳察之矣。”

〔19〕諸脹腹大,皆屬於熱:張介賓曰:“熱氣内盛者,在肺則脹於上,在脾胃則脹於中,在肝腎則脹於下,此以火邪所至,乃爲煩滿,故曰諸脹腫大,皆屬於熱。如歲火太過,民病脇支滿,少陰司天,肺膹腹大滿膨膨而喘欬,少陽司天,身面胕腫腹滿仰息之類,皆實熱也。然歲水太過,民病腹大脛腫;歲火不及,民病脇支滿胸腹大;流衍之紀,其病脹,水鬱之發,善厥逆痞堅腹脹;太陽之勝,腹滿食減,陽明之復,爲腹脹而泄。又如《五常政大論》曰:適寒涼者脹。《異法方宜論》曰:藏寒生滿病。《經脈篇》曰:胃中

寒則脹滿。是皆言熱不足寒有餘也。仲景曰:腹滿不減,減不足言,須當下之,宜與大承氣湯。言實脹也。腹脹時減復如故,此爲寒,當與温藥。言虚脹也。東垣曰:大抵寒脹多,熱脹少。豈虚語哉?故治此者,不可以諸脹腹大,悉認爲實熱,而不察其盛衰之義。"

〔20〕諸躁狂越,皆屬於火:張介賓曰:"躁,躁煩不寧也。狂,狂亂也。越,失常度也。熱盛於外,則肢體躁擾;熱盛於内,則神志躁煩。蓋火入於肺則煩,火入於腎則躁,煩爲熱之輕,躁爲熱之甚耳。如少陰之勝,心下熱,嘔逆躁煩,少陽之復,心熱煩躁便數憎風之類,是皆火盛之躁也。然有所謂陰躁者,如歲水太過,寒氣流行,邪害心火,民病心熱煩心躁悸,陰厥譫妄之類,陰之勝也。是爲陰盛發躁,名曰陰躁。成無己曰:雖躁欲坐井中,但欲水不得入口是也。且凡内熱而躁者,有邪之熱也,病多屬火;外熱而躁者,無根之火也,病多屬寒。此所以熱躁宜寒,陰躁宜熱也。狂,陽病也。《宣明五氣篇》曰:邪入於陽則狂。如赫曦之紀,血流狂妄之類,陽狂也。然復有虚狂者,如《本神篇》曰:肝悲哀動中則傷魂,魂傷則狂妄不精;肺喜樂,無節則傷魄,魄傷則狂。《腹中論》曰:石之則陽氣虚,虚則狂。是又狂之有虚實,補寫不可誤用也。"

〔21〕及四未也:趙本"未"作"末"。

〔22〕諸暴强直,皆屬於風:張介賓曰:"暴,猝也。强直,筋病强勁不柔和也。肝主筋,其化風,風氣有餘,如木鬱之發,善暴僵仆之類,肝邪實也。風氣不足,如委和之紀,其動緛戾拘緩之類,肝氣虚也。此皆肝木本氣之化,故曰屬風,非外來虚風八風之謂。凡諸病風而筋爲强急者,正以風位之下,金氣乘之,燥逐風生,其燥益甚,治宜補陰以制陽,養營以潤燥,故曰治風先治血,血行風自滅,此最善之法也。設誤認爲外感之邪,而用疎風愈風等劑,則益躁其躁,非惟不能去風,而適所以致風矣。"

〔23〕諸病有聲,鼓之如鼓,皆屬於熱:張介賓曰:"鼓之如鼓,脹而有聲也。爲陽氣所逆,故屬於熱。然《師傳篇》曰:胃中寒則腹脹,腸中寒則腸鳴飧泄。《口問篇》曰:中氣不足,腸爲之苦鳴。此又皆寒脹之有聲者也。"

〔24〕諸病胕腫疼酸驚駭,皆屬於火:張介賓曰:"胕腫,浮腫也。胕腫疼酸者,陽實於外,火在經也。驚駭不寧者,熱乘陰分,火在藏也。故如少陰少陽司天,皆爲瘡瘍胕腫之類,是火之實也。然伏明之紀其發痛,太陽司天爲胕腫身後痛,大陰所至爲重胕腫,太陽在泉寒復内餘則腰尻股脛足

膝中痛之類,皆以寒濕之勝而爲腫爲痛,是又火之不足也。至於驚駭,虚實亦然。如少陰所至爲驚駭,君火盛也。若委和之紀其發驚駭,陽明之復亦爲驚駭,此又木衰金勝,肝膽受傷,火無生氣,陽虚所致當知也。"

〔25〕諸轉反戾,水液渾濁,皆屬於熱:張介賓曰:"諸轉反戾,轉筋拘攣也。水液,小便也。河間曰:熱氣燥爍於筋則攣瘛爲痛,火主燔灼燥動故也。小便渾濁者,天氣熱則水渾濁,寒則清潔,水體清而火體濁故也。又如清水爲湯,則自然濁也。此所謂皆屬於熱,宜從寒者是也。然其中各有虚實之不同者,如傷暑霍亂而爲轉筋之類,宜用甘涼調和等劑清其亢烈之火者,熱之屬也。如感冒非時風寒,或因暴雨之後,濕毒中藏而爲轉筋霍亂,宜用辛温等劑,理中氣以逐陰邪者,寒之屬也。大抵熱盛者必多煩躁焦渴,寒盛者必多厥逆畏寒。故太陽之至爲痓,太陽之復爲腰脽反痛,屈伸不便,水鬱之發爲大關節不利,是皆陽衰陰勝之病也。水液之濁,雖爲屬火,然思慮傷心,勞倦傷脾,色欲傷腎,三陰虧損者多有是病。治宜慎起居,節勞欲,陰虚者壯其水,陽虚者益其氣,金水既足,便當自清,若用寒涼,病必益甚。故《玉機真藏論》曰:冬脈不及則令人少腹滿,小便變。《口問篇》曰:中氣不足,溲便爲之變。陰陽盛衰,義有如此,又豈可盡以前證爲實熱。"

〔26〕諸病水液,澄澈清冷,皆屬於寒:藏本"冷"作"泠"。張介賓曰:"水液者,上下所出皆是也。水體清,其氣寒,故凡或吐或利,水穀不化而澄澈清冷者,皆得寒水之化,如秋冬寒冷,水必澄清也。"

〔27〕及:《素問病機氣宜保命集》引作"即",當是。

〔28〕諸嘔吐酸,暴注下迫,皆屬於熱:張介賓曰:"河間曰:胃膈熱甚則爲嘔,火氣炎上之象也。酸者,肝木之味也,由火盛制金不能平木,則肝木自甚,故爲酸也。暴注,卒暴注泄也。腸胃熱甚而傳化失常,火性疾速,故如是也。下迫,後重裏急迫痛也。火性急速而能躁物故也。是皆就熱爲言耳。不知此云皆屬於熱者,言熱之本也;至於陰陽盛衰,則變如冰炭,胡可偏執爲論。如《舉痛論》曰:寒氣客於腸胃,厥逆上出,故痛而嘔也。《至真要大論》曰:太陽司天,民病嘔血善噫;太陽之復,心胃生寒,胸中不和,唾出清水,及爲噦噫;太陽之勝,寒入下焦,傳爲濡泄之類,是皆寒勝之爲病也。又如歲木太過民病飧泄腸鳴,反脇痛而吐甚;發生之紀,其病吐利之類,是皆木邪乘土,脾虚病也。又如歲土不及,民病飧泄霍亂;土鬱之發,爲嘔吐注下;太陰所至爲霍亂吐下之類,是皆濕勝爲邪,脾家本病,有

濕多成者,有寒濕同氣者,濕熱宜清,寒濕宜温,無失氣宜,此之謂也。至於吐酸一證,在本節則明言屬熱,又如少陽之勝爲嘔酸,亦相火證也。此外别無因寒之説;惟東垣曰:嘔吐酸水者,甚則酸水浸其心,其次則吐酸水,令上下牙酸濇不能相對,以太辛熱療之必減。酸味者收也,西方肺金旺也。寒水乃金之子,子能令母實,故用大鹹熱之劑瀉其子,以辛熱爲之佐,以瀉肺之實,若以河間病機之法作熱攻之者,誤矣。蓋雜病酸心,濁氣不降,欲爲中滿,寒藥豈能治之乎?此東垣之説,獨得前人之未發也。又丹溪曰:或問:吞酸《素問》明以爲熱,東垣又以爲寒何也?曰:《素問》言熱者,言其本也,東垣言寒者,言其末也。但東垣不言外得風寒,而作收氣立説,欲瀉肺金之實;又謂寒藥不可治酸,而用安胃湯,加減二陳湯俱犯丁香,且無治熱濕鬱積之法,爲未合經意。余嘗治吞酸,用黄連茱萸各製炒,隨時令迭爲佐使,蒼木茯苓爲輔,湯浸蒸餅爲小丸吞之,仍教以糲食蔬果自養,則病亦安。此又二公之説不一也。若以愚見評之,則吞酸雖有寒熱,但屬寒者多,屬熱者少。故在東垣則全用温藥,在丹溪雖用黄連而亦不免莫萸、蒼术之類,其義可知。蓋凡留飲中焦,鬱久成積,濕多生熱,則木從火化,因而作酸者,酸之熱也,當用丹溪之法;若客寒犯胃,頃刻成酸,本非鬱熱之謂,明是寒氣,若用清涼,豈其所宜?又若飲食或有失節,及無故而爲吞酸噯腐等證,此以木味爲邪,肝乘脾也;脾之不化,火之衰也。得熱則行,非寒而何?欲不温中,其可得乎?故余願爲東垣之左袒而特表出之,欲人之視此者,不可謂概由乎實熱。"

〔29〕盛者責之,虚者責之:"責之"即"求之"。《説文·貝部》"責,求也。"與上文"求"之句,異文同義。

〔30〕而致和平:吴本"致"作"至"。

〔31〕食久反出:胡本"久"作"入"。

〔32〕是無水也:按:"水"疑作"火"。

〔33〕是無火也:按:"無火"與下"是無水"誤倒。應據《類經》卷十三第一引王注乙正。

〔34〕居其中間:《類經》引作"適其中外"。

〔35〕疎者壅塞:《類經》引"者"作"其"。

按語:本節即後世所謂的"病機十九條"。它是根據六氣屬性與發病特點、五臟的生理病理及身體上下部位常見證候,對病機進行的概括和總結。提示了分析和掌握病機的方法:即確定病變部位、致病原因、病證屬性，并應注意同中求異、異中求同，以期正確的予以治療。這是中醫學中最早、最系統、最集中論述病機的一段文字，并爲辨證論治思路、方法、步驟之矩矱。

此十九條病機，驗之歲氣不一定各皆脗合。蓋陰陽之勝復無常，人病之變現不一，若不能應病之變，即不可拘泥當年之運氣，應遵張從正之説靈活從事。張氏曰："病如不是當年氣，看與何年運氣同，只向某年求治法，方知都在《至真要大論》中。"

文中所述六氣致病，與本書《陰陽應象大論》："風勝則動，熱勝則腫，燥勝則乾，寒勝則浮，濕勝則濡瀉。"相爲映照，學者當互爲參酌，加深理解。金·劉完素提出的"諸濇枯涸，乾勁皴揭，皆屬於燥。"不僅是對"燥勝則乾"的深入闡發，也是對本節燥邪病證缺遺的補充。其在《素問玄機原病式》中關於病機學説的見解與發揮，堪稱"羽翼聖經"。

帝曰：善。五味陰陽之用何如？岐伯曰：辛甘發散爲陽，酸苦涌泄爲陰，鹹味涌泄爲陰，淡味滲泄[1]爲陽。六者或收或散，或緩或急，或燥或潤，或耎或堅，以所利而行之，調其氣使其平也。涌，吐也。泄，利也。滲泄，小便也。言水液自廻腸，泌别汁[2]，滲入膀胱之中，自胞氣化之[3]，而爲溺以泄出也。新校正云：按《藏氣法時論》云：辛散，酸收，甘緩，苦堅，鹹耎。又云：辛酸甘苦鹹，各有所利，或散或收，或緩或急，或堅或耎，四時五藏，病隨五味所宜也。**帝曰：非調氣而得者[4]，治之奈何，有毒無毒何先何後？願聞其道。**夫病生之類，其有四焉，一者始因氣動而内有所成，二者不因氣動[5]而外有所成，三者始因氣動[6]而病生於内，四者不因氣動而病生於外。夫因氣動而内成者，謂積聚癥瘕，瘤氣癭起[7]，結核癲癇[8]之類也。外成者，謂癰腫瘡瘍，痂疥[9]疽痔，掉瘛浮腫[10]目赤瘭胗[11]胕腫痛癢之類也。不因氣動而病生於内者，謂留飲澼食[12]，飢飽勞損，宿食霍亂，悲恐喜怒，想慕憂結之類也。生於外者，謂瘴氣賊魅，蟲蛇蠱毒，蜚尸鬼擊，衝薄墜墮，風寒暑濕，斫射刺割棰朴之類也。如是四類，有獨治内而愈者，有兼治内而愈者，有獨治外而愈者，有兼治外而愈者，有先治内後治外而愈者，有先治外後治内而愈者，有須齊毒而攻擊者，有須無毒而調引者。凡此之類，方法所施，或重或輕，或緩或急，或收或散，或潤或燥，或耎或堅，方士之用，見解不同，各擅己心，好丹非素[13]，故復問之者也。**岐伯曰：有毒無毒，所治爲主，適大小爲制也。**言但能破積愈疾，解急脱死，則爲良方。非必要言以先毒爲是，後毒爲非，無毒爲非，有毒爲是，必量病輕重，大小制之者也。**帝曰：請言其制？岐伯曰：君一臣二，制之小也；君一臣三佐五，制之中也；君一臣三佐九，制之大也。寒者熱之，熱者寒之，微者逆之，甚者從之，**夫病之微小者，猶水火也[14]。遇草而焫，得水而燔[15]，可以濕伏，可以水滅，故逆其性氣以折之攻之。病之大甚者，猶龍火也，得濕而焰，遇水而燔，不知其性以水濕折之，適足以光焰詣天，物窮方止矣；識其性者，反常之理，以火逐之，則燔灼自消，焰光撲滅。然逆之，謂以寒攻熱，以熱攻寒。從之，謂攻以寒熱，雖從其性，用不必皆同。是以下文曰：逆者正治，從者反治，從少從多，觀其事也。此之謂乎。新校正云：按神農云：藥有君臣佐使，以相宣攝。合和宜用一君二臣，三佐五使；又可一君二臣，九佐使也。**堅者削之[16]，客者除之，勞者温之，結者散之，留者攻之，燥者濡之，急者緩之，散者收之，損者温之[17]，逸者行之[18]，驚者平之，上之下之，摩之浴之[19]，薄之[20]劫之[21]，開之發之，適事爲故[22]。**量病證候，適事用之。**帝曰：何謂逆從？岐伯曰：逆者正治，從者反治[23]，從少從多，觀其事也。**言逆者，正治也。從者，反治也。逆病氣而正治，則以寒攻熱，以熱攻寒。雖從順病氣，乃反治法也。從少，謂一同而二異。從多，謂二同而三異也。言盡同者[24]，是奇制也[25]。**帝曰：反治何謂？岐伯曰：熱因寒用，寒因熱用[26]，塞因塞用，通因通用[27]，必伏其所主，而先其所因，其始則同[28]，其終則異，可使破積，可使潰堅，可使氣和，可使必已。**夫大寒内結，稸聚疝瘕，以熱攻除，除寒格熱[29]，反縱[30]，反縱之則痛發尤甚，攻之則熱不得前，方以蜜煎烏頭佐之以熱蜜，多其藥，服已便消。是則張公從此而以熱因寒用也。有火氣動，服冷已過，熱爲寒格，而身冷嘔噦，嗌乾口苦，惡熱好寒，衆議攸同，咸呼爲熱，冷治則甚，其如之何？逆其好則拒治，順其心則加病，若調寒熱逆，冷熱必行，則熱物冷服，下嗌之後，冷體既消，熱性便發，由是病氣隨愈，嘔噦皆除。情且不違，而致大益，醇酒冷飲，則其類矣，是則以熱因寒用也[31]。所謂惡熱者，凡諸食餘氣主於生者[32]，（新校正云：詳王字疑悮"上"）見之已嘔也。又病熱者，寒攻不入，悪其寒勝，熱乃消除。從其氣則熱增，寒攻之則不入。以豉豆諸冷藥酒漬或煴而服之，酒熱氣同，固無違忤，酒熱既盡，寒藥已行，從其服食，熱便隨散，此則寒因熱用也。或以諸冷物、熱齊和之，服之食之，熱復圍解，是亦寒因熱用也。又熱食猪肉及粉葵乳，以椒薑橘熱齊和之，亦其類也。又熱在下焦，治亦然。假如下氣虚乏，中焦氣擁，胠脇滿甚，食已轉增。粗工之見無能斷也，欲散滿則恐虚其下，補下則滿甚於中，散氣則下焦轉虚，補虚則中滿滋甚。醫病參議，言意皆同，不救其虚，且攻其滿，藥入則減，藥過依然，故中滿下虚，其病常在。乃不知踈啟其中，峻補於下，少服則資壅，多服則宣通，由是而療，中滿自除，下虚斯實，此則塞因塞用也。又大熱内結，注泄不止，熱宜寒療，結復須除，以寒下之，結散利止，此則通因通用也。又大熱凝内，久利溏泄，愈而復發，綿歷歲年，以熱下之，寒去利止，亦其類也。投寒以熱，涼而行之，投熱以寒，温而行之，始同終異，斯之謂也。諸如此等，其徒寔繁，略舉宗兆，猶是反治之道，斯其類也。新校正云：按《五常政大論》云：治熱以寒，温而行之，治寒以熱，涼而行之。亦熱因寒用，寒因熱用之義也。**帝曰：善。氣調而得者何如？岐伯曰：逆之從之，逆而從之，從而逆之，踈氣令調，則其道也。**逆，謂逆病氣以正治。從，謂從病氣而反療。逆其氣以正治，使其從順，從其病以反取，令彼和調，故曰逆從也。不踈其氣[33]令道路開通，則氣感寒熱而爲變，始生化多端也。

〔1〕滲泄：李杲曰："滲，小汗也；泄，利也。"

〔2〕泌別汁：趙本"沁"作"泌"。

〔3〕自胞氣化之：趙本"胞"上無"自"字。

〔4〕非調氣而得者：張介賓曰："此言内氣失調而得病之治法也。"

〔5〕不因氣動：守校本"不因"作"始因"。

〔6〕始因氣動：讀本"始因"作"不因"。

〔7〕瘤氣瘿起：按："起"應作"氣"，聲誤。《類經》卷十二第四引王注作"氣"。

〔8〕癲㾪：《素問校譌》引古抄本"㾪"作"癎"。

〔9〕痂疥：趙本"痂"作"疣"。

〔10〕掉瘛浮腫：《素問校譌》引古抄本"瘛"作"瘲"。

〔11〕瘭胗：趙本"瘭"作"熛"。

〔12〕澼食：藏本、守校本"澼"並作"癖"。

〔13〕好丹非素:柯校本"丹"作"用"。

〔14〕猶水火也:胡本、讀本"水"並作"人"。

〔15〕得水而燔:守校本"水"作"木"。

〔16〕堅者削之:吳本、藏本"削"並作"制"。

〔17〕損者温之:胡本、吳本、明緑格抄本、藏本、熊本"温"並作"益"。

〔18〕逸者行之:逸,謂安逸,過於安逸則氣脈澀滯,故當行之。

〔19〕摩之浴之:摩,謂按摩,浴,謂沐浴、薰洗等。

〔20〕薄之:吳崑曰:"謂漸磨也。如日月薄蝕,以漸而蝕也。"

〔21〕劫之:即用劫藥。

〔22〕適事爲故:謂適應病情爲好。《荀子·王霸》楊注:"故,巧也。""巧"有"善"義,見《詩·雨無正》鄭箋。

〔23〕逆者正治,從者反治:逆者謂病當逆治,從者謂病當從治。逆治爲正治,如治寒以熱,治熱以寒;從者爲反治,如治寒以寒,治熱以熱。

〔24〕言盡同者:藏本"盡"作"不"。

〔25〕是奇制也:藏本"奇"作"謂"。

〔26〕熱因寒用,寒因熱用:馬蒔曰:"熱以治寒而佐以寒藥,乃熱因寒用也。寒以治熱,而佐以熱藥,乃寒因熱用也。"

〔27〕塞因塞用,通因通用:馬蒔曰:"塞因塞用者,如虚病中滿而補虚却滿;通因通用者,如實病下利而攻實止利。"

〔28〕其始則同:《蘭室秘藏》卷下引"則"下有"氣"字。下文"其終則異"句同。

〔29〕除寒格熱:讀本"寒"上無"除"字。

〔30〕反縱:守校本無。

〔31〕是則以熱因寒用也:守校本"則"下無"以"字。

〔32〕主於生者:守校本"生"作"王"。

〔33〕不疎其氣:趙本"不"作"下"。

按語:汪石山治"一人年逾三十,形瘦面白,病食則胸膈痞悶,汗多,手肘汗出尤甚多,四肢倦怠或麻,晚食若遲,來早必泄。初取其脈浮軟近駃,兩關脈乃略大。曰:此脾虚不足也。彼曰:嘗服參朮膏,胸膈亦覺痞悶,恐病不宜于參者。曰:膏則稠粘,難以行散也。改用湯劑,痞或愈乎?用參、耆各二錢,白朮錢半,歸身八分,枳實、甘草各五分,麥冬二錢,煎服一帖,上覺胸痞而下覺失氣。彼疑參耆使然。曰:非也。使參耆使然,但當胸痞,不當失氣。恐由脾胃過虚,莫當枳、樸之耗也。宜除枳、樸,加陳皮六分,再服一帖,頓覺胸痞寬,失氣除,精神爽塏,脈皆軟緩不大,亦不駃矣。可見脾胃虚者,枳、樸須慎用。爲佐使,况有參、耆、歸、朮爲之君,尚不能制,然則醫之用藥可不戒乎?"(《續名醫類案》卷十) 李士材治"一人傷寒至五日,下利不止,懊憹目脹,諸藥不效,有以山藥、茯苓與之,慮其瀉脱也。李診之,六脈沉數,按其臍則痛,此協熱自利,中有結糞。小承氣倍大黄服之,果下結糞數枚,遂利止懊憹亦痊。"(《續名醫類案》卷一)證有真假,治有逆從。"塞因塞用,通因通用"是爲從治,亦即反治法。汪石山所施"塞因塞用",李士材所施"通因通用",皆是鍼對病因的治本之法。再,近人有謂"熱因寒用,寒因熱用"當爲"熱因熱用,寒因寒用"之説,不知所據,附誌於此。

帝曰:善。病之中外何如?岐伯曰:從内之外者,調其内;從外之内者,治其外;各絶其源。**從内之外而盛於外者,先調其内而後治於外;從外之内而盛於内者,先治其外而後調其内;**皆謂先除其根屬,後削其枝條也。**中外不相及,則治主病。**中外不相及,自各一病也。

帝曰:善。火熱復,惡寒發熱,有如瘧狀,或一日發,或間數日發,其故何也?岐伯曰:勝復之氣,會遇之時,有多少也。陰氣多而陽氣少,則其發日遠;陽氣多而陰氣少,則其發日近。此勝復相薄,盛衰之節。瘧亦同法。陰陽齊等,則一日之中,寒熱相半。陽多陰少,則一日一發而但熱不寒。陽少陰多,則隔日發而先寒後熱。雖復勝之氣[1],若氣微則一發後六七日乃發,時謂之愈而復發,或頻三日發而六七日止,或隔十日發而四五日止者,皆由氣之多少,會遇與不會遇也。俗見不遠,乃謂鬼神暴疾,而又祈禱避匿,病勢已過,旋至其斃,病者殞殁,自謂其分,致令寃魂塞於冥路[2],夭死盈於曠野,仁愛鑒兹,能不傷楚,習俗既久,難卒釐革,非復可改,末如之何,悲哉悲哉!

〔1〕雖復勝之氣:胡本"復勝"作"勝復"。

〔2〕冥路:趙本"冥"作"廣"。

按:此節文從帝曰善,至瘧亦同法,七十九字,與上下文義不屬,似係錯簡。

帝曰:論言治寒以熱,治熱以寒,而方士不能廢繩墨[1]而更其道也。有病熱者寒之而熱,有病寒者熱之而寒,二者[2]皆在,新病復起,奈何治?謂治之而病不衰退,反因藥寒熱,而隨生寒熱病之新者也。亦有止而復發者,亦有藥在而除藥去而發者,亦有全不息者。方士若廢此繩墨,則無更新之法,欲依標格,則病勢不除,捨之則阻彼凡情[3],治之則藥無能驗,心迷意惑,無由通悟,不知其道,何恃而爲,因藥病生,新舊相對,欲求其愈,安可奈何?**岐伯曰:諸寒之而熱者取之陰,熱之而寒者取之陽[4],所謂求其屬也[5]。**言益火之源,以消陰翳;壯水之生[6],以制陽光,故曰求其屬也。夫粗工褊淺,學未精深,以熱攻寒,以寒療熱;治熱未已而冷疾已生[7],攻寒日深而熱病更起;熱起而中寒尚在,寒生而外熱不除;欲攻寒則懼熱不前,欲療熱則思寒又止,進退交戰,危亟已臻;豈知藏府之源,有寒熱温涼之主哉。取心者不必齊以熱,取腎者不必齊以寒;但益心之陽,寒亦通行;强腎之陰,熱之猶可。觀斯之故,或治熱以熱,治寒以寒,萬舉萬全,孰知其意,思方智極,理盡辭窮。嗚呼!人之死者,豈謂命,不謂方士愚昧而殺之耶!**帝曰:善。服寒而反熱,服熱而反寒,其故何也?岐伯曰:治其王氣[8],是以反也。**物體有寒熱,氣性有陰陽,觸王之氣,則强其用也。夫肝氣温和,心氣暑熱,肺氣清涼,腎氣寒冽,脾氣兼并之。故也春以清[9]治肝而反温,夏以冷治心而反熱,秋以温治肺而反清,冬以熱治腎而反寒,蓋由補益王氣太甚也。補王太甚,則藏之寒熱氣自多矣。**帝曰:不治王而然者何也?岐伯曰:悉乎哉問也!不治五味屬也[10]。夫五味入胃,各歸所喜,攻酸[11]先入肝,苦先入心,甘先入脾,辛先入肺,鹹先入腎,**新校正云:按宣明五氣篇云:五味所入:酸入肝,辛入肺,苦入心,鹹入腎,甘入脾,是謂五入也。**久而增氣,物化之常也。氣增而久,夭之由也[12]。**夫入肝爲温,入心爲熱,入肺爲清,入腎爲寒,入脾爲至陰而四氣兼之,皆爲增其味而益其氣,故各從本藏[13]之氣用爾。故久服黄連苦參而反熱者,此其類也。餘味皆然。但人踈忽[14],不能精候矣[15]。故曰久而增氣,物化之常也。氣增不已,益歲年則藏氣偏勝,氣有偏勝則有偏絶,藏有偏絶則有暴夭者。故曰氣增而久,夭之由也。是以《正理觀化藥集》商較服餌曰:"藥不具五味,不備四氣,而久服之,雖且獲勝益,久必致暴夭。"此之謂也。絶粒服餌,則不暴亡,斯何由哉?無五穀味資助故也。復令食穀,其亦夭焉。

〔1〕繩墨:謂規矩,見何休《公羊序》疏解。

〔2〕二者:指寒與熱。

〔3〕阻彼凡情:趙本"阻"作"沮"。

〔4〕寒之而熱者取之陰,熱之而寒者取之陽:謂以苦寒之藥治熱證,而熱反甚,非有餘之熱證,乃腎陰不足之虚熱,應滋補腎陰。以辛熱之品治寒證,而寒反甚,非外感有餘之寒證,乃腎陽不足之虚寒,應温補腎陽。

〔5〕所謂求其屬也:馬蒔曰:"人有五臟,腎經屬水爲陰,今寒之而仍熱者,當取之陰經,所謂壯水之主,以制陽光者是也。心經屬火爲陽,今熱之而仍寒者,當取之陽經,所謂益火之源,以消陰翳者是也,此皆求之以本經之所屬也。"

〔6〕壯水之生:守校本"生"作"主"。

〔7〕冷疾已生:《素問校譌》引古抄本"已生"作"足生"。

〔8〕王氣:即旺氣。王,讀如旺,義猶盛也。見《廣韻·四十一漾》。

〔9〕故也春以清:顧觀光曰:"故下也字衍。"

〔10〕五味屬也:胡本、吴本、明緑格抄本、熊本"五味"並作"王味"。《素問校譌》引古抄本"五味"作"王氣"。

〔11〕攻酸:守校本"攻"作"故"。按:《素問校義》亦作"故",與守校本合。

〔12〕夭之由也:沈祖綿曰:"夭爲反之譌。上文三出反字。"

〔13〕本藏:四庫本"本"作"五"。

〔14〕但人踈忽:讀本、趙本"人"下並有"意"字。

〔15〕精候矣:讀本"矣"作"耳"。

按語:對於"諸寒之而熱者取之陰,熱之而寒者取之陽"的解釋,高世栻别爲一説。高氏認爲:"諸寒之而熱者,以寒爲本,故取之陰,當以熱藥治之;諸熱之而寒者,以熱爲本,故取之陽,當以寒藥治之。夫寒之而熱,治之以熱;熱之而寒,治之以寒,所謂求其屬以治也"。細審經文上下文義,高氏之解不無一定道理。"治熱以熱,治寒以寒",亦屬"反治法"的範疇。今録其説,以供參考。

帝曰:善。方制君臣,何謂也?岐伯曰:主病之謂君,佐君之謂臣,應臣之謂使,非上下三品之謂也。上藥爲君,中藥爲臣,下藥爲佐使,所以異善惡之名位。服餌之道當從此爲法,治病之道,不必皆然。以主病者爲君,佐君者爲臣,應臣之用者爲使,皆所以贊成方用也。**帝曰:三品何謂?岐伯曰:所以明善惡之殊貫[1]也。**三品,上中下品[2],此明藥善惡不同性用也。新校正云:按神農云:上藥爲君,主養命以應天;中藥爲臣,養性以應人;下藥爲佐使,主治病以應地也。

〔1〕明善惡之殊貫:張志聰曰:"謂藥性有毒無毒之分。"

〔2〕上中下品:胡本"下"下有"三"字。

帝曰:善。病之中外何如?前問病之中外,謂調氣之法,今此未盡,故復問之。此下對,當[1]次前求其屬也之下,應古之錯簡也。**岐伯曰:調氣之方,必别陰陽,定其中外,各守其鄉,内者内治,外者外治,微者調之,其次平之,盛者奪之,汗者下之[2],寒熱温涼,衰之以屬,隨其攸利,**病者中外[3],治有表裏,在内者,以内治法和之;在外者,以外治法和之;氣微不和,以調氣法調之;其次大者,以平氣法平之;盛甚不已,則奪其氣,令甚衰也[4]。假如小寒之氣,温以和之;大寒之氣,熱以取之;甚寒之氣,則下奪之,奪之不已則逆折之;折之不盡,則求其屬以衰之。小熱之氣,涼以和之;大熱之氣,寒以取之;甚熱之氣,則汗發之;發不盡[5],則逆制之;制之不盡,則求其屬以衰之。故曰汗之下之,寒熱温涼,衰之以屬,隨其攸利。攸,所也。**謹道如法,萬舉萬全,氣血正平,長有天命。**守道以行,舉無不中,故能驅役草石,召遣神靈,調御陰陽,蠲除衆疾,血氣保平和之候,天真無耗竭之由。夫如是者,蓋以舒卷在心,去留從意,故精神内守,壽命靈長。**帝曰:善。**

〔1〕當:趙本作"其"。

〔2〕汗者下之:趙本、吴本、明緑格抄本、熊本、滑抄本"汗者"並作"汗之"。按:王注"故曰汗之下之。"似王據本"者"作"之",與趙本合。

〔3〕病者中外:胡本"者"作"有"。

〔4〕令甚衰也:趙本"甚"作"其"。

〔5〕發不盡:胡本"發"下有"之"字。

按語:以上七篇大論,乃古人本於天地陰陽、五行,提出"五運六氣",從而仰測日月星宿之列張,俯察草木蟲獸之生化,推步曆法之分至啟閉,條陳歲運之化變病治。於是疾病發生之由顯,生死逆順之兆彰;不僅闡明"運氣",且亦羽翼全經;故臨證者當依其會悟全經之旨,不可僅驗其應病也。至於取舍問題,衆説紛紜。如張飛疇以爲"時有常位,氣無必然,百步之内,晴雨不同,千里之外,寒暄各異,運氣者不過天地之氣運行如此,實與醫道無關。"章虚谷曰:"天時人病,驗夫司天在泉之氣歷歷不爽。"查陰陽之勝復無常,人病之變現不一。若不能應病之變,而拘於運氣之説,以爲宜寒宜熱,固無是理,而遇陰陽偏勝之年,所見時證,往往驗之歲氣有脗合者,亦未必非天人相應之理也。

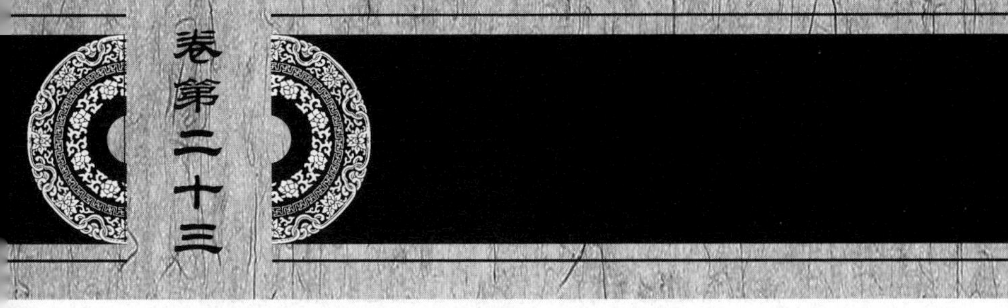

著至教論篇第七十五新校正云：按全元起本在《四時病類論》篇末。

提要：本篇指出學醫之道，必須“上知天文，下知地理，中知人事”，才能把握住醫學理論的精神實質。並以三陽病爲例，具體闡述了“別陰陽，應四時，合之五行”的整體觀。

黄帝坐明堂，召雷公而問之曰：子知醫之道乎？明堂，布政之宫也，八窻四闥，上圓下方，在國之南，故稱明堂。夫求民之瘼，恤民之隱，大聖之用心，故召引雷公，問拯濟生靈之道也。**雷公對曰：誦〔1〕而頗〔2〕能解，解而未能别，别而未能明，明而未能彰〔3〕**，言所知解，但得法、守數而已，猶未能深盡精微之妙用也。新校正云：按楊上善云：習道有五：一誦，二解，三别，四明，五彰。**足以治群僚〔4〕，不足至侯王〔5〕。**公不敢自高其道，然則布衣與血食主，療亦殊矣。**願得受樹天之度〔6〕，四時陰陽合之〔7〕，别星辰〔8〕與日月光，以彰〔9〕經術，後世益明，**樹天之度，言高遠不極。四時陰陽合之，言順氣序也。别星辰與日月光，言别學者二明大小異也。新校正云：按《太素》别作列字。**上通神農〔10〕，著至教〔11〕，疑於二皇〔12〕。**公欲其經法明著，通於神農，使後世見之，疑是二皇並行之教。新校正云：按全元起本及《太素》疑作擬。**帝曰：善。無失之，此皆陰陽表裏上下雌雄相輸應也〔13〕，而道〔14〕上知天文，下知地理，中知人事〔15〕，可以長久，以教衆庶〔16〕，亦不疑殆〔17〕，醫道論篇，可傳後世，可以爲寶。**以明著故。

〔1〕誦:《太平御覽》卷七百二十一《方術部》引作"訟"。按:"誦","訟"義通。《史記·吕后紀》索隱:"訟,誦説也。"

〔2〕頗:《太平御覽》卷七百二十一《方術部》引作"未"。循下"未能别"、"未能明"、"未能彰"之例,似作"未"是。

〔3〕彰:《太素》卷十六《脈論》作"章"。按"彰"與"章"通。《廣雅·釋訓》:"章章,行也"。

〔4〕群僚:諸官吏。《爾雅·釋詁》:"寮,官也。""僚"同"寮"。

〔5〕不足至侯王:"不足"即不能。"侯王"指君王。《爾雅·釋詁》:"侯,君也。"

〔6〕得受樹天之度:"得"、"受"二字義重,疑"受"乃"得"之旁注,誤入正文。《廣雅·釋詁三》:"受,得也。""樹天之度",建立天之度數。《尚書·説命》孔疏:"樹,立也。"《説文·又部》:"度,法制也。"引申有標準、規律之義。古人利用圭表,觀察日影的正斜長短,以測定四時陰陽,乃至回歸年度長度等。《後漢書·律歷志》:"日發其端,周而爲歲,然其景不复。四周,千四百六十一日而景复初,是則日行之終。以周除日,得三百六十五四分度之一,爲歲之日數。"古人把一周天按一回歸年的日數分度,就可以得出,太陽視運動,每晝夜行一度的簡單數據。

〔7〕四時陰陽合之:應"陽"下斷句,方與上下文"明、彰、王、陽、光、皇"叶韻。吴注本移"合之"二字於"四時"上,較合。

〔8〕别星辰:林校引《太素》"别"作"列"。按詳上下文意,疑《太素》與王注本互有脱誤,當作"别列星辰"。《素問·上古天真論》:"辨别星辰",《尚書·堯典》:"辨列日月星辰"。"别列"、"辨别"、"辨列"義並同,"辨""别"一音之轉。

〔9〕彰:《太素》卷十六《脈論》作"章"。按"彰""章"同。《廣韻·十陽》"章""彰"二字均有"明"義。

〔10〕神農:古史又稱炎帝。相傳曾嘗百草以療民疾。

〔11〕著至教:《太素》卷十六《脈論》"著"上有"若"字,當據補。

〔12〕疑於二皇:《太素》卷十六《脈論》"疑"作"擬"。"疑"與"擬"通,擬,比也。二皇,指庖犧和女媧。司馬貞補《史記·三皇本紀》以庖犧、女媧、神農爲三皇。本篇既有"上通神農"句,故此當指庖犧,女媧。

〔13〕無失之,此皆陰陽表裏上下雌雄相輸應也:《太素》卷十六《脈論》作"毋失此陰陽表裏上下雌雄輸應也"。相輸應,相互通達,相互應和

之意。“輸”有“達”義,“應”有“和”義。

〔14〕而道:“而”字費解。《素問·氣交變大論》作“夫道者”,于義較勝。

〔15〕人事:概指患者的貧富貴賤、飲食起居、形志苦樂,體質寒温厚薄等及致病的社會因素。

〔16〕衆庶:“衆庶”義同。《廣韻·九御》:“庶,衆也。”此指百姓。

〔17〕疑殆:疑惑不明。沈祖綿説:“殆,猶似也。”《魏志·杜恕傳》:“疑似難分。”疑似,謂疑惑相似。

按語:文中認爲習醫之法有五:一誦、二解、三别、四明、五彰。即在誦讀的基礎上,深入理解,分析辨别,融會貫通,加以應用。並以天文、地理、人事相參,詳審陰陽、表裏、上下、雌雄與四時陰陽的輸應關係,才可識病知源。

雷公曰:請受道〔1〕**,諷誦**〔2〕**用解。**誦,亦諭也。諷諭者,所以比切近而令解也。**帝曰:子不聞《陰陽傳》乎?曰:不知。曰:夫三陽**〔3〕**天爲業**〔4〕,天爲業,言三陽之氣,在人身形,所行居上也。《陰陽傳》,上古書名也。新校正云:按《太素》“天”作“太”。**上下**〔5〕**無常,合而病至,偏害**〔6〕**陰陽。**上下無常,言氣乖通〔7〕不定在上下也。合而病至,謂手足三陽氣相合而爲病至也。陽并至則精氣微,故偏損害陰陽之用也。**雷公曰:三陽莫當**〔8〕**,請聞其解。**莫當,言氣并至而不可當。**帝曰:三陽獨至**〔9〕**者,是三陽并至,并至如風雨,上爲巔疾**〔10〕**,下爲漏病。**并至,謂手三陽足三陽氣并合而至也。足太陽脈起於目内眥,上額交巔上;其支别者,從巔至耳上角;其直行者,從巔入絡腦,還出别下項,從肩髆内夾脊抵腰中,入循膂絡腎屬膀胱。手太陽脈起於手,循臂上行交肩上,入缺盆絡心,循咽下鬲抵胃屬小腸。故爲上巔疾,下爲漏病也。漏,血膿出。所謂并至如風雨者,言無常準也。故下文曰:新校正云:按楊上善云:“漏病,謂膀胱漏洩,大小便數,不禁守也。**外無期,内無正,不中經紀**〔11〕**,診無上下,以書别**〔12〕**。**言三陽并至,上下無常,外無色氣可期,内無正經常爾。所至之時,皆不中經脈綱紀,所病之證,又復上下無常,以書記銓量,乃應分别爾。**雷公曰:臣治踈,愈説意而已**〔13〕**。**雷公言,臣之所治,稀得痊愈,請言深意而已疑心。已,止也,謂得説則疑心乃止。**帝曰:三陽者,至陽也。**六陽并合,故曰至盛之陽也。**積並則爲**

驚[14]**，病起疾**[15]**風，至如礔礰**[16]**，九竅皆塞，陽氣滂溢**[17]**，乾嗌**[18]**喉塞。**積，謂重也。言六陽重并，洪盛莫當，陽憤鬱惟盛，是爲滂溢無涯，故乾[19]竅塞也。**并於陰，則上下無常，薄爲腸澼。**陰，謂藏也。然陽薄於藏爲病，亦上下無常定之診。若在下爲病，便數赤白。**此謂三陽直心**[20]**，坐不得起，卧者便身全**[21]**，三陽之病。**足太陽脈，循肩[22]下至腰，故坐不得起，卧便身全也。所以然者，起則陽盛鼓，故常欲得卧，卧則經氣均[23]故身安全。新校正云：按《甲乙經》"便身全"作"身重也"。**且以知天下**[24]**，何**[25]**以别陰陽，應四時，合之五行。**言知未備也。

〔1〕受道：謂傳授醫道。"受"通"授"。

〔2〕諷誦：謂背誦朗讀，《説文·言部》"諷""誦"互訓。慧琳《音義》卷二十七："背文曰諷，以聲節之曰誦。"

〔3〕三陽：統手足少陽、陽明、太陽而言。

〔4〕天爲業："天"疑作"之"。"天"與"之"草書形近致誤。《詩·長發》毛傳："業，危也。"引申有"病"意。按《太素》卷十六《脈論》"天"作"太陽"。三陽者，太陽也。其説亦可參。

〔5〕上下：指手足六經言。

〔6〕偏害：《太素》卷十六《脈論》作"徧周"。按："偏"與"徧"通用。"徧周"同義複詞。楊注云："内傷五藏，外害六腑，無所不周也。"

〔7〕乖通：于義難解。"通"疑作"違"，"通""違"形近致誤。

〔8〕三陽莫當：張介賓曰："此必古經語也。言三陽并至，則邪變之多，氣有莫可當者。"

〔9〕獨至："獨"讀爲"濁"，"濁"與"重"雙聲，"重"有"累"義。此曰"重至"，故下以"並至"申之，義相連貫。若作單獨解，則與"並至"之義相抵觸矣。

〔10〕巔疾：謂頭部疾患。"巔""顛"通。《説文·頁部》："顛，頂也。"

〔11〕不中經紀：謂不符合規律。《廣雅·釋詁一》："經，常也。"《左傳》昭公十五年孔疏："經者，綱紀之言也。"

〔12〕以書别：《内經評文》"别"下有"之"字。馬蒔曰："若此亦惟於書而知之耳，書者，即前《陰陽傳》也。"

〔13〕臣治踈，愈説意而已："愈"《太素》卷十六《脈論》作"鞞"，費解。沈祖綿曰："愈即婾字，俗作偷，《左傳》十七年：齊君之語偷。注：苟且。言

愈者,即苟且也。”“説”《太素》卷十六《脈論》作“脱”。按“臣治疎,愈説意而已”,雷公謙謂爲醫疏淺,但苟且簡略知其大意而已。“説”與“脱”通。《史記·禮書》索隱:“脱,猶疎略也。”

〔14〕積并則爲驚:“積并”同義複詞。《説文·禾部》:“積,聚也。”《後漢書·張衡傳》賢注:“并,猶聚也。”陽氣盛聚,擾及神明,則發驚駭。

〔15〕疾:《甲乙經》卷四第一下作“如”;又《太素》卷十六《脈論》作“而如”,今從《甲乙經》。

〔16〕礔礰:即“霹靂”。《爾雅·釋天》郭注:“雷之急擊者謂霹靂。”慧琳《音義》卷三十八:“大雷震也。或從石作礔礰。”

〔17〕滂溢:水湧貌。比喻陽氣之盛。

〔18〕乾嗌(yì 益):《甲乙經》卷四第一作“嗌乾”。《説文·口部》:“嗌,咽也。”

〔19〕乾:胡本、讀本並作“九”。

〔20〕三陽直心:《太素》卷十六《脈論》“三”作“二”。“直”通“值”。《説文·人部》:“值,一曰逢遇也。”手陽明之脈,絡肺下膈;足陽明之脈,入缺盆下膈;手太陽之脈,入缺盆絡心;足太陽之正,循膂當心入散;手少陽之脈,布膻中散絡心包;足少陽之脈,貫膈。三陽積并爲病,陽氣亢極,直冲心膈,故謂“三陽直心”。

〔21〕便身全:《甲乙經》卷四第一作“身重”,與林校合。

〔22〕肩:“肩”應作“脊”。《靈樞經·經脈》:“足太陽脈,挾脊抵腰中。”

〔23〕均:胡本、讀本並作“約”。

〔24〕且以知天下:“且以”同義複詞,“且”猶“必”也。“天”疑爲“上”之誤。“上下”與前相應。否則,此論三陽之病,與“天下”何涉?

〔25〕何:《太素》卷十六《脈論》作“可”。按:“何”字或作“可”。見《古書虚字集釋》卷四。

按語:“三陽”本篇凡見有七,歷爲注家聚訟。一説爲“統手足六經”,如王冰、張介賓等;一説爲“太陽”,如馬蒔、高世栻等。審視病證,乃陰陽偏害爲患,若作“太陽”,則前後抵牾,似以作“三陽”爲是。

三陽之病,責之於“偏害陰陽”,致使上下經脈之氣循行失其常度。邪氣累至,陽氣亢盛,其病勢迅疾,在上可爲巔頂之疾,在下亦有泄漏之患;若亢害已極,則爲驚駭,九竅閉塞,嗌乾喉塞。正如張志聰注:"至陽者,謂陽之至盛而無極,有如天之疾風,若礔礰之雷火驟至,陽盛則爲驚也。九竅爲水注之氣,使九竅之水氣皆竭,而陽氣溢於竅中。夫肺屬天而主氣,與腎水上下交通,陽獨盛而水液竭,故使嗌干喉塞也";若傳裏入臟,陽並入陰,下迫於腸,病發腸澼。驗諸臨床,陽盛陰竭,確有變證叢生之虞。不可不慎。文中通過分析本證陰陽變化之機,重申了"别陰陽,應四時,合之五行"之至理。

雷公曰:新校正云:按自此至篇末,全元起本别爲一篇,名《方盛衰》也。**陽言不别,陰言不理**〔1〕**,請起受解,以爲至道。**帝未許爲深知,故重請也。**帝曰:子若**〔2〕**受傳,不知合至道以惑師教,語子至道之要。**不知其要,流散無窮,後世相習、去聖久遠,而學者各自是其法,則惑亂〔3〕於師氏之教旨矣。**病傷五藏,筋骨以消,子言不明**〔4〕**不别,是世主學盡**〔5〕**矣。**言病之深重,尚不明别,然輕微者,亦何開愈今〔6〕得徧知耶?然由是不知,明世主學教之道從斯盡矣。**腎且絶**〔7〕**,惋惋日暮**〔8〕**,從容不出,人事不殷**〔9〕**。**舉藏之易知者也。然腎脈且絶,則心神内爍,筋骨脈肉日晚酸空也。暮,晚也。若以此之類,諸藏氣俱少。不出者,當人事萎弱,不復殷多。所以爾者,是則腎不足,非傷損故也。新校正云:按《太素》作"腎且絶死,死日暮也。"

〔1〕陽言不别,陰言不理:高世栻曰:"陽猶明也;陰猶隱也。明言之,不能如黑白之别。隱言之,不能如經綸之理。"

〔2〕若:推拓連詞,與"雖"同義。

〔3〕亂:四庫本作"離"。

〔4〕明:疑誤,似應作"理",方與雷公之問相合。

〔5〕世主學盡:"主"疑作"至"。草書"主""至"異字同形,"至學"與"至道"、"至教"同義。蓋此言陽病及陰,傷及五臟,而消筋骨,理本易明,雷公却惑師教,故帝慨然世之至學亡失。《説文·皿部》:"盡,器中空也。"引申有亡失之義。王注"主"字亦應作"至"。

〔6〕今:藏本作"令"。

〔7〕腎且絶:且,助動詞,將也。吴崑曰:"此上必有諸經衰絶之候,盖闕之,今惟存腎絶一條爾。"孫鼎宜曰:"病遍五藏,而獨標腎絶者,以腎爲

五藏之終故也。"

〔8〕悗(wǎn 晚)悗日暮:《素問札記》:"悗悗,悶也。言腎藏將絶之候,猶日暮之凄凉寂寂,心中憒悶,不可譬也。"

〔9〕從容不出,人事不殷:孫鼎宜曰:"殷當作安,聲誤。從容二句言腎絶之狀。腎喜静,故從容不出,人事不安,則昏憒極矣。"

示從容論篇第七十六

新校正云:按全元起本在第八卷,名《從容别白黑》。

提要:本篇謂診病必須從容遵法,評慎辨證。篇中所舉脾、肝、腎病脈,以及病情判斷,就是説明這種問題。

黄帝燕坐[1]**,召雷公而問之曰:汝受術誦書者**[2]**,若**[3]**能覽觀雜學**[4]**,及於比類**[5]**,通合道理,爲余言子所長。五藏六府,膽胃大小腸脾胞膀胱。腦髓涕唾,哭泣悲哀,水**[6]**所從行。此皆人之所生,治之過失**[7]**,**《五藏别論》:"黄帝問曰:余聞方士或以髓腦爲藏,或以腸胃爲藏,或以爲府,敢問更相反,皆自謂是,不知其道,願聞其説。岐伯曰:腦髓骨脈膽女子胞,此六者地氣所生也,皆藏於陰而象於地,故藏而不寫,名曰奇恒之府。夫胃大腸小腸三焦膀胱,此五者天氣之所生也,其氣象天,寫而不藏,此受五藏濁氣,故名曰傳化之府。"是以古之治病者,以爲過失也。**子務明之,可以十全。即**[8]**不能知,爲世所怨。**不能知之,動傷生者,故人聞議論,多有怨咎之心焉。**雷公曰:臣請誦《脈經・上下篇》甚衆多矣,别異**[9]**比類,猶未能以十全,又安足以明之。**言臣所請誦《脈經》兩篇衆多,别異比類例,猶未能以義而會見十全,又何足以心明至理乎。安,猶何也。

〔1〕燕坐:安坐。"燕"通"宴"。《説文・宀部》:"宴,安也。"段注:"經典多假燕爲之。"

〔2〕者:《太素》卷十六《脈論》無"者"字。

〔3〕若:《太素》卷十六《脈論》作"善"。

〔4〕雜學:指醫以外的各種學問。

〔5〕比類:比照相類。

〔6〕水:吴崑曰:"水,謂五液也。"

〔7〕失:張志聰《素問集注》作“矣”。

〔8〕即:若也。

〔9〕別異:于鬯曰:“別異二字,今本作則無,似與上文黄帝問辭及於比類爲義合。”

帝曰:子別試〔1〕**通五藏之過,六府之所不和,鍼石之敗,毒藥所宜,湯液滋味,具言其狀,悉言以對,請問不知。**過謂過失,所謂不率常候而生病者也。毒藥政〔2〕邪,滋味充養,試公之問,知與不知爾。新校正云:按《太素》“別試”作“誠別而已”。**雷公曰:肝虚腎虚脾虚,皆令人體重煩寃**〔3〕**,當**〔4〕**投毒藥刺灸砭石湯液,或已或不已,願聞其解。**公以帝問,使言五藏之過,毒藥湯液滋味,故問此病也。**帝曰:公何年之長而問**〔5〕**之少,余真問以自謬也。**言問之不相應也。以問不相應,故言余真發問以自招謬誤之對也。**吾問子窈冥**〔6〕**,子言《上下篇》以對,何也?**窈冥,謂不可見者,則形氣榮衛也。《八正神明論》“岐伯對黄帝曰:觀其冥冥者,言形氣榮衛之不形於外,而工獨知之,以日之寒温,月之虚盛,四時氣之浮沉,參伍相合而調之,工常先見之,然而不形於外,故曰觀於冥冥焉。”由此,帝故曰吾問子窈冥也。然肝虚腎虚脾虚,則《上下篇》之旨,帝故曰子言《上下篇》以對何也耳〔7〕。**夫脾虚浮似肺,腎小浮似脾,肝急沉散似腎,此皆工之所時**〔8〕**亂也,然從容得之**〔9〕**。**脾虚脈浮候則似肺,腎小浮上候則似脾,肝急沉散候則似腎者,何以然?以三藏相近,故脈象參差而相類也,是以工惑亂之,爲治之過失矣。雖爾乎,猶宜從容安緩,審比類之,而得三藏之形候矣。何以取之?然浮而緩曰脾,浮而短曰肺,小浮而滑曰心,急緊而散曰肝,搏沉而滑曰腎。不能比類,則疑亂彌甚。**若夫三藏,土木水參居,此童子之所知,問之何也?**脾合土,肝合木,腎合水,三藏皆在鬲下,居止相近也。

〔1〕別試:丹波元簡曰:“別試者,謂《脈經·上下篇》之外,別有所通,試論之也。下文子言上下以對何也語,可見耳。”

〔2〕政:讀本、趙本並作“攻”。

〔3〕肝虚腎虚脾虚,皆令人體重煩寃:張介賓曰:“肝主筋,筋病則不能收持。腎主骨,骨病則艱於舉動。脾主四支,四支病則倦怠無力,故皆令人體重。然三藏皆陰,陰虚則陽亢,故又令人煩寃滿悶也。”

〔4〕當:明緑格抄本作“嘗”。

〔5〕問:于鬯曰:“問當作聞,涉下文問字而誤。”

〔6〕窈(yǎo 咬)冥:深遠玄妙之意。《説文·穴部》:“窈,深遠也。”《冥部》:“冥,幽也。”

〔7〕耳:趙本無“耳”字。

〔8〕時:有“常”義,見《助字辨略》。

〔9〕然從容得之:“從容”下脱“分别而”三字,應據本書《疏五過論》“從容知之”王注引補。馬蒔曰:“子若明從容篇以比類之,則窈冥之妙得矣。”

雷公曰:於此有人,頭痛,筋攣骨重,怯然〔1〕**少氣,噦噫腹滿,時驚,不嗜卧,此何藏之發也?脈浮而弦,切之石堅**〔2〕**,不知其解,復問所以三藏者,以知其比類也。**脈有浮、弦、石、堅,故云問所以三藏者,以知其比類也。**帝曰:夫從容之謂也**〔3〕**。**言比類也。**夫年長則求之於府,年少則求之於經,年壯則求之於藏。**年之長者甚於味,年之少者勞於使,年之壯者過於内。過於内則耗傷精氣,勞於使則經中風邪,恣於求〔4〕則傷於府,故求之異也。**今子所言皆失,八風菀熟**〔5〕**,五藏消爍,傳邪相受。夫浮而弦者,是腎**〔6〕**不足也。**脈浮爲虚,弦爲肝氣,以腎氣不足,故脈浮弦也。**沉而石者**〔7〕**,是腎氣内著也**〔8〕**。**石之言堅也。著,謂腎氣内薄,著而不行也。**怯然少氣者,是水道不行,形氣消索也。**腎氣不足,故水道不行。肺藏被衝,故形氣消散。索,盡也。**欬嗽煩寃者,是腎氣之逆也。**腎氣内著,上歸於母也。**一人之氣,病在一藏**〔9〕**也。若言三藏俱行**〔10〕**,不在法**〔11〕**也。**經不然也。

〔1〕怯然:呼吸微弱之狀。慧琳《音義》卷三十三引《考聲》云:“怯,弱無力也。”《病源》卷十三《少氣候》:“肺主於氣,而通呼吸。藏府不足,則呼吸微弱而少氣。水者陰氣,陰氣在内,故少氣。”與此所説合。

〔2〕脈浮而弦,切之石堅:《鍼灸資生經》第六《頭痛》引“脈浮而弦”作“其脈舉之則弦”。引“切”作“按”。張介賓曰:“脈浮類肺,脈弦類肝,脈石堅類腎,難以詳辨,故復問三藏之比類也。”

〔3〕夫從容之謂也:從容不迫安緩之意。姚止庵曰:“言此亦當從容診視也。”高世栻曰:“比類者,同類相比,辨别其真,必從容而得之,故曰夫從容之謂也。”

〔4〕求：讀本、趙本並作"味"。

〔5〕菀熟：明緑格抄本、柯校本"熟"並作"熱"。《初學記》二十四引《風俗通》曰："菀，蘊也。"

〔6〕是腎：律以下"腎氣内著"、"腎氣之逆"句，"腎"下似脱"氣"字。以王注"腎氣不足"句律之亦可證。

〔7〕沉而石者：丹波元堅曰："據上文切之石堅，沉即沉按之謂也。"

〔8〕是腎氣内著也：即腎著。《金匱·五藏風寒積聚病》十一："腎著之病，腰以下冷痛，腹重如帶五千錢。"而此又有筋攣骨重之意。

〔9〕病在一藏："一藏"謂腎臟也。本病雖見證多端，而其病本則在於腎，並非脾、肝、腎三臟俱病。

〔10〕三藏俱行：丹波元簡曰："按行字諸家無解，蓋謂病之行也。"

〔11〕不在法：《説文·土部》："在，存也。""不在法"猶言不在於法則之中，亦即不合法則之意。

雷公曰：於此有人，四支解墮，喘欬血泄；而愚診之，以爲傷肺；切脈浮大而緊[1]**，愚不敢治。粗工下砭石，病愈多出血，血止身輕，此何物也？帝曰：子所能治，知亦衆多，與此病失矣。**以爲傷肺而不敢治，是乃狂見，法所失也。**譬以鴻飛**[2]**，亦沖於天。**鴻飛沖天，偶然而得，豈其羽翮之所能哉？粗工下砭石，亦猶是矣。**夫聖人之治病，循法守度，援物比類，化之冥冥，循上及下**[3]**，何必守經。**經，謂經脈，非經法也。**今夫脈浮大虚者，是脾氣之外絶，去胃外歸陽明也**[4]，足太陰絡支别者，入絡腸胃，是以脾氣外絶，不至胃外歸陽明也。**夫二火不勝三水，是以脈亂而無常也**[5]。二火，謂二陽藏。三水，謂三陰藏。二陽藏者，心肺也，以在鬲上故。三陰藏者，肝脾腎也，以在鬲下故。然[6]三陰之氣上勝二陽，陽不勝陰，故脈亂而無常也。**四支解墮，此脾精之不行也。**土主四支，故四支解墮。脾精不化[7]，故使之然。**喘欬者，是水氣并陽明也**[8]。腎氣逆入於胃，故水氣并於陽明。**血泄者，脈急，血無所行也。**泄，謂泄出也。然脈氣數急，血溢於中，血不入經，故爲血泄。以脈奔急而血溢，故曰血無所行也。**若夫以爲傷肺者，由失以狂**[9]**也。不引比類，是知不明也。**言所識不明，不能比類，以爲傷肺，猶失狂言耳。**夫傷肺者，脾氣不守，胃氣不清，經氣不**

爲使，真藏壞決，經脈傍絶，五藏漏泄，不衄則嘔，此二者不相類也。肺氣[10]傷則脾外救，故云脾氣不守。肺藏損則氣不行，不行則胃滿，故云胃氣不清。肺者主行榮衛陰陽，故肺傷則經脈不能爲之行使也。真藏，謂肺藏也。若肺藏損壞，皮膜決破，經脈傍絶而不流行，五藏之氣上溢而漏泄者，不衄血則嘔血也。何者？肺主鼻，胃應口也。然口鼻者，氣之門户也。今肺藏已損[11]，胃氣不清，不上衄則血下流於胃中，故不衄出則嘔出也。然傷肺傷脾，衄血泄血，標出且異，本歸亦殊，故此二者不相類也。**譬如天之無形，地之無理，白與黑相去遠矣。**言傷肺傷脾，形證懸别，譬天地之相遠，如黑白之異象也。**是失，吾[12]過矣。以子知之，故不告子。**是，猶此也。言雷公子之此見病踈者，是吾不告子比類之道，故自謂過也。**明引比類《從容》，是以名曰診輕，**新校正云：按《太素》"輕"作"經"。**是謂至道也。**明引形證，比量類例，今[13]從容之旨，則輕微之者亦不失矣。所以然者何哉？以道之至妙而能爾也。《從容》上古經篇名也。何以明[14]之？《陰陽類論》："雷公曰：臣悉盡意，受傳經脈，頌得從容之道，以合《從容》。"明古文有《從容》矣。

〔1〕緊：明緑格抄本作"虚"。

〔2〕譬以鴻飛："以"有"如"義。《廣雅·一束》引《詩》傳曰："大曰鴻，小曰鴈。"

〔3〕化之冥冥，循上及下：張介賓曰："化之冥冥，握變化於莫測之間，而神無方也。能如是，則循上可也及下亦可也。"森立之曰："此謂邪氣傳化之無常，其虚實冷熱，真寒假熱，假寒真熱，玄妙莫究。所云上下無常者是也。故守三陽三陰之經證而施治，則其誤不少，故曰何必守經也。"

〔4〕是脾氣之外絶，去胃外歸陽明也：張琦曰："外絶去三字有誤，或衍也。右關部外以候胃，内以候脾。今脈浮大而虚，是脾氣外歸於陽明之經，故砭出血，泄陽明而愈。"

〔5〕二火不勝三水，是以脈亂而無常也：張琦曰："二火三水不解，前所列證亦無脈亂無常之文，誤衍也。"吴崑曰："二火猶言二陽，謂胃也；三水猶言三陰，謂脾也。言脾太陰之氣外歸陽明，陽明不勝太陰，是以脈亂而失其常，常脈浮緩，今失而爲浮大虚矣。"

〔6〕然：四庫本作"曰"。

〔7〕化：四庫本作"行"。

〔8〕喘欬者,是水氣并陽明也:張介賓曰:"脾病不能制水,則水邪泛溢并於胃腑,氣道不利,故爲喘爲欬,蓋五臟六腑,皆能令人咳也。"

〔9〕由失以狂:《太素》卷十六《脈論》無"失"字。"由"有"是"義,"以"與"於"義同。"由失以狂"猶云是失於妄言耳。

〔10〕肺氣:四庫本無"氣"字。

〔11〕已損:四庫本"損"作"傷"。

〔12〕失吾:《太素》卷十六《脈論》作"吾失"。

〔13〕今:《素問校譌》引古抄本作"合"。

〔14〕明:讀本作"合"。

疏五過論篇第七十七

新校正云:按全元起本在第八卷,名《論過失》。

提要:本篇從問診、切診等方面,指出醫生臨證治病容易發生五種過失。"此皆受術不通,人事不明,不知天地陰陽、四時經紀、臟腑雌雄表裏、八正九候之道,是以五過不免。"篇中剴切説明此理,用意深切。

黄帝曰:嗚呼遠哉!閔閔[1]乎若視深淵,若迎浮雲。視深淵尚可測,迎浮雲莫知其際[2]。嗚呼遠哉!歎至道之不極也。閔閔乎,言妙用之不窮也。深淵清澄,見之必定,故可測。浮雲漂寓,際不守常,故莫知。新校正云:詳此文與《六微旨論》文重。**聖人之術,爲萬民式[3]。論裁志意[4],必有法則。循經守數[5],按循醫事[6],爲萬民副[7]。故事有五過四德[8]。汝知之乎?**慎五過,則敬順四時之德氣矣。然德者,道之用,生之主,故不可不敬順之也。《上古天真論》曰:"所以能年皆度百歲而動作不衰者,以其德全不危故也。"《靈樞經》曰:"天之在我者德也。"由此則天降德氣,人賴而生,主[9]氣抱神,上通於天。《生氣通天論》曰:"夫自古通天者,生之本。"此之謂也。新校正云:按爲萬民副,楊上善云:"副,助也。"**雷公避席[10]再拜曰:臣年幼小,蒙愚以[11]惑。不聞五過與四德[12]。比類形名,虚引其經[13],心無所對。**經未師受,心匪生知,功業微薄,故卑辭也。

〔1〕閔(mǐn 閩)閔:深遠也。見本書《靈蘭秘典論》"閔閔之當"

王注。

〔2〕際:于鬯曰:“際字當依《六微旨大論》作極。極與上文測字,下文式字、則字、副字、德字爲韻。若作際,則失音韻。”

〔3〕式:榜樣。《老子道德經・上篇》:“知其白,守其黑,爲天下式。”王注:“式,模則也。”

〔4〕論裁志意:吴崑曰:“論裁人之志意,必有法則。”

〔5〕循經守數:遵古經,持醫術。此與篇末“上經下經,揆度奇恒”前後相應。“數”有“術”義。

〔6〕按循醫事:森立之曰:“按循之循,後文云循求其理,同義。”

〔7〕爲萬民副:于鬯曰:“副當讀爲福,福、副同聲相借。”

〔8〕四德:疑衍,全篇只論“五過”,並未涉及“四德”,故全元起本名此篇曰“論過失”。“四德”二字,似涉下篇“四失”誤衍。

〔9〕主:趙本、四庫本並作“生”。

〔10〕避席:即離開坐位。《吕氏春秋・直諫》高注:“避席,下席也。”

〔11〕以:義與“而”同。見《經傳釋詞》。

〔12〕與四德:依本節注〔8〕之例,此三字亦衍。

〔13〕比類形名,虚引其經:謂只能排比類似之疾病證象,浮泛地引用經義。

帝曰:凡未〔1〕診病者,必問嘗〔2〕貴後賤,雖不中邪〔3〕,病從内生,名曰脱營〔4〕;神屈故也。貴之尊榮,賤之屈辱,心懷眷慕,志結憂惶,故雖不中邪,而病從内生,血脈虚減,故曰脱營。**嘗富後貧,名曰失精〔4〕;五氣留連,病有所并〔5〕。**富而從欲,貧奪豐財,内結憂煎,外悲過物。然則心從想慕,神隨往計,榮衛之道,閉以遲留,氣血不行,積并爲病。**醫工診之,不在藏府,不變軀形,診之而疑,不知病名;**言病之初也。病由想戀所爲,故未居藏府。事因情念所起,故不變軀形。醫不悉之,故診而疑也。**身體日減,氣虚無精,**言病之次也。氣血相逼〔6〕,形肉消爍,故身體日減。《陰陽應象大論》曰:“氣歸精,精食氣。”今氣虚不化,精無所滋故也。**病深無氣,洒洒然時驚,**言病之深也。病氣深,穀氣盡,陽氣内薄,故惡寒而驚。洒洒,寒貌。**病深者,以其外耗於衛,内奪於榮。**血爲憂煎,氣隨悲減,故外耗於衛,内奪於榮。病深者何?以此耗奪故爾也。新校正云:按《太素》"病深者以其"作"病深以甚也"。**良工**〔7〕**所失,不知病情,此亦**〔8〕**治之一過也。**失,謂失問其所始也。

〔1〕未:《醫心方》卷一第一引《太素》無"未"字。按:"未"疑"來"之誤,"未""來"形近,傳抄致誤。

〔2〕嘗:《廣韻·十陽》:"嘗,曾也。"《説文》段注:"引伸凡經過者爲嘗,未經過者爲未嘗。"

〔3〕雖不中邪:《醫心方》卷一第一引《太素》作"雖不中於外邪"。

〔4〕脱營　失精:皆爲情志不舒導致虚損之病。森立之曰:"脱營者,脱血之謂;失精者,失氣之謂。"

〔5〕五氣留連,病有所并:馬蒔曰:"五氣者,五藏之精氣。"張介賓曰:"精失則氣衰,氣衰則不運。"由於不運,故病有所聚矣。《後漢書·張衡傳》賢注:"并,猶聚也。"

〔6〕逼:藏本作"迫"。

〔7〕良工:"良"字誤,應作"粗"。本篇所謂"爲工而不知道"、"醫不能嚴"、"粗工治之"並言醫之妄診。若名"良工",却不知病情,何言之"良"?以下節"愚醫治之,不知補寫"律此,則"良工"爲"粗工"之誤明矣。

〔8〕此亦:"亦"語中助詞,古書多有此例。丹波元簡以爲衍文似未必。

凡欲診病者,必問飲食居處,飲食處居,其有〔1〕不同,故問之也。《異法方宜論》曰:"東方之域,天地之所先〔2〕生,魚鹽之地,海濱傍水,其民食魚而嗜鹹,皆安其處,美其食。西方者,金玉之域,沙石之處,天地之所收引,其民陵居而多風,水土剛强,其民不衣而褐薦,其民華食而脂肥。北方者,天地所閉藏之域,其地高陵居,風寒冰列〔3〕,其民樂野處而乳食。南方者,天地所長養,陽之所盛處,其地下,水土弱,霧露之所聚,其民嗜酸而食胕。中央者,其地平以濕,天地所以生萬物也衆,其民食雜而不勞。"由此則診病之道,當先問焉。故聖人雜合以法,各得其所宜。此之謂矣。**暴樂暴苦,始樂後苦,**新校正云:按《太素》作"始苦"。**皆傷精氣,精氣竭絶,形體毁沮**〔4〕**。**喜則氣緩,悲則氣消。然悲哀動中者,竭絶而失生,故精氣竭絶,形體殘毁,心神沮喪矣。**暴怒傷陰,暴喜傷陽**〔5〕,怒則氣逆,故傷陰。喜則氣緩,故傷陽。**厥氣上行,滿脈去形**〔6〕**。**厥,氣逆也。

逆氣上行，滿於經絡，則神氣憚散，去離形骸矣。**愚醫治之，不知補寫，不知病情，精華日脱，邪氣乃并**[7]**。此治之二過也。**不知喜怒哀樂之殊情，概爲補寫而同貫，則五藏精華之氣日脱，邪氣薄蝕而乃并於正真之氣矣。

〔1〕其有：讀本作“五方”。

〔2〕先：讀本作“始”。

〔3〕列：趙本作“例”。

〔4〕沮(jǔ 舉)：敗壞。《淮南子·本經訓》高注：“沮，敗也。”《詩·小旻》毛傳：“沮，壞也。”

〔5〕暴怒傷陰，暴喜傷陽：姚止庵曰：“傷陰者，怒傷肝血也；傷陽者，喜散心氣也。”

〔6〕去形：謂氣血不充於形體，呈羸敗之象。

〔7〕并：謂盛實，見本書《生氣通天論》“并乃狂”句王注。

善爲脈者，必以比類奇恒從容知之[1]**，爲工而不知道，此診之不足貴，此治之三過也。**奇恒，謂氣候奇異於恒常之候也。從容，謂分别藏氣虚實，脈見高下，幾相似也。《示從容論》曰：“脾虚浮以肺，腎小浮似脾，肝急沉散似腎，此皆工之所時亂，然從容分别而得之矣。”

〔1〕必以比類奇恒從容知之：喻昌曰：“比類之法，醫之所貴，如老吏判案，律所不載者，比例斷之，纖細莫逃也。奇恒者，審其病之奇異平常也。從容者，凡用比類之法，分别病能，必從容參酌，惡粗疏簡略也。”

診有三常[1]**，必問貴賤，封君敗傷**[2]**，及欲侯王。**貴則形樂志樂，賤則形苦志苦，苦樂殊貫，故先問也。封君敗傷，降君之位，封公卿也。及欲侯王，謂情慕尊貴，而妄爲不已[3]也。新校正云：按《太素》“欲”作“公”。**故貴脱勢，雖不中邪，精神内傷，身必敗亡。**憂惶煎迫，怫結所爲。**始富後貧，雖不傷邪，皮焦筋屈，痿躄爲攣**[4]**。**以五藏氣留連，病有所并而爲是也。**醫不能嚴，不能動神**[5]**，外爲柔弱，亂至失常**[6]**，病不能移**[7]**，則醫事不行，此治之四過也。**嚴，謂戒，所以禁非也。所以[8]令從命也。外爲柔弱，言委隨而順從也。然戒不足以禁非，動不足以從令，委隨任物，亂失天常，病且不移，何醫之有！

〔1〕三常：指貴賤、貧富、苦樂而言。

〔2〕封君敗傷:“封君”古代領受封邑之貴族。《漢書·貨殖傳》:“秦漢之制,列侯封君食租税,歲率户二百。”丹波元簡曰:“敗傷謂削除之類,追悔已往,以致病也。”

〔3〕不已:《傷寒總病論》卷一引作“喪志”。

〔4〕皮焦筋屈,痿躄爲攣:吴崑曰:“失其肥甘,五液乾涸,故令焦屈攣躄。”“躄”足痿弱不能行走。

〔5〕不能動神:孫鼎宜曰:“既不能嚴,又不能令病者之心悦神怡,而忘乎富貴之感也。”

〔6〕亂至失常:謂診治失其常法。《爾雅·釋詁》:“亂,治也。”

〔7〕病不能移:《楚辭·大招》王注:“移,去也。”

〔8〕所以:“所以”上脱“動”字,應據下“動不足以從令”句補。

凡診者,必知終始[1]**,有知餘緒**[2]**。切脈問名**[3]**,當合男女**[4],終始,謂氣色也。《脈要精微論》曰:“知外者終而始之。”明知五氣色象,終而復始也。餘緒,謂病發端之餘緒也。切,謂以指按脈也。問名,謂問病證之名也。男子陽氣多而左脈大爲順,女子陰氣多而右脈大爲順,故宜以候,常先合之也。**離絶菀結,憂恐喜怒,五藏空虚,血氣離守**[5]**,工不能知,何術之語。**離,謂離間親愛。絶,謂絶念所懷。菀,谓菀積思慮。結,謂結固餘怨。夫間親愛者魂遊,絶所懷者意喪,積所慮者神勞,結餘怨者志苦,憂愁者閉塞而不行,恐懼者蕩憚而失守,盛忿[6]者迷惑而不治,喜樂者憚散而不藏。由是八者,故五藏空虚,血氣離守,工不思曉,又何言哉!新校正云:按“蕩憚而失守”,《甲乙經》作“不收”。**嘗富**[7]**大傷,斬筋絶脈,身體復行,令澤不息。**斬筋絶脈,言非分之過損也。身體雖以復舊而行,且今[8]津液不爲滋息也。何者?精氣耗減也。澤者,液[9]也。**故傷敗結,留薄歸陽,膿積寒炅,**陽,謂諸陽脈及六府也。炅,謂熱也。言非分傷敗筋脈之氣,血氣内結,留而不去,薄於陽脈,則化爲膿,久積腹中,則外爲寒熱也。**粗工治之,亟刺陰陽,身體解散,四支轉筋,死日有期,**不知寒熱爲膿積所生,以爲常熱之疾,槩施其法,數刺陰陽經脈,氣奪病甚,故身體解散而不用,四支廢運而轉筋,如是故知死[10]日有期,豈謂命不謂醫耶?**醫不能明,不問所發**[11]**,唯言死日,亦爲粗工。此治之五過也。**言粗工不必謂解。不備學者,縱備盡三世經法,診不備三常,療不慎五過,不求餘緒,不問特身[12],亦足爲粗略之醫爾。

〔1〕終始:吴崑曰:"終始,謂今病及初病也。"

〔2〕有知餘緒:守校本"有"作"又"。傅青主曰:"有知,當是又知。"張介賓曰:"有知餘緒,謂察其本知其末也。"

〔3〕問名:猶云"問證"。在男子則問疝瘕,在女子則問經水。《春秋繁露·深察名號》:"名之爲言真也。""真"與"證"雙聲,故義相通。

〔4〕當合男女:指切脈問證之時,應結合陰陽多少及脈象順逆等特點。

〔5〕離守:《素問札記》曰:"《韻會小補》引離作難。"

〔6〕盛忿:讀本"忿"作"怒"。

〔7〕富:似應作"負"。"富"、"負"聲誤。《史記·黥布傳》索隱:"負,猶被也。"此謂嘗被大傷,故下以"斬筋絶脈"承之。

〔8〕今:《素問校譌》引古抄本、元槧本作"令"。

〔9〕液:四庫本作"津液"。

〔10〕知死:胡本、讀本"死"上並無"知"字。

〔11〕發:吴崑曰:"發,謂病之由也。"

〔12〕特身:讀本、藏本並作"持"。

凡此五者,皆受術不通,人事不明也。言是五者,但[1]名受術之徒,未足以通悟精微之理,人間之事尚猶懵然。**故曰:聖人之治病也,必知天地陰陽,四時經紀[2],五藏六府,雌雄表裏[3],刺灸砭石,毒藥所主,從容人事[4],以明經道[5],貴賤貧富,各異品理[6],問年少長,勇怯之理,審於分部[7],知病本始,八正九候[8],診必副矣[9]。**聖人之備識也如此,工宜勉之。

〔1〕但:讀本、藏本並作"粗"。

〔2〕經紀:於上下文不類,疑作"經絡"。"紀"、"絡"形誤。本書《經絡篇》:"陰絡之色應其經,陽絡之色變無常,隨四時而行也。"故治病必知之。

〔3〕雌雄表裏:在此指經脈而言。如六陰經爲雌,六陽經爲雄。陽經行於表,陰經行於裏。

〔4〕從容人事：意指對病人，應於人情事理，比較分析，因變而施。

〔5〕經道：常道。《廣雅·釋詁一》：“經，常也。”

〔6〕各異品理：謂貴賤貧富，有不同之區分。慧琳《音義》卷二十七“品，類别也。”《禮記·樂記》鄭注：“理，分也。”

〔7〕分部：趙本、吴本、明緑格抄本、朝本、藏本、熊本、黄本並作“部分”。

〔8〕八正九候：張介賓曰：“八正，八節之正氣也。”九候，指三部九候脈象。

〔9〕診必副矣：謂診治定與病機、病情相合。《漢書·禮樂志》顔注：“副，稱也。”

治病之道，氣内爲寶[1]**，循求其理，求之不得，過在表裏。**工之治病，必在於形氣之内求有過者，是爲聖人之寶也。求之不得，則以藏府之氣陰陽表裏而察之。新校正云：按全元起本及《太素》作“氣内爲實”。楊上善云：“天地間氣爲外氣，人身中氣爲内氣，外氣裁成萬物，是爲外實，内氣榮衛裁生，故爲内實，治病能求内氣之理，是治病之要也。**守數據治，無失俞理，能行此術，終身不殆。**守數，謂血氣多少及刺深淺之數也。據治，謂據穴俞所治之旨而用之也。但守數據治而用之，則不失穴俞之理矣。殆者，危也。**不知俞理，五藏菀熟，癰發六府**[2]。菀，積也。熟，熱也。五藏積熱，六府受之，陽熱相薄，熱之所過則爲廱矣，**診病不審，是謂失常**，謂失常經術正用之道也。**謹守此治，與經相明**，謂前氣内循求俞會之理也。**《上經》、《下經》，揆度陰陽，奇恒五中**[3]**，决以明堂**[4]**，審於終始，可以横行。**所謂《上經》者，言氣之通天也。《下經》者，言病之變化也。言此二經，揆度陰陽之氣，奇恒五中[5]，皆決於明堂之部分也。揆度者，度病之深淺也。奇恒者，言奇病也。五中者，謂五藏之氣色也。夫明堂者，所以視萬物，别白黑，審長短，故曰決以明堂也。審於終始者，謂審察五色囚王，終而復始也。夫道循如是，應用不窮，目牛無全，萬舉萬當，由斯高遠，故可以横行於世間矣。

〔1〕寶：田晉蕃曰：“《莊子·庚桑楚》：正得秋而美寶成。釋文元嘉本作美實。《説文》：實，從宀從貫，貨貝也。實之與寶，義可通假。”

〔2〕五藏菀熟，癰發六府：“熟”明緑格抄本作“熱”。張志聰曰：“夫

在内者,五藏爲陰,六府爲陽,謂菀熱在内,而癰發於在外之皮肉間也。"

〔3〕揆度陰陽,奇恒五中:《素問札記》云:"五中恐五色之訛。"張介賓曰:"揆度,切度之也。奇恒言奇病也。凡診病者,能明上經下經之理,以揆度陰陽,能察奇恒五中之色,而决於明堂(鼻部位)則心通一貫,應用不窮。"

〔4〕決以明堂:《靈樞·五色》:"五色獨決於明堂乎。明堂者,鼻也。"文中"明堂"指面部諸位而言。《金匱》第一云:"問曰:病人有氣色見於面部,願聞其説。師曰:鼻頭色青,腹中痛"云云。所問以面,而答以鼻,即所謂"決以明堂"也。

〔5〕五中:胡本、趙本"五中"下並有"者"字。

徵四失論篇第七十八

新校正云:按全元起本在第八卷,名《方論得失明著》。

提要:本篇分析在臨証工作上的四種過失,指出其要害在于"治不能循理"。

黄帝在明堂,雷公侍坐。黄帝曰:夫子所通書受事〔1〕**衆多矣,試言得失**〔2〕**之意,所以得之,所以失之。雷公對曰:循經**〔3〕**受業,皆言十全,其時有過失者,請**〔4〕**聞其事解**〔5〕**也。**言循學經師,受傳事業,皆謂十全於人庶,及乎施用正術,宣行至道,或得失之於世中,故請聞其解説也。

〔1〕通書受事:謂讀書和從師學習。《説文·辵部》:"通,達也"。"受事"謂受業。《史記·淮陰侯傳》集解引文穎:"事,猶業也。"

〔2〕得失:得,指治愈;失,指治不愈。

〔3〕循經:"經"疑"學"之誤。《廣雅·釋詁》:"循,從也"。"循學"即"從學",王注謂"循學",但贅以"經師"二字,則不合。

〔4〕請:吴本"請"作"願"。

〔5〕其事解:"事"字疑衍。王注:"故請聞其解説也",似王所據本無"事"字。

帝曰:子年少智未及邪?將言以雜合〔1〕**耶**〔2〕**?**言謂年少智未

及而不得十全耶？爲復且以言而雜合衆人之用耶？帝疑先知而反問也。**夫經脈十二，絡脈三百六十五，此皆人之所明知，工之所循用也。**謂循學而用也。**所以不十全者，精神不專，志意不理**〔3〕**，外内相失**〔4〕**，故時疑殆。**外，謂色。内，謂脈也。然精神不專於循用，志意不從於條理，所謂粗略，揆度失常，故色脈相失而時自疑殆也。**診不知陰陽逆從之理，此治之一失矣。**《脈要精微論》曰："冬至四十五日，陽氣微上，陰氣微下。夏至四十五日，陰氣微上，陽氣微下。陰陽有時，與脈爲期。"又曰："微妙在脈，不可不察，察之有紀，從陰陽始。"由此故診不知陰陽逆從之理爲一失矣。

〔1〕雜合：沈祖綿曰："按雜孫詒讓校正作離字是也。本書有《陰陽離合論》篇是其明證。""離合"謂陰陽逆從之理。

〔2〕耶：田校本作"邪"，與上"邪"字一律。《廣韻·九麻》："邪俗作耶。"

〔3〕志意不理：猶言思想上缺乏正確的思維能力。

〔4〕外内相失：謂不能將外在的證候表現與内在的病理變化相聯係。

受師不卒〔1〕**，妄作雜術**〔2〕**，謬言**〔3〕**爲道，更名自功**〔4〕，新校正云：按《太素》"功"作"巧"。**妄用砭石，後遺身咎**〔5〕**，此治之二失也。**不終師術，惟妄是爲，易古變常，自功循己，遺身之咎，不亦宜乎？故爲失二也。《老子》曰："無遺身殃，是謂襲常。"蓋嫌其妄也。

〔1〕受師不卒：謂初受於師者，學業未精，苟且自是，未能卒業。慧琳《音義》卷二十一："卒，終也。"

〔2〕雜術：讀本、吴本、明緑格抄本、朝本並作"離術"。吴崑曰："離術，别術也"。張介賓曰："妄行離術者，不明正術，假借異端也。"

〔3〕謬言：丹波元堅謂："繆當作嘐"。《説文·口部》"嘐（xiāo 肖），誇言也。"

〔4〕更名自功：于鬯曰："按更名者，當是竊取前人之法而更其名目。功字當依林校引《太素》作巧，巧與上文道字，下文咎字爲韻。竊取前人之法而更其名目，是以前人之巧爲已巧，故曰：自巧。"

〔5〕咎：罪過，過錯。《尚書·洪範》孔疏："咎，是過之别名。"

不適〔1〕**貧富貴賤之居，坐之薄厚**〔2〕**，形之寒温，不適飲食之**

宜，不别人之勇怯，不知比類〔3〕**，足以自亂，不足以自明，此治之三失也。**貧賤者勞，富貴者佚。佚則邪不能傷，易傷以勞；勞則易傷以邪。其於勞也，則富者處〔4〕貴者之半。其於邪也，則貧者居賤者之半。例率如此。然世禄之家，或此殊矣。夫勇者難感，怯者易傷，二者不同，蓋以其神氣有壯弱也。觀其貧賤富貴之義，則坐之薄厚，形之寒温，飲食之宜，理可知矣。不知此類，用必乖哀〔5〕，則適足以汨亂心緒，豈通明之可妄〔6〕乎？故爲失三也。

〔1〕不適：謂不理解。《廣雅·釋言》："適，悟也。"《廣韻·十一暮》："悟，心了。"

〔2〕坐之薄厚：高注本"坐"作"土"；張琦云："疑當作生。"按：作"土"義勝。《左傳》成公六年："土厚水深，居之不疾"，"土薄水淺，其惡（疾）易覯"。

〔3〕比類：比較相類事物。

〔4〕處：藏本作"近"。

〔5〕哀：趙本、藏本並作"衷"。守校本作"衰"。

〔6〕妄：趙本、藏本並作"望"。

診病不問其始，憂患飲食之失節，起居之過度，或傷於毒〔1〕**；不先言此，卒持寸口**〔2〕**，何病能中。妄言作名**〔3〕**，爲粗所窮，此治之四失也。**憂，謂憂懼也。患，謂患難也。飲食失節，言其飽也。起居過度，言潰耗也。或傷於毒，謂病不可拘於藏府相乘之法而爲療也。卒持寸口，謂不先持寸口之脈和平與不和平也。然工巧備識，四術猶疑，故診不能中病之形名，言不能合經而妄作，粗略醫者，尚能窮妄謬之違背，況深明者見而不謂非乎！故爲失四也。

〔1〕毒：吴崑曰："毒，謂草木金石禽蟲諸毒。"

〔2〕卒（cù 促）持寸口：謂突然倉促地診察脈息。卒，同猝，遽也。

〔3〕妄言作名：謂信口胡言，杜撰病名。《禮記·月令》鄭注："作爲詐。"胡澍曰："作，讀曰詐，妄、詐對文。"

是以世人之語者，馳千里之外，不明尺寸之論，診無人事〔1〕**。**言工之得失毁譽在世人之言語，皆可至千里之外，然其不明尺寸之診，論當以何事知見於人耶！**治數之道**〔2〕**，從容之葆**〔3〕**。**治，王也。

葆,平[4]也。言診數當王之氣,皆以氣高下而爲比類之原本也。故下文曰:**坐持寸口[5],診不中五脈,百病所起[6],始以自怨,遺師其咎[7]**。自不能深學道術,而致診差違始[8]上,申怨謗之詞,遺過咎於師氏者,未之有也。**是故治不能循理,棄術於市,妄治時愈,愚心自得。**不能修學至理,乃衒賣於市廛,人不信之,謂乎[9]虚謬,故云棄術於市也。然愚者百慮而一得,何自功之有耶?新校正云:按全元起本"自"作"巧"。《太素》作"自功"。**嗚呼!窈窈冥冥[10],熟知其道?**今詳"熟"當作"孰"。**道之大者,擬於天地,配於四海,汝不知道之諭[11],受以明爲晦。**嗚呼,歎也。窈窈冥冥,言玄遠也。至道玄遠,誰得知之?孰誰也。擬於天地,言高下之不可量也。配於四海,言深廣之不測也。然不能曉諭於道,則授明道而成暗昧也。晦,暗也。

〔1〕不明尺寸之論,診無人事:"論""診"二字誤倒,當據王注作"不明尺寸之診,論無人事"。"論無人事",謂粗工診病,對於貧富貴賤,飲食寒温,往往忽略不問。

〔2〕治數之道:謂醫療技術的理論原則。《廣雅·釋言》:"數,術也"。張琦曰:"即陰陽逆從及藏府經脈之度也。"

〔3〕從容之葆:《廣雅·釋訓》:"從容,舉動也。"《釋詁三》:"葆,本也"。葆、本一聲之轉。意指醫療實踐的根本。

〔4〕平:四庫本作"原"。

〔5〕坐持寸口:《廣雅·釋詁三》:"坐,止也。""止"作"僅"解。

〔6〕百病所起:謂醫工不識百病所起之由,非謂患者之百病叢生。

〔7〕遺師其咎:"師""咎"二字誤倒,應作"遺咎其師"。王注:"遺過咎於師氏者",似王注據本不誤。

〔8〕始:柯校本作"如"。

〔9〕乎:四庫本作"之"。

〔10〕窈(yǎo 咬)窈冥冥:喻醫學理論之微妙深奥。慧琳《音義》卷二十八引《考聲》云:"窈冥,深邃貌。"

〔11〕不知道之諭:"道""諭"二字誤倒。應作"不知諭之道"。王注:"不能曉諭於道",似王注所據本未倒。《淮南·修務》高注:"諭,明也。"

按語:本篇與《疏五過論》精神若一,内容相類,可互爲補充。前篇主要論述了醫生的“五過”與“四德”。而本篇則着重懲戒醫者的四種過失。①强調指出學習和運用醫學理論的重要性,“診不知陰陽逆從之理”,乃醫者一大過失。②辨證施治是臨床醫療的基本原則。“妄行離術”、“妄用砭石”,必然“後遺身咎”,貽害非淺。③詳察病家情況,進行綜合分析是醫者必須遵循的基本要求。不辨貧富貴賤之别,不明飲食,勇怯之異,不知比類之法,何異於“盲人瞎馬”。④四診合參,乃臨床醫療的基本方法。“診病不問其始”,“卒持寸口”,終將釀成禍端。此四者實爲醫者之大忌。即在今日,仍應作爲箴言。

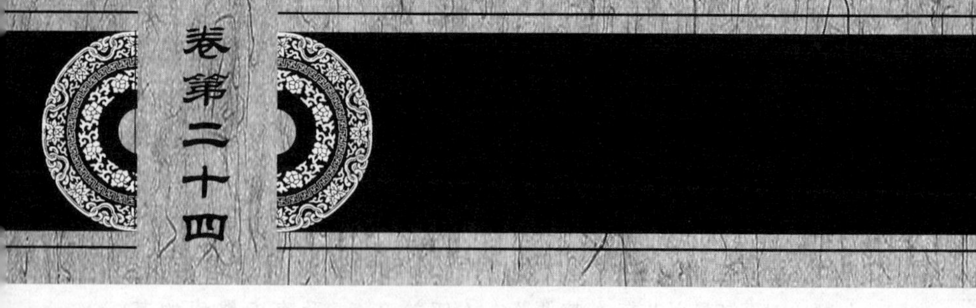

陰陽類論篇第七十九新校正云:按全元起本在第八卷。

提要:篇中論述三陰三陽的證狀、脈象等,最後指出預測死期,主要在於結合四時,縝密觀察。

孟春始至,黄帝燕坐,臨觀八極,正[1]八風之氣,而問雷公曰:陰陽之類,經脈之道,五中[2]所主[3],何藏最貴? 孟春始至,謂立春之日也。燕,安也。觀八極,謂視八方遠際之色。正八風,謂候八方所至之風,朝會於太一者也。五中,謂五藏。新校正云:詳"八風朝太一",具《天元玉册》中。又按楊上善云:"夫天爲陽,地爲陰,人爲和。陰無其陽,衰殺無已,陽無其陰,生長不止。生長不止則傷於陰,陰傷則陰災起。衰殺不已則傷於陽,陽傷則陽禍生矣。故須聖人在天地間,和陰陽氣,令萬物生也。和氣之道,謂先脩身爲德,則陰陽氣和;陰陽氣和,則八節風調;八節風調,則八虚風止。於是疵癘不起,嘉祥竟集,此亦不知所以然而然也。故黄帝問身之經脈貴賤,依之調攝,修德於身,以正八風之氣。"**雷公對曰:春甲乙青,中主肝,治七十二日,是脈之主時,臣以其藏最貴。** 東方甲乙,春氣主之,自然青色内通肝也。《金匱真言論》曰:"東方青色,入通於肝。"故曰青,中主肝也。然五行之氣,各王[4]七十二日,五[5]積而乘之,則終一歲之數三百六十日,故云治七十二日也。夫四時之氣,以春爲始,五藏之應,肝藏合之,公故以其藏爲最責[6]。"藏"或爲"道",非也。**帝曰:却念《上下經》,陰陽從容[7],子所言貴,最其下也。** 從容,謂安緩比類也。帝念《脈經·上下篇》陰陽比類形氣,不以肝藏爲貴。故謂公之所貴,最其下也。

〔1〕正:《太素》卷十六《脈論》“正”上有“始”字。

〔2〕五中:馬蒔曰:“五中者,古經篇名。”此亦一說。揣經文旨意,以王注義勝。

〔3〕主:謂主時。

〔4〕王:讀本、趙本並作“主”。

〔5〕五:讀本、趙本“五”上有“五七二”三字。

〔6〕責:讀本作“貴”。

〔7〕陰陽從容,張介賓曰:“《上、下經》古經也,《陰陽從容》其篇名也。”

雷公致齋〔1〕**七日,旦**〔2〕**復侍坐。**悟非,故齋以洗心。願益,故坐而復請。**帝曰:三陽爲經**〔3〕**,二陽爲維**〔4〕**,一陽爲游部**〔5〕,經,謂經綸,所以濟成務。維,謂維持,所以繫天真。游,謂游行。部,謂身形部分也。故主氣者濟成務,化穀者繫天真,主色者散布精微,游行諸部也。新校正云:按楊上善云:“三陽,足太陽脈也,從目内眥上頭,分爲四道,下項,并正別脈上下六道,以行於背,與身爲經。二陽,足陽明脈也,從鼻而起,下咽,分爲四道,并正別脈六道,上下行腹,綱維於身。一陽,足少陽脈也,起目外眥,絡頭,分爲四道,下缺盆,并正別脈六道,上下主經營百節,流氣三部,故曰游部。”**此知五藏終始**〔6〕**。**觀其經綸維繫游部之義,則五藏之終始可謂〔7〕知矣。**三陽爲表**〔8〕**,二陰爲裏**〔9〕,三陽,太陽。二陰,少陰也。少陰與太陽爲表裏,故曰三陽爲表,二陰爲裏。**一陰至絕,作朔晦**〔10〕**却具合以正其理**〔11〕**。**一陰,厥陰也。厥,猶盡也。《靈樞經》曰:“亥爲左足之厥陰,戌爲右足之厥陰,兩陰俱盡,故曰厥陰。”夫陰盡爲晦,陰生爲朔。厥陰者,以陰盡爲義也,徵其氣王〔12〕則朔,適〔13〕言其氣盡則晦,既見其朔,又當其晦,故曰一陰至絶作朔晦也。然徵彼俱盡之陰,合此發生之木,以正應五行之理,而無替循環,故云却具合以正其理也。新校正云:按注言“陰盡爲晦,陰生爲朔,疑是“陽生爲朔”。**雷公曰:受業未能明。**言未明氣候之應見。

〔1〕齋:齋戒。古人在祭祀前整潔身心,以示虔敬。《吕氏春秋·孟春》高注:“《論語》曰:齋必變食,居必遷坐,自禋潔也。”

〔2〕旦:《太素》卷十六《脈論》無“旦”字。

〔3〕三陽爲經:“三陽”指足太陽,因其直行由巔循身之背,又獨統陽

分,故稱爲"經"。

〔4〕二陽爲維:"二陽"指足陽明,因其上布頭面,下循胸腹,維絡於前,故稱爲"維"。

〔5〕一陽爲游部:《太素》卷十六《脈論》無"爲"字。按"一陽"指足少陽,因其爲半表半裏,行於身之側,出表入裏,故曰"游部"。

〔6〕五藏終始:吴崑曰:"由表而入,則始太陽,次少陽,終陽明;由裏而出,則始陽明,次少陽,終太陽,言五藏者,陽該陰也。"

〔7〕謂:守校本無"謂"字。

〔8〕三陽爲表:張介賓曰:"三陽誤也,當作三陰。三陰,太陰也,太陰爲諸陰之表,故曰三陰爲表。按《陰陽離合論》曰:太陰爲開。《痿論》曰:肺主身之皮毛。《靈樞·師傳》篇曰:肺爲之蓋,脾者主爲衛。是手足三陰皆可言表也。"

〔9〕二陰爲裏,張介賓曰:"二陰,少陰腎也,腎屬水,其氣沉,其主骨,故二陰爲裏。"

〔10〕一陰至絶,作朔晦:《素問札記》云:"作字恐衍。"張介賓曰:"一陰,厥陰也。厥者盡也,陰陽消長之道。陰之盡也,如月之晦,陽之生也,如月之朔,既晦而朔,則絶而復生,此所謂一陰至絶,作朔晦也。"

〔11〕却具合以正其理:《素問札記》云:"却字恐衍。"

〔12〕王:顧觀光曰:"王當作主。"

〔13〕適:顧觀光曰:"適字衍。"

帝曰:所謂三陽者,太陽爲經〔1〕,陽氣盛大,故曰太陽。**三陽脈**〔2〕**至手太陰,弦浮而不沉**〔3〕**,決以度,察以心,合之陰陽之論。**太陰爲寸口也。寸口者,手太陰也,脈氣之所行。故脈皆至於寸口也。太陽之脈,洪大以長,今弦浮不沈,則當約以四時高下之度而斷決之,察以五藏異同之候而參合之,以應陰陽之論,知其藏否耳。**所謂二陽者,陽明也,**《靈樞經》曰:"辰爲左足之陽明,巳爲右足之陽明。"兩陽合明,故曰二陽者陽明也。**至手太陰,弦而沉急不鼓,炅至以病皆死**〔4〕**。**鼓,謂鼓動。炅,熱也。陽明之脈,浮大而短,今弦而沉急不鼓者,是陰氣勝陽,木來乘土也。然陰氣勝陽,木來乘土,而反熱病至者,是陽氣之衰敗也,猶燈之焰欲滅反明,故皆死也。**一陽者,少陽也,**陽氣未大,故曰少陽。**至手太陰,上連人迎,弦急懸不絶,此少陽之病也,**人迎,謂〔5〕結喉兩傍同身寸之一寸五分,脈動應手者也。弦爲少陽之脈,今急懸不絶,是經氣不足,故曰少陽之病也。懸者,謂如懸物之動摇也。**專陰則死**[6]**。**專,獨也。言其獨有陰氣而無陽氣,則死。**三陰者,六經之所主也**[7],三陰者,太陰也。言所以諸脈皆至手太陰者何耶?以是六經之主故也。六經,謂三陰三陽之經脈也。所以至手太陰者何?以肺朝百脈之氣,皆交會於氣口也。故下文曰:**交於太陰**,此正發明肺朝百脈之義也。《經脈别論》曰:"肺朝百脈"。**伏鼓不浮,上空志心**[8]**。**脈伏鼓擊而不上浮者,是心氣不足,故上控引於心而爲病也。志心,謂小心也。《刺禁論》曰:"七節之傍,中有小心。"此之謂也。新校正云:按楊上善云:"肺脈浮濇,此爲平也。今見伏鼓,是腎脈也。足少陰脈貫脊屬腎,上入肺中,從肺出絡心。肺氣下入腎志,上入心神也。"王氏謂"志心"爲"小心",義未通。**二陰至肺**[9]**,其氣歸膀胱,外連脾胃**[10]**。**二陰,謂少陰腎之脈。少陰之脈,别行者,入跟中,以上至股内後廉,貫脊屬腎絡膀胱;其直行者,從腎上貫肝鬲,入肺中。故上至於肺,其氣歸於膀胱,外連於脾胃。**一陰獨至,經絶氣浮不鼓,鈎而滑**[11]**。**若一陰獨至肺,經氣内絶則氣浮不鼓於手,若經不内絶則鈎而滑。新校正云:按楊上善云:"一陰,厥陰也。"**此六脈者,乍陰乍陽,交屬相并,繆通五藏,合於陰陽**[12],或陰見陽脈,陽見陰脈,故云乍陰乍陽也。所以然者,以氣交會故爾,當審比類,以知陰陽也。**先至爲主,後至爲客**[13]**。**脈氣乍陰見陽,乍陽見陰,何以别之?當以先至爲主,後至爲客也。至,謂至寸口也。

〔1〕爲經:明緑格抄本作"也"。《甲乙經》卷四第一亦作"也"。

〔2〕三陽脈,《甲乙經》卷四第一無此三字。按以下"陽明"、"少陽"律之,此三字衍。

〔3〕弦浮而不沉:胡本、趙本、吴本、藏本、熊本、田本"弦"上並有"而"字。《太素》卷十六《脈論》"弦"上亦有"而"字。

〔4〕二陽者,陽明也,至手太陰,弦而沉急不鼓,炅至以病皆死:二陽者,陽氣亦盛,脈當應之。今乃沉急不鼓,加以熱病,脈證相反,故爲死證。

〔5〕謂:當作"在"。應據《甲乙經》卷三第十二校語引改。

〔6〕一陽者,少陽也,至手太陰,上連人迎,弦急懸不絶,此少陽之病也,專陰則死:"專"《甲乙經》卷四第一下作"摶"。張介賓曰:"人迎,在結喉兩傍,故曰上連。懸,浮露如懸也。少陽之脈,其體乍數乍踈,乍短乍

長;今則弦急如懸,其至不絶,兼之上乘胃經,此木邪之勝,少陽病也。然少陽厥陰皆從木化,若陽氣竭絶,則陰邪獨盛,弦搏至極,是曰專陰,專陰者死也。以上三陽爲病皆言弦急者,蓋弦屬於肝,厥陰脈也,陰邪見於陽分,非危則病。

〔7〕三陰者,六經之所主也:"三陰"指脾言。脾屬土,後天之本,以育萬物,六經受氣於脾而後治,故爲"六經之所主"。

〔8〕伏鼓不浮,上空志心:《甲乙經》卷四第一下"志"作"至"。《素問校譌》引古抄本"空"作"控"。脾脈宜和緩敦厚,今見伏鼓不浮,是脾病也。脾足太陰之脈,其支者,復從胃,别上膈,注心中,故脾病必上引至心。

〔9〕二陰至肺:謂腎脈至寸口。"二陰"指腎,"肺"此處指寸口。張琦曰:"二陰不言脈,缺文可知。"

〔10〕其氣歸膀胱,外連脾胃:《甲乙經》卷四第一"歸"下有"於"字。姚止庵曰:"腎與膀胱爲表裏,其氣本相通,腎又爲胃關,脾胃之氣實原於命門,故腎脈之見於寸口者,其氣内歸於膀胱,外連於脾胃,蓋以經脈相通之氣言也。"

〔11〕一陰獨至,經絶氣浮不鼓,鈎而滑:姚止庵曰:"一陰,厥陰肝木也。獨至者,不兼他脈也。肝脈來見於肺,木性畏金,故其氣欲絶而不能鼓動。然木中有火,火能凌金,故又有鈎滑之象也。"

〔12〕此六脈者,乍陰乍陽,交屬相并,繆通五藏,合於陰陽:"六脈"謂前三陰三陽脈。"乍陰乍陽"謂在氣口或現陰脈或現陽脈也。《説文·尾部》:"屬,連也。"《廣雅·釋詁四》:"繆,纏也。"引申有交錯之意。下文所論陰陽各經參錯爲病,藏府病候互見,即是交屬繆通之意。

〔13〕先至爲主,後至爲客:張介賓曰:"六脈之交,至有先後,有以陰見陽者,有以陽見陰者。陽脈先至,陰脈後至,則陽爲主而陰爲客;陰脈先至,陽脈後至,則陰爲主而陽爲客;此先至爲主,後至爲客之謂也。然至有常變,變有真假。常陽變陰,常陰變陽,常者主也,變者客也。變有真假,真變則殆,假變無虞,真者主也,假者客也。客主之義,有脈體焉,有運氣焉,有久暫焉,有逆順焉,有主之先而客之後者焉。診之精妙,無出此矣,非精於此者不能及也,脈豈易言哉?!"

雷公曰:臣悉盡意,受〔1〕**傳經脈,頌**〔2〕**得從容之道,以合《從容》,不知陰陽**〔3〕**,不知雌雄。**頌,今爲〔4〕誦也。公言臣所頌誦今從容之妙道,以〔5〕合上古《從容》,而比類形名,猶不知陰陽尊卑之次,不知雌雄殊目之義,請言其旨,以明著至教,陰陽雌雄相輸應也。**帝曰:三陽爲父**,父,所以督濟群小,言高尊也。**二陽爲衛**,衛,所以却禦諸邪,言扶生也。**一陽爲紀**〔6〕,紀,所以綱紀形氣,言其平也。**三陰爲母**,母,所以育養諸子,言滋生也。**二陰爲雌**〔7〕,雌者,陰之目也。**一陰爲獨使**〔8〕**。**一陰之藏,外合三焦,三焦主謁導諸氣,名爲使者,故云獨使也。**二陽一陰,陽明主病,不勝一陰,耎**〔9〕**而動,九竅皆沉。**一陰,厥陰肝木氣也。二陽,陽明胃土氣也。木土相薄,故陽明主病也。木伐其土,土不勝木,故云不勝一陰。脈耎而動者,耎爲胃氣,動謂木形〔10〕,土木相持,則胃氣不轉,故九竅沉滯而不通利也。**三陽一陰,太陽脈勝,一陰不能止,內亂五藏,外爲驚駭**〔11〕**。**三陽,足太陽之氣,故曰太陽勝也。木生火,今盛陽燔木,木復受之,陽氣洪盛,內爲狂熱,故內亂五藏也。肝主驚駭,故外形驚駭之狀也。**二陰二陽,病在肺,少陰脈沉,勝肺傷脾,外傷四支。**二陰,謂手少陰心之脈也。二陽,亦胃脈也。心胃合病,邪上下并,故內傷脾,外勝肺也。所以然者?胃爲脾府,心火勝金故爾。脾主四支,故脾傷則外傷於四支矣。少陰脈,謂手掌後同身寸之五分,當小指神門之脈也。新校正云:詳此二陽,乃手陽明大腸,肺之府也。少陰心火勝金之府,故云病在肺。王氏以二陽爲胃,義未甚通。況又以見胃病腎之説,此乃是心病肺也。又全元起本及《甲乙經》、《太素》等並云二陰一陽。**二陰二陽,皆交至,病在腎,罵詈妄行,巔**〔12〕**疾爲狂。**二陰爲腎,水之藏也。二陽爲胃,土之府也。土氣刑水,故交至而病在腎也。以水腎〔13〕不勝,故胃盛而顛,爲狂。**二陰一陽,病出於腎,陰氣客遊於心脘,下空竅堤,閉塞不通,四支別離**〔14〕**。**一陽,謂手少陽三焦。心,主火之府也。水上干火,故火病出於腎,陰氣客游於心也。何者?腎之脈,從腎上貫肝鬲入肺中,其支別者從肺中出絡心,注胸中,故如是也。然空竅陰客上游,胃不能制,胃不能制是土氣衰,故脘下空竅皆不通也。言堤者,謂如堤堰不容泄漏。胃脈循足,心脈絡手,故四支如別離而不用也。新校正云:按王氏云"胃脈循足",按此二陰一陽,病出於腎,"胃"當作"腎"。**一陰一陽代絶,此陰氣至心,上下無常,出入不知,喉咽乾燥,病在土脾**〔15〕**。**一陰,厥陰脈。一陽,少陽脈。並木之氣也。代絶者,動而中止也。以其代絶,故爲病也。木氣生火,故病生而陰氣至心也。夫肝膽之氣，上至頭首，下至腰足，中主[16]腹脇，故病發上下無常處也。若受納不知其味，竅寫不知其度，而喉咽乾燥者，喉嚨之後屬咽，爲膽之使，故病則咽喉乾燥。雖病在脾土之中，蓋由肝膽之所爲爾。**二陽三陰，至陰皆在，陰不過陽，陽氣不能止陰，陰陽並絶[17]，浮爲血瘕，沉爲膿胕[18]。**二陽，陽明。三陰，手太陰。至陰，脾也。故曰至陰皆在也。然陰氣不能過越於陽，陽氣不能制心[19]，今[20]陰陽相薄，故脈並絶斷，而不相連續也。脈浮爲陽氣薄陰，故爲血瘕。脈沉爲陰氣薄陽，故爲膿聚而胕爛也。**陰陽皆壯[21]，下至陰陽[22]**，若陰陽皆壯而相薄不已者，漸下至於陰陽之内，爲大病矣。陰陽者，男子爲陽道，女子爲陰器者，以其能盛受故而也[23]。**上合昭昭，下合冥冥[24]**，昭昭，謂陽明之上。冥冥，謂至陰之内，幽暗之所也。**診決死生之期，遂合歲首[25]。**謂下短期之旨。

〔1〕受：《太素》卷十六《脈論》"受"上有"嘗"字。

〔2〕頌：《太素》卷十六《脈論》作"誦"。

〔3〕陰陽：《太素》卷十六《脈論》"陰陽"上有"次第"二字。

〔4〕今爲：讀本、趙本並作"謂今"。

〔5〕以：胡本、讀本並作"欲"。

〔6〕一陽爲紀：《禮記·月令》鄭注："紀，會也。""一陽"即少陽，少陽出入太陽陽明之間，爲陽之交會，故稱謂"紀"。張介賓曰："紀於二陽之間，即《陰陽離合論》少陽爲樞之義。"

〔7〕二陰爲雌：《説文·隹部》："雌，鳥母也。從隹此聲。"《説文·此部》："此，止也。""二陰爲雌"喻少陰内守之意。

〔8〕一陰爲獨使：《太素》卷十六《脈論》"陰"下無"爲"字。楊上善曰："厥陰之脈，唯一獨行，故曰獨使也。"厥陰乃陰盡陽生，如使者交通陰陽，故曰"獨使"。

〔9〕耎：胡本、讀本、吴本、明緑格抄本、朝本、藏本、熊本"耎"上並有"脈"字。《甲乙經》卷四第一"耎"上亦有"脈"字，與胡本等合。

〔10〕形：胡本、讀本並作"刑"。

〔11〕三陽一陰，太陽脈勝，一陰不能止，内亂五藏，外爲驚駭："三陽一陰"膀胱與肝合病。肝木生火，而膀胱以寒水侮之，太陽脈勝，肝經不能禁止，致使内亂五藏之神，外有驚駭之狀。本書《金匱真言論》曰："肝，其病發驚駭。"

〔12〕巔：《甲乙經》卷四第一作"癲"。

〔13〕水腎:胡本作“腎水”。

〔14〕二陰一陽,病出於腎,陰氣客遊於心脘,下空竅堤,閉塞不通,四支别離:《太素》卷十六《脈論》“陰氣”作“陽氣”,“心脘”作“心管”。楊上善曰:“心管,心系也。”按:“空”通作“控”。“四支别離”疑作“剖棃”,聲誤。《淮南子·齊俗訓》高注:“剖,判棃,分也。”“四支剖棃”乃狀四支懈散,如剖分然也。吴崑曰:“二陰,少陰腎氣也。一陽,少陽膽氣也。二氣相搏,水不勝火,病出於腎,腎病則氣逆而上實於心脘下之空竅,如堤防之横塞胸中,不得通泰,胸中病則四支無以受氣,故若别離於身,不爲已有也。”張介賓曰:“二陰,腎也。一陽,三焦也。腎與三焦合病,則相火受水之制,故病出於腎。腎脈之支者,從肺出絡心,注胸中,故陰氣盛則客游於心脘也。陰邪自下而上,陽氣不能下行,故下焦空竅若有堤障而閉塞不通。清陽實四支,陽虚則四支不爲用,狀若别離於身者矣。”

〔15〕一陰一陽代絶,此陰氣至心,上下無常,出入不知,喉咽乾燥,病在土脾:“病在土脾”,按:“土”字衍。“病在脾”與“病在肺”、“病在腎”句法一律。“一陰”厥陰也,“一陽”少陽也。此爲厥陰、少陽合病。厥陰與少陽,皆屬木,病則木不生火,致心火不足而陰氣至心。厥陰、少陽合病,不能轉樞陰陽,故其病或在上,或在下,而無定處。木病犯土,病及於脾,故飲食無味,二便不知其度。脾脈結於咽,故咽喉乾燥。“出”指二便,“入”指飲食。

〔16〕主:趙本作“至”。

〔17〕陰不過陽,陽氣不能止陰,陰陽並絶:“止”疑作“制”,聲誤。張介賓曰:“脾胃相爲表裏,病則倉廩不化。肺布氣於藏府,病則治節不行。故致陰不過陽,則陰自爲陰,不過入於陽分也。陽氣不能止陰,則陽自爲陽,不留止於陰分也。若是者,無復交通,陰陽并絶矣。”

〔18〕胕:通“腐”。慧琳《音義》卷十八引《説文》云:“腐,爛也。”

〔19〕心:應作“陰”,聲誤。

〔20〕今:趙本作“令”。

〔21〕陰陽皆壯:謂陰陽二氣皆盛壯而不和,則亢而爲害,或爲孤陰,或爲孤陽,亦是病態。

〔22〕下至陰陽:《太素》卷十六《脈論》作“以下至陰,陰陽之解”。楊上善曰:“太陰陽明皆盛,以下入脾爲病。”

〔23〕以其能盛受故而也:胡本“其”下無“能”字,“故”下無“而”字。

〔24〕上合昭昭,下合冥冥:森立之曰:"案王注稍是,未全是。蓋上謂以寸口脈昭昭知所病也。下謂脾腎肝之内,冥冥之所,以脈決之也。是明脈證兩合,則虚實真假可自知也。"

〔25〕遂合歲首:《太素》卷十六《脈論》作"遂次含歲年。"《類經》卷十三《陰陽貴賤合病》"合"作"至"。森立之曰:"遂字可細玩,蓋冬三月之病,以其脈證考究之,遂至孟春歲首,合考人天二氣之理,而其死生之期可以知也。"

雷公曰:請問短期〔1〕**。黄帝不應。**欲其復問而寶之也。**雷公復問。黄帝曰:在經論中。**上古經之中也。新校正云:按全元起本自"雷公"已下,别爲一篇,名"四時病類"。**雷公曰:請聞**〔2〕**短期。黄帝曰:冬三月之病,病合於陽**〔3〕**者,至春正月脈有死徵,皆歸出春**〔4〕**。**病合於陽,謂前陰合陽而爲病者也。雖正月脈有死徵,陽已發生,至王不死,故出春三月而至夏初也。**冬三月之病,在理已盡**〔5〕**,草與柳葉皆殺**〔6〕**。**裏,謂二陰,腎之氣也。然腎病而正月脈有死徵者,以枯草盡青,柳葉生出而皆死也。理,裏也。已,以也。古用同。**春陰陽皆絕,期在孟春。**立春之後而脈陰陽皆懸絶者,期死不出正月。新校正云:《太素》無"春"字。**春三月之病,曰陽殺**〔7〕,陽病,不謂傷寒温熱之病,謂非時病熱,脈洪盛數也。然春三月中,陽氣尚少,未當全盛,而反病熱脈應夏氣者,經云脈不再見,夏脈當洪數,無陽外應,故必死於夏至也。以死於夏至陽氣殺物之時,故云陽殺也。**陰陽皆絕,期在草乾**〔8〕**。**若不陽病,但陰陽之脈皆懸絶者,死在於霜降草乾之時也。**夏三月之病,至陰不過十日**〔9〕,謂熱病也。脾熱病則五藏危。土成數十,故不過十日也。**陰陽交**〔10〕**,期在溓水**〔11〕**。**《評熱病論》曰:"温病而汗出,輒復熱而脈躁疾,不爲汗衰,狂言不能食者,病名曰陰陽交。"六月病暑,陰陽復交,二氣相持,故乃死於立秋之候也。新校正云:按全元起本云:"溓水者,七月也。建申,水生於申,陰陽逆也。"楊上善云:"溓,廉檢反,水静也。七月水生時也。"**秋三月之病,三陽**〔12〕**俱起,不治自已。**秋陽氣衰,陰氣漸出,陽不勝陰,故自已也。**陰陽交合者,立不能坐,坐不能起**〔13〕**。**以氣不由其正用故爾。**三陽獨至,期在石水。**有陽無陰,故云獨至也。《著至教論》曰:"三陽獨至者,是三陽并至。"由此則但有陽而無陰也。石水者，謂冬月水冰如石之時，故云石水也。火墓於戌，冬陽氣微，故石水而死也。新校正云：詳石水之解，本全元起之説，王氏取之。**二陰獨至，期在盛水**〔14〕。亦所謂并至而無陽也。盛水，謂雨雪皆解爲水之時，則止〔15〕謂正月中氣也。新校正云：按全元起本“二陰”作“三陰”。

〔1〕短期：謂早年病亡。《尚書·洪範》：“六極：一曰凶短折。”孔疏：“鄭玄以爲凶短折皆是夭枉之名。未冠曰短。”

〔2〕聞：吴本、田本、明緑格抄本並作“問”。《太素》卷十六《脈論》亦作“問”，與吴本等合。

〔3〕病合於陽：孫鼎宜曰：“以陰盛時而得陽病。”

〔4〕皆歸出春：《甲乙經》卷六第七“出”作“於”。林校語引《素問》作“始”。按：“歸”有“死”義。《爾雅·釋訓》：“鬼之爲言歸也。”鄭注：“《尸子》曰：古者謂死人爲歸人。”“皆歸於春”猶云皆死於春。

〔5〕在理已盡：孫鼎宜曰：“理，天人之理，日窮於次，月窮於紀，歲將幾終，數且更始，故曰在理已盡。”張介賓曰：“察其脈證之理，已無生意。”

〔6〕殺：有“死”義，見《楚辭·國殤》王注。

〔7〕陽殺：馬蒔曰：“春三月爲病者，正以其人秋冬奪於所用，陰氣耗散，不能勝陽，故春雖非盛陽，交春即病，爲陽而死，名曰陽殺。”高世栻曰：“春三月之病，陽氣不生，故曰陽殺。殺，猶絶也。”

〔8〕草乾：馬蒔曰：“期在舊草尚乾之時，即應死矣，無望其草生柳葉之日也。”

〔9〕至陰不過十日：高世栻曰：“六月長夏，屬於至陰，時當至陰，陽氣盡浮於外。夏三月而病不愈，交於至陰，不過十日死。”

〔10〕陰陽交：指陰脈見於陽位，陽脈見於陰位。

〔11〕溓（lián 廉）水：喻初冬之時。《文選·寡婦賦》善注引《説文》“溓溓，薄冰也。”

〔12〕三陽：張琦曰：“詳王注意，三陽當是三陰。”

〔13〕陰陽交合者，立不能坐，坐不能起：吴崑曰：“陰陽交合謂陰陽之氣交至，合而爲病也。陰陽兩傷，血氣俱損，衰弱已甚，故令動止艱難，立則不能坐，坐則不能起也。”

〔14〕盛水：孫鼎宜曰：“盛水謂夏大雨時行之時也。陰陽不可偏廢，故陽盛死於冬，陰盛死於夏。”

〔15〕止：胡本、讀本並作“正”。

方盛衰論篇第八十 新校正云:按全元起本在第八卷。

提要:本篇首論氣之多少、逆從之相應病證,次論五臟氣虛而致之夢境,最後提出"十度"的診斷方法及臨診注意事項。

雷公請問:氣之多少[1],何者爲逆?何者爲從?黄帝答曰:陽從左,陰從右[2],陽氣之多少皆從左,陰氣之多少皆從右。從者爲順,反者爲逆。《陰陽應象大論》曰:"左右者,陰陽之道路也。"**老從上,少從下[3]**,老者穀衰,故從上爲順。少者欲甚,故從下爲順。**是以春夏歸陽爲生[4],歸秋冬爲死**,歸秋冬,謂反歸陰也。歸陰則順殺伐之氣故也。**反之,則歸秋冬爲生[5]**,反之,謂秋冬。秋冬則歸陰爲生也。**是以氣多少,逆皆爲厥[6]。**陽氣之多少反從右,陰氣之多少反從左,是爲不順,故曰氣少多逆也。如是從左從右之不順者,皆爲厥。厥,謂氣逆。故曰皆爲厥也。

〔1〕多少:謂盛衰。多者盛,少者衰。

〔2〕陽從左,陰從右:張介賓曰:"陽氣主升,故從乎左。陰氣主降,故從乎右。從者爲順,反者爲逆。"

〔3〕老從上,少從下:謂老人之氣先衰於下,故其氣從上而下;少壯人之氣先盛於下,故其氣從下而上。森立之曰:"老人脾腎自衰,心肺自盛者,以是爲常,故曰從上,老人無病必宜如此。少者脾腎自盛,心肺自衰者,以是爲常,故曰從下。諸注多失解,今從王説,演之如右也。"

〔4〕春夏歸陽爲生:于鬯曰:"按春夏歸陽疑當作陽歸春夏,故下旬云歸秋冬爲死,正與歸春夏爲生語偶。蓋以是以陽三字領句,陽歸春夏爲生,陽歸秋冬爲死也。下文云反之則歸秋冬爲生。反之者,反陽爲陰也。此句一倒誤,而下文亦不可通矣。"

〔5〕反之,則歸秋冬爲生:《素問札記》云:"按不言歸春夏爲死者,蓋省文。"

〔6〕氣多少,逆皆爲厥:《甲乙經》卷六第七"氣"下有"之"字。森立之曰:"陽氣少而陰氣多者,血寒爲厥逆,附子所主也。陽氣多而陰氣少者,血熱鬱閉,亦爲厥逆,承氣所主也,飲邪鬱閉,亦爲厥逆,四逆散、當歸四逆湯所主也,是氣之多少,共能爲厥逆也。"

問曰：有餘者厥耶？言少之不順者爲逆，有餘者則成厥逆之病乎？**答曰：一上不下，寒厥到膝，少者秋冬死，老者秋冬生**[1]，一經之氣厥逆上而陽氣不下者，何以别之？寒厥到膝是也。四支者，諸陽之本，當温而反寒上，故曰寒厥也。秋冬，謂歸陰，歸陰則從右發生其病也。少者以陽氣用事，故秋冬死。老者以陰氣用事，故秋冬生。　新校正云：按楊上善云："虚者，厥也。陽氣一上於頭，不下於足，足脛虚，故寒厥至膝。"**氣上不下，頭痛巔疾**[2]，巔，謂身之上。巔疾，則頭首之疾也。**求陽不得，求陰不審**[3]**，五部隔無徵，若居曠野，若伏空室，綿綿乎屬不滿日**[4]**。**謂之陽乃脈似陰盛，謂之陰又脈似陽盛，故曰求陽不得，求陰不審也。五部，謂五藏之部。隔，謂隔遠。無徵無徵[5]，猶[6]無可信驗也。然求陽不得其熱，求陰不審是寒，五藏部分又隔遠而無可信驗，故曰求陽不得，求陰不審，五部隔無徵也。夫如是者，乃從氣久逆所作，非由陰陽寒熱之氣所爲也。若居曠野，言心神散越。若伏空室，謂志意沈潛。散越以氣逆而痛甚未止，沉潛以痛定而復恐再來也。綿綿乎，謂動息微也。身雖綿綿乎且存，然其心所屬望，將不得終其盡日也。故曰綿綿乎屬不滿日也。　新校正云：按《太素》云："若伏空室，爲陰陽之一。"有此五字，疑此脱漏。

〔1〕少者秋冬死，老者秋冬生：張介賓曰："陽逆於上而不下，則寒厥到膝。老人陽氣從上，膝寒猶可；少年陽氣從下，膝寒爲逆。少年之陽不當衰而衰者，故最畏陰勝之時。老人陽氣本衰，是其常也，故於秋冬無慮焉。"

〔2〕氣上不下，頭痛巔疾：張志聰曰："愚謂此下當有少者春夏生，老者春夏死句，或簡脱耶？"按：《五藏生成篇》"頭痛巔疾，下虚上實，過在足少陰，巨陽，甚則入腎。"王冰謂"腎虚而不能引巨陽之氣，故頭痛而爲上巔之疾。"其義與此可互參。

〔3〕求陽不得，求陰不審：其證情錯雜，不易辨析。若謂之陽證，而又似陰，若謂之陰證，而又似陽。《説文·釆部》："宷，悉也，知宷諦也，篆文宷從番。"

〔4〕綿綿乎屬不滿日：《甲乙經》卷六第七"日"作"目"。按作"目"似是。此謂有餘之厥，頭痛巔疾，既便微細之物，雖注目亦視不清。《詩·綿》孔疏："綿綿，微細之辭。"《漢書·蓋寬饒傳》顔注："屬，注也。"

〔5〕無徵無徵：四庫本作"無徵者"。

〔6〕猶:四庫本“猶”下有“言”字。

是以少氣之厥,令人妄夢,其極至迷。氣之少有厥逆,則令人妄爲夢寐。其厥之盛極,則令人夢至迷亂。**三陽絶,三陰微,是爲少氣**〔1〕**。**三陽之脈懸絶,三陰之診細微,是爲少氣之候也。新校正云:按《太素》云:“至陽絶陰,是爲少氣。”**是以肺氣虚,則使人**〔2〕**夢見白物,見人斬血藉藉**〔3〕,白物,是象金之色也。斬者,金之用也。藉藉,夢死狀也。**得其時則夢見兵戰。**得時,謂秋三月也。金爲兵革,故夢見兵戰也。**腎氣虚,則使人夢見舟船溺人**,舟船溺人,皆水之用,腎象水,故夢形之。**得其時則夢伏水中,若有畏恐。**冬三月也。**肝氣虚,則夢見菌香生草**〔4〕,菌香草生,草木之類也。肝合草木,故夢見之。新校正云:按全元起本云:“菌香是桂”。**得其時則夢伏樹下不敢起。**春三月也。**心氣虚,則夢救火陽物**〔5〕,心合火,故夢之。陽物,亦火之類〔6〕。**得其時則夢燔灼。**夏三月也。**脾氣虚,則夢飲食不足**,脾納水穀,故夢飲食不足。**得其時則夢築垣蓋屋。**得其時,謂辰戌丑未之月各王〔7〕十八日。築垣蓋屋,皆土之用也。**此皆五藏氣虚,陽氣有餘,陰氣不足**,府者陽氣,藏者陰氣。**合之五診**〔8〕**,調之陰陽,以在**〔9〕**《經脈》。**《靈樞經》備有調陰陽合五診,故引之曰以在經脈也。《經脈》則《靈樞》之篇目也。

〔1〕三陽絶,三陰微,是爲少氣:張介賓曰:“三陽隔絶,則陰虧於上;三陰微弱,則陽虧於下,陰陽不相生化,故少氣不足以息。”

〔2〕使人:《千金方》卷十七第一引無“使人”二字。

〔3〕藉藉:吴本、田本、明緑格抄本并作“籍籍”。按“藉藉”與“籍籍”通。《史記·司馬相如傳》:“它它籍籍”,《漢書》作“它它藉藉”。顔注引郭璞曰:“言交横也。”此謂夢見積屍交横也。

〔4〕菌香生草:《脈經》卷六第一、《千金方》卷十一第一引並作“園苑”。“生”有“滋長”之義,見《荀子·王制》楊注。“菌香生草”猶云芬香之桂滋長之草。

〔5〕陽物:張介賓曰:“心合火也,陽物即屬火之類。”

〔6〕類:趙本作“義”。

〔7〕各王:藏本作“來合”。

〔8〕五診:謂五臟之病證。

〔9〕在:有"察"義,見《爾雅·釋詁》。

診有十度〔1〕**,度人**〔2〕**:脈度**〔3〕**、藏度**〔4〕**、肉度**〔5〕**、筋度**〔6〕**、俞度**〔7〕,度各有其二,故二五爲十度也。**陰陽氣盡**〔8〕**,人病自具。**診備蓋〔9〕陰陽虚盛之理,則人病自具知之。**脈動無常,散陰頗陽**〔10〕**,脈脱不具**〔11〕**,診無常行**〔12〕**,診必上下,度民君卿。**脈動無常數者,是陰散而陽頗調理也。若脈診脱略而不具備者,無以常行之診也〔13〕。察候之,則當度量民及君卿三者,調養之殊異爾。何者?憂樂苦分,不同其秩故也。**受師不卒**〔14〕**,使術不明,不察逆從,是爲妄行,持雌失雄**〔15〕**,棄陰附陽**〔16〕**,不知并合**〔17〕**,診故不明,**皆謂學不該備。**傳之後世,反論自章**〔18〕**。**章,露也。以不明而授與人,反古之述,自然章露也。

〔1〕十度(duò 惰):"十"疑作"五"。以下文"定五度之事"句核之可證。"度"揣度。《廣韵·十九鐸》:"度,度量也。"

〔2〕度人:張琦曰:"度人二字衍。"

〔3〕脈度:張介賓曰:"如《經脈》之類。"

〔4〕藏度:張介賓曰:"如《本藏》、《腸胃》、《平人絶穀》之類。"

〔5〕肉度:張介賓曰:"如《衛氣失常》之類。"

〔6〕筋度:張介賓曰:"如《經筋》之類。"

〔7〕俞度:張介賓曰:"如《本輸》、《氣穴》之類。"

〔8〕陰陽氣盡:按"陰陽氣盡"與下文"人病自具"句文義不承,如陰陽之氣果盡,則病已不可爲,奚用自具。王注:"診備盡(據胡本、讀本)陰陽虚盛之理,則人病自具知之。"細繹其意,疑本句應作"診備陰陽",故王注云然。本篇論診,一曰"調之陰陽",再曰"先後陰陽而持之",又曰"追陰陽之變",則此曰"診備陰陽",前後文義,正相貫通。

〔9〕蓋胡本、讀本并作"盡"。

〔10〕散陰頗陽:"散"有"失"義,脈失於陰,則見沉濇弱弦微;脈偏於陽,則見大浮數動滑。"頗"有"偏"義。

〔11〕脈脱不具:謂陰陽散亂,脈絶欲脱,不具脈形。故《金匱·臟腑經絡先後病脈證第一》云:"脈脱,入臟即死,入腑即愈。非爲一病,百病皆然。"

〔12〕診無常行:謂診無固定常規。吴崑所謂"法不拘於一途也。"

〔13〕也:讀本、趙本并作"而",連下讀。

〔14〕受師不卒:即學業未盡。《爾雅·釋詁》:"卒,盡也。"

〔15〕持雌失雄:"雌雄"喻陰陽。此謂偏於補陰而伐陽。

〔16〕棄陰附陽:此與"持雌失雄"相對爲文,謂偏於補陽而耗陰。《廣雅·釋詁》:"附,益也。"

〔17〕并合:陰陽平衡之意。張琦曰:"陰陽相齊,是爲并合。"

〔18〕反論自章:張介賓曰:"理既不明,而妄傳後世,則其謬言反論,終必自章露也。"

至陰虚,天氣絶;至陽盛,地氣不足[1]**。**至陰虚,天氣絶而不降;至陽盛,地氣微而不升。是所謂不交通也。至,謂至盛也。**陰陽並交,至人之所行。**交,謂交通[2]也。唯至人乃能調理使行也。**陰陽並交者,陽氣先至,陰氣後至**[3]**。**陰陽之氣,並行而交通於一處者,則當陽氣先至,陰氣後至。何者?陽速而陰遲也。《靈樞經》曰:"所謂交通者,並行一數也。"由此則二氣亦交會於一處也。**是以聖人持診**[4]**之道,先後陰陽而持之,《奇恒之勢》乃六十首,診合微之事**[5]**,追陰陽之變**[6]**,章五中之情**[7]**,其中之論,取**[8]**虚實之要,定五度之事,知此乃足以診。**《奇恒勢》六十首,今世不傳。**是以切陰不得陽**[9]**,診消亡**[10]**,得陽不得陰,守學不湛**[11]**,知左不知右,知右不知左,知上不知下,知先不知後,故治不久。知醜知善,知病知不病,知高知下,知坐知起,知行知止,用之有紀**[12]**,診道乃具,萬世不殆。**聖人持診之明誡也。

〔1〕至陰虚,天氣絶,至陽盛,地氣不足:"不足"據王注似應作"微"。"天氣絶"與"地氣微"對文。"不足"乃"微"之注文,傳抄致誤。蓋地位乎下,爲至陰,若至陰虚,地氣不升,則天氣絶而不降,天位乎上,爲至陽,若至陽盛,天氣不降,則地氣微而不升,此以天地喻陰陽互根不可偏勝之理,陰虚則陽絶,陽盛則陰微。

〔2〕交通:四庫本作"交會"。

〔3〕陰陽並交者,陽氣先至,陰氣後至:張介賓曰:"凡陰陽之道,陽動陰静,陽剛陰柔,陽倡陰隨,陽施陰受,陽升陰降,陽前陰後,故陰陽並交者,必陽先至而陰後至。"

〔4〕持診:猶云持脈。《列子·力命》釋文"診,候脈也。"

〔5〕診合微之事:《釋名·釋飲食》:"合,含也。"《周禮·卺人》注釋

文:“合本作含。”“含”有“藏”義。“診含微之事”謂診視尚未顯露之細微證狀。

〔6〕追陰陽之變:張介賓曰:“求陰陽盛衰之變。”

〔7〕章五中之情:明瞭五臟之病情。《周禮·考工記》鄭注:“章,明也。”

〔8〕取:藏本無“取”字。

〔9〕切陰不得陽:“切”疑作“得”,“得陰不得陽”與下文“得陽不得陰”句對文。

〔10〕診消亡:“診”下疑脱“道”字。以下文“診道乃具”句核之可證。

〔11〕守學不湛:謂所學醫術不深。《文選·高唐賦》善注:“湛,深貌。”

〔12〕紀:《説文·系部》:“紀,絲别也。”引申爲有條不紊之義。

起〔1〕所有餘,知所不足。《寶命全形論》曰:“内外相得,無以形先。”言起己身之有餘,則當知病人之不足也。**度事上下,脈事因格〔2〕。**度事上下之宜,脈事因而至於微妙矣。格,至也。**是以形弱氣虚死;**中外俱不足也。**形氣有餘,脈氣不足死;**藏衰,故脈不足也。**脈氣有餘,形氣不足生。**藏盛,故脈氣有餘。**是以診有大方〔3〕,坐起有常,**坐起有常,則息力調適,故診之方法,必先用之。**出入有行,以轉神明〔4〕。**言所以貴坐起有常者何?以出入行運,皆神明隨轉也。**必清必净,上觀下觀,司八正邪〔5〕,别五中部。按脈動静,**上觀,謂氣色。下觀,謂形氣也。八正,謂八節之正候,五中,謂五藏之部分。然後按寸尺之動静而定死生矣。**循尺滑濇,寒温之意,視其大小〔6〕,合之病能〔7〕。逆從以得,復知病名,診可十全,不失人情〔8〕。故診之或視息視意〔9〕,故不失條理。**數息之長短,候脈之至數,故胗〔10〕之法,或視喘息也。知息合脈,病處必知,聖人察候條理,斯皆合也。**道甚明察,故能長久。不知此道,失經絶理。亡言妄期〔11〕,此謂失道。**謂失精微至妙之道也。

〔1〕起:《國策·秦策》高注:“起,舉也。”

〔2〕度事上下,脈事因格:吴崑曰:“格者,窮至其理也。言揆度病情之高下,而脈事因之窮至其理也。”

〔3〕方:《荀子·大略》楊注:“方,法也。”

〔4〕出入有行,以轉神明:吴崑曰:"醫以活人爲事,其於出入之時,念念皆真,無一不敬,則誠能格心,故可以轉運周旋,而無往弗神矣。"

〔5〕司八正邪:候察八節八風之正邪。《周禮·師氏》鄭注:"司猶察也。"

〔6〕大小:吴崑曰:"大小,二便也。"

〔7〕病能:胡澍曰:"能讀爲態,與意爲韻。"

〔8〕人情:李中梓曰:"人情之類有三,曰病人之情,傍人之情,醫人之情。"

〔9〕視息視意:吴崑曰:"視息,視其呼吸高下也。視意,視其志趣遠近苦樂憂思也。"

〔10〕胗:胡本、趙本并作"診"。

〔11〕亡言妄期:"亡"明緑格抄本作"妄"。此謂妄言寒熱虚實,妄決死生之期。

解精微論篇第八十一

新校正云:按全元起本在第八卷,名《方論解》。

提要:本篇主要解釋哭泣涕淚的原因。其理精微,故以名篇。

黄帝在明堂。雷公請曰:臣授[1]業,傳之行教,以經論[2],從容形法,陰陽刺灸,湯藥所滋[3],行治有賢不肖[4],未必能十全。言所自授,用可十全,然傳所教習,未能必爾也。賢,謂心明智[5]遠。不肖,謂擁造不法。**若先言悲哀喜怒,燥濕寒暑,陰陽婦女,請問其所以然者;卑賤富貴,人之形體所從[6],群下通使[7],臨事[8]以適道術,謹聞命矣。**皆以先聞聖旨,猶未究其意端。**請問有毚愚仆漏[9]之問,不在經者,欲聞其狀。**言不智狡見,頓問多也。漏,脱漏也,謂經有所未解者也。毚,狡也。愚,不智見也。仆,猶頓也,猶不漸也?新校正云:按全元起本"仆"作"朴"。**帝曰:大矣。**人之所大要也。

〔1〕授:《太素》卷二十九《水論》作"受"。

〔2〕傳之行教,以經論:《太素》卷二十九《水論》作"傳之以教,皆以經論"。

〔3〕湯藥所滋:《太素》卷二十九《水論》作"湯液藥滋所","所"字連下讀。劉衡如曰:《甲乙經》序云:伊尹撰用《神農本草》以爲《湯液》。《漢書·藝文志》載《湯液經法》三十二卷。《淮南·修務訓》言神農嘗百草之滋味。藥滋猶言藥味。此文《湯液》即是醫經之一種,則《藥滋》亦似是《本草》之一種,如《雷公藥對》、《桐君藥録》之類。"

〔4〕有賢不肖:孫鼎宜曰:"猶言有效不效也。"此與王注異,録之并存。

〔5〕智:藏本作"志"。

〔6〕卑賤富貴,人之形體所從:據《太素》卷二十九《水論》楊注"卑"當作"貧"。按:本句謂人之形體,隨貧賤富貴而異。《徵四失論》第三失王注:"貧賤者勞,富貴者佚。觀其貧賤富貴之義,則坐之薄厚,形之寒温,飲食之宜,理可知矣。"

〔7〕羣下通使:謂衆人共由之。《書·文侯之命》馬注:"下,謂人。"《爾雅·釋詁》:"使,從也。"引申有"由"義。

〔8〕臨事:謂醫工臨病者也。

〔9〕毚(chǎn 産)愚仆漏:顧觀光曰:"漏即陋字。"張介賓曰:"毚,妄也。問不在經,故曰毚愚樸陋,自歉之辭也。"

公請問:哭泣而淚不出〔1〕**者,若出而少涕,其故何也?**言何藏之所爲而致是乎?**帝曰:在經有也。**《靈樞經》有悲哀涕泣之義。**復問:不知水**〔2〕**所從生,涕所從出也。**復問,謂重問也,欲知水涕所生之由也。**帝曰:若問此者,無益於治也,工之所知,道之所生**〔3〕**也。**言涕水者,皆道氣之所生,問之何也。**夫心者,五藏之專精也,**專,任也。言五藏精氣,任心之所使,以爲神明之府,是故能焉。**目者其竅也,**神内守,明外鑒,故目其竅也。**華色者其榮也,**華色,其神明之外飾。**是以人有德也,則氣和於目**〔4〕**,有亡,憂知於色**〔5〕**。**德者,道之用,人之生也。《老子》曰:道生之,德畜之。氣者,生之主,神之舍也。天布德,地化氣,故人因之以生也。氣和則神安,神安則外鑒明矣。氣不和則神不守,神不守則外榮滅矣。故曰:人有德也氣和於目,有亡也憂知於色也。新校正云:按《太素》"德"作"得"。**是以悲哀則泣下,泣下水所由生。水宗**〔6〕**者積水也,**新校正云:按《甲乙經》"水宗"作"衆精"。**積水者至陰也,至陰者腎之精也。宗精之水所以不出者,是精持之**

也[7]**。輔之裹之,故水不行也。夫**[8]**水之精爲志,火之精爲神,水火相感,神志俱悲,是以目之水生也。**目爲上液之道,故水火相感,神志俱悲,水液上行,方生[9]於目。**故諺言曰:心悲名曰志悲**[10]**。志與心精,共湊**[11]**於目也。**水火相感,故曰心悲名曰志悲。神志俱升,故志與心神共奔湊於目。**是以俱悲則神氣傳於心。精上不傳於志而志獨悲**[12]**,故泣出也。泣**[13]**涕者腦也,腦者陰也。**《五藏别論》以腦爲地氣所生,皆藏於陰而象於地。故言腦者陰[14],陽上鑠也[15],鑠則消[16]也。新校正云:按全元起本及《甲乙經》、《太素》"陰"作"陽"。**髓者骨之充也,**充,滿也。言髓填於骨充而滿也。**故腦滲爲涕。**鼻竅通腦,故腦滲爲涕,流於鼻中矣。**志者骨之主也,是以水流**[17]**而涕從之者,其行類也**[18]**。**類,謂同類。**夫涕之與泣者,譬如人之兄弟,急則俱死,生則俱生,**同源,故生死俱。新校正云:按《太素》"生則俱生"作"出則俱亡"。**其志以早**[19]**悲,是以涕泣俱出而横行也,**"行"恐當爲"流"。**夫人涕泣俱出而相從者,所屬之類也。**所屬,謂於腦也。何者?上文云涕泣者腦也。

〔1〕哭泣而淚不出:張琦曰:"詳下文應是哭泣而涕淚皆出,此因下淚不出若出而少涕而誤。"

〔2〕水:此指淚。下文"目之水生也"之"水",與此同義。

〔3〕生:明緑格抄本作"在"。

〔4〕則氣和於目:《太素》卷二十九《水論》"和"作"知",按作"和"是。"和"有"集"義,見《漢書·荆燕吴傳贊》顔注。蓋人有得,則氣集於目,而神彩奕奕。《釋名·釋言語》:"德,得也,得事宜也。"

〔5〕有亡,憂之於色:"亡"下脱"也"字。"有亡也"與上"有德也"對文。應據王注補。于鬯曰:"知當訓見,《吕氏春秋·自知》高注:知猶見也。憂知於色,謂憂見於色也。"

〔6〕水宗:指水之源。楊上善曰:"宗,本也。水之本,是腎之精。"

〔7〕宗精之水所以不出者,是精持之也:張介賓曰:"五液皆宗於腎,故又曰宗精,精能主持水道,則不使之妄行矣。"

〔8〕夫:《甲乙經》卷十二第一"夫"下有"氣之傳也"四字。

〔9〕方生:胡本、趙本"方"并作"乃"。藏本"生"作"主"。

〔10〕心悲名曰志悲:《甲乙經》卷十二第一"名"上有"又"字。

〔11〕湊:聚合。《楚辭·逢紛》王注:"湊,聚也。"

〔12〕上不傳於志而志獨悲:"上"疑作"下"。"上"與"下"篆文形近。

〔13〕泣:明緑格抄本無"泣"字。

〔14〕陰:守校本"陰"下有"也"字。

〔15〕也:守校本無"也"字。

〔16〕消:藏本作"銷"。

〔17〕水流:指淚水。

〔18〕其行類也:《甲乙經》卷十二第一無"行"字。淚與涕皆從水,故屬同類。

〔19〕早:明抄本無"早"字。

雷公曰:大矣。請問人哭泣而淚[1]**不出者,若出而少,涕不從之何也?**怪其所屬同,而行出異也。**帝曰:夫泣不出者,哭不悲**[2]**也。不泣者,神不慈也。神不慈則志不悲,陰陽相持,泣安能獨來**[3]**。**泣不出者,謂淚也。不泣者,泣謂哭也。水之精爲志,火之精爲神,水爲陰,火爲陽,故曰陰陽相持,安[4]能獨來也。**夫志悲者惋,惋則沖陰,沖陰則志去目,志去**[5]**則神不守精,精神去目,涕泣出也。**惋,謂内爍也。沖,猶升也。神志相感,泣由是生,故内爍則陽氣升於陰也。陰,腦也。去目,謂陰陽[6]不守目也。志去於目,故神亦浮游。夫志去目則光無内照,神失守則精不外明,故曰精神去目,涕泣出也。**且子獨不誦不念**[7]**夫經言乎,厥則目無所見**[8]**,夫人厥則陽氣并於上,陰氣并於下。**并,謂各并於本位也。**陽并**[9]**於上,則火獨光也**[10]**。陰并於下,則足寒,足寒則脹**[11]**也。夫一水不勝五**[12]**火,故目眥**[13]**盲。**眥,視也。一水,目也。五火,謂五藏之厥陽也。新校正云:按《甲乙經》無"盲"字。**是以衝風,泣下而不止。夫風之中目也,陽氣内**[14]**守於精,是**[15]**火氣燔**[16]**目,故見風則泣下也。**風迫陽伏不發,故内燔也。**有以比之,夫火**[17]**疾風生乃能雨,此之**[18]**類也。**故陽并,則火獨光盛於上,不明於下。是故目者,陽之所生,系於藏,故陰陽和則精明也。陽厥則光不上,陰厥則足冷而脹也。言一水不可[19]勝五火者,是手足之陽爲[20]五火,下一陰者肝之氣也。衝風泣下而不止者,言風之中於目也,是陽氣内守於精,故陽氣盛而火氣燔於目,風與熱交故泣下。是故火疾而風生乃能兩,以陽火之熱而風生於泣,以此譬之類也。新校正云：按《甲乙經》無“火”字。《太素》云：“天之疾風乃能雨”。無“生”字。

〔1〕淚：《太素》卷二十九《水論》、《甲乙經》卷十二第一並作“泣”。

〔2〕哭不悲：“哭”似應作“志”，以前文“志獨悲故泣出”句核之可證。

〔3〕陰陽相持，泣安能獨來：“陰”此指腎志，“陽”此指心神。神不慈則心神持於上，志不悲則腎志持於下，陰陽相持無失，不能相互交感，故雖哭泣而淚不出。《吕氏春秋·慎大》高注：“持，猶守。”

〔4〕安：《素問校譌》引元槧本“安”上有“泣”字。

〔5〕去：《太素》卷二十九《水論》“去”下有“目”字。

〔6〕陽：讀本、趙本並無“陽”字。

〔7〕不誦不念：明抄本無“不誦”二字。《太素》卷二十九《水論》“誦”下無“不”字。

〔8〕厥則目無所見：吴崑曰：“厥則目無所見經言也。夫人以下，釋經也。”

〔9〕並：聚也。見《後漢書·張衡傳》賢注。

〔10〕火獨光也：謂陽亢，亦即火熱之氣獨盛於上之意。

〔11〕足寒則脹：張介賓曰：“陰中無陽，故又生脹滿之疾。”

〔12〕五：《太素》卷二十九《水論》作“兩”。

〔13〕眥：明緑格抄本無“眥”字。《甲乙經》卷十二第一亦無“眥”字。與明緑格抄本合。

〔14〕内：《太素》卷二十九《水論》作“下”。

〔15〕是：明抄本無“是”字。

〔16〕燔：《太素》卷二十九《水論》作“循”。

〔17〕夫火：《甲乙經》卷十二第一“夫”下無“火”字。

〔18〕之：《太素》卷二十九《水論》作“其”。

〔19〕可：胡本無“可”字。

〔20〕爲：讀本作“若”。

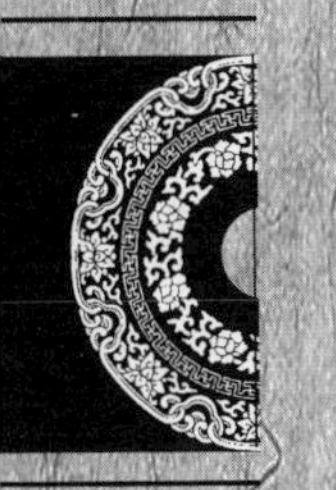

附 録

黄帝内經素問遺篇

刺法論篇第七十二

黄帝問曰：升降不前，氣交有變，即成暴鬱，余已知之。如何預救生靈，可得却乎？岐伯稽首再拜對曰：昭乎哉問！臣聞夫子言，既明天元，須窮法刺[1]可以折鬱扶運，補弱全真，瀉盛蠲余，令除斯苦。帝曰：願卒聞之。岐伯曰：升之不前，即有甚凶也。木欲升而天柱窒抑之，木欲發鬱亦須待時，當刺足厥陰之井。火欲升而天蓬窒抑之，火欲發鬱亦須待時，君火相火同刺包絡之滎。土欲升而天衝窒抑之，土欲發鬱亦須待時，當刺足太陰之俞。金欲升而天英窒抑之，金欲發鬱亦須待時，當刺手太陰之經。水欲升而天芮[2]窒抑之，水欲發鬱亦須待時，當刺足少陰之合。

〔1〕法刺：馬注本、《類經》卷二十八第三十七引並作"刺法"。

〔2〕芮：金本、讀本、元本、趙本、藏本、田本、抄配明刊本、四庫本并作"内"。

帝曰：升之不前，可以預備，願聞其降，可以先防。岐伯曰：既明其升，必達其降也。升降之道，皆可先治也。木欲降而地皛[1]窒抑之，降而不入，抑之鬱發，散而可得位，降而鬱發，暴如天間[2]之待時也，降而不下，鬱可速矣，降可折其所勝也，當刺手太陰之所出，刺手陽明之所入。火欲降而地玄窒抑之，降而不入，抑之鬱發，散而可矣，當折其所勝，可散其鬱，當刺足少陰之所出，刺足太陽之所入。土欲降而地蒼窒抑之，降而不下[3]，抑之鬱發，散而可入，當折其勝，可散其鬱，當刺足厥陰之所出，刺足少陽之所入。金欲降而地彤窒抑之，降而不下，抑之鬱發，散而可入，當折其勝，可散其鬱，當刺心包絡所出，刺手少陽所入也。水欲降而地阜窒抑之，降而不下，抑之鬱發，散而可入，當折其土，可散其鬱，當刺足太陰之所出，刺足陽明之所入。

〔1〕 皛(jiǎo 皎)：馬注本、《類經》卷二十八第三十七引並作"晶"。

〔2〕 間：四庫本作"降"。

〔3〕 下：金本、讀本、元本、趙本、藏本、田本、抄配明刊本，四庫本"下"下並有"散"字。

帝曰：五運之至，有前後與升降往來，有所承抑之，可得聞乎刺法？岐伯曰：當取其化源也。是故太過取之，不及資之。太過取之，次[1]抑其鬱，取其運之化源，令折鬱氣。不及扶資，以扶運氣，以避虛邪也。資取之法令出《密語》[2]。

〔1〕 次：金本作"必"。

〔2〕 資取之法令出《密語》：周學海曰："此衍文"。

黄帝問曰：升降之刺，以知其[1]要，願聞司天未得遷正，使司化之失其常政，即萬化[2]之或[3]其皆妄[4]。然與民爲病，可得先除，欲濟羣生，願聞其說。岐伯稽首再拜曰：悉乎哉問！言其至理，聖念慈憫，欲濟羣生，臣乃盡陳斯道，可申洞微。太陽復布，即厥陰不遷正，不遷正氣塞於上，當瀉足厥陰之所流。厥陰復布，少陰不遷正，不遷正即氣塞於上，當刺心包絡脈之所流。少陰復布，太陰不遷正，不遷正即氣留於上，當刺足太陰之所流。太陰復布，少陽不遷正，不遷正則氣塞未通，當刺手少陽之所流。少陽復布，則陽明不遷正，不遷正則氣未通上，當刺手太陰之所流。陽明復布，太陽不遷正，不遷正則復塞其氣，當刺足少陰之所流。

〔1〕 其：金本、讀本、元本、藏本、田本、四庫本並無"其"字。

〔2〕 化：抄配明刊本作"民"。

〔3〕或:金本、元本并無"或"字。藏本、田本并作"機"。四庫本作"原"。

〔4〕妄:金本、讀本并作"安"。

帝曰:遷正不前,以通其要[1],願聞不退,欲折其餘,無令過失,可得明乎?岐伯曰:氣過有餘,復作布正,是名不退[2]位也。使地氣不得後化,新司天未可遷正,故復布化令如故也[3]。巳亥之歲,天數有餘,故厥陰不退位也,風行於[4]上,木化布天,當刺足厥陰之所入。子午之歲,天數有餘,故少陰不退位也,熱行於上,火餘化布天,當刺手厥陰之所入。丑未之歲,天數有餘,故太陰不退位也,濕行於上,雨化布天,當刺足太陰之所入。寅申之歲,天數有餘,故少陽不退位也,熱行於上,火化布天,當刺手少陽之所入。卯酉之歲,天數有餘,故陽明不退位也,金[5]行於上,燥化布天,當刺手太陰之所入。辰戌之歲,天數有餘,故太陽不退位也,寒行於上,凛水化布天,當刺足少陰之所入。故天地氣逆,化成民病,以法刺之,預可平痾。

〔1〕要:抄配明刊本作"遷"。

〔2〕退:金本、讀本、元本、趙本、藏本、田本、抄配明刊本、四庫本並作"過"。

〔3〕故也:藏本、田本並作"舊"。

〔4〕於:讀本作"之"。

〔5〕金:金本作"清"。

黄帝問曰:剛柔二干,失守其位,使天運之氣皆虚乎?與民爲病,可得平乎?岐伯曰:深乎哉問!明其奥旨,天地迭移,三年化疫,是謂根之可見,必有逃門。

假令甲子,剛柔失守,剛未正,柔孤而有虧,時序不令,即音律非從,如此三年,變大疫也。詳其微甚,察其淺深,欲至而可刺,刺之[1],當先補腎俞,次三日,可刺足太陰之所注。又有下位己卯不至,而甲子孤立者,次三年作土癘,其法補瀉,一如甲子同法也。其刺以畢,又不須夜行及遠行,令七日潔,清净齋戒。所有自來腎有久病者,可以寅時面向南,净神不亂,思閉氣不息七遍，以引頸咽氣順之，如咽甚硬物，如此七遍後，餌舌下津令無數。

〔1〕可刺刺之：金本作“可以刺之”。

假令丙寅，剛柔失守，上剛干失守，下柔不可獨主之，中水運非太過，不可執法而定之，布天有餘，而失守上正，天地不合，即律吕音異，如此即天運失序，後三年變疫。詳其微甚，差有大小，徐至即後三年，至甚即首[1]三年，當先補心俞，次五日，可刺腎之所入。又有下位地甲子，辛巳柔不附剛，亦名失守，即地運皆虚，後三年變水癘，即刺法皆如此矣。其刺如畢，慎其大喜欲情於中，如不忌，即其氣复散也，令静七日，心欲實，令少思。

〔1〕首：金本、讀本“首”下有“尾”字。

假令庚辰，剛柔失守，上位失守，下位無合，乙庚金運，故非相招，布天未退，中運勝來，上下相錯，謂之失守，姑洗林鍾，商音不應也，如此則[1]天運化易，三年變大疫。詳其天數，差有微甚，微即微，三年至，甚即甚，三年至，當先補肝俞，次三日，可刺肺之所行。刺畢，可静神七日，慎勿大怒，怒必真氣却散之。又或在下地甲子乙未失守者，即乙柔干，即上庚獨治之，亦名失守者，即天運[2]孤主之，三年變癘，名曰金癘，其至待時也，詳其地數之等[3]差，亦推其微甚，可知遲速爾。諸位乙庚失守，刺法同，肝欲平，即勿怒。

〔1〕則：金本、讀本、元本、藏本、田本、抄配明刊本、四庫本並作“即”。
〔2〕天運：金本作“地運”。抄配明刊本作“剛干”。
〔3〕等：金本作“過”。四庫本作“微”。

假令壬午，剛柔失守，上壬未遷正，下丁獨然，即雖陽年，虧及不同，上下失守，相招其有期，差之微甚，各有其數也，律吕二角，失而不和，同音有日，微甚如見，三年大疫，當刺脾之俞，次三日，可刺肝之所出也。刺畢，静神七日，勿大醉歌樂，其氣复散，又勿飽食，勿食生物，欲令脾實，氣無滯飽，無久坐，食無太[1]酸，無食一切生物，宜甘宜淡。又或地下甲子，丁酉失守其位，未得中司，即氣不當位，下[2]不與壬奉合者，亦名失守，非名合德，故柔不附剛，即地運不合，三年變癘，其刺法一如木疫之法。

〔1〕太：藏本、抄配明刊本並作“大”。

〔2〕下：金本作“上”。

假令戊申，剛柔失守，戊癸雖火運，陽年不太過也，上失其剛，柔地〔1〕獨主，其氣不正，故有邪干，迭移其位，差有淺深，欲至將合，音律先同，如此天運失時，三年之中，火疫至矣，當刺肺之俞。刺畢，静神七日，勿大悲傷也，悲傷即肺動，而真氣复散也，人欲實肺者，要在息氣也。又或地下甲子，癸亥失守者，即柔失守位也，即上失其剛也，即亦名戊癸不相合德者也，即運與地虚，後三年變癘，即名火癘。

是故立地五年，以明失守，以窮法刺，於是疫之與癘，即是上下剛柔之名也，窮歸一體也，即刺疫法，只有五法，即總其諸位失守，故只歸五行而統之也。

〔1〕地：金本作“須”。四庫本作“氣”。

黄帝曰：余聞五疫之至，皆相染易，無問大小，病狀相似，不〔1〕施救療，如何可得不相移易者？岐伯曰：不相染者，正氣存内，邪不可干，避其毒氣，天牝從來，复得其往，氣出於腦，即不邪干。氣出於腦，即室〔2〕先想心如日。欲將入於疫室，先想青氣自肝而出，左行於東，化作林木。次想白氣自肺而出，右行於西，化作戈甲。次想赤氣自心而出，南行於上，化作焰明。次想黑氣自腎而出，北行於下，化作水。次想黄氣自脾而出，存於中央，化作土。五氣護身之〔3〕畢，以想頭上如北斗之煌煌，然後〔4〕可入於疫室。

又一法，於春分之日，日未出而吐之。又一法，於雨水日後，三浴以藥泄汗。又一法，小金丹方：辰〔5〕砂二兩，水磨雄黄一兩，葉子雌黄一兩，紫金半兩，同入合中，外固了，地一尺築地實〔6〕，不用爐，不須藥制，用火二十斤煅之也，七日終，候冷七日取，次日出合子，埋藥地中七日，取出順日研之三日，煉白沙蜜爲丸，如梧桐子大，每日望東吸日華氣一口，冰水下一丸，和氣咽之，服十粒，無疫干也。

〔1〕不：金本、讀本並作“欲”。

〔2〕室：趙本無“室”字。

〔3〕之：四庫本作“既”。金本“之”下有“有”字。

〔4〕後：金本無“後”字。

〔5〕辰：金本作“神”。

〔6〕實：馬注本作“賓”。

黄帝問曰：人虚即神游失守位，使鬼神外干，是致夭亡，何以全真？願聞刺法。岐伯稽首再拜曰：昭乎哉問！謂神移失守，雖在其體，然不致死，或有邪干，故令夭壽。只如厥陰失守，天以虚，人氣肝虚，感天重虚，即魂游於上，邪干厥大[1]氣，身温[2]猶可刺之，刺其足少陽之所過，次刺肝之俞。人病心虚，又遇君相二火司天失守，感而三虚，遇火不及，黑屍鬼犯之，令人暴亡，可刺手少陽之所過，复刺心俞。人脾病，又遇太陰司天失守，感而三虚，又遇土不及，青屍鬼邪犯之於人，令人暴亡，可刺足陽明之所過，复刺脾之俞。人肺病，遇陽明司天失守，感而三虚，又遇金不及，有赤屍鬼干人，令人暴亡，可刺手陽明之所過，复刺肺俞。人腎病，又遇太陽司天失守，感而三虚，又遇水運不及之年，有黄屍鬼干犯[3]人正氣，吸人神魂，致暴亡，可刺足太陽之所過，复刺腎俞[4]。

〔1〕厥大：金本作“暴天”。四庫本“厥”作“人”。

〔2〕身温：四庫本作“身上”，從上讀。

〔3〕犯：金本“犯”下有“之”字。

〔4〕复刺腎俞：金本、讀本、元本、趙本、藏本、田本、抄配明刊本、四庫本並作“刺足少陽之俞。”

黄帝問曰：十二藏之相使，神失位，使神彩之不圓，恐邪干犯，治之可刺，願聞其要。岐伯稽首再拜曰：悉乎哉，問至理，道真宗，此[1]非聖帝，焉究斯源，是謂氣神合道，契符上天。心者，君主之官，神明出焉，可刺手少陰之源。肺者，相傅之官，治節出焉，可刺手太陰之源。肝者，將軍之官，謀慮出焉，可刺足厥陰之源。膽者，中正之官，决斷出焉，可刺足少陽之源。膻中者，臣使之官，喜樂出焉，可刺心包絡所流。脾爲諫議之官，知[2]周出焉，可刺脾之源。胃爲倉廩之官，五味出焉，可刺胃之源。大腸者，傳道之官，變化出焉，可刺大腸之源。小腸者，受盛之官，化物出焉，可刺小腸之源。腎者，作强之官，伎巧出焉，刺其腎之源。三焦者，决瀆之官，水道出焉，刺三焦之源。膀胱者，州都之官，精[3]液藏焉，氣化則能出矣，刺膀胱之源。凡此十二官者，不得相失也。是故刺法有全神養真之旨，亦法有修真之道，非治疾也，故要修養和神也。道貴常存，補神固根，精氣不散，神守不分[4]，然即神守而雖不去，亦能[5]全真，人神不守，非達至真，至真之要，在乎天玄，神守天息，復入本元，命曰歸宗。

〔1〕此：金本作“孰”。

〔2〕知：本書遺篇《本病論》作“智”。

〔3〕精：本書《靈蘭秘典論》作“津”。

〔4〕神守不分：金本作“神不守分”。

〔5〕能：金本、讀本、元本、趙本、藏本、田本、抄配明刊本、四庫本並無“能”字。

本病論篇第七十三

黄帝問曰：天元九室，余已知之，願聞氣交，何名失守？岐伯曰：謂其上下升降，遷正退位，各有經論，上下各有不前，故名失守也。是故氣交失易位，氣交乃變，變易非常，即四時失序，萬化不安，變民病也。

帝曰：升降不前，願聞其故，氣交有變，何以明知？岐伯曰：昭乎問哉[1]！明乎道矣。氣交有變，是爲[2]天地機，但欲降而不得降者，地室刑之。又有五運太過，而先天而至者，即交不前，但欲升而不得其升，中運抑之，但欲降而不得其降，中運抑之。於是有升之不前，降之不下者，有降之不下，升而至天者，有升降俱不前，作如此之分别，即氣交之變，變之有異，常各各不同，災有微甚者也。

〔1〕昭乎問哉:金本作“昭乎哉問”。

〔2〕爲:田本、抄配明刊本並作“謂”。

帝曰:願聞氣交遇會勝抑之由,變成民病,輕重何如?岐伯曰:勝相會,抑伏使然。是故辰戌之歲,木氣升之,主逢天柱,勝而不前。又遇庚戌,金運先天,中運勝之,忽然不前。木運昇天[1],金乃抑之,升而不前,即清生風少,肅殺於春,露霜复降,草木乃萎。民病温疫早發,咽嗌乃乾,四肢[2]滿,肢節皆痛。久而化鬱[3],即大風摧拉,折隕鳴紊。民病卒中偏[4]痹,手足不仁。

〔1〕木運昇天:據下文“君火欲昇”、“金欲昇天”、“水欲昇天”文例,當作“木欲昇天”。

〔2〕四肢:金本作“兩脇”。

〔3〕久而化鬱:金本“鬱”下有“木發正鬱”四字。讀本“鬱”下有“木欲正發”四字。

〔4〕偏:藏本作“徧”。

是故巳亥之歲,君火升天,主窒天蓬,勝之不前。又厥陰木遷正,則少陰未得升天,水運以至其中者。君火欲升,而中水運抑之,升之不前,即清寒复作,冷生旦[1]暮。民病伏陽,而内生煩熱,心神驚悸,寒熱間作。日久[2]成鬱,即暴熱乃至,赤風腫(一作瞳)翳,化疫,温癘暖[3]作,赤氣彰[4]而化火疫,皆煩而躁渴,渴[5]甚治之以泄之可止。

〔1〕旦:四庫本作“日”。

〔2〕日久:金本作“久日”。

〔3〕暖:金本作“晚”。

〔4〕彰:元本、藏本、田本並作“瘴”。

〔5〕渴:四庫本無“渴”字。

是故子午之歲,太陰升天,主窒天冲,勝之不前。又或遇壬子,木運先天而至者,中木遇[1]抑之也。升天不前,即風埃四起,時舉埃昏,雨濕不化。民病風厥涎潮,偏[2]痹不隨,脹滿。久而伏鬱[3],即黄埃化疫也,民病夭亡,臉肢府黄疸滿閉[4],濕令弗布，雨化乃微。

〔1〕遇：金本、馬注本並作"運"。

〔2〕偏：讀本作"徧"。

〔3〕伏鬱：律以前後文例，疑作"成鬱"。

〔4〕閉：金本作"悶"。

是故丑未之年，少陽升天，主窒天蓬，勝之不前。又或遇太陰未遷正者，即少陽[1]未升天也，水運以至者。升天不前，即寒雰反布，凜冽如冬，水復涸，冰再結，暄暖乍作，冷復布之，寒暄不時。民病伏陽在内，煩熱生中，心神驚駭，寒熱間[2]争。以成久鬱[3]，即暴熱乃生，赤風氣瞳翳，化成鬱癘，乃化作伏熱内煩，痹而生厥，甚則血溢。

〔1〕陽：元本、趙本、藏本、田本、抄配明刊本、四庫本並作"陰"。

〔2〕間：四庫本無"間"字。

〔3〕以成久鬱：金本、元本、趙本、田本、抄配明刊本、四庫本並作"以久成鬱"。

是故寅申之年，陽明升天，主窒天英，勝之不前。又或遇戊申戊寅，火運先天而至。金欲升天，火運抑之，升之不前，即時雨不降，西風數舉，咸鹵燥生。民病上熱，喘嗽血溢。久而化鬱，即白埃翳霧，清生殺氣，民病脇滿悲傷，寒鼽嚏嗌干，手拆[1]皮膚燥。

〔1〕拆：讀本作"折"。

是故卯酉之年，太陽升天，主窒天芮[1]，勝之不前。又遇陽明未遷正者，即太陽未升天也，土運以至。水欲升天，土運抑之，升之不前，即濕而熱蒸，寒生兩[2]間。民病注下[3]，食不及化。久而成[4]鬱，冷來客熱，冰雹卒至。民病厥逆而噦，熱生於内，氣痹於外，足脛痠疼，反生心悸懊熱，暴煩而復厥。

〔1〕芮：金本、讀本、元本、趙本、藏本、田本、抄配明刊本、四庫本並作"内"。

〔2〕兩：元本、藏本、馬注本、四庫本並作"雨"。

〔3〕下：讀本、元本、趙本、藏本、田本、抄配明刊本、四庫本並作"不"，

屬下讀。

〔4〕成:金本作“化”。

黄帝曰:升之不前,余已盡知其旨。願聞降之不下,可得明乎?岐伯曰:悉乎哉問!是之謂天地微旨,可以盡陳斯道,所謂升已必降也。至天三年,次歲必降,降而入地,始爲左間也。如此升降往來,命之六紀者矣。是故丑未之歲,厥陰降地,主窒地皛,勝而[1]不前,又或遇少陰未退位,即厥陰未降下,金運以至中。金運承之,降之[2]未下,抑之變鬱,木欲降下,金承之,降而不下,蒼埃遠見,白氣承之,風舉埃昏,清躁行殺,霜露復下,肅殺布令。久而不降,抑之化鬱,即作風躁[3]相伏,暄而反清,草木萌動,殺霜乃下,蟄蟲未見,懼清傷藏。

〔1〕而:金本作“之”。

〔2〕之:金本作“而”。

〔3〕躁:馬注本作“燥”。

是故寅申之歲,少陰降地,主窒地玄,勝之不入。又或遇丙申丙寅,水運太過,先天而至。君火欲降,水運承之,降而不下,即[1]彤雲才見,黑氣反生,暄暖如舒,寒常布雪,凛冽復作,天云慘凄。久而不降,伏之化鬱,寒勝復熱,赤風化疫,民病面赤心煩,頭痛目眩也,赤氣彰而温病欲[2]作也。

〔1〕即:四庫本“即”下有“有”字。

〔2〕病欲:金本作“疫”。

是故卯酉之歲,太陰降地,主窒地蒼,勝之不入。又或少陽未退位者,即太陰未得降也,或木運以至。木運承之,降而不下,即黄雲見而青霞彰,鬱蒸作而大風,霧翳埃勝,折損乃作。久而不降也,伏之化鬱,天埃黄氣,地布濕蒸,民病四肢不舉,昏眩肢節痛,腹滿填臆。

是故辰戌之歲,少陽降地,主窒地玄,勝之不入。又或遇水運太過,先天而至也。水運承之,水降[1]不下,即彤雲才見,黑氣反生,暄暖[2]欲生,冷氣卒至,甚即冰雹也。久而不降,伏之化鬱,冷氣復熱,赤風化疫,民病面赤心煩,頭痛目眩也,赤氣彰而熱病欲作也。

〔1〕水降:金本作"降而"。

〔2〕暖:金本作"熱"。

是故巳亥之歲,陽明降地,主窒地彤,勝而不入。又或遇太陰[1]未退位,即少陽[2]未得降,即火運以至之。火運承之不下[3],即天清而肅,赤氣乃彰,暄熱反[4]作。民皆昏倦,夜卧不安,咽乾引飲,懊熱内煩,天[5]清朝暮,暄還復作。久而不降,伏之化鬱,天清薄寒,遠生白氣。民病掉眩,手足直而不仁,兩脇作痛[6],滿目𥇀𥇀[7]。

〔1〕太陰:《類經》卷二十八第三十八引作"太陽"。

〔2〕少陽:馬注本、《類經》卷二十八第三十八引並作"陽明"。

〔3〕不下:律以上下文例,"不下"上疑脱"降而"二字。

〔4〕反:金本作"及"。

〔5〕天:金本、讀本、趙本、藏本、田本、馬注本、抄配明刊本、四庫本並作"大"。

〔6〕作痛:金本、四庫本並無"作痛"二字,下"滿"字屬上讀。

〔7〕𥇀𥇀:金本、讀本、元本、趙本、藏本、田本、抄配明刊本、四庫本並作"忙忙"。

是故子午之年,太陽降地,主窒地阜勝之,降而不入。又或遇土運太過,先天而至。土運承之,降而不入[1],即天彰黑氣,暝暗凄慘,才施黄埃而布濕,寒化令氣,蒸濕復令。久而不降,伏之化鬱,民病大厥,四肢重怠,陰萎少力,天布沉陰,蒸濕間作。

〔1〕入:金本作"下"。

帝曰:升降不前,晰知其宗,願聞遷正,可得明乎?岐伯曰:正司中位,是謂遷正位,司天不得其遷正者,即前司天以過交司之日[1]。即遇司天太過有餘日也,即仍舊治天數,新司天未得遷正也。厥陰不遷正,即風暄不時,花卉萎瘁,民病淋溲,目系轉,轉筋喜怒[2],小便赤。風欲令而寒由[3]不去,温暄不正,春正失時。少陰不遷正，即冷氣不退，春冷後[4]寒，暄暖不時。民病寒熱，四肢煩痛，腰脊强直。木氣雖有餘，位不過於君火也。太陰不遷正，即雲雨失令，萬物枯焦，當生不發。民病手足肢節腫滿，大腹水腫，填臆不食，飧泄脇滿，四肢不舉。雨化欲令，熱猶治之，温煦於氣，亢而不澤。少陽不遷正，即炎灼弗令，苗莠不榮，酷暑於秋，肅殺晚至，霜露不時。民病痎瘧骨熱，心悸驚駭，甚時血溢。陽明不遷正，則暑化於前，肅殺[5]於後，草木反榮。民病寒熱鼽嚏，皮毛折，爪甲枯焦，甚則喘嗽[6]息高，悲傷不樂。熱化乃布，燥化未令，即清勁未行，肺金復病。太陽不遷正，即冬清反寒，易令於春，殺霜在前，寒冰於後，陽光復治，凜冽不作，雰雲[7]待時。民病温癘至，喉閉嗌乾，煩躁而渴，喘息而有音也。寒化待燥，猶治天氣，過失序，與民作災。

〔1〕日：金本、讀本、元本、田本、抄配明刊本、四庫本並是小字注文。

〔2〕目系轉，轉筋喜怒：四庫本作“目系轉筋”。

〔3〕由：四庫本作“猶”。

〔4〕後：金本、藏本、田本、抄配明刊本並作“復”。

〔5〕殺：金本、讀本、元本、趙本、藏本、田本並無“殺”字。

〔6〕嗽：四庫本作“急”。

〔7〕雲：金本作“雯”。

帝曰：遷正早晚，以命其旨，願聞退位，可得明哉？岐伯曰：所謂不退者，即天數未終，即天數有餘，名曰復布政，故名曰再治天也，即天令如故而不退位也。厥陰不退位，即大風早舉，時雨不降，濕令不化，民病温疫，疵廢風生，民病皆肢節痛[1]，頭目痛，伏熱内煩，咽喉乾引飲。少陰不退位，即温生[2]春冬，蟄蟲早至，草木發生，民病膈熱咽乾，血溢驚駭，小便赤澀，丹瘤𤺊瘡瘍留毒。太陰不退位，而取寒暑不時，埃昏布作，濕[3]令不去，民病四肢少力，食飲不下，泄注淋滿，足脛寒，陰萎[4]閉塞，失溺小便數。少陽不退位，即熱生於春，暑乃後化，冬温不凍，流水不冰，蟄[5]蟲出見，民病少氣，寒熱更作，便血上熱，小腹堅滿，小便赤沃，甚則血溢。陽明不退位，即春生清冷，草木晚榮，寒熱間作，民病嘔吐暴注，食飲不下，大便乾燥，四肢不舉，目瞑掉眩[6]。

〔1〕民病皆肢節痛：按"民病"二字爲蒙上誤衍。"皆肢節痛"似當乙作"肢節皆痛"。

〔2〕生：金本"生"下有"於"字。

〔3〕濕：金本、元本、田本、四庫本並作"温"。

〔4〕萎：田本作"痿"。

〔5〕蟄：四庫本作"熱"。

〔6〕目瞑掉眩：金本、讀本"目瞑掉眩"下並有"太陽不退位，即春寒復作，冰雹迺降，沉陰昏翳，二之氣寒猶不去，民病痹厥，陰萎失溺，腰膝皆痛，温癘晚發。"四十一字，應據補。

帝曰：天歲早晚，余以知之，願聞地數，可得聞乎？岐伯曰：地下遷正升天[1]及退位不前之法，即地土產化，萬物失時之化也。

〔1〕天：金本、讀本、元本、藏本、田本、抄配明刊本、四庫本並無"天"字。

帝曰：余聞天地二甲子，十干十二支。上下經緯天地，數有迭移，失守其位，可得昭乎？岐伯曰：失之迭位者，謂雖得歲正，未得正位之司，即四時不節，即生大疫。注《玄珠密語》云：陽年三十年，除六年天刑，計有太過二十四年，除此六年，皆作太過之用，令不然之旨。今言迭支迭位，皆可作其不及也[1]。

〔1〕注玄珠密語云……皆可作其不及也：按今本《玄珠密語》無此數語。周學海曰："此數語上，明有注字以冠之，即前篇資取之法，今出《密語》，亦注文也。"

假令甲子陽年，土運太室，如癸亥天數有餘者，年雖交得甲子，厥陰猶尚治天，地已遷正，陽明在泉，去歲少陽以作右間，即[1]厥陰之地陽明，故不相和奉者也。癸巳相會，土運太過，虛反受木勝，故非太過也，何以言土運太過，況黃鐘不應太室，木既勝而金還復，金既復而少陰如至，即木勝如火而金復微[2]，如此則[3]甲己失守，後三年化成土疫，晚至丁卯，早至丙寅，土疫至也，大小善惡，推其天地，詳乎太一。又只如甲子年，如甲至子而合，應交司而治天，即下己卯未遷正，而戊寅少陽未退位者，亦甲己下有合也，即土運非太過，而木乃乘虚而勝土也，金次又行復勝之，即反邪化也。陰陽天地殊異爾，故其大小善惡，一如天地[4]之法旨也。

〔1〕即：四庫本"即"上有"迺"字。

〔2〕微：金本"微"下有"也"字。

〔3〕則：金本作"而"。

〔4〕地：金本作"疫"。

假令丙寅陽年太過，如乙丑天數有餘者，雖交得丙寅，太陰尚治天也，地已遷正，厥陰司地，去歲太陽以作右間，即天太陰而地厥陰，故地不奉天化也。乙辛相會，水運太虚，反受土勝，故非太過，即太簇之管，太羽不應，土勝而雨化，水[1]復即風，此者丙辛失守其會，後三年化成水疫，晚至己巳，早至戊辰，甚即速、微即徐，水疫至也，大小善惡，推其天地數，乃[2]太乙游宫。又只如丙寅年，丙至寅且合，應交司而治天，即辛巳未得遷正，而庚辰太陽未退位者，亦丙辛不合德也，即水運亦小虚而小勝，或有復，後三年化癘，名曰水癘，其狀如水疫，治法[3]如前。

〔1〕水：金本作"木"。

〔2〕乃：金本、讀本並作"及"。

〔3〕治法：金本作"法治"。

假令庚辰陽年太過，如己卯天數有餘者，雖交得庚辰年也，陽明猶尚治天，地已遷正，太陰司地，去歲少陰以作右間，即天陽明而地太陰也，故地下[1]奉天也。乙巳相會，金運太虚，反受火勝，故非太過也，即姑洗之管，太商不應，火勝熱化，水復寒刑，此乙庚失守，其後三年化成金疫也，速至壬午，徐至癸未，金疫至也，大小善惡，推本年天數及太一[2]也。又只如庚辰，如庚至辰，且應交司而治天，即下乙未未得遷正者，即地甲午少陰未退位者，且乙庚不合德也，即下乙未[3]干失剛，亦金運小虚也，有小勝或無復，後三年化癘，名曰金癘，其狀如金疫也，治法如前。

〔1〕下：金本作"不"，應據改。

〔2〕一：趙本、藏本並作"乙"。

〔3〕未：律以下文例，疑"未"下脱"柔"字。

假令壬午陽年太過，如辛巳天數有餘者，雖交後[1]壬午年也，厥陰猶尚治天，地已遷正，陽明在泉，去歲丙申少陽以作右間，即天厥陰而地陽明，故地不奉天者也。丁辛相合會，木運太虚，反受金勝，故非太過也，即蕤賓之管，太角不應，金行燥勝，火化熱復[2]，甚即速、微即徐，疫至大小善惡，推疫至之年天數及太一[3]。又只[4]如壬至午，且應交司而治之，即下丁酉未得遷正者，即地下丙申少陽未得退位者，見丁壬不合德也，即丁柔干失剛，亦木運小虚也，有小勝小復。後三年化癘，名曰木癘，其狀如風疫，法治如前。

〔1〕後：金本、讀本並作"得"。

〔2〕火化熱復：循上下文例，"火化熱復"下疑脱"此丁壬不合德也，其後三年化成木疫也。"十六字。

〔3〕一：趙本作"乙"。

〔4〕只：金本"只"下有"如壬午"三字。

假令戊申陽年太過，如丁未天數太過者，雖交得戊申年也，太陰猶尚治天，地已遷正，厥陰在泉，去歲壬戌太陽以退位作右間，即天丁未，地癸亥，故地不奉天化也。丁癸相會，火運太虚，反受水勝，故非太過也，即夷則之管，上太徵不應，此戊癸失守其會，後三年化疫也，速至庚戌，大小善惡，推疫至之年天數及太一[1]。又只如戊申，如戊至申，且應交司而治天，即下癸亥未得遷正者，即地下壬戌太陽未退位者，見戊癸未合德也，即下癸柔干失剛，見火運小虚也，有小勝或無復也，後三年化癘，名曰火癘也，治法如前，治之法可寒之泄之。

〔1〕一：趙本作"乙"。

黄帝曰:人氣不足,天氣如虚,入神失守,神光不聚,邪鬼干人,致有夭亡,可得聞乎?岐伯曰:人之五藏,一藏不足,又會天虚,感邪之至也。人憂愁思慮即傷心,又或遇少陰司天,天數不及,太陰作接間至,即謂天虚也,此即人氣天氣[1]同虚也。又遇驚而奪精,汗出於心,因[2]而三虚,神明失守,心爲君主之官,神明出焉,神失守位,即神游上丹田,在帝[3]太一帝君泥丸宫[4]下,神既失守,神光不聚,却遇火不及之歲,有黑屍鬼見之,令人暴亡。人飲食勞倦即傷脾,又或遇太陰司天,天數不及,即少陽作接間至,即謂之[5]虚也,此即人氣虚而天氣虚也。又遇飲食飽甚,汗出於胃,醉飽行房,汗出於脾,因而三虚,脾神失守,脾爲諫議之官,智周出焉,神既失守,神光失位而不聚也,却遇土不及之年,或己年或甲年失守,或太陰天虚,青[6]屍鬼見之,令人卒亡[7]。人久坐濕地,强力入水即傷腎[8],腎爲作强之官,伎巧出焉,因而三虚,腎神失守,神志失位,神光不聚,却遇水不及之年,或辛不會符,或丙年失守,或太陽司天虚,有黄屍鬼至,見之令人暴亡。人或恚怒,氣逆上而不下,即傷肝也。又遇厥陰司天,天數不及,即少陰作接間至,是謂天虚也,此謂天虚人虚也。又遇疾走恐懼,汗出於肝,肝爲將軍之官,謀慮出焉,神位失守,神光不聚,又遇木不及年,或丁年不符,或壬年失守,或厥陰司天虚也,有白屍鬼見之,令人暴亡也。已上五失守者,天虚而人虚也,神游失守其位,即有五屍鬼干人,令人暴亡也,謂之曰屍厥。人犯五神易位,即神光不圓也,非但屍鬼,即一切邪犯者,皆是神失守位故也。此謂得守者生,失守者死,得神者昌,失神者亡。

〔1〕天氣:四庫本無"天氣"二字。

〔2〕因:金本作"故"。

〔3〕帝:金本無"帝"字。

〔4〕宫:金本、讀本、元本、藏本、田本、抄配明刊本、四庫本並作"君"。

〔5〕之:律以上下文例,"之"似應作"天"。

〔6〕青:金本"青"上有"背"字。

〔7〕令人卒亡:本節言五藏感邪,“令人卒亡”下似脱“肺虚感邪傷肺”一證。張介賓謂爲“脱簡”,當從。

〔8〕强力入水即傷腎:核以上下文例,此下疑脱“人虚天虚”等文。張介賓曰:“諸臟皆言作接間至及汗出之由,惟此不言,必脱失也。”

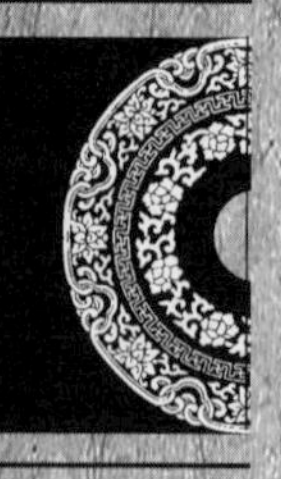
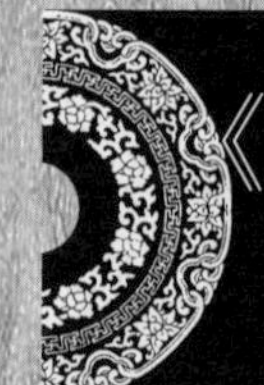

《黄帝内經素問校注》後記

《黄帝内經素問校注》作爲部級科研項目，在衛生部暨國家中醫藥管理局的關懷下，在郭靄春教授的主持下，經過“《素問》整理研究小組”五年多的共同努力，終告完成。爲了便於讀者對本書的全面瞭解，我們僅就圍繞與《黄帝内經素問》有關的一些問題，及本次校注整理的特點，作爲後記簡要探討和闡述如下：

一、《黄帝内經素問》的著作時代

《黄帝内經素問》的著作時代，歷來學者有着不同的看法，綜觀有關文獻，可集中歸納爲以下幾種：

一是認爲確爲黄帝、岐伯君臣所作。如晉・皇甫謐認爲：“《素問》、《九卷》皆黄帝、岐伯選事也。”宋・沈作喆曰：“《内經・素問》，黄帝之遺書也。”

二是認爲春秋戰國時人所爲。如宋・邵雍曰：“《素問》、《陰符》，七國時書也。”程顥曰：“觀《素問》文字氣象，只是戰國時人作。”明・方以智曰：“《靈樞》、《素問》，皆周末筆。”清・魏荔彤曰：“軒岐之書，類春秋戰國人所爲。”黄以周曰：“《内經素問》及《九卷》，爲周季醫工所集。”

三是認爲出於戰國、秦、漢之際。如宋・竇蘋曰：“卒成是書者，六國秦漢之際也。”明・方孝孺曰：“《内經》稱黄帝，《汲冢書》稱周，皆出於戰國秦漢之人。”清・崔述曰：“顯爲戰國、秦、漢人所撰。”

四是認爲成書於西漢。如清·郎瑛曰:“宋·聶吉甫云:既非三代以前文,又非東都以後語,斷然以爲淮南王之作。予意《鴻烈解》中内篇文義,實似之矣。”

此外,宋·王炎籠統説成是“先秦古文”,司馬光推測是“周漢之間醫者依託”。可謂見仁見智,乃至今日,仍聚訟不决。

分析這些意見,除“黄帝之説”顯係崇古取重,荒誕不可信外,其它諸家都從不同角度,在不同程度上涉及了成書年代的實質。元末明初吕復説的好:“《内經素問》,世稱黄帝岐伯問答之書,及觀其旨意,殆非一時之言,其所撰述,亦非一人之手。”清·姚際恒也説:“有古近之分,未可一概而論。”我們認爲,吕、姚二氏雖然没有確定具體篇章内容之成書年代,但基本觀點還是比較客觀的。

今本《素問》八十一篇,除《素問遺篇》顯系唐宋之際僞作外,其它七十九篇大體可分爲兩部分。一是除“七篇大論”以外,其他均是《素問》的基本内容;二是王冰補入的“七篇大論”,這部分内容原本與《素問》無關,但因它亦是醫學古籍,並在中醫理論和臨牀上有較高的學術價值,所以,自從王冰補入後,逐漸被學術界所認可,成爲《素問》的組成部分。這兩部分的成書年代,顯然是有區别的。

《素問》基本内容部分,我們同意大多數學者的意見,它不是同時代的産物,而是戰國至西漢,經過不同時代,不同醫家、學者撰述、編輯、整理而成的。應該承認,它的思想體系、核心内容,當創始於戰國時期,有如下幾個方面的理由,可以説明這一點:

其一,戰國時期,是我國歷史上學術思想空前活躍的一個時期。經過春秋以來的社會大變革,出現了“諸子蜂起,百家争鳴”之生動局面,這種學術氣氛也滲透到醫學領域。醫學本身在經歷了多年之經驗積累以後,也已具備了從實踐上升到理論的條件，在當時學術上大氣候的影響促進下，醫學家有理由各自根據師承學派，分別著書立説，寫成醫學論著。

其二，《素問》中的"陰陽五行學説"，反映了戰國後期的學術水平。陰陽、五行，都是古人認識世界的樸素唯物主義的自然觀，這兩個學説大約在西周形成，春秋時期盛行，戰國後期哲學家鄒衍首先將陰陽和五行學説結合起來，這種結合被醫家用來指導醫學理論，而成爲醫學理論中的一部分。也有人認爲，陰陽五行學説之結合運用，是醫家首先提出的。總之，這是當時學術界相互滲透的結果。

其三，《素問》中的"精氣學説"與戰國時期齊國稷下的宋鈃、尹文學派倡導的精氣學説觀點相一致。它們都認爲精氣是構成萬物，乃至人體之最基本的物質。如《金匱真言論》："夫精者，身之本也。"《管子・内業》："凡物之精，比則爲生，下生五谷，上爲列星。"

其四，《素問》中所倡導的養生思想，與老莊道家思想有許多近似之處，如提倡"恬淡虛無"、"去世離俗"、"獨立守神"等，正反映了老莊"清静無爲"、"見素抱樸"、"少私寡欲"和"養神、全形"的思想觀點。王冰注釋《素問》多引老子，一方面説明王氏尊崇道教，另一方面也正説明《黄帝内經素問》中有道家思想的體現，這也是春秋戰國時期各家學説互相滲透的結果。

其五，《素問》中所體現的科技成果，與戰國時期科技水平相適宜。如關於"數"的描述，《素問》中最大的進位數是萬，與《莊子》、《韓非子》等中記載的數相當。關於"角"的描述，《血氣形志》對背俞的測量與《墨子・經上》對角的描述也一致。它如農業、天文、歷法等，也有與戰國時期的水平吻合之處。

其六，《素問》中的有些内容與戰國時期的有關著作相比較，也有許多驚人的相似之處。如《周禮》中對五行、五味、五病、五毒、五穀、五果、五色、五聲、五氣、九竅、九藏，四時發病等論述，多與《素問》雷同。有些流行時諺性質的術語，被當時不同的著作所引用。如《四氣調神大論》中“渴而穿井，鬬而鑄錐”一句，在《晏子春秋》、《列子》中都有體現，表現出時代的特色。

其七，從文體結構、語言風格來看，一是先秦之文多韻語，尤其諸子著作，如《文子》、《荀子》、《韓非子》、《吕氏春秋》、《鶡冠子》、《鬼谷子》等皆是。而《素問》大多是用韻文寫成。二是先秦諸子之文，多以論辨問答之形式出現，如《莊子》、《管子》、《列子》、《墨子》、《荀子》、《尸子》、《孫子》、《晏子春秋》、《文子》、《文中子》等，文中或多或少均有問答體裁的内容。《素問》爲先秦諸子之一，也正是以問答論辨體裁寫成的。

其八，《素問》中提到的一些官爵，也與先秦時期的官爵相吻合。周初大封諸侯，其封爵最初只有侯男之稱，後來才形成了公侯伯子男五等爵。漢·劉邦建國，主要封同姓王，異姓王侯則很少。從《素問》來看，有公、侯、伯，反映了戰國時期之特點。另外，還有一個突出的特點就是“封君”，秦國始建國後，襄公有封君、封侯之制，如白起爲武安君，魏冉爲穰侯等。《疏五過論》中“封君敗傷，及欲侯王”正是那個時期的寫照。

其九，《素問》有些篇章中，對“脱營”、“失精”、“始樂後苦”、“始富後貧”、“暴樂暴苦”、“故貴脱勢”、“敗君”、“失侯”的論述，也可能是社會急劇變革的一些反映。而對“以酒爲漿，以妄爲常，醉以入房”等“務快其心”、“逆於生樂”的一些論述，則説明了社會變革時没落階級悲觀失望，及時行樂的一種思想。

其十，《素問》中“信醫不信巫”的思想，與戰國時期人們“破除迷信，解放思想”的社會背景也相一致。《五藏别論》中所論述的“拘於鬼神者，不可與言至德”，與《史記·扁鵲傳》“醫有六不治”中“信巫不信醫不治”的思想也相同。春秋戰國時期不但著述之風興起，巫醫分離也正是這個時期。

其十一，從《素問》中的醫學觀點和醫療水準來看，它大體在扁鵲以後，淳于意之前。《素問·繆刺論》中對疾病發展過程的論述，與《史記·扁鵲傳》中對“診視齊桓侯”所論述的疾病發展過程大體相一致，都認爲疾病是由外而向内深入發展的過程，但《扁鵲傳》的論述不如《素問》詳盡。而《素問》與《倉公傳》比較，《素問》的治療手段主要是鍼，而倉公治療手段主要用藥，從治療方法是由鍼而藥之歷史觀點看，顯然《素問》早於倉公。

其十二，《素問》中提出的一些書名，與公乘陽慶傳授倉公之書内容相近，如《病能論》："《上經》者，言氣之通天也。"今《素問・生氣通天論》正是"言氣之通天"的著作。公乘陽慶處於戰國末年，稱"有古先道遺傳黄帝脈書"，也正説明陽慶手中的醫書，與《素問》中的一些篇章同出一轍。换言之，公乘陽慶見到的這批醫書（或醫學論文）有一部分被《素問》收録或改編了。

其十三，《素問》中對鍼刺療法的論述，砭石、九鍼併提，説明當時砭石作爲治療工具，還尚盛行。春秋戰國以前，鐵未發明，基本上用砭石，秦漢以後，由於鐵鍼的大量應用，而基本上汰除了砭石，而戰國時期，正是鐵鍼剛被利用，而砭石尚未汰除階段。《山海經・東山經》："高氏之山多鍼石"。郭璞注云："可以爲砭石。"即《山海經》著作時代，砭石還是盛行的。

其十四，《素問》中的天文紀時，如《金匱真言論》、《藏氣法時論》，均用"平旦"、"下晡"、"夜半"、"日昳"、"日出"、"日中"等，反映出先秦時期的記時方法。漢以後基本上是用十二地支記時。

通過以上籠統之論證，我們説《素問》的思想體系，基本内容創始於戰國時期，還是可信的。但當時只是以單篇論文之形式出現，當然，也可以看作是不同醫家的不同短篇著作，這些短篇著作流傳下來，經過秦漢時期醫家的不斷增補、修改，逐漸充實豐富，最後經過某人之手合併編輯成一部大型著作，在我們今天看來，可以説成是論文總集。而這部"總集"的定型基本是在西漢末年，所以在整個《素問》中，留下了漢人增補修訂的痕迹，舉其要者：

首先,從論述事物的觀點方法來看:在天文紀時方面,《素問》中有漢武帝後用"太初歷"紀時之方法;在診法方面,《素問》中"三部九候"古診法和"獨取寸口"診法併存,一般認爲,重視寸口診法是從漢代開始的;在對五臟的認識方面,周時重心,漢時重脾,而《素問》併重。

其次,從用字方面來分析,也可明顯看出漢人補改的痕迹。如:在先秦時期,"豆"字代表盛物之器皿,植物的"豆"寫作"菽"或"尗",把"菽"稱作"豆"是西漢以後之事,《素問》中的"豆"則指植物之豆。再如:《素問》中"皮"字指皮膚,而在先秦專指獸皮。《素問》中舟船併舉,而在先秦只稱作舟。《素問》中"脚"指踝以下部分,而在先秦是指小腿,即膝下踝上部分。"皮"泛指皮膚,"脚"指踝下部分,"舟"稱作船,都是從漢代開始的。

第三,從文辭用韻規律考察。《素問》既保留了先秦古韻,也有漢代用韻之特點。如"魚、矦"合押,"矦、鐸"相押,"真、文、元"相押,"歌、魚"相押,這些都是漢代用韻的規律。

總之,《素問》非成書於一時一人的説法是客觀可取的,究竟哪些是戰國時期的作品,哪些是西漢,乃至六朝補充修訂的内容,這些的確是非常複雜的問題,一時也難以考證清楚,但各篇之間的思想觀點不同,文字風格有異,還是顯而易見的。《素問》的前六十五篇和《著至教論》以下七篇,就有着明顯的差别。爲慎重起見,我們還是尊重大多數學者的意見,把它看作是戰國秦漢時期的作品。

關於"七篇大論"部分,即所謂《天元紀》、《五運行》、《六微旨》、《氣交變》、《五常政》、《六元正紀》、《至真要》等運氣七篇的成書年代,歷代學者也有不同的看法,或曰起於漢魏之後,或曰起於隋唐。根據龍伯堅和任應秋二位先生的考證,認爲成書於東漢時期,我們基本同意這種説法,歸納他們的意見並補充論證如下:

第一,運氣學説是受讖緯學説的影響而發展起來的,讖緯學説盛行於西漢末年至東漢初年一個時期,可推測《素問》在這個時期或稍後。考《易緯》一書,在《易緯通卦驗》卷下,論述二十四氣的天時民病,與《素問》之理論體系相近似,而《素問》較詳盡完整。《易緯》作者佚名,東漢鄭玄爲之注,《素問》之運氣學説可能受其影響。

第二,《素問》運氣七篇中,用了甲子紀年的方法,考甲子紀年的方法,始於東漢章帝元和二年,從這一點可以推測,此七篇大論應該成書在這以後。但也並不排除在這以前“運氣學説”便已存在,只是章帝以後,篇中採納了甲子紀年的方法。

第三,《至真要大論》中講到藥物分上、中、下三品,這可能受《神農本草經》的影響。《神農本草經》多認爲西漢末年成書,那麽運氣七篇可能便是東漢了。

第四,我國的今古文之争,始自西漢末,東漢以後古文學説逐漸興盛起來,一度並占上風,考“運氣七篇”中五行理論,基本上是今文學説,由此推測,運氣七篇成書於東漢古文學説雖已出現,而今文學説仍占主導地位階段。否則,它定會受到古文學説之影響。

第五,從文字氣象、用韻風格來看,類似漢代文體。尤其某些字之押韻,有東漢時期的特點,如“明”字,西漢以前讀“mánɡ”與陽部相押,東漢以後,才轉入耕部韻,讀爲“minɡ”。在“七篇大論”中,“明”正是讀minɡ,押耕部韻。

通過以上五點論證,大體可以得出“七篇大論”成書於東漢這一結論。但究竟王冰根據什麽内容補入的呢?宋代林億曾有過論證,他説:“詳《素問》第七卷亡已久矣。按皇甫謐晉人也,序《甲乙經》云亦有亡失。《隋書·經籍志》載梁《七録》亦云止存八卷。全元起隋人,所注本乃無第七,王冰唐寶應中人,上至晉皇甫謐甘露中已六百餘年,而冰自爲得舊藏之卷,今竊疑之。仍觀《天元紀大論》、《五運行論》、《六微旨論》、《氣交變論》、

《五常政論》、《六元正紀論》、《至真要論》七篇，篇卷浩大，不與《素問》前後篇卷等。又且所載之事，與《素問》餘篇略不相通，竊疑七篇乃陰陽大論之文，王氏取以補所亡之卷，猶周官亡冬官，以《考工記》補之之類也。又按漢張仲景《傷寒論》序云：撰用《素問》、《九卷》、《八十一難經》與《陰陽大論》，是《素問》與《陰陽大論》書甚明，乃王氏併《陰陽大論》於《素問》中也。要之《陰陽大論》亦古醫經，終非《素問》第七矣。"林億的這種觀點得到了很多學者的同意。今考《傷寒論·傷寒例》引《陰陽大論》之文，雖屬"運氣"方面的内容，並與"七篇大論"相近似，但文句段落則無一處相同者，據此，我們只能認爲二者或同出一個理論體系，不能肯定便是同一著作。另外，《六節藏象論》前面談運氣學説的一段文字，與後"七篇大論"内容相一致，且全元起本和《太素》俱不載，亦屬王冰補入的内容。

至於《素問》遺篇，即《刺法論》、《本病論》兩篇，王冰注《素問》時已注明亡佚，但到了林億校正《素問》時，又出現此兩篇，林億等經過研究、考證認爲："詳此二篇，亡在王冰之前……而今世有素問亡篇，仍託名王冰爲注，辭理鄙陋，無足取者。"故林億汰而未録。今所傳者，乃宋劉温舒著《素問入式運氣論奥》時，在文後所附録，並題名爲《素問亡篇》，有人據此認爲是劉氏所僞作，實乃誤解，究竟成書何時，我們認爲周學海的評論是正確的，他在《内經評文》中説："二篇義淺筆稚，世皆斥其僞矣。揣其時當出於王啟玄之後，劉温舒之前，决非温舒所自作也。"

二、《黄帝内經素問》的書名、卷數及版本源流

何謂《黄帝内經》？《黄帝内經》與《素問》是怎樣的關係？爲什么叫《素問》？以及它的卷數演變、版本源流，這些都是我們必須考察清楚，並應該瞭解的問題。

（一）《黄帝内經》的編輯與命名

《黄帝内經》十八卷，首載《漢書·藝文志》。按劉向奉詔校

書,著爲《别録》;子歆繼承父業,總羣書而爲《七略》;班固刪取《七略》之要,寫成《漢書·藝文志》,是知《漢志》所録,乃從《别録》而來。在劉向等整理圖書以前,或許没有《内經》之名,而組成《内經》的各篇,或以單篇别行,或幾篇合編行世,這從《史記·扁鵲倉公列傳》中,可以清楚地看到,早在戰國,乃至西漢初年,還没有《黄帝内經》名稱的出現,《史記·扁鵲傳》説:"長桑君……乃悉取禁方書,盡與扁鵲。"可見公元前五世紀上半期的扁鵲時代,只有"禁方書"的籠統名稱。在《倉公傳》中記載説:高後八年,倉公拜見其師公乘陽慶,陽慶送他一批醫書,包括《黄帝脈書》、《扁鵲脈書》、《上經》、《下經》、《五色診》、《奇咳術》、《揆度》、《陰陽外變》、《陰陽禁書》、《藥論》、《石神》等,這些古醫籍當時也籠統被説成禁方書,而這些醫書的内容,經近代許多學者考證研究,正是組成《黄帝内經》的祖本。逮劉向等滙集編校圖書之時,才把有關黄帝、岐伯論醫的内容合爲二帙,一曰《黄帝内經》,一曰《黄帝外經》。正如余嘉錫先生所云:"古人著書,多單篇别行,及其編次成書,類出於門弟子或後學之手,因推本其學之所自出,以人名其書。"又"劉、班於一人所著,同爲一家之學者,則爲之定著同一書名,如《淮南内外》是也。"它如《漢志》中所載《扁鵲内外經》、《白氏内外經》等皆是。

爲什麽書名冠於黄帝二字呢?龍伯堅先生認爲有三點理由:第一,陰陽五行學説是由鄒衍發展完備的,鄒衍特别推崇黄帝,而《内經》採用陰陽五行學説作爲理論體系,受到鄒衍的影響。第二,當時崇拜古人,如不託名神農黄帝,所説的話就不能使人相信,正如《淮南子·修務訓》中説:"世人多尊古而賤今,故爲道者必託於神農黄帝而後能入説。"第三,《黄帝内經》裏的思想,與道家有相當關係,道家推崇黄帝,所以醫家也和黄帝發生了關係。龍氏這三點理由,可供參考。我們既然認爲《黄帝内經》是劉向等題的名稱,其理由當然主要是劉向根據"内經"的體例是"黄帝君臣問答論醫"之形式而定的。

爲什麽叫《内經》呢？歷代學者也有着不同的意見。吴崑認爲："五内陰陽，謂之内"；張介賓認爲："内者，生命之道。"任應秋先生認爲："内和外，只是相對之稱而已，别無深義。"近代學者余嘉錫先生通過對《漢書·藝文志》中書分内外和篇分内外的全面考察研究，根據"即其名以求其實，按其質以察其義"原則，認爲："凡以内外分爲二書者，必其同爲一家之學，而體例不同者也。"並進一步闡述道："向之編次，乃有三例：一爲但合諸本，除其重複而序其先後，通爲一書，此其間或本是一人之作，或因無可考證，不敢强爲分别，一爲就原有之篇目，取其文體不類者，分之爲外篇；一爲原書篇章真贋相雜，乃爲之别加編次，取各篇中之可疑者，類聚之以爲外篇。"並在《四庫提要辨證》中明確指出："劉向於《素問》之外，復得黄帝醫經若干篇，於是别其純駁，以其純者，合《素問》編之爲《内經》十八卷，其餘則爲《外經》三十七卷，以存一家之言。"《外經》早在六朝亡佚，其内容已不可考。從余氏以上之論述中，我們可以得出以下兩方面的啟示：第一，《内經》、《外經》同是"黄帝學派"的著作，只是著作體例不同，而分爲内、外兩書；第二，《黄帝内經》、《外經》，同爲題"黄帝、岐伯論醫"的著作，劉向整理編目時，把内容充實、理論水平高的部分，定名爲《内經》十八卷，而把内容雜贋，論述膚淺的部分，定名爲《黄帝外經》三十七卷。究竟屬於哪一種情况，還應本着"實事求是"、"多聞闕疑"的精神，留待進一步研究。

（二）《黄帝内經》與《素問》的關係

晋·皇甫謐曰："《針經》九卷、《素問》九卷，二九十八卷，即《内經》也。"唐·王冰依皇甫氏立論，只改稱《針經》爲《靈樞》。宋元以後，沿襲此説。惟明·胡應麟認爲："《素問》今又稱《内經》，然《隋志》止名《素問》。蓋《黄帝内外經》五十五卷，六朝亡逸，故後人綴緝，易其名耳。"清·姚際恆則云："《漢志》有《黄帝内經》十八卷，《隋志》始有《黄帝素問》九卷。唐·王冰爲之注，冰以《漢志》有《内經》十八卷，以《素問》九卷，《靈樞》九卷，當《内經》十八卷,實附會也。故後人於《素問》系以《内經》者,非是。或後人得《内經》而衍其説爲《素問》,亦未可知。"觀胡氏之言,今《素問》即《内經》的殘輯本,而姚氏之言,或爲《素問》系《内經》的發揮性著作。《漢志》所著録《黄帝内經》既佚,今已無法確考,然皇甫謐晉初人,去漢未遠,其説當有所據。而《素問》之名,亦非姚氏所云始於《隋志》,漢·張仲景《傷寒雜病論·序》云:"撰用《素問》、《九卷》",是《素問》之名,最遲起於漢世。余嘉錫先生認爲:"秦漢古書,亡者多矣,僅存於今者,不過千百中之一,而又書缺簡脱,鮮有完篇,凡今人所言某事始見某書者,特就今日僅存之書言之耳,安知不早見於亡書之中乎?以此論古,最不可據。"又云:"安所得兩漢以上書而徧檢之,而知其無《素問》之名乎?使《内經》本不名《素問》,而張機忽爲之杜撰此名,漢人篤實之風,恐不如此。"向、班以前,既然没有《内經》之名,其内容均單篇别行,這些以單篇形式流傳的有關黄帝、岐伯論醫的簡帛,當然非官家獨有,民間當亦有流傳者,私藏家或醫家,亦可自行整理編輯成帙,而冠以書名。《素問》、《九卷》、《鍼經》、《九墟》、《九靈》等名稱,或許當時已有,而未被劉、班等所採用,或是劉、班等整理圖書以後,有人重新編次整理成帙而流傳。亦如余氏所云:"《漢書·藝文志》著録之書,其名往往與今本不同,亦或不與六朝、唐人所見本同,並有不與《七略》、《别録》同者。其故由於一書而數名,《漢志》只著録其一也。古書書名,本非作者所自題,後人既爲之編次成書,知其爲某家之學,則題其氏若名以爲識别;無名氏者,乃約書中之意以爲之名。所傳之本,多寡不一,編次者亦不一,則其書名不能盡同。劉向校書之時,乃斟酌義例題其書。"又云:"又有古書之名,爲後人所改題,出於向歆校書以後者,故雖其書真出古人,求之《漢志》而無有。"凡此諸端,均有可能,年代越久,則越難考訂其是非。但根據歷史的考察,認爲今本《素問》、《靈樞》便是《漢志》中的《内經》還是可信的。

(三)《素問》的含義、卷數及版本源流

關於《素問》之名義,前人説法亦不盡相同,目前被學術界所接受的主要是林億等"新校正"引全元起和《易緯·乾鑿度》的説法,其云:"所以名《素問》之義,全元起有説云:素者,本也;問者,黄帝問岐伯也。方陳性情之源,五行之本,故曰《素問》。元起雖有此解,義未甚明。按《乾鑿度》云:夫有形者生於無形,故有太易、有太初、有太始、有太素。太易者,未見氣也;太初者,氣之始也;太始者,形之始也;太素者,質之始也。氣、形、質具而痾瘵由是萌生,故黄帝問此《太素》質之始也。《素問》之名,義或由此。"林億等的解釋,是説《素問》即是"問素"。日人丹波氏進一步説明云:"其不言問素,而名素問者,猶屈原有天問,是倒置而下字爾。"這樣的解釋固然可通,但縱觀《素問》全書,内容廣泛博大,非一"素"字所能包容概括,不若吴崑、馬蒔、張介賓、王九達等立論公允,即"平素問答"之義。它如《云笈七籤》所云:"天降素女,以治人疾,黄帝問之,而作《素問》。"《讀書後志》所云:"《素問》以素書黄帝之問,猶言素書"等,其説或荒誕不經,或曲爲之解,不足置信。古人著書命名,樸實無華,《素問》的編輯者,根據全書"黄帝、岐伯君臣平素問答"之義例而題其名,似乎更合情理。

關於《素問》卷數,原本爲九卷,此在學術界並没有什麽争議。皇甫謐《甲乙經·序》、《隋書·經籍志》都是這樣記載的。梁全元起注本,也止九卷,這從"新校正"引全元起卷目中也可清楚看出。直到唐代王冰整理《素問》的時候,他所見到的仍是九卷本,只不過已殘缺一卷。所以他在序中説:"班固《漢書·藝文志》曰:《黄帝内經》十八卷,《素問》即其經之九卷也,兼《靈樞》九卷,乃其數焉。雖復年移代革,而授學猶存,懼非其人,而時有所隱,故第七一卷,師氏藏之,今之奉行,惟八卷爾。"但在王氏整理過程中,爲了補入所謂"師氏藏之"一卷,即"七篇大論"部分,把《素問》改編成二十四卷,這樣便起到了平衡各卷

之間内容的作用。宋元明清以來,《素問》卷數有所分合,或合成十二卷,或析爲五十卷,但篇次仍襲王氏之舊,並没什麼改動。

關於《素問》的版本流傳,馬繼興先生專門作過考證,可分爲早期傳本和後期刻本兩個節段,早期傳本是指漢、魏、六朝、隋、唐時期歷代不同的手抄本;後期刻本,是指宋、元、明、清時期各朝不同的刻版印刷本。我們知道,從戰國《素問》内容單篇别行,到西漢劉向等整理成《黄帝内經》,《素問》之學就一直流傳下來。但從現存文獻來看,最早提出《素問》書名的是後漢張仲景《傷寒雜病論序》,以後魏晉間王叔和,在《脈經》中曾引用過《素問》的内容,皇甫謐《黄帝三部鍼灸甲乙經》中幾乎引用了《素問》全文,到了南北朝時期,出現了《素問》的注本,即梁·全元起訓解。隋唐間楊上善撰注《太素》,類分《素問》、《靈樞》爲二十篇,其中保留了《素問》全部内容,亦可看作是《素問》另一類傳本。唐·寶應年間,王冰次注,重新編目,勒成二十四卷,成爲《素問》傳本中影響最大的注本。但是除了王冰注本以外,尚有别本流傳,這可從王冰次注中得到佐證,説明當時《素問》傳本尚不止一種。

北宋以後,由於造紙業和雕版印刷技術的發展,促進了學術研究和書籍的整理刊行。據史料記載,只北宋一朝,《素問》一書就進行了五次校正刊刻,一是天聖四年,二是景祐二年,三是嘉祐二年,四是元豐年間,五是政和八年。這五次整理刊印,只有高保衡、林億等人嘉祐年間整理刊本,通過翻刻之形式流傳下來。所以,嘉祐本被人們看作《素問》版本的定型。嘉祐本刊行以後,歷經南宋、金、元、明、清五代整理刊刻,卷數有分有合,演變成四個主要版本係統。今舉其存世者,簡介如下:

甲、二十四卷本系統:即依據嘉祐本直接反復刊刻之各種版本,主要有:

金刊本:年代不詳,殘存有卷三、卷五、卷十一至十八、卷二十。

元刊本:即元讀書堂刻本,年代不詳。另有一種元刻明印本,年代亦不詳。

明刊本:嘉靖二十九年顧從德翻刻宋本;萬歷十二年繡谷書林周曰校刻本;萬歷二十九年步月樓刻吴勉學《古今醫統正脈全書》本;萬歷四十八年潘之恒刊黄海本。另外還有一種無名氏翻宋刻本。

清刊本:道光二十九年京口遵仁堂據蔣寶素家藏宋本摹刻本;咸豐二年錢熙祚守山閣校刻本;同治九年無錫薛福辰校刻本;光緒三年新會李元綱校刻本。另外,還有一些據明顧從德本、周曰本、醫統正脈本重刻本,以及《四庫全書》、《萬有文庫》、《四部叢刊》、《四部備要》、《二十二子》本。

國外刊本:即日本和朝鮮刻本(從略)。

乙、十二卷本系統:即把嘉祐二十四卷本合併成十二卷之刻本,主要有:

元刊本:至元五年胡氏古林書堂刻本,以及年代不詳的兩種元刻殘本。

明刊本:成化十年鰲峰熊宗立種德堂刻本;嘉靖四年山東刊歷城縣儒學教諭田經校正本;嘉靖年間趙簡王朱厚煜居敬堂刻本;嘉靖年間金谿吴悌校刻白文本。

國外刊本:即日本和朝鮮刻本(從略)。

丙、九卷本系統:也是把嘉祐二十四卷本合併而成的刻本,計有清抄本及日本刻本。

丁、五十卷本系統:此是把嘉祐二十四卷本析成五十卷的刻本,有明正統刻道藏本。

除上述外,還有明、清醫家的多種注本,即去掉王注、林校語,重新注釋的刻本。主要有:明·馬蒔九卷注本(《素問注證發微》)、吴崑二十四卷注本(《素問吴注》)、清·張志聰九卷注本(《素問集注》)、高世栻九卷注本(《素問直解》)、張琦十卷注本(《素問釋義》),以及元·滑壽删節本(《讀素問抄》)、明·張介賓類編注本(《類經》)、清·薛本宗重編注本(《纂述素問》)等。至於民國期間的刻本、石印本、新中國建國後的鉛印本,兹不贅述。

三、《黄帝内經素問》的主要内容、學術思想及學術價值

《内經》之成編,是滙集了秦漢醫療成果,所以内容博大,旨意精深。尤其它受了我國古代自然科學、哲學對中醫學的滲透和影響,使其形成了具有中華文化特色的醫學寶典。舉其要點,如:

人體生命觀:我國古代唯物主義哲學認爲"氣"是客觀世界萬物的本源。如《老子·二十五章》:"有物混成,先天地生,寂兮廖兮,獨立而不改,周行而不殆,可以爲天下母。"王充在《論衡》中説:"天地,含氣之自然也","天地合氣,萬物自生"。《素問·天元紀大論》正是承襲了這一思想,揭示出天體演化及生命發生發展的自然法則:"太虚廖郭,肇基化元,萬物資始,五運終天,布氣真靈,緫統坤元,九星懸朗,七曜周旋,曰陰曰陽,曰柔曰剛。幽顯既位,寒暑弛張,生生化化,品物咸章"。氣是世界萬物之本,亦是人類生命之源。《管子》:"氣通乃生,生乃思,思乃知,知乃止矣",又説:"人之生也,天出其精,地出其形,合此以爲人。"《莊子》中也説:"人之生,氣之聚也。聚則爲生,散則爲死"。正是由於氣一元論、精氣論對《内經》的深刻影響,《素問》中認爲氣是構成萬物的基本物質,人類生命現象的産生同樣本源於氣。人體之所以保持正常的生命活動並具有無限的生命力,亦是本源於氣的生生化化。《素問》對此做了極爲精闢的論述:"在天爲氣,在地成形,形氣相感而化生萬物矣"(《天元紀大論》)。"出入廢則神機化滅,升降息則氣立孤危。故非出入,則無以生、長、壯、老、已,非升降,則無以生、長、化、收、藏。是以升降出入,無器不有,故器者,生化之宇,器散則分之,生化

息矣。”

由於古代唯物論與醫療實踐的緊密結合,不僅正確認識和解釋自然界的各種自然現象,同時把生命科學引向唯物論的領域。這正是《内經》理論歷經幾千年而不衰,並至今仍有效地指導臨牀實踐的根本所在。

天人一體觀:在《内經》中關於“天人一體”和“人與天地相參”的論述頗爲詳盡,成爲中醫理論重要的指導思想,並且亦是對人體生理、病理進行綜合整體研究的思維方法。時至今日,如能運用現代科學技術,結合中醫學術特點,從天人一體的整體上進行高度綜合研究,必將進一步揭示出中醫理論精華,推動我國醫學發展。

《内經》理論認爲自然界有三陰三陽六氣和五行之氣的變化,人體也有三陰三陽六經之氣和五臟之氣的運動。二者有着極爲密切的内在聯系,自然界無時不在影響着人體,人體必須順應自然。對此,《素問》在很多篇章中都做了深刻闡述,需要我們認真地加以研究。

如:

《寳命全形論》:“天地合氣,命之曰人”,“人以天地之氣生,四時之法成。”

《六節藏象論》:“天食人以五氣,地食人以五味……氣和而生,津液相成,神乃自生。”

《金匱真言論》:“帝曰:五藏應四時,各有收受乎?岐伯曰:東方色青,入通於肝……南方色赤,入通於心……”

《六節藏象論》:心“爲陽中之太陽,通於夏氣”;肺“爲陽中之太陰,通於秋氣”;腎“爲陰中之少陰,通於冬氣”;肝“爲陽中之少陽,通於春氣”;脾“此至陰之類,通於土氣”。

《生氣通天論》:“故陽氣者,一日而主外,平旦人氣生,日中而陽氣隆,日西而陽氣已虚,氣門乃閉。”

可以説,天人一體觀是貫穿在《内經》全部内容之中的靈魂。經言頗豐,不勝繁舉。從中得知,一年的四時陰陽變化,一日之中的陰陽消長,都時刻調節和控制着人體機能活動,而人體由於處於自然陰陽變化的整體之中,並與天氣息息相通,如若逆反必然使機體出現各種病理變化,導致疾病的發生。

在"天人一體觀"學術思想指導下,形成了運氣學説。該項學説雖爲後世所補,但已成爲今天研究内經之學的主要内容了。

運氣學説,是運用天文、氣象、歷法、物候諸方面的知識,探討天時、氣候運動規律及其對人體機能影響的學説。陰陽五行是運氣學説用以概括和説明天體運行和氣象變化規律的核心理論。該學説特點是强調"時"和"氣"的結合。時、氣和者爲正常,若太過或不及者爲反常。氣候反常則易造成人體或人羣的病變發生。其中,對五運六氣的運算不免有推演成分,但該説爲我們研究天人一體的精神實質,仍有着十分重要的學術價值。

恒動觀:恒動觀是《内經》的重要學術思想之一。

自然界天地萬物無時無刻不在永恒的運動態勢之中。如《素問·六節藏象論》説:"天爲陽,地爲陰,日爲陽,月爲陰;行有分紀,周有道理。"《天元紀大論》中也指出:"所以欲知天地之陰陽者,應天之氣,動而不息,故五歲而右遷;應地之氣,静而守位,故六期而環會,動静相召,上下相臨,陰陽相錯,而變由生也。"

一日之氣,同樣消長變化之中。如《金匱真言論》:"平旦至日中,天之陽,陽中之陽也;日中至黄昏,天之陽,陽中之陰也;合夜至鷄鳴,天之陰,陰中之陰也;鷄鳴至平旦,天之陰,陰中之陽也,故人亦應之。"

事物的運動又是無限的。《六節藏象論》:"五運相襲,而皆治之,終期之日,周而復始,時立氣布,如環無端,候亦同法。"

自然界任何事物的運動都是存在着客觀規律的。《内經》運用陰陽對立統一和五行生克制化的基本法則,分析其運動規律。正是基於這一思想,把握自然界和人體生命運動規律,以及疾病發生、發展的運動態勢,從而爲確立辨證施治提供依據。

測一二。如校訂《管子》一書，除中書三百八十九種外，又搜集了"大中大夫卜圭書二十七篇，臣富參書四十一篇，射聲校尉立書十一篇，太史書九十六篇，凡中、外書五百六十四篇，以校除複重四百八十四篇，定著八十六篇。"又如校訂《戰國策》一書，其云："本字多誤脱爲半字，以趙爲肖，以齊爲立，如此者多。"由此可見，劉向等校讐圖書，首先是備衆本，以刊定篇目，其次是將各本對校，刊正文字。正如余嘉錫先生所云："古人著書，既多單篇别行，不自編次，則其本多寡不同。加之暴秦焚書，圖籍散亂，老屋壞壁，久無全書，故有以數篇爲一本者，有以數十篇爲一本者，此有彼無，紛然不一。分之則殘闕，合之則複重。成帝即詔向校中秘書，又求遺書於天下。天下之書既集，向乃用各本讐對，互相除補，别爲編次，先書竹簡，刊定訛謬，然後繕寫上素，著爲目録，謂之定著。"清·孫德謙對劉向之校讐學有深入的研究，其在《校讐學纂微》一書中，總結出劉向等校書的各種方法。計有備衆本、訂脱誤、删複重、條篇目、定書名、謹編次、析内外、待刊改、分部類、辨異同、通學術、叙源流、究得失、撮旨意、撰叙録、述疑似、准經義、徵史傳、辟舊説、增佚文、考師承、紀圖卷、存别義。透過上述方法，我們可以大體看出當時劉向、李柱國整理讐校《内經》的情況。因《素問》乃《内經》重要組成部分，所以我們不仿把劉向、李柱國整理《内經》，看作是《素問》一書的第一次校訂整理。

《黄帝内經》的校訂工作，具體由李柱國負責，最後由劉向審訂，編寫叙録。這從《漢書·藝文志》序中"侍醫李柱國校方技。每一書已，(劉)向輒條其篇目，撮其指意，録而奏之。"可以得到證明。

（二）六朝全元起對《黄帝内經素問》的注釋訓解

全元起，史書無傳。《南史·王僧孺傳》載其曾向僧孺請教過砭石問題。考王僧孺生於公元四百六十五年，卒於公元五百二十二年，則知全氏齊梁間人，曾作過“侍郎”之官。但林億認爲全氏爲隋人，與楊上善同時。明·徐春甫亦認爲爲隋人，未知林氏、徐氏何據。

《素問》全元起注本今亡。《隋志》題“梁八卷”，即指梁·阮孝緒《七録》著録全注本是八卷。《舊唐志》同。而《新唐志》、《通志》等著録曰九卷，疑誤。《素問》原本九卷，到全元起訓解時已缺一卷，只存八卷。宋臣林億等見過全注本，指出缺“第七”一卷。關於全注本的書名，開始只稱《素問》或《黄帝素問》，無訓解之名，自林億等校正《素問》序中云：“時有全元起者，始爲訓解。”故後人誤稱全注本爲《素問訓解》。

《素問》全元起注是注釋《素問》的第一家，林億等校正王冰注本時，曾引用該書，惜北宋末年亡佚。故晁公武《郡齋讀書志》、陳振孫《直齋書録解題》均未曾著録。因全氏注本早於王冰次注，未經王氏“遷補、加字、別目、削繁”，故能接近劉向等編校時的原樣，對於研究《素問》的古貌及版本流傳有一定幫助。鑒此，一些中外學者據“新校正”作了輯目工作，兹將龍伯堅先生所輯篇目録下：

第一卷（計七篇）：平人氣象論、决死生、藏氣法時論、經合篇、宣明五氣篇、調經論、四時刺逆從論。

第二卷（計十一篇）：移精變氣論、玉版論要篇、診要經終論、八正神明論、真邪論、皮部論、氣穴論、氣府論、骨空論、繆刺論、標本病傳論。

第三卷（計六篇）：陰陽離合論、十二藏相使、六節藏象論、陽明脈解、五藏舉痛、長刺節論。

第四卷（計八篇）：生氣通天論、金匱真言論、陰陽別論、經脈別論、通評虚實論、太陰陽明論、逆調論、痿論。

第五卷（計十篇）：五藏別論、湯液醪醴論、熱論、刺熱論、評熱病論、瘧論、腹中論、厥論、病能論、奇病論。

第六卷（計九篇）：脈要論、玉機真藏論、刺瘧論、刺腰病論、刺齊論、刺禁論、刺志論、鍼解、四時刺逆從論。

第七卷（闕）

第八卷（計九篇）：痺論、水熱穴論、四時病類論、方盛衰論、從容別白黑、論過失、方論得失明著、陰陽類論、方論解。

第九卷（計九篇）：上古天真論、四氣調神大論、陰陽應象大論、五藏生成篇、咬論、厥論、風論、大奇論、脈解。

全注本的注釋内容，今已無從詳考，但可憑藉王注林校引文，窺其部分佚文，這對於校正《素問》文字和理解《素問》經旨均有一定幫助。

（三）隋唐時期楊上善《太素》注與王冰《素問》次注

楊上善，隋唐間醫家。對於其注《太素》的時代，歷來有三種説法：一曰隋，也是通行説法，如宋·林億等云："隋·楊上善纂而爲《太素》。"明·李濂、徐春甫同意林億的意見，並曰："楊上善隋大業中爲太醫侍御，述《内經》爲《太素》"。二曰北周，如清·張均衡云："上善此書，尚在周時，故置舊官（指太子文學）。至隋大業中，爲太醫侍御，兩者不相妨礙。"三曰唐，清·楊守敬最早持這種觀點，他在《日本訪書志》中並列舉三條論據：一、《隋志》不載，始載新、舊《唐志》。二、隋無太子文學之職（《太素》卷首題：通直郎太子文學楊上善奉敕撰注），唐顯慶以後始設太子文學。三、避唐諱。蕭延平在《校刊〈太素〉例言》中又補充一點，即楊注凡引《老子》之言，均稱玄元皇帝。唐高宗乾封元年，始追加老子此號。由上述看來，《太素》成書於唐還是令人信服的。早在後蜀杜光庭就指出："太子司議郎楊上善，唐高宗時人。"

楊氏《太素》在北宋年間曾被宋臣校訂《素問》、《甲乙》、《脈經》、《外臺》時所引用。因校正醫書局未把《太素》列爲刊行之列，故流傳不廣。後經靖康兵燹，便漸湮没。明·焦竑《國史經籍志》有載，但未見傳本。直到清光緒年間，我國學者始從日本帶回影抄殘卷，於是得而復彰。目前存世較有影響的有三種本子，一是袁昶刻本、二是蕭延平刻本、三是日本《東洋醫學善本叢書》本，三個版本均有不同程度之殘缺。

根據上述三個版本研究考證，楊氏《太素》共分二十類，第一至二卷曰攝生、第三至四卷曰陰陽、第五卷曰人合、第六至七卷曰藏府、第八至十卷曰經脈、第十一卷曰輸穴、第十二卷曰營衛氣、第十三卷曰身度、第十四至十六卷曰診候、第十七至十八卷曰證候、第十九卷曰設方、第二十卷無考、第二十一至二十三卷曰九鍼、第二十四卷曰補瀉、第二十五卷曰傷寒、第二十六卷曰寒熱、第二十七卷曰邪論、第二十八卷曰風論、第二十九卷曰氣論、第三十卷曰雜病。總二十類，今殘存十九類。

《太素》改編經文，各歸其類。章節結構，前後有序，少有破碎之失。且相承之本，乃漢晋六朝之舊物，與林校語中引證全本佚文校之，多所吻合，"足存全本《素問》之真。"故可用之校正今本《素問》、《靈樞》二書。

楊氏深於訓詁，善解詞義，依經立訓，少逞私見，訓解詞義，多以《説文》、《爾雅》及漢儒傳注爲依據。其對文字通假現象，也頗有研究，多破假字，以求本義，有時還以俗語、口語，解釋古語或文言。又因其精於臨證，故闡發經義，亦多切合醫理，且有許多獨到見地。其於校勘，對於所承舊本有可疑者，决不率臆輕改。縱觀其校勘内容，有訂訛、有删繁、有補脱、有存異，多於注文中進行處理。

總之，楊氏《太素》注，不僅是目前最早之《内經》古注，也是被公認爲歷代注家中最好的注家之一。其注古樸簡練，多以釋詞、釋音與校正文字相結合。當然，楊注並非完美無缺，其缺點主要是個别地方的訓詁，有"望文生訓"之嫌。

王冰，號啟玄子。唐代中期人。正史無徵，年裏行事均無詳考。只知其少時慕道，素好養生，師事孟詵，傳其秘要。曾仕官太僕令，故人亦稱王太僕。約在公元七百五十至七百六十二年間，他精勤博訪，歷十二年，注成《黄帝内經素問》一書傳世。

《素問》原本九卷，六朝時已亡佚一卷，只存八卷，王冰見到的《素問》亦是八卷本，但他自稱得師氏所藏"亡佚"之卷，重新整理編次，勒成二十四卷。

王氏次注《素問》的方法，在其自序中説的非常明確，共有五個方面，但主要的有四點：一是移補，如《腹中論》："帝曰：人有身體髀股䯒皆腫，環臍而病，是爲何病？岐伯曰：病名伏梁。"此二十六字，本錯簡在《奇病論》中，王氏移補於此。二是加字，如《陰陽應象大論》："陽之氣以天地之疾風名之。"據王注所録舊本無"名之"二字，王氏尋前類例而加。三是别目，如《刺齊論》與《刺要論》，據林校語原爲一目，名《刺齊論》，經王氏編次，分爲兩篇。四是削繁，如《離合真邪論》，據林校語原别立《經合論》與《真邪論》兩篇，而文字相同，經王氏次注，削去《經合論》，而立《離合真邪論》一目。關於王氏"削去繁雜"之説，還可以通過考證王氏次注以前古書所引《素問》内容而證實，如張守節《史記正義》、《後漢書》李賢注、王燾《外臺秘要》均早於《素問》，但其所引《素問》内容，很多在今本《素問》中不見了，這可能是王氏削繁的結果。

王氏《素問》次注，有它的注釋特點，也有它的學術特點，歸納在一起可以舉出主要四個方面：一是原文凡加字錯簡，皆朱書其文，"使今古必分，字不雜揉"，這從王序、王注中可以得到證實，致憾的是，這種朱書墨字的本子早已失傳。二是注釋條例縝密，義藴宏深，不但稱善於醫家注中，就是對我國訓詁書籍之影響也很大，如《通雅》、《説文段注》、《爾雅義疏》、《廣雅疏證》等，也時引《素問》王注疏證辭義。三是注文中體現出他重視養生防病，宣揚道教理論的思想，當然這與他"夙好養生"和"慕齡好道”有關。四是他通過注釋,於注文中發揮醫理。如“陰陽互根”的理論和“制陽光、消陰翳”的治則,都是王注的精闢闡發,給後學以啟示。

王氏對《素問》次注整理,歷史上有不同的評價,褒貶兼而有之。贊譽者,如清·莫熺:“王太僕注,依經注解,理入化機,發明奥理,羽翼聖經。”批評者,如明·馬蒔:“王冰有注,隨句解釋,逢疑則默,章節不分,前後混淆。”像這等泛泛之詞,並未説清王氏之功過所在。我們認爲,如論其功,主要在於:一、通過王氏次注整理,使已是脱落遺佚,錯亂不堪,瀕於失傳的《素問》得以流傳下來。二、通過王氏次注整理,補入了所謂“師氏藏之”的“運氣七篇”,使得“運氣學説”完整的理論藉以保存。三是王氏的次注,廣徵博引,深入淺出,確能做到通過“究尾明首,尋注會經”,而達到“開發童蒙,宣揚至理”的作用。如論其過,主要在於:王氏之删繁有欠慎重之處,並對經文有些作了不適當的改動,這些無不直接削弱了《素問》的内容,或影響了《素問》的原始面貌。總之,王冰次注《素問》雖有功有過,而功績是主要的,這也正是至今被人們所稱頌的原因。

隋唐時期對《素問》的整理研究,除楊上善《太素》注、王冰《素問》次注以外,尚有楊玄操《素問釋音》、《素問醫疗訣》各一卷,佚名氏《素問音訓並音義》五卷、《素問改錯》二卷,今皆不傳。

(四)宋·林億等對《黄帝内經素問》的補注校正

《黄帝内經素問》一書的編校整理,經歷了三個里程碑:第一是西漢末年李柱國的編次讎對。第二是唐代王冰的移補删繁,第三就是宋林億等的重廣補注校正。而《素問》王冰注本的流傳,主要是由於林億等校訂刊行的結果。通過林億等的校刊補注,不但使《素問》得以流傳,而且使《素問》之學發揚光大;不但解决了王冰次注没有解决的一些問題,而且爲我們今日研究

《素問》提供了諸多有價值的資料。清人錢熙祚跋《素問》云:“林億薈萃羣書,析疑正誤,方諸吾儒其鄭注之有賈疏。”所以,我們研究《素問》,不能忽視“新校正”語的研究。

林億,北宋時人,《宋史》無傳,亦鮮見其它史料記載。僅據其《素問·序》知官拜光禄卿直密閣,曾於嘉祐年間在編修院校正醫書局任職多年,與國子博士高保衡、尚書屯田郎中孫奇、尉中丞孫兆、光禄卿直密閣掌禹錫等,共同整理校訂了《靈樞經》、《難經》、《傷寒論》、《金匱要略》等十餘種醫藥典籍,並參與了《嘉祐補注神農本草經》的編修,對保存我國古代醫藥文獻、促進我國醫藥學術的傳播發展作出了貢獻。

然而,林億之所以能名垂後世,爲醫林樂道,主要在於他整理校訂《素問》一書的影響。通過他“搜訪中外,裒集衆本,寖尋其義,正其訛舛”;又“採漢唐書録古醫經之存於世者,叙而考正”;再“貫穿錯綜,磅礴會通,端本尋支,溯流討源,定其可知,次以舊目”等一系列的整理校訂工作,才使得當時“文注紛錯,義理混淆”的王冰注本,能够“奎張不亂,鱗介咸分”,“舛文疑義,於是詳明。”

對於古籍的校勘,自從近代學者陳垣先生提出“校書法四例”後,成爲我們今天普遍遵循之法則。如果我們仔細抽繹研究林億的校語,不難發現,實際此“四法”早已被林億等運用在校正《素問》中。關於“對校”之例,如:《上古天真論》:“不時御神”。林校云:“别本時作解。”關於“本校”之例,如:《平人氣象論》:“風熱而脈静,”林校云:“按《玉機真藏論》風作病。”關於“他校”之例,如:《六節藏象論》:“肺者,陰中之太陰。”林校云:“按太陰,《甲乙經》並《太素》作少陰。”關於“理校”之例,如:《玉機真藏論》:“其脈絶不來,若人一息五六至,其形肉不脱,真藏雖不見,猶死也。”林校云:“人一息脈五六至何得爲死,必息字誤,息當作呼乃是。”

林億等整理《素問》的主要手段是校勘,但他們在校訂文字的同時,並作了大量訓釋工作,這些訓釋内容,很多地方彌補了王注之缺憾,其中較突出的有三個方面:第一,對王注疏漏之處,進行了補充。如《痿論》中"筋膜"一詞,王氏未曾加注,林億引全元起注云:"膜者,人皮下肉上筋膜也。"第二,對王注隱晦之處,充實完善。如《陰陽應象大論》:"風勝則動"。王注云:"風勝則庶物皆摇,故爲動。"意不顯明,林億補注曰:"按《左傳》曰:風淫末疾,即此義也。"經義言病,王注比諸於物,不若林注直接明瞭。第三,對王注不安之處,加以訂正。如《異法方宜論》:"其民陵居而多風"。王注云:"居室如陵,故曰陵居。"林億云:"詳大抵西方地高,民居高陵,故多風也。不必室如陵矣。"顯然,林億的解釋是正確的。

林億等對《素問》的校勘與訓詁,確爲我們進行醫籍整理樹立了楷模。除上述外,還具有以下幾個特點:一是用漢學家治經之方法整理古籍,不但校正經文,對王冰之注文也一同加以校正,並在校勘過程中,注意到用注文校正經文,同時對王冰注也作了部分疏解工作。二是效法王冰整理次注《素問》之方法,對一些經文作了一些移補。三是在校勘中不但重視羅列異同,並作了大量判斷正誤、定奪是非的工作。四是對於文字訓詁,長於假借的研究,解决了許多王注不能訓解的問題。五是逐篇標明全元起注本卷第,保存了《素問》舊目,這就爲我們今日研究《素問》舊貌提供了綫索。六是校注態度認真,取舍審慎,"一言去取,必有稽考。"上述六個方法,如檢新校正語,不難舉出大量例證。

宋、金、元時期對《素問》的校注整理,林億當爲厥首。除此以外,尚有宋·高若訥《素問誤文闕義》一卷、郝允《内經箋》若干卷、孫兆《素問注釋考誤》十二卷、冲真子《内經指微》十卷、佚名氏《素問音釋》一卷,金·趙秉文《素問標注》若干卷、封仲堅

《素問注》若干卷,元·王翼《素問注疑難》二十卷、滑壽《讀素問鈔》三卷。除滑氏鈔以外,均佚。

(五)明·馬蒔、吴崑、張介賓對《素問》的發微、注釋與類解

馬蒔,字仲華,號元臺子。明嘉靖、萬歷年間,浙江會稽人。所著有《素問注證發微》、《靈樞注證發微》、《難經本義》等。

《素問注證發微》九卷,是在王氏二十四卷基礎上,據《漢志》、《内經》十八卷之語,以《素》、《靈》各九卷當之,因而合併而成。其注釋内容,多不被人所稱許,汪昂謂其"舛謬頗多"、"隨文敷衍"、"逢疑則默"。《四庫全書書目提要》(存目)云:"其注無所發明。"馬氏長於針灸經脈,其《素問》注固然比《靈樞》注遜色的多,但也並非毫無肯定之處。第一,他把《素問》逐篇分成段落,注釋從章節入手,使之條理清楚,義理分明。第二,馬氏當時没見過《太素》,所以他的注釋是繼王冰之後的第二家,客觀上起到了承先啟後的作用,如王九達、林瀾、姚紹虞、張志聰等注釋《素問》時,都不同程度引用馬氏之成説。第三,馬注雖發明不多,但在訓釋語詞和闡明醫理方面,也有補苴王注罅漏之處。這也正是"明人注《素問》,馬氏最爲流傳"的原因之一。

吴崑,字山甫,號鶴臯,又號參黄子。明代安徽歙縣人,生於嘉靖三十一年,約卒於泰昌元年。所著有《素問吴注》、《醫方考》、《參黄論》等近十種著作。

吴注《素問》,亦是以王冰二十四卷本爲底本,據其自序所云:隋有全元起、唐有王冰、宋有林億,嘗崛起而訓是經,庶幾昧爽之啟明,小明則彰,大明則隱,因釋以一得之言,署名曰《内經吴注》。

《素問吴注》的最大優點,是注釋能批郤導窾、深入淺出,取義簡明。於闡發醫理之處,尤較精辟。如注《靈蘭秘典論》。

“三焦者,决瀆之官”云:“決,開也。瀆,水道也。上焦不治,水溢高原;中焦不治,水停中脘;下焦不治,水蓄膀胱。故三焦氣治,則爲開決溝瀆之官,水道無泛溢停蓄之患矣。”這樣的注釋,不但清楚的解釋了三焦的生理作用,對於指導臨證實踐,也頗有意義。天啟間張介賓注《類經》,對於這段的注釋,與吴氏基本相同,或許參考吴氏之説。

《素問吴注》的最大缺點,就是改竄篇目,變動經文。改竄篇目,如:《三部九候論》改作《決死生論》,《舉痛論》改作《卒痛論》,《刺志論》改作《虚實要論》,《經絡論》改作《經絡色診論》。變動經文,如:《生氣通天論》中“因於寒,欲如運樞”一節,吴氏把“因於寒”改在“體若燔炭,汗出而散”之上,且移續在“因於暑”之前。“陰者,藏精而起亟”改作“陰者,藏精而爲守。”《六節藏象論》中:“命曰氣淫”下有“不分邪僻内生,工不能禁”十字,吴氏徑行删去。像這樣以意增減改竄經文,或有可參之處,但不可爲訓。所以汪昂對其批評:“《素問吴注》,間有闡發,補前注所未備。然多改經文,亦覺嫌於輕擅。”他説的是中肯的。

張介賓(一五六三—一六四〇),字會卿,號景岳,别號通一子。明浙江山陰人。一生多所著述,其中《類經》一書,歷歲三旬,四易其稿而成,最負盛名。

《類經》一書,盡易舊制,立類分門,附意闡發,共分二十大類,凡三百九十篇目,是現存類分注釋《内經》中最完整的一部。其注釋内容,直追太僕次注,並“頗有發明”。觀其特點,可歸納爲三個方面:一是詞義訓詁,較爲嚴謹,多補王注之未備。如:《瘧論》:“循膂而下。”王注:“膂,謂脊兩傍。”張注:“膂,吕同,脊骨曰吕,象形也。”考《説文·吕部》:“膂,篆文吕。”據此,則張注是有據的。二是解釋醫理,多在諸注之上。如:《五藏生成》:“此皆衛氣之所留止,邪氣之所容”句,諸注均從王注,釋“留止”分爲正邪。張注則云:“凡此谿谷之會,本皆衛氣留止之所,若其爲病，則亦邪氣所容之處也。”顯然張注於義爲順。三是旁徵博引，綜核百家，於義理多有發揮。如對《陰陽應象大論》：“陰陽者，天地之道也”的注釋云：“道者，陰陽之理也；陰陽者，一分爲二也。”反映了“一分爲二”之哲學思想。張氏學識淵博，精於醫學，翻閲《類經》，隨處可見張氏大段議論，其中對經義、醫理有不少真知灼見。總之，張氏《類經》，是《素問》注中皎皎者。

明代注《素問》者，除上述三家系統突出外，尚有蔣主孝《内經疏》、蔡師勒《内經注辨》、徐渭《黄帝素問注》、黄俅《素問節文注釋》、萬全《素問淺解》、趙獻可《素問注》、何其高《素問辨疑》、李中梓《内經知要》、王九達《内經素問靈樞合類》、顧天錫《素問直解》、周詩《内經解》、徐廷蛤《内經注解》、沈應善《素問淺釋》、周篕《素問注》等。

（六）清代醫、儒兩家對《素問》的注釋與校勘

清代漢學的復興，對中醫的古籍整理研究，産生了直接的影響，故醫、儒兩家從事《素問》一書校勘與注釋者，不乏其人。其中系統注釋《素問》成就較大的有張志聰的《素問集注》、高世栻的《素問直解》與張琦的《素問釋義》。

張志聰《集注》九卷，亦是以王冰二十四卷本合併而成，他注釋此書的特點，可體現在四個方面：其一，率學友門人共同注釋，發揮集體的智慧。這在他自序中説的很明白：“惟與同學高良共深參究之秘，及門諸弟子時任校正之嚴。”“集注”之義，即取義於此。其二，多發表自己的個人見解，很少襲前人之成説。亦正如他自己所説：“以晝夜之悟思，印黄岐之精義，前人咳唾，概所勿襲，古論糟粕，悉所勿存。”所以汪昂批評他“盡屏舊文，多創臆解，恐亦以私意測度聖人者也。”其三，一承底本之舊文，不輕改古書之原貌。《續修四庫全書提要》評其：“學有本原，墨守古籍，在明清之際，轉移醫林風氣，其書固不可盡廢。”其四，隨文注釋，少有遺漏，無逢疑則默之嫌。自王冰以後注家，對經文注釋，少有全面無遺者，此書則可補焉。張注質量，亦爲高明，多補前人遺誤之處，如《素問·陰陽別論》："二陰一陽發病，善脹，心滿善氣"中"善氣"一詞，王冰注解爲"氣畜於上故心滿，下虚上盛，故氣泄出。"馬蒔、吴崑、張介賓均無注。張志聰注曰："善氣者，太息也。心系急，則氣道約，故太息以呻出之。"顯然，張注符合經旨。

高世栻《直解》九卷，是高氏有感於"隱庵集注，義意艱深，其失也晦"而作。所以他在注釋中，始終貫穿着"直捷明白"的原則。比之歷代注家，的確他的注釋要言不繁，明白曉暢，符合"直解"之意。這可以説是此書的突出特點。其注釋立意中正，不失於偏蔽，且疏而不漏，雖發揮無多，却能切合經義，也可以説是《直解》的又一特色。此外，他在注解的同時，還作了考校參訂文字工作，凡訂正衍、誤、脱、倒，近百餘處。高氏與張氏同志共學，講醫於侣山堂，有半師半友之誼。張注奥賾，高注明捷，二者相輔而行。

張琦《釋義》十卷，是他潛神竭慮，歷二十年而成。張琦本文學世家，本人亦儒亦醫，故其著述雅正，有異於俗醫之筆。其校正文字，多引古書爲證，間有以意定著者，亦復不少。闕疑去僞，存是正誤，凡校正衍倒訛奪，不下百數十條。其注釋内容，多引證前賢之成説，其中引黄元御《素問懸解》和章合節《素問闕疑》居多。間有以意創解，有異他注。《續修四庫全書提要》評云："研究古書者用以啟發心思，信古而不泥古，其説固有可備抉擇焉。"

清代校注《素問》者，不勝枚舉。僅舉存世者，尚有林瀾《靈素合抄》、姚紹虞《素問經注節解》、薛本宗《素問纂述》、汪昂《素問靈樞類纂約注》、薛雪《醫經原旨》、黄元御《素問懸解》、周長有《内經翼注》、陳念祖《靈樞素問節要淺注》、章楠《靈素節注類編》、戈頌平《素問指歸》、高億《素問直講》、陸懋修《内經音義》、凌德《醫經句讀》、周學海《内經評文》、葉霖《内經類要纂注》、孫鼎宜《内經章句》等。

清代專門校勘《素問》諸家，以儒者居多，這與他們精於小學有關，當然其中很多是儒而醫者。今舉其要者，簡介如下：

顧觀光，字賓王，號尚之。儒而兼醫者，作《素問校勘記》、《靈樞校勘記》各一卷。全面校勘《内經》，内容最爲豐富，或引舊説，或出己見，對"新校正"多有補充和糾正，雖深度不及俞樾、孫詒讓諸家，但從校勘全面精當整體而論，有清一代無能出其右者。

江有誥，字晋三，號古愚。精於音韻訓詁，有《素問韻讀》之作，乃其《先秦韻讀》的一部分，收在《江氏音學十書》中。計收《素問》五十二段。雖然江氏主要目的是探討《素問》的韻讀規律，但也可從音語規律中勘正《素問》的諸多文字，亦爲校勘重要途徑之一。

俞樾，字蔭甫，號曲園。精於經學、小學，一生著述豐富，其中《讀書餘録》一書，有《内經》部分，校勘訓釋《素問》四十八條，後由《三三醫學叢書》單行，更名爲《内經辨言》。其對《素問》文字詞義之校勘與訓詁，可謂條條精當，確切不移。

胡澍，字荄甫，號石生。精研小學，因中年多病，而留心醫藥，後得宋本《素問》，參用明之善本校正，並充分運用文字、音韻、訓詁知識，多所發明，惜未成而卒，僅存三十二條，署曰《素問校義》刊行，以法度謹嚴，稱道醫林。胡氏另有眉批校本一部，藏北京圖書館。

孫詒讓，字仲容，號籀廎。爲清代樸學之殿，著有《札迻》十二卷，其中卷十一爲校勘《素問》的札記。他校勘重視舊刊精校，古訓强調聲類通轉，故《素問》札記雖僅十三條，亦多發前人所未發。

于鬯，字醴尊，號香草。致力於鄭許之學，一生多校書。有

《素問校》二卷,收在《香草續校書》中。他校《素問》一是重視版本,二是參證前賢,三是借助聲訓,而多有考證,不率意妄言。對今天校勘《素問》極有參考價值。

姚凱元,字子湘,號雪子。亦儒而知醫者。著有《素問校義》若干卷,今殘存書稿三至六卷。據《續修四庫全書提要》介紹,存者四卷,分通證、摘衍、考異、訂誤四類。所缺之卷類,未悉其目。並稱其通證"頗有發明",考異"根據翔實",惜未能得見。

清儒或儒醫,專勘《素問》的著作,還存有傅青主校本、莫文泉校本、柯逢時校本、吴摯甫校本,而田晋蕃《素問校正》,是醫家專門校正《素問》的著作,稿凡四册,未刊。這些都是我們今天校勘《素問》應予參考的重要資料。

十八、十九世紀,日本也湧現出許多專門校注《素問》的醫家,並取得了較大成就,其中較著名的有物茂卿《素問評》、丹波元簡《素問識》、澀江全善《素問校異》、丹波元堅《素問紹識》、森立之《素問考注》、喜多村直寬《素問劄記》、度會常珍《素問校訛》等。這些著作,亦有可取之處,足資借鑒。

五、本次校注整理《素問》的方法、特點及體會

《素問》一書,雖歷經幾代人的校注整理,但隨着時代變遷,新舊問題,又相因出現,或訛誤未正,或疑義未明,尚有進一步整理研究之必要。因此,我們根據國家衛生部和中醫藥管理局的指示精神,在前人整理研究的基礎上,又重新全面系統的進行了整理,這次整理研究,分提要、校勘、注釋、按語四項,但重點仍放在校勘和注釋上,通過校注,力求體現八十年代最新水平,爲人們提供一個最佳校注本。總結這次校注特點,可以歸納爲以下幾個主要方面:

(一) 精心選擇底本,廣泛儲備副本,充分利用各種資料

在昔劉向校書,主要採用對校,而對校的關鍵,便是精心擇

好底本和廣儲副本。章學誠在《校讐通義》中説:"校書宜廣儲副本,劉向校讐中秘,有所謂中書,有所謂外書,有所謂太常書,有所謂太史書,有所謂臣向書、臣某書。夫中書與太常、太史,則官守之書不一本也。外書與臣向、臣某,則家藏之書不一本也。夫博求諸本,乃得讐正一書,則副本固將廣讐以待質也。"

通過對《素問》版本源流的考察,可以看出,唐以前寫本,早已蕩然無存。北宋以後刻本,歷經南宋、金、元、明、清反復翻刻,形成了一個龐大複雜的《素問》版本系統。所以,如何選擇底本和校本,是一個科學而嚴肅的問題。

關於底本的確定,我們是從以下幾點入手的:首先,試圖尋訪宋刻本或嘉祐初刻本,幾經調察,有文獻記載的宋代(包括南京)六次刊刻,今無一而存。《中醫圖書聯合目録》著録北京圖書館藏有經趙萬里先生鑒定的宋刻明配本,幾經走訪亦未見。其次,考察現存早期刻本,即金元刻本。金刻本現存一種,但已殘缺不全,顯然不能作爲底本。元刻中有兩種足本,一是讀書堂刻二十四卷本,一是胡氏古林書堂刻十二卷本,此二本均是復刻本,已失宋刻之真。又有一種元刻明印本,版面模糊不清,這些作爲底本也不够理想。接着,又考察了明清刻本,其中有兩種版本應引起重視,一是明顧從德翻刻宋刻本,一是清錢熙祚守山閣校刻本。顧本據宋嘉祐版影刻,刻工精細而接近宋刻,明顯超過兩個元刻本。且内容完整無缺,在社會上最爲流通。錢熙祚校刻本雖校勘質量較高,但此本是據明刊復刻,不如顧氏翻刻宋本。所以,我們這次校勘,確定人民衛生出版社影印明顧從德翻刻宋刻本作爲底本。

關於校本的選擇,我們亦頗下了一番工夫,國内現存之版本,幾乎搜羅殆盡。並從中選出早期刻本、精刻本、精校本、名人校本,共凡二十四種,計有:

金刻本(存卷三、卷五、卷十一至十八、卷二十)

元至元五年胡氏古林書屋刻本

元讀書堂刻本

元刻殘本(一)(存卷四、卷五、卷六)

元刻殘本(二)(存卷九、卷十、卷十一、卷十二)

涵芬樓影印明正統道藏本

明成化十年熊氏種德堂刻本

明嘉靖四年山東歷城儒學教諭田經校刻本

明嘉靖年間金谿吴悌校刊本

明嘉靖年間趙簡王朱厚煜居敬堂刊本

明萬歷十二年繡谷書林周曰校刊本

明萬歷二十九年辛丑英勉學校刊醫統正脈單行本

明萬歷四十三年朝鮮内醫院刻本

明緑格抄本(半頁八行,行十七字)

明抄本(半頁十行,行二十二字)

四庫全書本

清道光二十九年京口遵仁堂據蔣寶素家藏宋本摹刻本

清咸豐二年錢熙祚守山閣校刻本

清光緒三年新會李元綱校刻本

清傅青主校本

清胡澍校本

清莫友芝校本

清柯逢時校本

清吴摯甫校本

除上述早期刻本、精刻精校本外,我們同時注意了注本系統。這是因爲:注家注書,多選善本作爲底本,並在注釋的同時,進行部分文字勘正工作,故有較高的參考價值。這類校本共七種:

明萬歷四十年閩建喬木山房刻《讀素問抄》

明萬歷十四年天寶堂刻印馬蒔《黄帝内經素問注證發微》

明萬歷四十七年瓊藝室刊印黄俅《黄帝内經素問節文注釋》

明萬歷二十二年刻印吴崑《素問吴注》

清康熙九年刻印張志聰《黄帝内經素問集注》

清康熙三十四年侶山堂刻印高世栻《黄帝内經素問直解》

清道光十年陽湖張刊宛鄰書屋刻張琦《素問釋義》

改編經文,使類以從,是歷史上研究素問的另一種方法。它雖打亂了《素問》的篇章結構次序,但基本内容保持不變,這些應視爲《素問》的别本。其中有的早於王注林校,文字更古樸存真,參考價值更大,這類主要有四種六部:

《針灸甲乙經》(人民衛生出版社劉衡如校本)(簡稱《甲乙經》)

《黄帝内經太素》(人民衛生出版社排印本)(簡稱《太素》)

《黄帝内經太素》(《東洋醫學善本叢書》影印仁和寺本)

缺卷覆刻《太素》(中國中醫研究院影印本)

《類經》(人民衛生出版社影印金閶童湧泉刊本)

《内經知要》(人民衛生出版社影印薛雪刊本)

清代小學家、濡醫及近代、現代名人學者有關《素問》的校記、校注手稿、或專門校勘《素問》的其它資料,更是我們必須參考利用的重要内容,此類共搜訪有十一種:

顧觀光《素問校勘記》(一九二八年中國學會影印守山閣本附録)

胡澍《素問校義》(清同治間吴縣潘氏刻本)

凌德《醫經句讀》(手稿本)

田晉藩《素問校正》(手稿本)

孫鼎宜《内經章句》(手稿本)

沈祖綿《素問臆斷》(手稿本)

李笠《内經稽古編》(手稿本)

俞樾《讀書餘録》中《素問》校勘部分

張文虎《舒藝室續筆》中《素問》校勘部分

孫詒讓《札迻》中《素問》校勘部分

于鬯《香草續校書》中《素問》校勘部分

日本漢醫對《素問》的校注整理研究,也取得了一些可喜的成績,其中有許多可以借鑒的内容,這次我們也盡可能參考利用,共凡六種:

物茂卿《素問評》(日本明和三年(公元一七六六年)東都書肆喬山堂伏見屋宇兵衛刊本)

丹波元簡《素問識》(人民衛生出版社重印皇漢醫學叢書本)

丹波元堅《素問紹識》(人民衛生出版社重印皇漢醫學叢書本)

森立之《素問考注》(日本影印本)

喜多村直寬《素問劄記》(抄本)

度會常診《素問校譌》(日本安政四年占恒賓刻本)

林億《重廣補注黄帝内經素問序》曰:“搜訪中外,裒集衆本,寖尋其義,正其訛舛,十得其三、四,餘不能具。”這就是説,校書只靠善本,不能盡校勘之能事。還必須“端本尋支,泝流討源”,作其它方面的資料收集工作。因而,我們又採歷代古書録《素問》之存於世者,或類書、古籍舊注,或宋、元以前醫書,凡《素問》内容爲同時之書併載者,或《素問》内容爲後世之書所引者,全部考校,争取在校勘資料的發現和利用方面,超邁古人,有所突破,而提高校勘質量。其中引用非醫書資料,凡十四部,計有:

《大戴記》(四部叢刊影印本)

《五行大義》(知不足齋叢書本)

《初學記》(中華書局點校本)

《藝文類聚》(中華書局影印本)

《北堂書鈔》(光緒十四年刊本)

《太平御覽》(嘉慶二十三年鮑崇城刻本)

《類説》(文學古籍出版社影印天啟刊本)

《云笈七籤》(四部叢刊影印本)

《困學紀聞》(通行本)

《永樂大典》(中華書局影印本)

《天中記》(萬歷乙未刊本)

《文選》李善注(中華書局影印本)

《後漢書》李賢注(漢學堂叢書本)

《周禮》賈公彦疏(中華書局影印本)

引用宋、元以前醫書資料,凡六十部,計有:

《靈樞經》(四部叢刊影印趙府居敬堂刊本)

《難經注》(四部叢刊影印佚存叢書本)

《神農本草經》(叢書集成本)

《傷寒論》(影印明趙開美翻宋刻本)

《金匱要略方論》(人民衛生出版社影印本)(簡稱《金匱》)

《脈經》(四部叢刊影印元廣勤書堂刊本)

敦煌無名氏《脈經》殘葉(北京圖書館縮微膠卷)

《中藏經》(商務印書館叢書集成本)

《鬼遺方》(人民衛生出版社影印本)

《諸病源候論》(人民衛生出版社影印本)

《備急千金要方》(人民衛生出版社影印本)(簡稱《千金方》)

《千金翼方》(人民衛生出版社影印本)

《外臺秘要》(人民衛生出版社影印本)(簡稱《外臺》)

《素問遺篇》(人民衛生出版社排印本)

《太平聖惠方》(人民衛生出版社排印本)

《銅人鍼灸腧穴圖經》(人民衛生出版社影印本)(簡稱《圖經》)

《醫心方》(人民衛生出版社影印本)

《傷寒總病論》(商務印書館排印本)

《校正活人書》(叢書集成本)

《傷寒補亡論》(梁園豫醫雙璧本)

《傷寒百證歌》(叢書集成本)

《傷寒九十論》(叢書集成本)

《傷寒微旨論》(叢書集成本)

《醫經正本書》(叢書集成本)

《醫說》(嘉靖二十三年甲辰上海顧定芳刻本)

《三因極一病證方論》(商務印書館排印本)(簡稱《三因方》)

魏了翁《學醫隨筆》(叢書集成本)

《史載之方》(十萬樓叢書本)

《全生指迷方》(商務印書館排印本)

《雞峰普濟方》(汪氏影刻本)

《類編朱氏經驗醫方》(故宫博物院影印宛委别藏本)

《博濟方》(商務印書館排印本)

《濟生方》(人民衛生出版社排印本)

《素問入式運氣論奥》(道藏本)

《察病指南》(上海衛生出版社排印本)

《普濟本事方》(日本享保二十年向井八三郎刻本)(簡稱《本事方》)

《本草衍義》(叢書集成本)

《政和經史證類本草》(人民衛生出版社影印本)(簡稱《證類本草》)

《聖濟經》(叢書集成本)

《聖濟總録》(日本文化癸酉重印元大德堂刻本)

《針灸資生經》(上海科學技術出版社排印本)

《内經拾遺方論》(乾隆四十一年丙申武林大成齋刻本)

《幼幼新書》(人民衛生出版社排印本)

《方氏家藏集要方》(故宫博物院影印宛委别藏本)

《婦人大全良方》(中國醫學大成本)

《注解傷寒論》(四部叢刊影印明嘉靖汪濟明刊本)

《傷寒明理論》(商務印書館排印本)

《素問玄機原病式》(人民衛生出版社影印古今醫統正脈本)

《素問病機氣宜保命集》(宣德六年辛亥懷德堂刻本)

《儒門事親》(嘉靖辛丑刻本)

《蘭室秘藏》(明敦化堂東垣十書本)

《針經指南》(日本舊抄本)

《宣明論方》(古今醫統正脈全書本)

《内外傷辨惑論》(人民衛生出版社排印本)

《脾胃論》(人民衛生出版社據古今醫統正脈全書影印本)

《濟生拔萃》(上海涵芬樓影元刻本)

《醫壘元戎》(嘉靖二十二年刊本)

《衛生寶鑒》(永樂五年丁酉刊本)

《外科精義》(人民衛生出版社影印本)

《陰證略例》(三三醫書單行本)

明、清以下醫書,我們也有重點的參考並引用了部分資料,如《本草綱目》、《壽世保元》等;還有古醫書注文,如《難經》集注、《太素》楊注等。總計亦不下近二十種,兹不詳述。

(二) 合理運用"四校",校經校注並舉,力求校文全面精審

今人校書,無不援引陳垣先生在《元典章校補》中總結概括出的"校書四法"爲例。其體系之完整,方法之科學,可謂精確

不移。我們校《素問》,亦遵循此"四法",並演繹其説,而合理參互綜合運用,具體辦法是:

一則以各種版本對校

陳氏"校書法四例"第一法即是"對校法"。"故凡校一書,必須先用對校法,然後再用他校法。"胡適也認爲:"用善本對校,是校勘學的靈魂,是校勘學唯一途徑。""唯一途徑"則言之過甚,但此法最可靠,最穩妥,最重要,則是公認的。所以本次校勘《素問》,充分利用了各種版本,校正訛誤之處頗多。如《金匱真言論》:"五藏應四時,各有收受乎。""收受"二字極難索解,舊注解釋均牽强。今用明萬歷四十三年朝鮮刻本對校,發現"收"是"攸"的誤字。"收""攸"形近致誤。"攸"有"所"義。《爾雅·釋言》:"攸,所也。""各有所受",則文通義順,明白易懂。全書用善本校出内容若此者,不勝枚舉。這里應予説明的是,古人用善本對校,多羅列異同,此次校勘《素問》,則是擇善而從,其不善者,棄而不言。若校本、底本雖各異,但文義並通者,亦出校記,使學者斟酌其是非。

二則以前人校記參校

《素問》經過歷代醫家學者的校注整理,爲我們留下了大量的參考資料。這次重新校正,本着薈萃前人成果的指導思想,盡量搜集了歷代醫家在注釋中的校語、歷代儒醫專門爲《素問》寫的校記、清代小學家校勘《素問》的札記、以及日人校勘《素問》的材料。這些資料的利用,無疑提高了《素問》校勘水准,其中有些不爲人所習知的資料,就更有參考價值。如《靈蘭秘典論》:"恍惚之數,生於毫氂,毫氂之數,起於度量,千之萬之,可以益大,推之大之,其形乃制。"何谓"其形乃制"?"制"字於此費解。王冰注:"應通人形之制度也。"大謬。歷代注家均望文生訓。吴摯甫曰:"制乃㓞省。"一句校語,便使文義豁然。《文選·張衡思玄賦》:"死生錯其不齊兮,雖司命其不㓞。"李善注:

“晰，昭晰也。”即明晰清楚之意。此八句是謂，從恍惚不清，到其形可辨的過程，故作“晰”是正確的。

三則以前後各篇證校

《素問》雖非成書於一人一時之手，畢竟各篇之間成熟時代相近，學派觀點大體相同。所以一篇之内不僅文義相承，用詞造句也往往一樣。且同一文句語詞，有時數篇共見。因此，可以上下互參，前後互證，進行校正訛誤。如《陰陽應象大論》：“天有八紀，地有五里”。下文又云：“夫治不法天之紀，不用地之理，則災害至矣。”《天元紀大論》又有“天有八節之紀，地有五行之理。”我們根據上下文、前後篇互證得出結論，前者“地有五里”之“里”，當作“理”。“理”與“紀”同義，天言紀，地言理，其實意思相同。再證之《太素》，也正作“理”。用這種上下文、前後篇互證的方法，校出誤文亦復不少。

四則以本書古注校

楊上善《太素》注和王冰《素問》注，是現存最早的古注。他們在注釋經文時，經常聯系到原文的内容詞句，有時還此篇引證彼篇。所以根據楊、王注文校正經文，是比較可靠的。如：《八正神明論》：“故日月生而瀉，是爲藏虚；月滿而補，血氣揚溢。”這段文字，我們可以根據楊、王二注，校正三處訛文。一是“日月”的“日”字，《移精變氣論》王注引作“曰”。按本段是講“月生”、“月滿”、“月空”三時，用針補瀉的禁忌，與“日”無關，顯然“日”乃“曰”之誤字，可據王注改。二是“藏虚”之“藏”字，《太素》楊注引作“重”。“重虚”與下“重實”對文，可見楊氏所據本不誤。三是“揚溢”之“揚”字，《移精變氣》王注引作“盈”。“盈溢”雙聲同義，是王注所據本作“盈溢”是。

五則以同時古書互校

《素問》與《靈樞》原本爲一帙，後分爲兩書，它們既是“同派”，又成書於同時，所以有些内容兩書互引，有些名詞亦是同源,因此可以根據《靈樞》來校正《素問》。如《陰陽離合論》:"陰陽者,數之可十,推之可百。"《靈樞·陰陽繫日月》篇中有段文字,句法與此完全相同,只是"推"作"離"。究竟作"離"對,還是作"推"對呢?我們又查證了《太素》,《太素》亦作"離"。《廣雅·釋詁二》:"離,分也。"結合文義,當作"離"是。

除《靈樞》外,先秦諸子和有關經史著作,亦可利用來參校《素問》。因古代叙事,更相引用,某些通行術語,各書往往使用相同。如《著至教論》"别星辰"句,與上下不協,查《太素》作"列星辰",疑互有脱誤,審上下文義,當作"别列星辰"。《上古天真論》有"辨别星辰",《尚書·堯典》有"辨列日月星辰","别列"、"辨别",義並同。

六則以古醫書所引校

《素問》既爲醫學經典,後世醫書引證必然會多。這與儒家引《論語》、道家引《老子》一樣,他們引經據典,來證明自己觀點正確。這些後世醫書的引證,爲我們今天校勘《素問》,提供了諸多依據。尤其宋以前醫書,所引《素問》版本與明代不同,更有參考價值。如《玉機真藏論》:"真肝脈至,責責然,如按琴瑟弦。"舊注皆曲爲之解。《病源》"責責然,如按琴瑟弦"引作"頤頤然,如新張弓弦。""頤頤然"猶言"震震然","頤"有"動"義,"動"有"震"義。所以形容新張弓弦緊繃之意,此乃真肝脈之危候。如作"如按琴瑟弦",則爲肝之平脈,不得爲死。

除古醫書外,其它文、史、哲古書所引,我們亦盡力收集利用。並在利用古書所引校勘中,始終注意了引文的節略和臆改,所以多參證理校進行。

七則以類書所引校

校書利用類書,是校勘古籍常用的方法之一。《素問》的内容被許多類書所引,尤其唐宋人編纂類書時,所見到的多爲寫本,時代較早,更接近原來面目。今據其引文,校正出諸多文字。

如《四氣調神大論》:“道者,聖人行之,愚者佩之。”王注不知“佩”乃誤字,望文生訓,解爲“佩服而已”。《類説》引“佩”作“背”,則豁然理順。先秦多以“背”字代表“違反”之義。聖人唯道是行,而愚人則違反養生之道。“佩”“背”聲近而誤。胡澍意爲“佩”讀爲“倍”,“倍”可訓爲“反”,不若引《類説》校正,直接明瞭。方氏《家藏集要方》引亦作“背”。

採用類書校《素問》,我們注意了兩點,一是他校與理校的結合,因類書引文不一定十分準確,必文通理順才能成立。二是主要採用宋以前類書,明代類書雖多,但編者多臆改引文,不足爲據,加之明代所據版本,不超出林校刊刻系統。

八則以古籍舊注所引校

這里所説的古籍舊注,包括文史哲古籍舊注和醫古籍舊注兩種。文史哲古籍舊注中,雖引用不多,但有些地方是很有參考價值的。如《離合真邪論》:“真氣已失,邪獨内著。”《文選·七發》李善注“邪獨”引作“邪氣”。上曰“真氣已失”,下曰“邪氣内著”,“真氣”、“邪氣”正是對文,故《文選》善注所引是正確的。

醫古籍注文中,引用《素問》原文尤多,所校正訛誤亦夥。如《診要經終論》:“太陰終者,腹脹閉不得息,善噫善嘔,嘔則逆。”《難經·二十四難》虞注引無“善噫”二字。尋下文“嘔則逆”,只承“善嘔”而言,是“善噫”二字疑是衍文。

九則以文義文例校

從文義和文例上推究原文是否有誤,也是校勘古書的一條重要途徑。本次校勘《素問》,在没有古本和其它資料借助的情况下,也試圖通過推究文義、文例是否符合該書精神、内容來解決。如《平人氣象論》:“長夏胃微輭弱曰平,弱多胃少曰脾病,但代無胃曰死。”律以上下文例,如“春胃微弦”,則“但弦無胃”;“夏胃微鈎”,則“但鈎無胃、“秋胃微毛”,則“但毛無胃”;“冬胃微石”，則“但石無胃”。據此則“長夏微輭弱”，亦應作“但弱無胃”方合。又如《玉機真藏論》：“病入舍於肺，名曰肺痺。”“病”字疑誤竄移，似應在“名曰肺痺”上。“病名曰肺痺”，與下文“病名曰肝痺”等句式文例一律。

十則以文辭用韻校

先秦之文，多用韻語寫成，《素問》一書亦不例外。清代學者曾謂其“通篇有韻”。所以根據用韻規律來探求文字是否有誤，是清代小學家校正古籍的一種常用方法。清·江有誥《素問韻讀》，就是根據《素問》用韻規律，校正出許多訛誤。我們效法前賢，也通過用韻規律，校正了諸多誤文。如《移精變氣論》：“標本不得，亡神失國。”此言治病，何言失國？上下文義不屬。疑“失國”當作“失身”，與下“新”“人”叶韻。又如《著至教論》：“愿得受天之度，四時陰陽合之。”此節上、下皆用“陽”韻，“四時陰陽合之”，則失其韻，當作“合之四時陰陽”，則與上、下“彰”“王”“光”“明”“皇”叶韻。

十一則以文勢銜接校

一篇文章，如繭抽絲，必前後文句銜接，首尾連貫一體。若文句有誤，或倒、或脱、或衍，都會造成文勢不能銜接。故在校讀中如發現“辭失其朋”、“事乖其次”，文勢不貫的現象，便可以細審上下文義，詳察左右醫理，比較前後句式，而使訛誤得到校正。如《平人氣象論》：“一吸脈三動而躁，尺熱曰病温，尺不熱脈滑曰病風，脈濇曰痺。”此“脈濇曰痺”，與上下文勢不連屬，呼吸之間脈六動而躁急，何能“脈濇”？審上下文勢，“脈濇曰痺”四字，必爲後人涉後妄增。又如《水熱穴論》：“夫子言治熱病五十九俞，余論其意，未能領别其處。”此乃“黄帝”問“岐伯”之語，何以出“余論其意”？上下文勢不貫。疑“論”應作“諭”，形近致誤。《廣雅·釋言》：“諭，曉也。”黄帝聽了岐伯論治熱病五十九俞，已明白其意思，但不能判斷其穴處。這樣便文勢一貫了。

十二則以聲、形字體校

古書歷經傳抄傳刻，因聲近而誤，或因形似而誤的現象是比較嚴重的。在文章句子中，每一字一詞，都有它特定的含義，都不能脱離語言環境而存在，它的詞義應該與整個句子或段落大意是和諧的，如果在詞義範圍内找不出適應語言環境的解釋，不能望文生訓，應該考慮是否校改了。如《陰陽類論》："陽氣不能止陰。"何謂"止陰"？詞義費解。疑"止"乃"制"之聲誤。檢王注正作"制"。又如《脈要精微論》："此寒氣之腫，八風之變也。"何謂"寒氣之腫"？疑"腫"當作"鍾"。"腫""鍾"聲形皆近，而易致誤。"鍾"有"聚"義。《釋名·釋疾病》："腫，鍾也。寒熱氣所鍾聚也。"則作"鍾"詞達義順。

在校勘經文的同時，全面校正王冰注文，也是本次整理《素問》的特點之一。《素問》王注是被公認爲最好的注家，有人認爲達到了"羽翼聖經"的地步。但自唐而後，歷經輾轉傳抄，魯魚亥豕，充溢行間，千餘年來，無人全面詳細比勘。宋·林億，清·顧觀光、孫詒讓、莫文泉、柯逢時，日人度會常珍等，雖曾作過一些校勘工作，却都是零零星星，從全面來看是遠遠不够的。本次校正王注，同校正經文一樣，務求全面精審，所用版本，一同校經所用凡有王注者，共出校語近千二百條之多，其中校出許多關鍵文字，可釋千古所疑。如《腹中論》："石藥發瘨，芳草發狂……禁芳草石藥。"王注："石藥，英乳也。芳草，濃美也。"濃美是指香味而言，怎麽會令人發狂呢？何况王氏注"石藥"爲"英乳"，乃具體指一味藥物，注"芳草"亦當具體指一味藥物，方與注釋體例相合。此"濃美"必有所誤。今用柯逢時校本比勘，才知道"濃美"是"農果"的誤字。"農果"又名"防葵"。《本草綱目》卷十七《草部》引《小品方》云："防葵多服，令人迷惑恍惚如狂。"這和《腹中論》"芳草發狂"是吻合的。

（三）注釋廣徵博引，訓詁必有書證，力争解決疑義

我們除搜集現存《素問》善本及其它古籍作爲校勘所資外，並從訓注方面，加以精詳；一面還薈粹了前賢的詮解和現代國内外研究成果，取精用弘，充實内容，其中如日本森立之《素問考注》，在國内本書就首次引用他的資料。舉例來説：如《寶命全形論》："手如握虎"之"虎"字，森立之謂"虎非可握持之物，虎即琥之古字，握虎者，謂持發兵瑞玉符，爲謹嚴之極也。"這樣的解釋，能使人涣然冰釋。

《素問》之書，文字古奥。即王冰也曾有"標格亦資於詁訓"之言。其它舊注雖能探微索賾，但訓詁未備或失當之處，亦所難免。本篇爲了避免古事今説，不合古義，所以注重訓詁則是本次整理研究的重要方面和突出特點。"訓詁者，通古今之導辭，辨物之形貌，則解釋之義盡歸於此。"（孔穎達《詩經·周南·關雎》疏）《説文解字》是"以形説義"，即所謂"形訓"。清代及近代學者則重視"音訓"。"訓詁之旨，本於聲音。故有聲同字異，聲近異同。雖或類聚群分，實亦同條共貫。譬如振裘必提其領，舉網必挈其綱。"（王念孫《廣雅疏證》序）我們是綜合運用形訓、音訓、義訓三法，結合《素問》文字，既博采故訓，又避免附會，或用通假，或解詞義，或明句義，不泥偏見，以求於是。所引訓詁之書，則有《爾雅》、《説文解字》、《方言》、《釋名》、《廣雅》、《廣韻》、《玉篇》、《集韻》、《一切經音義》及先秦經傳古注，言必有據，務使文通義順，符合醫理。

重轉訓：如《四氣調神大論》："天明則日月不明"我們認爲，"天明"與"不明"的兩個"明"字，義異。"天明"之"明"與"萌"通，《周禮·占夢》鄭注引杜子春："萌讀爲明。""萌"又與"蒙"通，《易·序卦傳》鄭注："齊人謂萌爲蒙。""蒙"有"暗"義。"天明"即"天蒙"，猶云天暗則日月無光，與前"天氣清静光明"相對。

通假借：如《生氣通天論》："血菀於上，使人薄厥。"《太素》卷三《調陰陽》"菀"作"宛"。按：古書多假"宛"爲"郁"。"血菀"即血郁之意。"上"字何解？王冰作心胸解，張介賓謂上焦，楊上善雖注"陰並於陽，盛怒則衛氣壅絶，血之菀陳上並於頭。"但亦嫌迂曲。朱駿聲《説文通訓定聲》謂："上從一從丨，所謂引而上行，讀若囟者也。"據是，則"上"字之義，引申與"囟"通。《説文·囟部》："囟，頭會腦蓋也。"然則"血菀於上"即血郁於頭。以醫理而論，因大怒則氣逆，致令血郁於頭，使人發爲"薄厥"。"薄"亦"暴"也。見《漢書·宣帝紀》顏注。暴厥者發病急驟，此與《脈要精微論》"上實下虚，爲厥顛疾。"《玉機真藏論》"肝脈太過，則令人善怒，忽忽眩冒而巔疾。"《方盛衰論》"氣上不下，頭痛巔疾。"之義互相發明。

明反訓：如《生氣通天論》："胃氣乃厚"，張介賓曰："厚者脹滿之謂。"高世栻曰："厚，燥實也。"殊不知"厚"有"薄"義，見《淮南子·俶真訓》高注。"胃氣乃厚"是承上文而言，蓋脾病則失於健康，不能爲胃行其津液，故胃氣乃薄。本句王冰注："苦性堅燥，又養脾胃，故脾氣不濡，胃氣强厚。"這樣的説法，豈不與前文所云"陰之五宫，傷在五味"相抵牾？"厚"作"薄"解，就是反訓，其例説見於《爾雅·釋詁》郭璞注。

義同相通：如《陰陽應象大論》曰："䐜脹"。檢《説文·肉部》："䐜，起也。""䐜"與"瘨"並從真聲，義同相通。《説文·疒部》："瘨，病也。一曰腹脹。""脹"爲"張"之俗體。《左傳》成十年杜注："張，腹滿也。"據此，所謂"䐜脹"即腹部膨膨脹滿之意。《釋音》云："䐜脹，肉脹起也。"於義不切。若只釋作"胸膈脹滿"似也不够精審。

審聲誤：如《診要經終論》："刺鍼必肅"，言在刺鍼時，進鍼宜速。《爾雅·釋詁》："肅，速也。"此與"至其當發，問不容晌"之意相合。王冰注："肅，謂肅静。"即刺鍼必須肅静。雖然《靈樞·邪客》有“持鍼之道安以静。”之文,但是我們認爲“刺鍼”與“持鍼”不同,“持鍼”是言准備,“刺鍼”是言動作,其中的宜静宜速,各有它的作用,是不容紊的。只有如是解,則文理與醫理方能統一。

察雙聲:如《著至教論篇》:“三陽獨至”,舊注皆指足太陽經而言。按:“獨”讀爲“濁”,“濁”與“重”雙聲,“重”有“累”義,此曰“三陽重至”,故下文以“三陽並至”申之,義相連貫。若作單獨解,則與“並至”之義相抵觸矣。

至於脈學,是《内經》的重要組成部分,其中有後世鮮及者,然語意不明,亦難得義。如《平人氣象論》:“脈急者,曰疝瘕少腹痛。”“急脈”爲何形象?吴崑謂“急,弦急也。”並未表述清楚急脈的體狀。按:《廣雅·釋詁一》:“緊,急也。”故急脈與緊脈相類,指脈來綳急、凝斂,絶不舒緩。此“急”字並無急速之意。因寒氣凝積,則脈緊急,於病應之,是爲“疝瘕少腹痛”。《千金要方》卷二十八《分别病形狀》:“脈細小緊急,病速進在中寒,爲疝瘕,積聚,腹中刺痛。”可與本句相互印證。

以上所示各點,僅是就編寫情况,粗述梗概,其中當會難免錯誤,醫林明哲,幸裁正之。

一九九一年六月